Das große Buch der
Hausmittel

Das große Buch der
Hausmittel
Gesundheit aus der Natur

Autoren

Prof. Hademar Bankhofer, Christine E. Gangl, Dr. Bertram J. Ganzfelder, Christian Hilt, Dr. med. Anke Joas, Dr. Elfi Ledig, Georg Ledig, Dr. med Christiane Lentz, Stephanie Leonhardt, Werner Meidinger, Monika Parzinger, Dr. med. Barbara Pose, Sylvia Rein, Horst Sidhi Schade, Dr. Jörg Zittlau

Überarbeitete und aktualisierte Neuausgabe
© 1999/2003 ADAC Verlag GmbH, München
© 1999/2003 Südwest Verlag im Verlagshaus Ullstein Heyne List GmbH & Co. KG, München

Dieses Buch entstand in Zusammenarbeit von ADAC Verlag GmbH, München, und Südwest Verlag, München

Redaktionsleitung: Michael Dultz, Dr. med. Christiane Lentz
Redaktion: Dr. Alex Klubertanz, Claudia Stutzmann (verantwortlich)
Christian Berndt, Dr. Annette Rehrl, Anja Romaus, Christine Waßmann
Medizinische Fachberatung: Dr. med. Christiane Lentz
Bildredaktion: Ute Schoenenburg
Herstellung: John C. Bergener, Manfred Metzger
Layout: Dr. Alex Klubertanz
Titelgestaltung: Graupner & Partner, München
DTP-Satz: Matthias Liesendahl
Datenverarbeitung: w&co MediaServices München

Bildnachweis: Alle Bilder mit Personen stammen von Kristiane Vey (Jump), Hamburg; alle übrigen Fotos stammen von Siegfried Sperl, München, außer
Amazonas GmbH, Schwetzingen: 28; Joachim Heller, Wettstetten: 6, 22, 42, 65, 87, 111, 119, 127, 163, 180, 189, 198, 218, 224, 227, 228, 236, 243, 244, 246, 250, 259, 281, 314, 330, 333, 358, 374, 408, 409, 411 o.; Tim Low, Australien: 32, 35; Südwest Verlag, München: 40, 214 (Michael Nagy), 276 (Karl Newedel), 280 (Astrid Eckert), 476 (Dirk Albrecht)

Sämtliche Illustrationen stammen von Theiss Heidolph, Eching am Ammersee.

Druck und Bindung: Partenaires - Livres, Malesherbes
Gedruckt auf chlor- und säurefreiem Papier

ISBN 3-87003-854-3
Printed in France

Das vorliegende Buch ist sorgfältig erarbeitet worden. Dennoch erfolgen alle Angaben ohne Gewähr. Weder die Autoren noch die Verlage können für eventuelle Nachteile oder Schäden, die aus den im Buch gemachten praktischen Hinweisen resultieren, eine Haftung übernehmen. Die in diesem Buch enthaltenen Informationen sind kein Ersatz für eine ärztliche Diagnose und Behandlung. Die Verlage raten allen Patienten mit andauernden Krankheitssymptomen, sich an einen Arzt zu wenden.

Das Werk einschließlich aller seiner Teile ist urheberrechtlich geschützt. Jede Verwendung außerhalb der engen Grenzen des Urheberrechtsgesetzes ist ohne Zustimmung der Verlage unzulässig und strafbar. Das gilt insbesondere für Vervielfältigungen, Übersetzungen, Mikroverfilmungen und die Verarbeitung in elektronischen Systemen.

Der sanfte Weg zu mehr Gesundheit und Wohlbefinden

Was wünscht man einem Menschen, der einem besonders am Herzen liegt? In erster Linie wohl zwei Dinge: Glück und Gesundheit. Auf die Frage, was für jeden einzelnen zum Glück dazugehört, dürften die Antworten sehr unterschiedlich ausfallen. Doch um das ganz individuelle Glück überhaupt genießen zu können, ist Gesundheit die Grundvoraussetzung und damit das Wertvollste, was ein Mensch besitzen kann. Gesundheit ist unser höchstes Gut. Und jeder kann selbst viel mehr dafür tun, als er vielleicht glaubt. Zunächst einmal ist es wichtig, sich nicht einfach mit Krankheit abzufinden, sondern selbst aktiv zu werden und die Verantwortung für den Heilungsprozess nicht einfach nur an Ärzte, Therapeuten und Krankenkassen abzugeben.

Mut zur Selbsthilfe

Aktiv sein, verantwortlich handeln – das müssen wir in den unterschiedlichsten Lebensbereichen. Warum sollten wir also, wenn es um die Basis unseres Lebens geht, bei Krisen und Rückschlägen die Waffen strecken? Der verantwortliche Umgang mit der eigenen Gesundheit und das Vertrauen in die Selbstheilungskräfte des Körpers sind dabei keine Erfindung der jüngsten Zeit. Für unsere Großeltern waren Behandlungsformen wie Wasserkuren, Kräutertees oder warme Wickel ganz selbstverständlich. Und auch exotische Heilmittel wie Teebaumöl, Kombucha oder Lapachotee haben eine jahrhundertealte Geschichte – zwar nicht für unsere, aber für die australische, chinesische oder indianische Kultur.

Wer also selbst etwas für sein Wohlbefinden tun will, muss die Medizin nicht neu erfinden. Er muss nur neugierig sein, sich informieren und wird dabei eine Menge erprobter Hausmittel entdecken, die sich bei einer Vielzahl von Krankheiten und Befindlichkeitsstörungen bewährt haben.

Ein Ratgeber für (fast) alle Fälle

Für diese neugierigen und interessierten Leser ist das vorliegende Buch geschrieben. Erfahrene Medizinjournalisten und Fachärzte haben eine Fülle von Hausmitteln zusammengetragen, die für jedermann leicht anwendbar sind. Hier können Sie sich schnell und umfassend informieren: über wieder entdeckte Heilmittel, über Heilpflanzen, über die Durchführung von Kuren und die genaue Anwendung von Kompressen, Güssen, Wickeln und Bädern. Das größte Kapitel listet die häufigsten Krankheiten und Alltagsbeschwerden auf und zeigt, wie Sie dagegen ohne Medikamente vorgehen können.

Ich wünsche Ihnen interessante und lehrreiche Stunden mit dem vorliegenden Buch und vor allem, dass es Ihnen hilft, gesund zu werden und zu bleiben.

Prof. Hademar Bankhofer

Grenzen der Selbstbehandlung
Dieses Buch kann und soll den Besuch beim Arzt nicht ersetzen. Gehen Sie zum Arzt, wenn Sie Ihrer Eigendiagnose nicht hundertprozentig sicher sind oder Ihre Beschwerden trotz der Behandlung mit Hausmitteln nach zwei Tagen nicht besser werden.

Natürlich gesund
Mit Hausmitteln heilen

Zusammenhänge wieder erspüren

Die Naturheilkunde reicht in eine Zeit zurück, in der sich die Menschen noch von ihrem natürlichen Gespür für die Bedürfnisse des Körpers leiten lassen konnten. In unserer verwissenschaftlichten Zeit mag das schwerfallen, ist aber dennoch möglich.

Natürliche Heilmethoden sind auf dem Vormarsch. Immer mehr Menschen verzichten bei leichten Beschwerden auf den Griff zur Tablettenschachtel und besinnen sich statt dessen auf alte Hausmittel und bewährte ganzheitliche Heilanwendungen. Ob zur Vorbeugung oder Linderung – die Rückbesinnung auf eine gesunde Lebensführung gewinnt zunehmend an Bedeutung: Altbekannte Heilmittel wie Apfelessig oder Honig werden wieder entdeckt, und heilkräftige Substanzen wie etwa Lapacho, Kombucha oder Teebaumöl werden Bestandteil der Hausapotheke.

Der moderne Mensch lebt unnatürlich. Er hat es verlernt, mit seinen Kräften hauszuhalten. Ständige Überforderungen im seelischen und körperlichen Bereich werden als Tribut an Fortschritt und Wohlstand von der Gesellschaft zwar beklagt, im Grunde jedoch so akzeptiert. Nicht so von unserem Körper: Das Immunsystem wird geschwächt, sodass immer mehr Krankheiten chronisch werden und allergische Reaktionen zunehmen.

Naturheilkunde ist Ganzheitsmedizin

Doch je mehr unser Leben durch Technik beherrscht wird, desto größer wird bei immer mehr Menschen die Sehnsucht nach Natürlichkeit. Die Schulmedizin hat sich lange von einem mechanistischen Weltbild leiten lassen, bei dem der Körper als Apparat betrachtet wurde, den man einfach reparieren kann. Nun beginnt sich allmählich der Gedanke durchzusetzen, daß der Mensch wesentlich komplizierter ist. Die zeitweilig völlig vernachlässigten Selbstheilungskräfte rücken wieder ins Blickfeld, ihr enges Zusammenspiel mit psychischen Vorgängen ist seit einigen Jahren Gegenstand der Forschung. Traditionelle Heilmittel wie Heilpflanzen und alternative Therapiemethoden werden intensiv überprüft. Die besondere Bedeutung naturheilkundlicher Hausmittel liegt darin, dass sie den Körper in seinen Selbstheilungskräften unterstützen. Denn in vielen Fällen

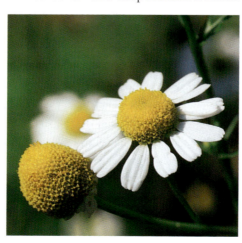

Heilpflanzen wie die Kamille werden heute wieder als ernstzunehmende Medizin anerkannt.

NATÜRLICH GESUND

kann der Organismus sein Gleichgewicht selbst wieder herstellen. Entscheidend ist dabei das Wissen um Symptome, Ursachen, die richtige Anwendung von Heilmitteln – und nicht zuletzt der bewusste Umgang mit sich selbst.

Die Vertreter der ganzheitlichen Medizin gehen von der Erkenntnis aus, dass lokale Erkrankungen den ganzen Menschen beeinflussen, und zwar körperlich wie seelisch. Dementsprechend sind auch die Therapien ausgerichtet. Ob Heiltees, Wickel oder Kneippsche Wasseranwendungen – sie wirken stets auf den ganzen Menschen. Mit Ölen und Tinkturen lassen sich die Selbstheilungskräfte des Körpers aktivieren, sie können bei akuten Beschwerden aber auch lokal verwendet werden.

Darüber hinaus kommen Therapien aus anderen Kulturkreisen, wie Qi Gong, Ayurveda oder die Farb- und Aromatherapie, zur Anwendung. Diese Therapieformen mögen vielen heute noch exotisch erscheinen – aber inzwischen sind sie auch hierzulande fester Bestandteil von Naturheilverfahren geworden. Oft ist es sinnvoll, den Körper parallel zu einer schulmedizinischen Behandlung mit einem geeigneten pflanzlichen Hausmittel zu unterstützen. Hier können sich Volksheilkunde und Wissenschaft positiv ergänzen.

Vorbeugen – Investition in die Zukunft

Die Naturheilkunde legt von jeher auf Vorbeugung größten Wert. Wer sein Leben bewusst gestaltet, seine Schwächen kennt und entsprechende Vorsichtsmaßnahmen trifft, aber gleichzeitig auch auf seine Stärke vertraut, kann nicht nur manche Erkrankung vermeiden, sondern ist auch leistungsfähiger und weniger anfällig für seelische Krisen.

Auch für die Körperpflege hält die naturheilkundliche Hausapotheke hilfreiche Mittel bereit. Es gibt viele raffinierte Methoden, wie mit selbst hergestellten Ölen, Gesichtswässern oder Packungen die Haut regeneriert werden kann. Allerdings dürfte bekannt sein, dass Schönheit nicht allein in der Parfümerie oder im Reformhaus zu erwerben ist. Denn die Haut ist ein Organ, dessen Beschaffenheit sehr von Stoffwechselvorgängen des gesamten Körpers abhängt: Wer sich von innen pflegt, also durch gesunde Ernährung und eine positive Einstellung zum Leben, wird auch äußerlich eine angenehme Erscheinung sein.

Dieses Buch kann Ihnen den Arztbesuch nicht immer ersparen. Und im Zweifelsfall sollte man lieber einmal zuviel als zuwenig zum Arzt gehen. Dennoch ist es wichtig, Selbstverantwortung für die Gesundheit zu übernehmen und dem Körper zu helfen, sich selbst zu helfen.

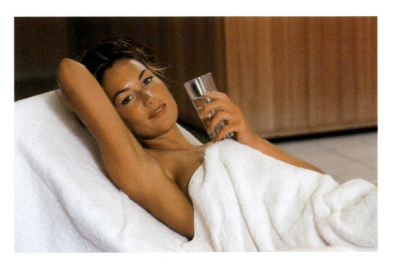

Neue Kraft tanken: Kuren und Fasten.

Entgiften und entsäuern

Einer der wichtigen Grundgedanken der Naturheilkunde ist heute aktueller denn je: Heilung durch Ausleitung von Schlacken und Giften, die sich aufgrund einer falschen Lebensführung im Organismus angesammelt haben. Dieses Buch bietet Ihnen auch Anleitungen zu Entgiftungs- und Entsäuerungskuren, die Sie einfach zu Hause durchführen können.

Inhalt

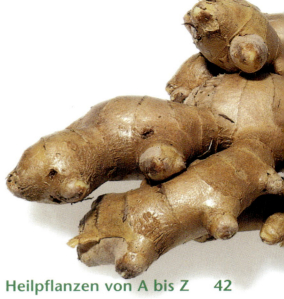

Wieder entdeckte Naturheilmittel   **12**

Apfelessig	14
Grüner Tee	16
Honig	20
Propolis	22
Kombucha	24
Schwarze Melasse	26

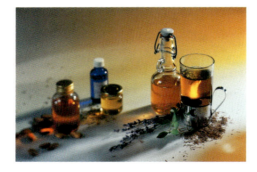

Lapachotee	28
Teebaum- und Manukaöl	32
Schwarzkümmel	36
Weizengrassaft	40

Heilpflanzen von A bis Z   **42**

Anis	44
Arnika	46
Baldrian	48
Beinwell	50
Bibernelle	52
Blutwurz	54
Brennnessel	56
Brunnenkresse	58
Dill	60
Ehrenpreis	62

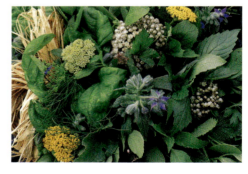

Eibisch	64
Fenchel	66
Frauenmantel	68
Gänseblümchen	70
Hauhechel	72
Holunder	74
Huflattich	76
Ingwer	78
Johanniskraut	80

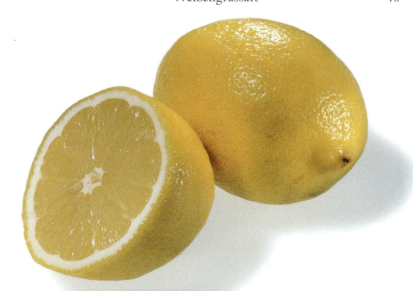

INHALT

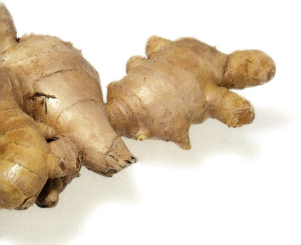

Gesund mit Heilanwendungen	**142**
Unter die Haut…	144
Kalte Wickel	150
Heiße Wickel	160
Kompressen	172
Anregende Zusätze	178
Kneipptherapien	186
Bäder	192

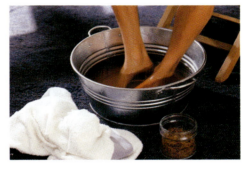

Kamille	82
Knoblauch	84
Koriander	86
Kümmel	88
Lavendel	90
Liebstöckel	92
Lindenblüten	94
Löwenzahn	96
Majoran	98
Malve	100
Melisse	102
Mistel	104
Nelkenwurz	106
Odermennig	108
Oregano	110
Pfefferminze	112
Ringelblume	114
Rosmarin	116
Salbei	118
Schafgarbe	120
Schöllkraut	122
Spitzwegerich	124
Stiefmütterchen	126
Tausendgüldenkraut	128
Thymian	130
Veilchen	132
Wacholder	134
Wermut	136
Zwiebel	138
Erntekalender	140

Krankheiten und Alltagsbeschwerden	**196**
Allergien	198
Augenleiden	204
Blähungen	210
Blasenentzündung	212
Blutdruck	216
Cholesterin	222
Depressive Verstimmungen	226
Durchblutungsstörungen	230
Durchfallerkrankungen	234

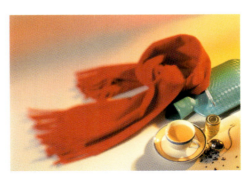

9

INHALT

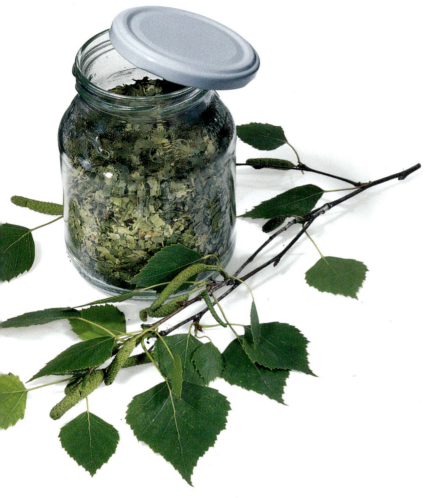

Kinderkrankheiten	286
Konzentrationsstörungen	294
Kopfschmerzen	296
Krampfadern	302
Magen-Darm-Beschwerden	306
Mandelentzündung	310
Menstruationsbeschwerden	312
Mundschleimhautentzündung	316
Muskelkater	318
Nebenhöhlenentzündung	320
Nervosität	322
Ohrenbeschwerden	326
Osteoporose	332
Reisekrankheit	336
Rheumatische Erkrankungen	338
Rückenschmerzen	344
Schlafstörungen	350
Sodbrennen	352
Übelkeit und Erbrechen	356
Übersäuerung	360
Verstopfung	366
Wechseljahrebeschwerden	370
Wetterfühligkeit	374
Zahnschmerzen	376
Zellulite	382

Ekzeme und Schuppenflechte	238
Erkältungskrankheiten	242
Erschöpfung	248
Fieber	252
Fußpilz und Hühneraugen	256
Gallenblasenbeschwerden	258
Hämorrhoidalleiden	262
Hautunreinheiten, Akne und Furunkel	264
Herzbeschwerden	268
Hexenschuss	272
Husten und Bronchitis	274
Infektanfälligkeit	280
Ischiasbeschwerden	284

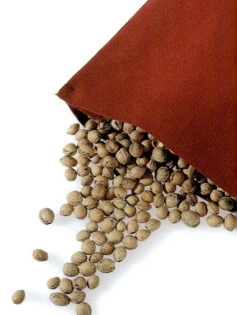

INHALT

Vorbeugen durch Kuren 384

Entgiften	386
Entsäuern	388
Darmsanierung	390
7-Tage-Molkekur	392
Kräutertees	394
Schroth-Kur	398
F.-X.-Mayr-Kur	400

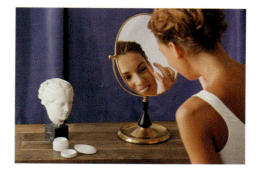

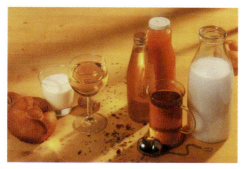

Natürliche Schönheitspflege 404

Gesund und schön	406
Schöne Haut	416
Das Gesicht	420
Die Augen	430
Gesundes Haar	432
Körperpflege	436
Hände und Nägel	444
Füße und Beine	446
Schön von innen	448

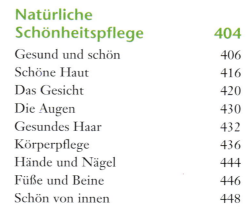

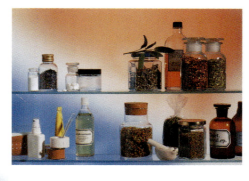

Hausmittel für die Soforthilfe 452

Soforthilfe von A bis Z	454
Die funktionelle Hausapotheke	471
Glossar	472
Register	478

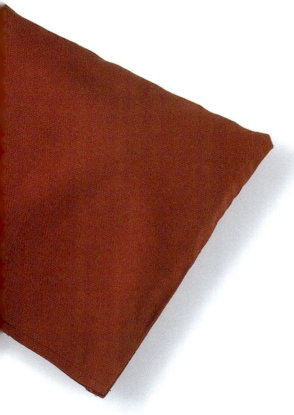

11

Wieder entdeckte Naturheilmittel

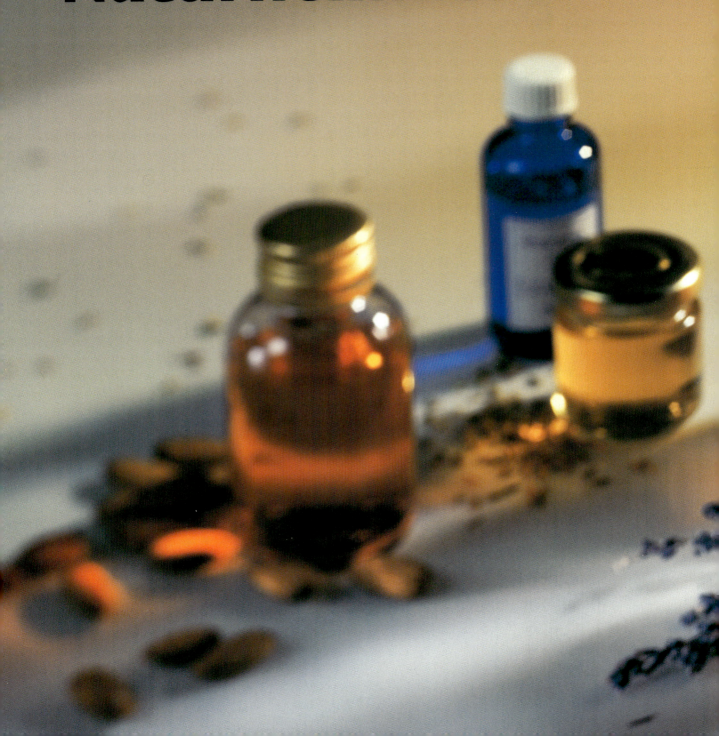

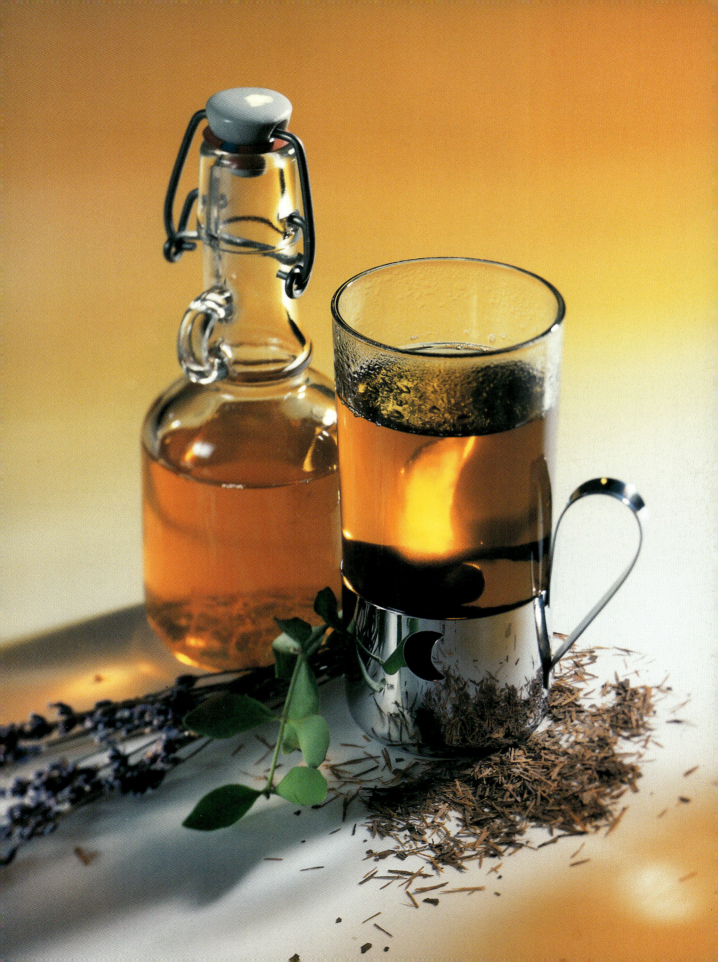

WIEDER ENTDECKTE NATURHEILMITTEL

Apfelessig
Wertvolles Nahrungsmittel

Apfelessig ist zwar ein seit Jahrhunderten bekanntes Hausmittel, doch erst in jüngster Zeit wurde seine vorbeugende und heilende Wirkung auf Gesundheit, Schönheit und Wohlbefinden wieder entdeckt. Apfelessig bietet eine breite Palette an Anwendungsmöglichkeiten.

Bio ist besser
Kaufen Sie Ihren Essig aus biologisch-dynamischem Anbau, um das Schadstoffrisiko möglichst gering zu halten. Achten Sie immer darauf, dass Sie naturtrüben Essig erhalten. In klaren Essigsorten ist der Mineraliengehalt deutlich verringert.

Die Geschichte des Essigs ist uralt. Schon die Ärzte der Antike verwendeten ihn zur Heilung von Wunden, Insektenstichen und Schlangenbissen, die römischen Legionäre mischten ihn auf ihren Kraft raubenden Feldzügen mit Wasser zu einer Art frühzeitlichem Energy-Drink. Als Hausmittel wurde er zur Förderung der Verdauung und zu Desinfektionszwecken eingesetzt. Im Jahre 1949 erschien von dem amerikanischen Autor Cyril Scott das Buch »Cider Vinegar«, in dem Apfelessig als Mittel zur Gesunderhaltung und Lebensverlängerung gepriesen wird. Seitdem beschäftigen sich vor allem Alternativmediziner mit Apfelessig, doch auch anerkannte Wissenschaftler halten ihn mittlerweile für ein Nahrungsmittel, das auf keinem Speiseplan fehlen sollte.

Inhaltsstoffe

- **Essigsäure:** Sie verleiht dem Apfelessig seinen sauren Geschmack sowie seine konservierende und antiseptische Wirkung. Essigsäure unterstützt die Verdauung und unterbindet Fäulnisprozesse im Darm, indem sie dort Fäulnisbakterien abtötet. Apfelessig hilft deshalb bei Darmerkrankungen wie Blähungen, Koliken und Durchfall. Außerdem wird die Darmfunktion insgesamt und damit die Verwertung der Nahrung verbessert – eine gute Vorbeugung gegen Darmkrebs und Magengeschwüre.
- **Mineralien:** Im Apfelessig findet sich in nennenswerten Mengen vor allem Kalium, das eine positive Wirkung auf

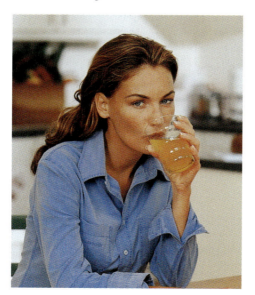

Apfelessig mit kohlensäurehaltigem Mineralwasser vermischt, ergibt einen wohlschmeckenden Durstlöscher und Muntermacher.

Die im Apfelessig enthaltene Säure hilft, den Organismus zu entgiften, unterbindet Gärungsprozesse im Darm und wirkt aktivierend auf Nieren und Blase.

den Stoffwechsel, die Herzfunktion und den Wasserhaushalt im Organismus ausübt. Außerdem sind in Apfelessig Kalzium, Magnesium, Silizium und Zink enthalten.

● **Zitronensäure:** Sie hilft dem Organismus bei der Aufnahme von Mineralien.

● **Pektine:** Apfelessig ist reich an Pektinen aus der Apfelfrucht. Pektine unterstützen die Verdauungsvorgänge im Darm und senken den Cholesterinspiegel.

● **Vitamine:** Die Vitamine A, C und E schützen den Darm und stärken das Immunsystem.

Anwendungen

Apfelessig kann in den unterschiedlichsten Speisen verabreicht werden, man kann ihn aber auch teelöffelweise einnehmen oder mit Mineralwasser zu einem Durstlöscher vermischen. Äußerlich kann er mittels Kompressen und Umschlägen verwendet werden. Mittlerweile gibt es sogar schon Apfelessig in Pastillen- und Tablettenform. Es ist jedoch fraglich, ob ihre Wirksamkeit an die des natürlichen Essigs herankommt.

● *Apfelessig-Honig-Getränk bei Blähungen*

Bereiten Sie ein Getränk aus 2 TL Apfelessig, 1 TL Honig und 1 Glas lauwarmem Wasser. Trinken Sie es in kleinen Schlucken. Wer häufiger unter Blähungen leidet, sollte 5 Minuten vor dem Essen den Essig-Honig-Drink einnehmen und jeden Schluck für etwa 10 Sekunden im Mund behalten. Dies fördert die Speichelproduktion und regt die Verdauung an.

● *Essig-Salz-Auflage bei Sportverletzungen und Verbrennungen*

Essigsaure Anwendungen haben die Eigenschaft, dem Gewebe Wasser zu entziehen. Bei Insektenstichen sowie Blutergüssen, Muskelzerrungen und Bänderdehnungen lindern sie die Schwellung. Erhitzen Sie 1/4 Tasse Apfelessig mit 1/2 TL Salz (nicht kochen!). Ein dünnes Tuch darin tränken und auf die verletzte Stelle legen. Die Essig-Salz-Anwendung sollte erst 48 Stunden nach der Verletzung zum Einsatz kommen, denn als Erste Hilfe eignen sich zur Kühlung am besten Eis oder Kältepackungen.

● *Apfelessig bei Insektenstichen*

Apfelessig unverdünnt auf die schmerzende Stelle träufeln und nach einigen Minuten wiederholen. Dadurch wird verhindert, daß die Einstichstelle anschwillt.

Schutz vor Mückenstichen

Wer vor der abendlichen Party im Freien etwas Apfelessig auf seiner Haut verreibt, hält lästige Mücken von sich fern!

Apfelessig hilft bei

● Gelenkschmerzen
● Halsentzündungen
● Hautekzemen
● Insektenstichen
● Müdigkeit
● Muskelschwäche
● Sportverletzungen
● Übergewicht
● Verdauungsstörungen
● Zahnfleischentzündung

WIEDER ENTDECKTE NATURHEILMITTEL

Grüner Tee
Gesundes Genussmittel

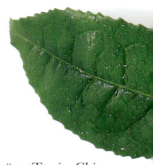

In China gibt es den grünen Tee schon seit Jahrtausenden. Er wurde dort zunächst als Arzneimittel getrunken und avancierte erst später zum Alltagsgetränk. Seine gesundheitlichen Vorzüge bestätigen inzwischen zahlreiche wissenschaftliche Untersuchungen. Wer grünen Tee trinkt, hat ein deutlich geringeres Risiko, an Diabetes, Krebs und Bluthochdruck zu erkranken.

Rauchen und grüner Tee
Zigarettenrauch bildet das Hauptrisiko für Lungenkrebs. Die beste Vorbeugung bleibt der vollständige Rauchverzicht. Wer nicht von den Glimmstengeln loskommt, sollte wenigstens viel grünen Tee trinken, da er Lungenkrebs vorbeugen kann.

Kaufen Sie grünen Tee möglichst nicht im Supermarkt, sondern beim Teehändler. Denn dort werden die Sorten sicher nicht gemischt oder gestreckt. Achten Sie auch auf die Kennzeichnung »rückstandskontrolliert«, um eine Belastung von Spritzmittelrückständen auszuschließen.

Die eigentliche Herkunft des grünen Tees ist nicht bekannt, doch eines steht fest: Am Anfang war aller Tee grün. Denn als die Technik der Fermentation (Verarbeitungsverfahren zur Aromatisierung) entwickelt wurde, um schwarzen Tee zu

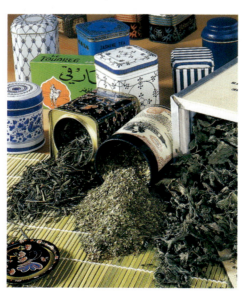

gewinnen, war der grüne Tee in China schon viele Jahrhunderte lang beliebt.
Die erste Erwähnung des grünen Tees liegt 4700 Jahre zurück. Der Sage nach soll ein Kaiser namens Shen Nong per Zufall auf den Tee gekommen sein, als sich umherfliegende Blätter des Teestrauchs in seinen Wassertopf verirrten. Fortan sollte der Tee große Bedeutung in China erlangen, auch in der Medizin. Denn viele Heilsgelehrte setzten ihn ganz gezielt dazu ein, unterschiedliche Krankheiten auszukurieren.

Inhaltsstoffe

● **Gerbstoffe:** Der Gerbstoff Epigallocatechingallat hemmt die Entstehung von Arteriosklerose und Krebstumoren, indem er die Cholesterinaufnahme des Körpers reduziert. Gleichzeitig ist er einer der besten natürlichen Radikalefänger, weswegen er vor Krebserkrankungen schützen kann. Einige Kosmetikfirmen setzen den grünen Tee mittlerweile ihren Hautpflegeprodukten zu, weil er die schädliche Wirkung von starkem Sonnenlicht verringert.

● **Koffein:** Es regt den Blutkreislauf und das Nervensystem an, in hohen Dosierungen kann es zu Vergiftungen führen – die allerdings beim grünen Tee so gut wie ausgeschlossen sind, da das darin enthaltene Koffein an Gerbstoffe gebunden ist

GRÜNER TEE

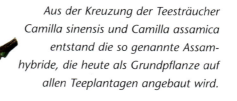

Aus der Kreuzung der Teesträucher Camilla sinensis und Camilla assamica entstand die so genannte Assamhybride, die heute als Grundpflanze auf allen Teeplantagen angebaut wird.

und lediglich in verzögerter Form an den Organismus abgegeben wird.

- **Bitterstoffe:** Sie helfen bei Appetitstörungen und wirken anregend auf die Verdauungsorgane.
- **Fluor:** Grüner Tee enthält große Mengen an kariesvorbeugendem Fluor. In Gegenden, in denen viel grüner – aber auch schwarzer – Tee getrunken wird, haben Zahnärzte erwiesenermaßen weniger Arbeit.
- **Mangan:** Ein Liter grüner Tee reicht bereits aus, um die Hälfte des täglichen Manganbedarfs zu decken. Das Spurenelement sorgt dafür, daß Kalzium den Knochen zugeführt wird. Amerikanische Forschungen belegen, dass der Mangangehalt in den Knochen von Osteoporosekranken um 29 Prozent geringer ist als bei Gesunden.
- **Vitamin C:** Grüner Tee ist reich an Vitamin C, das bekanntermaßen eine wichtige Rolle für die Stärkung des Immunsystems spielt. Wer jedoch den Vitamin-C-Gehalt seines Tees wirklich ausschöpfen will, darf ihn nicht mit kochendem Wasser überbrühen, wie das sonst bei der Teezubereitung üblich ist – denn Vitamin C ist hitzeempfindlich. Grüner Tee wird am besten mit etwa 70 °C heißem Wasser aufgegossen.

Zubereitung

- **Zubereitung ohne Kanne**

Das Wasser wird in einem Kessel kurz aufgekocht und mindestens 5, besser 10 Minuten zum Abkühlen stehengelassen, bis es eine Temperatur von etwa 70 °C hat. Dann 1 gestrichenen TL mit grünen Teeblättern in die Tasse (150 ml) geben und mit dem Wasser übergießen. Nach 2 bis 3 Minuten können Sie einfach »vom Blatt wegtrinken«, d. h., die Blätter bleiben in der Tasse, werden auch nicht umgerührt. Sie können den Aufguss noch zweimal wiederholen, das Wasser muss dazu nicht nochmals erhitzt werden. Das Aroma des Tees kommt auch bei wiederholten Aufgüssen voll zur Entfaltung.

- **Die klassische Zubereitung**

Kanne und Tassen werden mit warmem Wasser gefüllt, um sie vorzuwärmen. Dann wird das Teewasser im Kessel kurz aufgekocht und 5 Minuten zum Abkühlen stehengelassen. Die vorgewärmte Kanne entleeren und den grünen Tee hineingeben.
Dosierung: pro Tasse 1 gestrichenen TL, ab 5 Tassen 1 gestrichenen TL pro Tasse

Wirksame Abhilfe bei Bluthochdruck
In wissenschaftlichen Studien konnte der Nachweis erbracht werden, dass grüner Tee leicht erhöhte Blutdruckwerte zu senken vermag. Verantwortlich für diesen Effekt sind wahrscheinlich nicht nur seine chemischen Inhaltsstoffe, sondern auch das psychische Entspannungstraining, das durch die Teezeremonie und den regelmäßigen Genuss absolviert wird.

WIEDER ENTDECKTE NATURHEILMITTEL

In Korea und Japan ist die Kunst, Tee zu trinken – der »Teeweg« –, eine Meditationsübung. Wer sich auf die achtsame Zubereitung und den ruhigen Genuss einer Tasse Tee versteht, entwickelt Gelassenheit – eine Eigenschaft, die sich nicht nur beim Teetrinken empfiehlt.

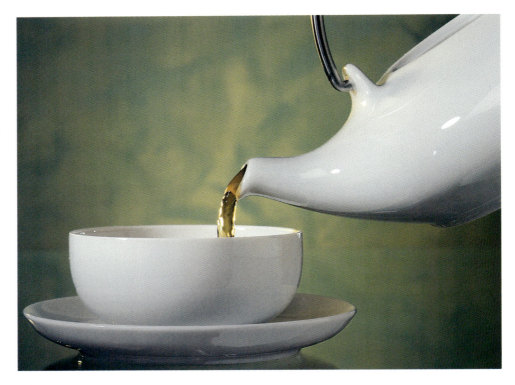

Selbst bei Diabetes hilfreich
Grüner Tee kann auch die Behandlung von Diabetes unterstützen. Er greift nicht nur gezielt in den Stoffwechsel ein, sondern sorgt auch dafür, dass wir weniger Lust auf Süßes verspüren.

plus 1 gestrichenen TL für die Kanne. Schließlich das heiße Wasser hinzugeben. Die vorgewärmten Tassen entleeren. Den Tee je nach Geschmack ziehen lassen. Bei 2 bis 3 Minuten wirkt er stark anregend, sein Aroma bleibt hingegen eher mild. Bei 3 bis 8 Minuten dominiert das Aroma, die anregende Wirkung macht sich dann über einen längeren Zeitraum hinweg bemerkbar.

Sofern Sie eine Teezeremonie vollziehen möchten, sollten Sie für Ruhe und eine schöne Atmosphäre sorgen und sich Zeit dafür nehmen. Der Tee wird langsam und vorsichtig durch ein Sieb zu drei Vierteln in die Tassen gefüllt.

Die Teeblätter verbleiben lose in der Kanne, sie können zu einem zweiten und dritten Aufguss wieder verwendet werden. Da die Blätter bereits reichlich Wasser aufgenommen haben, braucht man die nachfolgenden Aufgüsse nur noch 1 bis 2 Minuten ziehen lassen.

Grüner Tee – die besten Sorten

- **Gunpowder**

Diese Teesorte zeichnet sich durch ihren herben Geschmack und einen recht hohen Anteil an Koffein aus. Gunpowder ist ein Tee für Kenner.

- **Bancha**

Besonders bekömmlich, da er nur wenig Koffein enthält. Deshalb auch für Kinder geeignet.

- **Jasmintee**

Den grünen Teeblättern wurden hier frische Jasminblüten beigegeben, die dem Tee ein zartes Aroma verleihen. Diese Sorte ist in China sehr beliebt.

GRÜNER TEE

- **Matchatee**

Der klassische Tee für die japanische Tee-zeremonie. Sehr koffeinreich.

- **Oolong**

Gewissermaßen ein Mischling aus grünem und schwarzem Tee, da er leicht anfermentiert ist. Sehr gut bekömmlich, mit kräftig-malzigem Geschmack.

- **Sencha**

Sein Geschmack erinnert an Heu. Zusammen mit Bancha der ideale Tee für den Einsteiger.

Dosierung

Das in grünem Tee enthaltene Koffein ist zwar an Gerbstoffe gebunden, ist aber auch dann noch vorhanden, wenn man den Tee lange ziehen lässt. Aus diesem Grund sollten nicht mehr als 1,5 Liter pro Tag getrunken werden. Menschen, die auf Koffein empfindlich reagieren, sollten außerdem koffeinarme Grünteesorten (z. B. Bancha) bevorzugen.

Anwendungen

- ***Bei Appetitstörungen***

Trinken Sie jeweils 1 Stunde vor dem Mittag- und Abendessen 1 Tasse (150 ml) grünen Tee.

- ***Bei Arteriosklerose***

Trinken Sie zu den Mahlzeiten regelmäßig ein Kännchen (etwa 300 ml) grünen Tee. Lassen Sie ihn mindestens 5 Minuten ziehen.

- ***Bei Aufstoßen***

Trinken Sie zu den Mahlzeiten 1 bis 2 Tassen (jeweils 150 ml) grünen Tee. Trinken Sie nur den zweiten und dritten Aufguss, da dieser die Magenschleimhaut schont. Essen Sie dazu säurearme Obstsorten wie Bananen oder Birnen.

- ***Bei Bluthochdruck***

Ersetzen Sie generell Ihren Frühstückskaffee durch grünen Tee. Trinken Sie auch zum Mittagessen mindestens 2 Tassen (jeweils 150 ml) grünen Tee.

- ***Bei Erkältungskrankheiten***

Trinken Sie täglich mindestens 6 Tassen (jeweils 150 ml) grünen Tee, dem Sie den Saft von 1/2 Zitrone und 1 TL Honig hinzugeben. Lassen Sie den Tee nur kurz ziehen, um sich die anregende Wirkung des Koffeins zunutze zu machen – das hilft gegen die lästige Mattigkeit, die bei Erkältungen meist mit auftritt.

- ***Bei Gicht***

Grüner Tee ist das ideale Getränk zur Unterstützung einer Gichttherapie. Trinken Sie dazu täglich mindestens 1,5 l grünen Tee (Sorte nach Belieben) zu den Mahlzeiten. Zum Frühstück sollten Sie auch den ersten Aufguss verwenden (5 Minuten ziehen lassen), im Laufe des Tages dann nur noch den zweiten Aufguss trinken.

- ***Bei Magenschleimhautreizungen***

Trinken Sie zu den Mahlzeiten regelmäßig einen milden grünen Tee, mindestens 1 Tasse (150 ml). Verwenden Sie aber nur den zweiten Aufguss, da dieser die Magenwände schont.

Besser keine Teebeutel
Das Aroma von grünem Tee in Teebeuteln kommt nicht annähernd an den Aufguß aus losen Blättern heran, auch sein Vitamin- und Mineraliengehalt läßt zu wünschen übrig.

Grüner Tee hilft bei

- Appetitstörungen
- Arteriosklerose
- Aufstoßen
- Bluthochdruck
- Chronischer Erschöpfung
- Durchfallerkrankungen
- Erkältungskrankheiten
- Gicht
- Harnsteinleiden
- Herzschwäche
- Immunschwäche
- Karies
- Krebserkrankungen
- Kreislauferkrankungen
- Reizmagen
- Zuckerkrankheit

WIEDER ENTDECKTE NATURHEILMITTEL

Honig
Süßes gegen Krankheit

Zehn Vorzüge

Im Buddhismus ist von zehn Vorzügen die Rede, die ein Milchreis mit Honig besitzt: »Zehn Dinge gibt uns diese Speise: Leben und Schönheit, Ausgeglichenheit und Kraft. Sie vertreibt Hunger, Durst und die Winde. Sie reinigt die Blase und das Blut, fördert die Verdauung.«

Die goldfarbene Nascherei gehört zu den ältesten Nahrungsmitteln überhaupt. Felszeichnungen belegen, dass man Honig schon in der Steinzeit sammelte. In der Antike und im frühen Buddhismus wurde er als Heilmittel eingesetzt, beispielsweise zur Wundheilung. Aus wissenschaftlicher Sicht kann dies heute durchaus bestätigt werden.

Honig war in alten Kulturen von starker symbolischer Ausdruckskraft. In der Antike wurde er beispielsweise als ein Zeichen der Fruchtbarkeit verehrt und galt als wirksames Beruhigungsmittel. Heute weiß man, dass er zwar auf die Fruchtbarkeit keinen Einfluss hat, doch seine beruhigende und heilende Wirkung bei Krankheiten ist bewiesen.

Inhaltsstoffe

● **Antibiotische Oxide und Glukosesäuren:** Honig wirkt hypertonisch, d. h., er entzieht den bakteriellen Zellen das Wasser, sodass diese schrumpfen und schließlich absterben. Darüber hinaus kommt es zur Bildung von desinfizierendem Wasserstoffperoxid und Glukosesäure, einem milden Antibiotikum.

Die antibiotische Wirkung des Honigs dient sicherlich zur Prävention von grippalen Infekten und anderen Erkrankungen der oberen Atemwege. In der Therapie sollte er jedoch mit Nahrungsmitteln kombiniert werden, die über einen hohen Anteil an antibiotischen sekundären Pflanzenstoffen (Zwiebeln, Knoblauch, Rettich, Meerrettich) oder großen Mengen an Vitamin C (Zitrusfrüchte, Petersilie, Paprika, Tomaten) verfügen. Altbewährt bei Mandelentzündungen, Husten und Erkältungen sind ein Sirup aus rohen Zwiebeln und Honig sowie mit Honig gesüßter Lindenblütentee.

● **Wundschützende Klebestoffe:** Im Hinblick auf die Wundversorgung besitzt Honig einige positive Eigenschaften, die nicht nur in seinen antiseptischen und antibiotischen Wirkungen, sondern auch

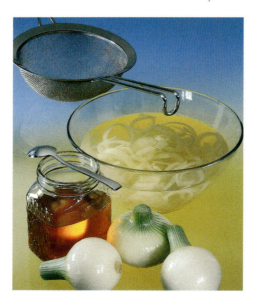

Honig-Zwiebel-Anwendungen wirken antibiotisch und lassen Entzündungen rasch abheilen.

20

HONIG

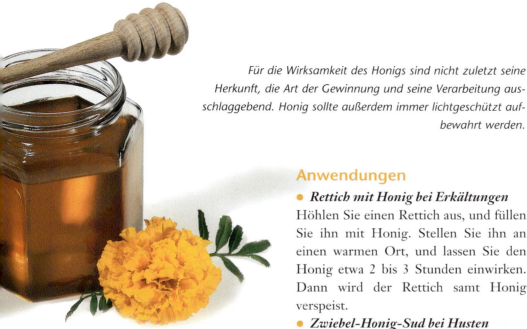

Für die Wirksamkeit des Honigs sind nicht zuletzt seine Herkunft, die Art der Gewinnung und seine Verarbeitung ausschlaggebend. Honig sollte außerdem immer lichtgeschützt aufbewahrt werden.

in seiner äußeren Wirkungsweise begründet sind. So ist Honig zwar selbst klebrig, doch seine Wasser bindende Eigenschaft verhindert, dass der Verband an der Wunde kleben bleibt.

- **Azetylcholin:** Dieser Stoff spielt eine wichtige Rolle in der Signalübertragung zwischen unseren Hirnzellen. Auf ihn geht u. a. die beruhigende Eigenschaft des Honigs zurück.

Honig als Zuckerersatz

Honig ist als Süßungsmittel hochwertiger als der übliche Fabrikzucker. Sein Zuckergehalt ist – schon allein aufgrund seines hohen Fruchtzuckerwerts – ausgewogener, außerdem enthält er zahlreiche Biostoffe, die den Verdauungsprozess des Zuckers fördern. Heilkräutertees sollten stets mit Honig anstelle von Fabrikzucker gesüßt werden, da er die leicht flüchtigen ätherischen Öle der Heilpflanzen im Teeaufguss bindet. Bei allen Vorzügen darf jedoch nicht vergessen werden, dass auch der Zucker des Honigs Karies fördern kann.

Anwendungen

- *Rettich mit Honig bei Erkältungen*

Höhlen Sie einen Rettich aus, und füllen Sie ihn mit Honig. Stellen Sie ihn an einen warmen Ort, und lassen Sie den Honig etwa 2 bis 3 Stunden einwirken. Dann wird der Rettich samt Honig verspeist.

- *Zwiebel-Honig-Sud bei Husten*

Schälen Sie 2 Zwiebeln, und schneiden Sie sie in Ringe. Dann die Ringe 15 Minuten lang in 1 l warmem Wasser zugedeckt stehenlassen. Schließlich den Sud abseihen, 2 TL Honig hinzufügen, und warmstellen. Nehmen Sie bei Husten und Erkältungen den Sud mehrmals täglich in kleinen Schlucken zu sich.

- *Honigauflage bei Schürfwunden und leichten Verbrennungen*

Honigauflagen dürfen erst 24 Stunden nach der Verletzung aufgetragen werden. Den Honig vorsichtig auf der Wunde verteilen und die Wundfläche mit einem sterilen Mulltuch abdecken. Mindestens 15 Minuten einwirken lassen. Die Wirksamkeit wird gesteigert, wenn man den Honig mit Echinacea-Tinktur (auf 1 TL Honig 30 Tropfen Tinktur) vermischt.

Auf die Zähne achten!

Honig ist ein hochwertiges Nahrungsmittel, das auch die Therapie einiger Krankheiten wirksam unterstützen kann. Nichtsdestotrotz ist der Verzehr von Honig nicht unproblematisch, da er viel Zucker enthält, der die Zähne angreifen kann. Das bedeutet: Wer regelmäßig Honig isst, muss sein besonderes Augenmerk auf die Zahnpflege richten. Auch für Diabetiker ist Honig nicht geeignet.

Honig hilft bei

- Entzündungsneigung
- Herzschwäche
- Immunschwäche
- Nervosität
- Schlecht heilenden Wunden
- Schwächezuständen
- Übersäuerung
- Verdauungsbeschwerden

WIEDER ENTDECKTE NATURHEILMITTEL

Propolis
Ein natürliches Antibiotikum

Antibiotikum aus dem Bienenstock
Propolis wird vom Imker durch einfaches Abschaben vom Bienenstock gewonnen. Ein Bienenstock kann pro Jahr etwa 100 g dieses Kittharzes produzieren, wobei der Imker nicht alles auf einmal entfernen darf, um den Bienenstock nicht zu gefährden.

Mit Propolis, einer dunkelgelben, klebrigen Masse, dichten Bienen die Risse und Löcher in ihren Waben ab. Das Bienenkittharz besitzt jedoch nicht nur eine enorme Festigkeit, sondern schützt den Bau auch vor Bakterien und Fäulnisprozessen. Es muss also über antibiotische Eigenschaften verfügen – und genau diese sind es, die auch dem Menschen nutzen können.

Der Rohstoff, aus dem die Bienen ihre Propolis herstellen, ist ein Pflanzenprodukt, nämlich das Harz von Sträuchern sowie von Laub- und Nadelbäumen. Die Pflanzen schützen damit ihre Knospen vor Austrocknung und Parasitenbefall.

Im Frühjahr bauen die Honigbienen ihre senkrechten Waben mit den sechseckigen Zellen; manche Abteilungen sind als künftige Wohnstätten für die Bienenbrut vorgesehen, andere dienen als Nahrungsreservoir.

Das Harz enthält bestimmte antibiotische Stoffe, die von den Bienen bei ihrer Propolisherstellung – wenn sie das Harz mit Pollen und Wachs vermengen – mit verarbeitet werden. Bei der Propolis handelt es sich um ein antibiotisches Pflanzenprodukt, das durch die Bienenarbeit veredelt und für unseren Körper leichter verwertbar gemacht wird – ähnlich, wie Erdöl ja auch erst zu Benzin verarbeitet werden muss, um für Motoren verwertbar zu sein.
Bereits die Griechen und Römer setzten Propolis zur Wundbehandlung ein. Heutzutage wird das Bienenkittharz in Kuba, Bulgarien, Rumänien und Ungarn ausgiebig erforscht. Demzufolge beeindruckt Propolis vor allem durch ihre antibiotischen Eigenschaften, die denen der gängigen Antibiotika aus der Pharmazie nahekommen.

Inhaltsstoffe

● **Flavonoide:** Die Flavonoide bilden die Hauptwirkstoffe von Propolis. Erwiesen ist ihre hemmende und abtötende Wirkung auf bestimmte Bakterienstämme wie etwa einige Staphylokokken, Salmonellen und Bazillen. Außerdem konnten fungizide (pilzabtötende) Eigenschaften von Propolis festgestellt werden. Ungeklärt ist allerdings, inwieweit Propolis

PROPOLIS

Die Färbung der Propolis hängt von der Herkunft des Kittharzes ab. Stammt es von Erlen, wird die Propolis gelb, stammt es von Rosskastanien, wird sie rötlich, und Birkenharz färbt Propolis braun.

ihren antibiotischen Charakter bewahrt, wenn sie den menschlichen Verdauungsapparat passiert hat. Wirksam ist sie jedoch überall dort, wo ein direktes Auftragen möglich ist, z. B. bei Hautwunden und Insektenstichen sowie bei Erkrankungen im Mundraum. Darüber hinaus ist Propolis ein nebenwirkungsarmes Medikament, lediglich bei Allergikern kann es aufgrund des Pollenanteils zu unerwünschten Reaktionen kommen.

● **B-Vitamine:** Propolis besitzt eine ausgewogene Zusammensetzung an B-Vitaminen, die den täglichen Bedarf des Menschen abzudecken hilft. B-Vitamine sind u. a. für die Haut und für das Nervensystem notwendig.

● **Mineralien:** In dem Bienenkittharz sind große Mengen an Mineralien und Spurenelementen enthalten, hervorzuheben ist der hohe Anteil an Mangan und Zink.

Anwendungen

Propolis ist als Granulat und Pulver sowie in Alkohol gelöst und als Salbe erhältlich. Besonders empfehlenswert ist naturreiner, mindestens 50-prozentiger Propolisextrakt.

● ***Gesundheitsdrink zur Stärkung des Immunsystems***

Propolis versorgt den Körper mit wichtigen Mineralien und Vitaminen und kräftigt dadurch das Immunsystem. Das Rezept für einen Gesundheitsdrink: Mischen Sie 10 ml Aloe-vera-Saft und 20 ml Weizengrassaft mit 5 ml Propolisextrakt, und nehmen Sie den Drink jeden Morgen ein.

● ***Nelkenöl-Propolis-Mischung bei Insektenstichen***

Vermischen Sie ätherisches Nelkenöl und Propolistinktur zu gleichen Teilen, und verteilen Sie die Mischung behutsam auf der schmerzenden Stelle.

● ***Honig-Propolis-Auflage bei Verbrennungen 1. Grades***

Vermischen Sie 1 TL Honig mit 5 ml Propolisextrakt, und verteilen Sie die Paste auf einem keimfreien Mulltuch. Legen Sie die Auflage dann auf die betroffene Hautstelle, und lassen Sie die Mischung 15 Minuten einwirken.

● ***Gurgellösung bei Halsschmerzen***

Geben Sie einige Tropfen Propolisextrakt in etwas Wasser, und gurgeln Sie damit mehrmals täglich.

Aus der Not eine Tugend gemacht
Besonders intensiv wurde in Kuba zur Propolis geforscht. Der Grund: Wegen des seit den Sechzigerjahren bestehenden Handelsembargos der USA war man auf der mittelamerikanischen Insel gezwungen, sich nach Alternativen zu den pharmazeutischen Antibiotika umzusehen.

Propolis hilft bei

- Abszessen, Akne, Furunkeln
- Bakteriellen Infektionen
- Entzündungen des Mund- und Rachenraums
- Geschwüren
- Nebenhöhleninfektionen
- Pilzerkrankungen
- Virusinfektionen
- Zahnschmerzen, Karies und Parodontose

WIEDER ENTDECKTE NATURHEILMITTEL

Kombucha
Sagenumwobenes aus Fernost

Nur reine Kulturen verwenden

Kombuchakulturen sollten Sie in der Apotheke besorgen. Nur so haben Sie die Gewähr, dass sich in den Kulturen auch wirklich Hefepilze und Bakterien im für Kombucha typischen Gleichgewicht befinden, die noch nicht von Parasiten (z.B. Fruchtfliegen) befallen sind.

Auch wenn die Kombucha meist mit dem Zusatz »Tee« bezeichnet wird, so lässt sie sich doch eher mit Kefir als mit Tee vergleichen. Denn wie bei dem kaukasischen Sauermilchgetränk handelt es sich auch bei der ursprünglichen Kombuchakultur um eine Mischung aus verschiedenen Hefepilz- und Bakterienarten, durch die Gärungsprozesse in Gang gesetzt werden. Und auch in ihren gesundheitlichen Vorzügen sind sich Kombucha und Kefir sehr ähnlich.

Der Legende nach verdankt die Kombucha ihren Namen dem koreanischen Arzt Kombu, der um 400 n. Chr. einen japanischen Kaiser von seiner Gastritis

Das Kombuchaferment wird zunächst in gesüßten schwarzen oder grünen Tee gegeben. Nach einer Woche Gärung lässt sich der Teepilz abseihen.

heilte, indem er ihm einen besonderen Tee – eben den Kombu-Cha – zubereitete. Doch der Tee soll bereits kurz vor der Zeitrechnung den Chinesen als Heilgetränk bekannt gewesen sein.

Auch in Russland ist Kombucha schon seit vielen Jahrhunderten bekannt. Sie wurde dort lange Zeit vor allem zur Entwässerung und Unterstützung der Gichttherapie eingesetzt. Nach dem Ersten Weltkrieg kam sie von Russland über heimkehrende Kriegsgefangene nach Deutschland. Wissenschaftlich wurde die Kombucha erstmals im Jahr 1913 erwähnt, ihr Durchbruch kam aber erst 1964 durch ein Buch des hessischen Arztes Rudolf Sklenar, der den Tee in seiner Praxis vor allem gegen Stoffwechselkrankheiten, Rheuma, Gicht, Magen- und Darmleiden sowie hohe Harnsäure- und Cholesterinwerte einsetzte.

Inhaltsstoffe

● **Glukuronsäure:** Sie hat heilende Wirkung, da sie im menschlichen Organismus Gifte und Abfälle des Stoffwechsels an sich bindet, die dann in den Nieren abgebaut und über die Harnwege ausgeschieden werden.

24

KOMBUCHA

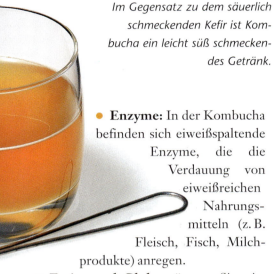

Im Gegensatz zu dem säuerlich schmeckenden Kefir ist Kombucha ein leicht süß schmeckendes Getränk.

• **Enzyme:** In der Kombucha befinden sich eiweißspaltende Enzyme, die die Verdauung von eiweißreichen Nahrungsmitteln (z. B. Fleisch, Fisch, Milchprodukte) anregen.

• **Essig- und Glukonsäuren:** Sie wirken stabilisierend auf das Darmmilieu. Darüber hinaus sorgen sie dafür, dass die Kombucha nicht bereits im Magen zersetzt wird, sondern mitsamt ihren heilenden Wirkstoffen bis zum Darm durchdringen kann.

Zubereitung

Kochen Sie 1 l Wasser auf und geben Sie 1/2 TL schwarzen oder grünen Tee sowie 50 g Zucker hinzu. 10 bis 15 Minuten ziehen lassen. Umrühren und schließlich durch ein Teesieb abseihen. Gießen Sie dann den Tee in ein sauberes Glasgefäß. Das Glas zudecken und auf Zimmertemperatur abkühlen lassen.

Jetzt erst kommt das Kombuchaferment hinzu. Decken Sie das Glas mit Tüll ab, und befestigen Sie ein Gummiband darüber. Der Tüll schützt die Kombuchalösung vor Insekten, die durch Süßes angelockt werden. Tüll ist außerdem gut luftdurchlässig, was aufgrund des hohen Sauerstoffbedarfs des Kombuchaferments von großer Bedeutung ist.

Das Glas wird dann für 8 bis 12 Tage in einem gut belüfteten Raum stehengelassen. Der Tee ist trinkfertig, wenn er eine helle Farbe angenommen hat und nur noch mäßig süß schmeckt. Schließlich wird der Teepilz aus der Flüssigkeit herausgenommen und im Sieb unter lauwarmem Wasser abgespült, um ihn für weitere Aufgüsse wieder verwenden zu können. Der Tee wird abgeseiht und in Flaschen gefüllt. Kühl gelagert hält er sich einige Wochen lang.

Anwendung

• *Zur Darmsanierung, Entgiftung und Entschlackung sowie zur Unterstützung der Gichttherapie*

Da Kombucha dem Organismus hilft, Giftstoffe und Schlacken schnell und nachhaltig abzubauen, ist er ein ideales Getränk für Gichtpatienten. Trinken Sie täglich 1 bis 2 Tassen des Tees zu den Mahlzeiten.

Zur Darmsanierung und Entgiftung sollten Sie täglich 1/2 l Kombuchatee trinken. Man teilt diese Menge in 3 Portionen ein und nimmt morgens, mittags und abends jeweils vor den Mahlzeiten 1 Tasse zu sich.

Im Rahmen einer Entschlackungskur wird alle 4 Stunden 1/4 l des Tees getrunken.

Nicht für Diabetiker
Die Kombuchakultur selbst senkt auch den Blutzuckerspiegel. Da der Tee jedoch mit großen Zuckermengen zubereitet wird (die Kombuchaorganismen brauchen den Zucker als »Futter«), eignet er sich nicht zur Behandlung von Diabetes!

Kombucha hilft bei

- Appetitlosigkeit
- Blasenentzündung
- Durchfall
- Erkältungskrankheiten
- Ermüdungserscheinungen
- Gicht
- Heuschnupfen
- Immunschwäche
- Magen-Darm-Beschwerden
- Menstruationsbeschwerden
- Nierenleiden
- Rheumatischen Beschwerden

WIEDER ENTDECKTE NATURHEILMITTEL

Schwarze Melasse
Wertvoller Zuckerersatz

Statt Zucker und Süßstoff

Melasse ist weniger ein Arzneimittel als vielmehr eine wertvolle Ergänzung zur täglichen Ernährung. Ihre Vorteile liegen vor allem in ihrer Funktion als Zuckerersatzstoff, der unseren Organismus mit wertvollen Biostoffen versorgt.

Die aus Zuckerrohr oder Zuckerrüben hergestellte Melasse besitzt eine außergewöhnliche Nährstoffdichte. Bereits ein Teelöffel voll – eingenommen mit heißem Wasser oder Tee – reicht aus, um Mangelerscheinungen vorzubeugen. Besonders hoch sind die Anteile an Mineralien und Spurenelementen wie Kalium, Eisen und Kalzium.

Bis heute ist unklar, wann das erste Mal Melasse hergestellt wurde. Das Wort »Melasse« taucht jedenfalls zum ersten Mal in einer buddhistischen Schrift auf, die wahrscheinlich kurz nach Beginn der Zeitrechnung verfasst wurde. Darin ist bereits ausdrücklich von den gesundheitlichen Vorzügen des schwarzen Zuckerrohrsafts die Rede, dessen heilende Wirkung den indischen Gelehrten bereits bekannt war.

Inhaltsstoffe

- **Saccharose:** Rübenzucker enthält etwa 49 Prozent Saccharose. Die für die Verwertung von Saccharose notwendigen Biostoffe wie Vitamine und Mineralien liefert die Melasse – im Unterschied zum üblichen Fabrikzucker – gleich mit.
- **Invertose:** Dieser Fruchtzucker macht die Melasse extrem gut verdaulich. Rohrmelasse enthält etwa 22 Prozent Invertose, in der aus Rüben hergestellten Melasse beträgt der Anteil hingegen nur knapp 1 Prozent. Aus diesem Grunde ist der gesundheitliche Wert von Rohrmelasse deutlich höher einzustufen.
- **Eisen:** Mit bis zu 20 mg auf 100 g enthält die Melasse mehr Eisen als z. B. Eier. Sie eignet sich daher besonders zur Einnahme während der Menstruation oder zur ergänzenden Behandlung bei eisenmangelbedingter Blutarmut.
- **Kalium:** Mit bis zu 300 mg auf 100 g ist Melasse eine regelrechte Kaliumbombe. Kalium wird vom Körper für den Wasserstoffwechsel in den Zellen benötigt. Da unsere tägliche Nahrung in der Regel zuviel Wasser bindendes Kochsalz (Natriumchlorid) enthält, kommt der

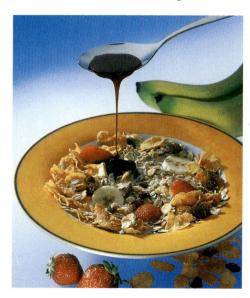

Süß und gesund: Melasse im Müsli aufgelöst, versorgt den Körper mit wertvollen Nährstoffen.

SCHWARZE MELASSE

In Ländern, in denen Zucker-rohr angebaut wird, gibt man Kindern statt Bonbons die rohe Pflanze zu kauen.

Melasse eine wichtige Rolle als Kochsalz pufferndes Nahrungsmittel zu.

● **Kalzium:** Melasse enthält mehr Kalzium als Milch bzw. Milchprodukte. Dieses Mineral wird vor allem für den Knochenaufbau benötigt. Für Frauen in den Wechseljahren, die bekanntlich einem starken Knochenschwundrisiko, der Osteoporose, ausgesetzt sind, stellt die Melasse deshalb eine empfehlenswerte Nahrungsergänzung dar.

● **B-Vitamine:** Mit Ausnahme von Vitamin B1 finden sich in der Melasse alle B-Vitamine in relativ hoher Konzentration. Die B-Vitamine werden für die reibungslosen Abläufe im Nervensystem und vom Stoffwechsel u. a. für die Zuckerverwertung benötigt.

Nebenwirkungen

Als natürliches Zuckerprodukt ist die schwarze Melasse beim Süßen von Lebensmitteln dem üblichen Fabrikzucker und auch den sonst gebräuchlichen Zuckerersatzstoffen überlegen, da sie den Körper mit wichtigen Vitaminen und Mineralien versorgt. Allerdings enthält der Zuckerrohrsaft sehr viele Kalorien. Ihr Zuckergehalt macht die schwarze Melasse zudem für Diabetiker ungeeignet. Aufgrund der Karies verursachenden Wirkung sollte man auch davon absehen, Kleinkindern schwarze Melasse zu verabreichen.

Anwendung

● ***Zur allgemeinen Stärkung des Organismus***

Schwarze Melasse ist in ihrer Rohform ein Konzentrat und pur kaum genießbar. Sie ist daher in Reformhäusern und Apotheken in verfeinerter Form erhältlich. Allerdings sind in diesen Fällen nur Geschmacksverstärker zugesetzt oder bestimmte Inhaltsstoffe aus der Ursprungsmelasse entfernt worden. Der eigentliche gesundheitliche Wert der Melasse geht dadurch freilich verloren.

Sie sollten in jedem Falle auf unbehandelter Rohmelasse bestehen, wenn Sie sie zu therapeutischen Zwecken verwenden möchten.

Lösen Sie die Melasse in Tee, Joghurt, Milch oder Kefir auf, dann lässt sie sich leichter einnehmen. Die tägliche Dosis für Erwachsene liegt bei 1 bis 2 TL, für Kinder ab 6 Jahren bei 1/2 TL pro Tag. Babys sollten noch keine Melasse bekommen, da sie das Zahnwachstum nachhaltig beeinträchtigen kann.

Zuckerrohr bevorzugen

Kaufen Sie stets Rohrmelasse und möglichst keine Rübenmelasse. Denn die Melasse aus Zuckerrohr ist gesundheitlich wertvoller.

Schwarze Melasse hilft bei

● Atemwegserkrankungen
● Blutarmut
● Bluthochdruck
● Darmerkrankungen
● Hämorrhoiden
● Hauterkrankungen

● Magen- und Darmleiden
● Nervosität
● Rheumatischen Erkrankungen
● Stoffwechselstörungen
● Wechseljahrebeschwerden

WIEDER ENTDECKTE NATURHEILMITTEL

Lapachotee
Heilmittel aus dem Regenwald

Wohlschmeckender Gesundheitstee
Lapachotee besitzt nicht nur medizinische Vorteile, er schmeckt außerdem noch gut. Bei normaler Dosierung von 1 bis 1,5 Litern pro Tag besteht auch kein Nebenwirkungsrisiko, er eignet sich also durchaus als Alltagsgetränk.

Der Lapachobaum wächst in den tropischen Regenwäldern Mittel- und Südamerikas, und schon die Inkas kochten aus seiner Rinde Heiltees gegen die unterschiedlichsten Beschwerden. Dennoch verkannte man lange Zeit seinen medizinischen Wert. In den letzten Jahren konnten Wissenschaftler jedoch seine beachtlichen Heilwirkungen nachweisen.

Unter allen Heiltees, die in jüngster Zeit verstärkt auf den Markt kommen, muss dem Lapacho neben Rotbusch- und grünem Tee sicherlich eine überragende gesundheitliche Bedeutung zugeschrieben werden. Die südamerikanischen Indios verwendeten die inneren Rindenschichten des Lapachobaums seit jeher als Auflagen zur Wundheilung. Dazu wurden die Rindenstücke sorgfältig abgeschabt, befeuchtet und direkt auf die verletzten Stellen gelegt. Der in Brasilien ansässige Stamm der Callawaya benutzte den Lapachotee als Mittel gegen Leukämie und andere Krebserkrankungen.

Grundsätzlich wird vom Lapachobaum nur die innere Rinde zu Heilzwecken verwendet. Dazu wird sie vorsichtig per Hand vom Baum gelöst und kann wieder nachwachsen, ohne dass der Baum geschädigt würde.

Bei der Bevölkerung Südamerikas erlangte Lapachotee, der auch unter den Namen Pau d'Arco, Taheebo oder Inkatee bekannt ist, keine sonderliche Bedeutung als Heilmittel, auch wenn er als Alltagsgetränk recht beliebt werden sollte. Im Jahre 1967 erregte jedoch ein Zeitungsinterview mit dem argentinischen Medizinprofessor Walter Accorsi gewaltiges Aufsehen. Der Wissenschaftler berichtete, mit Hilfe von Lapachotee die unerträglichen Schmerzen von Krebskranken gelindert und die Zahl ihrer roten Blutkörperchen erhöht und damit auch ihre Sauerstoffversorgung deutlich verbessert zu haben. Seitdem wird Lapacho weltweit ausgiebig erforscht.

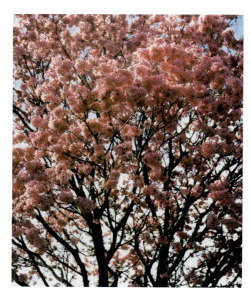

Die Blüten des Lapachobaums werden für Heilzwecke nicht genutzt – nur seine Rinde kommt zum Einsatz.

LAPACHOTEE

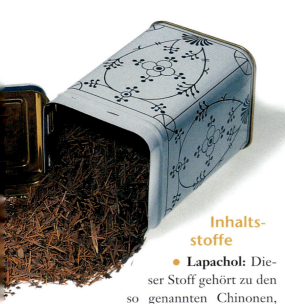

Seit man um seine immunstärkende Wirkung weiß, wird Lapachotee auch in Europa zunehmend als Heilmittel eingesetzt.

Inhaltsstoffe

- **Lapachol:** Dieser Stoff gehört zu den so genannten Chinonen, von denen schon seit längerer Zeit bekannt ist, dass sie unser Immunsystem stärken und z.T. antibiotisch wirken. Das Lapachol scheint auch eine direkte Wirkung auf Tumorzellen zu besitzen, indem es diese bereits im Anfangsstadium zerstört. Außerdem lindert es hartnäckige Hauterkrankungen wie Schuppenflechte und Neurodermitis, wobei der Teeverzehr am besten mit äußerlichen Teeauflagen kombiniert wird.

In der Doktorarbeit eines deutschen Forschers wird davon berichtet, dass Lapachol die Aktivität des Immunsystems um 48 Prozent steigert. Lapachotee muss daher als ein Mittel der ersten Wahl angesehen werden, wenn es um die Behandlung von Immunschwäche geht. Er wird aus diesem Grunde von einigen Ärzten auch zur Unterstützung der AIDS-Therapie empfohlen.

Lapachol hemmt das Wachstum vieler Viren wie etwa der Polioviren vom Typ 1, der Herpes-simplex-Viren und einiger Grippeerreger. In seinen entzündungshemmenden Eigenschaften schlägt es das traditionelle entzündungshemmende Mittel Phenylbutazon.

- **Saponine:** Sie zählen zu den wirksamsten fungiziden (pilzabtötenden) Stoffen, die in der Natur zu finden sind. Außerdem besitzen sie Cholesterin und Blutzucker senkende Eigenschaften. Zu ihren weiteren Vorteilen gehört, dass sie die Wirkung vieler natürlicher Heilstoffe verstärken. Naturheilkundler empfehlen daher immer wieder Heilkräutermischungen, in denen die Lapachorinde zu finden ist.
- **Xylodion:** Dieser Stoff besitzt wie die Saponine eine fungizide Wirkung. Überragend ist sein Heileffekt auf Candida-Infektionen, die in letzter Zeit hierzulande in verstärktem Umfang zu beobachten sind.
- **Eisen:** Lapacho enthält überdurchschnittlich viel Eisen. Der Blut bildende Effekt von Lapacho geht jedoch vermutlich auch noch auf andere Wirkstoffe zurück.
- **Gerbstoffe:** Der hohe Gehalt an Gerbstoffen ist für die entzündungshemmende Wirkung verantwortlich.

Vorsicht vor Überdosierung

Der Wirkstoff Lapachol führt in hohen Dosierungen zu Übelkeit und Erbrechen, er kann außerdem die Gerinnungsfähigkeit des Blutes dramatisch herabsetzen. Gefahren der Überdosierung bestehen jedoch nur bei Lapachoextrakten und -präparaten, der Genuss von Lapachotee ist hingegen unproblematisch.

Lapachotee hilft bei

- Blasenentzündungen
- Blutarmut
- Darminfektionen
- Erkältungen
- Hautentzündungen
- Immunschwäche
- Magenbeschwerden
- Neurodermitis
- Rheumatischen Erkrankungen
- Schuppenflechte
- Zahnfleischentzündungen

WIEDER ENTDECKTE NATURHEILMITTEL

Tee oder Tinktur?
Lapachotee ist überall in Apotheken und Reformhäusern erhältlich. Mittlerweile bekommt man ihn auch in Form von Kapseln und Tinkturen – doch wer auf diese Darreichungen zurückgreift, verzichtet auf die bemerkenswerten Geschmackserlebnisse beim Teegenuss.

Zubereitung
Für 4 große Tassen (à 250 ml) Lapachotee benötigen Sie 2 gestrichene EL Lapachorinde und 1 l Wasser. Das Wasser aufkochen, dann die Rinde hinzugeben und alles zusammen nochmal kurz aufkochen lassen. Anschließend die Hitze reduzieren und den Tee bei geringer Hitze 5 Minuten leicht kochen. Lassen Sie nun den Tee noch 15 Minuten zugedeckt ziehen, und seihen Sie ihn dann ab. Am besten gießen Sie den Tee in eine Thermoskanne, um ihn über den Tag verteilt trinken zu können.

Anwendungen

- *Bei Immunschwäche*

Trinken Sie 6 Wochen lang 1,5 l Lapachotee pro Tag, verteilt auf mehrere Portionen. Vermischen Sie den Tee noch in der Kanne mit 1 TL Honig und dem Saft von 1/2 Zitrone. Danach reduzieren Sie die Dosis auf 1 l pro Tag.

- *Bei Bluthochdruck und Arteriosklerose, zur Vorbeugung von Krebs*

Trinken Sie etwa 1 l Lapachotee pro Tag, auf 3 bis 4 Portionen verteilt.

- *Bei Eisenmangel*

Trinken Sie täglich 1 l Lapachotee. Vermischen Sie ihn noch in der Kanne mit dem Saft von 1/2 Zitrone (ihr Vitamin C verbessert die Eisenresorption).

- *Lapachotee und Knoblauch bei fiebrigen Infekten*

Trinken Sie, sobald sich die ersten Symptome bemerkbar machen, 1,5 l Lapachotee pro Tag. Verzehren Sie dazu jeweils 1 Knoblauchzehe, denn Knoblauch enthält antibiotische Sulfide. Die Kombination Lapacho und Knoblauch kann man durchaus als natürliches Breitbandantibiotikum bezeichnen. Die meisten herkömmlichen

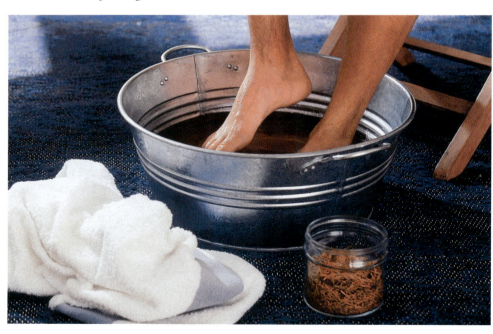

Fußbäder mit Lapachotee sind bei Fußpilz eine leicht durchzuführende und sehr effektive Heilanwendung.

LAPACHOTEE

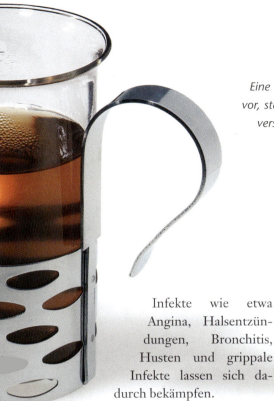

Eine Tasse heißer Lapachotee beugt grippalen Infekten vor, steigert die Vitalität, kräftigt das Immunsystem und verschafft dem Körper und der Psyche Wohlbehagen.

Infekte wie etwa Angina, Halsentzündungen, Bronchitis, Husten und grippale Infekte lassen sich dadurch bekämpfen.

● *Lapachowickel bei Hauterkrankungen und Wunden*

Äußerliche Anwendungen mit Lapacho helfen bei Hauterkrankungen wie Akne, Ekzemen, Fußpilz, Dermatitis und Sonnenbrand, aber auch bei Neurodermitis und Schuppenflechte. Außerdem unterstützen sie die Wundheilung. Die Anwendung erfolgt am besten mittels Kompressen oder Wickeln.

Bringen Sie 1/2 l Wasser zum Kochen, und geben Sie 1 gehäuften EL Lapachorinde hinzu. Kurz aufkochen und bei geringer Hitze 5 Minuten leise kochen lassen. Danach den Tee noch 15 Minuten zugedeckt ziehen lassen.

Die Rindenstücke abfiltern und den Tee abkühlen lassen. Für Kompressen tauchen Sie ein steriles, mehrfach zusammengelegtes Stück Mull oder Leinen in den Lapachotee und wringen es dann aus, um es schließlich auf die entzündete Hautpartie zu legen. Auf das Mull- oder Leinenstück legen Sie dann noch ein Handtuch, um den Druck zu erhöhen. Für Wickel nehmen Sie ein größeres Baumwolltuch, das nach dem Tränken und Auswringen um die Gliedmaßen gewickelt werden kann.

Kompressen und Wickel bleiben etwa 20 Minuten auf den betroffenen Hautpartien liegen. Die Anwendung kann zwei- bis dreimal pro Tag wiederholt werden.

● *Lapachofußbad bei Fußpilz*

Baden Sie 10 Tage lang zweimal täglich für jeweils 15 Minuten die Füße in Lapachotee. Dabei sollten Sie doppelt soviel Lapachorinde ansetzen wie für einen normalen Aufguss. Die Füße müssen komplett vom Tee bedeckt sein. Ergänzend zur äußerlichen Behandlung sollten Sie über einen Zeitraum von mindestens 4 Wochen 1 l Lapachotee pro Tag trinken, verteilt auf 4 Portionen.

● *Zur Gesichtsreinigung*

Bürsten Sie Ihre Haut morgens mit einer Gesichtsbürste. Geben Sie danach etwas warmen Lapachotee auf einen Wattetupfer, und reiben Sie Ihr Gesicht in kreisrunden Bewegungen behutsam damit ab. Fangen Sie bei der Augenpartie an, dann folgen Wangen, Nase und Stirn. Der Tee entspannt die Haut und gibt ihr einen rosigen, frisch durchbluteten Teint. Seine antibiotischen Inhaltsstoffe wirken gegen Mitesser und entzündete Pickel, können aber auch Hautkrankheiten wirksam vorbeugen.

Tinktur nur äußerlich anwenden

Lapachotinktur ist in ihrer Wirkung stärker als der Tee. Für die äußerliche Behandlung bei Hauterkrankungen ist sie sehr zu empfehlen, für die innerliche Behandlung ist sie jedoch aufgrund des Überdosierungsrisikos und ihres strengen Geschmacks weniger geeignet. Man erhält die Tinktur in der Apotheke oder im Reformhaus.

WIEDER ENTDECKTE NATURHEILMITTEL

Teebaum- und Manukaöl
Die Universalhelfer

Noch zu erforschen

Teebaumöl enthält ein sehr komplexes Wirkstoffprofil. Wissenschaftler konnten mittlerweile über 100 unterschiedliche Substanzen nachweisen. Bei vielen dieser Stoffe konnte man bislang noch nicht feststellen, wie sie genau wirken.

Teebaumöl wurde bereits von den Aborigines in Australien verwendet. Mittlerweile haben die Heileffekte des Öls auch eine solide wissenschaftliche Grundlage bekommen.

Beim Manukaöl handelt es sich um das Öl des neuseeländischen Manukastrauches, der mitunter auch als neuseeländischer Teebaum bezeichnet wird. Es wurde ebenfalls von den dortigen Ureinwohnern, den Maoris, entdeckt.

In seinem Heimatland Australien wurde Teebaumöl durch die Penfold-Studie aus dem Jahre 1925 bekannt (Dr. Penfold war Chemiker und Direktor an einem Museum in Sydney). Diese über drei Jahre andauernde Untersuchung belegte, dass Teebaumöl über 13-mal so starke antibiotische Eigenschaften verfügt wie Karbolsäure, dem damals gebräuchlichsten Antiseptikum: Es dringt gut in die Haut ein (ohne das Gewebe dabei zu schädigen) und eignet sich dadurch vor allem zur äußerlichen Anwendung.

Seitdem setzte man Teebaumöl vor allem bei der Behandlung von Wunden, Hauterkrankungen und Infektionskrankheiten ein. Zu Beginn des Zweiten Weltkriegs galt es als unentbehrlicher Rohstoff: Die Teebaumpflücker wurden vom Wehrdienst befreit, und das Kriegsministerium kaufte sämtliche Lagerbestände des Öls auf – so überzeugt war man von seinen Heilwirkungen.

In Europa hatte Teebaumöl lange Zeit keine Chance, weil man hier in Sachen antibiotischer Medikamente vor allem auf das Penizillin und seine Artverwandten setzte. Inzwischen erlebt man jedoch auch hier einen regelrechten Teebaumöl-Boom.

Das Manukaöl wurde hierzulande erst vor kurzem bekannt. Es scheint noch stärkere antibiotische Eigenschaften zu haben als das australische Teebaumöl.

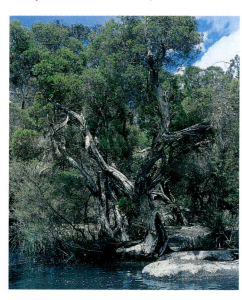

Der Teebaum (Melaleuca alternifolia) gedeiht in Australien nur an der Nordküste von New South Wales und in Queensland, im Süden des Kontinents.

TEEBAUM- UND MANUKAÖL

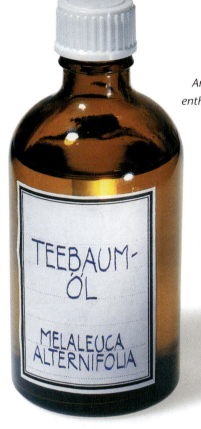

Teebaumöl sollte immer aus kontrolliert biologischem Anbau stammen und nicht mehr als fünf Prozent Cineol enthalten. Der Teebaumöl-Boom hat es mit sich gebracht, dass auch unreine Mischungen verkauft werden.

Inhaltsstoffe

- **Terpene:** Manuka- und Teebaumöl töten mit ihrem hohen Gehalt an fettlöslichen Terpenen zahlreiche Bakterien, Viren und schädliche Pilze ab. Die Zellwände der Parasiten werden von den Terpenen regelrecht geknackt. In wissenschaftlichen Studien beeindruckte Teebaumöl vor allem durch seine heilende Wirkung bei Hauterkrankungen wie Akne und Herpes sowie Haut- und Schleimhautpilzen, es zeigte sich hier auch den meisten Medikamenten überlegen. Inhalationen mit Teebaum- oder Manukaöl helfen bei Erkrankungen der oberen Atemwege.
- **Cineol:** Diese Substanz kommt außer im Teebaumöl auch in Eukalyptusblättern vor, in Manukaöl ist es in geringer Menge vorhanden. Das Einatmen von Cineol sorgt für einen freieren Atem, wenn die Atemwege durch grippale Infekte verstopft sind. Sehr hohe Dosierungen an Cineol können jedoch auch für Reizungen an den Schleimhäuten sorgen.
- **Karyophyllen:** Diesen Stoff findet man weniger im Teebaum-, dafür aber in großen Mengen im Manukaöl. Karyophyllen ist Wissenschaftlern bislang vor allem aus der Gewürznelke bekannt und daher gut erforscht. Es besitzt starke antibiotische Eigenschaften. Manukaöl besticht vor allem durch seine Wirkung gegen bestimmte Bakterien (um 30 Prozent höher als die von Teebaumöl), beispielsweise gegen den Staphylococcus aureus, der lebensgefährliche Infektionen verursacht und gegen zahlreiche Antibiotika bereits resistent ist.

Nebenwirkungen

Das Nebenwirkungsrisiko von Teebaum- und Manukaöl ist gering, in einigen Fällen konnte allerdings bei vorgeschädigter Haut ein Ekzem beobachtet werden,

Verträglichkeit testen

Vor der Anwendung von Teebaum- oder Manukaöl sollten Sie testen, ob Sie es gut vertragen. Geben Sie dazu einen Tropfen des Öls auf Ihre Armbeuge, und massieren Sie ihn leicht ein. Wenn es binnen der nächsten 24 Stunden dort nicht zu allergischen Reaktionen kommt, können Sie das Öl ohne Bedenken anwenden.

Teebaum- und Manukaöl helfen bei

- Abszessen und Furunkeln
- Hämorrhoidalbeschwerden
- Herpes und Warzen
- Läusebefall
- Milchschorf und Windelausschlag bei Säuglingen
- Muskelschmerzen
- Nebenhöhlenentzündungen
- Pilzbefall
- Rheumatischen Erkrankungen

WIEDER ENTDECKTE NATURHEILMITTEL

Nur äußerlich anwenden
Teebaumöl wirkt antiseptisch und kann deshalb die Schleimhäute angreifen. Achten Sie beim Gurgeln darauf, das Öl nicht zu schlucken, und tragen Sie es grundsätzlich nur äußerlich auf.

wenn das Öl unverdünnt mit der Haut in Kontakt kam. Babys sollten grundsätzlich nur mit verdünnter Teebaum- oder Manukalösung behandelt werden.

Hohe Dosierungen können beim Einatmen zu Schleimhautreizungen in den oberen Atemwegen führen. Von einer innerlichen Anwendung des Öls wird generell abgeraten, da Terpene in hohen Konzentrationen als giftig gelten. Bei Inhalationen müssen die Augen immer geschlossen bleiben. Falls Sie trotzdem einmal Teebaumöl in die Augen bekommen, sollten Sie es sofort mit kaltem oder lauwarmem Wasser ausspülen.

Anwendungen

- *Bei Erkrankungen der oberen Atemwege und bei Erkältungen*

Geben Sie 5 Tropfen reines Teebaum- oder Manukaöl in eine Schüssel mit dampfend heißem Wasser. Umhüllen Sie

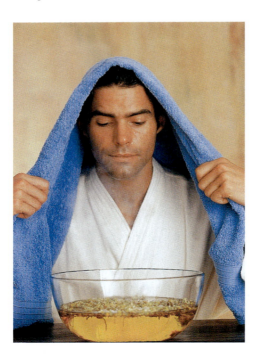

Wenngleich die ätherischen Öle des Teebaumöls einen etwas unangenehmen, penetranten Geruch verbreiten, sind sie äußerst wirksam bei Erkrankungen der Atemwege.

Kopf, Nacken und Schultern mit einem Handtuch, und inhalieren Sie die Dämpfe 5 bis 10 Minuten lang. Atmen Sie dabei wechselweise durch den Mund und durch die Nase ein. Halten Sie während der Inhalation die Augen möglichst geschlossen, da die Öle sonst die Bindehaut reizen können.

- *Bei Halsentzündungen*

Geben Sie 5 Tropfen Teebaum- oder Manukaöl auf 1/2 Glas (entspricht etwa 70 ml) warmes Wasser. Gurgeln Sie damit mehrmals am Tag.

- *Bei Husten*

Mischen Sie 5 Tropfen reines Teebaum- oder Manukaöl mit 1 TL Olivenöl. Verreiben Sie diese Mischung zweimal pro Tag auf Brust und Rücken. Außerdem sollten Sie einmal pro Tag mit einem der beiden Öle inhalieren. Die richtige Technik dazu finden Sie unter dem obigen Abschnitt »Erkrankungen der oberen Atemwege und Erkältungen«.

- *Bei Fußpilz*

Geben Sie 5 Tropfen reines Teebaumöl in eine Schüssel mit warmem Wasser. Baden Sie Ihre Füße darin 5 bis 10 Minuten lang. Besonders stark erkrankte Hautstellen können Sie mit einem Wattestäbchen, das in Teebaumöl getunkt wurde, behandeln.

- *Bei Candida-Infektionen*

Teebaum- und Manukaöl sind bei der Behandlung von Candidamykosen in der weiblichen Scheide außerordentlich wirkungsvoll. An der Universität Paris ließ man 28 Frauen täglich einen in Teebaumöl getränkten Tampon einführen. Bei 27 konnte die Infektion geheilt werden, eine Frau brach die Behandlung wegen Überempfindlichkeitsreaktionen

TEEBAUM- UND MANUKAÖL

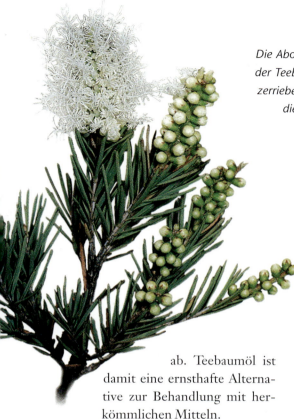

Die Aborigines Australiens nutzten die ätherischen Öle der Teebaumblätter seit Urzeiten, indem sie die Blätter zerrieben und ihren Duft inhalierten. Noch heute wird die Qualität der Blätter an ihrem Duft gemessen.

Manuka- oder Teebaumöl beleben und desinfizieren, sie helfen auch bei Mitesserproblemen.

• *Vollbad bei Muskelschmerzen und rheumatischen Beschwerden*

Geben Sie 8 bis 10 Tropfen reines Teebaumöl in das warme Badewasser, und nehmen Sie ein Vollbad von etwa 10 Minuten.

• *Bei Zahnfleischentzündungen*

Am besten hilft hier Manukaöl. Geben Sie 3 bis 5 Tropfen reines Manukaöl auf 1/2 Glas warmes Wasser. Spülen Sie den Mund mehrmals täglich mit dieser Mischung aus. Auf besonders schmerzhafte Stellen kann das Öl auch direkt aufgetragen werden. Mischen Sie es zuvor mit Olivenöl zu gleichen Teilen. Tauchen Sie dann ein Wattestäbchen in das Öl, und massieren Sie damit das Zahnfleisch.

• *Zur Zahnpflege*

Geben Sie 2 Tropfen Manuka- oder Teebaumöl auf die Zahnbürste, und putzen Sie sich damit die Zähne. Die Öle pflegen das Zahnfleisch und schützen vor Karies. Eine 1985 durchgeführte Studie belegt, dass Teebaumlösung sogar mit Erfolg bei der Behandlung von bereits bestehendem Kariesbefall eingesetzt werden kann.

Nach dem Zähneputzen den Mund sorgfältig mit warmem Wasser nachspülen, da die Mundschleimhäute sonst unangenehm brennen können. Inzwischen sind übrigens auch Zahnpasten mit Teebaumöl erhältlich.

ab. Teebaumöl ist damit eine ernsthafte Alternative zur Behandlung mit herkömmlichen Mitteln.

• *Bei Nagelbettentzündung*

Mischen Sie 5 Tropfen reines Teebaum- oder Manukaöl mit 1 TL Olivenöl. Nehmen Sie in der Mischung täglich zwei Nagelbäder, oder verreiben Sie das Öl vorsichtig auf der Nagelhaut.

• *Bei Furunkeln*

Hier empfiehlt sich vor allem Manukaöl. Geben Sie etwas Öl auf einen Wattebausch, und betupfen Sie damit mehrmals täglich die entzündete Stelle.

• *Gesichtswasser zur Pflege*

Vermischen Sie 15 Tropfen reines Manuka- oder Teebaumöl mit 25 ml Hamameliswasser, 15 Tropfen Lavendelöl und 75 ml destilliertem Wasser. Das Ganze gut durchschütteln und dann in eine dunkle Flasche füllen. Einige Tropfen auf einen Wattebausch geben und damit das Gesicht reinigen. Gesichtswässer aus

Mückenschutz im Sommer

Wenn Sie jedes Jahr im Sommer von einer Mückenplage heimgesucht werden, sollten Sie es mal mit Teebaumöl versuchen. Verteilen Sie einige mit Teebaumöl beträufelte Duftsteine in der Wohnung. Das dabei entstehende Aroma hält die meisten Insekten fern!

WIEDER ENTDECKTE NATURHEILMITTEL

Schwarzkümmel
Mehr als ein Gewürz

Unterschiedliche Kümmelsorten

Schwarzkümmel (Nigella sativa) wird häufig mit dem schwarzen Kreuzkümmel (Cuminum) verwechselt. Geschmacklich und medizinisch bestehen zwischen beiden jedoch große Unterschiede.

Die Samen des Schwarzkümmels wurden im Orient schon seit frühester Zeit nicht nur in der Küche, sondern auch zu Heilzwecken genutzt. Wie andere Kümmelsorten unterstützt Schwarzkümmel die Verdauung. Jüngere Untersuchungen zeigen, dass er bei Allergien ebenfalls hilfreich sein kann und vor allem das Immunsystem stärkt.

Im alten Ägypten streute man Schwarzkümmel aufs Fladenbrot, die Leibärzte des Pharaos Tutenchamun hatten immer ein Schälchen davon parat, weil sie die verdauungsfördernden und Schmerz stillenden Eigenschaften des Gewürzes zu schätzen wussten. Im 17. Jahrhundert

Echt türkisches oder arabisches Pittabrot wird mit Schwarzkümmelsamen gewürzt.

wurde diese Kümmelsorte in Europa zu kosmetischen Zwecken eingesetzt, beispielsweise in Form von Puder und Duftwasser. Gemahlene, erhitzte Schwarzkümmelsamen wickelte man in ein Stück Stoff ein und hielt sie vor die Nase, um geschwächte Geruchsnerven wieder zu aktivieren. In der Küche erreichte Schwarzkümmel hierzulande nie große Bedeutung – ganz im Unterschied zu Indien, wo er zu den Standardgewürzen gehört.

Anders verhält es sich mit dem Schwarzkümmelöl, dessen heilende Eigenschaften in den letzten Jahren zunehmend bekannt wurden. Die antiallergischen und entzündungshemmenden Wirkungen des Schwarzkümmels konnten mittlerweile an Universitäten wissenschaftlich nachgewiesen werden. Therapien mit Schwarzkümmelöl sind daher für ihre außerordentlichen Heilungschancen bekannt.

Inhaltsstoffe

● **Ätherische Öle:** Schwarzkümmel enthält eine breite Palette an ätherischen Ölen wie Pinene, Cymen, Linalool, Borneol, Karvon, Thymol u. v. a. m. Sie machen Schwarzkümmel wie die anderen Kümmelarten auch zu einem wertvollen Verdauungsförderer.

SCHWARZKÜMMEL

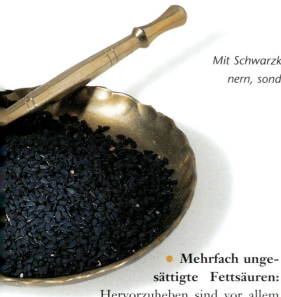

Mit Schwarzkümmelsamen lassen sich Speisen nicht nur verfeinern, sondern z. B. auch Kanapees, Reis- oder Nudelgerichte effektvoll garnieren.

● **Mehrfach ungesättigte Fettsäuren:** Hervorzuheben sind vor allem die beiden Fettsäuren Linol- und Gamma-Linolensäure. Sie greifen unterstützend in unser Immunsystem ein, indem sie einerseits die Synthese bestimmter Immunregulatoren anregen, andererseits die Aktivität schmerz- und entzündungsauslösender Substanzen unterdrücken. Dadurch wird Schwarzkümmel zu einem wichtigen Heil- und Vorbeugungsmittel bei Immunschwäche, Allergien und entzündlichen Gelenkerkrankungen.

Untersuchungen des Krebsforschungslabors in Hilton Head Island (USA) ergaben außerdem, dass Schwarzkümmelöl in der Vorbeugung und Therapie von Krebserkrankungen äußerst wirksam ist. Hierbei stellte sich heraus, dass Schwarzkümmelöl nicht nur das Immunsystem stärkt, sondern auch die Körperzellen vor dem Angriff aggressiver Substanzen schützt. Die Anwendung der Schwarzkümmelsamen in der Küche eignet sich dabei zur Vorbeugung. Schwarzkümmel kann trotz dieser Eigenschaften die konventionellen Methoden einer Krebsbehandlung wie Strahlen- oder Chemotherapie nicht ersetzen. Schwarzkümmelöl kann jedoch aufgrund seiner stabilisierenden Wirkung auf das Immunsystem eine hilfreiche Ergänzung bei der Therapie bilden. Auch im Anschluss an eine Chemotherapie sind Anwendungen mit dieser Heilpflanze empfehlenswert, da das Immunsystem des Patienten erst wieder vollständig aufgebaut werden muss. In jedem Falle sollten Sie mit dem behandelnden Mediziner sprechen.

● **Nigelon:** Dieser Wirkstoff erweitert die Bronchien und fördert die Heilung bei Erkrankungen der oberen Atemwege. Gemeinsam mit den ätherischen Ölen und den Fettsäuren des Schwarzkümmelöls unterstützt Nigelon die Therapie von Asthma und Keuchhusten.

Schwarzkümmelsamen in der Küche

Schwarzkümmel besitzt ein schwaches Aroma, sein Geschmack ist leicht nussig und herb, er erinnert an Mohn und Oregano. Im Unterschied zu den anderen Kümmelarten schmeckt er weniger intensiv. In der indischen Küche wird er

Am besten pur
Es gibt in Deutschland etwa 30 Anbieter für Schwarzkümmelöl und seine Kapseln. Einige der Produkte enthalten auch Vitamin- und Mineralzusätze. Sie sind meistens überflüssig, da die Vitamin- und Mineralversorgung am besten über die Nahrung erfolgt und nicht über Präparate.

Schwarzkümmel hilft bei

- Allergien
- Blähungen
- Bluthochdruck
- Bronchitis
- Ekzemen
- Gelenkerkrankungen
- Immunschwäche
- Konzentrationsschwäche
- Magen-Darm-Beschwerden
- Nebenhöhlenentzündung
- Schlafstörungen
- Wunden

WIEDER ENTDECKTE NATURHEILMITTEL

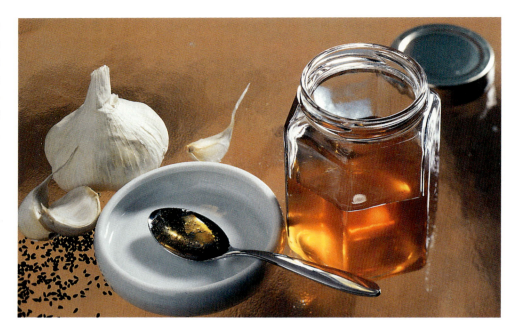

Die beste natürliche Stärkung für das Immunsystem, zum täglichen Gebrauch in der Küche: Schwarzkümmel, Honig und Knoblauch.

Hoffnung für Krebskranke

In den USA ist die Nachfrage nach Schwarzkümmelöl zur Nahrungsergänzung enorm hoch, weil sich seine Schutzfunktion bei Krebs herumgesprochen hat. Bei aller Euphorie darf jedoch nicht übersehen werden, dass bei der Entstehung von Krebs sehr viele Faktoren mitspielen, die von keinem Heilmittel komplett abgedeckt werden können – auch nicht vom Schwarzkümmelöl.

ungemahlen zu Gemüse und Hülsenfrüchten gegeben. Besorgen Sie sich am besten die kompletten Samen, man kann sie in der Kaffeemühle problemlos zu Pulver verarbeiten.

Wer sein Immunsystem langfristig stärken oder Allergien bekämpfen will, sollte täglich eine Prise Schwarzkümmelsamen pur zu sich nehmen. Am besten schmecken sie zu Quark, Käse oder auf einem Butterbrot.

Schwarzkümmelöl

Schwarzkümmelöl gibt es überall in Apotheken und Reformhäusern zu kaufen. Mittlerweile ist es auch in Kapselform für diejenigen erhältlich, die seinen nussigen Geschmack nicht mögen. Die Kapseln enthalten eine standardisierte Menge an Öl (meistens 400 mg) und sind daher besser dosierbar. Außerdem verhindert die Gelatine, dass die leicht flüchtigen ätherischen Öle entweichen.

Anwendungen mit Schwarzkümmelsamen

● *Schwarzkümmelumschlag bei Akne und Hautekzemen*
Vermischen Sie 1 Tasse Schwarzkümmelsamen mit 2 Tassen Apfelessig, 6 Stunden ziehen lassen. Schließlich abseihen und die Kümmelsamen noch einmal 24 Stunden ziehen lassen. Wickeln Sie dann die aufgeweichten Samen in einen Leinenumschlag, den Sie sich vor dem Zubettgehen für 10 Minuten aufs Gesicht legen.

● *Sirup bei Heuschnupfen und anderen Erkrankungen der Atemwege*
Pressen Sie 1 Knoblauchzehe aus, und rühren Sie 2 TL Honig und 1 TL gemahlenen Schwarzkümmel darunter. Nehmen Sie vor dem Frühstück und vor dem Abendessen jeweils 1 TL davon ein. Beginnen Sie bei Heuschnupfen mit der Kur bereits einige Wochen vor dem Einsetzen des für Sie problematischen Pollenflugs.

SCHWARZKÜMMEL

- *Schwarzkümmel-Hagebutten-Tee zur Stärkung des Immunsystems*

Vermischen Sie 1 EL gemahlenen Schwarzkümmel mit 1 EL Hagebuttenschalen und 1 TL Süßholz. Für den Teeaufguss 2 TL der Mischung mit einer Tasse heißem (nicht kochendem!) Wasser übergießen, 10 Minuten zugedeckt ziehen lassen, abseihen. Trinken Sie davon 2 Tassen pro Tag.

- *Schwarzkümmel-Koriander-Tee bei Blähungen*

Überbrühen Sie 1 TL gemahlene Korianderfrüchte und 1 TL gemahlenen Schwarzkümmel mit 1 Tasse heißem Wasser. 10 Minuten bedeckt ziehen lassen, abseihen. Bei Bedarf 1 Tasse trinken.

Anwendungen mit Schwarzkümmelöl

- *Bei allergischem Asthma*

Nehmen Sie täglich 2 bis 3 TL Schwarzkümmelöl bzw. drei- bis viermal 3 Schwarzkümmelölkapseln pro Tag ein. Zusätzlich sollten Sie mit Schwarzkümmelöl inhalieren. Dazu geben Sie 20 Tropfen des Öls auf 1 bis 2 l dampfendes Wasser in eine Schüssel. Hals, Kopf und Schultern werden mit einem Tuch abgedeckt. Atmen Sie nun – wechselweise durch Mund und Nase – die aufsteigenden Dämpfe ein. Die Anwendungsdauer beträgt 10 bis 15 Minuten, einmal pro Tag, und kann mit Kortisonbehandlungen kombiniert werden.

- *Bei Pollenallergie*

Beginnen Sie schon in den Wintermonaten, ab Januar, mit der Einnahme von 2 TL Schwarzkümmelöl oder dreimal 1 Schwarzkümmelölkapsel pro Tag. Anfang März wird die Dosis erhöht, auf 3 bis 4 TL bzw. dreimal je 2 Kapseln pro Tag.

- *Bei Neurodermitis*

Nehmen Sie 3 bis 4 TL Schwarzkümmelöl bzw. dreimal 2 Schwarzkümmelölkapseln pro Tag ein. Auf die juckenden Stellen sollten Sie außerdem noch in Schwarzkümmelöl getränkte Umschläge legen und dort 10 bis 15 Minuten lang einwirken lassen.

- *Bei Erkältung*

Führen Sie bei den ersten Anzeichen der Erkrankung sofort eine Stoßbehandlung mit Schwarzkümmelöl durch, um das Immunsystem zu stärken. Die richtige Dosis liegt bei 4 bis 5 TL Öl bzw. dreimal täglich 3 Kapseln. Nach 5 Tagen wird die Dosis um die Hälfte reduziert. Nehmen Sie das Öl auch dann noch ein, wenn die Erkältung bereits vorüber ist.

- *Bei rheumatischen Erkrankungen*

Nehmen Sie 3 TL Schwarzkümmelöl pro Tag bzw. viermal 1 Kapsel pro Tag ein. Bei akuten Schmerzen können Sie die Dosis auch auf 4 TL bzw. dreimal 2 Kapseln pro Tag erhöhen.

Wirksames Antiallergikum

Schwarzkümmelöl konnte seine das Immunsystem stärkenden Wirkungen schon wissenschaftlich unter Beweis stellen. In den USA wird es daher bereits an Kliniken zur Behandlung von Allergien eingesetzt.

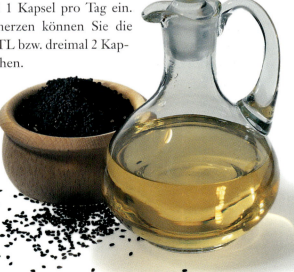

Schwarzkümmelsamen und -öl mit Apfelessig aufgekocht (2 Gläser Apfelessig, 1 Glas gemahlene Schwarzkümmelsamen, 1 Glas Schwarzkümmelöl), ergeben einen wohlschmeckenden Sirup. Er kann, als Medizin eingenommen, Pilzinfektionen im Darm heilen. Nehmen Sie dreimal täglich 1 EL vor den Mahlzeiten ein.

WIEDER ENTDECKTE NATURHEILMITTEL

Weizengrassaft
Heilkräftiges Grün

Heilkraft in den Sprossen
Weizenkörner sind gesund, können aber aufgrund ihrer stabilen Hülle vom menschlichen Verdauungsapparat nur unzureichend erschlossen werden. Die Sprossen des Weizenkorns hingegen, die beim Keimen aus den Körnern entstehen, sind leichter zu verwerten.

Gräser gelten aufgrund ihres hohen Anteils an Vitaminen, Mineralien und Chlorophyll traditionell als gesunde Mittel zur Nahrungsergänzung. Von allen Gräsern scheint aber vor allem das Weizengras den gesundheitlichen Bedürfnissen des Menschen am meisten entgegenzukommen.

Die Kaiser der alten chinesischen Dynastien verwendeten Weizengrassaft zur Blutreinigung und Stärkung, die schottischen Druiden und die Indianer Mittelamerikas zogen ihn zur Wundbehandlung heran. In unseren Breiten war er jedoch weitgehend unbekannt, bis im Jahre 1940 in einer amerikanischen Fachzeitschrift ein Artikel erschien, der über Heilerfolge mit Weizengrasanwendungen in 1200 Krankheitsfällen – von der Angina bis zur Zahnfleischentzündung – berichtete. In einigen Fällen blieben allerdings Zweifel bestehen. Trotzdem scheint Weizengras eine ernsthafte Alternative zur Behandlung von Blutarmut, Wunden und entzündlichen Hauterkrankungen zu sein. Außerdem versorgt uns dieser Saft mit wichtigen Vitaminen, Mineralien und Spurenelementen.

Inhaltsstoffe

- **Eisen:** Durch seinen hohen Anteil an Eisen (57 mg auf 100 g) eignet sich Weizengras zur Behandlung von eisenmangelbedingter Blutarmut.
- **Kalzium:** Das Mineral wird vor allem zum Aufbau der Knochen benötigt. Weizengrassaft kann deshalb unterstützend zur Vorbeugung von Osteoporose eingesetzt werden.
- **Vitamin E:** Der Vitamin-E-Anteil von Weizengras ist etwa fünfmal so hoch wie der von Spinat oder Blattsalat. Das Vitamin zählt zu den wichtigsten Radikalefängern, ihm kommt daher eine wichtige Rolle bei der Vorbeugung von Krebs und rheumatischen Erkrankungen zu. In Studien konnte nachgewiesen werden, dass

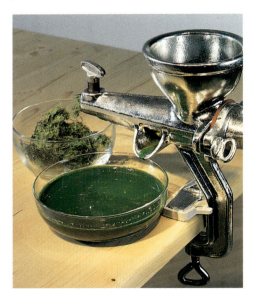

Mithilfe einer speziellen Weizengraspresse kann das Gras leicht entsaftet werden.

WEIZENGRASSAFT

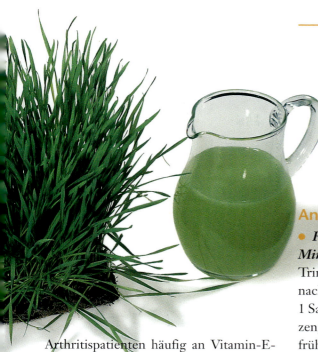

Weizengras lässt sich auch im Garten oder auf der Fensterbank ziehen. Die Pflanze verträgt jedoch keine allzu intensive Sonneneinstrahlung.

Arthritispatienten häufig an Vitamin-E-Defiziten leiden.

- **Vitamin C:** Weizengrassaft ist mit 314 mg auf 100 g eine regelrechte Vitamin-C-Bombe. Das Vitamin ist unentbehrlich für unser Immunsystem, außerdem schützt es vor Arteriosklerose.
- **Chlorophyll:** Der Chlorophyllanteil im Weizengras beträgt mitunter bis zu 70 Prozent! Der grüne Farbstoff fördert zusammen mit dem im Weizengrassaft enthaltenen Eisen die Bildung von roten Blutkörperchen, außerdem wirkt er entgiftend, antibakteriell und wundheilend.

Weizengrassaft selbst herstellen

Besorgen Sie sich im Reformhaus einen Weizengrasentsafter. Die normalen Mix- und Entsaftungsgeräte sind eher ungeeignet, da das Chlorophyll hierbei verlorengeht, weil es am Schneidewerk oxidiert. Verwenden Sie zur Herstellung des Safts ausschließlich frisches Gras, und trinken Sie ihn gleich im Anschluss daran. Weizengrassaft verliert nämlich sehr schnell seine wertvollen Biostoffe.

Anwendungen

- *Für die tägliche Vitamin- und Mineralienversorgung*

Trinken Sie täglich erst 1 Likörglas (2 cl), nach etwa 2 Wochen Eingewöhnungszeit 1 Saftglas (150 ml) frisch gepressten Weizengrassaft. Der beste Zeitpunkt ist der frühe Morgen vor dem Frühstück. Lassen Sie sich nicht irritieren, wenn Ihnen am Anfang der Anwendung ein wenig übel wird: Ihr Körper muss sich erst einmal an die entgiftende Wirkung des Safts gewöhnen.

- *Bei Blutarmut*

Trinken Sie jeweils zu den Mahlzeiten 1 Likörglas (2 cl) Weizengrassaft. Er enthält nicht nur viel Eisen, sondern sorgt auch dafür, dass dieses Spurenelement aus der Nahrung von unserem Organismus besser aufgenommen wird.

- *Bei Verbrennungen 1. Grades*

Tauchen Sie ein steriles Mulltuch in den frisch gepressten Weizengrassaft (etwa 50 ml), und legen Sie es auf die Wunde. Umwickeln Sie dann das Ganze mit einer Mullbinde, wechseln Sie den Verband alle 2 Stunden.

Selbst herstellen oder kaufen?

Weizengrassaft gibt es in allen gut sortierten Reformhäusern. Da er den Stoffwechsel jedoch sehr beanspruchen kann, sollten Sie erst ausprobieren, ob Sie ihn vertragen, bevor Sie dieses Heilmittel selbst herstellen.

Weizengrassaft hilft bei

- Blasenleiden
- Blutarmut
- Durchfall
- Herz-Kreislauf-Erkrankungen
- Immunschwäche
- Osteoporose
- Rheumatischen Erkrankungen
- Schlaflosigkeit
- Wunden

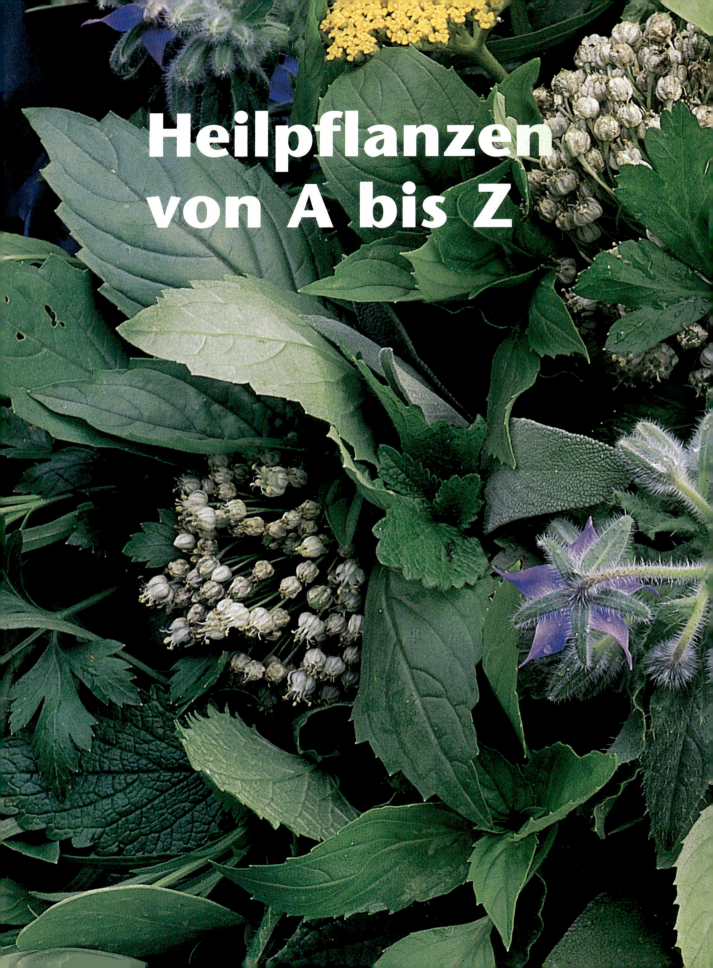

Heilpflanzen von A bis Z

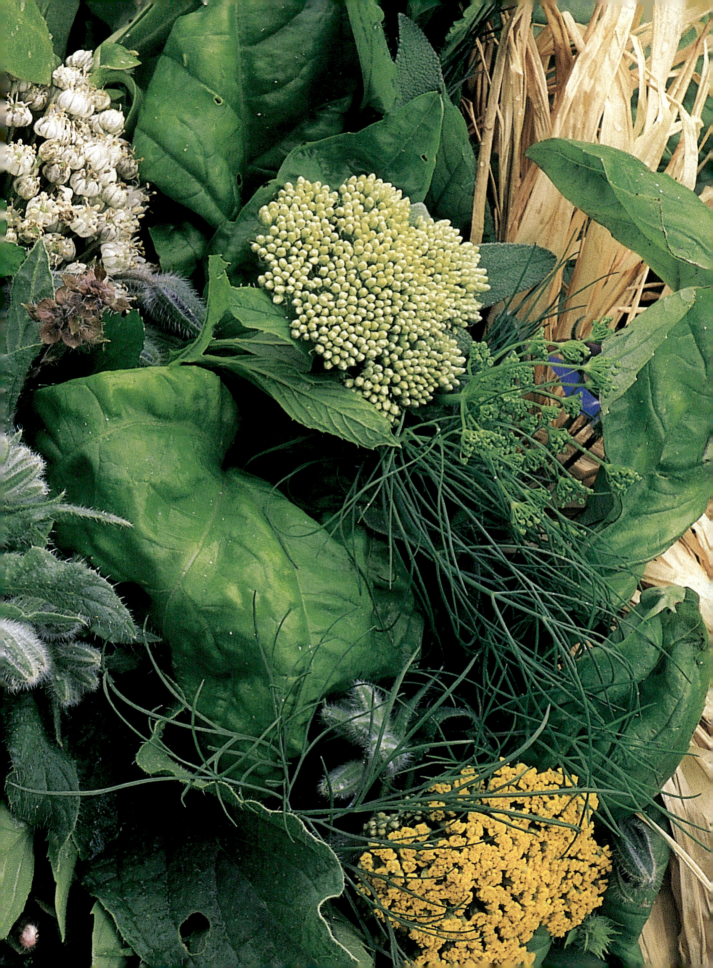

HEILPFLANZEN VON A BIS Z

Anis
Aromatische Heilkraft

Anis (Pimpinella anisum) ist im Volksmund auch als Süßer Fenchel oder Süßer Kümmel bekannt.

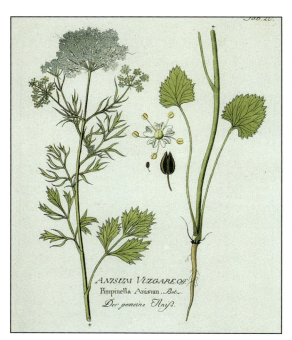

Die Anispflanze stammt ursprünglich aus dem Orient. Bereits in der Antike wurde sie auch medizinisch genutzt; im antiken Griechenland diente sie dem Urvater der Ärzteschaft, Hippokrates, beispielsweise zur Bekämpfung der Gelbsucht. Heute wird Anis vor allem zur Behandlung von Blähungen und Husten eingesetzt. In der Küche ist er wegen seines zarten Aromas als Zutat von Backwaren beliebt.

Kombinationen mit Anis
Wer an Blähungen leidet und keinen Kümmel mag, kann Anis auch mit Fenchelsamen mischen und einen Aufguss herstellen. Es lässt sich aber auch aus allen drei Heilpflanzen ein wohlschmeckender Tee zubereiten.

Kleine Pflanzenkunde
Anis ist eine Gewürzpflanze aus der Gattung der Doldenblütler. Mit ihrem dünnen Stängel kann sie bis zu 45 Zentimeter hoch werden; ihre weißen Blüten zeigt sie im Juli und August. Die weichhaarigen Früchte enthalten bis zu sechs Prozent Anisöl.

Ernte und Aufbereitung
Der Anbau von Anis im eigenen Garten ist problemlos möglich. Geerntet werden die Anisfrüchte, in deren Samen die wertvollen ätherischen Öle enthalten sind, im August und September. Dabei wird die ganze Pflanze gemäht; die Anisfrüchte werden durch Dreschen von den ungenutzten Pflanzenteilen getrennt.

Inhaltsstoffe
- **Ätherische Öle:** Sie wirken beruhigend, schleimlösend, antibiotisch und desinfizierend; sie erleichtern das Abhusten und stärken das Immunsystem. Die Hauptkomponente unter den ätherischen Ölen ist das Anethol, das auch für den typischen Anisgeschmack verantwortlich ist.

ANIS

Medizinische Wirkung

Anis wird ausschließlich innerlich angewendet, in erster Linie als Bestandteil von Heiltees und Hustentropfen. Die Pflanze verfügt über einen angenehmen Geschmack, der die Medizin gerade auch für Kinder leichter genießbar macht. Anis ist als Blähungsmittel fast so wirksam wie Kümmel und kann bei Magen- und Darmbeschwerden eingesetzt werden. Noch wichtiger ist Anis als Hustenmittel, da seine ätherischen Öle z. T. in der Lunge freigesetzt werden und dort zur Schleimlösung beitragen.

Anis hilft bei
- Appetitlosigkeit
- Blähungen
- Darmkrämpfen
- Husten und Bronchitis
- Impotenz
- Magen-Darm-Beschwerden
- Mundgeruch

Anwendungen

● *Anistee bei Husten und Bronchitis*
Nehmen Sie für 1 Tasse Anistee 1 TL der getrockneten Anissamen, und zerdrücken Sie diese sorgfältig. Gießen Sie 1 Tasse kochendes Wasser darüber, und lassen Sie den Aufguss 10 Minuten ziehen. Trinken Sie bei akuten Beschwerden mehrmals täglich 1 Tasse.

● *Anis-Kümmel-Milch bei Bauchschmerzen*
Geben Sie 1/2 TL Anis und 1/2 TL Kümmel in 1/4 l Milch. Bringen Sie diese für 5 Minuten zum Kochen, dann abseihen. Schluckweise getrunken, hilft sie vor allem Kindern bei Bauchweh.

● *Anis-Kümmel-Tee bei Blähungen*
Mischen Sie 1 gehäuften TL zerdrückte Anissamen mit 1 gehäuften TL Kümmel. Übergießen Sie die Mischung mit 1/2 l kochendem Wasser, lassen Sie den Aufguß 10 Minuten ziehen, und seihen Sie sorgfältig ab. Trinken Sie 1 Tasse warmen, ungesüßten Tee jeweils nach den Mahlzeiten.

● *Teemischung bei chronischem Husten*
Mischen Sie 20 g Edelkastanienblätter, 20 g Anissamen, 20 g Süßholzwurzel, 15 g Alantwurzel, 15 g Spitzwegerichblätter und 10 g Königskerzenblüten, und zerreiben Sie die Mischung im Mörser. Für 1 Tasse Tee lassen Sie jeweils 1 TL der Mischung 3 Minuten bei niedriger Temperatur aufkochen und weitere 5 Minuten ziehen. Trinken Sie dreimal täglich 1 Tasse.

● *Bei Verdauungsbeschwerden*
Wenn Sie öfter unter Blähungen leiden, sollten Sie regelmäßig nach den Mahlzeiten einige Anis-, Fenchel- oder Kümmelsamen essen. Als angenehmer Nebeneffekt wird damit Mundgeruch vermieden und die Verdauung angeregt.

Anisschnaps
Ouzo und andere Anisschnäpse sind für ihre verdauungsfördernde Wirkung bekannt. Dennoch sollte ihr hoher Alkoholgehalt nicht unterschätzt werden.

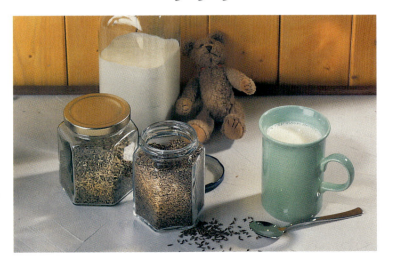

Heiße Milch mit Anis und Kümmel ist ein klassisches Heilmittel für Kinder, die an Bauchweh leiden.

HEILPFLANZEN VON A BIS Z

Arnika
Natürliches Schmerzmittel

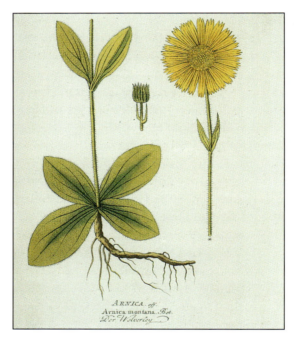

Arnika (Arnica montana und Arnica chamissonis) erhielt in unseren Breiten auch die Bezeichnungen Bruchkraut, Fallkraut, Stichkraut und Altvaterkraut.

Arnika ist bei uns unter mehreren volkstümlichen Namen bekannt, was darauf hinweist, dass diese Pflanze schon früher als Heilmittel genutzt wurde. Ursprünglich kommt sie aus Mittel-, Ost- und Südeuropa, sie ist aber auch in unseren Regionen heimisch, vor allem im Gebirge. Ihr wissenschaftlicher Name leitet sich vermutlich aus dem Griechischen ab: »Ptarmica« bedeutet soviel wie »Nieskraut«.

Achtung!
Der Name »Nieskraut« verweist auf Allergien, die Arnikablüten bzw. -tinkturen oder Arnikatee auslösen können. Zudem soll Arnika nur äußerlich angewendet werden – Tee nur zum Gurgeln und für Umschläge.

Kleine Pflanzenkunde

Arnika ist eine unter Naturschutz stehende Pflanze, die auf Heideflächen, Bergwiesen und trockengefallenen Mooren wächst. Sie gehört zur Familie der Korbblütler. Ihre Blüten sind gelb bis orange, die erwachsene Pflanze kann bis zu 40 Zentimeter hoch werden. Ihre Blütezeit ist der Hochsommer (Juli und August).

Ernte und Aufbereitung

Als vom Aussterben bedrohte Pflanze darf die Arnika nicht an ihren natürlichen Standorten gepflückt und gesammelt werden. Ausweichen kann man auf die in Nordamerika heimische Wiesenarnika (A. chamissonis), die sich auch im eigenen Garten leichter kultivieren lässt.

Inhaltsstoffe

- **Ätherische Öle:** Sie wirken entspannend auf die Muskulatur und bei äußerlicher Anwendung kühlend auf die Haut.
- **Sesquiterpenlaktone:** Diese Hauptstoffe der Blüte wirken nicht nur schmerzlindernd, sondern auch desinfizierend und entzündungshemmend.

ARNIKA

- **Flavonoide:** Diese Stoffe wirken aktiv gegen freie Radikale und beugen damit der Bildung von Krebstumoren vor. Außerdem kräftigen sie das Herz und erweitern die Herzkranzgefäße.

Medizinische Wirkung

Arnika verwendet man in erster Linie äußerlich – auch der Tee wird nur zum Gurgeln und für Umschläge benutzt. Der Hautkontakt mit höher konzentrierten Arnikazubereitungen kann zu allergischen Reaktionen führen. Wird Arnika innerlich angewendet, besteht ein hohes Vergiftungsrisiko. Die kühlenden und schmerzlindernden Umschläge helfen bei Nervenschmerzen, Zerrungen, Verletzungen und Verstauchungen. Daneben hilft verdünnte Arnikatinktur bei Zahnschmerzen und Entzündungen des Mund- und Rachenraums.

Arnika hilft bei
- Blutergüssen
- Entzündungen des Mund- und Rachenraums
- Furunkeln
- Muskel- und Gelenkschmerzen
- Muskelzerrungen
- Nervenschmerzen
- Prellungen und Verstauchungen
- Zahnschmerzen

Anwendungen

- *Arnikatinktur*

Lassen Sie 100 g getrocknete Arnikablüten 2 Wochen in 1/2 l 70-prozentigem Alkohol ziehen. Filtern Sie den Satz heraus, und pressen Sie ihn gut aus. Bewahren Sie die Flüssigkeit in einem dunklen Fläschchen auf.

- *Arnikatee*

Bringen Sie 1 Tasse Wasser zum Kochen, und lassen Sie darin 1 EL getrocknete Arnikablüten 10 Minuten ziehen. Dann abseihen. Arnikatee ist grundsätzlich nur zur äußerlichen Anwendung gedacht und darf nicht getrunken werden!

- *Umschläge mit Arnikatinktur und Arnikatee*

Tränken Sie das für den Umschlag vorgesehene Tuch aus Leinen oder Zellstoff in

Arnikatinktur bei akuten Zahnschmerzen: Geben Sie 2 Tropfen Arnikatinktur auf die schmerzende Stelle. Diese leicht betäubende Anwendung empfiehlt sich beispielsweise vor einem Zahnarztbesuch.

Arnikatee oder in verdünnter Arnikatinktur. Um die Tinktur zu verdünnen, mischen Sie 1 TL der Tinktur mit 1/4 l kaltem Wasser. Legen Sie das Tuch auf die versehrte Körperstelle, und wickeln Sie, wenn nötig, noch eine Mullbinde darüber. Lassen Sie die Wirkstoffe etwa 10 Minuten einwirken – oder so lange, bis der Umschlag sich warm anfühlt. Wenden Sie diesen Verband mehrmals täglich an.

- *Spülen und Gurgeln mit Arnikatinktur*

Geben Sie mehrere Tropfen Tinktur in ein Glas mit lauwarmem Wasser. Bei Zahn- oder Zahnfleischbeschwerden spülen Sie mit jeweils einem Schluck der Mischung Ihren Mundbereich mehrmals aus. Bei Beschwerden im Rachenbereich gurgeln Sie mehrmals täglich 5 Minuten lang mit der verdünnten Tinktur.

Achten Sie unbedingt darauf, beim Gurgeln die Tinktur nicht versehentlich zu schlucken!

Arnika in der Homöopathie

Arnika zählt zu den so genannten Konstitutionsmitteln (Mittel, die dem individuellen Zustand des Patienten entsprechen) und wird bei Herz-Kreislauf-Erkrankungen und bei Magen-Darm-Beschwerden eingesetzt.

HEILPFLANZEN VON A BIS Z

Baldrian
Entspannungshilfe für Gestresste

Baldrian (Valeriana officinalis). Die häufigsten einheimischen Namen für diese Heilpflanze sind Augenkraut, Hexenkraut, Katzenkraut und Stinkwurz.

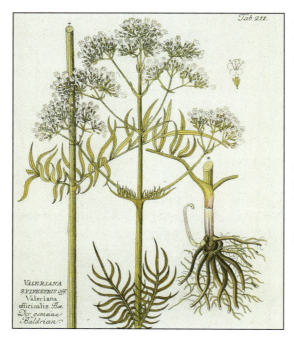

Als uraltes Heilmittel wurde Baldrian in der Antike von Hippokrates gegen Frauenleiden, im Mittelalter von Hildegard von Bingen gegen Gicht und zu allen Zeiten in der Volksmedizin gegen Sehschwäche und Atemnot eingesetzt. Heute wissen wir, dass Baldrian als Schlafmittel nicht nur eine beruhigende Wirkung bei Stress und Nervosität hat, sondern auch als Wachmacher die Konzentrationsfähigkeit fördern kann.

Auch für Autofahrer geeignet
Personen, die regelmäßig Baldrian zur Beruhigung einnehmen, bleiben dennoch fahrtüchtig, da Baldrian die Konzentrationsfähigkeit nicht beeinträchtigt.

Kleine Pflanzenkunde
Baldrian liebt feuchte Standorte, z. B. nasse Wiesen sowie die Uferbereiche von Bächen und Wassergräben. Die bis zu eineinhalb Meter hohe Pflanze hat weiße bis rosafarbene Blüten in weit verzweigten Blütenständen. Ihre Blütezeit ist im Sommer, von Mai bis September.

Ernte und Aufbereitung
Die Pflanze kann gut im eigenen Garten angebaut werden. Die beste Zeit zum Pflanzen ist der November; die Ernte der fingerlangen, außen braunen und innen weißen Wurzeln erfolgt frühestens im September oder Oktober des übernächsten Jahres. Dann werden die Wurzeln gereinigt, zum Trocknen aufgehängt und schließlich zu Pulver zermahlen.

Inhaltsstoffe
- **Valepotriate:** Diese Stoffe wirken anregend bei Konzentrationsschwäche und beruhigend bei Nervosität, Ängsten, Depressivität oder Schlaflosigkeit.
- **Ätherische Öle:** Ihre krampflösende Wirkung hilft bei nervös bedingten Magen-Darm-Beschwerden.

BALDRIAN

- **Alkaloide:** Chatinin und Valerin lindern Sodbrennen und Magenbeschwerden, die als Folge nervös bedingter Übersäuerung auftreten.

Medizinische Wirkung

Ein Vollbad mit einem Aufguss aus Baldrianwurzeln lindert Schmerzen, beruhigt die Nerven und verhilft zu gesundem Schlaf. Unter das Essen gemischtes Baldrianpulver löst Ängste und fördert die Konzentration. Auch Baldriantinktur, -tee und -wein werden vor allem gegen Schlafstörungen, Stress, Herzbeschwerden, Schmerzen im Magen-Darm-Bereich und gegen Menstruationsschmerzen eingesetzt.

Baldrian hilft bei
- Herzklopfen
- Konzentrationsschwäche
- Nervösem Magen und Darm
- Nervosität und Ängsten
- Menstruationsschmerzen
- Schlafstörungen

Anwendungen

- *Baldrianbad bei Schlafstörungen*
Bereiten Sie einen Aufguss von 100 g Baldrian auf 1 l Wasser, seihen Sie ab, und geben Sie ihn ins heiße Badewasser. Baden Sie höchstens 10 Minuten, und gehen Sie anschließend gleich zu Bett.

- *Baldriantee bei Nervosität*
Übergießen Sie 2 bis 3 TL getrocknete und zermahlene Baldrianwurzeln mit 1 Tasse kochendem Wasser. Lassen Sie den Aufguss 10 Minuten ziehen, und seihen Sie ihn danach ab. Trinken Sie über den Tag verteilt 3 Tassen.

- *Johanniskraut und Baldrian bei Ängsten und Depressionen*
Trinken Sie morgens und mittags jeweils 1 Tasse Johanniskrauttee und vor dem Schlafengehen 1 Tasse Baldriantee.

- *Baldriantinktur bei nervösen Darmbeschwerden*
Zerkleinern Sie im Mörser 20 g Baldrianwurzeln. Lassen Sie sie in 100 ml einer 70-prozentigen Alkohollösung 2 Wochen ziehen, und seihen Sie den Satz ab. Nehmen Sie täglich 8 bis 10 Tropfen auf 1/2 Glas Wasser zu den Mahlzeiten ein.

- *Baldrianwein zur Beruhigung*
Lassen Sie 3 EL zermahlene Baldrianwurzeln 2 Wochen lang in 1 l Weißwein ziehen. Filtern Sie den Wein ab, und trinken Sie täglich 2 bis 3 Likörgläser davon.

- *»Gute-Nacht-Tee«*
Mischen Sie 20 g zermahlene Baldrianwurzeln, 30 g Melissenblätter und 30 g Hopfenzapfen. Nehmen Sie 1 bis 2 TL der Mischung pro Tasse Tee. Lassen Sie den Aufguss 10 Minuten ziehen, und seihen Sie ab. Trinken Sie 1 bis 2 Tassen möglichst heiß vor dem Schlafengehen.

Katzenkraut
Baldrian übt eine eigenartige Anziehungskraft auf Katzen aus. Da diese gut sehen können, schloss die Volksheilkunde fälschlicherweise daraus, das »Katzenkraut« müsse als »Augenkraut« auch zur Behandlung menschlicher Augenleiden hilfreich sein.

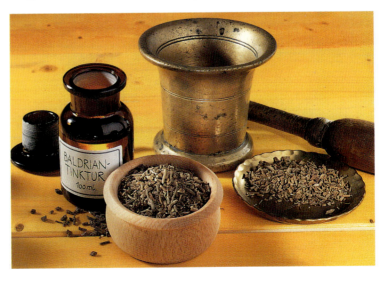

Besser als jede Schlaftablette: Baldrian ist ein hoch wirksames natürliches Beruhigungsmittel.

HEILPFLANZEN VON A BIS Z

Beinwell
Hilfe bei Knochenbrüchen

Beinwell (Symphytum officinale) wird im Volksmund auch Beinwurz, Schwarzwurz oder Hasenbrot genannt.

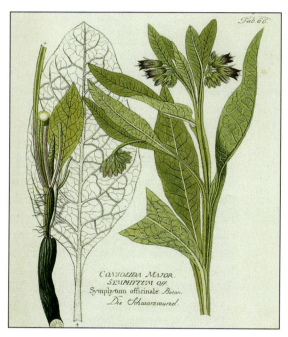

Beinwell ist in weiten Teilen Europas und in Asien heimisch. Seine überragenden Qualitäten als Heilmittel bei Knochenbrüchen belegt schon der lateinische Gattungsname »Symphytum«, der aus der griechischen Vokabel für »zusammenwachsen lassen« abgeleitet ist. Von alters her ist der medizinische Nutzen von Auflagen und Umschlägen mit Beinwell bei Knochenverletzungen und offenen Wunden bekannt.

Kleine Pflanzenkunde

Beinwell ist eine anspruchslose Pflanze aus der Familie der Raublattgewächse, die feuchte Standorte bevorzugt. Sie wird etwa 80 Zentimeter hoch und blüht von Mai bis August mit hängenden Trauben von Blüten, die weiß, rosa, purpur, violett oder dunkelblau sein können.

Ernte und Aufbereitung

Der Anbau der dekorativen Staude ist problemlos und erfolgt im April oder Mai. Geerntet werden die Blätter (während der Blütezeit von Mai bis Juli) und die daumendicken, außen schwarzen, innen weißen Wurzeln (im Frühling oder Herbst). Die Blätter verwendet man frisch oder getrocknet, die Wurzeln werden aufgeschnitten und in der Sonne oder bei 40 °C im Backofen getrocknet.

Inhaltsstoffe

- **Allantoin:** Der Hauptwirkstoff des Beinwells unterstützt den Körper bei der Heilung von Knochenbrüchen und offenen Wunden.
- **Gerbstoffe:** Sie unterstützen den Wundheilungsprozess, indem sie die

Achtung, Krebsgefahr! Beinwell sollte innerlich nicht angewendet werden, da das in ihm enthaltene Pyrrolizidinalkaloid Krebs erregend wirken kann.

BEINWELL

Wundoberfläche unempfindlich machen und die Ausbreitung schädlicher Bakterien hemmen.

● **Schleimstoffe:** Auch sie fördern die Wundheilung, beruhigen und kühlen entzündetes Gewebe. Sie wirken antibakteriell und durchblutungsfördernd und verstärken damit die Wirksamkeit der übrigen Inhaltsstoffe.

Medizinische Wirkung

Umschläge mit Beinwell unterstützen die Wundheilung und lindern die Schmerzen bei Knochen- und Muskelverletzungen. Gurgel- und Spüllösungen mit Beinwell sind sinnvoll bei Aphthen, Zahnschmerzen und Zahnfleischentzündungen. Vollbäder mit Beinwell, Salben und Pasten helfen bei Arthritis, Furunkeln, Sehnenscheiden- und Venenentzündungen.

Beinwell hilft bei

- Aphthen und Entzündungen im Mundraum
- Gelenkentzündungen
- Knochenbrüchen, Verstauchungen
- Schlecht heilenden Wunden
- Venenentzündungen

Anwendungen

● *Beinwellumschlag bei Verletzungen*

Bringen Sie 100 g getrocknete Beinwellwurzeln in 1/2 l Wasser zum Kochen. Lassen Sie den Sud 10 Minuten leise kochen, und seihen Sie ihn ab. Tränken Sie ein Leinentuch in dem Sud, und legen Sie es auf die verletzte Stelle. Wechseln Sie den Umschlag, wenn er trocken geworden ist.

● *Beinwelltee bei entzündeter Mundschleimhaut*

Lassen Sie 2 TL getrocknete Beinwellwurzeln mit 1 Tasse Wasser für etwa 10 Minuten leicht kochen. Seihen Sie den Sud ab, und lassen Sie ihn etwas abkühlen. Wenn Sie unter Aphthen leiden, spülen Sie mit dem Tee etwa 1 Minute lang den Mund aus. Pressen Sie den

Auflage bei Bronchitis: Der Brei aus gekochten zerkleinerten Beinwellwurzeln, der bei der Zubereitung von Tee oder Umschlägen anfällt, kann auch auf ein Tuch aufgetragen und auf die Brust gelegt werden, wenn Sie an Bronchitis leiden. Sprechen Sie diese Maßnahme jedoch mit Ihrem Arzt ab.

TIPP

Tee durch die geschlossenen Zähne und die fast geschlossenen Lippen wieder hinaus. Wiederholen Sie die Prozedur mehrfach täglich. Bei Zahnschmerzen und Entzündungen der Mundschleimhaut gurgeln Sie kräftig mit dem Tee. Achtung! Beinwell sollte unter keinen Umständen geschluckt werden, da er innerlich angewendet schädliche Nebenwirkungen aufweist.

● *Beinwell-Thymian-Arnika-Umschlag bei Bluterguss*

Mischen Sie 30 g Beinwellwurzeln, 20 g Thymiankraut und 10 g Arnikablüten. Übergießen Sie die Heilkräutermischung mit 1/2 l siedendem Wasser, und lassen Sie den Aufguss 10 Minuten lang ziehen. Nach dem Abseihen tauchen Sie ein Mull- oder Leinentuch hinein und legen es auf die betroffene Körperpartie. Lassen Sie den Umschlag 5 bis 10 Minuten einwirken, und wiederholen Sie die ganze Anwendung bis zu fünfmal täglich.

Erste Hilfe im Mittelalter

In den rauen und kriegerischen Zeiten des Mittelalters wurden Verletzungen sehr oft mit Exkrementen von Fliegenmaden behandelt, die man in der offenen Wunde verrieb. Die durchaus nachzuweisenden Heilerfolge dieser Methode beruhen darauf, dass die Maden Allantoin, den Hauptwirkstoff von Beinwell, ausscheiden.

HEILPFLANZEN VON A BIS Z

Bibernelle
Scharfer Entzündungshemmer

Bibernelle (Pimpinella saxifraga). In Deutschland ist die Bibernelle auch als Bockwurz, Pfefferwurz oder Pimpinelle bekannt.

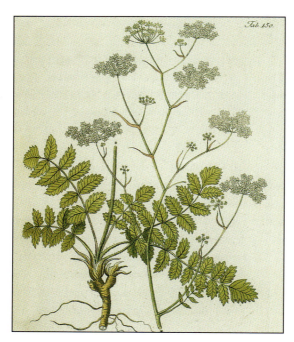

*In ganz Eurasien zu Hause ist die Bibernelle. »Pipinella« hieß im alten Rom soviel wie »kleine Sache« und bezog sich offensichtlich auf die unscheinbaren, knopfförmigen Blüten dieser Pflanze.
In der Heilkunde werden vor allem die Wurzeln verwendet und zu einem scharf schmeckenden Tee gegen Erkältungskrankheiten zubereitet sowie bei Verdauungsbeschwerden verabreicht.*

Vorsicht vor Überdosierung!
Überschreiten Sie die empfohlene Dosis von maximal zwei Eßlöffeln pro Tag nicht. Die scharfen ätherischen Öle könnten sonst die Schleimhäute überreizen.

Kleine Pflanzenkunde

Die Bibernelle oder Pimpinelle gehört zur Gattung der Doldenblütler. Man erkennt sie an ihrem starken, aromatischen Geruch; frisch ausgegrabene Wurzeln riechen sogar beißend. Die Bibernelle wird etwa 70 Zentimeter hoch und blüht von Juni bis September in weißen bis rosafarbenen Dolden.

Ernte und Aufbereitung

Die Pflanze liebt Halbtrockenwiesen oder lichte Wälder. Wer sie selbst anbauen will, benötigt Geduld und einen nicht allzu trockenen Garten mit sandigem oder kiesigem Untergrund. Verwendet werden ausschließlich die Wurzeln, die vor oder nach der Blütezeit ausgegraben, der Länge nach aufgeschnitten und getrocknet werden.

Inhaltsstoffe

- **Ätherische Öle:** Vor allem die Phenolesterepoxide wirken entzündungshemmend und sekretionsfördernd. Beide Eigenschaften zusammen helfen, den besonders bei Erkältungen auftretenden Schleim zu lösen.

BIBERNELLE

- **Pimpinellin:** Dieser für den scharfen Geschmack der Wurzeln verantwortliche Stoff wirkt Appetit anregend.
- **Gerbstoffe:** Sie unterstützen die entzündungshemmende, wundheilende Wirkung der ätherischen Öle.

Medizinische Wirkung

Die Bibernelle wird in erster Linie in ihrer Darreichungsform als Heiltee angewendet, da sich auf diese Weise ihre vielen hochwirksamen ätherischen Öle am besten entfalten können. Bibernelletee hilft bei asthmatischen Beschwerden und Entzündungen der Atemwege, bei Blähungen, Appetitlosigkeit und Durchfall. Das Kraut wird aber auch zur unterstützenden Therapie bei Lungenleiden

---

Bibernelle hilft bei

- Angina
- Appetitlosigkeit
- Blähungen und Durchfall
- Bronchitis und Erkältungen
- Kehlkopfentzündungen

---

eingesetzt. Eine Bibernelleabkochung als Zusatz in einem Vollbad unterstützt das Verheilen von Wunden.

Anwendungen

• *Bibernelletee bei Bronchitis und Husten*

Gießen Sie 1 Tasse kaltes Wasser über 1 TL getrocknete Bibernellewurzeln. Bringen Sie die Abkochung zum Sieden, dann 3 Minuten leicht weiterkochen lassen und abseihen. Trinken Sie den Tee in kleinen Schlucken zwischen den Mahlzeiten, täglich 3 Tassen.

• *Bibernelle-Petersilienwurzel-Tee bei Appetitlosigkeit*

Mischen Sie je 100 g der getrockneten Wurzeln von Bibernelle und Petersilie. Kochen Sie 1 EL der Mischung mit 200 ml Wasser auf. Den Tee 10 Minuten leicht kochen lassen und dann abseihen. Trinken Sie bei schwachem Appetit täglich 2 Tassen von dieser bitterscharfen

---

TIPP

Appetitanreger: Wenn Sie unter Appetitlosigkeit leiden, Ihnen der rein aus Bibernelle zubereitete Tee aber zu scharf schmeckt, können Sie es mit der Mischung aus Bibernelle und Petersilienwurzel versuchen. Noch milder ist der reine Petersilienwurzel- oder der Wacholdertee.

Mischung jeweils etwa 1/4 Stunde vor den Mahlzeiten.

• *Schleim lösende Teemischung*

Mischen Sie im gleichen Verhältnis die Wurzeln von Bibernelle und Primeln sowie das Kraut von Thymian und Spitzwegerich. Übergießen Sie 2 TL der Mischung mit 2 Tassen kochendem Wasser, und lassen Sie sie 20 Minuten ziehen. Bringen Sie 2 weitere TL der Mischung mit 2 Tassen Wasser zum Sieden, und lassen Sie sie 5 Minuten leise kochen. Mischen Sie anschließend die beiden Aufgüsse, und trinken Sie dreimal täglich jeweils 1 Tasse davon.

• *Gurgellösung bei Halsentzündungen*

Übergießen Sie 1 TL Bibernellewurzeln mit 1/4 l kaltem Wasser. Bringen Sie die Mischung zum Sieden, und lassen Sie sie 1 Minute lang leise kochen. Seihen Sie ab, und lassen Sie den Tee abkühlen, bis er nur noch lauwarm ist. Gurgeln Sie mehrmals täglich mit dem Tee, und achten Sie dabei darauf, die Gurgellösung nicht versehentlich zu schlucken.

Vorsicht vor Verwechslung!
Ebenfalls als Bibernelle oder Pimpinelle verkauft wird ein Mitglied aus der Familie der Rosengewächse, der Wiesenknopf (Sanguisorba minor). Dieses Gewürzkraut ist nicht identisch mit der Heilpflanze.

HEILPFLANZEN VON A BIS Z

Blutwurz
Natürliches Darmheilmittel

Blutwurz (Potentilla erecta) bzw. Tormentilla heißt im Volksmund auch Tormentill, Rotwurz oder Ruhrwurz.

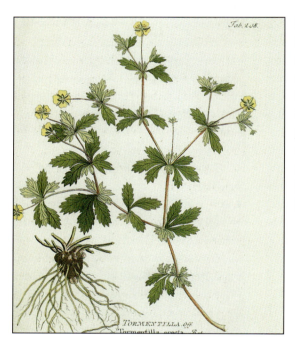

Eine der am häufigsten bei uns vorkommenden Heilpflanzen ist die Blutwurz. In der Volksheilkunde wurde die Blutwurz wegen ihres blutroten Wurzelinneren gegen Nasenbluten, Bluthusten und dergleichen eingesetzt. Heute schätzt die Medizin den hohen Gerbstoffanteil der Blutwurz, der eine heilende Wirkung bei Darm- und Munderkrankungen besitzt.

Bewährtes Schmerzmittel
Der Name »Tormentill« kommt von der lateinischen Bezeichnung »tormentum« für Schmerz oder Marter: Die Wurzel sollte im Mittelalter die Schmerzen von Kranken lindern helfen.

Kleine Pflanzenkunde

Die Blutwurz gehört zur Familie der Rosengewächse und liebt die Sonne, aber keine nährstoffreichen Böden. Sie wächst auf sandigem Untergrund, auf Waldlichtungen, Wiesen und Weiden, aber auch auf feuchten Moorböden. Die bis zu 30 Zentimeter hohe Pflanze fällt von Mai bis August durch ihre vierblättrigen, leuchtend gelben Blüten auf.

Ernte und Aufbereitung

Die Pflanze kann problemlos im eigenen Garten angebaut werden; auf Magerwiesen und in überfeuchten Teilen des Gartens stellt sie sich vielleicht sogar von selbst ein. Geerntet wird ihre knotige, innen blutrote Wurzel im Frühjahr oder im Herbst. Nach dem Säubern und Trocknen halten sich ihre heilenden Wirkstoffe etwa ein Jahr lang.

Inhaltsstoffe

• **Gerbstoffe:** Sie sind die wesentlichen Wirkstoffe der Blutwurz. Sie wirken zusammenziehend (adstringierend) auf die Schleimhäute und die Hautoberfläche und fördern die Wundheilung.

BLUTWURZ

- **Tormentillrot:** Der namensgebende Farbstoff der Blutwurz ist ein schwer löslicher Gerbstoff der Blutwurz. Sein Gehalt in den Wurzeln nimmt im Laufe der Lagerung zu.

Medizinische Wirkung

Bei allen Verdauungsbeschwerden und Durchfallerkrankungen ist getrocknetes Blutwurzpulver, ein Tee oder eine Tinktur aus der Wurzel ein probates Mittel. Bei Entzündungen des Mund- und Rachenraums hilft Spülen oder Gurgeln mit dem Heiltee; in hartnäckigen Fällen das Bestreichen mit der Tinktur.

Blutwurz hilft bei
- Darminfektionen und -koliken
- Durchfall
- Entzündungen des Mund- und Rachenraums
- Erfrierungen und Verbrennungen
- Menstruationsbeschwerden

Anwendungen

- *Blutwurztee bei Darmproblemen*

Bringen Sie 2 TL zerkleinerte Blutwurz mit 1/2 l Wasser zum Kochen, lassen Sie den Sud 10 Minuten leise kochen und noch 1/2 Stunde ziehen. Trinken Sie täglich 2 bis 3 Tassen des abgeseihten Tees.

- *Eichenrinden-Blutwurz-Spülung bei Aphthen*

Mischen Sie zerkleinerte Eichenrinde und Blutwurz zu gleichen Teilen. Kochen Sie 1 EL der Mischung mit 1 Tasse Wasser auf, 10 Minuten lang leise kochen lassen, dann abseihen. Spülen Sie damit zweimal täglich jeweils 5 Minuten lang den Mund aus.

- *Blutwurztee bei Entzündungen im Rachenraum*

Gurgeln Sie mehrmals täglich mit Blutwurztee, wenn Ihre Mundschleimhaut wund ist oder wenn Sie unter Zahnfleischentzündungen leiden.

- *Blutwurztinktur zur äußerlichen Anwendung*

Zerkleinern Sie 20 g der Wurzeln, und geben Sie diese in ein Fläschchen mit 100 ml 70-prozentigem Alkohol. Lassen Sie die Tinktur 10 Tage lang ziehen. Nach dem Abseihen können Sie sie äußerlich bei Entzündungen im Rachenraum verwenden, wobei 1 Teil Tinktur mit 2 Teilen Wasser verdünnt wird.

- *Teemischung bei Menstruationsbeschwerden*

Mischen Sie Blutwurz, Brennnessel und Schachtelhalm zu gleichen Teilen. Übergießen Sie 1 EL der Mischung mit 1 Tasse kochendem Wasser. Seihen Sie nach 10 Minuten ab, und trinken Sie den Tee vor den Mahlzeiten, etwa 3 Tage vor dem Einsetzen der Monatsblutung.

In den Tropen bewährt

Traditionell wird die Blutwurz auch bei der Behandlung von Malaria eingesetzt, der am häufigsten vorkommenden tropischen Reisekrankheit, die von der Anopheles-Mücke auf den Menschen übertragen wird.

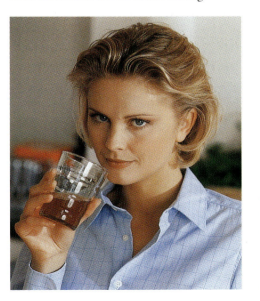

Blutwurz kann Frauen die kritischen Tage etwas erträglicher machen. Auch bei entzündetem Rachen hilft die Heilpflanze.

HEILPFLANZEN VON A BIS Z

Brennnessel
Heilmittel für die Harnwege

Die Große Brennnessel (Urtica dioica) oder Kleine Brennnessel (Urtica urens) wird hierzulande auch Hanfnessel oder Sengnessel genannt.

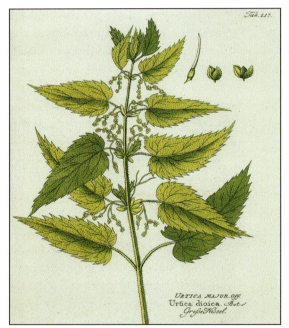

Die Brennnessel ist eine in den gemäßigten Breiten häufig vorkommende Heilpflanze. Ihre Blätter enthalten einen schlangengiftähnlichen Stoff, der bei Berührung auf der Haut schmerzhaft brennende Quaddeln verursacht. In der Volksheilkunde wurden rheumakranke Patienten regelmäßig mit frischen Brennnesselzweigen »ausgepeitscht«, woraufhin sich ihre Haut rötete und erwärmte. Heute dient vor allem Brennnesseltee zur Blutreinigung und Entschlackung.

Vegetarische Köstlichkeit
Brennnesseln sind auch eine Bereicherung für die Küche: Blanchierte frische Blätter und junge Triebe ergeben eine ausgezeichnete Suppe. Ältere Blätter sollten nicht verwendet werden, da sie zu viele Bitterstoffe enthalten.

Kleine Pflanzenkunde
In Mitteleuropa heimisch sind die bis zu eineinhalb Meter hohe Große Brennnessel und die etwa 50 Zentimeter hohe Kleine Brennnessel. Beide gehören zur Familie der Brennnesselgewächse und fallen weniger durch ihre unscheinbaren Blüten als durch ihre mit Brennhaaren versehenen grob gesägten Blätter auf. Sie wachsen an Wegrändern und auf Waldlichtungen.

Ernte und Aufbereitung
Die Brennnessel muss nicht extra angepflanzt werden, sie stellt sich von alleine ein. Von medizinischem Wert sind die Wurzeln, die im Spätsommer gesammelt werden, und das Brennnesselkraut, das zur Blütezeit im Juni bis September geerntet wird. Beide müssen zur Heilmittelverarbeitung getrocknet werden; junge Pflanzen kann man auch als Gemüse essen.

Inhaltsstoffe
- **Vitamin C:** Es stärkt das Immunsystem und schützt die Blutgefäße.
- **Gerbstoffe:** Sie kräftigen das Herz, stillen Blutungen und wirken desinfizierend im Darm.

BRENNNESSEL

- **Mineralstoffe:** Die Brennnessel enthält das für den Wasserhaushalt im Organismus notwendige Kalium, Kalzium und vor allem Kieselsäure, die einen harntreibenden Effekt hat und die Heilung von Verbrennungen fördert.
- **Karotinoide:** Sie bilden die Vorstufe des für die Augen wichtigen Vitamin A.

Medizinische Wirkung

Tee aus Brennnesselkraut wird hauptsächlich bei Infektionen und Abflussbehinderungen in den Harnwegen eingesetzt. Tee aus Brennnesselwurzeln kann in Absprache mit dem Arzt bei Vergrößerungen der Prostata angewendet werden. Brennnesselsaft eignet sich zur Entgiftung und stärkt das Immunsystem, und Brennnesseltinktur wirkt gegen Schuppen.

Brennessel hilft bei
- Gutartiger Prostatavergrößerung
- Harnwegsentzündungen
- Rheumatischen Erkrankungen
- Schuppen und fettigem Haar
- Starken Menstruationsblutungen
- Stoffwechselstörungen
- Übersäuerung

Anwendungen

- *Frühjahrskur mit Brennnesselblättertee*

Überbrühen Sie 1 EL des getrockneten Krauts mit 1 Tasse kochendem Wasser, und lassen Sie es vor dem Abseihen 10 Minuten ziehen. Trinken Sie für eine Frühjahrskur oder im Rahmen einer Entgiftung mindestens 4 Wochen lang täglich 4 Tassen.

- *Brennnesseltinktur bei Harnwegsentzündungen*

Geben Sie 20 g getrocknetes Brennnesselkraut in 100 ml 70-prozentigen Alkohol, und lassen Sie es vor dem Filtern 10 Tage lang ziehen. Nehmen Sie bei Blasenentzündung drei- bis viermal täglich 1 EL der Tinktur mit Wasser oder Tee ein.

- *Brennnesselessig für glänzendes Haar*

Gießen Sie 1/2 l kochendes Wasser über 1 Handvoll frische Brennnesselblätter, lassen Sie den Aufguss 3 Stunden ziehen, und seihen Sie ab. Mischen Sie den Sud mit 1/4 l Obstessig. Verwenden Sie den Brennnesselessig als Spülung nach dem Haarewaschen.

- *Blutreinigungstee*

Mischen Sie 40 g Brennnesselblätter, 30 g Klettenwurzel und 30 g Queckenwurzel. Kochen Sie 1 bis 2 TL der Mischung bei geringer Hitze 15 Minuten lang in 1 l Wasser. Trinken Sie 1 Tasse morgens auf nüchternen Magen, eine weitere 1/2 Stunde später. Fragen Sie Ihren Arzt, über welchen Zeitraum Sie den Tee trinken sollten.

Giftig, aber trotzdem genießbar
Das Gift der Brennnessel wirkt nur, wenn die frischen Blätter mit der Haut in Berührung kommen. Bei der Zubereitung als Salat werden die Blätter blanchiert und können somit keine allergischen Reaktionen mehr erzeugen.

Brennnesseltee hilft, den Körper zu entgiften, und ist deshalb das ideale Getränk während einer Frühjahrskur.

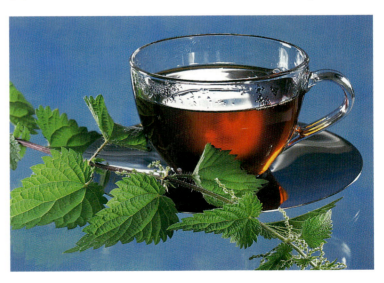

HEILPFLANZEN VON A BIS Z

Brunnenkresse
Vitaminreiches Küchenkraut

Die Brunnenkresse (Nasturtium officinale) hat besonders viele volkstümliche Namen: Bachkresse, Bitterkresse, Wasserkresse und Wassersenf.

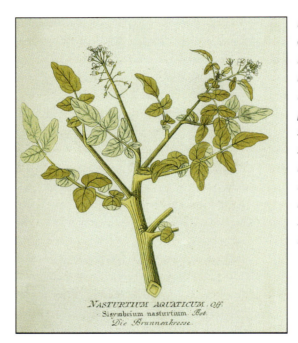

Brunnenkresse ist in Mitteleuropa ein vertrauter Anblick an Quellen, Bachläufen oder in feuchten Gräben. Sie zählt zu den beliebten Küchenkräutern unter den Heilpflanzen. Da sich die Brunnenkresse als ausgezeichneter Vitaminspender anbietet, ist sie auch schon lange ein fester Bestandteil von Frühjahrskuren. Außer zur allgemeinen Kräftigung wird sie bei Stoffwechselstörungen und zur Blutreinigung eingesetzt.

Achtung!
Durch Brunnenkresse kann der große Leberegel übertragen werden. Waschen Sie die Kresse deshalb sehr sorgfältig, wenn Sie die Pflanzen in der freien Natur gesammelt haben.

Kleine Pflanzenkunde

Brunnenkresse ist eine feuchtigkeitsliebende Pflanze aus der Gattung der Kreuzblütler, die in der ganzen nördlichen Hemisphäre verbreitet ist. Sie kann 60 bis 90 Zentimeter hoch werden und einen Pflanzenteppich bilden. Ihre weißen, in Dolden konzentrierten Blüten sieht man vor allem von Mai bis Juli.

Ernte und Aufbereitung

Die Heilpflanze kann man ohne weiteres selbst auf dem Balkon anbauen, wofür ein Balkonkasten ohne Bodenlöcher am zweckmäßigsten ist. Die Pflanze muss allerdings ausreichend begossen werden. Am wirksamsten sind die frisch gepflückten Blätter und der daraus gewonnene Saft. Brunnenkresse kann aber auch getrocknet und über Monate hinweg gelagert werden.

Inhaltsstoffe

● **Senföle:** Das Phenylethyl-Senföl entsteht durch Hydrolyse aus dem Glykosid Glukonasturtin. Beide Stoffe wirken stark antibiotisch und haben eine sanierende Wirkung auf die Darmflora.

BRUNNENKRESSE

- **Karotinoide:** Brunnenkresse enthält eine hohe Konzentration an Karotinoiden, die ebenfalls antibiotisch und Krebs hemmend wirken.
- **Vitamin C:** Der hohe Anteil an Vitamin C stärkt das Immunsystem und schützt die Blutgefäße vor Plaques und damit vor der Gefahr eines Herzinfarkts.

Medizinische Wirkung

Der scharf schmeckende Saft der Brunnenkresse wirkt belebend, stärkt das Immunsystem und reinigt das Blut. Brunnenkressetee wird bei Husten und Bronchitis eingesetzt. Die Heilpflanze kann außerdem auf vielfältige Weise in der Küche verarbeitet werden: als Brotbelag, in Salaten, Kräuterquark oder in der Suppe.

Achtung! Personen, die unter entzündlichen Nierenerkrankungen leiden, sollten von Anwendungen mit Brunnenkresse absehen.

Anwendungen

- *Brunnenkressetee bei Husten*

Übergießen Sie 1 EL frische Brunnenkresse mit 2 Tassen kochendem Wasser. Lassen Sie den Aufguss 5 Minuten ziehen, und seihen Sie ab. Trinken Sie den Tee warm im Abstand von 5 Stunden.

Brunnenkresse hilft bei

- Allgemeiner Schwäche
- Blasen- und Harnwegsentzündungen
- Husten und Bronchitis
- Immunschwäche
- Stoffwechselstörungen

- *Brunnenkressesalat zur Stärkung*

Mischen Sie 1 oder 2 Handvoll Brunnenkresse zusammen mit ein paar frischen Löwenzahnblättern, Brennnesselblättern und Birkenblättern unter die Blätter eines gewaschenen und trockengeschleu-

> **Abwehr stärken:** Wenn Sie die Wirkstoffe der Brunnenkresse konzentriert nutzen wollen, empfiehlt sich ein Glas selbst gepresster oder aus der Apotheke besorgter Brunnenkressefrischsaft. Verdünnen Sie den Saft mit Mineralwasser oder Buttermilch, da er pur genossen den Magen reizen kann. Auch vom frischen Kraut sollte man täglich nicht mehr als 20 Gramm essen.
>
> **TIPP**

derten Kopfsalats. Bereiten Sie eine Vinaigrette aus Salz und Pfeffer, Öl und Zitronensaft, und machen Sie den Salat damit an. Dazu können Sie auch mit Brunnenkresse belegte Vollkorn-Butterbrote reichen.

- *Brunnenkressemus bei Fieber*

Dünsten Sie 1 Handvoll Brunnenkresse in etwas kochendem Wasser, heben Sie das Kraut heraus, und schmecken Sie es mit Butter und Salz ab. Essen Sie täglich 5 EL davon.

- *Brunnenkressedampfbad für strapazierte Haut*

Geben Sie 1 Handvoll Brunnenkresse in eine Schüssel, und übergießen Sie sie mit 1 l siedendem Wasser, anschließend 10 Minuten ziehen lassen. Stellen Sie die Schüssel auf einen Tisch, setzen Sie sich davor, und beugen Sie den Kopf darüber. Decken Sie Kopf, Schultern und Schüssel mit einem Handtuch ab. Atmen Sie 8 Minuten abwechselnd durch Mund und Nase ein. Wiederholen Sie das Brunnenkressedampfbad wöchentlich zwei- bis dreimal.

Jodhaltig

Der regelmäßige Verzehr von Brunnenkresse bietet auch einen wirksamen Schutz gegen Kropfbildung und Schilddrüsenprobleme, denn 100 g des Krauts enthalten 2 µg (Mikrogramm) Jod. Gerade in Gebieten mit wenig Jod im Trinkwasser ist die Brunnenkresse also eine ideale Nahrungsergänzung.

Dill
Schmackhafter Appetitanreger

Dill (Anethum graveolens) trägt bei uns auch die Namen Blähkraut und Gurkenkümmel.

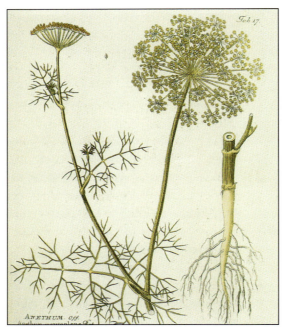

Ursprünglich kommt der Dill aus dem östlichen Mittelmeerraum. Hierzulande sind ein Großteil der in der freien Natur wachsenden Dillpflanzen aus Gewürzgärten ausgewildert. Dill ist ein auch in der deutschen Küche weit verbreitetes Gewürzmittel, das vor allem zum Einlegen von Gurken verwendet wird. Zum Heilkraut machen den Dill in erster Linie seine appetit- und verdauungsanregenden Eigenschaften.

»**Hexenkraut**«
Der mittelalterliche Aberglaube schrieb dem Dill eine magische Wirkung zu: Ein Sträußchen Dill über der Tür galt als sicherer Schutz vor Hexen und Zauberern.

Kleine Pflanzenkunde

Dill ist eine Gewürzpflanze aus der Familie der Doldengewächse. Ihre Stängel können bis zu einem Meter hoch werden; von Juli bis September blüht der Dill in Dolden mit gelben Blüten. Als Gewürz dienen die auffällig schmalen Fiederblättchen.

Ernte und Aufbereitung

Der Anbau von Dill im Garten ist problemlos. Das Dillkraut wird vor der Blütezeit, im Juni und Juli, geerntet, die Dillfrüchte im August und September, wenn der Dill bräunlich wird. Dillfrüchte sollten frühmorgens, wenn noch Tau liegt, eingesammelt werden, da sie später zu leicht ausfallen. Die Früchte des Dills werden getrocknet aufbewahrt; das Kraut sollte besser frisch verwendet werden.

Inhaltsstoffe

• **Ätherische Öle:** Neben anderen Terpenverbindungen enthalten die ätherischen Öle des Dills etwa 50 Prozent Karvon. Sie wirken antibiotisch und desinfizierend und stärken insbesondere den Verdauungstrakt.

DILL

- **Mineralstoffe:** Das Dillkraut ist sehr reich an Kalium und Kalzium, die für den Knochenaufbau und das Gleichgewicht des Wasserhaushalts in den Zellen wichtig sind. Außerdem enthält es Zink, Eisen und Jod.
- **Karotinoide:** Dill verfügt über einen hohen Anteil an Karotinoiden, die Infektionen vorbeugen und das Immunsystem stärken.

Medizinische Wirkung

Äußerlich wird Dill nur als Mittel gegen Hämorrhoidalleiden eingesetzt. Tee aus Dillfrüchten ist leicht harntreibend, regt den Appetit an und hilft bei allen Verdauungsstörungen, kann aber auch Einschlafstörungen beheben. Der Aufguss des Dillkrauts hilft Magen-Darm-Beschwerden zu beseitigen. Durch Wasserdampfdestillation wird aus den Früchten Dillöl gewonnen, das zum Inhalieren benutzt werden kann.

Dill hilft bei

- Appetitlosigkeit
- Blähungen
- Hämorrhoidalleiden
- Harnwegsinfektionen
- Magenschmerzen und Erbrechen
- Schlafstörungen

Anwendungen

● *Dilltee bei Appetitlosigkeit*

Übergießen Sie 1 TL getrocknete Dillfrüchte mit 1 Tasse kaltem Wasser. Bringen Sie die Mischung zum Kochen, und seihen Sie ab. Trinken Sie täglich bis zu 3 Tassen des ungesüßten Tees jeweils vor den Mahlzeiten.

● *Dillwein bei Schlafstörungen*

Erhitzen Sie 1 Tasse Weißwein, und gießen Sie ihn über 1 TL getrocknete Dillfrüchte. Seihen Sie ab, und trinken Sie den noch heißen Wein in kleinen Schlucken.

> **TIPP**
>
> **Dillsalbe bei Verstauchungen:** Die Salbe können Sie selbst herstellen, indem Sie 2 EL Dillkraut in 1 EL Olivenöl rühren und 1 Tag stehen lassen. Danach den Dill auspressen und das Öl mit warmem Bienenwachs verrühren, bis es zu einer geschmeidigen Paste wird.

● *Teemischung bei Nervosität*

Mischen Sie 20 g Dillfrüchte, 20 g Anissamen, 30 g Melissenblätter und 30 g Holunderfrüchte. Gießen Sie 1 Tasse kochendes Wasser auf 1 TL der Mischung, und lassen Sie den Tee 5 Minuten ziehen. Seihen Sie ab, und trinken Sie davon je 1 Tasse mittags und abends.

● *Dill-Fenchel-Inhalation bei Schnupfen*

Mischen Sie 80 g getrocknetes Dillkraut mit 20 g getrocknetem Fenchelkraut. Streuen Sie 1 EL der Mischung auf ein Backblech. Schieben Sie das Blech in den Ofen, und lassen Sie die Kräuter bei 250 °C backen. Sobald sie schwarz werden, öffnen Sie die Ofentür und atmen die ätherischen Dämpfe tief durch die Nase ein. Wiederholen Sie die Anwendung bis zu zweimal pro Tag.

● *Teemischung bei Harnwegsinfektionen*

Lassen Sie je 1/2 TL Dillsamen und Bärentraubenblätter über Nacht in 1/4 l kaltem Wasser ziehen. Bringen Sie die Mischung zum Kochen, dann abseihen. Trinken Sie täglich 2 bis 3 Tassen davon.

Achtung, Verwechslungsgefahr!
Es empfiehlt sich nicht, wild wachsendes Dillkraut und Dillfrüchte in der freien Natur zu sammeln, da es viele giftige Doldengewächse gibt, die dem Dill ähnlich sehen!

HEILPFLANZEN VON A BIS Z

Ehrenpreis
Unerforschtes Volksheilmittel

Ehrenpreis (Veronica officinalis) ist im Volksmund auch als Allerweltsheil, Grundheil, Männertreu, Hühnerraute und Veronika geläufig.

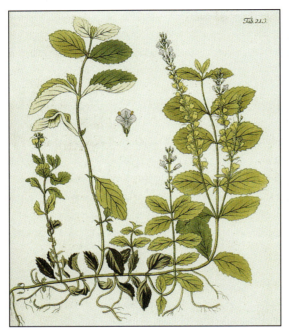

Ehrenpreis ist auf der ganzen Nordhalbkugel der Erde verbreitet. Die Bezeichnungen »Allerweltsheil« und »Grindheil« weisen auf seine seit Jahrhunderten bewährte medizinische Verwendung hin. Im Mittelalter versuchte man, den Skorbut mit diesem Kraut zu bekämpfen; Sebastian Kneipp verschrieb Ehrenpreis gegen Schwindsucht, Rheuma, Gicht und Blasenentzündung. Welche Heilkräfte Ehrenpreis tatsächlich besitzt, ist noch nicht erforscht.

Kleine Pflanzenkunde

Der Echte Ehrenpreis aus der Gattung der Rachenblütler kommt häufig auf sonnigen, trockenen Plätzen vor: auf Waldlichtungen und in Heidelandschaften. Die Pflanze hat graugrüne Blätter und im Hochsommer kleine hellblaue Blüten.

Ernte und Aufbereitung

Von den vielen einheimischen Arten dieser Pflanze wird in der Heilkunde fast ausschließlich der Echte Ehrenpreis verwendet. Das Kraut wird ohne die Wurzeln, aber mit den Blüten von Juni bis August gesammelt, im Schatten getrocknet und dann weiter verarbeitet.

Inhaltsstoffe

- **Gerbstoffe:** Sie erhöhen die Widerstandsfähigkeit der Schleimhäute und wirken auf diese beruhigend.
- **Bitterstoffe:** Alle Bitterstoffe, auch die Glykoside von Ehrenpreis, wirken wohltuend auf den Magen-Darm-Trakt und stärken den gesamten Organismus.
- **Flavonoide:** Sie regeln die enzymatischen Vorgänge in den Zellen und stärken das Immunsystem langfristig.

Unerforscht, aber altbewährt
Auch wenn diese Heilpflanze bislang als unerforscht gilt, hat sie sich seit Jahrhunderten bewährt und ihre heilenden Eigenschaften unter Beweis gestellt.

Medizinische Wirkung

Ehrenpreis ist ein Allerweltsheilmittel und wird seit Jahrhunderten gegen die unterschiedlichsten Krankheiten und Gebrechen eingesetzt. Inwiefern das Kraut tatsächlich wirkt, ist allerdings noch unklar. Tee aus Ehrenpreis wird gegen Erkältungen und Husten und als Gurgelmittel eingesetzt; warme Packungen mit Ehrenpreis sollen Linderung bei rheumatischen Beschwerden und bei Hautkrankheiten bringen.

Anwendungen

● *Ehrenpreistee bei Magenbeschwerden*
Übergießen Sie 2 gehäufte TL Ehrenpreis mit 1/4 l kochendem Wasser. Lassen Sie den Tee 10 Minuten ziehen, und seihen Sie ab. Trinken Sie den lauwarmen Tee in kleinen Schlucken. Nehmen Sie täglich 3 Tassen davon zu sich.

Ehrenpreis hilft bei
- Appetitlosigkeit
- Erkältungen
- Husten und Schnupfen
- Magenbeschwerden und Durchfall
- Entzündungen des Mund- und Rachenraums
- Rheumatischen Beschwerden

● *Ehrenpreis-Gurgellösung bei Rachenentzündung*
Übergießen Sie 1 TL Ehrenpreis mit 1 Tasse kochendem Wasser. Lassen Sie den Aufguss 10 Minuten ziehen, und seihen Sie ab. Mit dem abgekühlten Tee bei Entzündungen des Mund- und Rachenraums mehrmals täglich gurgeln. Achten Sie darauf, die Gurgellösung nicht versehentlich zu schlucken.

● *Kräftigende Teemischung*
Mischen Sie 30 g Ehrenpreiskraut, 40 g Bockshornkleesamen, 30 g Kalmuswurzel und 20 g Hohlzahn. Übergießen Sie 6 TL der Mischung mit 3 Tassen kochendem Wasser, und lassen Sie den Aufguss 10 Minuten ziehen. Seihen Sie ab, und trinken Sie den Tee zwischen den Mahlzeiten.

> **TIPP**
>
> **Bei rheumatischen Beschwerden:** Eine warme Packung mit Ehrenpreis kann rheumatische Schmerzen lindern. Dazu bereiten Sie einen Ehrenpreistee zu, tauchen ein Leinentuch in den heißen Aufguss und legen das feuchte Tuch auf die betroffene Körperstelle. Umwickeln Sie den Körperteil und das Tuch dann mit einem Stück Stoff.

● *Teemischung gegen Bettnässen bei Kindern*
Mischen Sie Ehrenpreiskraut, Johanniskraut und Schafgarbenkraut zu gleichen Teilen. Übergießen Sie 1 TL der Mischung mit 1 Tasse heißem Wasser; 6 Minuten ziehen lassen und abseihen. Geben Sie Ihrem Kind mindestens 6 Wochen lang jeweils vor dem Schlafengehen 1 Tasse des warmen Tees zu trinken.

● *Ehrenpreissaft bei Blasen- oder Nierensteinen*
Der Frischpflanzensaft wird aus der ganzen Pflanze mitsamt ihren Blüten gewonnen und ist im Reformhaus erhältlich. Nehmen Sie bei Blasen- bzw. Nierensteinen täglich 2 TL des Saftes in Milch oder Tee verdünnt morgens vor dem Frühstück ein. Blasensteine entstehen, wenn sich Fette oder Salze im Harn kristallisieren, und können Komplikationen mit sich bringen. Gehen Sie deshalb unbedingt zum Arzt.

Seit Jahrhunderten bewährt
Das »Allerweltsheil« wurde in der Volksheilkunde gegen Gicht, Leber- und Nierenerkrankungen, Brust- und Lungenleiden, Blasenkatarrh und gegen Hautjucken bei älteren Menschen empfohlen.

HEILPFLANZEN VON A BIS Z

Eibisch
Wohltat für die Schleimhäute

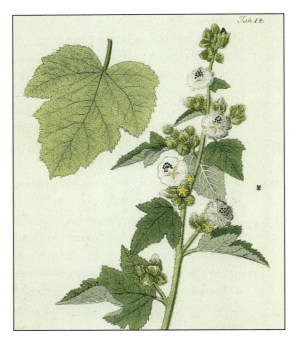

Eibisch (Althaea officinalis). Seine volkstümlichen Namen sind Flusskraut, Samtpappel, Schleimwurzel, Weiße Malve und Weiße Pappel.

Die Heimat des Eibischs liegt zwischen dem östlichen Mittelmeer und dem Kaspischen Meer. In Mitteleuropa findet er sich gelegentlich an der Ostseeküste und im Binnenland. Durch seinen hohen Anteil an Schleimstoffen ist der Eibisch seit Jahrhunderten ein bewährter Bestandteil vieler schleim- und hustenlösender Arzneimittel.

Heilende Schleimstoffe
Die in Pflanzen vorkommenden Schleimstoffe enthalten Kohlenhydrate, was sie in Verbindung mit Wasser besonders quellfähig macht. Auf der Haut wirken sie damit wie ein Schutzfilm.

Kleine Pflanzenkunde

Der Echte Eibisch ist eine selten gewordene Pflanze aus der Familie der Malvengewächse, die feuchte und salzhaltige Böden liebt. Die Eibischstaude wird bis zu eineinhalb Meter hoch, hat weißlich behaarte Blätter und von Juni bis August weiß bis rosafarbene Blütenbüschel.

Ernte und Aufbereitung

Der unter Naturschutz stehende Eibisch kann gut im eigenen Garten angebaut werden. Die schleim- und stärkehaltigen gelben Wurzeln erntet man im Oktober und November; die Blätter und Blüten, die auch ätherische Öle enthalten, von Juni bis August. Die Blüten sollten frühmorgens gepflückt werden, bevor sie sich entfalten.

Inhaltsstoffe

- **Schleimstoffe:** Sie bilden mit Wasser einen kleisterartigen Schutzfilm, der entzündete Schleimhäute, aber auch entzündete Hautpartien überzieht und vor weiterer Reizung bewahrt.
- **Gerbstoffe:** Auch sie beruhigen und schützen die gereizte Schleimhaut.

EIBISCH

Medizinische Wirkung

Seit vielen Generationen wird der Kaltauszug aus der Eibischwurzel bei Magen- und Darmstörungen, bei Entzündungen des Mund- und Rachenraums, bei schlecht heilenden Wunden und Husten erfolgreich eingesetzt. Der Tee aus Blättern und Blüten der Pflanze hat eine vergleichbare Wirkung, die äußerliche Anwendung mit einem Brei aus gekochten Blättern hilft bei Hautverletzungen.

Anwendungen

• *Eibischwurzeltee bei Husten*

Übergießen Sie 2 TL kleingeschnittene Eibischwurzel mit 1/4 l kaltem Wasser, lassen Sie den Auszug 6 Stunden stehen,

Eibisch hilft bei
- Entzündungen des Mund- und Rachenraums
- Furunkeln
- Hautverletzungen
- Husten
- Magen- und Darmerkrankungen

und rühren Sie gelegentlich und zum Abschluss um. Seihen Sie ihn durch ein Stück Stoff ab. Erwärmen Sie den Tee nun vorsichtig auf Trinktemperatur, ohne die darin befindliche Stärke zum Vekleistern zu bringen. Trinken Sie langsam in kleinen Schlucken.

• *Eibischblättertee bei Magenschmerzen*

Übergießen Sie 2 TL Eibischblätter mit 1/4 l kochendem Wasser, und lassen Sie den Aufguss 10 Minuten ziehen. Seihen Sie ab, und trinken Sie den Tee ungesüßt bei Problemen im Magen-Darm-Bereich, mit Honig gesüßt bei Husten.

• *Bei schlecht heilenden Wunden*

Hier helfen außer Auflagen mit Eibischkaltauszug oder -tee zwei alte Hausrezepte: Kochen Sie frische Eibischblätter zu einem Brei, und tragen Sie diesen auf die Wunde auf; oder reiben Sie die Eibischwurzel fein, und geben Sie diese auf die betroffene Stelle.

• *Umschläge bei Furunkeln*

Stellen Sie einen Eibischblättertee oder einen Kaltauszug aus Eibischwurzeln wie beim Hustentee (siehe links) her. Erwärmen Sie die Flüssigkeit, und tauchen Sie ein sauberes Tuch hinein. Legen Sie den Umschlag auf den Furunkel, und wiederholen Sie die Anwendung mehrmals täglich.

• *Entzündungslindernde Teemischung*

Mischen Sie 30 g Eibischwurzel, 20 g Malvenblätter und -blüten und 20 g Brombeerblätter. Übergießen Sie 2 EL der Mischung mit 1/2 l heißem Wasser. Lassen Sie den Aufguss 10 Minuten ziehen, und seihen Sie ab. Lassen Sie ihn abkühlen, und spülen oder gurgeln Sie mit dem Tee mehrmals täglich bei Entzündungen des Mund- und Rachenraums.

Wurzeln sofort trocknen

Die Wurzel des Eibischs muss nach der Ernte rasch getrocknet werden, am besten im Backofen. Sonst besteht die Gefahr, dass sich Pilze an der feuchten Wurzel ansiedeln, die diese zersetzen. Fleckige und muffig riechende Eibischwurzeln sollten Sie wegwerfen.

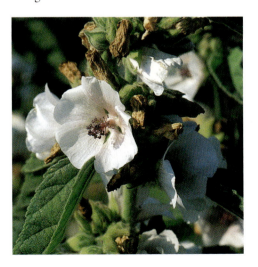

Für Heilzwecke werden vom Eibisch vorwiegend die Blätter und Wurzeln verwendet.

65

HEILPFLANZEN VON A BIS Z

Fenchel
Krampflindernde Gewürzpflanze

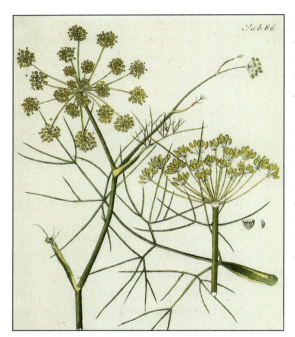

Fenchel (Foeniculum vulgare) hat auch die volkstümlichen Bezeichnungen Brotsamen oder Langer Anis.

Fenchel ist in den gemäßigten Zonen mehrerer Erdteile zu Hause; in Europa wächst er hauptsächlich im Mittelmeerraum. Seit frühester Zeit wird er auch bei uns als Gewürz- und Heilpflanze geschätzt. Fenchel war immer ein beliebtes Husten- und Beruhigungsmittel sowie eine bewährte Arznei gegen Blähungen und Magenprobleme. Nach Hildegard von Bingen wies vor allem Sebastian Kneipp auf die vielfältigen Heilmöglichkeiten mit Fenchel hin.

Kleine Pflanzenkunde

Fenchel gehört zu den Doldenblütlern. Er wird zwischen einem und zwei Meter hoch und weist gefiederte, haarfeine Blätter auf. Zwischen Juli und September entwickelt er kleine gelbe Blüten. Der für die Arzneiherstellung kultivierte Gewürzfenchel unterscheidet sich leicht vom Gemüsefenchel.

Ernte und Aufbereitung

Die Heilpflanze kann im Eigenanbau kultiviert werden, die meisten Importe stammen jedoch aus klimatisch wärmeren Ländern, insbesondere aus Italien und Spanien. Es gibt keine einheitliche Erntezeit für die Fenchelfrüchte; die reifen Dolden müssen herausgesucht und gedroschen werden. Die getrockneten Früchte sind unbedingt in gut schließenden Behältern aufzubewahren.

Inhaltsstoffe

• **Ätherische Öle:** Fenchelfrüchte enthalten bis zu sechs Prozent ätherische Öle. Mehr als die Hälfte davon besteht aus Anethol und Fenchon. Die ätherischen Öle des Fenchels wirken besonders

Gewürzküche
Fenchelsamen können auch in der Küche als schmackhaftes Gewürz verwendet werden, z. B. zum Brot- oder Plätzchenbacken.

66

FENCHEL

auf den Dünndarmbereich. Alle Heilwirkungen des Fenchels sind auf seine ätherischen Öle zurückzuführen.

Medizinische Wirkung

Fenchel wird fast ausschließlich innerlich angewendet. Tee aus Fenchelsamen ist beruhigend, löst Husten und lindert Krämpfe und Blähungen im Magen-Darm-Bereich. Fenchelsamen sind wegen ihrer Heilkraft und ihres guten Aromas auch in vielen Teemischungen enthalten und vor allem für Kinder zu empfehlen.

Fenchel hilft bei
- Blähungen
- Husten
- Keuchhusten und Asthma
- Menstruationsbeschwerden
- Nervosität

Anwendungen

• Fencheltee bei Husten

Um die ätherischen Öle des Fenchelsamens möglichst vollständig zu nutzen, empfiehlt es sich, die Samen erst direkt vor dem Aufguss zu zerdrücken. Nehmen Sie also 1 gehäuften TL Fenchelsamen, zerreiben Sie sie mit Gabel oder Löffel, und übergießen Sie sie mit 1/4 l kochendem Wasser. Lassen Sie den Aufguss zugedeckt 10 Minuten ziehen, und seihen Sie ihn dann ab.
Bei Husten sollten Sie täglich 3 bis 5 Tassen heißen Fencheltee mit Honig trinken, bei Magen- oder Darmbeschwerden empfiehlt sich die gleiche Menge, allerdings sollten Sie den Tee dann lauwarm und ungesüßt zu sich nehmen.

• Augenspülung bei Bindehautentzündung

Zerdrücken Sie 2 TL Fenchelsamen, und übergießen Sie sie mit 1 Tasse kochendem Wasser. Nach dem Abseihen verdünnen Sie den Tee mit 1 Tasse warmem Wasser. Waschen Sie damit die Augen aus – eine Augenbadewanne bekommen Sie in der Apotheke.
Achtung! Augenspülungen sollten Sie nie ohne Rücksprache mit dem Facharzt durchführen.

• Teemischung bei Blähungen

Mischen Sie Fenchelfrüchte, Kümmelsamen und Anisfrüchte zu gleichen Teilen. Übergießen Sie 1 TL der Mischung mit 1 Tasse kochendem Wasser, und lassen Sie den Tee 10 Minuten ziehen. Nach dem Abseihen trinken Sie zu jeder Mahlzeit 1 Tasse dieses Tees.

• Fenchel-Hopfen-Tee bei Appetitlosigkeit

Mischen Sie Fenchelfrüchte und getrocknete Hopfenzapfen zu gleichen Teilen. Übergießen Sie 2 TL der Mischung mit 1 Tasse kochendem Wasser, lassen Sie den Aufguss 10 Minuten ziehen, und seihen Sie ab. Trinken Sie 1 Tasse des Tees vor jeder Mahlzeit.

Verwechslungsgefahr!
Fenchelfrüchte in freier Natur selbst zu sammeln, sollte man erfahrenen Pflanzenkennern überlassen, da die Verwechslungsgefahr mit giftigen Doldenblütlern sehr hoch ist.

Fencheltee ist ein bekanntes Hausmittel gegen Blähungen bei Kindern; aber auch Erwachsene schätzen die heilsame Wirkung der Fenchelsamen und -früchte.

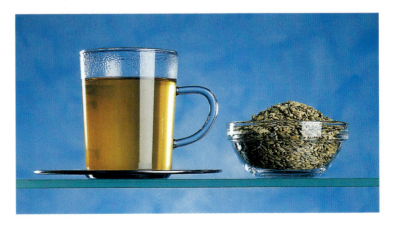

HEILPFLANZEN VON A BIS Z

Frauenmantel
Linderung bei allen Frauenleiden

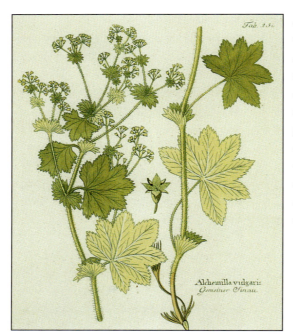

Frauenmantel (Alchemilla vulgaris). Die Blätter der Pflanze geben tauähnliche Tropfen ab, weshalb die Pflanze auch Taukraut oder Taublatt heißt.

Die verschiedenen Arten des Frauenmantels sind in unseren Breiten bis in felsige Alpenregionen hinein anzutreffen. Die Pflanze hilft bei unreiner Haut und bei Ausfluss (Fluor) sowie – ihrem Namen getreu – während der Menstruation gegen Unterleibskrämpfe und -schmerzen oder zu starke Monatsblutungen. Schließlich wird Frauenmantel bei Wechseljahrebeschwerden eingesetzt.

Kleine Pflanzenkunde

Der Frauenmantel aus der Gattung der Rosengewächse bevorzugt feuchte und kühle Standorte wie Bachufer, Waldränder und feuchte Wiesen. Seine großen, immer etwas gefalteten Blätter sind deutlich auffälliger als die wenige Millimeter großen grünlich-blaßgelben Blüten, die von Mai bis September zu sehen sind.

Ernte und Aufbereitung

Frauenmantel kann im eigenen Garten angebaut werden; viel häufiger jedoch werden die Blätter wild lebender Pflanzen gesammelt. Die Ernte sollte vor der Blütezeit, von April bis Juni, erfolgen, im Lauf des Vormittags, wenn echter Tau oder die von der Pflanze abgesonderten Wasserperlen getrocknet sind. Die Blätter sollten im Schatten an der frischen Luft getrocknet werden.

Inhaltsstoffe

- **Gerbstoffe:** Sie wirken lokal blutstillend, generell gewebestärkend und abdichtend und bieten außerdem einen gewissen Schutz gegenüber Gewebeentartungen, die zu Krebs führen können.

Vorsicht vor Überdosierung!
Frauenmantel enthält Tannine, die bei Überdosierung die Leber schädigen können. Nehmen Sie deshalb täglich maximal vier Esslöffel ein.

FRAUENMANTEL

- **Flavonoide:** Sie unterstützen die wundheilende, entzündungshemmende Wirkung der Gerbstoffe.

Medizinische Wirkung

Während Frauenmantel für die Schulmedizin und die Homöopathie praktisch keine Rolle spielt, setzt die Naturheilkunde bei den unterschiedlichsten Frauenleiden, bei Durchfall und Hautproblemen auf die Wirkung von Frauenmantelblättern: innerlich angewendet durch den regelmäßigen Genuss von Frauenmanteltee, äußerlich durch Auflagen mit dem Aufguss.

Anwendungen

- *Frauenmanteltee bei Unterleibskrämpfen*

Übergießen Sie 1 gehäuften EL Frauenmantelblätter mit 1/4 l Wasser, und bringen Sie beides zum Kochen. 15 Minuten ziehen lassen, dann abseihen. Trinken Sie täglich 2 bis 3 Tassen bei Durchfall oder bei schmerzhafter Menstruation.

- *Teemischung bei Hautunreinheiten*

Mischen Sie 30 g Frauenmantel, 20 g Holunderblüten und 20 g Stiefmütterchenkraut. Übergießen Sie 1 EL der Mischung mit 1 Tasse kochendem Wasser. Lassen Sie den Aufguss 10 Minuten ziehen, und seihen Sie ab. Trinken Sie täglich 2 bis 3 Tassen davon.

Frauenmantel hilft bei
- Ausfluss (Fluor)
- Durchfall
- Hautunreinheiten und -entzündungen
- Menstruationsbeschwerden
- Wechseljahrebeschwerden

- *Heiltee gegen Stimmungsschwankungen bei PMS*

Niedergeschlagenheit im Rahmen des prämenstruellen Syndroms (PMS) bekämpft eine Kombination aus Frauenmantel und Johanniskraut. Mischen Sie beide Kräuter zu gleichen Teilen, und übergießen Sie 1 EL der Mischung mit 1 Tasse kochendem Wasser. Lassen Sie den Aufguss 10 Minuten ziehen, und seihen Sie ab. Trinken Sie täglich 2 Tassen dieses Tees über einen Zeitraum von mindestens 2 Monaten.

- *Frauenmantelspülung bei Ausfluss*

Mischen Sie 30 g Kamillenblüten, 20 g Frauenmantel, 20 g Schafgarbe, 10 g weiße Taubnessel und 20 g Walnussbaumblätter. Überbrühen Sie 1 bis 2 TL der Mischung mit kochendem Wasser, und lassen Sie den Aufguss 10 Minuten ziehen. Führen Sie 1 Woche lang ein- bis zweimal täglich eine Scheidenspülung damit durch. Zusätzlich können Sie bis zu 6 Wochen lang täglich 2 Tassen trinken, allerdings sollten Sie dann den Tee ohne die Walnussbaumblätter zubereiten.

- *Blutreinigungstee*

Mischen Sie Frauenmantel und Brennnesselkraut zu gleichen Teilen, und übergießen Sie 2 TL der Mischung mit 1 Tasse kochendem Wasser. 10 Minuten ziehen lassen, dann abseihen. Trinken Sie dreimal täglich 1 Tasse.

> **TIPP**
>
> **Schönheitsmittel:** Bei müder, großporiger und welker Haut wirkt Frauenmantel als erprobtes Hautstraffungsmittel. Legen Sie ein sauberes Tuch, das Sie in abgekühltem Frauenmanteltee getränkt haben, auf Ihr Gesicht. Auch Mitesser und Unreinheiten der Haut werden auf diese Weise bekämpft.

Für werdende Mütter

Frauenmantel gilt auch als Heilpflanze für die weibliche Fruchtbarkeit. So soll er bei ungewollter Kinderlosigkeit die Chancen auf eine Schwangerschaft verbessern. Auch Fehlgeburten können verhindert werden, da Frauenmantel auf die Gebärmutter einwirkt. Zudem trägt die Heilpflanze dazu bei, den Blutverlust nach der Geburt gering zu halten.

HEILPFLANZEN VON A BIS Z

Gänseblümchen
Natürliches Schönheitsmittel

Das Gänseblümchen (Bellis perennis) trägt auch die poetischen Namen Marienblümchen, Mondscheinblume und Tausendschön.

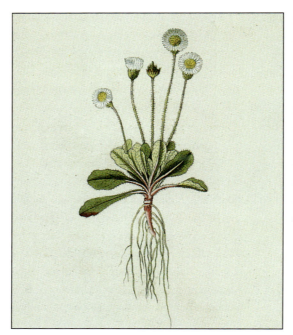

Die kleinen Köpfchen der Gänseblümchen sind auf Wiesen, Wegrändern und in Vorgärten ein wohlvertrauter Anblick. Die Pflanze, die einst der nordischen Frühlingsgöttin geweiht war, wurde insbesondere im Mittelalter gegen viele Krankheiten eingesetzt. Heute dient das Gänseblümchen vor allem zur Blutreinigung, zur Appetitanregung und zur Heilung von Erkrankungen der Gallenblase und Leber.

Kleine Pflanzenkunde

Das Gänseblümchen aus der Gattung der Korbblütler wächst überall, wo die Sonne hinscheint, bevorzugt aber lehmige Böden, Wegränder und Rasenflächen. Die nur wenige Zentimeter hohe Pflanze blüht fast das ganze Jahr über. Auf dem blattlosen Stängel befindet sich eine Rosette mit weißen Blüten, die sich nachts und bei Regen schließt.

Ernte und Aufbereitung

Man kann das Gänseblümchen selbst anbauen, es stellt sich im Garten jedoch auch von alleine ein. Blüten und Blätter können während der gesamten Blütezeit gesammelt werden, im Juni gepflückte Gänseblümchen sollen jedoch die größte Wirkung besitzen. Blüten und Blätter werden an der frischen Luft getrocknet.

Inhaltsstoffe

- **Saponine:** Sie erleichtern das Abhusten und wirken antibiotisch. Außerdem stärken sie das Immunsystem und senken den Cholesterinspiegel.
- **Bitterstoffe:** Sie regen die Bildung von Verdauungssäften an und fördern die

Allergierisiko
Eine bereits bestehende Allergie kann durch die Anwendung von Gänseblümchen verstärkt werden.

GÄNSEBLÜMCHEN

Aufnahme von Nahrungsmitteln im Magen-Darm-Trakt.
- **Gerbstoffe:** Diese Substanzen wirken adstringierend, ziehen also Gewebe zusammen und dichten die Zelloberfläche ab. Auf diese Weise hemmen sie Entzündungsreaktionen.

Medizinische Wirkung

Gänseblümchentee wird gegen Appetitlosigkeit, zur Reinigung des Blutes und zur Linderung von Husten empfohlen. Auch bei Magen-, Gallenblasen- und Lebererkrankungen hilft die innerliche Anwendung der Heilpflanze in ihrer Form als Tee. Äußerlich als Auflage oder

Gänseblümchen hilft bei
- Appetitlosigkeit
- Ausschlag und unreiner Haut
- Durchfall
- Husten und Katarrhen
- Magen- und Leberbeschwerden
- Schlecht heilenden Wunden

Tinktur angewendet, entfaltet das Gänseblümchen seine heilende Wirkung bei Wunden, Ekzemen und unreiner Haut, die durch hormonelles Ungleichgewicht oder falsche Ernährung verursacht sind.

Anwendungen

- *Gänseblümchentee bei Verdauungsbeschwerden*

Übergießen Sie 2 TL Gänseblümchenblüten und -blätter mit 1/4 l kochendem Wasser. Lassen Sie den Aufguss 10 Minuten ziehen, und seihen Sie ab. Trinken Sie täglich 2 Tassen davon.

- *Kaltauszug bei unreiner Haut*

Mischen Sie Gänseblümchen und Stiefmütterchen zu gleichen Teilen. Übergießen Sie 2 EL der Mischung mit 1 l lauwarmem Wasser. Lassen Sie den Auszug

> **TIPP**
> **Tinktur:** Ein probates Mittel gegen Akne ist Gänseblümchentinktur. Geben Sie 100 g Gänseblümchenköpfe in 100 ml 70-prozentigen Alkohol. Lassen Sie die Flasche 3 Wochen an einer sonnigen Stelle stehen, und seihen Sie ab. Tupfen Sie Ihr Gesicht täglich mit der Lösung ab.

über Nacht stehen, und seihen Sie ab. Tränken Sie dann ein sauberes Tuch darin, und waschen Sie damit unreine Hautpartien gründlich.

- *Gänseblümchen-Stiefmütterchen-Tee bei offenen Wunden*

Mischen Sie 1 TL Gänseblümchen und 1 TL Stiefmütterchenkraut. Übergießen Sie die Mischung mit 1/2 l kaltem Wasser, und bringen Sie sie zum Kochen. Lassen Sie den Tee 15 Minuten ziehen, und seihen Sie ab. Tupfen Sie offene Wunden mehrmals täglich vorsichtig damit ab.

- *Auflage bei Augenentzündungen*

Mischen Sie die Blüten folgender Pflanzen: 30 g Gänseblümchen, 20 g Spitzwegerich, 10 g Raute. Übergießen Sie die Heilkräuter mit 1/2 l kochendem Wasser, lassen Sie den Aufguss 10 Minuten ziehen, und seihen Sie ab. Benutzen Sie den abgekühlten Tee mehrmals täglich für Augenbäder, oder tauchen Sie ein sauberes Tuch hinein, und legen Sie es auf die entzündeten Augen. Diese Maßnahmen sollen jedoch nur parallel zur Behandlung durch einen Facharzt erfolgen, da Augenentzündungen nicht in Eigenregie behandelt werden dürfen.

Stoffwechselstörungen
Hautprobleme können auch durch Störungen im Stoffwechsel verursacht werden. Gänseblümchentee hilft in diesem Fall nicht nur äußerlich angewendet, sondern auch als Zutat in vielen stoffwechselanregenden Teemischungen.

HEILPFLANZEN VON A BIS Z

Hauhechel
Harntreibendes Heilkraut

Die Hauhechel (Ononis spinosa) ist im Volksmund auch unter den Namen Heudorn oder Stachelkraut bekannt.

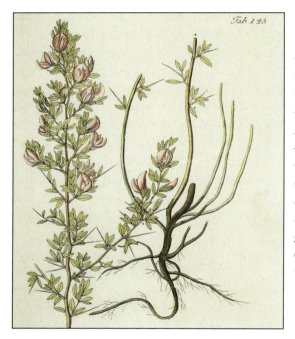

Die Hauhechel ist vor allem im Mittelmeerraum heimisch, wo sie zahlreiche Unterarten bildet. In Mitteleuropa findet sich auch die Dornige Hauhechel, die bereits seit Jahrhunderten als Heilpflanze genutzt wird. Schon die Ärzte der Antike erkannten die harntreibende Wirkung von Hauhechel, wie den Schriften von Theophrast, Dioskorides, Plinius und Galenos entnommen werden kann. Bei den gleichen Beschwerden setzt heute die Volksheilkunde die Hauhechelwurzel ein.

Rasche Wirkung
Hauhechel wirkt fast unmittelbar nach der Einnahme. Die Wirkung hält dafür nur wenige Tage an.

Kleine Pflanzenkunde
Die Dornige Hauhechel ist eine der in Mitteleuropa vorkommenden Arten dieser Pflanze aus der Gattung der Schmetterlingsblütengewächse. Sie wird bis zu 50 Zentimeter hoch, hat dornige Stängel mit behaarten Blättern und in ihrer Blütezeit von Mai bis September rosafarbene Blüten. Die Hauhechel bevorzugt sonnige Böschungen und Waldränder.

Ernte und Aufbereitung
Der Anbau der Hauhechel im eigenen Garten ist aus klimatischen Gründen nicht möglich. Im Frühjahr oder besser im Herbst wird die bis zu einem Meter lange Pfahlwurzel ausgegraben, der Länge nach aufgeschnitten, getrocknet und zu Heilmitteln verarbeitet.

Inhaltsstoffe
- **Ätherische Öle:** Sie sind im Wesentlichen für die wassertreibende und blutreinigende Wirkung der Hauhechel verantwortlich.
- **Flavonoide:** Sie fördern eine gesunde Verdauung, wirken entzündungshemmend und beugen Krebs vor.

HAUHECHEL

Medizinische Wirkung

Die Wurzel der Hauhechel wird in erster Linie in blutreinigenden Tees verwendet, aber auch als schnell wirkendes, harntreibendes Mittel. Deshalb wird sie häufig in der Durchspülungstherapie bei Nierengrieß eingesetzt. Allerdings darf Hauhechel nur mit noch nicht siedendem Wasser übergossen werden, damit die wertvollen ätherischen Öle nicht verlorengehen. Wenn Hauhechel abgekocht wird, wirkt der Tee nicht mehr harntreibend, sondern eher ausscheidungshemmend. Äußerliche Anwendungen mit Hauhechel gibt es nicht.

Anwendungen

• Hauhecheltee zur Entgiftung

Übergießen Sie 2 gehäufte TL getrocknete Hauhechelwurzel mit 1/4 l heißem, aber nicht kochendem Wasser. Lassen Sie den Aufguss 10 Minuten ziehen, und seihen Sie ab. Trinken Sie täglich 1 bis 2 Tassen lauwarmen Tee, am besten auf nüchternen Magen. Nach 3 Tagen sollten Sie die Kur für einige Tage unterbrechen, da sich der Körper schnell an Hauhechel gewöhnt, wobei die Wirkung nachlässt.

Hauhechel hilft bei
- Gicht und anderen rheumatischen Erkrankungen
- Nierenerkrankungen
- Schwachem Harnfluss
- Stoffwechselproblemen

• Blasen- und Nierentee

Mischen Sie 25 g Hauhechelwurzel, 30 g Orthosiphonblätter, 20 g Goldrutenkraut, 15 g Birkenblätter und 10 g Süßholzwurzel. Übergießen Sie 2 TL der Mischung mit 1 Tasse kochendem Wasser. Seihen Sie nach 15 Minuten ab, und trinken Sie den Tee zwischen den Mahlzeiten etwa 2 bis 3 Wochen lang. Dieser Tee hilft als Vorbeugung gegen Harngrieß und -steine.

> **Urtinktur zur Entwässerung:** Auch in der Homöopathie wird Hauhechel gerne als wassertreibendes Mittel eingesetzt. Die Urtinktur wird gewählt, wenn gegen die Ansammlung von Wasser im Körper, vor allem im Bauch, vorgegangen oder der Entwicklung von Nierensteinen vorgebeugt werden soll. Die Hauhechel-Urtinktur ist in der Apotheke erhältlich.
>
> **TIPP**

• Teemischung bei Gicht und anderen rheumatischen Erkrankungen

Mischen Sie 10 g Hauhechelwurzel, 15 g Weidenrinde, 10 g Holunderblüten, 15 g Birkenblätter, 10 g Schafgarbenkraut, 5 g Wacholderbeeren und 5 g Süßholzwurzel. Übergießen Sie 2 TL der Mischung mit 1 Tasse kochendem Wasser. Lassen Sie den Aufguss 10 Minuten ziehen, dann abseihen. Trinken Sie über 4 Wochen hinweg täglich 3 Tassen des Tees bei rheumatischen Beschwerden oder Gicht.

• Teemischung bei Blasenentzündung und Nierengrieß

Mischen Sie die zerkleinerten oder zerriebenen Wurzeln von Liebstöckel, Süßholz und Hauhechel und leicht zerdrückte Wacholderbeeren zu gleichen Teilen. Übergießen Sie 1 bis 2 TL der Mischung mit 1 Tasse kochendem Wasser. Lassen Sie den Tee abkühlen, und seihen Sie ab. Nehmen Sie 2 bis 3 Wochen lang täglich 2 Tassen davon zu sich.

Nur als begleitende Maßnahme

In den letzten Jahren ist die Heilwirkung der Hauhechel, die in der Volksmedizin seit Jahrhunderten gepriesen wird, stark angezweifelt worden. Die Verabreichung von Hauhechel allein soll angeblich nicht zuverlässig wirksam sein: Manchmal hilft sie, manchmal auch nicht. Möglicherweise liegen diese Schwankungen an der Art der Zubereitung.

HEILPFLANZEN VON A BIS Z

Holunder
Wohlduftendes Stärkungsmittel

Schwarzer Holunder (Sambucus nigra) oder Holler trägt auch die Namen Elderbaum, Keilken und Schwitztee.

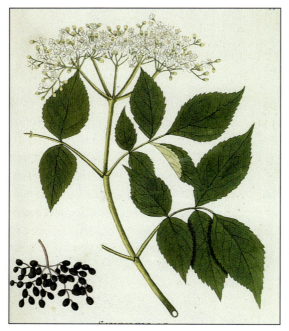

Der Schwarze Holunder kommt in Europa, Asien und Nordamerika vor. Beliebt ist der Strauch vor allem wegen seiner wohlriechenden Blüten, die auch gerne für Sirup verwendet werden. Schon früh entdeckte die Volksmedizin den vitaminreichen Holunder als Heilmittel, vor allem zur Stärkung der Abwehrkräfte und als schweißtreibendes Medikament bei Erkältungen. Die Wurzel wurde früher gelegentlich bei Schlangenbissen, die Rinde als Abführmittel und die Blätter bei Diabetes eingesetzt.

Hoch gepriesene Heilkraft
In einigen Gegenden haben sich Rituale zur Verehrung des Holunders erhalten. Aufgrund seiner zahlreichen heilenden Eigenschaften heißt er auch »Apotheke der Bauern«.

Kleine Pflanzenkunde
Der Holunder gehört zur Familie der Geißblattgewächse. Der Busch, der bis zu acht Meter hoch werden kann, wächst an Flussufern, Waldrändern oder Mauern; er bevorzugt Böden mit hohem Stickstoffgehalt. Seine prachtvollen weißen Blütendolden verströmen ihren Duft von Juni bis Juli. Danach bilden sich die schwarzen, kirschkerngroßen Beeren.

Ernte und Aufbereitung
Holunder ist eine anspruchslose Pflanze, die problemlos selbst angebaut werden kann. Rinde, Blätter und Wurzeln des Holunders verwendet man heute nicht mehr, da sie Blausäure enthalten. Die Blütenstände werden im Juni abgeschnitten, schnell und sorgfältig im Schatten getrocknet, worauf die einzelnen Blüten abfallen. Die Früchte erntet man im August und September, wenn sie tiefschwarz sind.

Inhaltsstoffe
- **Glykoside:** Sie sind die schweißtreibenden Wirkstoffe, die vor allem in den Blüten stecken.

74

HOLUNDER

- **Flavonoide:** Sie wirken harntreibend, schleimlösend und antibiotisch. Zusätzlich haben sie eine gewisse antioxidative Wirkung.
- **Vitamin C:** Vor allem die Beeren weisen einen hohen Gehalt dieses Vitamins auf, das die Zellgewebe schützt, krebsvorbeugend wirkt und das Immunsystem stärkt.

Medizinische Wirkung

Holunderblüten können als Tee, Badezusatz und für Inhalationen eingesetzt werden. Sie wirken vor allem gegen Erkältungen, bei zähem Husten und gegen Hautunreinheiten. Holunderessig lindert schmerzhafte Gichtanfälle. Hollerbeeren werden meist zu Saft verarbeitet, der die Abwehrkräfte stärkt und das Blut reinigt, aber auch die Konzentration fördert.

Holunder hilft bei

- Erkältungen und grippalen Infekten
- Gicht und anderen rheumatischen Erkrankungen
- Hautunreinheiten
- Husten
- Nervosität und Konzentrationsschwäche

Anwendungen

- *Holunderbeerensaft zur Stärkung des Immunsystems*

Kochen Sie 500 g Holunderbeeren mit 2 l Wasser auf, und pressen Sie sie sorgfältig durch ein sauberes Tuch. Trinken Sie täglich 2 Gläser davon.

- *Holunderessig bei Gicht*

Versetzen Sie 15 g getrocknete Blüten mit 1/2 l Weinessig, füllen Sie beides in eine Flasche, und verschließen Sie diese. Lassen Sie den Essig 2 Wochen lang ziehen, und seihen Sie ab. Nehmen Sie täglich 2 EL des Holunderessigs bei Gichtanfällen.

TIPP

Holunderbeerentee als mildes Abführmittel:
Übergießen Sie 1 TL getrocknete Beeren mit 1 Tasse kaltem Wasser, und lassen Sie sie über Nacht zugedeckt stehen. Bringen Sie Wasser und Beeren anschließend zum Kochen, lassen Sie den Tee wieder abkühlen, und seihen Sie ab. Trinken Sie täglich 2 Tassen davon.

- *Holunderblütentee bei Grippe*

Übergießen Sie 1 EL der getrockneten Blüten mit 1 Tasse kochendem Wasser. Lassen Sie den Aufguss 5 bis 10 Minuten zugedeckt ziehen, dann abseihen. Trinken Sie 4 Tassen täglich als Fiebermittel – möglichst heiß, um die schweißtreibende Wirkung noch zu steigern.

Zur Behandlung von Harnsteinen sollten Sie den Tee 4 Wochen lang regelmäßig zu sich nehmen.

- *Holunderblüteninhalation bei Husten*

Übergießen Sie 15 g der getrockneten Blüten mit 1 l kochendem Wasser. Lassen Sie den Aufguss 10 Minuten ziehen. Setzen Sie sich vor das Holunderdampfbad, bedecken Sie den Kopf und die Schüssel mit einem großen Handtuch, und atmen Sie den Dampf 5 bis 10 Minuten lang durch Mund und Nase ein.

- *Holunderbad bei unreiner Haut*

Füllen Sie 2 Handvoll getrocknete Holunderblüten in ein Stoffsäckchen, und hängen Sie dieses ins einlaufende Badewasser. Genießen Sie Ihr Vollbad etwa 10 Minuten lang. Es hilft gegen fette und unreine Haut.

Beeren mit Nebenwirkung

Frische Holunderbeeren sollten nur mit großer Vorsicht genossen werden: Sie können Magenschmerzen verursachen. Den Saft der Hollerbeeren oder Holunderblütentee können Sie dagegen ohne Bedenken zu sich nehmen.

Huflattich
Heilkraft mit Vorbehalt

Der Huflattich (Tussilago farfara) wird auch als Fohlenfuß oder Hufblatt bezeichnet. Daneben ist Huflattich regional als Tabakkraut, Männerblume, Hustenkraut oder Hitzeblätter bekannt.

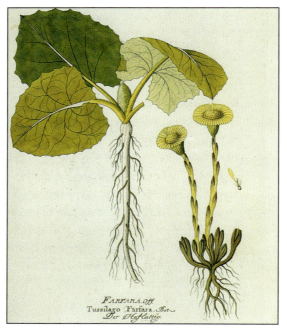

Die Blätter des bei uns heimischen Huflattichs erinnern ein wenig an einen Pferdehuf, was auch in einigen seiner volkstümlichen Bezeichnungen anklingt. In Mitteleuropa gebrauchte man die Heilpflanze, um Husten, Reizhusten und chronische Bronchitis zu bekämpfen. Man sollte Huflattich allerdings nicht leichtfertig einnehmen, da er auch schädliche Nebenwirkungen besitzt.

Nichts für Schwangere
Anwendungen mit Huflattichtee dürfen während der Schwangerschaft und Stillzeit nicht durchgeführt werden!

Kleine Pflanzenkunde

Huflattich aus der Gattung der Korbblütler ist eine Pflanze, die lehmig-tonige oder felsige Untergründe liebt. Er wächst auf Böschungen und an Bahndämmen, auf Schuttplätzen und im Gebirge. Die leuchtend gelben, nach Honig duftenden Blüten erscheinen im Vorfrühling, von Februar bis April, lange vor den Blättern.

Ernte und Aufbereitung

Der Anbau der Pflanze im eigenen Garten ist möglich, sie stellt sich aber oft auch von selbst ein. Zu Heilzwecken sollte man nur die Blätter der Pflanze verwenden, keinesfalls die Blüten oder Wurzeln, da diese kanzerogene Stoffe enthalten. Die jungen Blätter werden im Mai und Juni gepflückt und sofort kleingeschnitten. Die gut getrockneten Blätter bewahrt man in einer Blechdose auf.

Inhaltsstoffe

- **Schleimstoffe:** Sie schützen angegriffene und entzündete Schleimhäute sowohl im Darm als auch im Halsbereich.
- **Alkaloide:** Das Pyrrolizidin im Huflattich ist für dessen schädliche Neben-

wirkungen verantwortlich. Bei übermäßigem oder langfristigem Gebrauch wirkt es krebsfördernd.

- **Bitterstoffe:** Sie unterstützen die Wirkung der Schleimstoffe; außerdem stärken sie das Immunsystem und regen den Appetit an.
- **Gerbstoffe:** Sie dichten die Oberfläche der Schleimhautzellen ab und wirken auf diese Weise gegen Infektionen und Entzündungen.
- **Gallussäure:** Diese Phenolsäure wirkt entzündungshemmend und antibiotisch.

Medizinische Wirkung

Haupteinsatzgebiete des Huflattichs sind Infektionen der Atemwege. Tee aus Huflattichblättern hilft zuverlässig beim Abhusten oder beim Lösen zähen Schleims bei Erkältungen. Er wird bei Schleimhautentzündungen sowohl der Atemwege als auch des Verdauungstrakts angewendet. Wegen seiner Nebenwirkungen

Huflattich hilft bei
- Bronchitis
- Hautausschlägen
- Husten
- Magen- und Darmentzündungen
- Venenentzündungen

ist die äußerliche Anwendung von Huflattichtee bei Venenentzündungen und Hautausschlägen fraglich.

Anwendungen

- ### *Huflattichtee bei Erkältungen*
Übergießen Sie 2 TL der getrockneten Blätter mit 1 Tasse kochendem Wasser. Lassen Sie den Aufguss 5 Minuten ziehen,

und seihen Sie dann ab. Bei dieser kurzen Aufbereitungszeit gelangen nur sehr wenige der krebsfördernden Alkaloide in den Tee. Trinken Sie täglich 2 bis 3 Tassen Huflattichtee, jeweils nach den Mahlzeiten. Soll der Tee Linderung bei Hus-

> **TIPP**
>
> **Mückenstiche:** Auch als Erste Hilfe bei Insektenstichen leistet der Huflattich gute Dienste: Pflücken Sie einige frische Blätter, zerreiben Sie sie zwischen den Fingern, und geben Sie sie auf die Einstichstelle.

ten bringen, so dürfen Sie ihn mit Honig trinken. Soll er dagegen die gereizten Schleimhäute im Magen-Darm-Bereich beruhigen, bleibt er besser ungesüßt.

- ### *Dampfbad bei entzündeter Haut*
Bei entzündeter oder fettiger Haut empfiehlt sich ein Huflattich-Gesichtsdampfbad: Geben Sie 1 Handvoll Huflattichblätter in eine Schüssel, und übergießen Sie sie mit 1 l kochendem Wasser. Lassen Sie den Aufguss 10 Minuten ziehen. Setzen Sie sich bequem vor die Schüssel, und decken Sie Kopf, Schultern und Schüssel mit einem Handtuch ab. Atmen Sie ruhig durch, und lassen Sie den Dampf etwa 8 Minuten einwirken. Wiederholen Sie das Dampfbad zweimal pro Woche.

- ### *Auflage bei Gerstenkorn*
Nehmen Sie 1 Handvoll Huflattichblätter, und verkochen Sie diese mit 1 TL Wasser zu einem dicken Brei. Lassen Sie den Brei abkühlen, und geben Sie ihn auf ein sauberes Stück Mullbinde. Legen Sie die Binde einige Minuten lang auf das Gerstenkorn. Wiederholen Sie die Behandlung mehrmals täglich, bis das Gerstenkorn aufgeht.

Vorsicht vor Überdosierung
Huflattichtee darf keinesfalls länger als vier Wochen hintereinander eingenommen werden; auch die tägliche Ration der Blätter darf vier Teelöffel nicht überschreiten, weil Huflattich krebserregende Stoffe enthält.

HEILPFLANZEN VON A BIS Z

Ingwer
Fernöstliches Lebenselixier

Ingwer (Zingiber officinale Roscoe), auch als Chinawurzel bezeichnet.

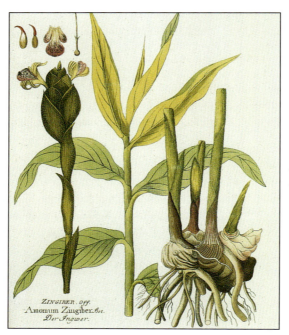

Ingwer stammt ursprünglich vermutlich aus der westlichen Südsee, von Inseln, die heute zu Papua-Neuguinea gehören. Von dort breitete er sich rasch im ganzen Fernen Osten aus und ist als Gewürzmittel fester Bestandteil in allen asiatischen Küchen zwischen Indien und Japan. Als Gewürz hilft er Menschen, die unter Appetitlosigkeit, nervösem Magen oder Blähungen leiden. Er kann aber auch gezielt als Heilmittel eingesetzt werden.

Langes Leben
In der chinesischen Medizin wird der Ingwer wegen seiner kräftespendenden Wirkung hoch geschätzt. Wer regelmäßig Ingwer isst, kann nach chinesischer Vorstellung sein Leben verlängern.

Kleine Pflanzenkunde
Der Ingwer, dessen Wurzelknollen mittlerweile in jedem Gewürzmarkt ausliegen, gehört zur Familie der Zingiberaceae. Er wächst über der Erde in einem mehr als ein Meter hohen Scheinstängel. Die im Frühsommer ausgebildete Blüte fällt besonders durch ein dreilappiges Labellum auf, das gelb, violett und braun gefärbt ist.

Ernte und Aufbereitung
Der Anbau der Ingwerpflanze im eigenen Garten ist nicht möglich; der gesamte Gewürz- oder Heilingwer stammt aus asiatischen Anbaukulturen. Dort wird die Ingwerknolle im Spätherbst geerntet und gewaschen. Für Arzneimittel gezogener Ingwer wird geschält, gewässert und an der Sonne getrocknet. Ingwer kann auch gut eingefroren werden.

Inhaltsstoffe
● **Ätherische Öle:** Sie sind die wichtigsten in der Knolle vorkommenden Wirkstoffe des Ingwers. Hauptkomponenten der ätherischen Öle des Ingwers sind Zingiberen und Zingiberol.

INGWER

- **Scharfstoffe:** Gingerol und Shogaol unterstützen die verdauungsanregende Wirkung und haben einen stark brechreizlindernden Effekt. Sie regen die Produktion von Verdauungssäften und den Gallenfluss an und steigern die Darmtätigkeit.

Medizinische Wirkung

Der wichtigste Anwendungsbereich von Ingwer ist Appetitlosigkeit und die Aktivierung des gesamten Verdauungstrakts. Außerdem findet Ingwer zunehmend Verwendung zur Therapie von Reiseübelkeit. Die heilkräftige Wurzel vermehrt den Speichelfluss und die Produktion der Magensäfte, fördert die Magen- und Darmmotorik, regt die Nerven an und bekämpft Übelkeit. Bei Gallensteinleiden und Schwangerschaftserbrechen hingegen dürfen Ingweranwendungen nicht durchgeführt werden.

Ingwer hilft bei
- Appetitlosigkeit
- Blähungen und Verstopfung
- Magen- und Darmproblemen
- Nervosität
- Übelkeit

Anwendungen

- *Ingwertee bei Appetitlosigkeit*

Übergießen Sie 1 TL Ingwerpulver mit 1 Tasse kochendem Wasser. Lassen Sie den Aufguss 5 Minuten bedeckt ziehen, und seihen Sie ab. Trinken Sie täglich 1 bis 2 Tassen vor den Mahlzeiten. Statt Ingwerpulver können Sie auch frisch geschabte Ingwerwurzel verwenden.

- *Ingwerkompresse bei Nasennebenhöhlenentzündungen*

Geben Sie 3 EL frisch geriebene Ingwerknolle in eine Handpresse, und pressen Sie den Saft heraus. Erhitzen Sie den mit etwas Wasser vermischten Ingwersaft ein wenig. Tränken Sie darin ein Tuch, und legen Sie es auf die schmerzende Stelle des Kopfes, bis die Kompresse abgekühlt ist. Wiederholen Sie die Anwendung, bis die Haut leicht gerötet ist. Wenn die Beschwerden nach 2 Tagen nicht abgeklungen sind, sollten Sie unverzüglich einen Arzt aufsuchen.

- *Aphrodisiakum für Männer*

Mischen Sie Ingwerwurzel, Süßholzwurzel und Zimtrinde zu gleichen Teilen. Übergießen Sie 1 bis 2 TL der Mischung mit 1 Tasse kochendem Wasser. Lassen Sie den Aufguss 5 Minuten ziehen, und seihen Sie ab. Täglich 2 Tassen trinken.

- *Ingwerknolle bei Reiseübelkeit*

Kauen Sie unmittelbar vor der Reise ein Stück frisch geschälte Ingwerknolle wie einen Kaugummi, behalten Sie dabei die Wurzel so lange wie möglich im Mund.

Begehrtes Handelsgut

Ingwer war auch in Europa bereits im frühen Mittelalter eine beliebte Heil- und Gewürzpflanze, über deren Herkunftsort man allerdings noch nichts Genaues wusste. Erst Marco Polos Chinareise lüftete dieses Geheimnis. Über die Seidenstraße wurden daraufhin noch größere Mengen der Wurzel eingeführt.

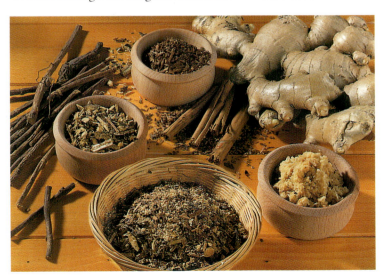

Heilende Gewürze: Der Ingwer ist ganz oben in der Hitliste mit dabei.

HEILPFLANZEN VON A BIS Z

Johanniskraut
Natürliches Antidepressivum

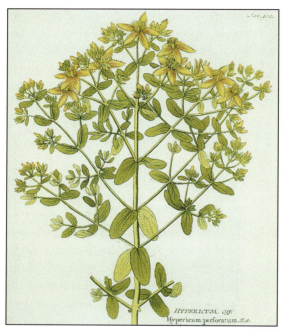

Johanniskraut (Hypericum perforatum). Der Legende nach ist diese Heilpflanze aus den Blutstropfen Johannes des Täufers entstanden. Daher lauten die volkstümlichen Bezeichnungen für die Pflanze Blutkraut und Johannisblut.

Das in Mitteleuropa weit verbreitete Johanniskraut hat zwei besondere Erkennungszeichen: Seine goldgelben Blüten sondern einen dunkelroten Saft ab, und die kleinen grünen Blätter wirken wie perforiert, wenn man sie gegen das Licht hält. Johanniskraut gilt heute sogar in der Schulmedizin als bewährtes Therapeutikum bei Depressionen. Die Heilpflanze kann aber auch als vorzügliches Wundheilmittel eingesetzt werden.

Auch als Pulver erhältlich
Johanniskraut gibt es auch in Pulverform. Allerdings lässt sich das Pulver sogar mit Wasser nur sehr schwer schlucken. Greifen Sie lieber auf Tabletten zurück, wenn Sie Trockenextrakte bevorzugen.

Kleine Pflanzenkunde
Das Johanniskraut gehört zur Familie der Johanniskrautgewächse und gedeiht bevorzugt an sonnigen und trockenen Standorten wie Wegrändern, Berghängen, Feldrainen und an Mauern. Die weit verzweigte Staude kann bis zu einem Meter hoch werden und blüht im Hochsommer, von Juli bis September, in goldgelben Scheindolden.

Ernte und Aufbereitung
Johanniskraut kann gut im eigenen Garten gezogen werden; die Aufzucht von Samen ist jedoch schwierig und erfordert Geduld. Für Heilzwecke gesammelt wird das gesamte Kraut mit Blüten und Blättern Ende Juni, wenn es voll erblüht ist. Das Johanniskraut wird in Garben gebunden und im Schatten an der frischen Luft getrocknet.

Inhaltsstoffe
● **Hyperizin:** Der Hauptwirkstoff von Johanniskraut bewirkt auf noch ungeklärte Weise, dass das Gehirn die anregende Wirkung des Sonnenlichts optimal ausschöpfen kann; er entspannt und

hemmt Depressionen. Außerdem regelt er den Tag-Nacht-Rhythmus.

- **Ätherische Öle:** Sie wirken bei äußeren Verletzungen kühlend und schmerzlindernd, innerlich beruhigend.
- **Flavonoide:** Die Flavonoide des Johanniskrauts, vor allem Querzetin und Biapigenin, wirken sich günstig auf den Serotoninspiegel im Gehirn aus: Sie beruhigen die Psyche. Auch im Magen-Darm-Bereich hemmen die Flavonoide die Entwicklung von Entzündungen.
- **Gerbstoffe:** Sie fördern die Herzdurchblutung.

Medizinische Wirkung

Äußerlich angewendet helfen Johanniskrauttee, -öl und -tinktur bei Wunden, Sportverletzungen und Verbrennungen. Alle drei Darreichungsformen können auch innerlich angewendet werden, z. B. bei psychischen Problemen.

Johanniskraut hilft bei

- Bettnässen
- Leichten bis mittelschweren Depressionen
- Konzentrations- und Schlafstörungen
- Muskelzerrungen und Verstauchungen
- Offenen Wunden
- Prellungen und Blutergüssen
- Schürfwunden und Verbrennungen

Anwendungen

• *Johanniskrauttee bei leichten Depressionen*

Überbrühen Sie 2 TL der getrockneten Blätter und Blüten mit 1 Tasse kochendem Wasser. Lassen Sie den Aufguss 10 Minuten zugedeckt ziehen, und seihen Sie ab. Trinken Sie täglich 2 bis 3 Tassen Johanniskrauttee über einen Zeitraum von mindestens 4 Wochen, wenn Sie an leichten Depressionen, Schlaflosigkeit oder Konzentrationsstörungen leiden.

> **TIPP**
>
> **Anti-Stress-Tee:** Ein bewährtes Mittel gegen Angst, Stress oder Nervosität ist die Kombination von Johanniskraut und Baldrian. Mischen Sie 1 TL Johanniskrautblüten und 1 TL Baldrianwurzeln. Übergießen Sie die Mischung mit 1 Tasse kochendem Wasser oder kochender Milch, lassen Sie das Ganze 10 Minuten ziehen, und seihen Sie ab. Trinken Sie täglich 2 bis 3 Tassen davon.

• *Johanniskrautöl bei Sportverletzungen*

Zerstoßen Sie in einem Mörser 25 g frisch geerntete Blüten. Vermischen Sie diese mit 1/2 l Olivenöl, und füllen Sie beides in eine weiße Glasflasche. Bewahren Sie die Flasche bei täglichem leichtem Schütteln gut verschlossen an einem sonnigen Platz auf, bis die Flüssigkeit leuchtend rot geworden ist (etwa 6 Wochen). Seihen Sie dann die Flüssigkeit durch ein Stofftuch ab, pressen Sie es gut aus, und trennen Sie das Öl vom wässrigen Rest. Füllen Sie das Johanniskrautöl in kleine, dunkle Flaschen. Es eignet sich vor allem zur äußerlichen Behandlung bei Verletzungen und Blutergüssen.

• *Johanniskrauttinktur*

Zerstoßen Sie 10 g Johanniskrautblüten im Mörser. Vermischen Sie diese mit 50 ml 70-prozentigem Alkohol, und lassen Sie die Essenz 10 Tage ziehen. Abfiltern und in dunkle Fläschchen gießen. Sie kann tropfenweise bei Verletzungen aufgetragen oder bei Bedarf innerlich eingenommen werden.

Erhöhte Lichtempfindlichkeit
Johanniskraut hat selbst bei längerer Anwendung, wie sie bei psychischen Problemen notwendig sein kann, keine Nebenwirkungen. Bei überhöhter Dosis kann es allerdings die Haut lichtempfindlich machen, weshalb Höhensonne und direktes Sonnenlicht gemieden werden sollten.

HEILPFLANZEN VON A BIS Z

Kamille
Sanftes Universalmittel

Die Kamille (Matricaria chamomilla) wird auch als Kummerblume, Mägdeblume oder Hermel bezeichnet.

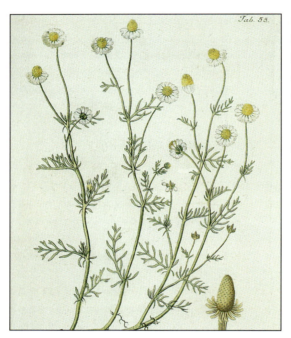

Kaum eine andere Heilpflanze ist so bekannt und so gut wissenschaftlich erforscht wie die Kamille. Sie stammt ursprünglich aus Süd- und Osteuropa und wurde schon in frühesten Zeiten als Universalheilmittel eingesetzt. Besonders bei Erkältungen, Mund- und Hautentzündungen sowie Frauenleiden und Säuglingskoliken haben sich Anwendungen mit Kamille bewährt.

Kein Durstlöscher
Kamillentee ist als Medikament zu betrachten und sollte nicht regelmäßig, z. B. zu den Mahlzeiten, getrunken werden.

Kleine Pflanzenkunde
Die Kamille gehört zur Familie der Korbblütler und kann bis zu 50 Zentimeter hoch werden. Ihre Blütenköpfchen mit dem charakteristischen gelben Blütenboden und den weißen Zungenblüten findet man zwischen Mai und Juni, bei späterer Aussaat bis August. Die Pflanze wächst an Wegrändern und Böschungen, auf Äckern und an Mauern.

Ernte und Aufbereitung
An sonnigen Plätzen kann die Kamille mit humusreichem Boden gut selbst angebaut werden. Die Aussaat der Samen erfolgt im April. Geerntet werden die geruchsintensiven Blüten der Pflanze im Mai und Juni. Sie sollten im Schatten an der frischen Luft getrocknet werden.

Inhaltsstoffe
- **Ätherische Öle:** Sie verleihen der Kamille ihren charakteristischen Geruch und sind ihr wichtigster Wirkstoff, vor allem bei Inhalationen oder in Tinkturen. In der Kamille kommt hauptsächlich Chamazulen vor. Alle ätherischen Öle wirken entzündungshemmend.

KAMILLE

- **Flavonoide:** Sie helfen ebenfalls bei Entzündungen, beseitigen außerdem Blähungen und Krämpfe. Ihre Heilwirkung ergänzt sich ideal mit der Wirksamkeit der ätherischen Öle.

Medizinische Wirkung

Kamille ist im besten Sinne des Wortes ein Allheilmittel. Als Tee wirkt sie entzündungshemmend, krampflösend, magenberuhigend und heilungsfördernd. Inhalationen helfen bei Erkältungen, die Tinktur heilt Entzündungen des Mund- und Rachenraums.

Kamille hilft bei

- Blähungen und Durchfall
- Entzündeter Haut und schlecht heilenden Wunden
- Entzündungen im Zahn-, Mund-, Rachen- und Halsbereich
- Erkältungen und grippalen Infekten
- Gastritis und Magengeschwür
- Husten
- Krämpfen und Menstruationsbeschwerden

Anwendungen

- **Kamillentee bei Gastritis**

Überbrühen Sie 2 bis 3 TL der getrockneten Blüten mit 1 Tasse kochendem Wasser. Lassen Sie den Aufguss 10 Minuten zugedeckt ziehen, und seihen Sie ab. Trinken Sie mindestens 4 Wochen lang täglich 3 bis 4 Tassen.

- **Kamillentinktur bei Entzündungen**

Geben Sie 20 g getrocknete Kamilleblüten in 100 ml 70-prozentigen Alkohol. Lassen Sie sie 1 Woche lang ziehen, und seihen Sie ab. Füllen Sie die Tinktur in kleine Fläschchen. Verdünnen Sie die Tinktur bei Rachen- und Halsentzündungen mit der dreifachen Wassermenge, und gurgeln Sie regelmäßig damit.

> **TIPP**
>
> **Gereizte Augen:** Gegen gerötete Augen hilft eine Kombination aus Kamille und Augentrost. Bereiten Sie einen Kamillentee wie angegeben, und trinken Sie 1 Tasse. Bereiten Sie dann einen Umschlag aus Augentrosttee (nehmen Sie dafür 2 TL Augentrost auf 1 Tasse heißes Wasser, 10 Minuten ziehen lassen), und legen Sie ihn für 5 Minuten auf die geschlossenen Augen. Wegen möglicher Reizwirkungen sollten Sie keinesfalls Kamillenanwendungen am Auge vornehmen!

- **Kamillentinktur bei akuten Koliken**

Schlucken Sie bei akuten Nieren- und Gallenkoliken sofort 20 Tropfen der unverdünnten Tinktur, und wiederholen Sie die Behandlung dann alle 10 Minuten, bis Sie Besserung verspüren.

- **Kamillentinktur bei Menstruationsbeschwerden**

Beginnen Sie die Anwendung etwa 3 bis 4 Tage vor Beginn der Regelblutung, und führen Sie sie bis zu ihrem Abklingen durch. Um Menstruationsbeschwerden zu lindern, sollten Sie dreimal täglich 10 bis 15 Tropfen der Tinktur unverdünnt nach den Mahlzeiten einnehmen. Es empfiehlt sich, die Anwendung mindestens 6 Monate lang durchzuführen.

- **Kamillendampfbad bei Erkältungen**

Geben Sie 2 EL Kamillenblüten in eine Schüssel, und gießen Sie 1/2 l kochendes Wasser darüber. Beugen Sie Ihr Gesicht über die Schüssel, und bedecken Sie den Kopf mit einem Handtuch. Atmen Sie 10 Minuten lang den Dampf durch Mund und Nase ein. Machen Sie 2 Dampfbäder täglich; vermeiden Sie danach kalte Luft.

Nützlich im Garten

Die Kamille ist nicht nur eine wichtige Heilpflanze für die Hausapotheke, sondern auch eine nützliche Gartenpflanze. Sie verbessert den Kompost und lockt mit ihrem Aroma viele Nutzinsekten an, von denen auch benachbart angebaute Gemüsepflanzen profitieren.

HEILPFLANZEN VON A BIS Z

Knoblauch
Jungbrunnen für Arterien

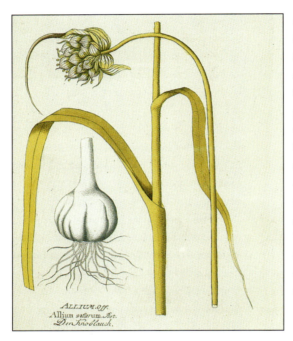

Knoblauch (Allium sativum) wird seit dem Mittelalter auch Gruserich oder Knofl genannt.

Schon im alten Ägypten wurde Knoblauch gezielt als Heilpflanze eingesetzt, und auch Hippokrates, Aristophanes und Aristoteles wussten um die Heilkraft dieses Zwiebelgewächses. In unseren Breiten lernte man den vorrangig im Mittelmeerraum verbreiteten Knoblauch ebenfalls schätzen. Die Knolle wurde im Mittelalter besonders bei Wassersucht und bei Brandblasen angewendet. Wie wertvoll Knoblauch zur Senkung des Cholesterinspiegels ist, wurde dagegen erst in unseren Tagen entdeckt.

Auch als Tabletten erhältlich
Wer ungern Knoblauch isst, aber auf seine heilenden Wirkstoffe nicht verzichten möchte, kann zur Not auch auf Knoblauchtabletten zurückgreifen.

Kleine Pflanzenkunde
Knoblauch gehört zu den Liliengewächsen und wird auf Feldern oder in Gärten angebaut. Der im Frühling aus der Zwiebel wachsende Stängel kann bis zu einem Meter hoch werden. An diesem wachsen die länglich-schmalen Blätter und von Juli bis September die Dolde mit den rötlichweißen Blüten und den Brutzwiebeln.

Ernte und Aufbereitung
Der Anbau der beliebten Gewürzknolle im eigenen Garten ist bei ausreichender Düngung und genügend Sonnenschein gut möglich: Im März und April werden die Zehen gesteckt, im Herbst kann geerntet werden. Man verwendet nur die Zwiebelknollen, die, getrocknet und anschließend vor Feuchtigkeit geschützt, dunkel und frostfrei aufbewahrt werden.

Inhaltsstoffe
- **Sekundäre Pflanzenstoffe:** Die Hauptwirkstoffe von Knoblauch, die Schwefelverbindungen Alliin, Allizin und Ajoen, wirken antibiotisch, blutfettsenkend, krebshemmend und blutdruckregulierend. Die Saponine verstärken

KNOBLAUCH

diese Wirkung, da auch sie Cholesterin binden und Gallensäuren abfangen. Die Folge ist ein verminderter Cholesterin- und Blutfettgehalt.

- **Vitamine:** Knoblauch enthält die Vitamine A, B1, B2, C und Niazin. Sie alle stärken die Abwehrkräfte und schützen die Darmschleimhaut.

Knoblauch hilft bei
- Arteriosklerose
- Bluthochdruck
- Herz-Kreislauf-Erkrankungen
- Keuchhusten und Bronchitis
- Magen-Darm-Störungen
- Schlafstörungen

Medizinische Wirkung

Knoblauch wirkt in hohem Maße blutdrucksenkend, gefäßerweiternd, gerinnungshemmend und antibiotisch. Er reguliert die Verdauung und stärkt langfristig das Immunsystem. Er kann roh gegessen, zu Saft ausgepresst, zu Tee gekocht und als Tinktur angesetzt werden. Einreibungen mit Knoblauch helfen bei rheumatischen Beschwerden.

Anwendungen

- *Knoblauchmilch bei Magen-Darm-Beschwerden*

Ziehen Sie 3 Knoblauchzehen ab, und pressen Sie den Saft in 1/8 l Milch aus. Bringen Sie die Knoblauchmilch zum Kochen, und seihen Sie ab. Trinken Sie täglich 2 Gläser auf nüchternen Magen.

- *Knoblauch roh*

Am besten ist es, wenn Sie regelmäßig frischen Knoblauch essen, täglich mindestens 1 Zehe. Entweder Sie verzehren ihn pur oder als würzende Zutat in Speisen. Manche Menschen entwickeln allerdings den typischen unangenehmen Körper- und Mundgeruch. Der lässt jedoch in der Regel nach, je öfter man die Knolle isst.

- *Knoblauchtinktur zur Steigerung der Leistungsfähigkeit*

Schälen Sie 6 Knoblauchknollen, und zerschneiden Sie die einzelnen Zehen in dünne Scheiben. Mischen Sie 1/2 l Branntwein darunter, und lassen Sie sie 2 bis 3 Wochen in einer Flasche an der Sonne stehen. Abseihen, und vor jeder Mahlzeit 10 bis 15 Tropfen einnehmen.

- *Knoblauchsaft bei rheumatischen Erkrankungen*

Zerquetschen Sie 5 abgezogene große Knoblauchzehen, und mischen Sie sie mit 5 TL Zucker. Fügen Sie etwas Wasser hinzu, und bringen Sie alles zum Sieden. Nach 5 Minuten Kochzeit seihen Sie ab. Der Knoblauchsaft soll über den Tag hinweg löffelweise eingenommen bzw. bei rheumatischen Beschwerden zur Einreibung benutzt werden.

In Maßen genießen
Man kann des Guten auch zuviel tun. Übermäßiger Knoblauchverzehr kann zu Magen- und Darmerkrankungen führen. Bei vernünftiger Verwendung der Gewürzknolle muss man dagegen nur die berühmt-berüchtigten Ausdünstungen in Kauf nehmen.

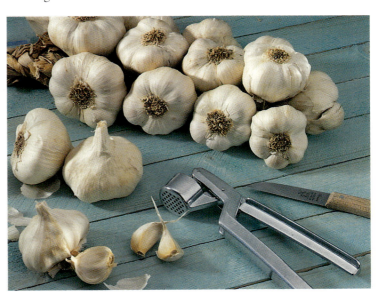

Keine Angst vor scharfen Gerüchen: Knoblauch schmeckt und heilt.

85

HEILPFLANZEN VON A BIS Z

Koriander
Wohltat für die Verdauung

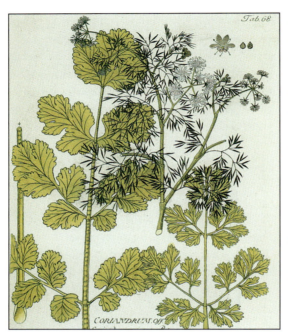

Koriander (Coriandrum sativum) wird auch als Wanzendill bezeichnet.

Aus den warmen Ländern Nordafrikas und des Nahen Ostens stammt der Koriander, der in einem Gürtel zwischen Marokko, Ägypten, Indien, China und Japan angebaut wird. In all diesen Ländern wird er als Gewürzkraut hoch geschätzt: Was wären arabische und indische Gerichte ohne Korianderaroma? In allen diesen Kulturen wird die Pflanze als Gewürz verwendet, aber auch als Heilmittel gegen Fieber, Magen- und Darmstörungen sowie Blähungen eingesetzt.

Kleine Pflanzenkunde

Koriander gehört zur Familie der Doldenblütler. Im Mittelmeerraum wird sie 30 bis 60 Zentimeter hoch, ihr Stängel verzweigt sich im obersten Bereich und entwickelt im Juni und Juli Dolden mit kleinen weißen oder rosafarbenen Blüten und kugelförmigen Früchten.

Ernte und Aufbereitung

Der Anbau von Koriander im eigenen Garten ist aufgrund des ungeeigneten Klimas schwer möglich; wer es dennoch versucht, hat meist Probleme mit der Reife der Früchte. Für Heilzwecke verwendet man nur die rotbraunen, gut ausgereiften Korianderfrüchte, die ihren unangenehmen Geruch bereits verloren haben. Koriander soll schnell, gründlich, aber auch schonend getrocknet werden.

Inhaltsstoffe

- **Ätherische Öle:** Sie sind die wirksamsten Inhaltsstoffe des Korianders und bestehen vor allem aus Linalool, Terpenkohlenwasserstoffen und Geraniol. Sie wirken antimikrobiell, krampflösend und verdauungsfördernd.

Erfrischendes Aroma
Koriander erfrischt und wirkt gegen Mundgeruch: Kauen Sie nach den Mahlzeiten einfach ein oder zwei Koriandersamen.

KORIANDER

- **Gerbstoffe:** Sie schützen die Schleimhäute vor Bakterien.
- **Vitamin C:** Es fördert die körpereigene Abwehr gegen Viren und Bakterien.

Medizinische Wirkung

Wie auch seine Verwandten Anis, Fenchel und Kümmel hilft Koriander bei Blähungen; er wirkt außerdem verdauungsfördernd, krampflösend sowie appetitanregend. Als Gewürz oder in Teemischungen wird Koriander bei Appetitlosigkeit und bei Beschwerden im

Koriander hilft bei
- Appetitlosigkeit
- Blähungen und Völlegefühl
- Gelenkschmerzen
- Krämpfen
- Magen- und Darmstörungen
- Rheumatischen Beschwerden

Magen-Darm-Trakt verwendet. Korianderöl kommt auch bei rheumatischen Beschwerden zum Einsatz.

Anwendungen

- *Koriandertee bei Völlegefühl*

Zerstoßen Sie 2 TL Korianderfrüchte im Mörser, und übergießen Sie sie mit 1 großen Tasse kochendem Wasser. Lassen Sie den Aufguss 10 Minuten zugedeckt ziehen, und seihen Sie ab. Trinken Sie nach der Mahlzeit 1 Tasse davon in kleinen Schlucken.

- *Teemischung bei Magen- und Darmbeschwerden*

Zerdrücken Sie in einem Mörser je 1 gehäuften TL Korianderfrüchte und Kümmelsamen. Mischen Sie darunter 2 gehäufte EL Gänsefingerkraut. Übergießen Sie die Kräutermischung mit 1 l kochendem Wasser. Lassen Sie den Aufguss 10 Minuten zugedeckt ziehen, und seihen Sie ab. Trinken Sie täglich 1 Tasse des warmen, ungesüßten Tees; bei krampfartigen Beschwerden können Sie die Dosis auf insgesamt 3 Tassen – nach jeder Mahlzeit eine – steigern.

- *Teemischung bei Appetitlosigkeit*

Mischen Sie 10 g Ingwer, 10 g Kardamom, 10 g Koriander, 10 g Kümmel, 10 g Sternanis, 10 g Melissenblätter und 10 g Gänsefingerkraut. Kochen Sie die Gewürzkräuter mit 1/2 l Wasser und 10 EL Honig auf, und lassen Sie alles 2 Stunden abkühlen. Wiederholen Sie den Vorgang noch zweimal, und seihen Sie dann ab. Nehmen Sie 1 kleines Glas des Trunks jeweils vor den Hauptmahlzeiten zu sich.

Grabbeigabe für Pharaonen
Wie wertvoll Koriander für die alten Ägypter war, haben Funde in den Pharaonengräbern bewiesen: Die Gewürzpflanze wurde den Toten ins Jenseits mitgegeben.

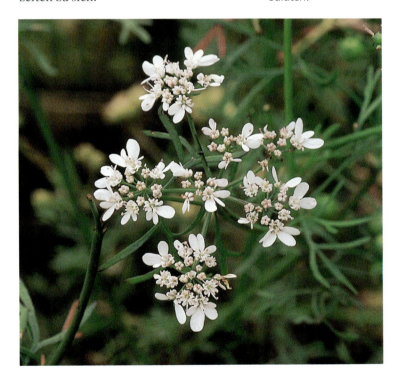

Zarte Blüten, exotischer Geschmack: Probieren Sie einmal Koriander als Gewürz in Suppen und Salaten!

HEILPFLANZEN VON A BIS Z

Kümmel
Vielfältige Gewürzpflanze

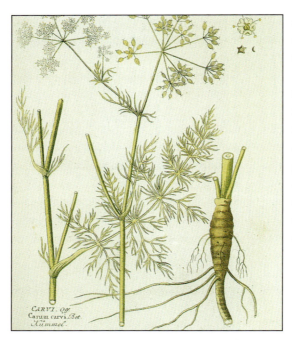

Kümmel (Carum carvi). Bei uns gebräuchliche Namen sind Feldkümmel, Kumach und Wiesenkümmel.

Kümmel ist in Europa, Asien und Nordafrika zu Hause und zählt zu den ältesten Gewürzmitteln der Welt. Während Römer und Griechen den Kümmel nur als Gewürz schätzten, wurde er hierzulande seit dem Mittelalter vor allem zur Behandlung von Blähungen eingesetzt. Die verdauungsunterstützende Wirkung des Kümmels macht man sich auch in Likören und Hochprozentigem wie Aquavit und Kümmelschnaps zunutze.

Für Säuglinge
Babys müssen sich erst an Milch gewöhnen, ihr Darm kann sie noch nicht ohne weiteres verdauen. Kümmelauflagen können die Blähungsschmerzen Ihres Kindes lindern.

Kleine Pflanzenkunde
Der Echte Kümmel ist die wichtigste der etwa 30 Kümmelarten, die zur Familie der Doldengewächse gehören. Er findet sich in unseren Breiten an Wegrändern, auf Wiesen und Brachland. Die Stammpflanze wird bis zu einem Meter hoch und blüht von Mai bis Juli mit kleinen weißen bis rötlichen Blüten, die in Doppeldolden angeordnet sind.

Ernte und Aufbereitung
Da frei wachsender Kümmel leicht mit anderen, giftigen Doldenblütlern wie dem Wiesenkerbel, dem Wasserschierling oder der Hundspetersilie verwechselt werden kann, lohnt sich die Überlegung, ihn selbst anzubauen. Er braucht sonnige Standorte mit feuchtem, kalkhaltigem Boden. Um an die Kümmelfrüchte zu gelangen, erntet man die noch nicht ausgereiften Dolden im Juni und hängt sie kopfüber an einem trockenen, luftigen Ort zum Nachreifen auf. Die längsgerippten, leicht gekrümmten Kümmelfrüchte fallen dann von alleine herab. Um sie aufzufangen, sollte man unter den Dolden Papier auslegen.

Inhaltsstoffe

● **Ätherische Öle:** Kümmelfrüchte haben einen sehr hohen Anteil an ätherischen Ölen, vor allem an Karvon und Limonen. Auf ihnen beruht die gesamte Heilwirkung des Kümmels: Die Öle regen den Magen an, wirken aber beruhigend und krampflösend auf den Darm. Sie regulieren die Darmflora, indem sie das Wachstum nützlicher Mikroorganismen fördern und das von Schädlingen eindämmen.

Medizinische Wirkung

Kümmel ist das beste Mittel gegen Blähungen, das die Natur bereitstellt. Als Tee zur Mahlzeit getrunken, verhindert er das Auftreten von Völlegefühl und regt die Verdauung an. Auch Kümmelschnaps und Kümmelsamen als Gewürz helfen bei leichten, krampfartigen Magen-Darm-Störungen. Vor allem bei Verdauungsbeschwerden von Säuglingen hat sich Kümmel bewährt, bei Koliken auch die Kümmelauflage.

Kümmel hilft bei

- Blähungen und Völlegefühl
- Gallenblasen- und Leberbeschwerden
- Koliken bei Säuglingen
- Magen-Darm-Störungen
- Mundgeruch
- Nervösen Herz- und Magenproblemen

Anwendungen

● *Kümmeltee bei Verdauungsbeschwerden*
Übergießen Sie 1 bis 2 TL zerdrückte Kümmelfrüchte mit 1/4 l kochendem Wasser. Lassen Sie den Aufguss 10 Minuten ziehen, und seihen Sie ab. Trinken Sie 1 Tasse warmen Kümmeltee in kleinen Schlucken zu jeder Mahlzeit. Für Babys verdünnen Sie den Tee mit der gleichen Menge an abgekochtem Wasser.

TIPP

Heilendes Gewürz: Kümmel entfaltet seine verdauungsfördernde Wirkung auch als Gewürz. Er passt zu Eintöpfen, Bratkartoffeln, Salaten, Käse und Brot. Sauerkraut beispielsweise wird erst mit Kümmel bekömmlich. Wer nicht gerne auf ganze Kümmelsamen beißt, kann auch mit zermahlenem Kümmel, ein paar Tropfen Kümmelöl oder einem Kümmelsäckchen würzen.

● *Kümmelschnaps bei Blähungen*
Zerstoßen Sie in einem Mörser 50 g Kümmelsamen. Geben Sie den zermahlenen Kümmel zu 3/4 l eines klaren Schnapses. Lassen Sie die Mischung etwa 10 Tage lang ziehen, und filtern Sie ab. Trinken Sie nach blähenden Gerichten ein Schnapsglas davon.

● *Kümmelauflage bei Säuglingskoliken*
Füllen Sie 2 Handvoll Kümmelsamen in ein Leinensäckchen. Erwärmen Sie es im Wasserbad oder Backofen auf eine gerade noch angenehme Temperatur. Legen Sie das warme Säckchen auf den Bauch des Babys, und wiederholen Sie die Anwendung mehrmals täglich.

● *Heiltee bei Durchfall*
Zerstoßen Sie 20 g Kümmelsamen und 10 g Fenchelsamen, und mischen Sie diese mit 20 g Pfefferminzblättern und 20 g Sanikelkraut. Übergießen Sie 2 TL der Mischung mit 1 Tasse kochendem Wasser. Lassen Sie den Aufguss 10 Minuten ziehen, und seihen Sie ab. Trinken Sie bei akutem Durchfall täglich 2 Tassen des ungesüßten Tees.

Kümmelöl

Kümmelschnaps wird meist mit Kümmelöl aromatisiert. Doch auch ohne Alkohol hilft Kümmelöl gegen Blähungen: Geben Sie 1 bis 3 Tropfen auf ein Stück Würfelzucker, und machen Sie eine »Schluckimpfung«!

HEILPFLANZEN VON A BIS Z

Lavendel
Wohlriechende Entspannungshilfe

Lavendel (Lavandula officinalis, angustifolia oder spica) hat auch so eigentümliche Namen wie Narden, Speik oder Zöpfli.

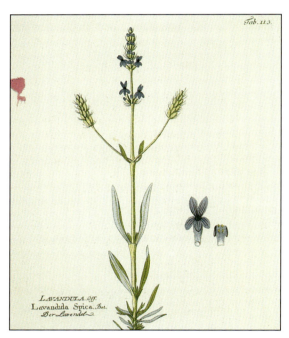

Der angenehm duftende Lavendel wächst in warm-trockenem Klima von den Kanarischen Inseln bis weit in den Nahen Osten. Der in erster Linie für die Parfümherstellung, aber auch zu Heilzwecken angebaute Echte Lavendel ist hauptsächlich in der Provence zu Hause. In der Antike galt Lavendel als Gegenmittel bei Vergiftungen, im Mittelalter schätzten vor allem die Mönche die Pflanze als Bestandteil von Kräuterbeuteln.

Konzentrationshilfe
Gegen Konzentrationsstörungen hilft Lavendelwein: Lassen Sie 1 EL Lavendelblüten mit 1/2 l Wein aufkochen und kurz ziehen. Abseihen und abkühlen lassen. Trinken Sie 2 Wochen lang täglich vor den Mahlzeiten 1 kleines Glas.

Kleine Pflanzenkunde

Lavendel gehört zur Familie der Lippenblütler und liebt sonnige Standorte mit trockener, kalkreicher Erde. Der Halbstrauch wird bis zu eineinhalb Meter hoch, hat graugrüne, behaarte Blätter und zwischen Juli und August weithin leuchtende, blauviolette Blüten. Lavendel erkennt man leicht an seinem Duft.

Ernte und Aufbereitung

Den Wärme liebenden Lavendel findet man bei uns nur selten in freier Natur; er kann jedoch im Garten oder in Balkonkästen gezogen werden. Das Kraut und die Blüten der Pflanze werden bei sonnigem, trockenem Wetter geerntet, wenn sich die Blüten gerade entfaltet haben, und im Schatten getrocknet. Blüten und Blätter werden separat verwendet.

Inhaltsstoffe

• **Ätherische Öle:** Den Reichtum des Lavendels an ätherischen Ölen (vor allem Linalool und Kampfer) kann man mit der bloßen Nase riechen. Die Öle wirken beruhigend auf das Nervensystem, fördern den Schlaf und lösen Krämpfe.

LAVENDEL

- **Gerbstoffe:** Sie wirken auf den Magen-Darm-Trakt und helfen gegen Durchfall, indem sie die Heilung der Darmschleimhaut unterstützen.

Medizinische Wirkung

Lavendeltee hilft bei Magen-Darm-Problemen, bei Husten und Bronchitis und bei Schlafstörungen. Die gleiche sowohl entspannende als auch belebende Wirkung hat auch ein Vollbad oder ein Kräuterkissen mit Lavendel (vor allem zusammen mit Hopfen und Melisse). Auch

Lavendel hilft bei
- Husten und Bronchitis
- Kopfschmerzen
- Magen- und Darmstörungen, Durchfall
- Niedrigem Blutdruck
- Rheumatischen Beschwerden
- Schlaflosigkeit und Nervosität

Lavendelöl und -spiritus werden äußerlich angewendet und helfen bei rheumatischen Beschwerden.

Anwendungen

- *Lavendelblütentee bei Darmstörungen*

Übergießen Sie 2 gehäufte TL getrocknete Lavendelblüten mit 1/4 l kochendem Wasser. Lassen Sie den Aufguss 5 bis 10 Minuten ziehen, und seihen Sie ihn ab. Trinken Sie den Tee in kleinen Schlucken gegen Durchfall, Magen- und Darmstörungen.

- *Lavendelbad zur Entspannung*

Übergießen Sie 50 g Lavendelblüten mit 1 l kochendem Wasser. Lassen Sie den Aufguss 10 Minuten ziehen, und seihen Sie ab. Geben Sie den Aufguss als Zusatz in das Badewasser, und entspannen Sie sich darin, jedoch nicht länger als eine Viertelstunde. Bei zu niedrigem Blutdruck bringt ein Vollbad mit Lavendel Erfrischung und Anregung.

- *Lavendelöl zum Einreiben*

Übergießen Sie 1 bis 2 Handvoll Lavendelblüten mit 1/2 l Pflanzenöl, füllen Sie die Mischung in eine Weißweinflasche, und verschließen Sie sie sorgfältig. Lassen Sie die Flasche 3 bis 4 Wochen an einem sonnigen Platz stehen, und filtern Sie ab. Benutzen Sie das Öl als Massageöl oder Badezusatz. Bei Kopfschmerzen geben Sie ein paar Tropfen auf Schläfen und Stirn.

- *Teemischung bei nervöser Erschöpfung*

Mischen Sie Lavendelblüten, Orangenblüten, Hibiskusblüten und Melissenblätter zu gleichen Teilen. Übergießen Sie 1 TL der Mischung mit 1 Tasse kochendem Wasser. Lassen Sie den Aufguss 10 Minuten ziehen, und seihen Sie ab. Trinken Sie jeweils 1 Tasse vor dem Abendessen.

Lavendel als Einschlafhilfe
Wer Schwierigkeiten beim Einschlafen hat, sollte sich ein Schlafkissen mit einem Drittel Lavendelblüten, einem Drittel Hopfenblüten und einem Drittel Melissenblätter füllen.

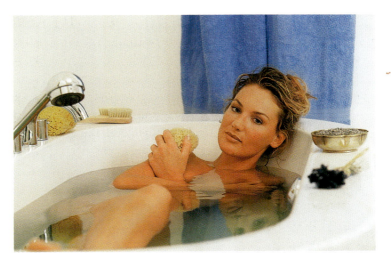

Ein Lavendelbad entspannt die Muskeln, beruhigt die Nerven und ermöglicht einen tiefen Schlaf.

HEILPFLANZEN VON A BIS Z

Liebstöckel
Würziger Verdauungshelfer

Liebstöckel (Levisticum officinale) wird auch als Badekraut, Gichtstock und Nervenkräutel bezeichnet.

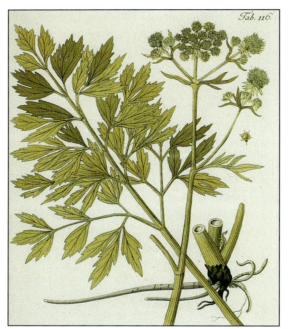

Aus der östlichen Mittelmeerhälfte stammt der Liebstöckel. Wie sehr diese Heilpflanze die Magensäfte stimuliert, den Darm anregt und die Harnwege reinigt, war bereits zu Zeiten Karls des Großen bekannt. Der Ruf von Liebstöckel als Aphrodisiakum, den sein Name natürlich bestärkt, gehört dagegen wohl eher zum Legendenschatz des Mittelalters.

Markenzeichen
Seiner Würzkraft wegen wird Liebstöckel gerne als Maggikraut bezeichnet, obwohl die Gewürzmischung mit der Heilpflanze nicht das Geringste zu tun hat.

Kleine Pflanzenkunde

Liebstöckel gehört zur Gattung der Doldenblütler. Die Staude kann bis zu zwei Meter hoch werden. Im Juli und August bildet sich als Blütenstand eine Doppeldolde mit blaßgelben Blüten. Liebstöckel ist selten in freier Natur zu finden und kann außerdem leicht mit giftigen Doldenblütlerarten verwechselt werden.

Ernte und Aufbereitung

Die Pflanze kann im eigenen Kräuterbeet angebaut werden. Im ersten Jahr erntet man nur einige Blätter, die als Gewürz verwendet werden. Die Wurzel wird erst im September und Oktober des zweiten Jahres ausgegraben, gesäubert, notfalls halbiert und im Schatten zum Trocknen aufgehängt. Gleichzeitig werden das Kraut und die Früchte geerntet und getrennt von der Wurzel getrocknet.

Inhaltsstoffe

- **Ätherische Öle:** Bis zu ein Prozent der Gesamtmasse der Liebstöckelwurzel besteht aus ätherischen Ölen, die für die Heilwirkung der Pflanze fast alleine ver-

92

LIEBSTÖCKEL

antwortlich sind. Sie wirken in erster Linie wassertreibend, krampflösend und appetitanregend. Außerdem verhindern sie Blähungen.

● **Mineralstoffe und Spurenelemente:** Liebstöckel enthält beachtliche Mengen an Mangan, Kalium, Eisen, Zink, Fluor und Jod. Regelmäßiger Genuss hilft, den Tagesbedarf des Körpers zu decken. Zudem weist die Pflanze einen hohen Vitamin-E-Gehalt auf.

Medizinische Wirkung

Tee aus der Wurzel des Liebstöckels hilft bei Verdauungsbeschwerden, bei Blasen- und Nierenleiden, bei durch Gicht verursachten Schmerzen, Menstruationsstörungen sowie bei Migräne.

Alle Teile der Pflanze können als Gewürz verwendet werden und fördern dabei den Appetit und die Verdauung. Eine Inhalation mit Liebstöckelaufguss beruhigt die Nerven.

Liebstöckel hilft bei

- Blasenerkrankungen
- Magen-Darm-Beschwerden
- Menstruationsstörungen
- Migräne
- Nervenschwäche
- Sodbrennen

Anwendungen

● *Teemischung bei Blasenentzündung und Nierengrieß*

Mischen Sie die zerkleinerten oder zerriebenen Wurzeln von Liebstöckel, Süßholz und Hauhechel sowie leicht zerdrückte Wacholderbeeren zu gleichen Teilen. Übergießen Sie 1 bis 2 TL der Mischung mit 1 Tasse kochendem Wasser. Lassen Sie den Tee abkühlen, und seihen Sie ab. Nehmen Sie 2 bis 3 Wochen lang täglich 2 Tassen davon zu sich.

> **TIPP**
>
> **Gesunde Zutat:** Liebstöckel entfaltet seine Heilkraft auch bei der Verwendung als Gewürz. Mischen Sie frisches Kraut oder getrocknete Blätter in Eintöpfe, Fleischbrühen, Saucen oder in Hackfleischgerichte, und lassen Sie es lange mitkochen.
>
> Achtung! Liebstöckel sollte auch als Gewürz nicht eingenommen werden, wenn man an akuter Nierenentzündung leidet oder Herz und Nieren nur eingeschränkt funktionieren.

● *Liebstöckeltee bei Migräne*

Übergießen Sie 2 TL der zerkleinerten oder pulverisierten Wurzel mit 1/4 l kaltem Wasser. Bringen Sie beides zusammen zum Kochen, und seihen Sie gleich darauf ab. Trinken Sie bei einem Migräneanfall 2 bis 3 Tassen pro Tag. Dieser Tee hilft auch gegen Erschöpfungszustände.

● *Teemischung bei Kreislaufbeschwerden*

Mischen Sie 15 g Liebstöckelwurzel, 20 g Meisterwurz, 20 g Rosmarinnadeln und 25 g Buchweizenkraut. Übergießen Sie 2 TL der Mischung mit 1 Tasse kochendem Wasser. Lassen Sie den Aufguss 15 Minuten ziehen, und seihen Sie ab. Trinken Sie über einen Zeitraum von 3 bis 4 Wochen täglich 1 Tasse morgens und 1 Tasse abends. Vermeiden Sie in dieser Zeit stärkere Sonnenbestrahlung oder Sonnenstudios, da in Einzelfällen allergische Reaktionen auftreten können. Der Tee wirkt vitalisierend bei niedrigem Blutdruck und durchblutungsfördernd.

Vorsicht, Nebenwirkungen

Liebstöckel kann bei entsprechend veranlagten Menschen allergische Reaktionen wie Unwohlsein und Schwindelgefühle auslösen. Zudem soll die Pflanze nicht über längere Zeit und während der Schwangerschaft gar nicht verabreicht werden.

HEILPFLANZEN VON A BIS Z

Lindenblüten
Klassiker bei Erkältungen

Sommerlinde (Tilia platyphyllos) und Winterlinde (Tilia cordata). Die Germanen glaubten, Elfen und Kobolde würden unter den Wurzeln der Lindenbäume wohnen.

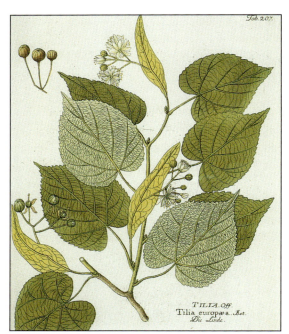

Die Linde war in früheren Zeiten der wichtigste Baum im Dorf, unter dessen breiter Krone Trauungen und Feste stattfanden. Auch in früheren Hochkulturen, insbesondere bei den Griechen und Römern, wurde sie als Arzneimittelpflanze in Ehren gehalten. Während das Mittelalter die Heilkräfte der Linde in Rinde, Holz und Saft suchte, ist heute der Tee aus Lindenblüten längst ein bewährtes Hausmittel gegen Erkältungskrankheiten.

Bei Fieber
Mischen Sie Lindenblüten, Kamillenblüten und Thymiankraut zu gleichen Teilen. Übergießen Sie 1 EL der Mischung mit 1 Tasse kochendem Wasser. 10 Minuten ziehen lassen und täglich 2 bis 3 Tassen trinken.

Kleine Pflanzenkunde

Sowohl die Sommerlinde als auch die Winterlinde sind in Mitteleuropa weit verbreitete Park- und Alleebäume. Linden können viele hundert Jahre alt und 25 bis 30 Meter hoch werden, tragen ihr Laubkleid im Sommer und blühen von Juni bis August mit gelblich-weißen Trugdolden.

Ernte und Aufbereitung

Die Lindenblüten werden ein bis höchstens vier Tage nach dem Aufblühen gesammelt, da der Wirkstoffgehalt dann am höchsten ist. Die gesamten Blütenstände mit dem Hochblatt werden abgeschnitten und an einem luftigen, schattigen Ort möglichst rasch und schonend getrocknet. Die empfindlichen Blüten müssen unbedingt luftdicht verschlossen aufbewahrt werden.

Inhaltsstoffe

• **Ätherische Öle:** Sie machen das charakteristische Aroma der Linde aus, insbesondere das Farnesol. Die Öle wirken schleimlösend und antiseptisch und verstärken die Heilkraft der Flavonoide.

LINDENBLÜTEN

- **Flavonoide:** Sie unterstützen die Schweißdrüsen und das Immunsystem, wirken antibiotisch und verhindern die Bildung von Blutgerinnseln.
- **Schleimstoffe:** Sie beruhigen die Schleimhäute und schützen sie, außerdem helfen sie beim Abhusten.

Medizinische Wirkung

Lindenblüten werden alleine oder mit anderen Naturheilmitteln als Tee zubereitet und bei akuten Erkältungen, Husten und Schnupfen, grippalen Infekten und Fieber angewendet. Lindenblütentee ist schweißtreibend, hustenreizlindernd und fiebersenkend. Lindenblütenauflagen erfrischen die müde Haut.

Lindenblüten helfen bei
- Appetitlosigkeit
- Fieber
- Grippalen Infekten
- Husten und Schnupfen
- Nervosität

Anwendungen

- *Lindenblüten-Holunder-Tee bei fiebrigen Erkältungen*

Mischen Sie die gleiche Menge von Lindenblüten und Holunderblüten. Übergießen Sie 2 TL der Mischung mit 1 Tasse kochendem Wasser. Lassen Sie den Aufguss 10 Minuten ziehen, und seihen Sie ab. Trinken Sie täglich 3 bis 4 Tassen, bevorzugt am Abend.

- *Lindenblütentee bei Grippe*

Übergießen Sie 2 TL getrocknete Lindenblüten mit 1 großen Tasse kochendem Wasser. Lassen Sie den Aufguss 10 Minuten ziehen, und seihen Sie ab. Trinken Sie täglich 3 Tassen in der Zeit von nachmittags bis abends, da die schweißtreibende Wirkung des Tees morgens bis mittags nicht so stark ist.

- *Lindenblütenauflage zur Hautberuhigung*

Übergießen Sie 3 TL getrocknete Lindenblüten mit 1 Tasse kochendem Wasser. Lassen Sie den Aufguss 10 Minuten ziehen, und seihen Sie ab. Wenn die Flüssigkeit eine angenehme Temperatur hat, tränken Sie ein Leinen- oder Baumwolltuch darin. Legen Sie sich das Tuch morgens und abends etwa 10 Minuten lang auf das Gesicht.

- *Gesichtswasser*

Zur Reinigung von trockener Haut empfiehlt sich Lindenblüten-Rosenwasser: Mischen Sie 40 ml Lindenblütentee mit 30 ml Rosenwasser, und lösen Sie 1 TL Honig darin auf. Tränken Sie einen Wattebausch in der Flüssigkeit, und reinigen Sie damit Ihre Haut nach dem Waschen.

Vorbeugen

Lindenblütentee stärkt die Abwehrkräfte und bietet daher einen guten Schutz vor Erkältungskrankheiten. Er ist milder als Holunderblütentee und daher auch für Kinder bestens geeignet. Für die Langzeitanwendung ist Lindenblütentee jedoch nicht gedacht.

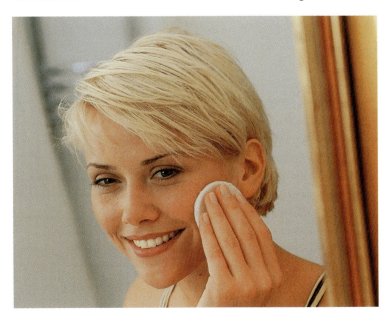

Lindenblütenwasser versorgt trockene Gesichtshaut mit der notwendigen Feuchtigkeit.

HEILPFLANZEN VON A BIS Z

Löwenzahn
Natürliche Stoffwechselkur

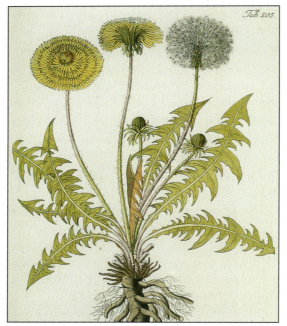

Löwenzahn (Taraxacum officinale). Hierzulande hat die Pflanze so unterschiedliche Namen wie Butterblume, Kettenblume, Kuhblume, Milchblume, Pfaffenröhrchen und Augenwurz.

Weltweit verbreitet ist eine der anpassungsfähigsten Pflanzenarten: der Löwenzahn, den wir aus unseren Kindertagen noch als »Pusteblume« kennen. Die Bezeichnung »Augenwurz« weist auf die volkstümliche Verwendung der Blume als Augenheilmittel hin. Die moderne Medizin setzt Löwenzahn dagegen für entgiftende und stärkende Stoffwechselkuren und als Entschlackungsmittel ein.

Bei Gicht

Tränken Sie ein sauberes Leinentuch mit heißem Wasser, und wickeln Sie 3 EL kleingehackte, frische Löwenzahnwurzeln darin ein. Legen Sie die Kompresse auf das schmerzende Gelenk, und wickeln Sie ein Tuch darum.

Kleine Pflanzenkunde

Der Löwenzahn aus der Familie der Korbblütler ist eine widerstandsfähige Blume, die auf fast jedem Boden Wurzeln schlägt. Charakteristisch für die normalerweise etwa 20 Zentimeter hoch werdende Pflanze sind der hohle, milchführende Stengel, die tief eingesägten lanzettförmigen Blätter und die leuchtend gelben Blütenköpfchen.

Die Früchte besitzen ihren eigenen weißen »Fallschirm«, der dem Löwenzahn den Namen »Pusteblume« eingebracht hat. Zu Unrecht wird der Löwenzahn gemeinhin als Unkraut bezeichnet, denn er ist eine anerkannte Heilpflanze.

Ernte und Aufbereitung

Man findet den Löwenzahn überall – auf Wiesen, Äckern, Schuttplätzen, in Gärten und auf Waldlichtungen. Die Blätter werden möglichst jung (von Mai bis September) gepflückt und für frischen Salat verwendet. Die Blüten erntet man im April, die Wurzeln im Frühjahr oder im Herbst. Nach dem Zerkleinern werden Blüten wie Wurzeln bei etwa 40 °C getrocknet.

Inhaltsstoffe

- **Bitterstoffe:** Sie regen den Appetit an und fördern die Gallenausscheidung. Das in Löwenzahn enthaltene Taraxin wirkt außerdem entzündungshemmend.
- **Flavonoide und Gerbstoffe:** Sie unterstützen die Wirkung der Bitterstoffe.
- **Inulin:** Es fördert die Harnausscheidung und die Konzentrationsfähigkeit.
- **Mineralstoffe:** Der hohe Gehalt an Kalium und Kalzium unterstützt den Körper bei der Regulierung des Harnflusses und beim Aufbau der Knochensubstanz.

Medizinische Wirkung

Löwenzahn verbessert generell das Allgemeinbefinden von Patienten und stärkt die Abwehrkräfte. Insbesondere die Gallenblase und Leber werden in ihren Funktionen unterstützt. Tee oder Saft aus Löwenzahn werden bei Verdauungsstörungen, zur Entschlackung, bei rheumatischen Beschwerden und bei Ekzemen eingesetzt. Umschläge und Bäder mit Löwenzahn helfen bei Rheuma, Krampfadern und Geschwüren.

Löwenzahn hilft bei

- Ekzemen
- Gicht und rheumatischen Erkrankungen
- Leber- und Gallenblasenbeschwerden
- Nierenerkrankungen
- Zahnschmerzen und Parodontose

Anwendungen

- *Löwenzahntee*

Übergießen Sie 1 EL Löwenzahnwurzeln und -kraut mit 1 Tasse kaltem Wasser. Erhitzen Sie beides, lassen Sie den Tee 1 Minute kochen und weitere 10 Minuten vor dem Abseihen ziehen. Trinken Sie über eine Spanne von 8 Wochen täglich 2 Tassen als Entschlackungsmittel.

> **TIPP**
>
> **Lebertee:** Ein einfacher, aber wirksamer Lebertee wird aus dem Kraut und den Wurzeln des Löwenzahns und den Früchten der Mariendistel zusammengestellt. Mischen Sie die beiden Bestandteile im Verhältnis 1:1. Kochen Sie 1 TL der Mischung mit 1 Tasse Wasser auf. Lassen Sie den Aufguss 15 Minuten ziehen, und seihen Sie ab. Trinken Sie täglich 2 bis 3 Tassen über mehrere Wochen hinweg.

Soll der Tee eine Therapie gegen Diabetes unterstützen, so trinken Sie 6 Wochen lang zu jeder Mahlzeit 1 Tasse Löwenzahntee.

- *Bei Nierensteinen*

Übergießen Sie 2 EL Löwenzahn mit 1/2 l kaltem Wasser. Bringen Sie beides zum Kochen, und lassen Sie den Sud 20 Minuten ziehen. Seihen Sie ab, und verdünnen Sie mit 1 l warmem Wasser. Trinken Sie den gesamten Tee innerhalb von 15 bis 20 Minuten. Durch diesen »Wasserschwall« wird die Harnproduktion so stark angeregt, dass kleine Nierensteine ausgespült werden können.

- *Blutreinigungstee*

Mischen Sie 50 g Löwenzahnwurzeln und -kraut, 50 g Brennnesselkraut, 50 g Hagebuttenfrüchte und 50 g Birkenblätter. Übergießen Sie 1 TL der Mischung mit 1 Tasse kochendem Wasser. Lassen Sie den Aufguss 10 Minuten ziehen, und seihen Sie ab. Trinken Sie über einen Zeitraum von 2 Wochen jeden Tag 2 Tassen des entgiftenden Tees.

Bekömmlicher Salat

Am schmackhaftesten ist Löwenzahn als Bestandteil eines Frühlingssalates. Man wählt nur ganz junge Blätter aus, legt sie noch ein wenig in kaltes bis lauwarmes Wasser, trocknet sie ab und vermischt sie mit den übrigen Salatzutaten wie Kopfsalat, Radieschen, Gurken.

HEILPFLANZEN VON A BIS Z

Majoran
Altbewährter Verdauungshelfer

Echter Majoran (Origanum majorana) ist in Deutschland auch unter den Namen Blutwürze oder Kuchelkraut bekannt.

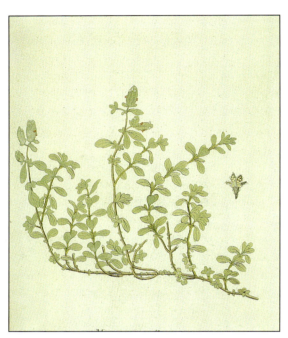

Majoran wurde bereits im alten Ägypten als Gewürz, aber auch als Heilkraut genutzt. In hellenistischer Zeit hat man ihn gezielt angebaut und kultiviert. Außerdem galt Majoran als Aphrodisiakum: er wurde schwerem Süßwein zugesetzt, um die Angebetete wohlgesonnen zu stimmen. Im 16. Jahrhundert gelangte Majoran als Gewürzkraut nach Deutschland. Allmählich setzte sich die Pflanze auch als Heilmittel durch.

Fette Speisen

Es ist kein Zufall, dass Majoran früher als »Wurstkraut« oder »Bratenkräutel« zu besonders fettreichen Fleischgerichten gereicht wurde. Er fördert die Verdauung von Hülsenfrüchten und von schwerem Essen.

Kleine Pflanzenkunde

Der Echte Majoran aus der Familie der Lippenblütler ist mit dem Oregano verwandt. Der Halbstrauch braucht viel Sonne und verträgt keinen Frost. Er wird bis zu 50 Zentimeter hoch, ist stark verästelt, hat flaumig behaarte Blätter und im Juli und August weiße bis hellrote Blüten in dichten Scheinähren.

Ernte und Aufbereitung

Als Bewohner klimatisch begünstigter Regionen ist Majoran bei uns so gut wie nie in freier Natur zu finden. Der Anbau im eigenen Garten und auf dem Balkon ist an sonnigen und windgeschützten Stellen möglich. Dazu sollten die Pflanzen allerdings erst im Mai aus dem Frühbeet ins Freie gesetzt werden. Geerntet wird das ganze Kraut mit den Blüten, sobald diese sich öffnen. Das Kraut wird gebündelt an der Luft getrocknet und in geschlossenen Gefäßen aufbewahrt.

Inhaltsstoffe

- **Ätherische Öle:** Sie enthalten die heilenden Substanzen des Majorans, die antimikrobiell und krampflösend wirken.

MAJORAN

Im Magen-Darm-Trakt fördern sie die Verdauung und lindern Blähungen.
- **Gerbstoffe:** Diese Stoffe unterstützen die antimikrobielle Wirkung des ätherischen Öls.
- **Bitterstoffe:** Sie unterstützen die Wirkung der ätherischen Öle in Magen und Darm, regen ebenfalls die Verdauungssäfte an und helfen bei der Aufnahme der Nahrungsstoffe.

Majoran hilft bei
- Appetitlosigkeit
- Blähungen und Völlegefühl
- Erkältungen und Schnupfen
- Nervenschmerzen
- Offenen Wunden und Geschwüren
- Zahnfleischbluten

Medizinische Wirkung

Majoran als Gewürz oder als Tee zubereitet hilft bei der Verdauung insbesondere fetter Speisen. Die Heilpflanze kann so gezielt bei Blähungen, Durchfall, Appetitlosigkeit und Magen-Darm-Beschwerden, aber auch bei Heuschnupfen, Erkältungen, Entzündungen des Mundraums und Nervenschmerzen eingesetzt werden. Majoransalbe lindert rheumatische Schmerzen, heilt Geschwüre, Wunden und verschiedene Säuglingskrankheiten. Achtung: Majoran eignet sich wegen Nebenwirkungen nicht zum Dauergebrauch in konzentrierter Form.

Anwendungen

- *Majorantee bei Appetitlosigkeit*

Übergießen Sie 1 TL Majorankraut mit 1 Tasse kochendem Wasser. Lassen Sie den Aufguss 10 Minuten ziehen, und seihen Sie ab. Trinken Sie täglich 2 Tassen des Tees in kleinen Schlucken.

- *Majoransalbe bei Geschwüren*

Zerreiben Sie 1 TL Majorankraut zu feinem Pulver, und übergießen Sie es mit 1 TL Weingeist. Nach einigen Stunden geben Sie zu der Mischung 1 TL ungesalzene Butter hinzu (statt dessen können Sie auch weiße Vaseline benutzen, die Salbe wird dann mehrere Jahre haltbar). Erwärmen Sie die Mischung im Wasserbad für etwa 10 Minuten, und seihen Sie durch ein Stofftaschentuch ab. Die abgekühlte Salbe hilft bei verstopfter Nase, bei Nervenschmerzen, Verstauchungen und Geschwüren.

- *Majoransalbe für Kleinkinder*

Einige Erkrankungen von Säuglingen und Kleinkindern (vor allem Blähungen, aber auch Schnupfen) können ebenfalls mit Majoransalbe kuriert werden. Etwas Salbe auf dem Bauch verrieben, hilft gegen Blähungen, dünn um die Nase verteilt, lässt sie das Kind wieder frei atmen und unbeschwert schlafen. (Ein Zuviel kann dagegen schädlich sein!)

Schnupfentee

Mischen Sie 20 g Majoran, 20 g Pfefferminzblätter und 30 g Frauenmantel. Übergießen Sie die Kräuter mit 1 l kochendem Wasser. Lassen Sie den Aufguss 10 Minuten ziehen, und seihen Sie ab. Trinken Sie täglich 4 Tassen des Tees zwischen den Mahlzeiten.

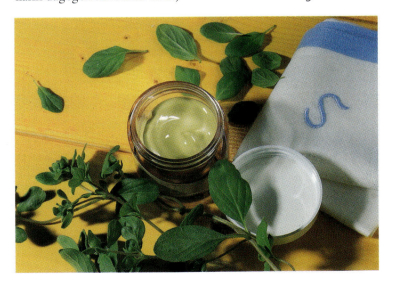

Gewürz als Salbe: Majoran in Cremeform hilft bei Geschwüren und Erkältungen.

HEILPFLANZEN VON A BIS Z

Malve
Linderung bei Erkältungen

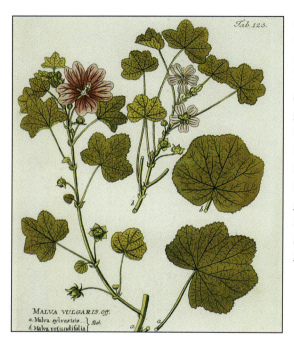

Die Wilde Malve (Malva sylvestris) ist bei uns auch unter den Bezeichnungen Johannispappel, Katzenkäse, Rosspappel und Schwellkraut bekannt.

Die verschiedenen Arten der Malvengewächse sind in ganz Eurasien und Nordafrika heimisch. In der Volksmedizin wird zwischen diesen Arten nicht unterschieden, die größte Heilkraft hat jedoch die besonders schleimhaltige Wilde Malve. Sie wird seit dem Mittelalter bei Erkältungskrankheiten, Husten, Heiserkeit und Halsschmerzen eingesetzt. Von der Auflage frischer Malvenblätter auf offene Wunden ist dagegen abzuraten, da es zu Infektionen kommen kann.

Kleine Pflanzenkunde

Die Wilde Malve gehört zur Familie der Malvengewächse. Sie bevorzugt sonnige Hänge und Wegraine sowie Waldränder und Schuttplätze. Aus einer spindelförmigen Wurzel entwickelt sie zwischen Juni und August einen bis zu einen Meter hohen Stängel mit rosavioletten bis purpurroten Blüten.

Ernte und Aufbereitung

Da die Malve problemlos in der freien Natur gefunden werden kann, muss man die anspruchslose und genügsame Pflanze nicht eigens im Garten anbauen. Gesammelt werden die Blüten und die Blätter der Pflanze, nicht aber der behaarte Stängel. Erntezeit ist zwischen Juni und August bei sonnigem Wetter. Blüten und Blätter werden getrennt an einem luftig-schattigen Ort (etwa einem Dachboden) getrocknet und ebenfalls getrennt, am besten in lichtgeschützten Glasgefäßen, aufbewahrt.

Inhaltsstoffe

- **Schleimstoffe:** Die Hauptbestandteile der Malve wirken beruhigend und reiz-

Malve im Bowlenglas
Alkoholischen wie auch alkoholfreien Mixgetränken verleiht starker Malventee eine besondere Geschmacksnote und eine tiefrote Farbe.

100

linrend auf die Schleimhäute – sowohl im Mund- und Rachenraum als auch in den Verdauungsorganen. Die Schleimstoffe bilden einen Schutzfilm auf den entzündeten Schleimhautpartien.

- **Ätherische Öle:** Sie unterstützen die Regeneration der Schleimhäute durch ihre desinfizierenden und antibiotischen Eigenschaften. Darüber hinaus sorgen sie für den typischen Geschmack und Geruch der Malve.
- **Gerbstoffe:** Sie helfen bei Entzündungen, indem sie die Schleimhautoberfläche abdichten und widerstandsfähiger machen.

Malve hilft bei

- Ausschlägen und Geschwüren
- Durchfall
- Entzündeten Wunden
- Entzündungen des Mund- und Rachenraums
- Husten und Heiserkeit
- Magen-Darm-Beschwerden

Medizinische Wirkung

Der Tee aus Malvenblüten oder -blättern ist ein wirksames Heilmittel bei allen Erkältungskrankheiten, aber auch bei Entzündungen des Mund- und Rachenraums, bei Magenbeschwerden und Durchfall. Malve ist daher Bestandteil vieler Teemischungen, kann aber auch als alleiniger Wirkstoff verwendet werden, vor allem wenn eine Langzeitbehandlung durchgeführt wird. Nebenwirkungen sind keine bekannt.

Umschläge mit Malve sind bewährte Hausmittel bei Wunden, Ausschlägen und Geschwüren.

Anwendungen

- *Malventee bei Rachenentzündung*

Übergießen Sie 2 gehäufte TL Malvenblätter oder -blüten mit 1/4 l lauwarmem Wasser. Bei gelegentlichem Umrühren 5 bis 10 Minuten ziehen lassen, dann abseihen. Bei Entzündungen des Mund- und Rachenraums spülen oder gurgeln Sie mit diesem Tee.

Hustentee: Eine bewährte Teemischung gegen akuten Reizhusten, die auch schleimlösend wirkt, besteht aus Malvenblättern, Königskerzenblättern, Lungenkraut und Spitzwegerichkraut. Mischen Sie diese Heilpflanzenbestandteile zu gleichen Teilen. Übergießen Sie 2 TL der Mischung mit 1 Tasse kochendem Wasser. Lassen Sie den Aufguss 10 Minuten ziehen, und seihen Sie ab. Trinken Sie täglich 3 Tassen des Tees. Nach Belieben mit Honig süßen.

TIPP

- *Malventeeauflagen bei Hautausschlägen*

Übergießen Sie 1 EL Malvenblüten oder -blätter mit 1 l lauwarmem Wasser, und bringen Sie beides zum Kochen. Lassen Sie den Sud 10 Minuten kochen, und seihen Sie ab. In den abgekühlten Sud tauchen Sie ein sauberes Tuch und bedecken damit die betroffene Hautpartie für 10 Minuten.

- *Heiltee bei grippalen Infekten*

Mischen Sie je 30 g Malvenblüten, Lindenblüten und Kamillenblüten. Übergießen Sie 2 TL dieser Mischung mit 1 Tasse kochendem Wasser. Unter gelegentlichem Umrühren 10 Minuten ziehen lassen und abseihen. Trinken Sie täglich 2 bis 3 Tassen. Dieser Tee wirkt reizlindernd und entzündungshemmend und tut auch besonders kranken Kindern gut. Süßen mit Honig ist von Nutzen.

Hibiskustee

Der üblicherweise im Handel angebotene Malventee stammt nicht von der Wilden Malve und besitzt nicht deren Heilwirkung. Für den handelsüblichen Tee verwendet man die Hibiskusblüten der Roten Malve (Hibiscus sabdariffa). Die wiederum werden wegen ihres fruchtig-säuerlichen Geschmacks und wegen des Vitamin-C-Gehalts geschätzt.

Melisse
Sanftes Beruhigungsmittel

Die Melisse (Melissa officinalis) hat neben der Bezeichnung »Bienenkraut« viele volkstümliche Namen, die auf ihre Wirksamkeit anspielen: Frauenwohl, Mutterkraut und Herztrost.

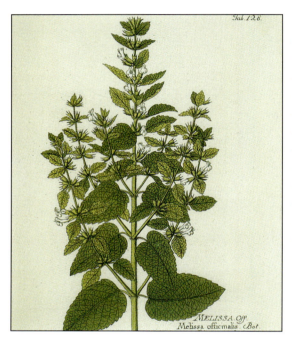

Die wohlriechende Melisse ist besonders zwischen Mittelmeer und Zentralasien verbreitet. In ihrem Namen klingt das griechische Wort für Biene, »melissa«, und für Honig, »meli«, an, denn die Imker der griechischen Antike reinigten ihre Bienenstöcke mit Melissenkraut. Seit dieser Zeit nutzte man die Pflanze auch als Heilmittel und kultivierte sie. In Europa wächst nur eine Art, die als Heilpflanze bekannte Zitronenmelisse.

Kleine Pflanzenkunde

Die Melisse aus der Familie der Lippenblütler fällt durch den starken, zitronenähnlichen Geruch ihrer Blätter auf. Sie wächst in Gärten oder in lichten Bergwäldern, wird zwischen 30 und 90 Zentimeter hoch und blüht zwischen Juli und September mit unscheinbaren, weißen bis blaßgelben Blüten.

Ernte und Aufbereitung

Der Anbau der robusten Melisse im eigenen Garten ist nicht allzu schwierig. Die Staude sollte im Frühjahr in feuchten, humusreichen Boden mit ausreichend Zwischenraum gepflanzt und im Winter vor dem Frost geschützt werden. Die jungen Blätter können laufend gepflückt und frisch verwendet werden. Blätter für den Tee sollten vor der Blütezeit geerntet und schonend getrocknet werden.

Inhaltsstoffe

- **Ätherische Öle:** Melisse ist überreich an ätherischen Ölen, vor allem an Zitronellal, Zitral und Karyophyllen. Sie wirken krampflösend und bekämpfen das Wachstum von Viren und Pilzen.

Hilfreich bei Frauenleiden
Die Namen »Frauenwohl« und »Mutterkraut« verweisen auf die volksmedizinische Anwendung der Melisse bei Frauenleiden.

MELISSE

- **Bitterstoffe:** Diese Stoffe regen die Verdauung und den Appetit an.
- **Gerbstoffe:** Sie stärken das Herz und unterstützen die Wirkung der ätherischen Öle durch ihre entzündungshemmenden (antibiotischen) Eigenschaften.

Medizinische Wirkung

Melissentee hat eine ungemein beruhigende Wirkung und wird daher bei Schlaflosigkeit und Nervosität, aber auch bei Herzbeschwerden, Magen- und Darmbeschwerden und bei Krämpfen eingesetzt. Melissentinktur wirkt bei Herz- und Kreislaufproblemen, äußerlich angewendet auch gegen Kopfschmerzen und Herpes. Mit Melissengeist werden Herz- und Nervenleiden gelindert. Melisse kann als Badezusatz zur Entspannung verwendet werden.

Melisse hilft bei
- Hautunreinheiten und Herpes
- Herz-Kreislauf-Schwäche
- Kopfschmerzen
- Magen-Darm-Beschwerden
- Nervosität und Schlafstörungen

Anwendungen

- *Melissengeist*

Übergießen Sie 200 g frische Melissenblätter mit 1 l 60-prozentigem Branntwein. Lassen Sie die Mischung an einem warmen Ort etwa 10 Tage ziehen, und filtern Sie den Melissengeist ab, wobei Sie die Blätter sorgfältig auspressen.

- *Melissentee bei Schaflosigkeit*

Übergießen Sie 3 TL kleingeschnittene Melissenblätter mit 1/4 l kochendem Wasser. Lassen Sie den Aufguss 10 Minuten zugedeckt ziehen, und seihen Sie ab. Trinken Sie 4 bis 6 Wochen lang täglich 3 Tassen davon. Die Wirkung des Tees als Schlafmittel wird durch das Süßen mit Honig verstärkt.

- *Melissentinktur bei Herzbeschwerden*

Übergießen Sie 20 g Melissenblätter mit 100 ml 70-prozentigem Alkohol. Lassen Sie die Mischung 10 Tage an einem warmen Ort ohne direkte Sonneneinstrahlung ziehen, und seihen Sie ab. Nehmen Sie bei nervösen Herz- und Kreislaufbeschwerden zweimal täglich 15 Tropfen ein. Verdünnen Sie die Tinktur mit der gleichen Menge Wasser zur äußerlichen Anwendung bei Kopfschmerzen und Herpes. Ein Behandlungsversuch bei Fußpilz kann sich lohnen. Stellt sich jedoch nach 1 Woche kein Erfolg ein, sollten Sie einen Facharzt aufsuchen.

- *Melissenbad zur Entspannung*

Übergießen Sie 50 g Melissenblätter mit 1 l kaltem Wasser, und bringen Sie es zum Kochen. Lassen Sie den Aufguss 10 Minuten ziehen, und seihen Sie ab. Geben Sie ihn in Ihr Vollbad, und genießen Sie die entspannende Wirkung.

Heilkraft aus dem Kloster
Zwar wurde die Melisse schon auf Befehl Karls des Großen in mittelalterlichen Klostergärten angebaut, aber erst seit dem 16. Jahrhundert stellte man Melissengeist her. Die Klosterfrau Maria Clementine Martin (1775–1843) setzte Melissengeist erstmals bei Herz- und Nervenerkrankungen ein.

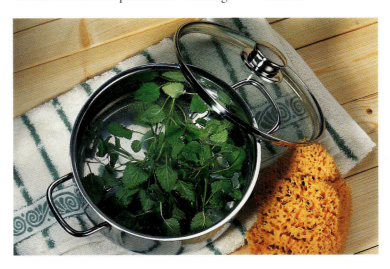

Melisse fürs Bad: Einen wohlriechenden Badezusatz aus Melissenblättern können Sie leicht selbst aufkochen.

HEILPFLANZEN VON A BIS Z

Mistel
Stärkendes »Zauberkraut«

Die Mistel (Viscum album) hat von den Germanen ganz eigentümliche Namen bekommen: Drudenfuß, Donnerbesen, Hexennest und Wintergrün.

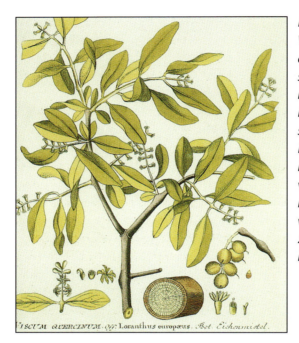

Die Mistel ist in der ganzen Alten Welt zu Hause, in Mittel- und Westeuropa kommt sie verhältnismäßig selten vor, hat dort aber geradezu mythische Bedeutung erlangt. Ihr Name kommt vom althochdeutschen »mistil« für »Mist«, da die Pflanze durch Vogelkot weiterverbreitet wird. Die Germanen waren von dieser ungewöhnlichen Schmarotzerpflanze, die auf Bäumen wächst, geradezu fasziniert. Medizinisch genutzt wurde die Mistel bereits in der Antike.

Vorsicht vor Überdosierung
Mistel ist in hoher Dosierung giftig! Besonders die Beeren sind gefährlich. Mistelvergiftungen führen zu fortschreitender Lähmung und zur Blockade der Atemmuskeln bis zum Herzstillstand.

Kleine Pflanzenkunde

Der immer grüne Mistelstrauch gehört zur Familie der Mistelgewächse. Der Halbschmarotzer siedelt sich am liebsten auf weichholzigen Laubbäumen an. Für die Verbreitung der Pflanzensamen sorgen die Vögel. Der Busch hat ledrige Blätter und im März und April unscheinbare, bläßlich-gelbe Blüten. Die weißen Beeren reifen zur Weihnachtszeit.

Ernte und Aufbereitung

Kein Gartenbesitzer wird die Ansiedlung der schmarotzenden Mistel aktiv unterstützen wollen. Also bleibt nur der Kauf von Mistelprodukten in der Apotheke. Oder man klettert im zeitigen Frühjahr in die Wirtsbäume hinauf, so wie die alten Druiden. Geerntet werden junge, beblätterte Zweige während der Blütezeit. Die Mistelzweige werden schonend getrocknet und zerkleinert.

Inhaltsstoffe

● **Lektine:** Diese Eiweißverbindungen können das Immunsystem aktivieren und womöglich Krebs bekämpfen. Lektine werden bei der Verdauung allerdings zerstört; in Tees oder Tinkturen nutzen sie dem menschlichen Körper daher nichts.

- **Cholin:** Diese Nervenüberträgersubstanz führt zu einer Entspannung der Herz- und Blutgefäße.
- **Flavonoide:** Sie verbessern den Zellschutz und stärken Herz und Kreislauf.

Medizinische Wirkung

Die Wirkung der Mistel ist umstritten. Noch nicht abschließend beurteilt werden kann ihre Bedeutung als Krebsmittel bzw. als Begleitmedikament bei der Krebsbekämpfung. Auf jeden Fall muss vor eigenmächtigem Experimentieren mit Mistelprodukten gewarnt werden, denn Mistel ist in hoher Dosierung giftig. Sie wird traditionell gegen Bluthochdruck, Herzschwäche und zur Vorbeugung von Arterienverkalkung eingesetzt und häufig auch Genesenden nach schweren Infektionskrankheiten zur Stärkung des geschwächten Herzmuskels gegeben. Mistel wird selten allein verschrieben, aber oft in Kombination mit anderen Mitteln, beispielsweise mit Weißdorn.

Mistel hilft bei

- Bluthochdruck
- Herzschwäche
- Konzentrationsstörungen
- Ohrensausen

Anwendungen

- ### Mistelextrakt bei Bluthochdruck

Übergießen Sie 2 TL zerkleinertes Mistelkraut mit 2 Tassen lauwarmem Wasser. Lassen Sie die Mischung über Nacht ziehen, und seihen Sie morgens ab. Trinken Sie von diesem Mistelextrakt je 1 Tasse morgens und abends vor dem Essen.

> **TIPP**
>
> **Kräuterwein:** Gegen Bluthochdruck hilft auch die Kombination von Weißwein und verschiedenen Heilkräutern. Mischen Sie 30 g Mistelblätter, 20 g Weißdornblüten, 20 g Majoran, 20 g Faulbaumrinde, 20 g Thymian und 10 g Weidenrinde. Legen Sie diese Kräuter in 1 l Weißwein und 200 ml reinen Alkohol ein, und lassen Sie alles 10 Tage ziehen. Filtern Sie den Wein ab, und pressen Sie die Kräuter gut aus. Trinken Sie täglich 3 kleine Gläser davon.

- ### Misteltee

Übergießen Sie 2 TL Mistelkraut mit 1 Tasse kochendem Wasser. Lassen Sie den Aufguss 10 Minuten ziehen, und seihen Sie ab. Trinken Sie täglich 2 Tassen davon.

- ### Misteltinktur bei Herzschwäche

Übergießen Sie 20 g frisches, zerkleinertes Mistelkraut mit 100 ml 70-prozentigem Alkohol (aus der Apotheke). Lassen Sie beides 1 Woche an einem dunklen Ort ziehen, und seihen Sie ab. Pressen Sie das Mistelkraut sorgfältig aus. Am besten verwenden Sie einen Tropfenzähler als Aufsatz. Nehmen Sie zweimal täglich 20 Tropfen der Tinktur in einem kleinen Glas Wasser zu sich.

- ### Teemischung bei Arterienverkalkung

Mischen Sie 25 g Mistelzweige, 20 g Weißdornblüten, 20 g Silberweidenrinde, 10 g Baldrian und 5 g Enzianwurzel. Übergießen Sie die Mischung mit 1 l Süßwein (Portwein, Malaga, Madeirawein oder Marsala), und lassen Sie alles 1 Woche ziehen. Filtern Sie ab, und pressen Sie die Heilkräuter gut aus. Trinken Sie täglich 2 Likörgläschen davon.

Richtig suchen
Wer Misteln schneiden will, muss sie erst einmal finden. In Laubbäumen sind die Mistelnester im Winter mit bloßem Auge zu erkennen, im Nadelwald sucht man am besten nach Mistelblättern auf dem Boden.

HEILPFLANZEN VON A BIS Z

Nelkenwurz
Bewährtes Kräftigungsmittel

Nelkenwurz (Geum urbanum) wurde vielfach in Klostergärten angebaut und erhielt daher den volkstümlichen Namen Benediktenkraut. Außerdem ist Nelkenwurz als Märzwurz und Mannskraftwurzel bekannt.

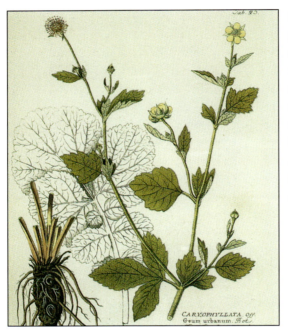

Nelkenwurz wächst in klimatisch gemäßigten Zonen und ist hauptsächlich in Europa und Asien heimisch. Die wichtigste Vertreterin der Art ist die Echte Nelkenwurz, die seit jeher in der Volksmedizin als Heilmittel benutzt wird. Nelkenwurz zählt zu den Stärkungsmitteln. Außerdem hilft sie bei Erkrankungen der Schleimhäute und bei Hautproblemen.

Kleine Pflanzenkunde

Die Echte Nelkenwurz gehört zu den Rosengewächsen und ist in Laub- oder Mischwäldern zu finden. Die Nelkenwurz kann 25 bis 75 Zentimeter hoch werden. Aus dem rübenartigen Wurzelstock wachsen grundständige Rosettenblätter und der behaarte Stängel. Von Mai bis September erscheinen die winzigen, leuchtend gelben Blüten.

Ernte und Aufbereitung

Der Anbau der Echten Nelkenwurz im eigenen Garten ist problemlos möglich. Für medizinische Zwecke wird vor allem der Wurzelstock benötigt. Dieser wird im Frühjahr oder Herbst ausgegraben, gereinigt und getrocknet. Das Kraut der Pflanze wird zu Beginn der Blütezeit im Mai geerntet und in Bündeln getrocknet. Nelkenwurz muss in luftdicht verschlossen Gefäßen aufbewahrt werden.

Inhaltsstoffe

- **Gerbstoffe:** Sie wirken adstringierend, also zusammenziehend, und verdichtend auf die Gefäße. Dadurch werden Schleimhäute geschützt und

Wohltat für die Haut
Bei Hautkrankheiten, Frostbeulen oder offenen Beinen helfen Umschläge mit Nelkenwurz. Tauchen Sie ein Tuch in Nelkenwurztee, und legen Sie es auf die betroffene Hautpartie.

NELKENWURZ

Entzündungen bekämpft. Die Gerbstoffe helfen auch bei Durchfall.

- **Bitterstoffe:** Die Bitterstoffe der Echten Nelkenwurz stärken in erster Linie die Verdauung, kräftigen darüber hinaus aber den ganzen Organismus.
- **Ätherische Öle:** Sie unterstützen die Gerb- und Bitterstoffe in ihrer entzündungshemmenden Wirkung.

Medizinische Wirkung

Nelkenwurztee ist ein wirksames Mittel bei Magenbeschwerden, Darmkatarrh und Durchfall; als Gurgelmittel hat er sich bei Entzündungen des Mund- und Rachenraums sowie bei Zahnfleischbluten bewährt. Äußerlich angewendet hilft Nelkenwurz bei Hämorrhoiden, Frostbeulen und einigen Hautkrankheiten bis hin zu Geschwüren. Traditionell gilt die Echte Nelkenwurz als Kräftigungsmittel für den ganzen Organismus.

Nelkenwurz hilft bei
- Durchfall
- Entzündungen des Mund- und Rachenraums
- Hämorrhoidalbeschwerden
- Hautkrankheiten
- Magen-Darm-Beschwerden

Anwendungen

- *Nelkenwurztee zur Kräftigung*

Übergießen Sie 1 gehäuften TL getrocknete und zerkleinerte Nelkenwurzwurzel mit 1/4 l kochendem Wasser. Lassen Sie den Aufguss 15 Minuten ziehen, und seihen Sie ab. Trinken Sie davon 2 bis 3 Tassen täglich zur Kräftigung und bei Magen-Darm-Problemen.

- *Gurgellösung bei Zahnfleischbluten und gelockerten Zähnen*

Übergießen Sie 2 TL getrocknete und zerkleinerte Nelkenwurzwurzel mit 1 Tasse kochendem Wasser. Lassen Sie den Aufguss 15 Minuten ziehen, und seihen Sie ab. Spülen Sie mit dieser Lösung gründlich bei Zahnfleischbluten und gelockerten Zähnen. Pressen Sie die Lösung mindestens 1 Minute lang durch die Zähne. Oder gurgeln Sie mehrmals täglich mit dem abgekühlten Tee bei Entzündungen des Mund- und Rachenraums.

- *Teemischung bei Kreislaufschwäche*

Mischen Sie je 30 g der Wurzeln von Nelkenwurz und Baldrian sowie 30 g Kamillenblüten und je 10 g Zimt und Rosmarin. Übergießen Sie 2 EL der Mischung mit 1/2 l kochendem Wasser. 10 Minuten ziehen lassen, dann abseihen. Trinken Sie täglich 3 Tassen davon zwischen den Mahlzeiten, wenn Sie infolge von Kreislaufschwäche häufiger an Schwächeanfällen leiden.

Wurzel oder Kraut? Statt der Wurzel der Nelkenwurz kann man auch das Kraut verwenden – für Teemischungen, Umschläge oder als Gurgelmittel. Die meisten Rezepte sehen allerdings die Verwendung des Wurzelstocks vor, da er wesentlich mehr Wirkstoffe enthält.

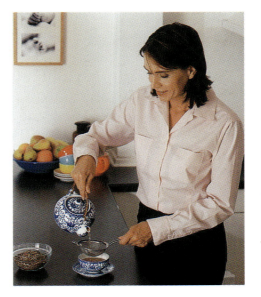

Nelkenwurztee innerlich angewendet behebt Appetitlosigkeit und Verdauungsbeschwerden. Eine mit Nelkenwurztee getränkte Kompresse dagegen hilft beispielsweise bei Frostbeulen.

HEILPFLANZEN VON A BIS Z

Odermennig
Heilmittel für Leber und Darm

Im Volksmund hat der Odermennig (Agrimonia eupatoria) viele Namen, darunter Bruchwurz, Leberkraut, Magenkraut und Königskraut.

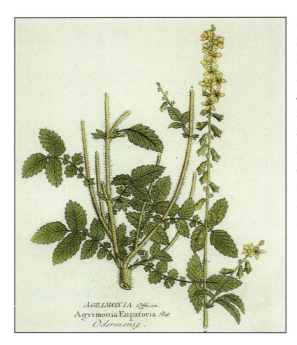

Odermennig kommt in den gemäßigten Breiten der nördlichen Hemisphäre vor. Schon in der Antike wurde die der Göttin Pallas Athene geweihte Pflanze medizinisch genutzt. Auch in der Volksmedizin verwendet man sie schon lange als Kräftigungsmittel, bei Störungen der Verdauungsorgane und bei Verletzungen der Schleimhäute sowie zur Abheilung von Entzündungen.

Ackermännchen und Ackermond
Der Odermennig wird wegen seines aufrechten Wuchses und seines Erscheinungsbildes auf den Äckern oft auch als Ackermännchen oder Ackermond bezeichnet.

Kleine Pflanzenkunde
Der Gewöhnliche Odermennig gehört zur Familie der Rosengewächse. Die anspruchslose Pflanze ist auf mageren Wiesen, an Wegrändern und auf Äckern zu finden. Die aufrechten, stark behaarten Stängel werden bis zu einem Meter hoch und enden in einem langen Blütenstand. Daran erblühen von Juni bis September die goldgelben Blüten in Trauben.

Ernte und Aufbereitung
Auf Magerwiesen stellt sich der Odermennig früher oder später von alleine ein. Die Pflanze kann aber auch auf sonnigen, mageren Böden gesät werden. Im Juni und Juli wird das Kraut der Pflanze geschnitten, gebündelt und an einem trockenen, luftigen Ort getrocknet. Die dicken Stängel des Odermennigs werden anschließend aussortiert, das verbleibende Kraut in Leinensäckchen gelagert.

Inhaltsstoffe
● **Gerbstoffe:** Sie bewirken die meisten Heilerfolge von Odermennig. Gerbstoffe stärken das Zellgewebe und hemmen Entzündungsprozesse, vor allem in den

ODERMENNIG

Schleimhäuten. Schmerzempfindlichkeit und Durchblutung werden darüber hinaus verringert.

- **Bitterstoffe:** Zusammen mit den Gerbstoffen regen die Bitterstoffe des Odermennigs die Gallenblase an und kräftigen die gesamte Konstitution.
- **Flavonoide:** Als antibiotische Wirkstoffe helfen Flavonoide den Gerbstoffen bei der Bekämpfung von Entzündungen. Flavonoide sind natürliche Pflanzenschutzstoffe, die der Zerstörung durch freie Radikale entgegenwirken.

Medizinische Wirkung

Gerbstoffhaltiger Odermennig hilft bei Durchfall. Dank der übrigen Bestandteile kann Odermennig auch bei Magen- und Darmstörungen, vor allem bei Gallenstauungen und -koliken eingesetzt werden. Gurgeln mit Tee oder Tinktur hilft bei Entzündungen des Zahnfleischs oder der Rachenschleimhaut.

Odermennig hilft bei
- Durchfall
- Entzündungen des Mund- und Rachenraums
- Gallenblasenerkrankungen
- Gallengrieß und -steinen
- Magen- und Darmkatarrh

Anwendungen

- *Tee bei Gallenblasenleiden*

Übergießen Sie 1 TL getrocknetes Odermennigkraut mit 1 Tasse kochendem Wasser. Lassen Sie den Aufguss 5 Minuten ziehen, und seihen Sie ab. Trinken Sie täglich 2 bis 3 Tassen davon.

- *Gurgellösung bei Halsentzündung*

Übergießen Sie 2 gestrichene TL getrocknetes Odermennigkraut mit 1/4 l kochendem Wasser. Lassen Sie den Aufguss 10 Minuten ziehen, und seihen Sie ab. Gurgeln Sie drei- bis viermal täglich ausgiebig mit der Lösung bei Hals- und Rachenentzündungen.

> **TIPP**
>
> **Bei Übersäuerung:** Bei Sodbrennen hilft die Kombination von Odermennig und Kümmel. Mischen Sie beides zu gleichen Teilen. Übergießen Sie 1 EL der Mischung mit 1 Tasse kochendem Wasser. Lassen Sie den Aufguss 10 Minuten ziehen, und seihen Sie ab. Trinken Sie nach jeder Mahlzeit 1 Tasse davon.

- *Odermennigtinktur*

Geben Sie 20 g getrocknetes Odermennigkraut in 100 ml 70-prozentigen Alkohol. Lassen Sie die Mischung 10 Tage ziehen, und seihen Sie ab. Füllen Sie die Tinktur in dunkle Fläschchen. Zum Spülen oder Gurgeln mit der doppelten Menge Wasser verdünnen.

- *Teemischung bei Gallenblasenentzündung*

Mischen Sie 60 g Odermennigkraut und 30 g Wermutkraut. Übergießen Sie 1 TL der Mischung mit 1 Tasse kochendem Wasser. Lassen Sie den Aufguss 2 Minuten ziehen, und seihen Sie ab. Trinken Sie täglich 2 bis 3 Tassen des warmen, ungesüßten Tees in kleinen Schlucken.

- *Teemischung bei Durchfall*

Mischen Sie je 20 g Odermennig, Kamille und Kümmel sowie 10 g Ringelblumenblüten. Übergießen Sie 2 TL der Mischung mit 1 Tasse kochendem Wasser. Lassen Sie den Aufguss 10 Minuten ziehen, und seihen Sie ab. Trinken Sie täglich 3 Tassen zu den Mahlzeiten.

Stimmbandpflege

Nicht nur bei akuten Entzündungen des Mund- und Rachenraums hilft Gurgeln und Spülen mit Odermennig. Auch vorbeugend schützt er strapazierte Schleimhäute: Viele Redner und Sänger pflegen auf diese Weise ihre Stimme.

HEILPFLANZEN VON A BIS Z

Oregano
Entzündungslinderndes Gewürz

Oregano (Origanum vulgare) bekam im Mittelalter den Beinamen Orangenkraut und wird heute gelegentlich noch als Wilder Majoran bezeichnet.

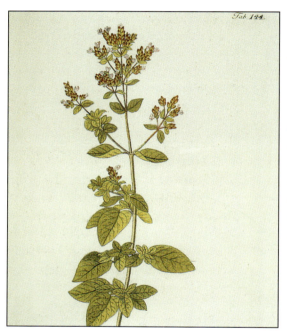

Oregano ist eine aus Italien stammende Variante des bei uns einheimischen Dosts, der auch Wilder Majoran genannt wird. In Geruch, Geschmack und Heilkraft erinnert Oregano an Thymian, mit dem er auch verwandt ist. Oregano stellt ein beliebtes Gewürzkraut dar, aber auch ein von alters her geschätztes und vielseitiges Heilmittel bei Darmbeschwerden. Während der Schwangerschaft darf Oregano nicht eingenommen werden.

Oreganoöl in der Duftlampe
Mit einigen Tropfen Oreganoöl in der gefüllten Wasserschale einer Duftlampe können Sie Ihrer Wohnung ein sehr reizvolles Aroma verleihen und bei Erkältungen wieder leichter durchatmen.

Kleine Pflanzenkunde

Oregano gehört zu den Lippenblütlern. Die in Deutschland wild lebende Pflanze liebt sonnige Hänge und kalkhaltige Böden; man findet sie auf Magerwiesen und an trockenen Waldrändern. Die Staude wird bis zu 50 Zentimeter hoch und besitzt elliptisch geformte gegenständige Blätter. Von Juni bis August blüht Oregano rosafarben bis hellviolett.

Ernte und Aufbereitung

An geeigneten, sonnigen und geschützten Stellen kann man Oregano selbst anbauen. Als Gewürz dienen auch frische Blätter; zu Heilzwecken wird das Kraut zur Blütezeit geerntet und an schattiger, luftiger Stelle getrocknet. Oregano muss gut verschlossen aufbewahrt werden, sonst verliert er sein Aroma.

Inhaltsstoffe

- **Ätherische Öle:** Sie wirken antibiotisch, krampf- und schleimlösend.
- **Gerbstoffe:** Sie hemmen Entzündungen und schützen die Schleimhäute.
- **Bitterstoffe:** Durch sie werden Appetit und Verdauung angeregt.

OREGANO

Medizinische Wirkung

Oregano wirkt ähnlich wie Thymian, allerdings deutlich schwächer. Er hilft bei allen Magenproblemen und Verdauungsstörungen bis hin zum Durchfall sowie bei Leberbeschwerden. Oregano ist häufig Bestandteil von Hustentees, er kann aber auch zum Spülen und Gurgeln bei Entzündungen des Mund- und Rachenraums genutzt werden. Bei Asthma und Bronchitis hilft außer dem Tee auch ein Bad mit Oregano.

Oregano hilft bei
- Asthma und Keuchhusten
- Entzündungen des Mund- und Rachenraums
- Gallenblasen- und Leberbeschwerden
- Husten und Bronchitis
- Magen-Darm-Beschwerden

Anwendungen

● *Oreganotee bei Husten*
Übergießen Sie 2 TL getrockneten Oregano mit 1 Tasse kochendem Wasser. Lassen Sie den Aufguss 5 Minuten ziehen, und seihen Sie ab. Trinken Sie mehrmals täglich 1 Tasse mit Honig gesüßten Tee.

● *Oreganotee bei Magenbeschwerden*
Übergießen Sie 1 gehäuften EL getrockneten Oregano mit 1/4 l kochendem Wasser. Lassen Sie den Aufguss 10 Minuten ziehen, und seihen Sie ab. Trinken Sie den Tee ungesüßt nach den Mahlzeiten. Durch die Mischung mit Schafgarbe kann man die Wirkung gut ergänzen und den Geschmack variieren.

● *Keuchhustentee für Kinder*
Mischen Sie 50 g Oregano und 30 g Spitzwegerichblätter. Übergießen Sie die Mischung mit 1/2 l kochendem Wasser. Lassen Sie den Aufguss 10 Minuten ziehen, seihen Sie ab, und lösen Sie 250 g Honig darin auf. Geben Sie dem Kind je nach Alter täglich 3 bis 5 TL lauwarmen Oreganotee.

● *Teemischung bei Darmbeschwerden*
Mischen Sie jeweils 50 g Oregano, Salbei und Kamille. Übergießen Sie 1 gehäuften TL der Mischung mit 1 Tasse kochendem Wasser. Lassen Sie den Aufguss 10 Minuten ziehen, und seihen Sie ab. Trinken Sie täglich 3 Tassen davon. Die gleiche Mischung eignet sich auch in etwas konzentrierterer Form zum Gurgeln bei Halsentzündungen.

● *Kräuterschnaps bei Magenkoliken*
Gießen Sie zu 100 ml klarem Schnaps je 10 g der Flüssigextrakte von Oregano, Melisse und Kamille, und vermischen Sie alles gründlich. Geben Sie 10 Tropfen dieser Flüssigkeit auf ein Stück Würfelzucker. Nehmen Sie bis zu vier Würfelzucker ein, bis die Kolik abklingt.

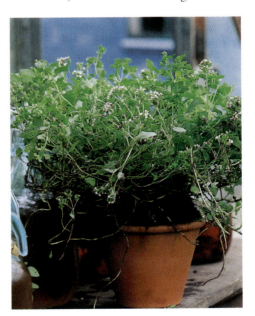

Oregano in der Küche: In einem kleinen Blumentopf können Sie Oregano problemlos auf der Küchenfensterbank ziehen.

»Zaubermittel«
Der mittelalterliche Aberglaube machte aus Oregano ein Zauberkraut, zu dem wiederum auch die Inquisition griff: Zu Zeiten der unsäglichen Hexenverfolgung wurde Oregano während der Folterungen verbrannt, um »böse Geister« zu vertreiben.

HEILPFLANZEN VON A BIS Z

Pfefferminze
Krampflösendes Menthol

Pfefferminze (Mentha piperita) wird bei uns auch Englische Minze, Teeminze oder Gartenminze genannt.

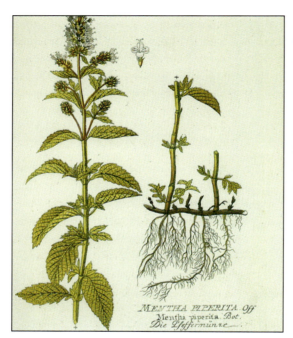

Pfefferminze ist eines der am häufigsten verwendeten Gesundheitsmittel. Ihre wild lebenden Verwandten, die im östlichen Mittelmeerraum beheimatet sind, wurden in allen Hochkulturen als Heilmittel genutzt: von Ägypten und Palästina bis nach Griechenland und Rom. Pfefferminze wird hauptsächlich als Tee genossen, aber auch zur Aromatisierung von Likören, Hustenbonbons und Essig verwendet.

Natürliches Mottenmittel
Wenn Sie getrocknete Pfefferminzblätter in ein Stoffsäckchen füllen und unter das Kopfkissen oder in den Schrank legen, vertreibt der Geruch Mücken und Motten.

Kleine Pflanzenkunde

Die Pfefferminze ist eine Kreuzung aus der Grünen Minze (Mentha spicata) und der Wasserminze (Mentha aquatica). Sie gehört zur Familie der Lippenblütler. Wie ihre natürlich vorkommenden Verwandten bevorzugt die Pfefferminze feuchte, halbschattige Standorte. Die Pflanze kann zwischen 50 und 80 Zentimeter hoch werden, sie besitzt kahle Stängel mit gleich hoch angeordneten, eingesägten und stark duftenden Blättern mit sehr kurzem Stiel. In den Monaten Juni bis September erscheinen die kleinen, zart rosaroten Blüten an den ährenförmigen Blütenständen.

Ernte und Aufbereitung

Diese Heilpflanze kommt nicht natürlich vor; sie wird im Frühjahr oder Herbst ins Freie gepflanzt, wo sie stark wuchert. Pfefferminze kann durch Wurzelableger weiter vermehrt werden und sollte alle zwei Jahre umgepflanzt werden, um die Rückkreuzung zu verhindern. Vor der Blüte wird das Kraut geerntet und im Schatten getrocknet. Die Blätter werden in einem luftdichten Gefäß aufbewahrt.

PFEFFERMINZE

Inhaltsstoffe

● **Menthol:** Dieses ätherische Öl ist Hauptbestandteil der Pfefferminze. Es wirkt krampflösend, schleimlösend und schmerzlindernd; es fördert den Gallenfluss und betäubt die Magenschleimhaut.
● **Bitterstoffe:** Sie wirken appetitanregend und verdauungsfördernd.
● **Enzyme:** Die in Pfefferminze enthaltenen Enzyme Peroxidase und Katalase stärken rote und weiße Blutkörperchen.
● **B-Vitamine:** Riboflavin, Niazin und Folsäure wirken beruhigend auf die Nerven und anregend auf das Gehirn.

Medizinische Wirkung

Pfefferminztee ist ein vorzügliches Mittel bei Übelkeit, Brechreiz, verdorbenem Magen, Blähungen und Darmkrämpfen. Er fördert die Gallenproduktion. Pfefferminze ist Bestandteil fast jeder Teemischung gegen Beschwerden im Magen-Darm-Leber-Gallenblasen-Bereich. Äußerlich angewendet, hilft Pfefferminze bei Kopfschmerzen und unreiner Haut.

Pfefferminze hilft bei

• Durchfall und Darmkoliken
• Entzündeter und unreiner Haut
• Kopfschmerzen
• Magenbeschwerden
• Menstruationsbeschwerden

Anwendungen

● *Pfefferminztee bei Verdauungsstörungen*
Übergießen Sie 1 gehäuften TL Pfefferminzblätter mit 1/4 l kochendem Wasser. Lassen Sie den Aufguss 10 Minuten zuge-

deckt ziehen, und seihen Sie ab. Trinken Sie täglich 4 Tassen des ungesüßten Tees.
● *Pfefferminzöl bei Kopfschmerzen*
Übergießen Sie 2 Handvoll frische Pfefferminzblätter mit 1/2 l Pflanzenöl. Geben Sie die Mischung in eine durch-

> **TIPP**
>
> **Kümmel statt Pfefferminze:** Bei längerfristigen Verdauungsbeschwerden ist Kümmel empfehlenswerter als Pfefferminze. Zu hohe Dosen von Pfefferminze sind nämlich schädlich. Täglich 2 EL Blätter für Erwachsene und 1 EL für Kinder sind die Obergrenze, da zu große Mengen der ätherischen Öle unangenehme Nebenwirkungen haben. Auch die Einnahme von Pfefferminze über einen langen Zeitraum ist nicht empfehlenswert, da sich die Heilwirkungen verringern.

sichtige Flasche, und stellen Sie diese 6 Wochen an einen warmen und sonnigen Ort. Seihen Sie ab, und pressen Sie die Blätter gut aus. Bewahren Sie das Öl in einer dunklen Flasche luftdicht verschlossen auf. Nehmen Sie das Pfefferminzöl zum Einreiben bei Kopfschmerzen oder als Massageöl.

● *Pfefferminzsirup*
Übergießen Sie 2 Handvoll frische Pfefferminzblätter mit 1 l heißem Wasser. Lassen Sie den Aufguss 20 Minuten ziehen, und pressen Sie die Blätter beim Abseihen gut aus. Geben Sie 2 kg Zucker hinzu. Nehmen Sie bei Magenschmerzen oder krampfartigen Schmerzen 1 EL des Sirups zu sich.

● *Pfefferminzpackungen*
Nehmen Sie 1 bis 2 Handvoll frische Pfefferminzblätter, und zerreiben Sie sie zwischen den Fingerspitzen. Geben Sie die Blätter in ein dünnes Tuch, und legen Sie dieses direkt auf die unreine oder schmerzende Hautpartie.

Weitere Arten von Pfefferminze
Wild vorkommende Verwandte der Pfefferminze wie Krauseminze, Ackerminze und Wasserminze enthalten ebenfalls heilsame Wirkstoffe, z. T. auch Menthol. Sie können daher auch zu medizinischen Zwecken eingesetzt werden, sind allerdings nicht so wirksam wie Pfefferminze.

113

HEILPFLANZEN VON A BIS Z

Ringelblume
Wohltat für die Haut

Die Ringelblume (Calendula officinalis) hat viele volkstümliche Bezeichnungen: Butterblume, Goldblume, Hochzeitsblume, Marienrose, Sonnenwendblume.

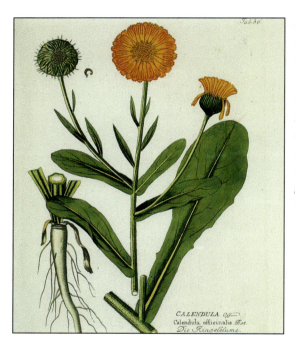

Aus Vorderasien und dem Mittelmeergebiet stammt die Ringelblume. Seit dem späten Mittelalter wird sie als Wundheilmittel verwendet sowie bei Hauterkrankungen und -entzündungen eingesetzt. Die Volksmedizin entwickelte eine Vielzahl von Anwendungsmöglichkeiten, von heißen Kompressen bis zum Betupfen der Haut mit Tinktur.

Natürliche Schönheitscreme
Ringelblumencreme ist die ideale Hautcreme, gerade für stark strapazierte und trockene Haut. Sie verleiht Geschmeidigkeit und beugt Rissen vor.

Kleine Pflanzenkunde
Die Ringelblume aus der Familie der Korbblütler kommt häufiger in Gärten als in freier Natur vor; dort wächst sie an Wegrändern und auf Schuttplätzen. Sie kann bis zu 60 Zentimeter hoch werden und fällt von Juni bis Oktober durch ihre etwa vier Zentimeter breiten, leuchtend gelben bis orangefarbenen Blüten mit unangenehm harzigem Geruch auf.

Ernte und Aufbereitung
Der Anbau der anspruchslosen Pflanze im eigenen Garten ist problemlos möglich; einmal ausgesät, sorgt sie selbst für ihr Weiterbestehen. Geerntet werden die voll aufgegangenen Blüten bei trockenem, sonnigem Wetter. Sie müssen schnell, aber ohne künstliche Wärme an einem luftigen Ort getrocknet werden.

Inhaltsstoffe
- **Calendula-Saponoside:** Sie sind die hauptverantwortlichen Stoffe für die entzündungshemmende und wundheilungsfördernde Wirkung der Ringelblume. Zusätzlich senken die Calendula-Saponoside den Blutfettspiegel.

RINGELBLUME

- **Karotinoide:** Sie aktivieren die so genannten Killerzellen des Immunsystems gegen Fremdkörper und beschleunigen die Wundheilung.
- **Ätherische Öle:** Sie wirken antimikrobiell gegen Pilze und Bakterien.

Medizinische Wirkung

Die Ringelblume ist ein traditionelles und hoch wirksames Wundheilungsmittel. Als Salbe, Creme, Tinktur oder Essenz wird sie bei offenen Wunden, Insektenstichen, Entzündungen, Brandwunden, Verstauchungen und Quetschungen eingesetzt. Innerlich angewendet wirkt Ringelblumentee vorbeugend gegen Arteriosklerose. Traditionell wird sie auch bei Gallenblasenbeschwerden und Darmkrämpfen eingesetzt. Möglicherweise wird die Pflanze in Zukunft auch als Krebsmittel an Bedeutung gewinnen.

Ringelblume hilft bei

- Abszessen und Furunkeln
- Arteriosklerose
- Gallenblasenbeschwerden
- Ekzemen und Geschwüren
- Mund- und Zahnfleischentzündungen
- Verstauchungen, Verrenkungen und Quetschungen
- Wunden und Verbrennungen

Anwendungen

• Ringelblumentee bei Arteriosklerose

Übergießen Sie 2 TL getrocknete Ringelblumenblüten mit 1 Tasse kochendem Wasser. Lassen Sie den Aufguss 10 Minuten zugedeckt ziehen, und seihen Sie ab.

Trinken Sie zur Vorbeugung täglich 2 Tassen davon. Bei Gallenblasen- und Venenentzündungen und zur Vorbeugung gegen Arteriosklerose nehmen Sie täglich 3 Tassen des lauwarmen Tees zu sich. Der Tee eignet sich auch für heiße Kompressen, Umschläge und Verbände.

TIPP

Nasenspülung: Erleichterung bei einer Nasennebenhöhlenentzündung bringt eine Nasenspülung. Besorgen Sie sich Kochsalzlösung aus der Apotheke, erwärmen Sie sie vorsichtig, und fügen Sie ein paar Tropfen Ringelblumentinktur hinzu. Halten Sie ein Nasenloch zu, und ziehen Sie in dem anderen etwas von der Flüssigkeit hoch. Schneuzen Sie sich, und wiederholen Sie die Prozedur mit dem anderen Nasenloch.

• Ringelblumencreme für Hände und Nägel

Bringen Sie 1 Handvoll getrocknete Blüten zusammen mit 100 ml Olivenöl zum Kochen, und lassen Sie beides 20 Minuten lang sieden. Filtern Sie die Blüten heraus, und pressen Sie den Satz gut aus. Geben Sie 3 Tropfen Melissenöl und 20 g Bienenwachs hinzu, und rühren Sie alles gut durch. Lassen Sie die Creme in einem Marmeladenglas erstarren, und cremen Sie sich mehrmals täglich damit Hände und Nagelhaut ein.

• Ringelblumentinktur

Übergießen Sie 15 g frische Blüten mit 100 ml 70-prozentigem Alkohol, und lassen Sie die Mischung 10 Tage ziehen. Filtern Sie ab, und pressen Sie den Satz gut aus. Verdünnen Sie die Tinktur vor dem Gebrauch mit der vierfachen Menge Wasser. Verwenden Sie diese Lösung für Umschläge, zur Reinigung problematischer Gesichtshaut und zum Abtupfen von Warzen und Ekzemen.

»Make up« für Lebensmittel

Den Karotinreichtum der Pflanze macht sich die Lebensmittelindustrie zunutze: Durch Einfärben werden beispielsweise Butter und Käse attraktiver gemacht. Die sattgelbe Farbe des Safrans kann mit Ringelblumenblüten nachgeahmt werden.

HEILPFLANZEN VON A BIS Z

Rosmarin
Würziges Kreislaufmittel

Rosmarin (Rosmarinus officinalis) heißt im Volksmund auch Brautkleid, Meertau und Weihrauchkraut.

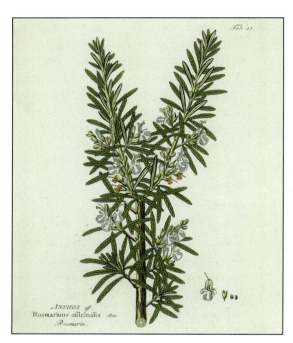

Ein wichtiger Bestandteil der typischen Macchia-Vegetation des Mittelmeerraums ist der Rosmarin. Sein Name leitet sich aus dem lateinischen »Rosmarinus« ab, was soviel wie »Meertau« bedeutet. Die alten Griechen weihten die aromatische Pflanze der Liebesgöttin Aphrodite; in römischen Häusern schmückte man damit die Altäre der Hausgötter. Im ersten nachchristlichen Jahrhundert kam der Rosmarin als Gewürzpflanze nach Mitteleuropa. Als Heilpflanze wurde Rosmarin vor allem von Pfarrer Kneipp eingesetzt.

Rosmarin als Gewürz
Als Gewürz passt Rosmarin gut zu Gemüsesuppen und Braten, zu Saucen, Geflügel und besonders zu Pilzgerichten. Verwenden Sie Rosmarin sehr sparsam.

Kleine Pflanzenkunde

Der immer grüne Rosmarin aus der Familie der Lippenblütler ist eine Wärme liebende Pflanze, die unseren Winter in freier Natur nicht übersteht. Der bis zu zwei Meter hohe Strauch besitzt nadelartige, ledrige Blätter und hellblaue bis blassviolette Blüten in den Monaten März bis Mai (in Mittelmeerländern) bzw. Juli und August (in unseren Gärten).

Ernte und Aufbereitung

Rosmarin kann auf dem Balkon oder im Garten gedeihen, gegen Winterfrost muss man ihn allerdings schützen – am besten, indem man ihn als Topfpflanze ins Haus nimmt. Genutzt werden die Blätter, die vor der Blüte geerntet werden sollen, und manchmal auch die Blüten. Beides muss rasch und schonend (nicht über 35 °C) getrocknet werden.

Inhaltsstoffe

• **Ätherische Öle:** Sie sind die Hauptbestandteile des Rosmarins. Cineol und vor allem Kampfer wirken krampf- und schleimlösend, fördern die Durchblutung und regen den Kreislauf an.

116

ROSMARIN

• **Gerbstoffe:** Sie wirken auf die Schleimhäute und hemmen dort Entzündungsprozesse. Zudem unterstützen sie die ätherischen Öle in ihrer anregenden Wirkung auf Herz und Kreislauf.

Medizinische Wirkung

Rosmarin ist innerlich eingenommen ein wichtiges Mittel zur Anregung des Kreislaufs und zur Nervenberuhigung. Er wird auch bei Magen- und Darmkrämpfen, Blähungen, Funktionsstörungen von Nieren, Leber oder Gallenblase, bei rheumatischen Erkrankungen und Gicht sowie Hexenschuss eingesetzt. Für Rosmarin gibt es vielfältige Darreichungsarten. Die äußerliche Anwendung als Badezusatz oder Umschlag hat prinzipiell die gleiche Wirkung.

Rosmarin hilft bei

- Durchblutungsstörungen und niedrigem Blutdruck
- Kopfschmerzen und Überanstrengung
- Kreislaufbeschwerden
- Nieren-, Gallenblasen-, Leberleiden
- Rheumatischen Erkrankungen und Gicht
- Verdauungsbeschwerden

Anwendungen

• *Rosmarintee bei nervöser Erschöpfung*

Übergießen Sie 1 TL Rosmarinblätter mit 1/4 l kaltem Wasser. Bringen Sie beides zum Kochen, und seihen Sie sofort ab. Trinken Sie je 1 Tasse des Tees morgens und mittags. Rosmarintee ist angezeigt bei nervlich bedingter Erschöpfung sowie nach Infektionskrankheiten und bei Grippe.

• *Rosmarinwein zur Kreislaufstärkung*

Geben Sie 10 bis 20 g Rosmarinblätter zu 3/4 l eines lieblichen Rotweins. Verschließen Sie die Flasche, und lassen Sie den Wein 5 Tage ziehen. Seihen Sie ab, und nehmen Sie täglich 2 kleine Gläser davon zu sich.

> **TIPP**
>
> **Kreislauftee:** Ein durchblutungsfördernder Kreislauftee wird aus Rosmarin, Löffelkraut, Gartenrautenkraut und Johanniskraut hergestellt. Zur Zubereitung mischen Sie die vier angegebenen Kräuter und übergießen 1 TL der Mischung mit 1 Tasse kochendem Wasser. Lassen Sie den Aufguss 10 Minuten ziehen, und seihen Sie ab. Trinken Sie über 3 bis 4 Wochen täglich 1 bis 2 Tassen davon in kleinen Schlucken.

• *Rosmarinspiritus zur Durchblutungsförderung*

Übergießen Sie 50 g Rosmarinblätter mit 250 ml 70-prozentigem Alkohol. Lassen Sie die Mischung 10 Tage ziehen, danach abfiltern. Einreibungen mit diesem Spiritus fördern die Durchblutung.

• *Rosmarinbad*

Bringen Sie 50 g Rosmarinnadeln mit 1 l kaltem Wasser zum Sieden. Lassen Sie die Mischung 30 Minuten ziehen, und seihen Sie ab. Gießen Sie die Flüssigkeit zum heißen Vollbad, und genießen Sie, vor allem bei rheumatischen Beschwerden, die anregende und dennoch wohlig entspannende Wirkung des Bades. Nehmen Sie lieber kein Rosmarinbad vor dem Schlafengehen, da der Wirkstoff das Einschlafen verhindert. Als Badezusatz kann auch Rosmarinöl benutzt werden, das durch Wasserdestillation aus Rosmarin gewonnen wird. Bluthochdruckpatienten sollten auf Rosmarinanwendungen verzichten.

Vorsicht bei Schwangerschaft
Wegen seiner entgiftenden und kreislaufanregenden Wirkung sollte Rosmarin während der Schwangerschaft nicht angewendet werden. Die auszuscheidenden Stoffwechselgifte der Mutter würden in das Blut des Kindes gelangen und es unnötig belasten.

117

HEILPFLANZEN VON A BIS Z

Salbei
Entzündungshemmende Heilkraft

Salbei gibt es als Gartensalbei (Salvia officinalis) und als Wiesensalbei (Salvia pratensis). Der Gartensalbei wird auch als Edelsalbei, Königssalbei, Salfat oder Silb bezeichnet.

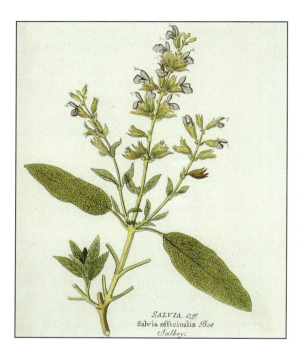

Im lateinischen Namen »salvia« verbirgt sich »salvus«, das lateinische Wort für »gesund«. Schon in der Antike wurde die Pflanze als Universalheilmittel, aber auch als Liebestrank und Zaubermittel verwendet. Die in den ganzen Tropen und Subtropen heimische Pflanzengruppe ist in Deutschland nur mit einigen wenigen, kaum heilkräftigen Arten vertreten. Salbei ist ein ausgezeichnetes Mittel gegen alle Arten von Entzündungen.

Vorsicht bei Schwangerschaft
Schwangere Frauen sollten Salbei nicht innerlich einnehmen. Stillende Mütter verzichten besser ganz auf Anwendungen mit Salbei.

Kleine Pflanzenkunde
Gartensalbei gehört zur Familie der Lippenblütler und muss bei uns an sonnigen Hängen mit Magerböden angepflanzt werden. Der einheimische Wiesensalbei enthält weitaus weniger Wirkstoffe. Gartensalbei kann bis zu 75 Zentimeter hoch werden und besitzt grünlich-graue, behaarte Blätter, im Juni und Juli erscheinen violette bis rötlich-blaue Blüten.

Ernte und Aufbereitung
Als mediterrane Pflanze muss Salbei vor Frost geschützt werden. Hierzu schneidet man ihn im Herbst zurück und bedeckt ihn mit Reisig. Im Frühjahr kann dann Salbei geerntet werden. Zur Verwendung als Gewürz werden die aromatischen Blätter gepflückt und zerkleinert; für Heilmittel und Tee erntet man sie komplett, kurz vor der Blüte. Sie müssen rasch getrocknet werden.

Inhaltsstoffe
- **Ätherische Öle:** Die Hauptkomponenten des Salbeis – Thujon, Cineol und Kampfer – wirken antiseptisch, entzündungshemmend und durchblutungsför-

SALBEI

dernd, besonders in den Schleimhäuten. Weiterhin verhindern sie übermäßige Schweißabsonderung.
- **Salvin:** Es unterstützt die antibakterielle Wirkung der ätherischen Öle.
- **Rosmarinsäure:** Als Gerbstoff schützt Rosmarinsäure die Schleimhaut und blockiert Entzündungsprozesse. Die Wirkung von Rosmarinsäure und der ätherischen Öle des Salbeis ergänzen sich in idealer Weise.

Salbei hilft bei
- Blähungen und Durchfall
- Entzündungen des Hals- und Rachenraums
- Grippalen Infekten
- Hautentzündungen
- Insektenstichen
- Magen- und Darmstörungen
- Zahnfleischentzündungen

Medizinische Wirkung

Seine Heilwirkung entfaltet Salbei als Tee, Gurgelmittel, Salbe und bei Umschlägen. Wegen seiner entzündungshemmenden Wirkung wird Salbei bei Störungen des Magen-Darm-Trakts, bei grippalen Infekten und Husten sowie bei Entzündungen des Mund- und Rachenraums eingesetzt. Salbeitee hemmt den Milchfluss bei abstillenden Müttern und die Schweißbildung.

Anwendungen

- *Salbeitee bei Darmproblemen*

Übergießen Sie 1 gehäuften TL frische oder getrocknete Salbeiblätter mit 1/4 l kochendem Wasser. Lassen Sie den Aufguss 10 Minuten ziehen, und seihen Sie ab. Trinken Sie davon täglich 2 bis 3 Tassen. Trinken Sie gegen Nachtschweiß 1 Tasse des Tees vor dem Schlafengehen. Kindern, die unter Husten leiden, gibt man den Tee mit Honig gesüßt.

- *Milchabkochung bei grippalen Infekten*

Kochen Sie 1 TL getrocknete Salbeiblätter mit 1 Tasse Milch zusammen auf, 3 Minuten ziehen lassen und abseihen. Trinken Sie täglich 3 Tassen davon möglichst heiß. Bei grippalen Infekten und Halsentzündungen können Sie die Salbeimilch mit Honig süßen.

- *Salbeitinktur bei Zahnfleischentzündungen*

Übergießen Sie 20 g Salbeiblätter mit 100 ml 70-prozentigem Alkohol. Lassen Sie die Mischung 10 Tage verschlossen stehen, dann abseihen. Nehmen Sie die Tinktur, mit der doppelten Menge Wasser verdünnt, als Gurgelmittel bei Zahnfleisch- und Rachenentzündungen.

Nicht überdosieren
Salbei hat keine schädlichen Nebenwirkungen, solange er nicht überdosiert eingenommen wird. Im Falle einer Überdosierung können Magen und Darm belastet werden.

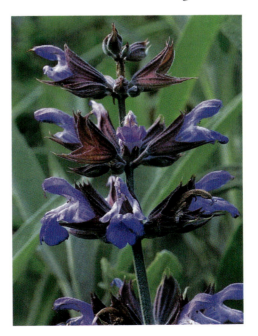

Salbei im Garten: Gartensalbei eignet sich bestens zur Randbepflanzung von Gemüsebeeten. Sein Aroma vertreibt wirksam Raupen, Läuse und Schnecken.

Schafgarbe
Hilfe bei Unterleibsschmerzen

Gemeine Schafgarbe (Achillea millefolium). Die volkstümlichen Namen lauten Feldgarbe, Frauenkraut, Blutstellkraut und Wundkraut.

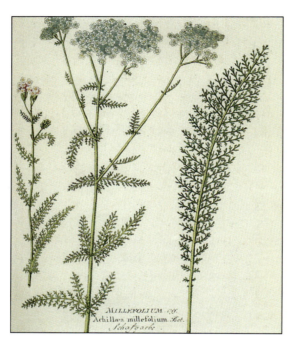

Der Zentaur Chiron soll den griechischen Helden Achilles, dessen Namen die Schafgarbe (Achillea) bis heute trägt, in der medizinischen Anwendung der Pflanze unterrichtet haben. Ihre Heilkraft wird nach wie vor geschätzt. Die Schafgarbe kommt überall in den gemäßigt warmen Gebieten der Nordhalbkugel vor. Wie alle Korbblütler kann auch die Schafgarbe allergische Reaktionen hervorrufen.

Kleine Pflanzenkunde

Die Gemeine Schafgarbe aus der Familie der Korbblütler ist häufig auf Wiesen, an Weg- und Feldrändern anzutreffen. Zu Unrecht wird sie oft als Unkraut bezeichnet. Die Pflanze kann bis zu 80 Zentimeter hoch werden und entwickelt von Juni bis Oktober Scheindolden mit weißen Scheibenblütchen und weißen bis rosafarbenen Zungenblüten.

Ernte und Aufbereitung

Schafgarbe ist ein anspruchsloses und ausdauerndes Gewächs, das nur sehr nasse Böden nicht verträgt. Man kann die Pflanze leicht im eigenen Garten anbauen. Die Blüten und das Kraut der Schafgarbe werden während der Blüte geerntet und getrennt voneinander an einem schattigen, luftigen Ort getrocknet. Holzige Stängelteile werden weggeworfen.

Inhaltsstoffe

- **Ätherische Öle:** Auf dem aus zahlreichen azulenbildenden Vorstufen bestehenden Öl beruht im Wesentlichen die entzündungshemmende, desinfizierende und krampflösende Wirkung.

Vorsicht, Wechselwirkungen!
Während der Einnahme von Schafgarbe sollten Wein und Kaffee gemieden werden, da sonst starke Kopfschmerzen auftreten können.

SCHAFGARBE

- **Bitterstoffe:** Durch die Bitterstoffe der Schafgarbe wird die Sekretproduktion in Magen und Darm angeregt.
- **Flavonoide:** Diese natürlichen Pflanzenschutzstoffe unterstützen die ätherischen Öle in ihren krampflösenden und antibiotischen Eigenschaften.
- **Gerbstoffe:** Diese bitteren Gerbstoffe wirken adstringierend und blutstillend.

Medizinische Wirkung

Die ätherischen Öle sind die wirksamsten Heilstoffe der Schafgarbe. Ihre antimikrobiellen, gallenflussanregenden und krampflösenden Eigenschaften machen die Schafgarbe zum idealen Heilmittel bei Magen- und Darmkrämpfen, bei Blähungen, bei Gallenblasen- und Nierenbeschwerden sowie bei Unterleibs- und Menstruationsschmerzen. In der Volksmedizin schätzt man die äußerliche Anwendung von Schafgarbe bei eitrigen Wunden, Brandwunden, Insektenstichen und Hämorrhoidalleiden.

Schafgarbe hilft bei

- Funktionsstörungen von Gallenblase und Nieren
- Hämorrhoidalleiden
- Magen-Darm-Störungen
- Menstruationsbeschwerden
- Wunden und Verbrennungen

Anwendungen

- *Schafgarbentee bei Magen-Darm-Beschwerden*

Übergießen Sie 2 TL Schafgarbenkraut mit 1 Tasse kochendem Wasser. Lassen Sie den Aufguss 10 Minuten zugedeckt ziehen, und seihen Sie ab. Wohl-schmeckend und wirksam ist auch eine Mischung aus gleichen Teilen Schafgarbe, Kamille und Pfefferminze.

> **TIPP**
>
> **Verdauungshilfe:** Schafgarbe kann auch als verdauungsförderndes Gewürz in der Küche verwendet werden – besonders bei der Zubereitung von fetten Speisen, Braten, Suppen und Eintöpfen. Auch Salaten, Quark und Weichkäse kann man Schafgarbenblätter hinzufügen und Magenbeschwerden oder Völlegefühl damit vorbeugen.

- *Umschlag bei schlecht heilenden Wunden*

Geben Sie 50 g Schafgarbenkraut in 1 l Wasser, bringen Sie beides zum Kochen. Lassen Sie das Wasser 10 Minuten lang abkühlen, bis es lauwarm ist. Nun seihen Sie ab. Tränken Sie ein sauberes Leinen- oder Baumwolltuch mit der Flüssigkeit, und legen Sie es auf die zu behandelnde Stelle. Wiederholen Sie die Auflage mehrmals täglich.

- *Badezusatz bei Schuppenflechte*

Übergießen Sie 50 g Schafgarbe mit 1 l kochendem Wasser. Lassen Sie den Aufguss 20 Minuten ziehen, und seihen Sie ab. Geben Sie den Aufguss in ein Vollbad. Dieses Bad mit Schafgarbenzusatz hilft gegen Hautprobleme wie Schuppenflechte oder unreine Haut, es unterstützt aber auch die innerliche Anwendung von Schafgarbe.

- *Teemischung bei Bettnässen*

Mischen Sie Schafgarbenkraut und Johanniskraut zu gleichen Teilen. Übergießen Sie 1 EL der Mischung mit 1 Tasse kochendem Wasser. Lassen Sie den Aufguss 10 Minuten ziehen, und seihen Sie ab. Geben Sie Ihrem Kind täglich 2 Tassen davon zwischen den Mahlzeiten zu trinken.

Schafgarbensaft
In Reformhäusern und Naturkostläden ist der frische Saft der Schafgarbe erhältlich, der die gleichen Wirkungen wie der Tee besitzt. Der Saft schmeckt leicht bitter.

Schöllkraut
Giftiges Warzenmittel

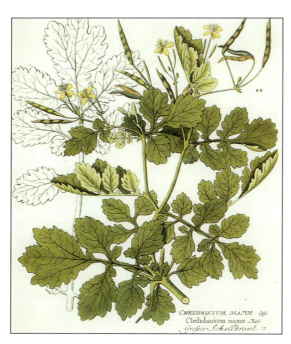

Großes Schöllkraut (Chelidonium majus). Die volkstümlichen Bezeichnungen der Pflanze lauten Drudenmilch, Gilbkraut, Goldkraut, Schellkraut, Schwalbenkraut und Warzenkraut.

Im gesamten Mittelmeergebiet ist das Schöllkraut zu Hause. Man sagt, es beginnt zu blühen, wenn die Schwalben aus Afrika zurückkommen, und verblüht wieder mit dem Wegzug der Schwalben. Die alten Griechen verschrieben die Pflanze bei Gelbsucht, Leber- und Gallenblasenbeschwerden sowie bei Augenleiden. Im Laufe des Mittelalters fand Schöllkraut auch hierzulande als Heilpflanze große Verbreitung.

Kleine Pflanzenkunde

Das Große Schöllkraut gehört zur Familie der Mohngewächse. Es ist an sonnigen Stellen zu finden, an Mauern und Zäunen, an Wegrändern und auf Schuttplätzen. Die Pflanze kann bis zu einem Meter hoch werden, enthält einen ätzenden, gelben Milchsaft und blüht vor allem von April bis Oktober in leuchtend goldgelben Blütendolden.

Ernte und Aufbereitung

Schöllkraut ist eine giftige Pflanze, die nicht im eigenen Garten gezogen und auch nicht ohne ärztliche Beratung verarbeitet und angewendet werden darf. Kaufen Sie Schöllkraut in der Apotheke. Frisches Schöllkraut ist selten erhältlich, meist gibt es getrocknetes Kraut.

Inhaltsstoffe

- **Alkaloide:** Diese Stoffe im Milchsaft ähneln den Opiumalkaloiden. Daher wirken sie entspannend und entkrampfend.
- **Chelidonin:** Diese Substanz hemmt das Zellwachstum. Hieraus erklärt sich die Wirkung des Schöllkrauts gegen Warzen.

Zeitlich begrenzte Wirksamkeit
Achten Sie bei getrocknetem Schöllkraut auf das Alter: Nach sechs Monaten sind die meisten Inhaltsstoffe nicht mehr wirksam.

SCHÖLLKRAUT

- **Saponine:** Sie wirken antibiotisch und cholesterinsenkend, stärken das Immunsystem und hemmen unter günstigen Umständen das Krebswachstum.
- **Flavonoide:** Diese natürlichen Pflanzenschutzstoffe unterstützen die Wirkung der Saponine.

Medizinische Wirkung

Schöllkraut ist nicht harmlos: Innerliche Anwendungen dürfen generell nicht in Eigenregie ohne Rücksprache mit dem Arzt erfolgen. In Form von Heiltees wird das Mittel bei Beschwerden im Magen-Darm-Gallenblasen-Bereich sowie bei Husten und Bronchialkatarrh krampflösend wirken. Die ungefährlichere äußerliche Anwendung hilft bei Krämpfen, Hühneraugen und Warzen.

Schöllkraut hilft bei
- Bronchialkatarrh und Husten
- Gallenblasenbeschwerden
- Hühneraugen und Warzen
- Magen-Darm-Krämpfen

Anwendungen

- *Schöllkrauttee bei Gallenblasenbeschwerden*

Übergießen Sie 1 TL getrocknetes Schöllkraut mit 1 Tasse kochendem Wasser. Lassen Sie den Aufguss 5 bis 10 Minuten ziehen, dann abseihen. Trinken Sie 1 Tasse dieses Tees vor jeder Mahlzeit.

- *Teemischung bei Magen-Darm-Krämpfen*

Mischen Sie je 10 g Schöllkraut und Pfefferminze sowie je 5 g Kümmel und Wermut. Übergießen Sie 2 TL der Mischung mit 1/4 l kochendem Wasser. Lassen Sie den Aufguss 10 Minuten ziehen, und seihen Sie dann ab. Trinken Sie 2 bis 3 Wochen lang täglich 2 Tassen davon.

- *Teemischung bei Gallensteinen*

Mischen Sie 50 g Schöllkraut, 40 g Tausendgüldenkraut, 30 g Odermennigblätter und 30 g Artischockenblätter. Übergießen Sie 2 EL der Mischung mit 1/2 l kochendem Wasser. Lassen Sie den Aufguss 10 Minuten ziehen, und seihen Sie ab. Trinken Sie 1 Tasse morgens auf nüchternen Magen und 1 Tasse vor dem Schlafengehen. Auch diese Teemischung sollten Sie nur nach Absprache mit Ihrem Arzt einnehmen!

- *Umschlag bei Warzen*

Bringen Sie 3 bis 5 EL von Kraut und Wurzeln des Schöllkrauts mit 1 l Wasser zum Kochen. Lassen Sie den Sud weitere 10 Minuten zugedeckt sieden, und seihen Sie dann ab. Lassen Sie den Aufguss abkühlen, und tauchen Sie ein sauberes Tuch in die körperwarme Flüssigkeit. Legen Sie das Tuch dreimal täglich für 10 Minuten auf die zu behandelnde Körperstelle.

Vorsicht, giftig!
Schöllkrauttee ist kein Mittel, das man sich einfach selbst verordnen kann. Wer an Bluthochdruck leidet, sollte ihn ganz meiden. Auch sonst ist es unbedingt nötig, einen Arzt zu konsultieren. Äußerliche Anwendungen sind weniger gefährlich.

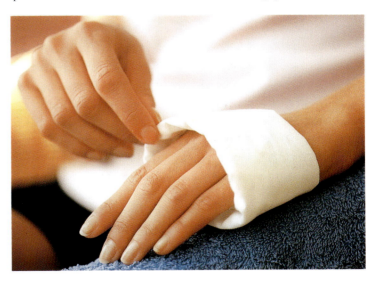

Neben dem Schöllkrautumschlag hilft auch das Betupfen mit Schöllkrautsaft gegen Warzen.

Spitzwegerich
Linderung bei Erkältungen

Spitzwegerich (Plantago lanceolata). In der Volksheilkunde nennt man ihn auch Heilwegerich, Rippenkraut, Schafzunge oder Wegetritt.

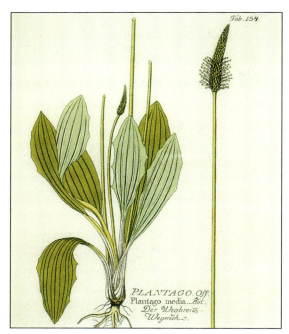

Ein gutes Beispiel für die Nützlichkeit einer zu Unrecht als Unkraut bezeichneten Pflanze ist der bei uns heimische Spitzwegerich. Die Heilpflanze ist in der ganzen Welt verbreitet. In der Volksmedizin wurde Spitzwegerich als eine Art Allheilmittel vor allem bei offenen Wunden eingesetzt. Spitzwegerich hat keinerlei Nebenwirkungen. Die moderne Naturheilkunde sieht im Spitzwegerich ein ausgezeichnetes Hustenmittel.

Spitzwegerich und Breitwegerich
Im Vergleich zum Spitzwegerich besitzt der Breitwegerich deutlich weniger Heilstoffe. Breitwegerich ist an seinen breiten, eiförmigen Blättern leicht zu erkennen.

Kleine Pflanzenkunde

Spitzwegerich gehört zur Familie der Wegerichgewächse. Die bis zu 50 Zentimeter hohe Heilpflanze wächst auf Wiesen und an Wegrändern. Sie besteht aus einer Grundrosette mit lanzettförmigen Blättern und einem blattlosen Stängel mit zylinderförmiger Blütenähre. Zwischen Mai und September zeigt Spitzwegerich winzige, unscheinbare Blüten.

Ernte und Aufbereitung

Als eine der verbreitetsten »Unkraut«-Sorten muss Spitzwegerich nicht angebaut werden. In der freien Natur kommt er häufig mit anderen Wegericharten vor, die ähnliche Wirkstoffe enthalten. Genutzt werden die Blätter der Pflanze, die zu Beginn der Blütezeit geerntet, kleingeschnitten und an einem schattigen Ort getrocknet werden. Frische Blätter können in Salat verwendet werden.

Inhaltsstoffe

- **Schleimstoffe:** Sie lindern den Hustenreiz in den Bronchien und wirken infektionshemmend auf die Schleimhäute, besonders im Rachenraum.

- **Gerbstoffe:** Sie wirken auf die Schleimhäute, wo sie den Bakterien Nährstoffe entziehen. Im Darmbereich festigen sie den Stuhl.
- **Auzubin:** Dieses Glykosid ist hauptverantwortlich für die antibiotische Wirkung von Spitzwegerich.

Medizinische Wirkung

Die Kombination von Wirkstoffen, die Entzündungen hemmen, Schleim lösen und den Hustenreiz lindern, macht Spitzwegerichtee zu einem ausgezeichneten Mittel bei Husten und Schnupfen, Bronchitis und bei Entzündungen des Mund- und Rachenraums. Auch bei Durchfall und, äußerlich aufgetragen, bei Insektenstichen hilft Spitzwegerichsaft oder -sirup.

Spitzwegerich hilft bei

- Bronchitis
- Durchfall
- Entzündungen der Mund- und Rachenschleimhaut
- Husten und Keuchhusten
- Insektenstichen

Anwendungen

● *Spitzwegerichtee*
Übergießen Sie 1 bis 2 TL getrocknetes Spitzwegerichkraut mit 1 Tasse kochendem Wasser. Den Aufguss 10 Minuten ziehen lassen, dann abseihen. Trinken Sie täglich 3 Tassen davon mit Honig gesüßt; die erste Tasse auf nüchternen Magen.

● *Spitzwegerichsirup bei Husten*
Übergießen Sie 50 g getrocknetes Spitzwegerichkraut mit 1 l kochendem

Wasser. Lassen Sie den Aufguss 30 Minuten ziehen, seihen Sie ab, und drücken Sie das Kraut gut aus. Erhitzen Sie den Aufguss so lange weiter, bis sich das Volu-

---

TIPP

Bronchialasthma vorbeugen: Zur Vorbeugung eines Asthmaanfalls empfiehlt sich ein Kräutersüßwein. Zur Zubereitung mischen Sie je 30 g Spitzwegerich- und Eukalyptusblätter sowie 10 g zerriebene Wacholderbeeren. Legen Sie alles in 1 l Süßwein (Marsala, Samos, Madeira) ein, und lassen Sie die Kräuter 10 Tage ziehen. Seihen Sie ab, und pressen Sie die Rückstände gut aus. Trinken Sie täglich 3 kleine Gläser, jeweils nach den Mahlzeiten.

---

men halbiert hat. Geben Sie 300 g Honig hinzu, und lösen Sie ihn im Sud auf. Füllen Sie den Sirup in Flaschen. Nehmen Sie nach jeder Mahlzeit 3 bis 4 TL des Sirups zu sich. Dieser Hustensirup ist auch für Kinder gut geeignet.

● *Spitzwegerichsaft bei Bronchitis*
Zerstoßen Sie 50 g frische Spitzwegerichblätter in einem Mörser. Bringen Sie die Blätter mit etwas Wasser zum Kochen. Seihen Sie nicht ab, sondern geben Sie etwas Honig zu der Mischung. Nehmen Sie bei Bronchitis stündlich 1 TL des Saftes zu sich.

● *Umschläge bei Ekzemen oder Insektenstichen*
Übergießen Sie 2 TL getrocknetes Spitzwegerichkraut mit 1/4 l kochendem Wasser. Lassen Sie den Aufguss 10 Minuten ziehen, und seihen Sie ab. Tauchen Sie eine Mullkompresse in den Sud, und legen Sie sie auf das Ekzem. Wechseln Sie den Umschlag mehrmals täglich. Als schnelle Hilfe gegen Insektenstiche können Sie ein frisches Blatt zerreiben und auf die Einstichstelle drücken.

Lange haltbar
Spitzwegerichsaft zeichnet sich im Vergleich zu anderen Kräutersäften dadurch aus, dass er nicht schimmelt und daher lange aufbewahrt werden kann. Die Ursache dafür sind die antibiotisch wirkenden Inhaltsstoffe des Spitzwegerichs.

Stiefmütterchen
Wohltat für Haut und Hals

Das Stiefmütterchen (Viola tricolor) trägt auch die Namen Dreifaltigkeitsblümchen, Feldveilchen, Schwägerli und Tag-und-Nacht-Blümchen.

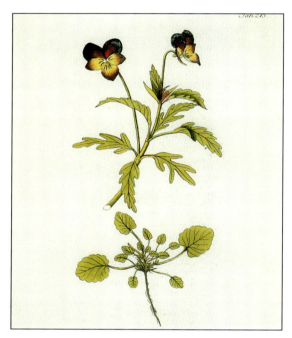

Überall in den gemäßigten Zonen Europas und Asiens findet man das Wilde Stiefmütterchen. Im Lauf der Zeiten ist es mit allerhand Symbolik überfrachtet worden: Es stand zuerst für die christliche Dreifaltigkeit, dann für die Schüchternheit und schließlich auch für die Bosheit von Stiefmüttern. Als Heilpflanze wurde das Stiefmütterchen seit dem späten Mittelalter eingesetzt.

Acker- und Gartenstiefmütterchen
Stiefmütterchen kommt als unscheinbares Ackerstiefmütterchen und als prächtiges Gartenstiefmütterchen vor. Beide Arten können als Heilpflanze genutzt werden.

Kleine Pflanzenkunde
Das Stiefmütterchen gehört zur Familie der Veilchengewächse und gedeiht auf Äckern und Wiesen, Öd- und Brachland. Es wird 20 Zentimeter hoch, hat einen hohlen Stängel und blüht zwischen Mai und August in allen Farbschattierungen zwischen Weiß, Gelb, Blau und Violett.

Ernte und Aufbereitung
Im eigenen Garten sollte man für Stiefmütterchen einen nicht zu dunklen Ort mit humusreichem, feuchtem Boden auswählen. Geerntet wird das ganze Kraut zu Beginn der Blütezeit. Es wird in Bündeln an einem schattigen Ort getrocknet und dann in dunklen, luftdicht verschlossenen Behältern aufbewahrt.

Inhaltsstoffe
- **Saponine:** Sie wirken schleimlösend, unterstützen das Immunsystem und helfen bei der Aufnahme der anderen Wirkstoffe.
- **Schleimstoffe:** Sie schützen die Schleimhäute und beruhigen sie. Dadurch werden bestehende Entzündungen abgebaut.

STIEFMÜTTERCHEN

- **Salizylsäureverbindungen:** Sie sind Vorstufen der entzündungshemmenden und fiebersenkenden Azetylsalizylsäure.
- **Kalzium:** Dieses Mineral stärkt den Knochenaufbau und hilft bei Osteoporose und Rachitis.

Medizinische Wirkung

Stiefmütterchen ist keine schnell wirkende Heilpflanze, sondern sollte regelmäßig über eine längere Zeit angewendet werden. Der Tee hilft bei Husten, bei Entzündungen des Mund- und Rachenraums, bei rheumatischen Erkrankungen und Gicht. Äußerliche Anwendungen empfehlen sich bei Ekzemen, Milchschorf, Akne und Krätze.

Stiefmütterchen hilft bei
- Akne und Krätze
- Fiebrigen Erkältungen und Husten
- Hautkrankheiten
- Mund-, Hals- und Rachenentzündungen
- Osteoporose und Rachitis

Anwendungen

- *Stiefmütterchentee bei Erkältung*

Übergießen Sie 2 TL getrocknetes Stiefmütterchenkraut mit 1 Tasse kochendem Wasser. Lassen Sie den Aufguss 10 Minuten zugedeckt ziehen, und seihen Sie ab. Trinken Sie täglich 3 Tassen davon.

- *Blutreinigungstee*

Mischen Sie jeweils 10 g Stiefmütterchen und Faulbaumrinde, dazu 15 g Löwenzahnwurzel und -kraut sowie je 5 g Holunderblüten, Fenchelfrüchte und Schachtelhalm. Übergießen Sie 1 gehäuften TL der Mischung mit 1/4 l kochendem Wasser. Lassen Sie den Aufguss 15 Minuten zugedeckt ziehen, und seihen Sie ab. Trinken Sie 4 Wochen lang täglich 2 bis 3 Tassen.

- *Stiefmütterchenauflage bei Hautkrankheiten*

Übergießen Sie 2 EL getrocknetes Stiefmütterchenkraut mit 1 Tasse kochendem Wasser. Lassen Sie den Aufguss 10 Minuten ziehen, dann abseihen. Tränken Sie ein sauberes Tuch in dem abgekühlten Aufguss, und legen Sie es für 10 Minuten auf die erkrankte Körperstelle. Wiederholen Sie den Vorgang täglich etwa dreimal über einen Zeitraum von 4 Wochen.

- *Teemischung bei Talgfluss (Seborrhöe)*

Mischen Sie jeweils 30 g Stiefmütterchen und Klettenwurzel, dazu je 20 g Seifenkrautwurzel und Birkenblätter. Übergießen Sie 1 EL der Mischung mit 1 Tasse kochendem Wasser. Lassen Sie den Aufguss 10 Minuten zugedeckt ziehen, und seihen Sie ab. Trinken Sie täglich 1 Tasse davon morgens auf nüchternen Magen und 1 Tasse vor dem Schlafengehen.

Allergierisiko

Einige wenige Menschen reagieren auf Stiefmütterchentee allergisch. Grundsätzlich sollten Überdosierungen vermieden werden; die Folgen könnten Übelkeit und Erbrechen sein.

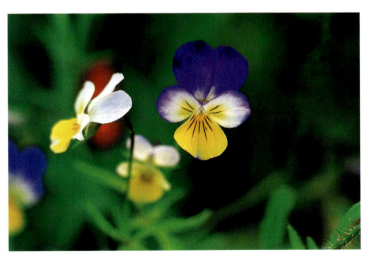

Das Stiefmütterchen ist besonders wegen seiner bunten Blütenpracht beliebt. Weniger bekannt sind die vielfältigen Heilwirkungen dieser Pflanze.

127

HEILPFLANZEN VON A BIS Z

Tausendgüldenkraut
Bitterer Magenfreund

Tausendgüldenkraut (Centaurium erythreae) ist bei uns auch unter den Bezeichnungen Fieberkraut, Laurinkraut und Magenkraut bekannt.

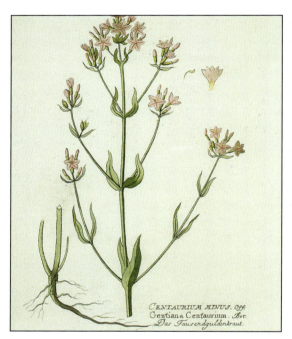

Die Pflanze mit dem schmeichelhaften Namen ist in Europa, Asien, Nordafrika und Nordamerika heimisch. Sie kommt nicht sehr häufig vor, und alle in Deutschland wachsenden Pflanzen sind geschützt. Das Tausendgüldenkraut beinhaltet ungewöhnlich viele Bitterstoffe und ist daher ein beliebtes Hausmittel der Volksmedizin gegen alle Arten von Magenproblemen.

Kleine Pflanzenkunde

Das Echte Tausendgüldenkraut gehört zu den Enziangewächsen und ähnelt in seiner Heilwirkung dem Enzian. Tausendgüldenkraut findet man auf Waldlichtungen und Berghängen. Aus der grundständigen Blattrosette wächst der vierkantige Stängel bis zu 40 Zentimeter hoch. Die rotweißen Blüten erscheinen von Juli bis September.

Ernte und Aufbereitung

Tausendgüldenkraut ist eine geschützte Pflanzenart, die weder gesammelt noch im Garten angebaut werden darf. Apotheken und Drogerien beziehen sie aus Nordafrika und Osteuropa. Zu medizinischen Zwecken genutzt wird das gesamte Kraut oberhalb der Blattrosette. Es wird während der Blütezeit zwei Fingerbreit über dem Boden abgeschnitten, gebündelt und zum Trocknen aufgehängt.

Inhaltsstoffe

- **Bitterstoffe:** Tausendgüldenkraut gilt als reine Bitterstoffdroge; die anderen Wirkstoffe sind nur minimal vertreten. Hier sind es vor allem die glykosidischen

Achtung bei zu viel Magensäure
Bei Beschwerden, die durch zu viel Magensäure ausgelöst werden, ist Tee aus Tausendgüldenkraut nicht angezeigt, da er viele Bitterstoffe enthält.

128

TAUSENDGÜLDENKRAUT

Bitterstoffe Amarogentin und Gentiopikrin in Blüten und Stängel der Pflanze, die appetitanregend, entgiftend und kreislaufstimulierend wirken.

- **Flavonoide:** Sie wirken entzündungshemmend und verdauungsfördernd.
- **Ätherische Öle:** Sie können krampf- und schleimlösend agieren.

Medizinische Wirkung

Als Bitterstoffarzneimittel wirkt Tausendgüldenkraut vor allem auf den Magen-Darm-Trakt, fördert den Appetit und eine gesunde Verdauung. Besonders bei Magenschwäche wegen mangelnder Magensaftsekretion, aber auch bei Krämpfen und Blähungen kann der Tee viel bewirken. Es ist eines der wenigen Mittel, die die psychisch bedingte Magersucht junger Mädchen (Anorexia nervosa) heilen hilft. Außerdem regt es den Kreislauf an, beruhigt die Nerven, reinigt das Blut und lässt Hautausschläge abheilen. Tausendgüldenkraut ist Bestandteil vieler Teemischungen.

Tausendgüldenkraut hilft bei

- Appetitlosigkeit und Magersucht
- Blähungen und Durchfall
- Kreislaufschwäche
- Magen-Darm-Krämpfen
- Magenschwäche wegen fehlender Magensäure

Anwendungen

- *Kaltauszug bei Magenschwäche*

Übergießen Sie 1 gehäuften TL des zerkleinerten Krauts mit 1/4 l kaltem Wasser. Rühren Sie hin und wieder um, und lassen Sie das Ganze 6 bis 10 Stunden ziehen. Seihen Sie ab, und erwärmen Sie die Flüssigkeit auf Trinktemperatur. Nehmen Sie täglich vor den Mahlzeiten 1 Tasse des ungesüßten Getränks esslöffelweise zu sich.

- *Tausendgüldenkrautwein bei Appetitlosigkeit*

Mischen Sie je 30 g Tausendgüldenkraut und Pfefferminze sowie 1 kleingehackte

> **TIPP**
>
> **Tausendgüldenkrauttee:** Wenn Sie nicht die Zeit haben, den wirksameren Kaltauszug abzuwarten, dann können Sie Tausendgüldenkraut auch als Aufguss zubereiten. Übergießen Sie 1 bis 2 TL des Krauts mit 1 Tasse heißem Wasser. Lassen Sie den Aufguss 15 Minuten lang ziehen, und seihen Sie ab. Trinken Sie täglich 3 Tassen dieses Tees. Sie können mit etwas Honig süßen.

unbehandelte Zitrone mit Schale. Übergießen Sie alle Zutaten mit 1 l leichtem, eher lieblichem Weißwein. Lassen Sie das Ganze 10 Tage ziehen, und filtern Sie ab. Trinken Sie täglich ein kleines Glas des Weins vor der Hauptmahlzeit.

- *Teemischung zur Blutbildung*

Mit diesem Tee können Sie keine Anämie behandeln, aber den gesamten Stoffwechsel anregen und entschlacken und einem Eisenmangel in gewissem Maße vorbeugen.

Mischen Sie je 50 g Tausendgüldenkraut, Wermutkraut, Brennnesselblätter und Hagebuttenfrüchte. Übergießen Sie 2 TL der Mischung mit 1 Tasse kaltem Wasser. Lassen Sie den Tee kurz aufkochen, 10 Minuten ziehen, und seihen Sie ab. Trinken Sie über einen Zeitraum von 4 bis 6 Wochen täglich 2 Tassen des mit Honig gesüßten Tees in kleinen Schlucken.

Bittere Medizin

Tausendgüldenkraut ist ein gut verträgliches Mittel, das auch für ältere Menschen geeignet ist. Als ausgesprochen bittere Medizin wird das Kraut wohl auch von allzu eifrigen Patienten kaum überdosiert werden.

129

HEILPFLANZEN VON A BIS Z

Thymian
Heilkräftiges Erkältungsmittel

Der Echte Thymian (Thymus vulgaris) wird bei uns auch Demut, Immenkraut, Römischer oder Welscher Quendel und Wurstkraut genannt.

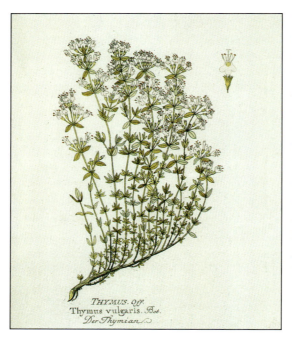

Thymian ist ein Gewürz- und Heilkraut, das vor allem im Mittelmeerraum heimisch ist. In seinem Namen verbergen sich die griechischen Begriffe »thymiama« für »Räucherwerk« und »thyein« für »opfern«. In halb religiösen, halb medizinischen Ritualen spielte der Thymian schon im alten Ägypten eine Rolle. Seit dem frühen Mittelalter wird die Pflanze hierzulande angebaut. Als Naturheilmittel bei Erkrankungen der Atemwege und bei Magen-Darm-Problemen ist Thymian hoch geschätzt.

Kleine Pflanzenkunde

Der Thymian gehört zur Familie der Lippenblütler und liebt sonnige und trockene Standorte mit kalkhaltigen Böden. Der 20 bis 40 Zentimeter hohe Halbstrauch hat kurze Stängel, auf der Unterseite dicht behaarte Blätter und zwischen Mai und August stark duftende Lippenblüten, die weiß, rosa, dunkelrot und violett blühen.

Ernte und Aufbereitung

Thymian kommt bei uns nicht in freier Natur vor; in sonnigen Gärten und auf dem Balkon kann er jedoch ohne viel Mühe gezogen werden. Geerntet wird das ganze Kraut während der Blütezeit, die besten Teile sind die nicht verholzten Triebspitzen. Beim Trocknen darf die Temperatur nicht über 35 °C steigen; anschließend sollte man Thymian in luftdichten Gläsern aufbewahren.

Inhaltsstoffe

- **Ätherische Öle:** Die Heilwirkung von Thymian beruht fast ausschließlich auf schleim- und krampflösenden sowie desinfizierenden ätherischen Ölen.

Zu viel ist ungesund
Thymian darf nicht in beliebiger Menge eingenommen werden. Innerliche Anwendungen in hoher Dosierung können zu Vergiftungen führen.

Hierzu gehören besonders das Thymol, daneben auch Karvakrol, Zymol, Borneol und Pinen.
- **Gerbstoffe:** Sie unterstützen die Öle des Thymians durch ihre zusammenziehende Eigenschaft bei der Heilung von Darminfektionen.
- **Flavonoide:** Auch sie wirken vor allem entzündungshemmend.

Thymian hilft bei
- Asthma und chronischer Bronchitis
- Husten und Schnupfen
- Magen- und Darmentzündungen
- Mandel- und Rachenentzündungen
- Nebenhöhlenentzündungen

Medizinische Wirkung

Thymian wird als Tee oder bei Teemischungen eingesetzt, um auf Lunge und Bronchien, Magen und Darm einzuwirken. Thymiantee hilft bei Husten und Schnupfen, grippalen Infekten und Bronchitis, Keuchhusten und Asthma sowie bei Verdauungsstörungen. Als Spül- und Gurgelmittel bekämpft Thymian Entzündungen des Mund- und Rachenraums. Ein Bad mit Thymian unterstützt die Heilungsprozesse der Atemorgane und beugt Erkältungskrankheiten vor.

Anwendungen

- *Thymiantee*

Übergießen Sie 1 gehäuften TL Thymiankraut mit 1 Tasse kaltem Wasser. Bringen Sie beides zum Kochen, lassen Sie das Gemisch 10 Minuten zugedeckt ziehen, und seihen Sie ab. Trinken Sie täglich 3 Tassen davon, bei einer mehrwöchigen Kur nur 2 Tassen pro Tag. Versuchen Sie, den morgendlichen Kaffee durch eine Tasse magenfreundlicheren Thymiantee zu ersetzen.

- *Gurgellösung bei Rachenentzündung*

Übergießen Sie 2 EL Thymiankraut mit 200 ml Wasser. Lassen Sie die Mischung 2 Wochen an einem warmen Ort ziehen. Filtern Sie ab, und pressen Sie das Kraut gut aus. Gurgeln Sie mit dieser Lösung täglich etwa dreimal 5 Minuten lang.

- *Thymianbad bei Schnupfen*

Geben Sie 1 Handvoll getrocknetes Thymiankraut in das heiße Badewasser. Legen Sie sich für 15 Minuten in das Bad, und halten Sie anschließend 1 Stunde Ruhezeit ein. Wer das Kraut im Wasser nicht mag, kann es in ein Baumwollsäckchen oder in einen Strumpf füllen.

- *Teemischung bei schwachem Magen*

Mischen Sie 20 g Thymian mit je 10 g Tausendgüldenkraut, Pfefferminze und Kümmelsamen. Übergießen Sie 2 TL der Mischung mit 1/4 l kochendem Wasser. Lassen Sie den Aufguss 10 Minuten ziehen, und seihen Sie ab. Trinken Sie täglich 3 Tassen davon.

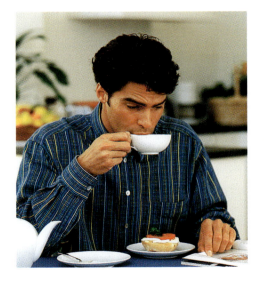

Bei vielen Menschen gehört die morgendliche Tasse Kaffee zum alltäglichen Ritual. Thymiantee bietet sich vor allem für Menschen mit schwachem Magen als gesunde und wohlschmeckende Alternative an.

Altbewährt

Der Weg des Thymians zum Volksheilmittel führte über die mittelalterlichen Klöster. Nach den antiken Heilkundlern beschäftigten sich Albertus Magnus, Hildegard von Bingen und P. A. Matthiolus mit dem Heilkraut. Heute ist Thymian in fast allen Heilpflanzenbüchern zu finden.

HEILPFLANZEN VON A BIS Z

Veilchen
Duftende Blume gegen Husten

Das Wohlriechende Veilchen (Viola odorata) heißt im Volksmund Märzveilchen, Marienstängel und Schwalbenblume.

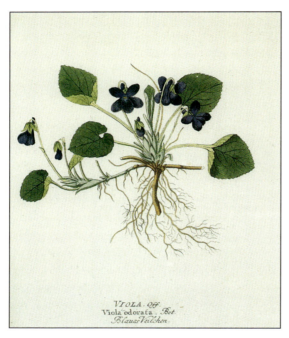

Das Veilchen mit seinem feinen Duft ist eine vertraute Erscheinung in Mitteleuropa. Allein in Deutschland gibt es über 20 Arten, die im Volksmund unter vielfältigen Namen bekannt sind. Seit langem wurde das Veilchen in religiösen Ritualen, aber auch für medizinische Zwecke verwendet: als Wundmittel, zur Blutreinigung und vor allem als Allzweckwaffe gegen alle Erkrankungen der Atemwege.

Kleine Pflanzenkunde

Das Wohlriechende Veilchen wächst vor allem in lichten Laubwäldern, an Bachufern, Waldrändern, Hecken und Zäunen. Die bis zu 10 Zentimeter hohe Staude besitzt herzförmige Blätter und während der Blütezeit von März bis Mai angenehm und intensiv riechende, tiefviolette Blüten mit Nebenblättern und einem geraden, ebenfalls violetten Sporn.

Ernte und Aufbereitung

Das Veilchen kann problemlos im Garten angebaut werden; es bevorzugt feuchte, halbschattige Standorte. Geerntet werden die Wurzeln im September und Oktober, das Kraut mit Blüten und Blättern von März bis Mai. Die Wurzeln werden gesäubert und zum Trocknen ausgebreitet; das Kraut soll an einem luftigen und schattigen Ort trocknen. Frische Veilchenblüten können ebenfalls verwendet werden.

Inhaltsstoffe

- **Saponine:** Sie wirken schleimlösend, stoffwechselanregend und entzündungshemmend.

Schnelle Wundheilung
Frische Veilchenblüten mit Honig vermischt ergeben eine bewährte Wundsalbe, die die Heilung beschleunigt.

VEILCHEN

- **Bitterstoffe:** Das Glykosid und die Alkaloide wirken auf den Magen-Darm-Trakt und fördern die Verdauung.
- **Ätherische Öle:** Sie wirken desinfizierend, erleichtern das Abhusten und stärken das Immunsystem.
- **Schleimstoffe:** Sie schützen und beruhigen die Schleimhäute.

Medizinische Wirkung

Veilchentee oder -sirup wird zur Blutreinigung, bei Husten, Keuchhusten und Bronchitis, aber auch bei Verstopfung, gereizten Nerven und rheumatischen Beschwerden verschrieben. Äußerlich kann man Veilchen als Gurgelmittel bei Mund- und Halsentzündungen, für Umschläge und Waschungen bei Wunden, Geschwüren und Hauterkrankungen einsetzen.

Veilchen hilft bei

- Entzündungen des Mund- und Rachenraums
- Gereizten Nerven
- Husten, Keuchhusten und Bronchitis
- Verstopfung
- Wunden und Hautkrankheiten

Anwendungen

- ### *Veilchentee*

Übergießen Sie 1 TL getrocknetes Veilchenkraut oder -wurzel mit 1 Tasse kaltem Wasser. Bringen Sie beides zum Sieden, lassen Sie das Ganze noch 5 Minuten ziehen, und seihen Sie ab. Trinken Sie täglich 2 bis 3 Tassen als Hustentee mit Honig gesüßt. Zur Beruhigung der Nerven trinken Sie täglich 2 bis 3 Tassen des ungesüßten Tees.

- ### *Veilchensirup für Kinder*

Übergießen Sie 2 TL frische Veilchenblüten mit 1/4 l heißem Wasser, und lassen Sie die Mischung 24 Stunden stehen. Seihen Sie den Aufguss ab, und bringen

---

TIPP

Muntermacher: Gegen Niedergeschlagenheit hilft auch Veilchenwein. Geben Sie 30 g Veilchenkraut in 1 l Weißwein, und kochen Sie ihn auf. Fügen Sie 5 g pulverisierte Galgantwurzel und 15 g zermahlene Süßholzwurzel hinzu. Lassen Sie alles 10 Minuten ziehen, und seihen Sie ab. Füllen Sie den Wein in sterilisierte Flaschen. Trinken Sie täglich 1 bis 3 Likörgläschen davon.

Sie ihn wieder zum Sieden. Übergießen Sie damit weitere 2 TL frische Blüten. Lassen Sie auch diesen Aufguss 24 Stunden ziehen, und seihen Sie erneut ab. Mischen Sie den Tee mit der gleichen Menge an Honig. Geben Sie Ihrem Kind täglich 1 bis 2 EL dieses Sirups.

- ### *Teemischung bei chronischem Husten*

Mischen Sie Veilchenwurzel, Süßholzwurzel, Eibischwurzel, Alantwurzel und Lungenkraut zu gleichen Teilen. Übergießen Sie 2 TL der Mischung mit 2 Tassen kaltem Wasser. Lassen Sie alles 4 Stunden ziehen. Erhitzen Sie den Tee, lassen Sie ihn 10 Minuten unter dem Siedepunkt ziehen, und seihen Sie ab. Trinken Sie 2 Wochen lang täglich 2 bis 3 Tassen davon.

- ### *Teemischung bei Bronchitis*

Mischen Sie je 30 g Veilchenblüten, Bibernellen und Anissamen, dazu je 20 g Salbei- und Rautenblätter. Übergießen Sie 2 EL der Mischung mit 1/2 l kochendem Wasser. Lassen Sie den Aufguss 5 Minuten ziehen, und seihen Sie ab. Trinken Sie täglich 3 Tassen davon zwischen den Mahlzeiten.

Wohlriechende Nervenberuhigung

In der Aromatherapie soll der Duft des Veilchens Ängste vertreiben und die Laune verbessern. In der Volksmedizin empfiehlt man, frische Veilchenblüten zur Nervenberuhigung zu essen.

133

HEILPFLANZEN VON A BIS Z

Wacholder
Wassertreibende Gewürzpflanze

Der Gemeine Wacholder (Juniperus communis) trägt auch die Bezeichnungen Kranewit, Machandel und Weckhalter.

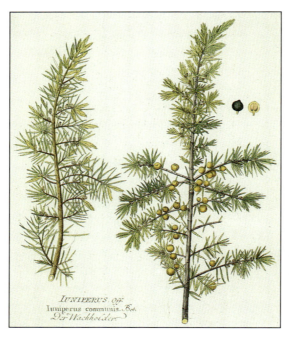

Der Verwandte der Zypresse kommt auf der ganzen Nordhalbkugel vor, häufig dort, wo eine Überweidung durch Schafe stattfand. Wacholder wird seit langem als Gewürz oder als Aromastoff verwendet. Auch der Einsatz von Wacholderbeeren gegen verschiedene Erkrankungen, insbesondere der Harn- und Atemwege, ist seit dem Mittelalter belegt. Einer der engagiertesten Befürworter des Wacholders war Pfarrer Kneipp. Auf ihn gehen viele Wacholderkuren zurück.

Kleine Pflanzenkunde

Der Heidewacholder oder Gemeine Wacholder ist ein einheimisches Zypressengewächs. Den bis zu zehn Meter hohen Baum findet man an Berghängen, in lichten Wäldern und in Heidelandschaften. Zwischen seinen spitzen, nadelförmigen Blättern wachsen im April und Mai unscheinbare Blüten. Nach drei Jahren reifen die blauschwarzen Früchte.

Ernte und Aufbereitung

Wacholder kann im Garten angebaut werden, an einem ausreichend sonnigen Platz mit durchlässigem Boden. Gesammelt werden die Früchte der Pflanze im Spätherbst, nach den ersten Frösten. Dazu breitet man auf dem Boden Tücher aus und klopft die Beeren herunter. Diese trocknet man im Freien an der Sonne.

Inhaltsstoffe

• **Ätherische Öle:** Verantwortlich für das Aroma und die Heilwirkung des Wacholders sind die Pinene. Sie regen die Harnbildung und die Durchblutung der Schleimhäute an. Dadurch reinigen sie das Blut und beugen Harnsteinen vor.

Tipp bei Reizhusten
Reizhusten kann man schnell bekämpfen, indem man zwei bis drei getrocknete Wacholderbeeren langsam zerkaut und einige Minuten im Mund behält, bevor man sie hinunterschluckt.

WACHOLDER

- **Bitterstoffe:** Sie wirken auf den gesamten Magen-Darm-Trakt und fördern die Verdauung.
- **Gerbstoffe:** Sie wirken heilend auf angegriffene und entzündete Schleimhäute.

Wacholder hilft bei
- Bronchitis und Reizhusten
- Chronischen Hauterkrankungen
- Entzündungen der Harnwege, Harnsteinen und Nierengrieß
- Gelenkschmerzen
- Gicht und rheumatischen Erkrankungen
- Grippalen Infekten
- Verdauungsstörungen

Medizinische Wirkung

Wacholdertee wird meist über einen längeren Zeitraum als Kur verschrieben: zur Blutreinigung, gegen Gicht oder rheumatische Beschwerden, bei Harnsteinen und Nierengrieß bzw. zur Vorbeugung dieser Krankheiten. Tinktur wird gegen grippale Infekte und Husten, aber auch bei Verdauungsstörungen und chronischen Hauterkrankungen eingesetzt. Umschläge, Einreibungen mit Salbe und Bäder helfen bei Gelenkschmerzen, Schuppenflechte und Bronchitis.

Anwendungen

- *Wacholdertee bei Gelenkschmerzen*
Zerdrücken Sie 1 TL Wacholderbeeren gründlich im Mörser, und übergießen Sie diese mit 1 bis 2 Tassen kochendem Wasser. Lassen Sie den Aufguss 10 Minuten ziehen, und seihen Sie ab. Trinken Sie täglich 3 Tassen davon, die letzte vor dem Abendessen.

- *Wacholdertinktur bei Hautkrankheiten*
Zerdrücken Sie 100 g Wacholderbeeren im Mörser, und übergießen Sie diese mit 1/2 l 70-prozentigem Alkohol. Lassen Sie die Mischung bei gelegentlichem Schütteln 14 Tage ziehen, und filtern Sie ab. Bei Husten und Darmerkrankungen nehmen Sie dreimal täglich 10 Tropfen auf einem Würfelzucker ein. Für Umschläge und Einreibungen mischen Sie die Tinktur mit der gleichen Menge Wasser.

- *Wacholderbad bei Erkältungen*
Zerdrücken Sie 1 Handvoll Wacholderbeeren im Mörser, und geben Sie diese ins heiße Badewasser. Bei Erkrankungen der Atemwege 10 Minuten baden.

- *Wassertreibende Teemischung*
Mischen Sie jeweils 20 g Wacholderbeeren, Liebstöckelwurzel, Hauhechelwurzel und Süßholzwurzel, und zerstoßen Sie die Bestandteile leicht. Übergießen Sie 2 gehäufte TL der Mischung mit 1/4 l kochendem Wasser. Lassen Sie den Aufguss 10 Minuten ziehen, und seihen Sie ab. Täglich 1 bis 2 Tassen davon trinken.

Anwendung mit Vorbehalt
Wacholder darf nicht über einen längeren Zeitraum hinweg angewendet werden. Bei Kuren sollte zunächst ein Arzt konsultiert werden. Nierenkranke und Schwangere müssen ganz auf Wacholder verzichten.

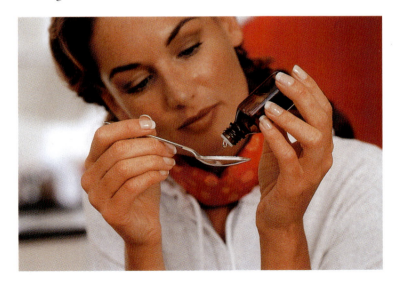

Wacholdertinktur regt die Durchblutung des Gewebes an und ist ein hoch wirksames Heilmittel bei Hautkrankheiten.

HEILPFLANZEN VON A BIS Z

Wermut
Bitterer Verdauungshelfer

Den Wermut (Artemisia absinthium) kennt man auch unter den Namen Absinth, Bitterer Beifuß, Magenkraut, Heilbitter oder Wurmkraut.

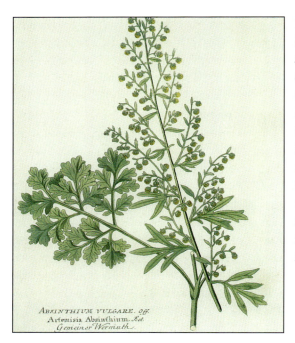

Wermut ist in der gemäßigten Zone Eurasiens zu Hause. Seinen lateinischen Namen verdankt er Artemis, der griechischen Göttin der Jagd, die in der Antike auch bei Frauenleiden um Unterstützung gebeten wurde. Wermut hilft tatsächlich bei Menstruationsbeschwerden. Vor allem aber ist der bittere Wermuttee ein bewährtes Magen- und Gallenblasenmittel. Als Gewürz von fetten Speisen wie Gänsebraten entfaltet das Kraut seine verdauungsfördernden Eigenschaften.

Wermut für Vermouth
Mit Muskatellerwein versetzt, bildet Wermut (allerdings erst nachdem man ihm seine giftigen Bitterstoffe entzogen hat) die Grundlage des französischen und italienischen Vermouth.

Kleine Pflanzenkunde
Wermut aus der Familie der Korbblütler bevorzugt trockene, sonnige Standorte; er wächst an Mauern, an steilen Berghängen, auf Weideflächen und in Weinbergen. Der Halbstrauch kann bis zu einem Meter hoch werden, ist an Blättern und am Stängel silbrig-weiß behaart und blüht von Juli bis September mit Rispen von kugelförmigen, gelben Blüten.

Ernte und Aufbereitung
Der Anbau des Wermuts ist im eigenen Garten an geeigneten Stellen mit möglichst viel Sonne problemlos möglich. Eingesammelt werden während der Blütezeit von Juli bis September die oberen, zarteren Triebe der Pflanze sowie die Blattrosette. Beide Teile werden an einem schattigen, gut durchlüfteten Ort getrocknet.

Inhaltsstoffe
- **Bitterstoffe:** Diese sind die wichtigsten Wirkstoffe des Wermuts, insbesondere das charakteristische Absinthin. Sie wirken appetitanregend und verdauungsfördernd.

WERMUT

- **Ätherische Öle:** Hierzu zählen Thujon, Thujol und Sabinylazetat. Sie unterstützen die Bitterstoffe durch ihre entzündungshemmenden Eigenschaften.
- **Gerbstoffe:** Diese wirken entzündungshemmend und unterstützen die Verdauung.

Medizinische Wirkung

Der bittere Wermuttee sollte trotzdem ungesüßt getrunken werden, um seine Wirksamkeit nicht zu beeinträchtigen. Er hilft bei allen Beschwerden, die auf mangelnder Magensaftsekretion und einer gestörten Funktion der Gallenblase beruhen. Bei Grippe und fieberhafter Erkältung stärkt Wermut die Abwehrkräfte und kann so die Krankheitsdauer abkürzen. Schwangere müssen auf Wermut ganz verzichten. Die Kombination von Wermut mit Alkohol, bei längerem und regelmäßigem Konsum, ist gefährlich. In starker Konzentration schädigen die Wirkstoffe das Nervensystem.

Wermut hilft bei

- Blähungen und Darmkrämpfen
- Gallensteinen und Entzündungen der Gallenblase
- Grippe und Erkältung
- Magen- und Leibschmerzen
- Menstruationsbeschwerden

Anwendungen

- **Wermuttee**

Übergießen Sie 1 bis 2 TL Wermutkraut mit 1/4 l kochendem Wasser. Lassen Sie den Aufguss 10 Minuten ziehen, und seihen Sie ab. Trinken Sie den Tee ungesüßt und möglichst warm nach dem Essen.

- **Teemischung bei Gallenblasenleiden**

Mischen Sie je 50 g Wermut, Tausendgüldenkraut und Pfefferminze. Übergießen Sie 1 TL der Mischung mit 1/4 l kochendem Wasser. Lassen Sie den

---

TIPP

Wermuttinktur: Statt Wermuttee zuzubereiten, können Sie auch Wermuttinktur aus der Apotheke verwenden: Bei akuten Beschwerden, wie etwa bei Gallenschmerzen, geben Sie 20 bis 30 Tropfen davon in ein kleines Glas Wasser und leeren dieses in kleinen Schlucken. Auch bei Kuren kann verdünnte Tinktur den Wermuttee ersetzen.

Aufguss 5 Minuten ziehen, und seihen Sie ab. Trinken Sie diesen Tee ungesüßt und möglichst heiß.

- **Wermutwein bei verdorbenem Magen**

Bringen Sie 1 l Weißwein zum Sieden, fügen Sie 40 ml Wermutsaft hinzu, und kochen Sie nochmals auf. Rühren Sie 150 g Honig in die Flüssigkeit, und seihen Sie das Ganze ab. Füllen Sie dann den Wein noch heiß in eine Flasche. Trinken Sie täglich 1 Glas morgens auf nüchternen Magen.

- **Teemischung zur Steigerung der Abwehrkräfte**

Mischen Sie je 30 g Wermut, Sonnenhutwurzel und Pfefferminzblätter. Übergießen Sie 2 TL der Mischung mit 1 Tasse kochendem Wasser. Lassen Sie den Aufguss 15 Minuten ziehen, und seihen Sie ab. Trinken Sie 2 Wochen lang täglich 2 Tassen davon vor dem Essen.

- **Teemischung bei Erkältung**

Mischen Sie Wermutkraut und Wasserdostkraut zu gleichen Teilen. Übergießen Sie 2 TL der Mischung mit 1 Tasse kochendem Wasser. 10 Minuten ziehen lassen, dann abseihen. Trinken Sie täglich 2 bis 3 Tassen davon.

Zum Verwechseln ähnlich

Wermut kann in der freien Natur leicht mit seinem nahen Verwandten, dem Beifuß, verwechselt werden. Wermut ist etwas kleiner, weißlich statt rötlich behaart und mit gelben statt rötlichen Blüten versehen. Eine Verwechslung ist jedoch nicht wirklich bedeutsam, da beide Pflanzen eine ähnliche Heilwirkung besitzen.

137

HEILPFLANZEN VON A BIS Z

Zwiebel
Natürliches Desinfektionsmittel

Die Zwiebel (Allium cepa) wird volkstümlich auch Bolle, Zipolle oder Zwiefel genannt.

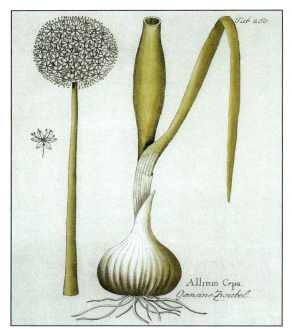

Von allen hier vorgestellten Heilpflanzen ist die Zwiebel sicher die bekannteste, aber auch in ihrer Heilwirkung am wenigsten genutzte Pflanze. Dabei wurde sie in allen Hochkulturen der Alten Welt zu medizinischen Zwecken eingesetzt. Vor allem ihre antibakterielle Wirkung machte sie zu einem Antibiotikum der Antike. Viele Anwendungsbereiche der Zwiebel wurden inzwischen auch wissenschaftlich bestätigt.

Splitter leicht entfernen
Die Zwiebel hilft auch, wenn Sie sich einen Splitter in die Haut eingezogen haben: Legen Sie eine frische Zwiebelscheibe 2 bis 3 Stunden auf die Wunde. Der Splitter lässt sich dann leicht herausziehen.

Kleine Pflanzenkunde
Wie der Knoblauch gehört auch die Zwiebel zur Familie der Liliengewächse. Allen Arten – ob Sommer- oder Winterzwiebel, weiße, gelbe oder rote Zwiebel, Silber- oder Lauchzwiebel – ist ein Grundbauplan gemeinsam. Aus den mehrschaligen, fleischigen Zwiebeln wachsen runde Stiele, die von Mai bis Juli die grünweißen Blütendolden tragen.

Ernte und Aufbereitung
Die mehrjährige Speise- oder Küchenzwiebel ist in allen Gemüsegärten zu Hause. Sommerzwiebeln werden im Frühjahr, die kälteresistenten Winterzwiebeln im Herbst gesät. Die Ernte der Zwiebeln erfolgt von Juni bis September. Die Knollen werden im Garten getrocknet und später trocken und frostfrei gelagert; das Kraut ist ohne Bedeutung.

Inhaltsstoffe
- **Ätherische Öle:** Die tränenreizenden, aber auch desinfizierenden Hauptwirkstoffe der Zwiebel sind Alliin, Allizin und Allinase. Sie wirken auf die Schleimhäute des Nasen-Rachen-Raums.

ZWIEBEL

- **Vitamine:** Zwiebeln enthalten vor allem die Vitamine A, B1, B2, C, E, Pantothensäure und Folsäure.
- **Flavonoide:** Das wichtigste Flavonoid ist Querzetin; es unterstützt das Immunsystem. Weiter gibt es Adenosin, das die Blutgerinnung hemmt.

Medizinische Wirkung

Die Volksmedizin kennt viele Rezepturen für innerliche und äußerliche Anwendungen mit Zwiebeln: vom Verzehr roher Zwiebeln über Tee, Saft und Sirup der Knollen bis zu Auflagen und Wickeln mit Zwiebeln. Zwiebeln helfen bei Erkältungskrankheiten, Halsschmerzen, Bluthochdruck, Magen- und Darmproblemen sowie bei Wunden und Insektenstichen.

Zwiebel hilft bei

- Bronchitis, Husten und Keuchhusten
- Erhöhtem Blutdruck und -fettspiegel
- Halsschmerzen und -entzündungen
- Ohrenentzündung
- Schnupfen und Grippe
- Verdauungsstörungen
- Wunden und Insektenstichen

Anwendungen

Zwiebeltee

Hacken Sie 2 kleine Zwiebeln möglichst fein, und übergießen Sie sie mit 1/4 l kochendem Wasser. Lassen Sie den Aufguss 10 Minuten ziehen, und seihen Sie ab. Trinken Sie den Tee, als schleimlösendes Hustenmittel mit Honig gesüßt, möglichst heiß.

Zwiebelsirup

Zerhacken Sie 1 große Zwiebel, und mischen Sie sie mit 3 EL Zucker. Übergießen Sie beides mit 125 ml kaltem Wasser, und bringen Sie alles zum Sieden. Stellen Sie die Mischung nach ein paar Minuten vom Herd, und lassen Sie sie ein paar Stunden ziehen. Filtern Sie ab, und pressen Sie die Zwiebeln gut aus. Täglich mehrmals 1 bis 2 TL nehmen.

TIPP

Zwiebel bei Heuschnupfen: Wer unter Heuschnupfen leidet, kann mit Zwiebeln die typischen heftigen Reaktionen des Immunsystems verhindern. Nehmen Sie täglich vor Beginn der Pollenflugzeit über mehrere Wochen hinweg eine rohe Zwiebel zu sich. Der hohe Gehalt an Querzetin stabilisiert Ihr Immunsystem und beugt allergischen Reaktionen vor. Mit geriebenen Karotten vermischt, ergeben Zwiebeln einen wohlschmeckenden Rohkostteller.

Zwiebelkaltauszug bei Bindehautentzündung

Zerhacken Sie 1 Zwiebel, und übergießen Sie sie mit 4 Tassen kaltem Wasser. Lassen Sie dies 24 Stunden ziehen, dann abfiltern. Drücken Sie dabei die Zwiebeln durch ein sauberes Tuch. Trinken Sie den Auszug über 2 Tage verteilt.

Zwiebelwickel bei Ohrenentzündung

Hacken Sie 1/2 Zwiebel ganz fein. Füllen Sie damit ein kleines Säckchen, oder legen Sie es zwischen 2 Kompressen, und befestigen Sie es mit einer elastischen Binde auf dem schmerzenden Ohr.

Zwiebelwickel bei Blasenentzündung

Schneiden Sie 3 geschälte Zwiebeln in Ringe, und füllen Sie sie in ein Stoffsäckchen. Erhitzen Sie das Säckchen im Ofen, in einem Topf oder auf der Kochplatte. Legen Sie das Säckchen noch heiß auf den Unterbauch, wickeln Sie ein Tuch darum. Lassen Sie den Wickel so lange angelegt, bis er erkaltet.

Gesunde Zähne
Der hohe Fluorgehalt der Zwiebeln ist gut für die Festigung des Zahnschmelzes: 100 Gramm frische Zwiebeln enthalten 42 Mikrogramm Fluor, 100 Gramm getrocknete Zwiebeln sogar 350 Mikrogramm.

Erntekalender
Was Sie wann sammeln können

Viele Heilpflanzen lassen sich im eigenen Garten oder sogar auf dem Balkon ziehen. Je nach Pflanze werden die Blätter (Bl), Blüten (Blü), Früchte (F), Wurzeln (W) oder das ganze Kraut (K) verwendet. Nach der Ernte müssen die Pflanzenteile gereinigt, an der Luft getrocknet und an einem trockenen Ort aufbewahrt werden.

Heilpflanze	Januar	Februar	März	April	Mai	Juni	Juli	August	September	Oktober	November	Dezember
Anis							F	F				
Arnika						Blü						
Baldrian									W	W		
Beinwell		W	W	W/Bl	W/Bl				W			
Bibernelle		W	W	W					W		W	W
Blutwurz		W	W	W				W	W			
Brennnessel						K	K	W/K	W/K			
Brunnenkresse				Bl/K	Bl/K	Bl/K						
Dill						K	K	F	F			
Ehrenpreis					Blü/K	Blü/K	Blü/K					
Eibisch						Bl/Blü	Bl/Blü	Bl/Blü		W	W	
Fenchel								F	F			
Frauenmantel			Bl	Bl	Bl							
Gänseblümchen		Blü/Bl	Blü/Bl	Blü/Bl	Blü/Bl	Blü/Bl	Blü/Bl					
Hauhechel		W							W	W		
Holunder						Blü		F	F			
Huflattich				Bl	Bl							
Ingwer											W	W
Johanniskraut						K	K					

ERNTEKALENDER

Heilpflanze	Januar	Februar	März	April	Mai	Juni	Juli	August	September	Oktober	November	Dezember
Kamille					Blü	Blü						
Knoblauch									W	W		
Koriander							F	F				
Kümmel						F						
Lavendel							Blü	Blü				
Liebstöckel									W/K/F	W/K/F		
Lindenblüten						Blü						
Löwenzahn		W	Blü	Bl	Bl	Bl	Bl	Bl	W			
Majoran							K	K				
Malve						Bl/Blü	Bl/Blü	Bl/Blü				
Melisse					Bl	Bl	Bl	Bl	Bl			
Mistel		K	K									
Nelkenwurz			W	K						W		
Odermennig					K	K						
Oregano					K	K	K					
Pfefferminze				Bl								
Ringelblume						Blü	Blü	Blü				
Rosmarin							Bl	Bl				
Salbei			Bl	Bl								
Schafgarbe					K	K	K	K	K			
Schöllkraut				nur in der Apotheke kaufen								
Spitzwegerich				Bl	Bl							
Stiefmütterchen				K	K							
Tausendgüldenkraut							K	K	K			
Thymian					K	K	K	K				
Veilchen		K	K	K					W	W		
Wacholder										F	F	
Wermut							K	K	K			
Zwiebel						W	W	W	W			

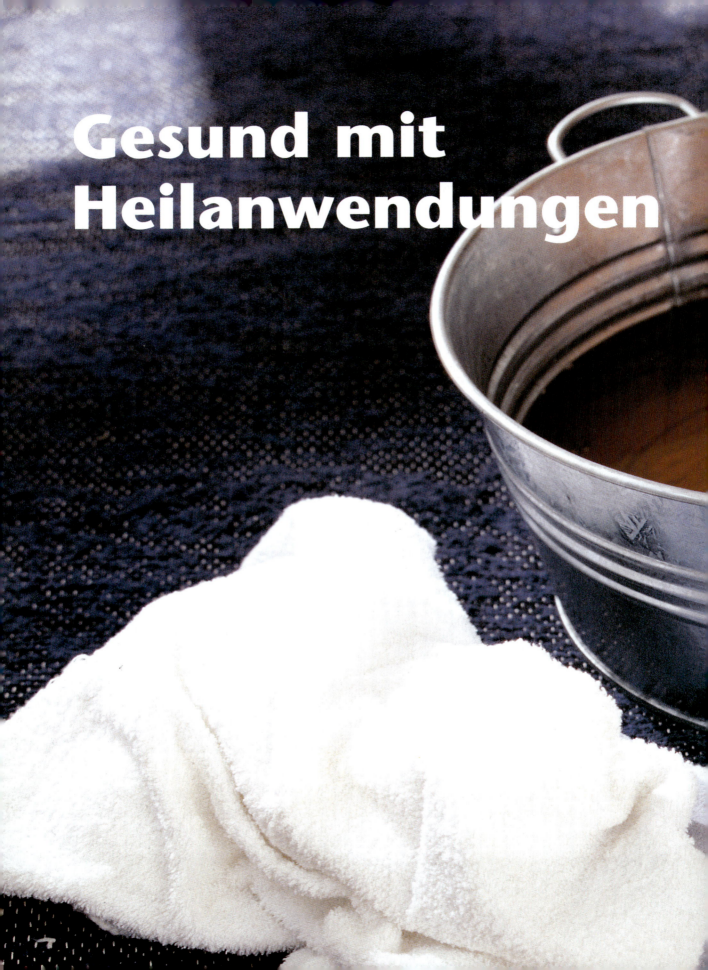

Gesund mit Heilanwendungen

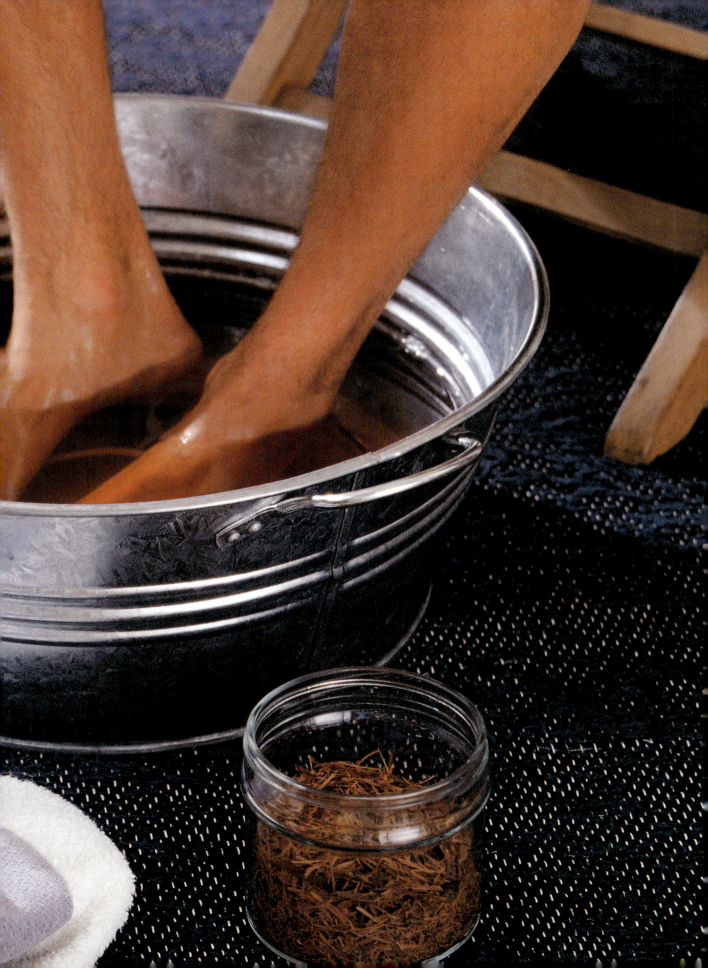

GESUND MIT HEILANWENDUNGEN

Unter die Haut ...

Vom Heilen mit Wickeln, Bädern und Kompressen

Die ursprünglichsten Heilungsversuche, die man kennt, wirken durch äußerliche Anwendung. Wer Kopfschmerzen hat, massiert sich die Schläfen oder legt einen kalten Lappen auf, ohne groß darüber nachzudenken. Wem das rheumatische Knie oder der verdorbene Magen schmerzt, greift zur Wärmflasche, auch wenn er keinerlei medizinische Kenntnisse besitzt. Volksmedizin und Naturheilkunde haben im Laufe der Jahrhunderte eine ganze Palette von äußerlich wirksamen Heilmitteln entwickelt, die den Griff zur Tablette oder gar zum Skalpell oft überflüssig machen.

Zitronensaft als Wickelzusatz: Wärme oder Kälte in Verbindung mit ätherischen Ölen von Früchten besitzt eine große Heilwirkung.

Wickel und Kompressen

In der Praxis wird zwischen den Begriffen Kompresse, Packung, Wickel, Auflage und Umschlag oft kein Unterschied gemacht. Genau genommen versteht man unter einem Wickel die komplette Einhüllung eines Körperteils mit drei, in seltenen Fällen zwei Tüchern. Das innerste Tuch (Innentuch) wird mit einem Wickelzusatz bestrichen oder einer heilenden Flüssigkeit getränkt. Es liegt immer direkt auf der betroffenen Körperpartie auf. Darüber kommt ein sogenanntes Zwischentuch und zum Befestigen des Wickels bzw. zur Erwärmung ein Außentuch. Den Namen bekommt ein Wickel entweder entsprechend dem Körperteil, welcher umhüllt wird (Wadenwickel, Bauchwickel), oder entsprechend dem Wickelzusatz (Zwiebelwickel, Senfwickel). In ganz seltenen Fällen heißt er nach seinem Erfinder (Prießnitz-Wickel).

Wird nicht der ganze Körperteil umhüllt, spricht man von Auflagen, Packungen, Kompressen oder Umschlägen.

Deutlich seltener verwendet man den Begriff »Kataplasmen«. So werden Wickel genannt, bei denen das Innentuch mit einem Brei (aus Senf, Lehm o. ä.) bestrichen wird.

Bäder, Güsse, Waschungen

Unterschiedliche Formen gibt es auch bei Wasseranwendungen: Beim Bad wird der ganze Körper (Vollbad) oder ein Körperteil (Teilbad) für einige Zeit in Wasser eingetaucht. Bei einem Guss oder einer Waschung wird die trockene Haut mittels eines Brauseschlauchs oder Lappens mit kaltem oder warmem Wasser benetzt.

144

UNTER DIE HAUT ...

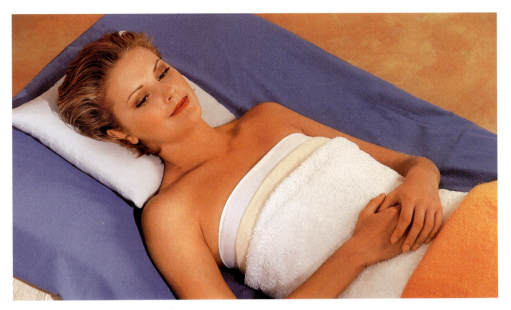

Um in den Genuss der wohltuenden Wirkung eines Ganzkörperwickels zu kommen, muss man nicht unbedingt krank sein: Wickelanwendungen sind generell eine Wohltat für die Seele.

Seit Jahrhunderten bewährt

Spätestens seit dem 18. Jahrhundert begann die Medizin, sich systematisch mit Wickeln und Bädern, Güssen und Waschungen zu beschäftigen. Die Wasser- oder Hydrotherapie nimmt hier ihren Anfang. Unabhängig voneinander perfektionierten im 19. Jahrhundert Vinzenz Prießnitz und Sebastian Kneipp die Wasseranwendungen. Unter den Prießnitz-Wickeln versteht man beispielsweise kalte Ganzkörper- und Teilwickel.

Sebastian Kneipp verordnete spezielle, unterschiedliche Wasseranwendungen entsprechend der Konstitution seiner Patienten. Außerdem verband er die Erfahrungen der Kräuterheilkunde mit der Anwendung von Wickeln und Kompressen. Kneippezepte wurden schnell Bestandteil der Volksheilkunde; dank seiner detaillierten Beschreibungen werden seine Erkenntnisse bis heute geschätzt und umgesetzt.

Kneipps Heilmethoden stehen für einen ganzheitlichen Therapieansatz. Dazu zählt auch die Einsicht, dass Körper und Geist regelmäßige Erholungspausen brauchen.

Die ganzheitliche Wirkung von Wickeln und Kompressen

Dem Rhythmus von Tag und Nacht, von Aktivität und Passivität ist der Mensch zeit seines Lebens unterworfen. Dennoch versuchen wir oft, diese Naturgesetze zu überlisten, indem wir Zeiten für Ruhe und Erholung »einsparen« wollen. Dazu kommt, dass nicht wenige Menschen wechselnde Lebensphasen, Krisen und Krankheit nicht akzeptieren können oder wollen. Dabei können wir nicht immer aktiv und fit sein! Viele Erkrankungen sind ein Zeichen dafür, dass das Gleichgewicht von Aktivität und Passivität gestört ist. Der Körper meldet Alarm – nicht selten im »unpassendsten« Augenblick. Niedergestreckt durch eine

Warnsignal

In vielen Fällen sind Krankheiten als Warnsignal zu deuten: Wenn der Körper unter einer ungesunden Lebensführung leidet, zwingt er den Menschen zur Ruhe und zum Nachdenken. Dieses Alarmzeichen ist ernst zu nehmen. Vor allem die Symptome Fieber und Schmerzen sollten daher nicht unterdrückt werden.

GESUND MIT HEILANWENDUNGEN

Zeit für Ruhe
Achten Sie darauf, Ihrem Körper täglich kleine Ruhepausen zu gönnen. Der Organismus regeneriert sich schnell, wenn man ihm die Gelegenheit dazu gibt.

heftige Erkältung, Fieber etc. wird uns die Ruhepause zwangsverordnet. Wer jetzt achtsam mit sich und seiner Krankheit umgeht und bereit ist, das Tagesprogramm etwas zu ändern und nicht alles sofort mit Schmerzmitteln zu unterdrücken, wird die wohltuende Wirkung von Wickeln und Kompressen schätzen lernen. Wobei es für deren Anwendung gar nicht erst zu einer Krankheit kommen muss. Eine kühle Kompresse beispielsweise kann auch dem gesunden Organismus gut tun: Für den gestressten Menschen im Berufsalltag oder die Hausfrau und Mutter, die angesichts der mannigfachen Belastungen nicht mehr weiß, wo ihr der Kopf steht, ist eine Ruhepause mit Wickel oder Kompresse ein gutes Mittel gegen den Stress und eine wirksame Vorbeugung gegen seine Folgen.

Ein Wickel oder eine Kompresse benötigen Zeit. Ihre Anwendung dauert länger als das Schlucken einer Tablette. Die Organisation der Rahmenbedingungen (siehe Seite 148) und die notwendigen Vorüberlegungen schaffen bereits eine Möglichkeit, sich vom Alltag zurückzuziehen. Wer sich überlegt, welcher Wickel im konkreten Fall angezeigt ist, wie er angewendet werden muss, worauf zu achten ist, wie er wirkt und ob ggf. ein Arzt zu konsultieren ist, lernt auch den eigenverantwortlichen Umgang mit Krankheit und Medikamenten. Das erhöht das Selbstvertrauen, auch ohne Pillen wieder gesund werden zu können.

Was man braucht

Die meisten Dinge, die man für die Anwendung von Wickeln benötigt, sind in jedem Haushalt zu finden.

● **Wickeltücher:** Frottiertücher, Leinentücher, Mullwindeln, Moltontücher, Taschentücher, Halstücher, Wollschals und Decken können als Wickeltücher verwendet werden. Allerdings sind nur solche Tücher geeignet, die aus Wolle, Seide, Baumwolle, Leinen, Loden oder Flanell sind. Perlon, Nylon und andere synthetische Stoffe sind ungeeignet, da sie in der Regel nicht luftdurchlässig sind und daher einen Hitzestau verursachen können.

Die Innen- oder Kompressentücher kommen direkt mit der Haut des Patienten und dem Wickelzusatz in Berührung. Sie sollten aus saugfähigem Material (z. B. Leinen oder Baumwolle) bestehen. Manchmal empfiehlt es sich, unter die Innen- oder Kompressentücher noch eine Lage Küchenkrepp oder ein Papiertaschentuch zu legen; so lassen sich Wickelzusätze (wie z. B. zerstampfte Kartoffeln oder Leinsamenbrei) leichter entfernen.

Öle, Essenzen und Salben

Man unterscheidet zwischen ätherischen Ölen, die – als konzentrierte Pflanzenauszüge – für die Wickel verdünnt werden müssen, und Haut- und Massageölen, die aus einem Basisöl (Mandelöl, Jojobaöl usw.) bestehen und mit ätherischen Ölen oder Pflanzenauszügen parfümiert werden. Einige Öle haben einen durchwärmenden Charakter.

Unter Essenzen versteht man alkoholische Auszüge mit frischen oder getrockneten Heilpflanzen. Alkohol hat zum einen eine konservierende Wirkung und kann darüber hinaus die wirksamen Pflanzenbestandteile gut lösen. Essenzen haben einen kühlenden Charakter.

Schließlich lassen sich Heilpflanzen auf der Basis von Fetten, Ölen und Bienenwachs auch zu Salben verarbeiten. Salbenkompressen wirken direkt auf der Haut.

UNTER DIE HAUT ...

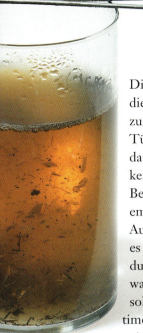

Heublumen ergeben als Aufguss zubereitet einen sehr wirksamen Wickelzusatz bei Rückenbeschwerden.

Die Zwischentücher dienen in erster Linie zum Schutz der äußeren Tücher vor Flecken und dazu, übrige Feuchtigkeit aufzunehmen.
Bei warmen Wickeln empfiehlt sich ein Außentuch aus Wolle; es lässt Feuchtigkeit durch und bleibt dabei warm. Das Außentuch sollte etwa 4 bis 5 Zentimeter länger und breiter sein als das Innentuch. Ein Zwischentuch wird noch etwas größer gewählt, um das Außentuch komplett zu schützen.
Bei kalten Wickeln dient das Außentuch dazu, eine optimale Verdunstung zu gewährleisten. Dies ist besonders bei nasskalten Wickeln – wie den fiebersenkenden Wadenwickeln – wichtig. Hier muss das Außentuch nicht unbedingt aus Wolle sein.

- **Befestigungsmaterial:** Kreppband, wie es zum Abkleben beim Malern verwendet wird, hat sich zum Verkleben von Kompressen sehr gut bewährt. Bindeklämmerchen werden vielfach angeboten, halten aber wenig aus. Sicherheitsnadeln sind nicht ganz ungefährlich; tauglich sind nur solche, die auch für Kinder ungefährlich sind (erhältlich beim Babyausstatter). Wer möchte, kann auf das Außentuch ein Klettband nähen.

An Armen und Beinen kann auch ein alter Pulloverärmel, ein Strumpf ohne Fußteil oder das Bein einer Gymnastikhose gute Dienste als Schlauchverband leisten. Den oberen Teil einer Gymnastik- oder Strumpfhose kann man bei Brust- und Rückenwickeln zur Befestigung darüberziehen. Stirnbänder und Wollmützen sind zur Befestigung aller Wickel am Kopf gut geeignet.

- **Wickelzusätze:** Grundsätzlich können alle Heilpflanzen als Grundlage für Wickelzusätze dienen. Man unterscheidet zwischen festen Wickelzusätzen wie Zitronenscheiben oder Kartoffeln und Flüssigkeiten wie Tees, Essenzen und Ölen.

Wenn Kartoffeln oder Zwiebeln als Wickelzusatz benutzt werden, geben sie nicht nur heilsame Inhaltsstoffe an die Haut ab, sondern dienen auch als Wärmespeicher.
Wenn frische Pflanzen zur Anwendung kommen, benötigt man die dreifache Menge im Vergleich zu Trockenpflanzen, da frische Pflanzen noch mehr Wasser enthalten. Darüber hinaus sollte man sich in jedem Fall an die vorgeschriebene Dosierung halten. Viel hilft nicht unbedingt viel, sondern kann u. U. allergische Reaktionen hervorrufen. Die Pflanzenteile (Blätter, Blüten, Wurzeln) werden entweder überbrüht oder einige Minuten gekocht. Je nach Anwendung kann man die Flüssigkeit gleich heiß verwenden, oder man lässt sie erst abkühlen.

Bei Krankheit nur das Beste

Achten Sie bei den Wickelzusätzen auf Qualität. Gespritzte Zitronen beispielsweise sind für die Anwendungen nicht geeignet. Die Haut würde sonst neben heilsamen Substanzen auch Schadstoffe aufnehmen.

GESUND MIT HEILANWENDUNGEN

Anregen oder hemmen?

Beim Einsatz von Wärme ist zu beachten, dass schwache Reize anregen, starke Reize hemmen. Unter diesem Gesichtspunkt sollte geprüft werden, ob ein Wickel oder aber eine Kompresse die gewünschte Wirkung herbeiführt. Eine Kompresse wirkt in der Regel nicht so intensiv wie ein Wickel, weil die Fläche, auf die sie einwirkt, kleiner ist. Die Anwendung einer Kompresse ist aber meist schneller und einfacher. Bei Bädern muss man sich zwischen dem Vollbad und dem weniger intensiven Teilbad entscheiden.

Ähnlich unterschiedlich ist die Wirkung von Kälte: Eine kühle Kompresse, wenige Minuten angewendet, bewirkt letztlich eine Erwärmung der Haut, da diese auf den Kältereiz mit verstärkter Durchblutung reagiert. Erst wenn Kälte länger zum Einsatz kommt, tritt die bei Verstauchungen und Entzündungen gewünschte abklingende Wirkung ein.

Was zu beachten ist

Bevor man sich für einen spezifischen Wickel entscheidet, müssen erst grundsätzliche Überlegungen angestellt werden, was man mit der Anwendung letztlich bewirken will; anschließend müssen die geeigneten Rahmenbedingungen geschaffen werden. Andernfalls kann sich die heilende Wirkung eines Wickels nicht entfalten.

- **Heiß oder kalt?** Beim Einsatz eines Wickels oder einer Wasseranwendung muss man zunächst entscheiden, ob eher Wärme oder Kälte angezeigt ist. Dabei sollte man sich grundsätzlich von seinem Gefühl leiten lassen; als Indikator kann auch eine warme oder kalte Hand auf der schmerzenden Stelle dienen. Auf jeden Fall sollte das Befinden auch während der Anwendung kontrolliert werden: Fühlt sich der Patient wohl, nehmen die Beschwerden zu oder ab? Wird der Wickel, das Bad oder der Guss nicht als angenehm empfunden, sollten Sie abbrechen und es nach einer Ruhepause mit einer anderen Heilanwendung versuchen.
- **Allergierisiko:** Für die Auswahl eines Wickels oder Bades mit ätherischen Ölen oder Pflanzenauszügen ist es wichtig zu wissen, ob der Patient in homöopathischer Behandlung ist oder ob er auf bestimmte Stoffe allergisch reagiert.

Die Rahmenbedingungen

Vor der Anwendung von Wickeln sollten Sie zuerst für frische Luft sorgen. Nach dem Lüften sollte der Raum, in dem der Patient liegt, angenehm temperiert und nicht zugig sein. Der Patient sollte im Bett liegen, auf dem Rücken, den Kopf

Das innerste Wickeltuch dient als Träger für die Wickelzusätze und wird je nach Bedarf gekühlt bzw. erhitzt.

- **Badeutensilien:** Für Teilbäder und Güsse benötigen Sie nicht mehr als einen großen Eimer oder eine große Schüssel. Wenn Sie nicht sehr beweglich sind, kann sich die Anschaffung einer Armbadewanne lohnen. Ansonsten brauchen Sie Handtücher, Badetücher und ein Badethermometer.

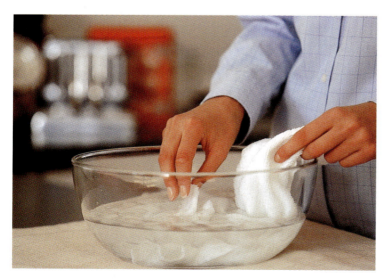

UNTER DIE HAUT ...

etwas erhöht, ein flaches Kissen unter den Knien. Seine Kleidung darf nicht drücken, die Brille sollte abgenommen werden. Wichtig ist, dass der Patient warme Füße hat. Wenn dem nicht so ist: Füße massieren oder warmrubbeln, möglicherweise auch ein Fußbad nehmen lassen oder eine Wärmflasche geben. Kinder schickt man besser noch zur Toilette. Sorgen Sie für gedämpftes Licht und Ruhe (kein Fernsehen oder Radio). Kindern kann man evtl. eine Geschichte vorlesen.

Bei medizinischen Wasseranwendungen sollte Ihr Badezimmer immer gut geheizt sein, auch wenn Sie kalte Güsse durchführen – schließlich wollen Sie die Durchblutung anregen, aber sich keine Erkältung holen. Die Ruhe nach dem Bad oder Guss sollte unter den gleichen Bedingungen erfolgen wie bei der Anwendung eines Wickels: Sorgen Sie für frische Luft, warme Füße und eine entspannende Atmosphäre.

Die Rahmenbedingungen gelten für alle Wickel, die auf den folgenden Seiten beschrieben werden. Für Bäder und Güsse gelten sie ebenfalls. Wenn zusätzliche Vorkehrungen nötig sind, werden sie an Ort und Stelle erwähnt.

Wärmen und Warmhalten

Kirschkernsäckchen und Getreidekissen speichern Wärme und geben sie nach und nach an die Umgebung ab. Sie werden im Backofen oder in der Mikrowelle erwärmt. Kieselsteinsäckchen werden wesentlich heißer, sind aber auch viel schwerer. Gummiwärmflaschen eignen sich ebenfalls als Wärmespender, kühlen allerdings schneller ab als Kirschkern- oder Getreidekissen. Heizkissen und Heizdecken werden von vielen Menschen als unangenehm empfunden. Zum Warmhalten eines angelegten Wickels eignen sie sich auch nur, wenn sie völlig gegen Nässe geschützt sind. Manchmal kann man sie zur Erwärmung oder zum Warmhalten der Wickelzusätze verwenden.

Kühlen

Kirschkernsäckchen und Getreidekissen sind auch für eine Kälteanwendung geeignet. Dazu legen Sie Säckchen oder Kissen einfach einige Zeit ins Tiefkühlfach. Die auf diese Weise gespeicherte Kälte ist hautfreundlicher als die, die beispielsweise bei Alkoholumschlägen oder beim Aufbringen von Eiswürfeln freigesetzt wird. Außerdem muss man hier nicht befürchten, dass alles nass wird, wenn die Eiswürfel schmelzen.

Selbst ausprobieren

Die hier vorgestellten Wickelrezepte sind nur eine kleine Auswahl und stehen stellvertretend für eine Vielzahl von Anwendungsmöglichkeiten. Die erprobten Rezepte mögen als Anregung dienen, selbst auszuprobieren, was in der Kombination mit Wärme gut tut. Beachtet werden sollten jedoch immer die allgemeinen Hinweise, und vor allem muss die Wirkung der Wickel auf den Patienten während der Anwendung kontrolliert werden.

Heilung aus der Speisekammer
Zahlreiche Wickelzusätze, die wärmen oder kühlen und zusätzlich oft noch heilende Substanzen freisetzen, finden Sie in Ihrer Speisekammer: Kartoffeln, Quark, Zwiebeln, Ingwer, Zitronen, Leinsamen oder Meerrettich.

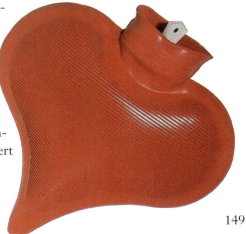

Gummiwärmflaschen dürfen stets nur mit warmem, nicht mit kochend heißem Wasser gefüllt werden.

GESUND MIT HEILANWENDUNGEN

Kalte Wickel
Gegen Fieber und entzündete Gelenke

Wer kennt sie nicht, die nasskalten Wadenwickel gegen Fieber. Kalte Wickel sind – richtig angewendet – eine sehr wirksame Hilfe zur Linderung von Schmerzen und anderen unangenehmen Krankheitssymptomen wie Verspannungen und Unruhe. Natürlich können Wickel eine Krankheit nicht kurieren, aber sie machen die Symptome erträglicher und unterstützen den Heilungsprozess. Durch die Anwendung von Wickeln kann der Gebrauch von Schmerzmitteln oft umgangen oder zumindest eingeschränkt werden.

So wirken kalte Wickel

Bei den kalten Wickeln und Kompressen unterscheidet man zwischen zwei Wirkungen, die erzielt werden können: zum einen der kühlende Effekt, beispielsweise beim fiebersenkenden Wadenwickel, der durch wiederholte Anwendung eintritt; zum anderen der anregende Effekt, bei dem der Kältereiz kurz und einmalig ausgeübt wird und es eigentlich um eine Anwärmung der behandelten Körperstelle geht.

Die hier beschriebenen kühlenden Wickel werden zur Behandlung von schmerzhaften und entzündlichen Prozessen eingesetzt. Dabei leitet die Kälte Wärme ab und kühlt. Das ist besonders angebracht bei Fieber zur Senkung der Temperatur oder bei Verbrennungen zur Abkühlung und Schmerzlinderung.

Kälte führt zu einer Verengung der Blutgefäße. Wenn weniger Blut durch die Adern fließt, verlangsamt sich der Stoffwechsel. Wenn die Durchblutung vermindert ist, schwillt geschwollenes Gewebe ab. Außerdem gelangt bei Verletzungen weniger Blut ins Gewebe. Typische Anwendungsgebiete für kühlende Wickel sind Verstauchungen, Quetschungen und Prellungen. Die Wickel verhindern, dass sich der Bluterguss und die Schwellung ausbreiten. Die Kälte reduziert zudem die Leitfähigkeit der temperaturempfindlichen Nerven, sodass der Schmerz nicht so schnell und intensiv weitergeleitet wird. Die gewünschte Linderung tritt vor allem bei akuten Gelenkschmerzen oder Hexenschuss ein. In diesem Zusammenhang gehen auch die Muskelverspannungen zurück. Kälte hemmt zudem die Keimteilung und damit das Bakterienwachstum.

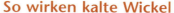

Der fiebersenkende Wadenwickel ist der Klassiker unter den kalten Wickeln.

KALTE WICKEL

Anwendungsgebiete

- Akute Gelenkschmerzen
- Eitrige Mandelentzündung mit Schluckbeschwerden
- Fieber
- Halsschmerzen
- Hexenschuss
- Oberflächliche Venenentzündungen
- Prellungen, Verstauchungen

Gegenanzeigen

Wenn Sie Wickel mit niedrigen Temperaturen anwenden, müssen Sie sehr vorsichtig sein. Insbesondere bei älteren Personen mit eingeschränktem Reaktionsvermögen kann es leicht zu einer Schädigung von Gewebe durch Unterkühlung kommen. Sehr kalte Wickel, wie tiefgekühlte Salzwasserkompressen, Eiswickel und Eisbeutel, dürfen nicht angewendet werden bei

- sehr erschöpften oder älteren, durch Krankheit geschwächten Patienten
- schlecht durchbluteten Geweben
- Durchblutungsstörungen
- Lähmungserscheinungen.

Selbst mäßig kalte Wickel sind grundsätzlich nicht angezeigt bei

- Bronchitis
- Kieferhöhlenentzündungen
- Stirnhöhlenentzündungen
- Mittelohrentzündungen
- Blasenentzündungen
- Nierenbeckenentzündungen.

Zu beachten

Wird ein sehr kalter Wickel angelegt, müssen die Haut und das Gewebe während der Behandlung immer wieder beobachtet werden. Insbesondere sollte man auf die Schmerzempfindlichkeit und die Reaktion der Haut achten. Tritt ein krampfartiger Schmerz aufgrund der Kälte auf (Kälteschmerz), muss der Wickel abgenommen werden. Er darf erneut angewendet werden, wenn der durch die Kälte hervorgerufene Schmerz abgeklungen ist. Die Haut muss durch die Anwendung kalter Wickel zumindest leicht gerötet werden. Sie darf nicht weiß werden.

Einige Körperstellen, wie Hand- und Fußgelenke, sind besonders schnell unterkühlt; hier sollte man die Wickel etwas lockerer anlegen oder mit etwas Watte polstern. Das gilt ganz besonders für die vor dem Ohr abwärts zum Hals verlaufenden Gesichtsnerven; hier muss immer mit Watte gepolstert werden.

Je kälter der Wickel ist, desto genauer muss die Einwirkungsdauer eingehalten werden. Eis darf nie direkt auf die Haut gelangen. Es muss immer in Stoff eingewickelt sein, da sonst die sensiblen Nerven in der Haut geschädigt werden können.

Fiebersenkender Wadenwickel

Der bekannte Wickel gegen Fieber wird leider oft nicht korrekt angewendet, die gewünschte Wirkung – der Wärmeentzug – bleibt in diesem Fall trotz aller Mühe aus. Bei richtiger Anwendung müssen die kalten Wickel über eine längere Zeit Kälte liefern und deshalb gewechselt werden, sobald sie auf Körpertemperatur angewärmt worden sind. Andernfalls wird genau das Gegenteil der erwünschten Wirkung erreicht: Durch den Temperaturreiz sieht sich der Körper genötigt, mehr Wärme zu produzieren – und es kommt eben nicht zur Senkung

Nur unter Aufsicht
Kleine Kinder und körperlich oder geistig geschwächte Patienten dürfen bei Wickelanwendungen nicht unbeaufsichtigt bleiben: die betreuende Person muss sich genau an die angegebenen Einwirkzeiten halten und darauf achten, dass der Wickel richtig temperiert angelegt wird.

GESUND MIT HEILANWENDUNGEN

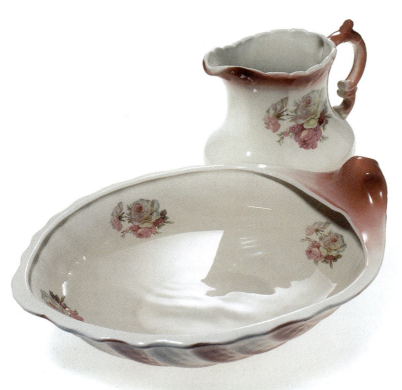

Einfaches Wasser ist das beste Mittel, um über die entstehende Verdunstungskälte Hitze abzuleiten und damit Fieber zu senken.

Wann zum Arzt?
Wenn das Fieber über 40 °C steigt, länger als drei Tage anhält, wenn es mit Schüttelfrost oder Brechdurchfall einhergeht, wenn Hautausschläge beobachtet werden und Ohren- oder Kopfschmerzen hinzukommen, sollten Sie den Arzt zu Rate ziehen. Mit asthmakranken Kindern, die Fieber bekommen, sollten Sie sofort zum Arzt gehen.

der Körpertemperatur. Einmalig angelegte kalte Wickel eignen sich nur zur Beruhigung, sie fördern das Einschlafen und erleichtern das Abschalten vom Tagesgeschehen. Beruhigung bei fiebriger Unruhe und eine Senkung der Körpertemperatur können jedoch nur erzielt werden, wenn folgende Regeln eingehalten werden:

- Der Körper reagiert nur optimal auf den Wickel, wenn die Blutzirkulation gut ist, d. h., der ganze Körper muss warm sein. Trotz Fieber sind Hände und Füße oft kalt. Wenn dem so ist, müssen sie vor dem kalten Wickel mit einem Hand- oder Fußbad, durch Massieren (z. B. mit Rotöl oder Rosmarinmilch), mit einer Wärmflasche oder einem Kirschkernsäckchen vollständig erwärmt werden.
- Die Wickel müssen mehrmals erneuert werden.

- Das Wasser darf nicht eiskalt sein. Wichtig ist, dass die Wassertemperatur einige Grade unter der Fiebertemperatur liegt (z. B. bei 30 °C).
- Wird zur Fiebersenkung ein Wadenwickel angewendet, können anstelle des Außentuchs Wollstrümpfe (bis zur Kniekehle hinauf) angelegt werden.

Rahmenbedingungen

Ein fiebersenkender Wickel ist sehr zeit- und arbeitsaufwändig. Insgesamt muss man mit 1 bis 1 1/2 Stunden rechnen. Während der Einwirkzeit sollten Sie als betreuende Person auch nicht nebenbei etwas anderes tun. Gönnen Sie sich und dem Patienten die notwendige Zeit und Aufmerksamkeit. Kinder sollte man beispielsweise ohnehin nicht unbeaufsichtigt lassen.

Der Patient sollte im Bett liegen, auf dem Rücken, den Kopf etwas erhöht, ein flaches Kissen unter den Knien. Informieren Sie den Patienten sorgfältig über das,

Benötigtes Material
Für fiebersenkende Wickel benötigen Sie
- 2 Baumwoll- oder Leinentücher als Innentücher (für Wadenwickel statt dessen möglich: 1 Paar Baumwollstrümpfe)
- 2 Handtücher aus Frottee oder 2 Wolltücher als Außentücher (für Wadenwickel statt dessen möglich: 1 Paar Wollstrümpfe)
- 1 Schüssel kaltes Wasser (ca. 30 °C)

KALTE WICKEL

was ihn erwartet, damit ihn die Kälte nicht erschreckt. Die Bettdecke wird an den Fußenden hochgeschlagen; evtl. legt man zum Schutz der Matratze ein dickes Handtuch oder eine Plastikfolie unter. Dabei darf man die Folien nur unter die Beine legen, keinesfalls um die Beine des Patienten wickeln. Das würde zu einem Wärmestau führen. Direkt unter die nackten Beine legt man die Woll- bzw. Frottiertücher. Dann wird die Temperatur des Patienten gemessen.

Bitte lesen Sie auch auf Seite 148 die allgemeinen Hinweise zu den Rahmenbedingungen bei äußerlichen Heilanwendungen.

Anwendung

Die Innentücher oder Baumwollstrümpfe werden in das kalte Wasser getaucht und ausgewrungen. Je nasser der Wickel aufgelegt wird bzw. die Strümpfe angezogen werden, umso intensiver ist die kühlende Wirkung. Denn der Körper muss sich bei mehr kaltem Wasser mehr anstrengen, dieses zu erwärmen. Daher sind Wickel mit feuchter Kälte »leistungsfähiger« als beispielsweise Eisbeutel, die durch trockene Kälte wirken. Sind die Beine nun von den Fußgelenken bis zu den Kniekehlen bedeckt, werden die Wolltücher darübergewickelt oder die Wollsocken über die nassen Socken gezogen.

Wenn der Patient sich zugedeckt wohler fühlt, kann man die Beine jetzt noch leicht zudecken; das muss aber nicht sein. Die nassen Innentücher sind – bevor sie sich erwärmen – etwa alle 10 Minuten zu wechseln. Sie sollten jedesmal unter fließendem Wasser gründlich ausgewaschen werden, da der Körper durch den angeregten Stoffwechsel über die Haut auch Schlacken wie Harnstoff und Schweiß ausscheidet. Dabei sollte man zügig arbeiten und die Anwendung insgesamt etwa 40 Minuten bis 1 Stunde

Richtig Fieber messen

Fieber wird grundsätzlich im Liegen gemessen. Dabei ist es egal, ob die Temperatur mit einem Digital- oder einem Quecksilberthermometer rektal (im After), unter der Zunge oder, mit einem Spezialthermometer, im Ohr gemessen wird. Die Messmethode sollte nur immer beibehalten werden. Messungen unter der Achsel sind zu ungenau.

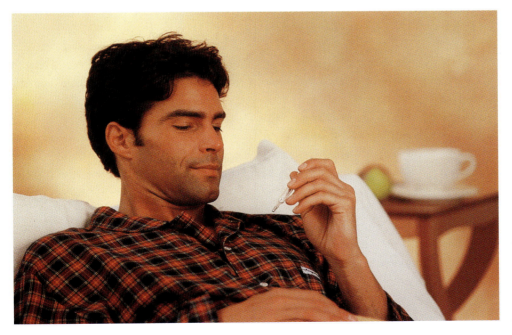

Fieber ist keine Krankheit, aber es liefert wichtige Informationen über das Geschehen im Körper. Messen Sie deshalb sorgfältig!

GESUND MIT HEILANWENDUNGEN

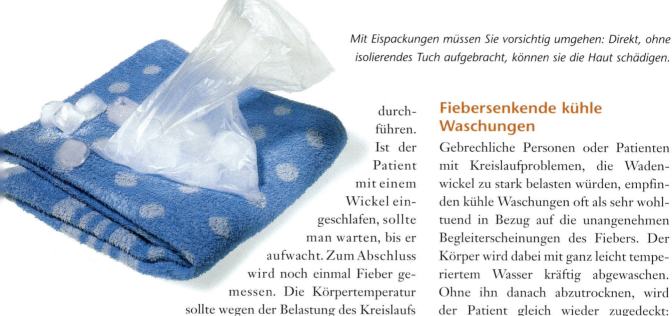

Mit Eispackungen müssen Sie vorsichtig umgehen: Direkt, ohne isolierendes Tuch aufgebracht, können sie die Haut schädigen.

Keine Angst vor Fieber
Fieber ist eine gesunde Abwehrreaktion des Körpers, der Allergieauslöser sowie Bakterien oder andere Eindringlinge bekämpfen muss. Fieber macht es Bakterien und Viren im Körper schwer, denn bei Temperaturen über 38,5 °C verlieren sie allmählich ihr aggressives Potential und sterben ab.

durchführen. Ist der Patient mit einem Wickel eingeschlafen, sollte man warten, bis er aufwacht. Zum Abschluss wird noch einmal Fieber gemessen. Die Körpertemperatur sollte wegen der Belastung des Kreislaufs nicht um mehr als 1 °C gesenkt sein.

Zu beachten
Bei Babys und Kleinkindern muss die Temperatur alle 10 Minuten kontrolliert werden, da sie leichter auskühlen; hier reicht es auch, wenn mit dem Wickel ein Absinken der Körpertemperatur um 1/2 °C erreicht wird.

Fiebersenkender Bauchwickel
Wenn ein Wadenwickel nicht in Betracht kommt, weil z. B. die Haut des Patienten entzündet ist, kann man auch am Bauch einen fiebersenkenden Wickel anbringen. Im Prinzip geht man vor wie bei den Wadenwickeln, wobei man auch hier bei der ersten Einhüllung die Tücher in nicht zu kaltes Wasser legen sollte: 30 °C sind ausreichend. Bei den weiteren Wickeln kann die Temperatur dann weiter gesenkt werden.
Achtung! Fiebersenkende Wickel am Bauch wirken schneller als eine Anwendung an den Waden! Nicht anwenden bei Personen mit labilem Kreislauf.

Fiebersenkende kühle Waschungen
Gebrechliche Personen oder Patienten mit Kreislaufproblemen, die Wadenwickel zu stark belasten würden, empfinden kühle Waschungen oft als sehr wohltuend in Bezug auf die unangenehmen Begleiterscheinungen des Fiebers. Der Körper wird dabei mit ganz leicht temperiertem Wasser kräftig abgewaschen. Ohne ihn danach abzutrocknen, wird der Patient gleich wieder zugedeckt: Durch die Verdunstungskälte, die das Wasser freisetzt, kann der Körper zusätzlich Wärme abgeben. Der Kreislauf wird auf diese Weise angeregt, die Temperatur sinkt, und in der Regel fällt der Patient nach den kühlen Waschungen in einen ruhigen Schlaf.

Salzwasserkompressen
Tiefgekühlte Salzwasserkompressen eignen sich besonders bei akuten Gelenkschmerzen, wobei man im Vorfeld prüfen muss, ob der Patient die Kälte wirklich als angenehm empfindet. Akute Gelenkschmerzen erkennt man daran, dass die Gelenke sehr warm, gerötet oder sogar geschwollen sind. Bei chronischen Gelenkschmerzen (z. B. Arthrose) ohne diese Symptome sind in der Regel eher heiße Wickel zu empfehlen.
Im Zweifel kann man zunächst einen kalten Gegenstand oder die kalte Hand auf die schmerzende Stelle legen, um festzustellen, ob kalte Anwendungen als angenehm empfunden werden.

KALTE WICKEL

> **Benötigtes Material**
> **Für die tiefgekühlte Salzwasserkompresse benötigen Sie**
> - 2–3 Kompressentücher
> - 1 Plastikbeutel
> - 2 EL Salz pro 1 l Wasser
> - Evtl. Gummihandschuhe
> - 1 dickeres Außentuch aus Wolle oder Molton

Anwendungsgebiete
- Akute Gelenkschmerzen
- Hexenschuss
- Ischiasbeschwerden

Anwendung
Die tiefgekühlten Salzwasserkompressen haben eine lange Vorbereitungs- und eine sehr kurze Einwirkzeit. Die Tücher werden so klein gefaltet, dass sie die schmerzende Stelle noch gut bedecken. Dann wird eine Kochsalzlösung hergestellt, indem man 2 EL Salz in 1 l Wasser auflöst. Die Tücher werden mit der Kochsalzlösung getränkt und in einem Plastikbeutel in das Gefrierfach des Kühlschranks gelegt. Bei ca. −5 °C bleiben sie dort etwa 5 Stunden. Anschließend nimmt man sie aus dem Fach, am besten mit Handschuhen, hält sie kurz unter fließendes Wasser und legt sie dann auf die schmerzende Körperstelle. Danach wird der gesamte Beckenbereich des Patienten mit dem Außentuch umwickelt.

Einwirkzeit
Die Kompressen sollten, bevor sie sich erwärmen, nach etwa 10 Minuten abgenommen werden.

Zu beachten
Das Kochsalz hat an sich keine heilsame Wirkung. Es sorgt vielmehr dafür, dass der Wickel auch in fast gefrorenem Zustand gut formbar bleibt.
Die Salzwasserkompresse darf niemals um den gesamten Oberkörper angelegt werden, sondern immer nur einen kleinen Teil des Rückens bedecken.

Ruhiggestellt
Fieber bekämpft die Krankheit und hilft, körpereigene Abwehrstoffe zu bilden. Nicht zuletzt zwingt die Mattigkeit, die dabei auftritt, Kinder und arbeitswütige Erwachsene zur absolut wichtigen Bettruhe.

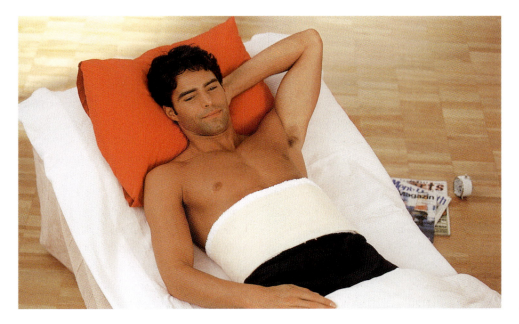

Für die schnelle Fiebersenkung: Mit kalten Bauchwickeln rücken Sie hohen Temperaturen zu Leibe.

GESUND MIT HEILANWENDUNGEN

Hart, aber kalt
Wenn Sie eine kalte Kompresse anwenden möchten, doch keine Eiswürfel zur Verfügung haben, können Sie zur Not auch die Kühlelemente aus Kühltaschen verwenden.

Für stillende Mütter, die an einer Brustentzündung leiden, kann die Heilerde-Apfelessig-Kompresse eine rasche Heilung begünstigen.

Alternativen
Die Kompressen können auch wesentlich kälter (–18 °C bis –20 °C) angewendet werden. Dafür müssen die Tücher in der Tiefkühltruhe oder dem Tiefkühlschrank vorgekühlt werden, dürfen dann aber auch nur 1 Minute einwirken.

Eiswickel
Trockene Eiswickel kühlen grundsätzlich nicht so intensiv wie feuchte. Um ihre Wirkung zu erhöhen, kann man fertige Kompressen, die ein kühlendes Gel enthalten, in ein feuchtes Tuch einschlagen und dann auflegen.

Anwendungsgebiete
- Kopfschmerzen
- Sonnenbrand
- Verbrennungen
- Verstauchungen

Anwendung
Für einen Eiswickel werden Eisstückchen kleingehackt, mit Stoff umwickelt und auf die schmerzende oder verbrannte Stelle gelegt. Beim Eiswasserwickel wird ein Tuch in eiskaltem Wasser (mit Eisstückchen) getränkt, ausgewrungen und aufgelegt. Weniger nass wird das Ganze, wenn man so genannte Cold-Packs aus der Apotheke besorgt. Eiswickel sollten maximal 5 Minuten auf der betroffenen Körperpartie aufliegen.

Heilerde-Apfelessig-Wickel
Heilerde ist in Reformhäusern und Apotheken erhältlich. Wegen ihres hohen Gehalts an Kieselsäure und Mineralien wie Magnesium, Eisen und Titan wird sie oft für Masken und Packungen kosmetisch genutzt oder innerlich zur Heilung von Magen- und Darmerkrankungen verwendet.

So wirken Heilerde und Apfelessig
Heilerde entzieht dem Körper Feuchtigkeit, Fett und Wärme. Sie bindet Ausdünstungen sowie Gifte und hemmt das Wachstum von Pilzen aller Art. Gemeinsam mit der Heilerde unterstützt Apfelessig die kühlende Wirkung des Wickels und mildert den Juckreiz. (Mehr über die Wirkung von Apfelessig lesen Sie bitte auf Seite 14f.)

Anwendungsgebiete
- Akne, unreine Haut
- Brustentzündung, Milchstau
- Halsschmerzen
- Insektenstiche
- Magenschleimhautentzündung
- Sehnenscheidenentzündung, Venen- und Lymphgefäßentzündungen

Anwendung
Die Heilerde mit dem Apfelessig zu einem dickflüssigen Brei verrühren. Den Brei in die Mitte des Mulltuchs etwa 1 Zentimeter dick auftragen und das Tuch darüberschlagen. Dieses Päckchen auf die schmerzende Stelle auflegen und

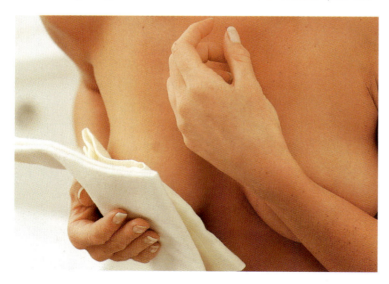

KALTE WICKEL

Benötigtes Material
Für den Heilerde-Apfelessig-Wickel benötigen Sie
- Heilerdepulver
- Apfelessig
- 1 Plastiklöffel
- 1 Schüssel aus Plastik, Glas oder Porzellan
- 1 Mulltuch o. ä. als Innentuch
- 1 Moltontuch oder Handtuch als Außentuch
- Evtl. Wasser
- Evtl. Olivenöl

mit dem Außentuch abdecken. Der Heilerdewickel trocknet nach 1 bis 2 Stunden ein und sollte dann entfernt werden. Wenn die Anwendung noch stärker kühlen soll, kann man die Heilerdepaste auch dicker auftragen.

Zu beachten
Heilerde sollte nicht mit einem Metalllöffel gerührt oder in einem Metallgefäß aufbewahrt werden. Die Wirkung würde dadurch beeinträchtigt. Da Heilerde entfettet, sollte die Haut nach der Anwendung mit einem milden Öl leicht eingerieben werden.

Alternativen
Der Heilerdewickel kann, besonders wenn die oben beschriebene Anwendung zu Hautirritationen führt oder größere Hautpartien abgedeckt werden sollen, auch stark mit Wasser verdünnt angewendet werden. In diesem Fall wird ein Tuch in den verdünnten Heilerdebrei getaucht, ausgewrungen und angelegt. Der Heilerdewickel kann auch länger, beispielsweise über Nacht, einwirken, wenn man die Heilerde nicht mit Apfelessig, sondern mit einem Öl (etwa Olivenöl) anrührt. Dann bleibt er 12 bis 24 Stunden feucht.

Retterspitzwickel
Ein leider nicht sehr bekanntes, aber sehr wirksames Hausmittel ist die Retterspitzanwendung. Retterspitz ist eine seit 1902 auf dem Markt befindliche flüssige Mischung unterschiedlicher natürlicher Wirkstoffe und wird rezeptfrei nur in Apotheken vertrieben. Sie enthält u. a. Zitronensäure, Weinsäure Kalialaun, Rosmarinöl, Bergamotteöl, Orangenblütenöl, Thymol und Arnikatinktur. Retterspitz wird immer kalt und äußerlich angewendet.

So wirkt Retterspitz
Retterspitz tötet Bakterien und Pilze ab und hemmt ihre Ausbreitung. Er wirkt adstringierend (zusammenziehend), schmerzlindernd, juckreizstillend und abschwellend. Zudem reguliert er den Wärmehaushalt über das vegetative Nervensystem und lässt Entzündungen abklingen. Schließlich wirkt er krampflösend und fördert

Fragen Sie Ihren Apotheker
Alle nötigen Zutaten wie essigsaure Tonerde, 70-prozentigen Alkohol und Retterspitz erhalten Sie in der Apotheke.

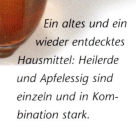

Ein altes und ein wieder entdecktes Hausmittel: Heilerde und Apfelessig sind einzeln und in Kombination stark.

GESUND MIT HEILANWENDUNGEN

Persönliche Vorlieben
Wenn Sie mit einem Öl oder einer Essenz gute Erfahrungen gemacht haben, können Sie auch einmal eine Wickelanwendung damit probieren. Wenden Sie zuerst eine Kompresse an, um zu testen, ob Ihnen die Anwendung gut tut.

bei entzündlichen Schwellungen und Blutergüssen die Verteilung der Gewebeflüssigkeit, was zu einer schnelleren Abheilung verhilft.

Anwendungsgebiete
- Allergische Hautreaktionen
- Brustentzündungen, Milchstau
- Fieber
- Furunkel
- Halsentzündungen, Bronchitis
- Hautausschläge
- Insektenstiche und Bisse
- Magenschleimhautentzündung
- Prellungen, Verstauchungen, Quetschungen, Zerrungen
- Sehnenscheidenentzündung
- Venen- und Lymphgefäßentzündungen, Wundinfektionen

Anwendung
Retterspitz wird unverdünnt oder mit Wasser verdünnt als Wickel, Kompresse oder Strumpfanwendung (wie beim Wadenwickel auf Seite 153f. beschrieben) angewendet. Das Tuch wird mit der Retterspitzflüssigkeit getränkt, kräftig ausgewrungen, auf die zu behandelnde Körperstelle gelegt und mit einem Außentuch abgedeckt. Erwärmt sich der Wickel schnell (z. B. bei Fieber), sollte er alle 10 Minuten erneuert werden. Insgesamt darf der Wickel 1 bis 2 Stunden einwirken. Schläft der Patient während der Anwendung ein, kann der Wickel angelegt bleiben.

Zu beachten
Retterspitzwickel dürfen ausschließlich am durchwärmten Patienten angewendet werden. Retterspitz selbst darf nicht erhitzt werden.

Wickel mit essigsaurer Tonerde oder Alkohol

Diese Wickel sind relativ leicht zuzubereiten, und die Zutaten sind in der Hausapotheke längere Zeit haltbar.
Alkohol und essigsaure Tonerde lassen Schwellungen zurückgehen und wirken kühlend, der Alkohol bewirkt wegen seiner raschen Verdunstung eine intensive Verdunstungskälte.

Anwendungsgebiete
- Blutergüsse
- Geschwollene Knöchel
- Quetschungen
- Prellungen
- Venenentzündungen
- Verstauchungen

Anwendung
Für die Alkoholanwendung mischen Sie 2 Teile Wasser mit 1 Teil 70-prozentigem Alkohol, für die Anwendung mit essigsaurer Tonerde zu gleichen Teilen Wasser, 70-prozentigen Alkohol und dreiprozentige essigsaure Tonerde. Tauchen Sie dann das Kompressentuch in die Wickellösung, und legen Sie es auf die zu behandelnde Stelle auf. Der

Zu Großmutters Zeiten ein bekanntes Mittel, für uns neu zu entdecken: Essigsaure Tonerde.

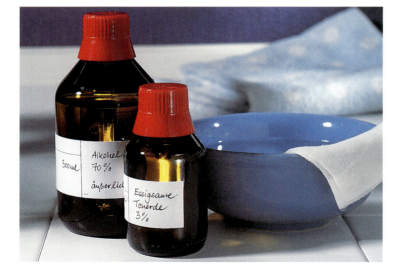

KALTE WICKEL

> **Benötigtes Material**
> **Für Wickel mit essigsaurer Tonerde oder Alkohol benötigen Sie**
> - 70-prozentigen Alkohol
> - Wasser
> - Dreiprozentige essigsaure Tonerde
> - 1 Kompressentuch

Wickel muss etwa alle 10 Minuten gewechselt werden. Insgesamt sollte er nicht länger als 1/2 Stunde einwirken.

Zu beachten
Alkohol darf wegen der Gefahr von Hautschädigungen nie unverdünnt auf die Haut gelangen.

Hand- oder Fußwickel mit Arnika

Als homöopathisches Mittel und als Salbe ist Arnika zur Blutstillung bei offenen Wunden weit verbreitet. Arnika wirkt außerdem desinfizierend und schmerzstillend, fördert die Wundheilung und regt die Selbstheilungskräfte an. Die gelborange Pflanze stärkt außerdem Herz und Kreislauf. Da Verstauchungen in den ersten zwei Tagen nur kalt behandelt werden sollen und hier alle positiven Aspekte der Pflanze von Nutzen sind, hat sich in diesen Fällen ein Arnikawickel im Wechsel mit Eiswasserwickeln besonders bewährt.

Anwendungsgebiete
- Prellungen
- Verstauchungen

Anwendung
Die Arnikaessenz wird mit Wasser im Verhältnis 1:10 verdünnt. Das mehrfach gefaltete Tuch wird in die Flüssigkeit getaucht, leicht ausgedrückt und um die Hand bzw. den Fuß gewickelt. Der Wickel sollte entweder regelmäßig erneuert oder durch Nachgießen der Flüssigkeit feucht gehalten werden. Den Wickel mit Plastikfolie abzudecken ist nicht sinnvoll, da sonst ein Wärmestau entsteht. Über das getränkte Tuch wird entweder ein Strumpf oder ein elastischer Mullschlauch gezogen. Ist beides nicht verfügbar, muss der Wickel mit einem Dreieckstuch befestigt werden.

Dazu legt man Hand oder Fuß auf die Mitte des Tuches, so dass die längste Seite zum Körper zeigt. Die vordere Spitze des Tuches wird nun über die Fingerspitzen bzw. Zehen geschlagen, dann werden nacheinander die Seitenteile über das Handgelenk bzw. den Knöchel geschlagen und schließlich verknotet. Der Wickel kann (immer wieder aufgefrischt) über einen Zeitraum von 2 bis 3 Tagen angelegt werden. Die einzelne Anwendung sollte mindestens 1 Stunde einwirken.

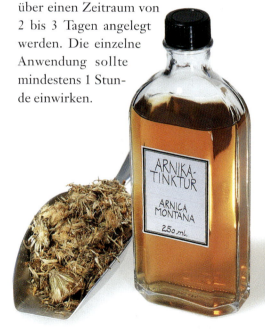

Die Wirkstoffe in der Arnikatinktur sind desinfizierend, stärken das Immunsystem, das Herz und den Kreislauf.

Mut zur Selbstbehandlung
Gerade harmlose Beschwerden und leichte Verletzungen lassen sich durch die Aktivierung der Selbstheilungskräfte oft schnell und einfach auskurieren. Der Griff zur Medikamentenschachtel ist dann nicht mehr notwendig.

GESUND MIT HEILANWENDUNGEN

Heiße Wickel
Gegen Erkältungen, Krämpfe und Verspannungen

Die Einsatzmöglichkeiten für heiße Wickel sind vielfältig. Vom verspannten Nacken und verhobenen Kreuz bis hin zu Magen-Darm-Problemen, Nervosität und innerer Unruhe können sie Schmerzen lindern und für wohlige Entspannung sorgen oder auch einfach nur der Seele gut tun. Wärmeanwendungen haben sich auch bei psychosomatischen Beschwerden bewährt, die sich oftmals durch Rücken- oder Muskelschmerzen äußern.

So wirken heiße Wickel

Wärme setzt bei verkrampften Muskeln die Muskelspannung herab, verspannungsbedingte Schmerzen werden so gelindert. Zudem kommt es zu einer Erweiterung der Blutgefäße. Mit der größeren Menge Blut, die nun durch das Gewebe strömen kann, gelangen mehr Sauerstoff und Nährstoffe in die Zellen. Schlacken und Gifte können durch den angeregten Stoffwechsel schneller abtransportiert werden. Die feuchte Wärme wirkt auf unterschiedlichen Ebenen:

- Die Muskeln entspannen sich.
- Schmerzhafte Krämpfe lassen nach.
- Die Atmung wird ruhiger.
- Die Wärme hüllt ein und beruhigt die angespannten Nerven.

Aber die Wärme wirkt noch viel tiefer: Die inneren Organe sind durch das Rückenmark mit Nervengeflechten der Haut verbunden. Trifft ein Reiz auf die Haut, gelangt dieser über das Rückenmark zu dem entsprechenden Organ. Durch den heißen Wickel wird so per Reflex auch die Durchblutung der inneren Organe angeregt und damit deren Arbeitsleistung verbessert. Außerdem arbeitet die Haut als Ausscheidungsorgan, was die therapeutischen Maßnahmen unterstützt. Denn durch die Wärmeeinwirkung wird die Schweißproduktion angeregt – der Körper reagiert mit einem Reinigungsprogramm.

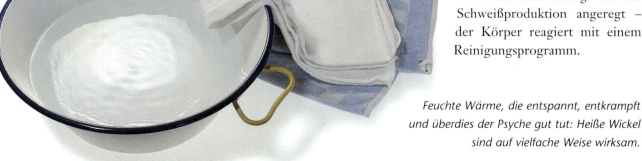

Feuchte Wärme, die entspannt, entkrampft und überdies der Psyche gut tut: Heiße Wickel sind auf vielfache Weise wirksam.

HEISSE WICKEL

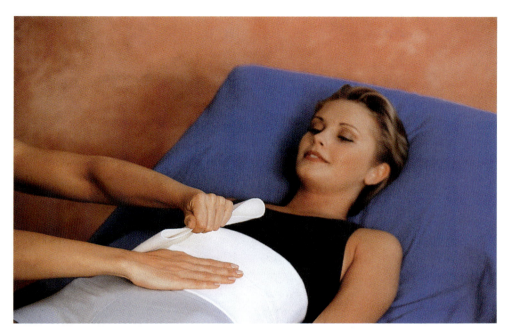

Besser unter Aufsicht: Abgesehen davon, dass ein großflächiger Wickel wie der heiße Kamillenbauchwickel alleine umständlich anzulegen ist, empfiehlt es sich, insbesondere Kinder sowie ältere oder geschwächte Patienten bei einer Wickelanwendung nicht allein zu lassen.

Neben Wasser und Salzen werden auch Harnsäure und andere Schlacken ausgeschieden.

Nicht zu unterschätzen ist die psychische Wirkung eines heißen Wickels. Wärme steht für Liebe und Fürsorge. Der heiße Wickel bietet eine schützende Hülle, Ruhe und Geborgenheit. Man nimmt sich Zeit, schenkt Aufmerksamkeit und Zuwendung.

Anwendungsgebiete

- Bauchschmerzen
- Blähungen
- Bronchitis
- Erkältungskrankheiten
- Husten
- Ischiasbeschwerden
- Menstruationsbeschwerden
- Nierenbecken- oder Blasenentzündungen
- Rückenschmerzen
- Schlafstörungen durch Stress

Gegenanzeigen

Wärmeanwendungen bewirken eine höhere Blutzirkulation; dadurch wird das Herz stärker belastet. Bei Patienten mit Herzschwäche sind daher großflächige heiße Wickel an Bauch und Rücken nicht angebracht. An den Schultern und Extremitäten können sie aber bedenkenlos angewendet werden.

Bei Bluthochdruckpatienten sind ohnehin nur lauwarme Wickel erlaubt; durch die laue Wärme werden die Gefäße geweitet – der Blutdruck sinkt. Bei zu niedrigem Blutdruck kann es evtl. zu einer unangenehmen, aber ungefährlichen Kreislaufschwäche mit Schwindel kommen.

Zu beachten

Bevor man mit der Anwendung beginnt, muss der zeitliche Rahmen abgesteckt werden. Da der Erfolg einer Wickelanwendung nicht zuletzt von einer ausrei-

Krankheit als Chance

Für den Dichter Novalis war die Genesung von einer Krankheit keineswegs nur die Wiederherstellung des vorherigen Zustandes. Er sah in ihr eine positive Entwicklung, nämlich die »Modulation von einer tieferen zu einer höheren Tonart«.

GESUND MIT HEILANWENDUNGEN

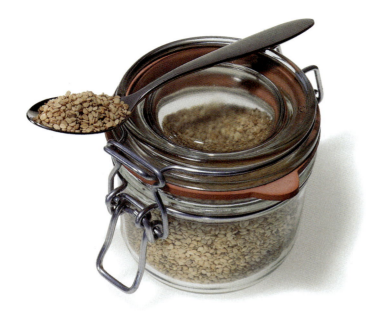

Leinsamen speichern Wärme, haben eine hohe Quellfähigkeit und regen die Verdauung an. Als Wickelzusatz sind sie eine Alternative zu Kamillenblüten.

Zeit lassen
Der Erfolg einer Wickelanwendung hängt immer auch von einer ausreichenden Nachruhe ab. Planen Sie ein bis zwei Stunden ein – oder legen Sie die Anwendung vor die Schlafenszeit am Abend.

chenden Nachruhe abhängt, sollte man ein bis zwei Stunden Zeit für die Behandlung einplanen oder sie vor dem Schlafengehen anlegen. Ferner sollten größere Wickel nicht sofort nach den Mahlzeiten angewendet werden, da sich dies nachteilig auf die Ruhe auswirken kann. Ausgenommen von dieser Einschränkung sind heiße Wickel, von denen man sich eine die Verdauung anregende Wirkung erwartet.

Besonders achtsam in der Anwendung heißer Wickel muss man bei bestimmten Beschwerden und bei Personen mit reduziertem Reaktionsvermögen sein. Vorsicht ist bei Kleinkindern, Gelähmten sowie Personen mit Durchblutungsstörungen oder Hauterkrankungen und geistig behinderten Menschen geboten. (Bitte lesen Sie dazu die allgemeinen Hinweise auf Seite 148.)

Vorsicht bei Bauchschmerzen
In den meisten Fällen wirken heiße Wickel bei Bauchschmerzen beruhigend und schmerzlindernd. Wenn jedoch nach ein bis zwei Stunden keine Besserung eintritt, sollte man den Arzt verständigen. Bei einigen Entzündungen wie Blinddarmentzündung (Symptom: Die Schmerzen werden schlimmer, wenn man das rechte Bein streckt) oder Bauchspeicheldrüsenentzündung (Symptom: tiefer bohrender Schmerz im Oberbauch, der teilweise bis in den Rücken ausstrahlt) wird die zusätzliche Wärme vom Patienten oft als unangenehm empfunden. In diesen Fällen – die ohnehin in die Hände des Arztes gehören – und bei allen fiebrigen Bauchschmerzen sollte man keine heißen Wickel anwenden.

Psychosomatische Ursachen
Lassen sich die Beschwerden auf Ärger oder Stress zurückführen, sind warme Wickel meist sehr wirksam, da sie dem Körper zu Entspannung verhelfen. Auch hier ist jedoch ein Arzt zu Rate zu ziehen, wenn die Schmerzen nach ein bis zwei Tagen nicht vergehen und wenn der Verdacht auf ein Magen- oder Zwölffingerdarmgeschwür besteht.

Auf Hygiene achten
Feuchte Wärme ist der ideale Nährboden für Keime und Bakterien. Da heiße Wickel den Stoffwechsel anregen, kommt es vermehrt zur Ausscheidung von Stoffwechselabbauprodukten. Zusätze von heißen Wickeln, z. B. Kartoffeln und Leinsamen, sollten daher nur einmal verwendet werden. Das gilt insbesondere dann, wenn sie bei Entzündungen oder Viruserkrankungen angewendet wurden.

HEISSE WICKEL

Heißer Kamillenbauchwickel

Die Wirkung des Bauchwickels beschränkt sich entgegen dem Wortlaut nicht nur auf den Bauch. Der Wickel wirkt positiv auf den Stoffwechsel der Bauchorgane, ist schmerzlindernd und krampflösend. Gelingt es, durch die Erwärmung einen evtl. angespannten Bauch zu entspannen, wirkt das auf den gesamten Organismus wohltuend. Schließlich ist der Bauch das Zentrum des Körpers, und Ärger schlägt z. B. auf den Magen. Der heiße Wickel wirkt hier nicht nur körperlich: Der Mensch findet auch zu seelischer Ruhe und Gelassenheit. Kindern mit Einschlafschwierigkeiten, nagendem Kummer oder allgemeiner Unruhe helfen die beruhigenden Wickel, abends zur Ruhe zu kommen.

Der Wickelzusatz Kamille

Die Kamille verfügt über eine desinfizierende, wundheilungsfördernde, entzündungshemmende und krampflösende Wirkung, die in Kombination mit der hier angewendeten feuchten Wärme besonders stark ist. Man verwendet entweder Kamillenblüten oder Azulen, das blaue Kamillenöl.

Anwendungsgebiete

- Blähungen
- Dreimonatskoliken bei Säuglingen
- Spannungen im Bauchraum
- Verdauungsschwierigkeiten
- Leber- und Nierenerkrankungen
- Magen- und Darmkrämpfe
- Menstruationsbeschwerden
- Nervöse Unruhe
- Schlafstörungen
- Unterstützungstherapie bei Fastenkuren
- Verdauungsschwierigkeiten

Benötigtes Material

Für den Kamillenbauchwickel benötigen Sie

- 1 l Kamillentee
- 1 Innentuch aus Baumwolle
- 1 Außentuch aus Wolle
- 1 Schüssel (oder Waschbecken)
- 1 Frottiertuch zum Wringen
- 1–2 Wärmflaschen, Getreide- oder Kirschkernsäckchen
- Babysicherheitsnadeln
- Evtl. Stövchen oder Warmhalteplatte

Anwendung

Zunächst müssen 1 bis 2 EL Kamillenblüten mit 1 l fast kochendem Wasser übergossen werden (Kamillenblüten dürfen nie gekocht werden; dadurch gehen die kostbaren ätherischen Öle verloren). Den Sud ca. 10 Minuten ziehen lassen, ohne dass er dabei stark abkühlt. Hier empfiehlt sich ein Stövchen oder eine Warmhalteplatte.
Während der Tee zieht, lassen sich wahlweise ein bis zwei Wärmflaschen vor-

Richtig atmen
Während der Wickelanwendung sollten Sie versuchen, den Atem ganz bewusst im Bauch zu spüren. Die Tiefenatmung hilft, Verspannungen und Krämpfe zu lösen.

Der Heilkräuterklassiker schlechthin: Kamille ist als Tee oder Essenz hilfreich bei Wunden, Entzündungen und Magenschmerzen.

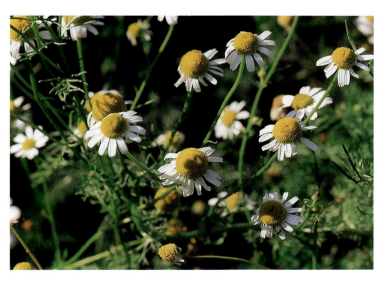

163

GESUND MIT HEILANWENDUNGEN

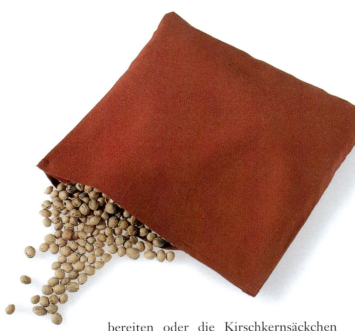

Wärme oder Kälte im praktischen Stoffbeutel: Das Kirschkernkissen sollte in keiner Hausapotheke fehlen.

Vorsicht bei herzkranken Patienten
Heiße Wickel sollte man bei herzkranken Patienten nur nach Rücksprache mit dem Arzt anwenden. Die Wärmeeinwirkung kann den Kreislauf und damit die Herztätigkeit u. U. zu stark belasten.

bereiten oder die Kirschkernsäckchen erwärmen. Die Wärmflaschen werden mit wenig (maximal halbvoll) heißem Wasser gefüllt und beiseite gelegt.

Über einer Schüssel oder einem Waschbecken wird ein Frottiertuch ausgebreitet, und zwar so, dass es rechts und links überhängt. Das Wolltuch von beiden Seiten her aufrollen und unter den Rücken des Patienten legen, die Rollen nach unten. Genauso rollt man das Innentuch auf. Dieses legt man nun auf das Frottiertuch und gießt den sehr heißen Kamillentee über das Tuch. Nimmt man nun die Enden des Frottiertuchs und schlägt damit das Innentuch ein, kann man dieses gut auswringen, ohne sich zu verbrühen. Es ist wichtig, das Tuch möglichst gut auszudrücken. Der Patient sollte sich nun aufsetzen, um die Temperatur zu testen. Das Tuch sollte so heiß wie gerade noch verträglich angelegt werden.

Anschließend werden von beiden Seiten die Enden des heißen Tuchs über den Bauch gelegt, das Wolltuch eng darübergeschlagen und mit Babysicherheitsnadeln befestigt. Auf den Bauch oder an die Seite werden nun die Wärmflaschen oder vorgewärmten Kirschkernsäckchen gelegt.

Einwirkzeit
Der Wickel bleibt 15 bis 30 Minuten warm und sollte auch so lange einwirken. Liegt die Wolldecke gut an, kann auch keine kühle Luft eindringen. Der Wickel sollte entfernt werden, bevor er abkühlt. Wenn der Patient im Wickel einschläft, kann der Wickel bis zum Aufwachen angelegt bleiben. In jedem Fall sollte der Patient nach der Anwendung noch eine gute 1/2 Stunde ruhen.

Gegenanzeigen
Grundsätzlich sollte man vorher prüfen, ob der Patient homöopathisch behandelt wird. Ist das der Fall, sollte man mit der Anwendung von Kamille vorsichtig sein. Im Zweifel ist der Arzt, Heilpraktiker oder Homöopath zu konsultieren.

Alternativen zum heißen Kamillenbauchwickel

Der Bauchwickel lässt sich auch mit Fencheltee, Schafgarbentee oder Salzwasser zubereiten. (Die Aufgüsse werden genauso zubereitet wie beim Kamillenbauchwickel beschrieben.)

- **Fenchel:** Während Fencheltee bei Magenverstimmungen und Blähungen bekannt ist, kennen ihn die wenigsten als Wickelzusatz mit gleicher Wirkung. Hier hilft er auch bei verschiedenen Hautausschlägen.
- **Schafgarbe:** Schafgarbe, auch Bauchwehkraut genannt, hat eine stark entkrampfende und entzündungshemmende Wirkung. Sie wird besonders bei

HEISSE WICKEL

> **Benötigtes Material**
> **Für den Kartoffelbrustwickel benötigen Sie**
> - 6–8 mehlig kochende Kartoffeln
> - 1 Kartoffelstampfer
> - 1 Innentuch aus Baumwolle
> - 1 Außentuch aus Wolle
> - 1 Zwischentuch
> - 1 Wärmflasche
> - Schal oder Pullover für die Schultern
> - Babysicherheitsnadeln, Klebeband

Menstruationsbeschwerden empfohlen. Bei starken Wechseljahrebeschwerden wirkt der heiße Schafgarbenwickel ausgleichend und harmonisierend.

● **Salz:** Salz hat eine durchblutungsanregende Wirkung und zieht Wasser an. Man nimmt anstelle der Kräuter 2 EL Salz auf 1 l Wasser.

Der heiße Kartoffelbrustwickel

Der Kartoffelwickel ist zum einen sehr vielseitig anwendbar, zum anderen bedarf er keiner großen Umstände, da Kartoffeln meist im Haushalt vorrätig und auf jeden Fall das ganze Jahr über verfügbar sind. Die besondere Beliebtheit dieser zudem preiswerten Anwendung beruht auf ihrer tief durchwärmenden und beruhigenden Wirkung. Auch wer im Umgang mit Wickeln wenig geübt ist, kann diese Anwendung problemlos vornehmen, weil der Kartoffelwickel keine Eile bei der Zubereitung erfordert. Besondere Sorgfalt ist allerdings hinsichtlich der Temperatur geboten: Man schätzt anfangs die Hitze, die in diesem Wickel steckt, oft falsch ein. Besonders bei Menschen mit eingeschränktem Reaktionsvermögen (siehe Seite 162) ist daher besondere Vorsicht geboten. Überprüfen Sie die Temperatur in jedem Fall an Ihrem Handgelenk, bevor Sie den Wickel anlegen.

Wärme und Ausscheidung

Der Brustwickel eignet sich besonders gut zur abendlichen Anwendung bei Bronchitis, Husten und Halsschmerzen. Er lindert den Husten und wirkt schleimlösend bei Bronchitis. Als feuchter Wärmespender durchwärmt er intensiv; teilweise gerät der Patient ins Schwitzen. Kartoffelwickel sind darüber hinaus auch überall dort angezeigt, wo parallel zur Erwärmung eine Ausscheidung angeregt werden soll, denn Kartoffeln haben eine wassertreibende Wirkung. So sind sie besonders gut geeignet, um Organe wie Nieren und Blase vorbeugend zu behandeln, wenn diese anfällig gegenüber Nierenbecken- oder Blasenentzündungen sind.

Anwendungsgebiete

- Arthrosen
- Blasenentzündungen
- Bronchitis

Vorsicht bei Venenentzündung
Kartoffelwickel sollten nie auf Krampfadern aufgelegt werden; auch bei Venenentzündungen ist von diesem heißen Wickel abzuraten.

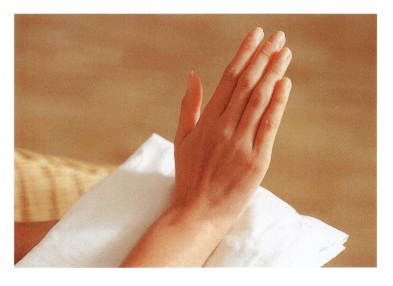

Nicht zu heiß: Prüfen Sie, wie Sie es vielleicht von Kinderfläschchen her kennen, vor der Anwendung, ob die Temperatur des Kartoffelbreis erträglich ist.

GESUND MIT HEILANWENDUNGEN

Besser Handarbeit
Keinesfalls sollten die Kartoffeln mit dem Pürierstab zerkleinert werden – sie würden dann verkleistern.

- Erkältung oder verspannungsbedingte Kopfschmerzen
- Husten, Halsweh
- Lebererkrankungen (nach Rücksprache mit dem Arzt)
- Nackenverspannungen
- Rückenschmerzen

Anwendung

Zunächst werden 6 bis 8 Kartoffeln mit der Schale weich gekocht. Heizen Sie ein Kirschkernsäckchen auf, oder füllen Sie eine Wärmflasche mit heißem Wasser, und legen Sie diese beiseite. Das wollene Außentuch wird unter den Rücken auf Brusthöhe des Patienten gelegt (bei Nieren- bzw. Blasenwickeln entsprechend tiefer), zwischen Wolltuch und Patient kommt dann das Zwischentuch, damit die Wolle nicht auf der Haut juckt. Anschließend wird das Innentuch auf einer stabilen Unterlage (Küchentisch) ausgebreitet.

Sind die Kartoffeln gar, werden sie abgegossen und mit der Schale in die Mitte des Innentuchs gelegt, sodass rundum noch gut Platz ist. Nun wird das Tuch von allen vier Seiten über die Kartoffeln gelegt. Schließlich werden die Kartoffeln in dem viereckigen Päckchen mit einem Kartoffelstampfer zu einem weichen Brei zerdrückt. Das Ergebnis ist eine flache Kompresse, die sich gut mit Klebeband verschließen lässt.

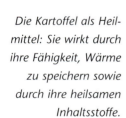

Die Kartoffel als Heilmittel: Sie wirkt durch ihre Fähigkeit, Wärme zu speichern sowie durch ihre heilsamen Inhaltsstoffe.

Etwa 10 Minuten nachdem die Kartoffeln abgegossen worden sind, kann man testen, ob sie ausreichend abgekühlt sind. Der Wärmegrad wird geprüft, indem man die Kompresse mindestens 1 Minute an die Innenseite des Unterarms legt. Erscheint die Wärme erträglich, kann man das Päckchen vorsichtig auf die Brust des Patienten legen. Wird auch das vertragen, wartet man sicherheitshalber noch einen Moment, bevor man die Tücher umwickelt. Man irrt sich leicht in der Verträglichkeit der Temperatur – die intensive Wärme des Wickels wird vom Patienten oft erst mit Verzögerung empfunden. Falls dieser nach dem Umschlagen der Tücher den Wickel als zu warm empfindet, muss er wieder ausgepackt werden. Vor einer erneuten Anwendung sollte man dann 2 bis 3 Minuten warten. Den fertig angelegten Wickel kann man mit einer Wärmflasche oder einem Kirschkernsäckchen warm halten, die Schultern des Patienten mit dem bereitgelegten Schal oder Pullover bedecken.

Einwirkzeit

Den Wickel kann man – gerade bei Kindern – über Nacht einwirken lassen. Auf jeden Fall darf er so lange einwirken, wie er als angenehm warm empfunden wird. Nach dem Abnehmen des Wickels evtl. die Haut mit Öl massieren. Besonders durchwärmend wirkt Johanniskrautöl, entzündungshemmend ist Öl mit Arnika.

Kartoffelhalswickel

Mit heißen Kartoffeln lassen sich auch Halswickel zubereiten. Die Kartoffeln kochen, zerstampfen, auf ein Trockentuch geben, das Tuch längs einschlagen

166

HEISSE WICKEL

und um den Hals legen, sodass dieser vollständig bedeckt ist. Einen Wollschal darumwickeln und den Patienten für 1/2 Stunde mit dem Wickel und eine weitere 1/2 Stunde ohne Wickel zugedeckt ins Bett schicken.

Heißer Brustwickel mit Zitronen

Der Zitronenwickel ist etwas schwieriger zuzubereiten als der Kartoffelwickel, funktioniert aber im Prinzip genauso. Zwar braucht man für diesen Wickel nur zwei Tücher, trotzdem ist es gut, wenn er von zwei Personen vorbereitet und angelegt werden kann.

So wirkt die Zitrone

Zitronen wirken zusammenziehend. Diese adstringierende Wirkung macht man sich bei angeschwollenem und entzündetem Gewebe zunutze.

Anwendungsgebiete

- Bronchitis
- Husten, Keuchhusten
- Lungenentzündung
- Mandelentzündung

Benötigtes Material

Für den heißen Brustwickel mit Zitrone benötigen Sie
- 1 ungespritzte Zitrone
- 1 scharfes Messer
- 1 Gabel
- 1 stabilen Becher
- 1 Schüssel
- 1 Innentuch aus Leinen oder Baumwolle
- 1 Außentuch aus Wolle
- 1 Frottiertuch zum Auswringen
- Schal oder Pullover

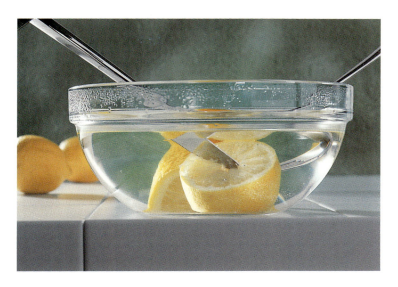

Anwendung

Das Wolltuch wird wie beim Kamillenbauchwickel von beiden Seiten aufgerollt und unter den Rücken des Patienten gelegt. Es sollte etwa 5 Zentimeter breiter sein als das Innentuch.

Pressen Sie die Zitronen im Wasser aus, damit nichts von den wertvollen ätherischen Ölen entweicht. Dazu gießt man etwa 1 l kochendes Wasser in eine Schüssel. Die Zitrone wird halbiert. Die Hälften gibt man in die Schüssel mit dem kochenden Wasser. Nun spießt man mit der Gabel die erste Zitronenhälfte auf und ritzt sie entlang dem Fruchtfächer ein. Genauso verfährt man mit der zweiten Hälfte. Dann nimmt man einen stabilen Becher und drückt damit die Zitrone mit der aufgeschnittenen Seite gegen den Boden der Schüssel.

Rollen Sie nun das Innentuch von beiden Seiten auf. Das aufgerollte Tuch kommt in die Mitte des Frottiertuchs. Tauchen Sie dann die beiden Tücher in das heiße Zitronenwasser ein, so dass die Enden des Frottiertuchs nicht nass werden, und

Zerschneiden Sie die Zitrone im Wasser: So verhindern Sie, dass sich wertvolle Inhaltsstoffe verflüchtigen.

Ökologischer Anbau

Verwenden Sie für den Zitronenwickel unbedingt ungespritztes Obst. Sonst würden über die Haut auch Pestizide und andere Chemikalien in den ohnehin schon geschwächten Körper gelangen.

GESUND MIT HEILANWENDUNGEN

Für Kinder ist es oft schwer, bei einer Behandlung mit Wickeln die nötige Geduld aufzubringen. Durch den Zuspruch der Eltern fällt's leichter.

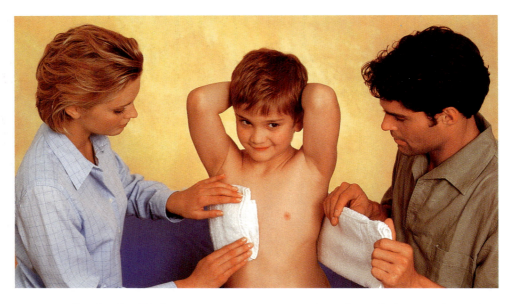

Heiße Zitrone bei Erkältungen
Bei der heißen Zitrone, die oft als ein Gemisch von Zitronensaft und heißem Wasser getrunken wird, ist darauf zu achten, dass Vitamin C hitzeempfindlich ist. Das Wasser sollte daher nicht zu heiß sein.

wringen Sie beide Tücher aus. Der Wickel sollte sofort angelegt werden.

Einwirkzeit
Der Patient darf sich kurz im Bett aufsetzen. Mit einem Zipfel des Innentuchs prüft man am Rücken des Patienten, ob die Hitze erträglich ist. Ist sie angenehm, wickelt man das Innentuch – am besten zu zweit – schnell und faltenfrei um den Brustkorb des Patienten. Der Wickel sollte nicht zu fest und nicht zu locker sitzen. Das Innentuch sofort mit einem Wolltuch umwickeln, die Schultern mit einem Pullover oder einem breiten Wollschal einhüllen. Eine Wärmflasche ist nicht notwendig. Der Wickel wirkt 1/2 bis 1 Stunde ein, solange ihn der Patient als angenehm warm empfindet. Nachdem der Wickel abgenommen wurde, sollte der Patient noch mindestens 1/2 Stunde nachruhen.

Zu beachten
Beim Zitronenbrustwickel ist besonders darauf zu achten, dass der Patient sich nicht verkühlt. Patienten mit Erkrankungen im Brustbereich können besonders empfindlich reagieren. Manche Patienten bekommen schnell das Gefühl von Druck auf der Brust oder Atembeklemmung. Lockern Sie in diesem Fall den Wickel etwas.

Rückenpackung mit Fango
Fango ist vulkanischer Schlamm, der inzwischen auch für die häusliche Anwendung erhältlich ist. Die abgesteppten Stoffkissen, in denen der Schlamm verpackt ist, ermöglichen eine saubere Anwendung auch im häuslichen Badezimmer. Eine Fangopackung kann im Gegensatz zu anderen Wickelzusätzen

Benötigtes Material
Für die Rückenpackung mit Fango benötigen Sie
- 1 Fangopackung
- 1 Zwischentuch aus Baumwolle
- 1 Außentuch aus Wolle
- 1 Kirschkernsäckchen

HEISSE WICKEL

(Kartoffeln, Zitrone) mehrmals verwendet werden. Die gebrauchte Fangopackung hängt man nach der Anwendung auf, bis sie getrocknet ist. Wird die Packung erneut benötigt, gibt man sie in heißes Wasser; so wird sie wieder weich und elastisch. Fango selbst enthält keine heilenden Wirkstoffe, der Effekt des Wickels beruht primär auf der feuchten Wärme, die der Schlamm speichert und über längere Zeit abgibt.

Anwendungsgebiete

- Ischiasbeschwerden
- Menstruationsbeschwerden
- Rückenschmerzen

Anwendung

Die Fangopackung wird etwa 15 bis 20 Minuten in kochend heißem Wasser eingeweicht. In dieser Zeit kann der Raum, in dem der Patient den Wickel bekommen soll, vorbereitet werden. Für den Rückenwickel sollte der Patient auf dem Rücken liegen.

Den Wickel bereitet man wie folgt vor: Je nachdem, wo der Patient die Beschwerden hat, legt man das Wolltuch in Höhe des oberen oder unteren Rückens auf das Bett. Darüber breitet man das Zwischentuch; nun darf sich der Patient zurücklegen. Dann nimmt man die Fangopackung aus dem Wasser und streicht (wegen der Hitze am besten mit Gummihandschuhen) über die Packung, um das Wasser auszustreifen. Nun muss die Temperatur geprüft werden. Dazu legt man die Packung kurz an die Wange oder die Innenseite des Unterarms. Ist die Wärme erträglich, darf sich der Patient im Bett aufsetzen.

Die Packung wird auf das Zwischentuch gelegt, und der Patient legt sich wieder vorsichtig zurück. Das Ganze wird mit einem wollenen Außentuch befestigt. Es empfiehlt sich in diesem Fall jedoch, eine zusätzliche Wärmequelle (Wärmflasche, Kirschkernsäckchen) auf das Wolltuch zu legen, um die Hitze besser zu speichern.

Einwirkzeit

Solange der Wickel vom Patienten als angenehm empfunden wird, bleibt er angelegt. Wichtig ist, nach dem Wickel 1/2 bis 1 Stunde nachzuruhen.

Zu beachten

Auch wenn der Patient die Temperatur beim ersten Auflegen als verträglich empfindet, ist es ratsam, noch etwa 1 Minute mit dem Einschlagen der Tücher zu warten, da auch dieser Wickel seine intensive Wärme erst nach dem Festziehen der Tücher abgibt.

Eine Fangopackung sollte niemals über Nacht am Körper verbleiben, da sie den Kreislauf zu stark belasten würde.

Heiße Heublumenwickel

Die Heublume als Pflanze gibt es nicht. Als Heublumen bezeichnet man ein Gemisch verschiedener Gräser. Sie riechen meist nach Sommer, Sonne und Heuboden; und vom Heuboden kommen

Beruhigende Wohlgerüche

Kamille und Lavendel lassen sich, in ein kleines Kissen genäht, trocken erwärmen. Dazu legt man die Säckchen entweder zwischen zwei sehr heiße Wärmflaschen oder in eine Heizdecke. Diese Säckchen helfen beim Einschlafen, bei Kopfschmerzen, Ohrenschmerzen und allgemeiner Unruhe.

Benötigtes Material

Für Heublumenwickel benötigen Sie

- 500 g Heublumen
- 1 Schüssel oder 1 Topf mit Deckel
- 1 Innentuch oder 1 Leinensäckchen
- 1 Zwischentuch aus Baumwolle
- 1 Außentuch aus Wolle
- 1 Wärmflasche oder 1 Kirschkernsäckchen

GESUND MIT HEILANWENDUNGEN

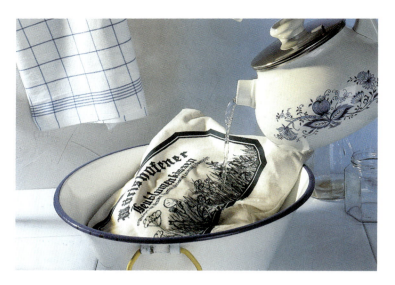

Heublumensäckchen aus der Apotheke ersparen Ihnen die Mühe des Einnähens der Gräser.

T-Shirt statt Innentuch
Wenn Ihr Kind widerwillig auf das Anlegen des Heublumenwickels reagiert, können Sie auch ein altes T-Shirt in Heublumensud tauchen und es dem kleinen Patienten überziehen. Darüber wickeln Sie ein Zwischentuch und ein warmes Außentuch.

sie auch. Die Heublumen sammeln sich beim Lagern des getrockneten Grases auf dem Boden an. Durch das Trocknen der Gräser entsteht der würzige Geruch.
Je kräftiger die Heublumen riechen, umso besser sind sie für einen Heublumenwickel geeignet, da sie nur dann einen hohen Gehalt an ätherischen Ölen aufweisen.

Tipps für den Einkauf
Nicht alles, was im Handel als Heublumenmischung angeboten wird, kann als Wickel eine wohltuende Wirkung entfalten. Es ist wichtig, gleich beim Einkauf auf Qualität zu achten: Die Heublumen sollten maximal ein Jahr alt sein. Ältere Mischungen haben eine stark reduzierte Wirkung.
Heublumen sollten auch nicht allzu farblos sein und vor allem noch Blütenteile enthalten. Wenn möglich, sollte man Bergwiesenheublumen besorgen oder Heublumen aus nicht mit Kunstdünger behandelten Wiesen. Die minderwertigste Wahl sind diejenigen von so genannten Magerwiesen.

Hilfe für Rheumatiker
Nicht nur durch die heiße Anwendung, sondern besonders durch die ätherischen Öle der Heublumen wird die Haut leicht gereizt, die Durchblutung angeregt und der Stoffwechsel aktiviert. Heublumenwickel sind daher besonders bei rheumatischen Beschwerden, Gicht und Gelenkbeschwerden angezeigt; hier wird die Ausscheidung von Ablagerungen angekurbelt. Die hier beschriebene Anwendung mittels eines Heublumensäckchens ist die intensivste. Bei rheumatischen Erkrankungen empfiehlt sich eine Anwendung über einen längeren Zeitraum. Wird der Heublumensack täglich 2 Stunden aufgelegt, kann in vielen Fällen die Einnahme von Schmerzmitteln reduziert werden.

Anwendungsgebiete
- Ausbleibende oder schmerzhafte Periode
- Blähungen, Verstopfung
- Blasen- und Nierenentzündung
- Durchblutungsstörungen
- Gastritis und Magenschmerzen
- Ischiasbeschwerden
- Magen- und Darmkrämpfe
- Mittelohrentzündungen
- Muskelverspannungen
- Rheumatische Erkrankungen
- Rückenschmerzen und Hexenschuss

Anwendung
Geben Sie die Heublumen etwa 4 Zentimeter hoch in die Mitte des Innentuchs. Schlagen Sie dann die Außenränder darüber, sodass ein viereckiges Päckchen entsteht. Sie können auch ein fertig genähtes Säckchen nehmen und es zu etwa 2/3 mit Heublumen füllen. Dann legt man das Säckchen in eine Schüssel

HEISSE WICKEL

oder in einen Topf und übergießt es mit – wenig – heißem Wasser. Achten Sie darauf, dass die Heublumen feucht, aber nicht nass sind. Den Topf oder die Schüssel zudecken. Während das Säckchen 5 bis 10 Minuten quillt, kann man die Rahmenbedingungen (siehe Seite 148) kontrollieren. Besonders, wenn der Wickel großflächig angelegt wird, sollte man unbedingt für Ruhe sorgen (kein Fernsehen, kein Radio, kein Telefon) und kontrollieren, ob der Patient auch warme Füße hat.

Wie beim Kartoffelwickel auch setzt sich der Patient nun kurz im Bett auf. Das wollene Außentuch wird ausgebreitet, dann legt man ein Zwischentuch darauf, da die Heublumen abfärben. Nun kommt das Heublumensäckchen auf die schmerzende Stelle, darüber wird das Zwischentuch gewickelt, und zur Befestigung und zum Warmhalten wird das Außentuch angebracht und befestigt.

Einwirkzeit

Heublumenwickel bleiben am Körper, solange sie warm sind. Sie können besonders müde machen. Es ist daher ratsam, nach dem Wickel mindestens 1 Stunde auszuruhen.

Benötigtes Material

Für den Heublumenkniewickel benötigen Sie

- Heublumen, Heublumentee oder -extrakt
- 1 Innentuch aus Baumwolle
- 1 Zwischentuch
- 1 Außentuch aus Wolle
- 1 Wärmflasche oder Kirschkernsäckchen

Zu beachten

Die verwendeten Tücher werden durch die Heublumen grün bis braun eingefärbt. Darauf sollte man auch in Hinblick auf die Bettwäsche achten und unbedingt ein Zwischentuch zum Schutz des Außentuchs verwenden. Sollte das Heublumensäckchen zu nass geworden sein, muss es gut ausgewrungen werden: Der Sud beschmutzt unnötig die Wäsche, und das Säckchen kühlt zu schnell aus.

Der Heublumenkniewickel

Dieser Wickel kann auch an der Schulter, am Ellenbogen etc. angewendet werden. Zunächst werden einige Handvoll Heublumen in 2 l kaltes Wasser gegeben und aufgekocht. Kurz vor dem Siedepunkt den Topf vom Herd nehmen und den Aufguss 15 Minuten ziehen lassen. Dann wird ein Innentuch mit der Flüssigkeit getränkt. Das heiße Tuch wird möglichst faltenfrei um das Knie geschlagen, zum Schutz des Wolltuchs vor Flecken kommt ein Zwischentuch darüber. Dann das Wolltuch darumwickeln und sofort mit einer Wärmflasche oder einem Kirschkernsäckchen bedecken. Einwirken lassen, bis der Wickel abkühlt.

Wiederverwendbar

Werden die Heublumensäckchen (erhältlich in Apotheken und Reformhäusern) nach dem Gebrauch gut getrocknet (Vorsicht, Schimmelgefahr), kann man sie auch ein zweites Mal verwenden.

In alpenländischen Regionen nutzt man die Kraft der Heublumen seit Generationen bei Bädern und Wickeln.

GESUND MIT HEILANWENDUNGEN

Kompressen
Klein, wirksam und leicht anzuwenden

Die Kompresse ist die »kleine Schwester« des Wickels, eine Tuchauflage, die mit speziellem Befestigungsmaterial versehen wird. Sie ist oft einfacher anzuwenden als ein Wickel, wirkt aber auch weniger intensiv, weil sie nur eine kleine Fläche bedeckt. Wer mit Kompressen arbeitet, kann stark hautstimulierende Zusätze wie durchblutungsfördernde Salben oder auch Meerrettich und Ingwer verwenden, ohne den Organismus des Patienten damit zu überfordern.

Wickel oder Kompresse?
Bevor man sich oder dem Patienten einen ganzen Wickel zumutet, ist es sinnvoll, zunächst eine Kompresse anzulegen. Auch für Kinder, die oft unruhig sind, und für gebrechliche Personen, denen ein Wickel manchmal zu viel werden kann, sind Kompressen gut geeignet. Generell gilt: Überall dort, wo eine lokale Anwendung angemessen erscheint, sollte man sich für die Kompresse entscheiden.

Dampfkompresse
Die Dampfkompresse wirkt nur durch die Hitze – ohne weitere Zusätze. Sie eignet sich besonders als Bauchkompresse, aber auch für die Anwendung im Schulterbereich oder als Leber- und Nierenkompresse. Auch bei Menstruationsbeschwerden hat sich die Dampfkompresse bewährt, obwohl es hier manchmal angenehmer ist, die Kompresse auf dem Steißbein und nicht direkt auf dem Unterleib zu plazieren.

Anwendungsgebiete
- Dreimonatskoliken bei Säuglingen
- Magenkrämpfe
- Menstruationsbeschwerden
- Nackenverspannungen
- Nervöse Magenbeschwerden
- Rückenschmerzen
- Verdauungsbeschwerden

Anwendung
Wärmen Sie das Zwischentuch mit einer heißen Wärmflasche oder auf der Heizung an. Bringen Sie in einem Topf Wasser zum Kochen. Dann das Handtuch über die Schüssel legen, so dass es rechts und links überlappt. Das Innen-

Kompressen wirken auf kleiner Fläche, oft aber unter Zuhilfenahme hoch wirksamer Substanzen wie Ingwer.

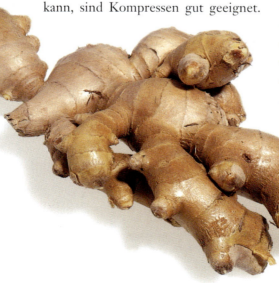

172

KOMPRESSEN

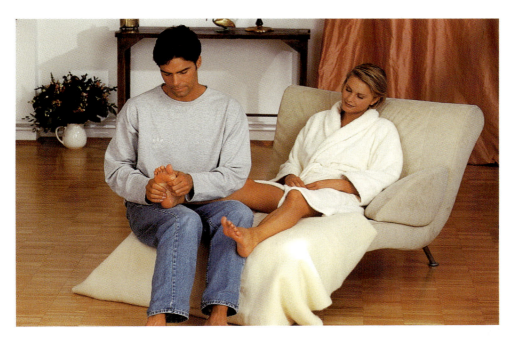

Bei Kompressen genauso wichtig wie bei Wickeln: warme Füße. Gegebenenfalls lassen Sie den Patienten ein Fußbad nehmen oder massieren ihm die Füße warm.

tuch (bei Bedarf auch mehrere Tücher) wird dreimal gefaltet auf das Handtuch gelegt. Gießen Sie das kochende Wasser über das Innentuch, und wringen Sie es mit Hilfe des Handtuchs möglichst fest aus. Das dampfende Innentuch wird nun auf das vorgewärmte Zwischentuch gelegt und mit den seitlich überhängenden Flächen des Zwischentuchs eingeschlagen. Die so entstandene Kompresse wird mit der heißen Seite nach unten auf die Haut des Patienten gelegt, bei Bedarf auch mehrere Kompressen nebeneinander. Dann mit dem Wolltuch umwickeln und die Wärmflasche oder das Kirschkernsäckchen oben auflegen.

Dampfkompresse als Schulterkompresse

Ist es dem Patienten nicht möglich, Bettruhe einzuhalten, kann man eine Schulterkompresse anbringen, und zwar so, dass sie fest sitzt und trotzdem eine gewisse – wenn auch eingeschränkte – Bewegungsfreiheit ermöglicht.

Anwendungsgebiete
- Kopfschmerzen durch Fehlhaltung
- Nackenverspannungen
- Schmerzen im Schultergelenk

Anwendung
Bereiten Sie entweder eine längliche Dampfkompresse zu, die den ganzen

Benötigtes Material
Für die Dampfkompresse benötigen Sie
- Mehrere Mullwindeln oder andere dünne Tücher als Innen- und Zwischentücher
- 1 Wolltuch
- 1 Schüssel
- 1 Handtuch zum Auswringen
- Kochendes Wasser
- 1 Wärmflasche oder 1 Kirschkernsäckchen

Duftkompresse
Die Dampfkompresse wird zur Duftkompresse, wenn man ein paar Tropfen ätherisches Öl, z. B. Rosen- oder Lavendelöl, auf die feuchte Kompresse gibt.

GESUND MIT HEILANWENDUNGEN

Kühlendes bei Kopfweh

Tauchen Sie ein Baumwolltuch in frisch zubereiteten Pfefferminztee, und wringen Sie es gut aus. Legen Sie sich das Tuch so auf die Stirn, dass Sie die Dämpfe der Pfefferminze einatmen können. Legen Sie dann auf das Baumwolltuch einen mit kaltem Wasser getränkten Waschlappen. Etwa 5 bis 10 Minuten einwirken lassen.

Nacken abdeckt, oder für jede Schulter eine eigene Dampfkompresse. Die Päckchen werden so heiß wie möglich auf die Schultern bzw. den Nacken platziert.

Über die Schultern legt man eine Strumpfhose, so dass die Hosenbeine vorn über die Brust hängen und der Gesäßteil der Strumpfhose den Rücken bedeckt. Die Hosenbeine werden nun über der Brust gekreuzt, wieder nach hinten geführt und am Rücken verknotet. Wenn die Länge der Strumpfhosenbeine nicht ausreicht, kann man auch eine Babysicherheitsnadel zum Schließen verwenden. (Wird die Strumpfhose öfter zu diesem Zweck gebraucht, kann man auch Bänder annähen.)

Durch diese Maßnahme sind die Kompressen auf der Schulter fixiert. Zur Abdeckung legen Sie nun das vorgewärmte Zwischentuch mit der längsten Kante über die Schultern. Im Nacken werden dabei ein paar waagerechte Falten gelegt, die Schultern müssen

Benötigtes Material

Für die Schulterkompresse benötigen Sie

- 1 oder 2 Dampfkompressen
- 1 Strumpfhose oder 1 Paar Leggings
- 1 dreieckiges Moltontuch oder entsprechend gefaltetes Laken als Zwischentuch
- 1 dreieckiges Wolltuch
- 1 oder 2 Wärmflasche(n), Getreide- oder Kirschkernsäckchen
- Babysicherheitsnadeln

jedoch frei bleiben. Die Zipfel des Tuches werden über der Brust gekreuzt und nach hinten geführt, dort entweder verknotet oder mit einer Babysicherheitsnadel geschlossen. Dann werden die Falten am Nacken hochgezogen, so dass Hals und Nacken gut bedeckt sind. Evtl. können die Falten vorne auch mit einer Babysicherheitsnadel fixiert werden.

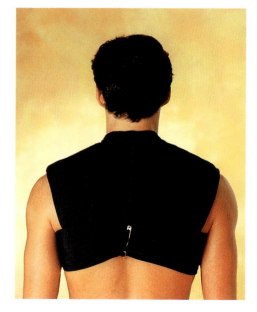
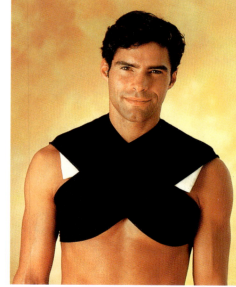

Der Trick mit der Strumpfhose: Mit einem alten Paar Leggings oder einer alten Strumpfhose lässt sich eine Schulterkompresse so befestigen, dass die Beweglichkeit des Patienten kaum eingeschränkt wird.

Genauso verfahren Sie mit dem Wolltuch. Schließlich geben Sie das Kirschkernsäckchen oder die Wärmflasche auf
die Stelle mit der Kompresse.

Zu beachten

Auch bei Schulterwickeln, die an nicht
bettlägerigen Patienten durchgeführt
werden, sind eine Schonhaltung und ein
Nachruhen sinnvoll.

Nackenkompresse mit Meerrettich

Meerrettich enthält genau wie Senf-
samen das Allylsenföl, ein ätherisches
Öl. Es ist dieses Öl, das die Tränen
in die Augen schießen lässt und eine
intensivere Durchblutung und Durch-
wärmung der Haut bewirkt. Als Nackenkompresse angewendet, wirkt Meerrettich schleimlösend bei Schnupfen und
Nasennebenhöhlenentzündungen; bewährt hat er sich auch bei Kopfschmerzen, insbesondere bei Migräne.

Anwendungsgebiete

- Blasen- und Nierenbecken-
entzündungen
- Kopfschmerzen, Migräne
- Kieferhöhlenentzündungen
- Stirnhöhlenentzündungen

Anwendung

Der für die Kompresse verwendete
Meerrettich muss frisch sein. Konservier-
ter Meerrettich aus dem Glas oder der
Tube ist nicht geeignet.

Reiben Sie von dem geschälten Meerrettich etwa so viel ab, dass eine Fläche
von 8 mal 12 Zentimetern gut fingerdick
bedeckt ist. Diese Masse auf die Mitte
eines Tuches geben, die Ränder darüberschlagen und das Päckchen mit der dünnen Stoffseite zur Haut in den Nacken

legen. Ein auf der Kompresse platzierter
Waschlappen verhindert das Austreten
der scharfen Dämpfe – was vor allem für
die Augen unangenehm ist. Wer die
Augen schließt, kann darauf verzichten
und erhält durch die Inhalation der
Dämpfe gerade bei Kopfschmerzen noch
eine gesteigerte Wirkung. Sie sollten auf
die Uhr sehen oder einen Wecker stellen,
um nach 2 Minuten die Hautreaktion zu
kontrollieren – die Reizung kann für
empfindliche Patienten leicht zu stark
werden. Nachdem die Kompresse abgenommen wurde, können Sie die Haut mit
etwas Hautöl betupfen, um die Rötung
schneller zurückgehen zu lassen.

Einwirkzeit

Beim ersten Mal sollte die Meerrettichkompresse nicht länger als 5 Minuten
angelegt werden. Wird die Kompresse
gut vertragen, kann man die Einwirkzeit
bis auf 10 Minuten steigern. Danach auf
jeden Fall 1/4 Stunde nachruhen.

Zu beachten

Meerrettichwickel dürfen nie auf Stirn
oder Nase gelegt werden. Die Gefahr
einer Verätzung ist sehr groß, wenn
Meerrettich ins Auge gelangt. Die Einwirkzeit muss mit der Uhr kontrolliert

Natürliches Antibiotikum

Das Senföl Ben-
zyl-Isothiozyanat
ist für die antibio-
tischen Eigen-
schaften des
Meerrettichs ver-
antwortlich. Die
Pflanze besitzt
jedoch auch hohe
Mengen an Vi-
tamin C, was sie –
roh eingenom-
men – zu einem
ausgezeichneten
Stärkungsmittel
für das Immun-
system macht.

Benötigtes Material

**Für die Nackenkompresse mit
Meerrettich benötigen Sie**

- 1 Taschentuch oder kleines Mulltuch
- 1 ungeschälte, frische Meerrettichwurzel
- 1 Reibe
- Hautöl
- 1 Uhr oder Wecker
- Evtl. 1 Waschlappen

GESUND MIT HEILANWENDUNGEN

Zuversicht ist wichtig
Wenn Kinder krank sind, sollte man Diskussionen über ihren Gesundheitszustand, insbesondere Flüstern in Gegenwart des Kindes, vermeiden. Versuchen Sie, ruhig und gelassen zu bleiben und keine gedrückte Stimmung zu verbreiten.

werden. Ein zu langes Einwirken kann zu starken Hautreizungen führen.
Nach einer Meerrettichkompresse muss sich die Haut erholen können, d. h., man sollte immer nachruhen und nicht in die Sonne gehen, solange die Haut gerötet ist. Eine erneute Anwendung darf erst vorgenommen werden, wenn die Rötung zurückgegangen ist.

Alternative zur Nackenkompresse mit Meerrettich

● **Ingwerkompresse**: Wem die Wirkung der Meerrettichkompresse zu intensiv ist, sollte es mit einer Ingwerkompresse versuchen. Ingwer bewirkt eine mildere Hautreizung und hat zudem eine schweißtreibende Wirkung. Ingwerkompressen werden genauso angewendet wie Meerrettichkompressen. Die Ingwerwurzel sollten Sie in etwa 2 Millimeter dicke Scheiben schneiden. Die Reizung der Haut tritt wesentlich langsamer ein als bei Meerrettich oder Senf, meist erst nach 1/2 Stunde. Ingwerkompressen eignen sich besonders als Nierenkompressen. Auf dem Steißbein platziert, wirken sie u. U. Wehen auslösend – für Schwangere sind sie also nur bedingt geeignet. Als Brustwickel wirken sie schleimlösend bei festsitzendem Husten.

Wickel und Kompressen bei Kindern

Wenn Kinder Wickel und Kompressen nicht mögen, muss man sie ihnen spielerisch näherbringen oder zusammen mit einer spannenden Geschichte »verkaufen«. Ein einfaches Mittel ist es, zunächst den Lieblingsteddy oder die Lieblingspuppe mit einem Wickel zu versorgen, bevor der kleine Patient dran ist. Sind die Kinder schon etwas älter, kann man ihnen beim Anlegen und Zubereiten des Wickels auch erklären, wie der Wickel wirkt. Bei einigen Wickeln können die Kinder auch bei der Zubereitung helfen, z. B. beim Zerdrücken von Kartoffeln oder beim Anwärmen der Tücher.
Keinesfalls sollte aber der Fernseher oder der Kassettenrecorder laufen, während der Wickel oder die Kompresse einwirkt. Lassen Sie das Kind auch zunächst nicht allein. Wenn es einschläft und der Wickel über Nacht einwirkt, ist das natürlich etwas anderes.
Grundsätzlich sollte man sich auch die ganzheitliche Wirkung (siehe Seite 145f.) von Wickeln vergegenwärtigen: Oft steckt hinter dem Bauchweh schlicht und ergreifend der Ruf nach Aufmerksamkeit und Zuwendung (siehe Seite 161).

Zu beachten
● Kinder schwitzen vor allem am Kopf und im Nacken. Bei Säuglingen ist es

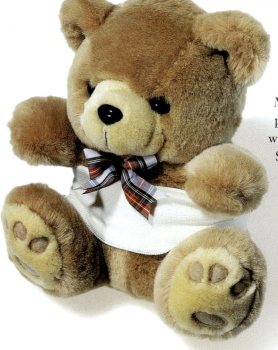

Eine Kompresse für den Teddy: Beim spielerischen Umgang mit der Heilanwendung lernen die Kinder, die Angst vor der Behandlung zu verlieren.

176

KOMPRESSEN

besonders wichtig, dass sie eine Mütze tragen; denn über den im Verhältnis zum Körper großen Kopf entweicht viel Wärme. Sie werden feststellen, dass ein solcher Kälteschutz wesentlich zur Beruhigung unruhiger Kinder beiträgt.

● Hände und Füße von Säuglingen sind noch nicht so gut durchblutet wie bei Erwachsenen und daher oft kalt. Reiben Sie sie mit Calendulaöl oder Rotöl warm, bevor Sie einen Wickel oder eine Kompresse anlegen. Nur Söckchen anzuziehen hilft meist nicht, denn die Kleinen können sich – einmal abgekühlt – nicht von selbst wieder erwärmen.

● Säuglinge und kleine Kinder reagieren sehr sensibel auf Temperaturschwankungen; heiße Wickel und Eiswickel sind daher nicht zu empfehlen. Handwarme Wickel sind geeigneter. Prüfen Sie die Temperatur mindestens 1 Minute am eigenen Unterarm oder an der Wange.

● Die Haut von Säuglingen und Kleinkindern ist noch nicht so robust wie die von Erwachsenen. Achten Sie daher besonders auf allergische Reaktionen oder Reizungen.

Bauchkompressen bei Babys

Die Schwierigkeit der Anwendung bei ganz kleinen Patienten liegt oft in der Befestigung des Wickels und der Frage, wie man das Kind warmhalten kann. Außerdem möchten die Kleinen – gerade wenn sie sich nicht wohlfühlen – in der Nähe der Eltern sein. Hier ist die Bauchkompresse eine gute Lösung.

Anwendungsgebiete

● Dreimonatskoliken bei Säuglingen
● Blähungen bei Kleinkindern
● Einschlafstörungen, nervöse Unruhe

Anwendung

Das Moltontuch wird gedrittelt zusammengelegt und angewärmt. Bereiten Sie eine Dampfkompresse zu, wie auf Seite 172 beschrieben. Allerdings sollte die Kompresse nur so warm sein, dass Sie sie mit der Hand auswringen können. Legen Sie das Baby auf das angewärmte Moltontuch und die Kompresse auf seinen Bauch, und beobachten Sie die Reaktion. Scheint das Kind die Kompresse nicht als unangenehm zu empfinden, wickeln Sie das Moltontuch fest um den Bauch des Kindes.

Verwenden Sie keine Wegwerfwindeln mit Plastikhülle! Das Plastik würde einen Hitzestau bewirken. Ziehen Sie dem Baby nun einen warmen Schlafanzug und Socken an. Dann binden Sie das Kind in ein Tragetuch vor den Bauch. So hält der Wickel schön warm, und das Kind spürt Ihre Nähe.

Auch die Väter sind bei Wickelanwendungen gefragt: Babys mit Dreimonatskoliken werden in der Regel über der Schulter getragen, um ihnen Linderung zu verschaffen. Legen sich die Väter ein Getreidesäckchen, evtl. mit Pfefferminzblättern oder Fenchelsamen vermischt, auf die Schulter, wird die entblähende Wirkung verstärkt.

Behutsam vorgehen

Lassen Sie sich nicht davon irritieren, wenn Ihr Baby beim Anlegen des Wickels weint: Wenn das Kind unter Bauchschmerzen leidet, wird es noch weiterweinen, bis sich die beruhigende Wirkung des Bauchwickels voll entfaltet hat.

Benötigtes Material

Für die Bauchkompresse benötigen Sie

● 1 Dampfkompresse
● 1 Moltontuch
● Babysicherheitsnadeln
● Evtl. 1 Tragetuch
● Evtl. 1 kleines Getreidekräuterkissen

GESUND MIT HEILANWENDUNGEN

Anregende Zusätze
Wickel mit ätherischen Ölen und Heilpflanzen

Im Gegensatz zu den heißen und kalten Wickeln üben die hier beschriebenen Wickel und Kompressen keinen Temperaturreiz auf den Organismus aus. Sie werden meist auf Körpertemperatur (37 °C) erwärmt und wirken durch verschiedene hautstimulierende Zusätze. Vorsichtig sollte man allerdings mit Menthol und Kampfer sein: Für Kleinkinder und Säuglinge sind diese Zusätze nicht geeignet.

Das Prinzip

Bei den Wickelanwendungen gelangen die Wirkstoffe der ätherischen Öle über die Haut in die Blutbahn. Beim Einatmen ätherischer Öle werden die Riechhärchen in der Nasenhöhle aktiviert, diese geben dann den Reiz an das vegetative Nervensystem weiter. Die meisten ätherischen Öle wirken desinfizierend und hemmen das Wachstum von Bakterien und Keimen. Je nach Charakter sind sie anregend oder beruhigend. Teilweise haben sie auch eine generell ausgleichende Wirkung. Sie sind nicht wasserlöslich, sondern benötigen Fett oder Alkohol als Trägersubstanz. Durch ihren Kohlenwasserstoffgehalt sind sie leicht flüchtig.

Anwendung

Wenige Tropfen einer Essenz werden mit 1 EL eines Basisöls (z. B. Oliven-, Mandel-, Jojoba- oder Sonnenblumenöl) vermischt. Das Kompressentuch dreifach falten, das Öl in die Mitte geben. Mit der öligen Seite auf die gewünschte Stelle legen und mit Wolle, Watte oder dem Wolltuch abdecken, da die Wärme für eine optimale Einwirkung des ätherischen Öls sorgt und ein schnelles Verflüchtigen verhindert.

Spezielle Ölkompressen

Die folgenden Ölkompressen haben spezifische Anwendungsgebiete. Je nach Geschmack können Sie auch andere Öle als die angegebenen verwenden: Beachten Sie aber bitte, dass bei der Dosierung der ätherischen Öle sehr vorsichtig umgegangen werden muss. Am besten beginnt man mit 1 bis 2 Tropfen; denn eine Überdosierung ist meist nicht sehr heilsam und wird schnell als unangenehm empfunden.

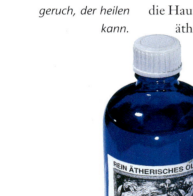

Ätherische Öle als Wickelzusätze: Wohlgeruch, der heilen kann.

ANREGENDE ZUSÄTZE

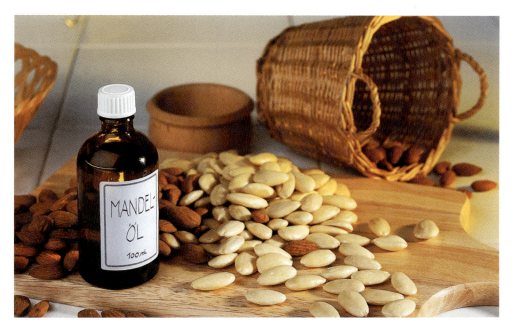

Mandelöl ist reich an Vitamin A, B und E sowie an Mineralstoffen. Es eignet sich hervorragend als Hautöl bei spröder, rissiger Haut. Pfarrer Kneipp empfahl das kühlende Öl auch zur innerlichen Anwendung bei Bronchitis und Lungenentzündung.

Gegenanzeigen

Vorsicht bei der Anwendung von ätherischen Ölen während der Einnahme homöopathischer Medikamente: Fragen Sie im Zweifel Ihren Arzt, Heilpraktiker oder Homöopathen.

Werden allergische Reaktionen für möglich gehalten, testen Sie die Verträglichkeit mit einem Tropfen an der Innenseite des Unterarms. Reagiert der Patient innerhalb von 48 Stunden nicht mit Rötungen, Schwellungen oder Juckreiz an der betreffenden Stelle, können Sie das Öl ohne Bedenken verwenden.

Lavendelbrustkompresse

Die Lavendelkompresse ersetzt ein warmes Bad mit Lavendelöl und bringt wohlige Entspannung. Sie erleichtert das Einschlafen und ist insbesondere bei einer abklingenden Bronchitis oder anderen Erkältungskrankheiten angezeigt.

Anwendungsgebiete
- Innere Unruhe
- Akne, Ekzeme
- Rheumatische Beschwerden
- Magen-Darm-Beschwerden

Anwendung

Bereiten Sie eine Kompresse wie auf Seite 178 beschrieben vor. Vermeiden Sie insbesondere bei kleinen Kindern, Schwangeren und älteren Menschen eine Überdosierung.

Benötigtes Material

Für die Lavendelbrustkompresse benötigen Sie

- Einige Tropfen Lavendelöl
- Mandelöl oder ein anderes Basisöl
- 1 kleines Kompressentuch
- Unversponnene Wolle oder Watte
- Befestigungsmaterial, am besten eine alte Strumpfhose
- 1 warmen Pullover oder Schlafanzug

Trägeröle

Als Basisöl für den Einsatz ätherischer Öle eignet sich z. B. Jojobaöl, Sonnenblumenöl, Mandelöl oder Olivenöl.

GESUND MIT HEILANWENDUNGEN

Geeignete Essenzen
Folgende ätherische Öle sind zur Anwendung von Wickeln besonders empfehlenswert

• Anis • Basilikum • Hamamelis • Kamille blau • Kamille römisch • Lavendel • Muskatellersalbei • Rosengeranie • Eisenkraut • Blutorange • Mandarine • Orange • Zitrone • Eukalyptus • Bergamotte • Fenchel • Grapefruit • Kreuzkümmel • Lemongrass • Melisse • Neroli • Scharfgarbe • Rosmarin • Rosenholz
Achten Sie darauf, dass Sie nur Öle aus kontrolliert biologischem Anbau verwenden. Bei diesen Ölen können Sie sicher sein, dass sie keine chemischen Herbizide, Insektizide und Pestizide enthalten.

Warme Johanniskrautkompresse

Die Johanniskrautpflanze besitzt die wunderbare Eigenschaft, die Kraft von Sonne und Licht in ihren Öldrüsen zu speichern. Johanniskrautöl wirkt wundheilend, schmerzlindernd und entzündungshemmend. Wegen seiner rötlichen Farbe und durchwärmenden Wirkung findet es auch in der Kinderheilkunde als »Rotöl« vielfache Anwendung.

Anwendungsgebiete
- Hexenschuss und Ischiasbeschwerden
- Husten und Bronchitis
- leichte Verbrennungen
- Muskelschmerzen und Verspannungen
- Schürfwunden, Sonnenbrand

Anwendung
Johanniskrautöl kann direkt auf die betroffene Stelle aufgetragen bzw. einmassiert werden. Achten Sie dabei auf warme Hände, auch das Öl sollte leicht angewärmt sein (Wasserbad). Sie können

Optimal lässt sich die Lavendelkompresse mit einer Strumpfhose oder einem Strumpf befestigen (siehe Schulterkompresse, Seite 173f.). Schieben Sie die fertige Kompresse mit der öligen Seite zur Haut unter die Strumpfhose, und legen Sie noch eine dünne Schicht unversponnener Wolle oder Watte zwischen Strumpfhose und Kompresse. Dann einen warmen Pullover oder den Schlafanzug darüberziehen.

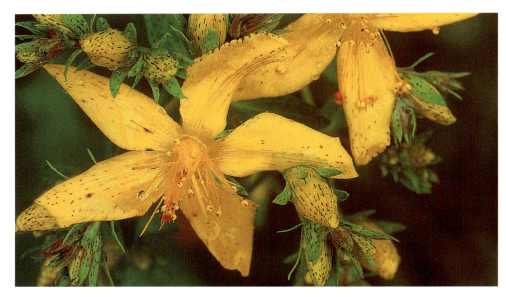

Schon das Erscheinungsbild des Johanniskrauts vermittelt Lebensfreude: kräftig gelb leuchtend wie die Sonne. Johanniskrautpräparate sind ein sanftes Mittel gegen Depressionen, nicht nur im Winter.

ANREGENDE ZUSÄTZE

Benötigtes Material

Für die warme Johanniskraut-kompresse benötigen Sie

- Wenige Tropfen Johanniskrautöl
- 1 kleines Kompressentuch
- Unversponnene Wolle oder Watte
- Befestigungsmaterial, am besten eine alte Strumpfhose
- 1 warmer Pullover oder Schlafanzug

jedoch auch eine Kompresse herstellen, indem Sie etwas Öl auf ein dreifach gefaltetes Kompressentuch gießen und mit der öligen Seite auf die Haut legen. Mit einem Wolltuch, unversponnener Wolle oder Watte abdecken und warm halten.

Einwirkzeit

Ölkompressen mit Johanniskraut sollten mindestens 1/2 Stunde einwirken, können aber auch Stunden angelegt bleiben.

Zu beachten

Wenn Sie Johanniskrautöl auf die Haut aufgetragen haben, ist diese Stelle besonders lichtempfindlich. Daher sollten Sie Sonnenbestrahlung über einige Zeit vermeiden. Bei Schürfwunden wird Johanniskrautöl besonders geschätzt, da es nicht eingerieben werden muss und nicht brennt, aber trotzdem eine desinfizierende Wirkung hat. Decken Sie die betroffene Stelle mit einem Tuch ab, um sie vor Sonne und Schmutz zu schützen.

Alternativen zur warmen Johanniskrautkompresse

- **Melisse-Fenchel-Kompresse:** Ölkompressen mit Melisse, auf dem Magen platziert, wirken beruhigend. In Kombination mit Fenchelöl helfen sie auch bei Magenbeschwerden. Gut geeig-

net sind Melisse-Fenchel-Kompressen für Säuglinge mit Dreimonatskoliken oder bei der Nahrungsumstellung.

- **Eukalyptuskompresse:** Eukalyptuskompressen haben sich hervorragend bei einer beginnenden Blasenentzündung bewährt. Die desinfizierende Wirkung von Eukalyptusöl wirkt bakterienhemmend nicht nur auf die Atem-, sondern auch auf die Harnwege. Für die Blasenkompresse wird die erwärmte Eukalyptusölkompresse auf die Blasengegend gelegt, mit einer Wärmflasche abgedeckt und mit einem Wolltuch umwickelt.

Zwiebelkompresse

Die Zwiebel hat eine reinigende und schmerzstillende Wirkung, ihr hoher Schwefelgehalt regt den Stoffwechsel an. Was in der Küche oft lästig ist – die Nase läuft, die Augen tränen –, können wir im Krankheitsfall gut nutzen; die Zwiebel bringt die Schadstoffe und Krankheitserreger im Körper zum Fließen. Ihre schleimlösende Wirkung wird auch bei festsitzendem Husten geschätzt.

Anwendungsgebiete

- Bronchitis
- Erkältung
- Gelenkentzündungen
- Halsschmerzen, Husten
- Insektenstiche
- Kopfschmerzen
- Mittelohrentzündung
- Zahnschmerzen

Tränentreibendes Heilmittel: Die Zwiebel setzt sofort nach dem Anschneiden ätherische Öle frei.

Statt Antibiotika
Zwiebelsäckchen und Zwiebelohrenwickel sollte jede Mutter kennen, die die zahlreichen Krankheiten ihres Kleinkinds ohne Antibiotika behandeln möchte.

GESUND MIT HEILANWENDUNGEN

Zwiebelduft gegen Infekte: Die flüchtigen Substanzen der Zwiebel bringen das Immunsystem auf Vordermann.

Überlebenstraining
Zehn bis zwölf Infekte pro Jahr sind normal für kleine Kinder. Ihr Immunsystem wird dadurch trainiert – es ist erst mit zehn Jahren voll entwickelt.

Anwendung

Eine mittelgroße Zwiebel fein hacken und in eine Mullwindel einschlagen. Auf die zu behandelnde Stelle legen, mit einem Wolltuch, unversponnener Wolle oder Watte abdecken und warm halten.

Das Zwiebelsäckchen

Kleine Kinder sind schnell erkältet. Und aus einem harmlosen Schnupfen wird – da der Verbindungskanal zwischen Mittelohr und Rachen bei Kleinkindern noch sehr eng ist – ziemlich schnell eine schmerzhafte Mittelohrentzündung. Hier ist das Zwiebelsäckchen ein gutes Hausmittel. Es hilft aber auch verschnupften Erwachsenen, die Nase über Nacht wieder freizubekommen.

Anwendungsgebiete

- Bronchitis
- Erkältung
- Halsschmerzen, Husten

Anwendung

Eine mittelgroße Zwiebel grob hacken und in eine Mullwindel legen. Die Windel zusammenbinden und ans Bettchen, die Wiege oder den Stubenwagen hängen. Das Säckchen kann die ganze Nacht über hängen bleiben. Ist die Zwiebel getrocknet, kann man etwas warmes Wasser über das Säckchen laufen lassen und die Zwiebelstückchen kneten. Ein Säckchen kann so 1 bis 2 Tage wirken. Es empfiehlt sich, das Zimmer zwischendurch gut zu lüften.

Bei größeren Kindern oder Erwachsenen können Sie die grob gehackte Zwiebel auf einem kleinen Teller auf den Nachttisch stellen.

Zwiebelohrenwickel

Der Zwiebelohrenwickel ist ein probates Mittel bei Ohrenleiden. Er hat den großen Vorteil, dass er nicht sonderlich stört – der Nachtschlaf sollte also gesichert sein.

Rahmenbedingungen

Der Patient zieht eine Mütze oder ein Stirnband über. Liegt er im Bett, kann er den Kopf auch auf eine Wärmflasche oder ein warmes Kirschkernsäckchen legen, das steigert die Wirkung.

Anwendungsgebiete

- Ohrenschmerzen
- Mittelohrentzündung

Anwendung

Bei Ohrenschmerzen sind Wickel in Körpertemperatur am angenehmsten; also sollten Mütze und Tücher auf der Heizung angewärmt werden.

Benötigtes Material

Für das Zwiebelsäckchen benötigen Sie

- 1 scharfes Messer
- 1 Zwiebel
- 1 Mullwindel, 1 großes Taschentuch oder ein ähnliches Tuch
- Bindfaden

182

ANREGENDE ZUSÄTZE

Von der Zwiebel die äußere braune Schale entfernen. Die Zwiebel dann auf beiden Seiten längs einritzen und die Halbschalen nach und nach vorsichtig mit dem Messer ablösen. Je nachdem, wie groß die Zwiebel und der Kopf des Patienten sind, diesen Vorgang mehrmals wiederholen. Die Kompresse soll nämlich nicht nur das Ohr bedecken, sondern noch etwa drei Fingerbreit darüber hinaus hinter dem Ohr aufliegen. Die Zwiebelkuppeln legt man mit der Innenseite nach unten nebeneinander in die Mitte des Tuches. Dann schlägt man den Stoff rechts und links darüber, so daß eine längliche Kompresse entsteht. Die Kompresse erwärmen: Dazu eignet sich am besten heißes Wasser (siehe Dampfkompresse, Seite 172f.).

Die erwärmten Zwiebeln werden nun schnell mit der Hand oder einem Löffel flach gedrückt, damit der Saft austreten kann. Die Kompresse schiebt man dann unter die Mütze oder das Stirnband. Wichtig ist, dass die Zwiebeln mit der Innenseite auf dem Ohr liegen und nur eine Lage Stoff zwischen Ohr und Zwiebeln ist. Achten Sie auch darauf, dass die Kompresse am Hinterkopf noch über das Ohr reicht.

Einwirkzeit

Es gibt Kinder, deren chronische Mittelohrentzündung mit einem Dauerwickel (1 Woche) für immer verschwunden ist; die Zwiebeln werden dabei natürlich immer wieder ersetzt. 1 bis 2 Stunden sollte der Wickel aber mindestens einwirken können, und natürlich kann er problemlos über Nacht getragen werden.

Benötigtes Material
Für den Zwiebelohrenwickel benötigen Sie
- 1 große Zwiebel
- 1 scharfes Messer
- 1 kleines Mulltuch oder Gaze
- Etwas Watte oder unversponnene Wolle
- 1 Stirnband oder eine Mütze
- Evtl. 1 Wärmflasche

Gegenanzeigen

Ohrenwickel mit Zwiebeln dürfen nicht angewendet werden
- bei Fieber über 40 °C
- bei Fieber, das länger als 2 Tage andauert
- wenn Flüssigkeit aus dem Ohr austritt
- bei Druckempfindlichkeit und Schwellungen hinter dem Ohr
- wenn das Gehör in Mitleidenschaft gezogen ist
- wenn außerdem Brechdurchfall auftritt
- wenn Schüttelfrost oder stark anhaltende Kopfschmerzen dazukommen.

Unerwünschtes Aroma
Zwiebelkompressen sollten mit heißem Wasser, und nicht mit der Wärmflasche oder dem Heizkissen erwärmt werden, da der Geruch sehr penetrant ist und von Wärmflasche und Heizkissen leicht angenommen wird.

Kinder leiden bei Erkältungskrankheiten oft unter Ohrenschmerzen. Ein Zwiebelwickel kann – buchstäblich über Nacht – Abhilfe schaffen.

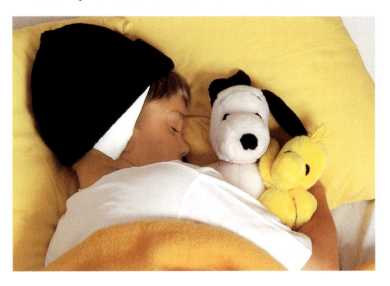

GESUND MIT HEILANWENDUNGEN

Gesundheit aus dem Strumpf: Fußwickel mit gehackten Zwiebeln haben sich bei Erkältungskrankheiten bestens bewährt.

Zwiebelsocken

Ein Wickel der praktischen Sorte: Er stört beim Schlafen nicht, und wer vorsichtig genug ist, kann sogar etwas damit umherlaufen.

Anwendungsgebiete
- Erkältungskrankheiten
- Blasenentzündung

Anwendung

Die Zwiebeln grob hacken und wie beim Ohrenwickel in Mulltücher einschlagen, mit heißem Wasser erwärmen und festdrücken. Die Kompressen unter die Füße legen und warme Socken darüberziehen. Die Füße müssen gut warm sein und bleiben. Mit Wärmflasche oder Kirschkernsäckchen warmgehalten, darf dieser Wickel auch über Nacht angelegt bleiben.

Senfwickel

Für den Wickel verwendet man keinen Haushaltssenf, sondern Senfmehl aus der Apotheke. Bei einem Senfwickel ist äußerste Vorsicht geboten: Senf reizt die Haut und regt die Durchblutung stark an. Im schlimmsten Fall kann eine falsche Anwendung zu Verbrennungen und einer Überforderung des Kreislaufs führen.

Brustwickel mit Zwiebeln

Ein Zwiebelwickel kann auch als Brustwickel angelegt werden. Er eignet sich insbesondere, festsitzenden Husten in den Bronchien zu lösen, um das Abhusten zu erleichtern. Der Wickel wird mit erwärmten Zwiebeln zubereitet, die Durchführung erfolgt wie beim Kartoffelwickel (siehe Seite 165 f.).

Benötigtes Material

Für die Zwiebelsocken benötigen Sie
- 1 Paar alte Wollstrümpfe
- 2 Zwiebeln
- Evtl. Kirschkernsäckchen oder Wärmflasche
- 2 Mulltücher

Anwendungsgebiete
- Husten, Bronchitis
- Erkältungskrankheiten
- Asthma und Lungenentzündung (nach Absprache mit dem Arzt)

So wirkt der Senf

Das möglichst frisch gemahlene Senfmehl wird mit Wasser angerührt. Dieser Brei führt zu einer intensiven Hautreizung, die Durchblutung wird erhöht, die Hauttemperatur steigt an. Senf hat eine ableitende Wirkung – gestaute Entzündungsprodukte werden durch die Anregung von Atmung und Kreislauf ausgeschieden.

Die Rahmenbedingungen

Der Raum, in dem der Patient liegt, muss gut gelüftet werden, da bei der Senfbehandlung die Atmung angeregt wird. Informieren Sie den Patienten über das, was ihn erwartet, und probieren Sie auf seinem Unterarm aus, ob er auf den Senf allergisch reagiert, indem Sie etwas angerührtes Senfmehl auftragen und 2 bis 3 Minuten warten. Eine leichte Rötung ist normal.

Anwendung

Legen Sie das Dusch- oder Moltontuch unter den Rücken des Patienten. Die Brustwarzen und Achselhöhlen werden mit Vaseline bestrichen und mit Mull- oder Taschentüchern abgedeckt.

Das Innentuch ausbreiten, so dass die Mitte auf dem Brett oder Backblech liegt. Das Senfmehl knapp 1/2 Zentimeter dick

ANREGENDE ZUSÄTZE

im mittleren Drittel des Innentuchs verstreuen. Die Stoffränder von allen Seiten darüberschlagen. Das Tuch vorsichtig ein bisschen zusammenschieben und in eine Schüssel gleiten lassen. Dann mit etwa 50 °C heißem Wasser übergießen und vorsichtig ausdrücken. Der Wickel wird nun mit der einfachen Stofflage zum Körper um den Brustkorb gelegt. Darüber wird das Duschtuch oder Moltontuch geschlagen. Prüfen Sie nach 2 Minuten die Hautreaktion, nach weiteren 2 Minuten noch einmal. Nach dem Abnehmen des Wickels sollte man die Haut vorsichtig mit einem guten Hautöl betupfen.

Einwirkzeit

Der Senfwickel sollte bei der ersten Anwendung nicht länger als 5 bis 6 Minuten am Körper bleiben. Bei einer zweiten Anwendung kann er – wird er gut vertragen – 1/4 Stunde angelegt bleiben. Senfwickel sollten nur einmal täglich und nur, wenn die Hautreaktion völlig abgeklungen ist, angebracht werden. Sie sollten auch nicht über einen längeren Zeitraum, maximal 4 Tage angewendet werden. Sie lassen sich gut mit Ölkompressen (siehe Seite 178ff.) abwechseln.

Zu beachten

- Senföl ist wie alle ätherischen Öle flüchtig. Bei seiner Anwendung werden daher auch die Schleimhäute der Atmungsorgane reagieren. Sie sollten unbedingt geschützt werden.
- Hellhäutige Menschen, Kinder und Patienten mit Herz-Kreislauf-Problemen dürfen während eines Senfwickels nicht allein gelassen werden.

Benötigtes Material
Für den Senfwickel benötigen Sie
- 1 dickes Moltontuch oder Duschhandtuch
- Vaseline
- 4 kleine Mull- oder Stofftaschentücher
- 1 dünnes Innentuch, ca. 40 cm breit, das Sie fast zweimal um den Brustkorb wickeln können
- 1 großes Holzbrett, Backblech oder Tablett ohne hohen Rand
- Schwarzes Senfmehl, möglichst frisch gemahlen
- 1 Schüssel
- 1 Uhr oder Wecker
- Hautöl

- Wegen der Gefahr von Verbrennungen muss die Haut immer wieder kontrolliert werden – zunächst alle 2 Minuten. Wird der Wickel bei einer ersten Behandlung von 5 bis 6 Minuten gut vertragen, kann er beim nächsten Mal für 1/4 Stunde angelegt werden.
- Senfbehandlungen dürfen nur bei gesunder Haut angewendet werden!

Für Kinder oft zu scharf

Kinder können das Brennen eines Senfwickels oft nur schwer aushalten. Wer noch keine diesbezüglichen Erfahrungen hat, sollte vor der Anwendung bei Kindern den Arzt fragen.

Auch beim Senfwickel gilt: Ruhe garantiert den Behandlungserfolg. Wegen der aggressiven Wirkung des Senfmehls darf der Wickel aber keinesfalls zu lange angelegt bleiben.

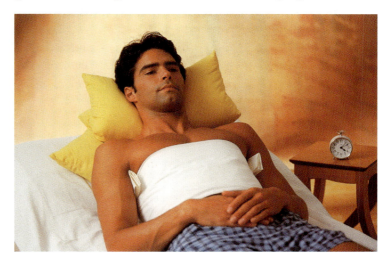

GESUND MIT HEILANWENDUNGEN

Kneipptherapien
Mit kaltem und warmem Wasser die Gesundheit stärken

Bereits bei den alten Griechen und den Römern galt Wasser als Naturheilmittel. Im letzten Jahrhundert wurde die Wasserlehre durch die Gebrüder Hahn und Vinzenz Prießnitz in den Kanon der schulmedizinisch anerkannten Heilmethoden aufgenommen und schließlich von Sebastian Kneipp perfektioniert.

Die Kneippkur für zu Hause

Für den Wörishofener Pfarrer Sebastian Kneipp (1821–1897) war Wasser nicht nur Lebenselixier, sondern auch Heilmittel – er behandelte damit sogar erfolgreich seine Tuberkulose. Er entwickelte neue Anwendungsmöglichkeiten mit Wasser bzw. verfeinerte bereits bekannte. Heute sind die verschiedenen Kneippmethoden Grundpfeiler der Naturheilkunde.

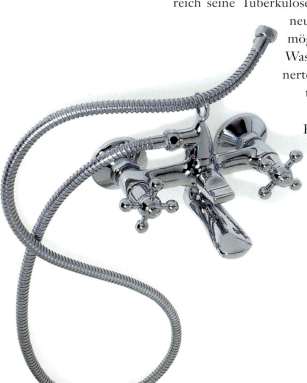

Gesundheit aus dem Wasserhahn: Die Ausrüstung für Kneippgüsse hat mit Sicherheit jeder zu Hause.

Besonders wichtig bei einer Wasserkur sind – neben Waschungen und Bädern – die unterschiedlichen Güsse. Ob kalt oder heiß, an Armen oder Beinen, an Ober- oder Unterkörper durchgeführt: Güsse helfen bei körperlichen und seelischen Beschwerden gleichermaßen. So macht ein kalter Guss am Morgen fit für den Tag, hilft aber auch bei Stressbeschwerden, Schlaflosigkeit und Angst.

Für eine Kneippkur müssen Sie sich nicht unbedingt an einen Kurort begeben. Sie können die Wasseranwendungen auch zu Hause durchführen. Alles, was Sie dazu brauchen, sind eine Bade- oder Duschwanne und ein Duschschlauch, bei dem man den Brausekopf abschrauben kann. Optimal ist ein Duschregler mit Temperaturanzeige.

Kalter Armguss

Dieser Guss hilft bei niedrigem Blutdruck und wirkt anregend bei Müdigkeit und starker Erschöpfung.

Anwendungsgebiete
- Erschöpfung
- Durchblutungsstörungen
- Kreislaufschwäche
- Niedriger Blutdruck

Anwendung

Beugen Sie sich über die Badewanne, und führen Sie den Wasserstrahl langsam vom rechten Handrücken außen am Arm

KNEIPPTHERAPIEN

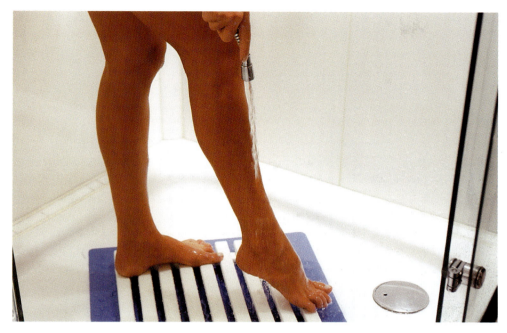

Der kalte Beinguss wird am besten mit einem Duschschlauch und nicht mit einer Brause durchgeführt, da der Wasserstrahl so intensiver auf die Gefäße einwirken kann.

entlang bis hinauf zur Schulter und an der Arminnenseite wieder zur Hand zurück. Den Vorgang zweimal wiederholen. Dann dasselbe am linken Arm durchführen. Rubbeln Sie sich nicht mit einem Handtuch trocken, sondern streifen Sie das Wasser mit den bloßen Händen von den Armen ab. Legen Sie sich anschließend zur Entspannung noch 30 Minuten ins Bett.

Anwendungsdauer
30 bis 60 Sekunden

Kalter Beinguss

Dieser Guss wirkt erfrischend und belebend auf die Gefäße, das Gehirn und die Verdauungsorgane.

Anwendungsgebiete
- Kopfschmerzen und Migräne
- Krampfadern, geschwollene Beine
- Darmträgheit

Vorsicht: nicht bei Unterleibs- und Blasenbeschwerden anwenden.

Anwendung
Führen Sie den Wasserstrahl von der rechten Ferse über Wade und Kniekehle bis zur Hüfte; anschließend über Oberschenkelvorderseite, Knie, Schienbein, Fußrücken und Zehen zur Fußsohle. Genauso mit dem linken Bein verfahren und wiederholen. Das Wasser von den Beinen abstreifen, warme Wollsocken anziehen und 30 Minuten nachruhen.

Anwendungsdauer
30 bis 60 Sekunden

Anwendung mit Vorbehalt
Bei Bluthochdruck und Schilddrüsenüberfunktion sollte man auf die Anwendung eines warmen Nackengusses (Anleitung Seite 188) verzichten.

Regeln für die Kneippkur

1. Beraten Sie sich vor einer Kneippkur unbedingt mit Ihrem Arzt.
2. Wasseranwendungen – ob kalt oder warm – sollten Sie nur in einem warmen Raum durchführen.
3. Vor den Anwendungen dürfen Sie eine Stunde nichts essen.
4. Mit kaltem Wasser dürfen Sie nur kneippen, wenn der Körper – vor allem die Füße – warm ist.
5. Wasseranwendungen dürfen Sie frühestens nach zwei Stunden wiederholen.
6. Atmen Sie während der Güsse ruhig, tief und gleichmäßig.

GESUND MIT HEILANWENDUNGEN

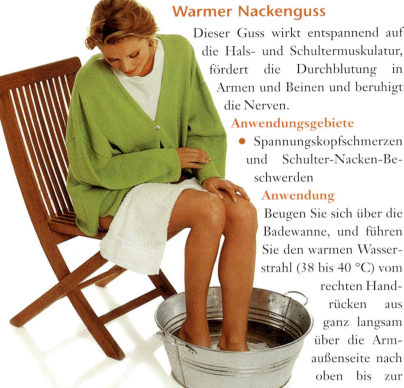

Ob im Putzeimer oder in der dekorativen Zinkschüssel: Das kalte Fußbad ist ohne großen Aufwand jederzeit durchzuführen.

Warmer Nackenguss

Dieser Guss wirkt entspannend auf die Hals- und Schultermuskulatur, fördert die Durchblutung in Armen und Beinen und beruhigt die Nerven.

Anwendungsgebiete
- Spannungskopfschmerzen und Schulter-Nacken-Beschwerden

Anwendung
Beugen Sie sich über die Badewanne, und führen Sie den warmen Wasserstrahl (38 bis 40 °C) vom rechten Handrücken aus ganz langsam über die Armaußenseite nach oben bis zur Schulter, dann ein paarmal über den Nacken hin und her und anschließend über die linke Schulter hinab zur linken Hand. Danach streifen Sie das Wasser von der Haut und legen sich mindestens 15 Minuten ins Bett.

Anwendungsdauer
3 bis 5 Minuten

Ansteigendes Armbad

Ein ansteigendes Armbad fördert die Durchblutung und kurbelt den Kreislauf an. Die Temperatur wird langsam von 30 °C auf 40 °C erhöht.

Anwendungsgebiete
- Asthma und Bronchitis
- Erkältungskrankheiten
- Herzschwäche
- Kreislaufstörungen
- Ohrenschmerzen

Das ansteigende Armbad darf nicht angewendet werden bei Venenleiden, Lymphödemen oder Lähmungen in den Armen.

Anwendung
Setzen Sie sich an ein Waschbecken oder an eine Schüssel bzw. Armbadewanne, und lassen Sie etwa 30 °C warmes Wasser einlaufen. Die Arme werden bis einschließlich der Ellenbogen in das Wasser getaucht. Nun lassen Sie langsam heißes Wasser nachlaufen und steigern innerhalb von 20 Minuten die Temperatur auf 40 °C. Anschließend die Arme aus dem Wasser nehmen, das Wasser abstreifen und im Bett nachruhen.

Anwendungsdauer
20 Minuten

Ansteigendes Fußbad

Fußbäder gehörten zu den Lieblingsanwendungen von Pfarrer Kneipp. Ein ansteigendes Fußbad durchwärmt den ganzen Körper.

Anwendungsgebiete
- Erkältungen
- Nasennebenhöhlenentzündungen
- Nasse und kalte Füße
- Schüttelfrost
- Verzögerte Menstruation

Anwendung
Stellen Sie eine große Schüssel oder einen Plastikeimer auf den Boden oder in die Badewanne. Gießen Sie etwa 33 °C heißes Wasser, evtl. mit einem Zusatz (besonders anregend wirkt Rosmarinextrakt), in die Schüssel. Dann stellen Sie die Füße hinein und lassen heißeres Wasser aus einem Wasserkessel oder dem Wasserhahn nachlaufen, so dass nach 15 bis 20 Minuten eine Temperatur von maximal 42 °C erreicht ist. Dann nehmen

KNEIPPTHERAPIEN

Sie die Füße aus dem Wasser, rubbeln sie gut trocken, ziehen Wollsocken an und ruhen noch mindestens 15 Minuten im Bett nach.

Anwendungsdauer
15 bis 20 Minuten

Kaltes Fußbad

Ein kaltes Fußbad wirkt außerordentlich erfrischend, vorausgesetzt, man bewegt sich gleich im Anschluss an die Anwendung. Geht man nach der Anwendung ins Bett, hat das Fußbad eher eine beruhigende Wirkung.

Anwendungsgebiete
- Einschlafstörungen
- Kopfschmerzen und Migräne
- Krampfadern
- Müde und geschwollene Beine
- Nasenbluten

Nicht angewendet werden darf das kalte Fußbad bei Unterleibsentzündungen wie Blasenentzündungen, Nierenbeckenentzündungen oder Wadenkrämpfen.

Anwendung
Badewanne, Eimer oder Schüssel werden mit ca. 15 °C kaltem Wasser gefüllt. Die Füße in das kalte Wasser tauchen und nach 15 bis 30 Sekunden wieder herausnehmen. Danach die Füße nicht abtrocknen, sondern dicke Wollsocken anziehen.

Anwendungsdauer
15 bis 30 Sekunden

Wassertreten

In jedem Kurbad und in manchem Stadtpark findet man Bassins mit kaltem Wasser und einer Umlaufstange. Wassertreten – nach Storchenart durchs Wasser zu gehen – ist nicht zu Unrecht eine der populärsten Kneippschen Anwendungen. Denn viele Beschwerden, die in unserer hektischen Zeit auftreten, können dadurch gemildert oder beseitigt werden. Durch den Kältereiz werden die Durchblutung gefördert, der Wärmehaushalt des Körpers und der Blutdruck reguliert sowie die Nerven gestärkt.

Anwendungsgebiete
- Erschöpfung
- Depressive Verstimmungen
- Gefäßbedingte Kopfschmerzen und Migräne
- Nervosität und Reizbarkeit
- Schlafstörungen
- Stärkung des Immunsystems
- Stressbedingte Beschwerden
- Wetterfühligkeit

Anwendung
Wassertreten wird oft zu lange angewendet. Es ist nicht so, dass viel unbedingt viel hilft. Bleiben Sie nicht wesentlich länger als 1 Minute im kalten Wasser. Übrigens können Sie auch an kleinen Bächen auf Storchenart schreiten – oder sogar in der Badewanne. Füllen Sie dazu

Tautreten im Sommer
Der Kreislauf wird auch angekurbelt, wenn Sie im Sommer frühmorgens barfuß über eine noch taufrische Wiese laufen. Anschließend sollten Sie lauwarmes Wasser über Ihre Füße laufen lassen und warme Socken anziehen.

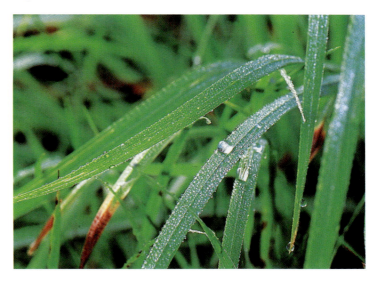

Die taubedeckte Wiese hinterm Haus ersetzt schon fast den Aufenthalt im Kurbad.

189

GESUND MIT HEILANWENDUNGEN

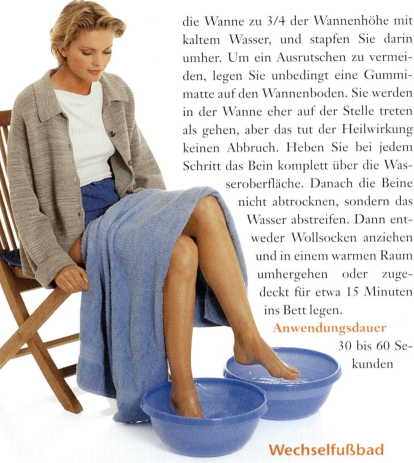

Von einer Schüssel in die andere: das Wechselfußbad.

die Wanne zu 3/4 der Wannenhöhe mit kaltem Wasser, und stapfen Sie darin umher. Um ein Ausrutschen zu vermeiden, legen Sie unbedingt eine Gummimatte auf den Wannenboden. Sie werden in der Wanne eher auf der Stelle treten als gehen, aber das tut der Heilwirkung keinen Abbruch. Heben Sie bei jedem Schritt das Bein komplett über die Wasseroberfläche. Danach die Beine nicht abtrocknen, sondern das Wasser abstreifen. Dann entweder Wollsocken anziehen und in einem warmen Raum umhergehen oder zugedeckt für etwa 15 Minuten ins Bett legen.

Anwendungsdauer
30 bis 60 Sekunden

Wechselfußbad

Das wirklich beste Mittel gegen chronisch kalte Füße ist das Wechselfußbad. Es wirkt außerdem entspannend und härtet ab.

Anwendungsgebiete
- Chronische Erkältungen
- Einschlafstörungen
- Kopfschmerzen
- Kreislaufprobleme
- Menstruationsbeschwerden
- Niedriger Blutdruck
- Wechseljahrebeschwerden

Anwendung
Sie benötigen 2 Schüsseln oder 2 große Eimer. Den einen füllen Sie mit heißem, den anderen mit kaltem Wasser. Stellen Sie einen Stuhl (evtl. mit Kissen) vor die Eimer, und setzen Sie sich so hin, dass Ihre Beine im warmen Wasser baumeln können, ohne den Boden zu berühren. Nach etwa 5 Minuten wechseln Sie für 30 Sekunden ins kalte Wasser. Dann gehen Sie noch mal für 5 Minuten ins warme Wasser und für 30 Sekunden ins kalte Wasser. Dann das Wasser mit festen Strichen abstreifen. Nicht abtrocknen, sondern Wollsocken anziehen.

Anwendungsdauer
10 bis 12 Minuten

Wechselduschen

Da bei dieser Anwendung der ganze Körper einbezogen wird, ist das Wechselduschen etwas intensiver als das Wechselfußbad. Es lässt sich ohne größeren Aufwand in den Tagesablauf integrieren und kann leicht zur morgendlichen oder abendlichen Gewohnheit werden.

Anwendungsgebiete
- Einschlafstörungen
- Depressive Verstimmungen
- Immunschwäche
- Kreislaufschwäche
- Körperliche und geistige Erschöpfung

Anwendung
Zunächst duschen Sie 2 bis 3 Minuten unter warmem Wasser. Dann führen Sie einen kalten Brausestrahl von der rechten Ferse über Wade und Kniekehle aufwärts bis zum Po und verfahren am linken Bein genauso. Dann wird der rechte, anschließend der linke Arm von den Fingerspitzen entlang der Armaußenseite bis zur Schulter kalt abgebraust. Auch Brust, Bauch und Rücken werden kurz kalt abgeduscht. Erholen Sie sich 2 bis 3 Minuten unter warmem Wasser, bevor

KNEIPPTHERAPIEN

Sie die kalte Anwendung noch einmal wiederholen. Danach nur leicht abfrottieren und anziehen oder ins Bett legen.

Anwendungsdauer
10 Minuten

Inhalationen

Inhalationen wirken besonders intensiv bei Erkrankungen der Atemwege, denn sie reinigen und befeuchten die Schleimhäute in diesem Bereich. Aber auch zur Hautpflege sind sie hervorragend geeignet: Durch den heißen Dampf öffnen sich die Poren und werden gereinigt.

Anwendungsgebiete
- Hautunreinheiten und Akne
- Heiserkeit
- Husten und Bronchitis
- Mittelohrentzündungen
- Schnupfen

Gerade zur Vorbeugung einer Mittelohrentzündung bei Kindern, die Schnupfen haben, sind Dampfbäder gut geeignet.

Anwendung
Sie können die Inhalation – je nach Beschwerden – auch mit verschiedenen Zusätzen (Apfelessig, Kamille, Salz etc.) anreichern. Geben Sie kochendes Wasser und nach Wunsch den entsprechenden Zusatz in eine große Schüssel. Stellen Sie diese auf den Tisch oder evtl. mit einem Kissen oder Tablett darunter auf den Schoß. Beugen Sie sich über die Schüssel, und legen Sie ein Handtuch oder eine Decke über Kopf und Schüssel. Atmen Sie nun 10 bis 15 Minuten tief durch Mund und Nase. Danach stellen Sie die Schüssel beiseite und lassen das Tuch noch einige Minuten über dem Kopf, um ein abruptes Auskühlen zu vermeiden. Es ist sinnvoll, noch etwas im Bett nachzuruhen. In keinem Fall sollten Sie das Zimmer verlassen und sich der Zugluft aussetzen.

Anwendungsdauer
10 bis 15 Minuten

Entgiftung über die Nase
Akuter Schnupfen ist ein Versuch des Körpers, Giftstoffe auszuscheiden, die über Leber, Nieren, Darm und Haut nicht ausgeschieden werden konnten. Daher sollten bei Schnupfen alle Ausscheidungsorgane angeregt werden: Nieren und Blase durch viel Flüssigkeitsaufnahme und die Haut durch Schwitzen.

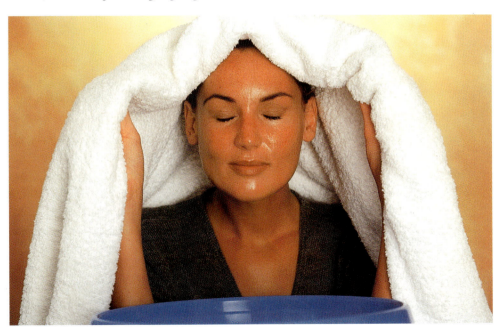

Die klassische Inhalationsmethode ist die mit dem Handtuch über dem Kopf. Noch praktischer geht es mit einem speziellen Inhalationsgerät aus der Apotheke.

191

GESUND MIT HEILANWENDUNGEN

Bäder
Entspannende Rituale mit heilender Wirkung

Bäder waren schon immer mehr als nur Körperpflege – egal ob bei religiösen Handlungen rituelle Reinigungen vorgenommen wurden oder in mittelalterlichen Badehäusern erotisch über die Stränge geschlagen wurde. Heute stehen beim Eintauchen in das wohlige Nass zunehmend gesundheitliche Aspekte im Vordergrund. Mit Bädern können Leiden gelindert, Heilungsprozesse beschleunigt und das allgemeine Wohlbefinden verbessert werden.

Im Wasser entspannen

Wer Anspannung und Stress einfach loswerden möchte, für den ist ein Bad genau das Richtige. Ausgesprochene Badefans sorgen dabei für angenehme Musik und gedämpftes Licht, vielleicht auch noch für ein Glas Saft oder eine Tasse Tee (trinken Sie keinesfalls Alkohol, da er den Kreislauf zu sehr belastet). Darüber hinaus können Sie aus einer breiten Palette fertiger Badezusätze wählen. Unterschieden werden in erster Linie Schaumbäder, Ölbäder und Gesundheitsbäder. Bei Schaumbädern steht das »Schaumerlebnis« im Vordergrund. Die Haut wird dadurch aber stark entfettet und sollte danach immer gut eingecremt werden.

Ölbäder

Wenn Sie Ölbäder bevorzugen, ist es auf die Dauer billiger und im Hinblick auf die Hautverträglichkeit sinnvoller, ein zunächst etwas teureres ätherisches Öl zu kaufen, es mit Jojoba- oder Mandelöl zu mischen und auf die vielen Zusatzstoffe (Emulgatoren, Stabilisatoren und Konservierungsstoffe), wie sie in fertigen Badezusätzen enthalten sind, zu verzichten. Beim Baden entfalten sich die in einem ätherischen Öl angelegten Wirkstoffe vor allem über die Haut und über die Nase. Sowohl die Stimmung als auch der Organismus des Menschen reagieren auf die Impulse, die die Wasseranwendung auslöst.

Grundsätzlich verzichten sollten Sie allerdings auf Zusätze in Babybädern. Kein Säugling ist so schmutzig, dass er nicht mit bloßem Wasser wieder sauber würde. Die vielen Chemikalien schaden der empfindlichen Babyhaut nur. Wenn

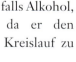

Badezusätze gibt es heutzutage auch mit ökologisch kontrollierten Inhaltsstoffen.

BÄDER

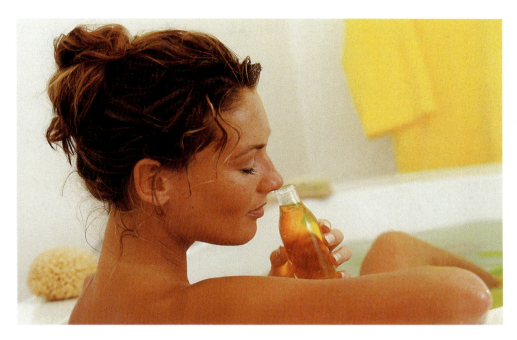

Wohlige Entspannung für Körper und Seele: Ein Vollbad nach einem anstrengenden Tag weckt die Lebensgeister wieder.

Sie dem Badewasser unbedingt etwas zugeben wollen, dann einen Schuss Olivenöl – so viel wie zum Spaghettikochen. Das schützt die Haut des Babys vor dem Austrocknen, wenn es oft gebadet wird.

Gesundheitsbäder

- **Fichtennadelbad:** Ein Fichtennadelbad hat wenig pflegende Substanzen, wirkt aber beruhigend und nervenstärkend. Es ist sehr zu empfehlen, wenn Sie nach einem Herbst- oder Wintertag etwas durchgefroren oder wenn Sie gestresst sind. Die Atmung wird ruhiger und regelmäßiger, der Schlaf tiefer und erholsamer.
- **Lavendelbad:** Lavendelbademilch wirkt entspannend, ausgleichend und ist vor allem nach einem harten Arbeitstag zu empfehlen – besonders für jene, die nicht abschalten können. Lavendel wirkt auch bei Nervosität, die sich in Bauchkrämpfen, Blähungen und Schlaflosigkeit äußert. Bei Ekzemen sollte dieser Badezusatz nicht angewendet werden. Eine – allerdings nicht so angenehm riechende – Alternative ist Baldrian.
- **Heublumenbad:** Allgemein kräftigend und besonders wohltuend bei Magen-Darm-Beschwerden wirkt ein Heublumenbad. Dafür werden 1 bis 2 EL Heublumen mit 1 l kaltem Wasser zum Kochen gebracht. Den Sud lässt man 1/2 Stunde ziehen, seiht ihn ab und gibt ihn in das Badewasser. Heublumen regen den Stoffwechsel an. Sie sind angezeigt, wenn man sich unwohl fühlt und noch nicht weiß, was der Körper ausheckt. (Weitere Anwendungen mit Heublumen siehe auch Seite 169 ff.)
- **Stiefmütterchenbad:** Bäder mit Stiefmütterchentee werden mit Erfolg bei Milchschorf, Ekzemen und anderen Pusteln oder Hautirritationen – auch bei Säuglingen und Kleinkindern – angewendet. Dazu kocht man 1/2 EL Stief-

Sahne ins Bad
Wenn Sie dem Badewasser ein ätherisches Öl zugeben, löst es sich besser auf, wenn Sie es vorher mit etwas Sahne oder Kondensmilch verrühren.

GESUND MIT HEILANWENDUNGEN

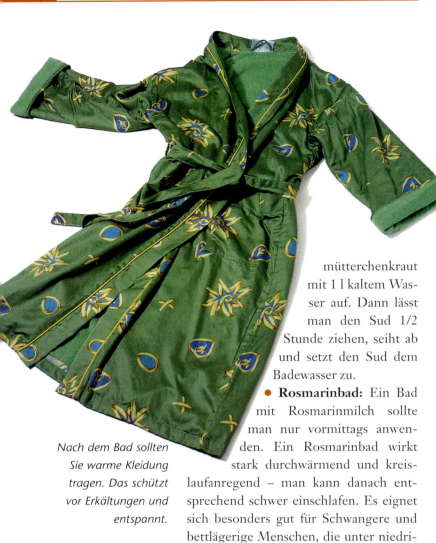

Nach dem Bad sollten Sie warme Kleidung tragen. Das schützt vor Erkältungen und entspannt.

Nicht zu unterschätzen
Ein Überwärmungsbad darf man nicht alleine durchführen. Sorgen Sie dafür, dass Ihnen eine Person behilflich sein kann, wenn es Probleme mit dem Kreislauf geben sollte.

mütterchenkraut mit 1 l kaltem Wasser auf. Dann lässt man den Sud 1/2 Stunde ziehen, seiht ab und setzt den Sud dem Badewasser zu.

● **Rosmarinbad:** Ein Bad mit Rosmarinmilch sollte man nur vormittags anwenden. Ein Rosmarinbad wirkt stark durchwärmend und kreislaufanregend – man kann danach entsprechend schwer einschlafen. Es eignet sich besonders gut für Schwangere und bettlägerige Menschen, die unter niedrigem Blutdruck leiden. Gegen Ende der Schwangerschaft sollten Vollbäder vorsichtshalber mit dem Arzt oder der Hebamme abgesprochen werden.

● **Eichenrindenbad:** Eichenrinde wirkt durchblutungsfördernd und kräftigt die Haut; sie kommt daher in erster Linie bei Hauterkrankungen und Hämorrhoidalbeschwerden in Betracht.

● **Kamillenbad:** Kamille findet bei allen Entzündungen, vor allem der Haut, Anwendung.

Gegenanzeigen
Menschen mit einem schwachen Kreislauf müssen gerade bei sehr warmen Wannenbädern vorsichtig sein: Falls es zu Schwindelanfällen oder Schweißausbrüchen kommt, sollte man das Bad abbrechen. Bei Herz-Kreislauf-Störungen, extrem niedrigem Blutdruck sowie bei Krampfadern und anderen Venenleiden sind Vollbäder nicht zu empfehlen. Auch direkt nach einem üppigen Essen sollten Sie auf ein Vollbad verzichten.

Das Überwärmungsbad

Ein Überwärmungsbad empfiehlt sich besonders bei fiebrigen Erkrankungen. Durch vermehrtes Schwitzen werden Abbau und Abtransport von Schlacken und Harnsäure beschleunigt und eine bessere Gewebedurchblutung erreicht.

Anwendungsgebiete
● Fieberhafte Erkältungen
● Grippale Infekte
● Nervosität

Anwendung
Messen Sie Ihre Körpertemperatur, und lassen Sie ein Bad ein, das genau diese Temperatur hat. Steigen Sie nun in die Wanne, die mit so viel Wasser gefüllt sein sollte, dass der ganze Körper einschließlich Hinterkopf und Füße bedeckt ist. Vom Fußende her lassen Sie nun innerhalb einer 1/2 Stunde heißes Wasser nachlaufen, so dass sich die Temperatur des Wassers um 1 °C erwärmt. Ziel ist es, die Körpertemperatur zu erhöhen (man spricht in diesem Zusammenhang auch von künstlichem Fieber).
Den Körper sollten Sie in dieser Zeit alle 10 Minuten mit einer weichen Bürste abreiben. Nach dem Bürsten kurz im Wasser aufsetzen und etwas lauwarmen Kräutertee trinken. Nach 1/2 Stunde im

BÄDER

Wasser zunächst aufsitzen, vorsichtig aufstehen und in vorgewärmte Badetücher hüllen, dabei abtrocknen und im angewärmten Bett mindestens 1 Stunde im Bademantel nachruhen. Der Patient wird jetzt stark schwitzen. Um den Flüssigkeitsverlust auszugleichen, sollte reichlich Kräutertee oder stilles Mineralwasser (nicht zu kalt) getrunken werden.

Das Sitzbad

Ein Sitzbad gilt der lokalen Behandlung von Bauch, Unterleibs- und Geschlechtsorganen. Es wirkt je nach Badezusatz beruhigend und entkrampfend, entzündungshemmend oder durchblutungsfördernd.

Anwendungsgebiete
- Analfissuren und Afterjucken
- Blasen- und Nierenentzündung
- Dammschnitt
- Hämorrhoidalbeschwerden
- Nierenbeschwerden
- Prostatabeschwerden
- Verzögerte oder schmerzhafte Menstruation

Anwendung

Setzen Sie sich in eine Badewanne, lassen Sie warmes Wasser (36 bis 38 °C) in die Wanne einlaufen, dass es Ihnen knapp bis unter den Bauchnabel reicht, und geben Sie einen Heilkräuterzusatz ins Wasser. Entspannen Sie sich, und steigen Sie nach 5 bis 10 Minuten (das Wasser sollte nicht zu kalt werden) aus der Wanne. Trocknen Sie sich gründlich ab. Je nach Befinden ist mindestens 1/4 Stunde Nachruhe notwendig. Die Wirkung kann durch eine Wärmflasche oder ein Kirschkernsäckchen verstärkt werden.

Heilkräuterzusätze für das Sitzbad
Bei Blasen- und Nierenentzündungen eignet sich Zinnkraut besonders gut als Badezusatz. Ein kurzes Sitzbad mehrmals täglich mit Kamille ist das Standardmittel zur Heilung von Dammschnitten nach der Entbindung. Hamamelis ist geeignet bei Hämorrhoidalbeschwerden.

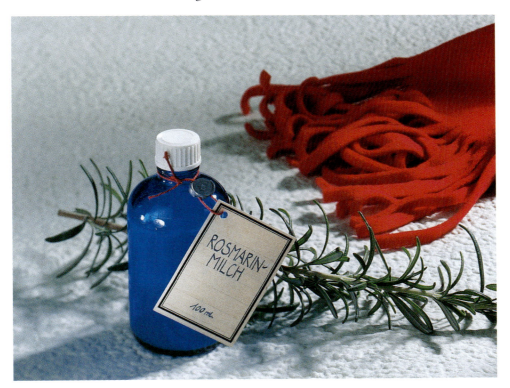

Achtung, Muntermacher! Ein Bad mit Rosmarinzusatz kann Sie ganz schön auf Trab bringen. Wenden Sie es also lieber nicht abends an.

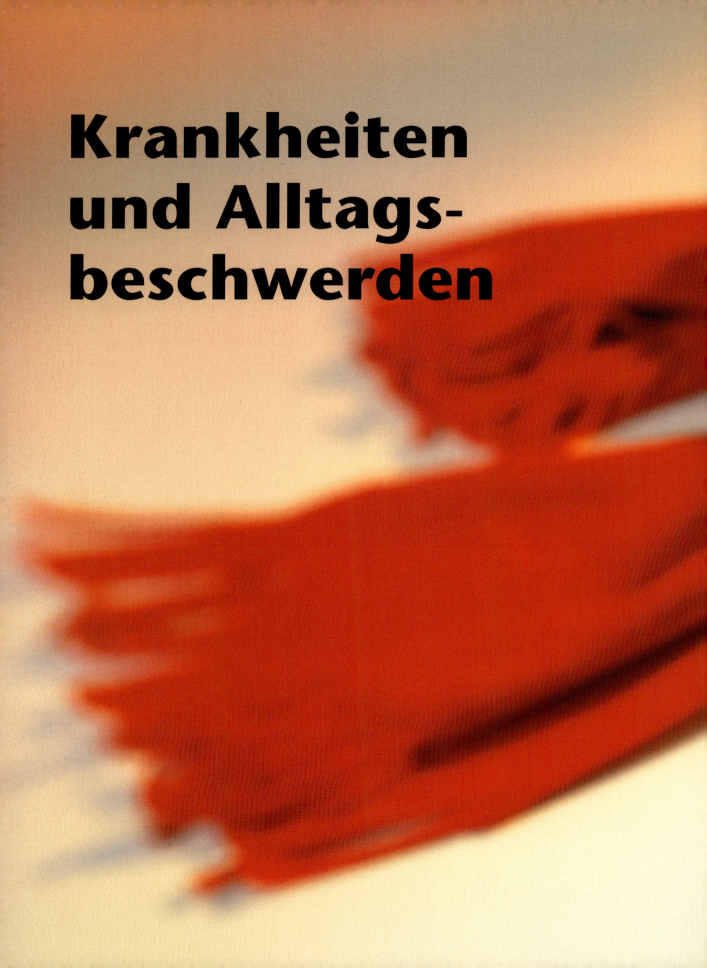

Krankheiten und Alltagsbeschwerden

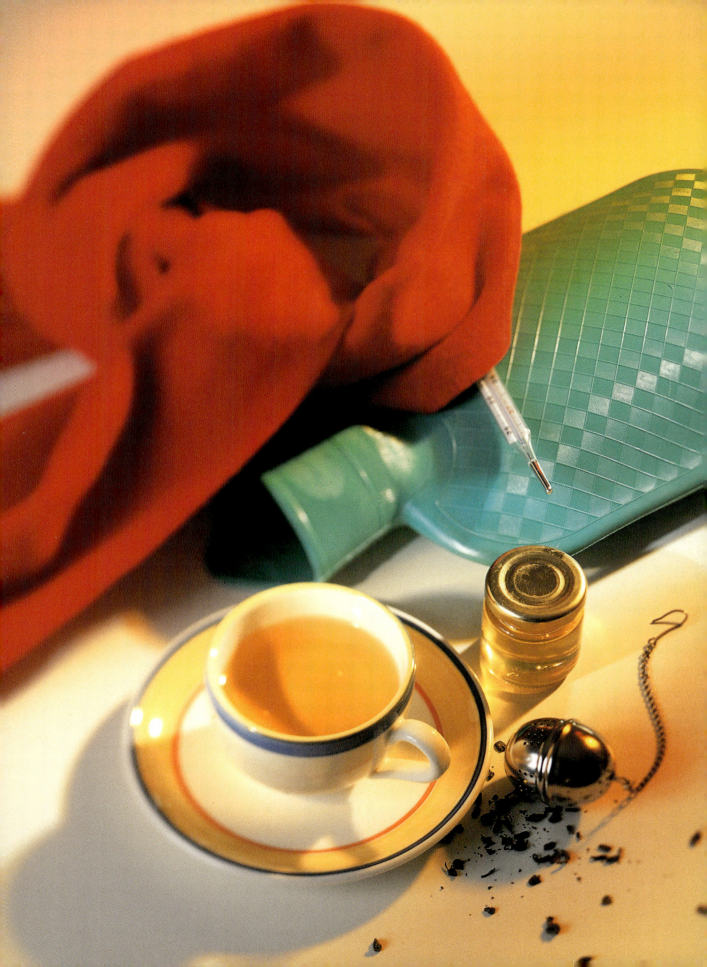

KRANKHEITEN UND ALLTAGSBESCHWERDEN

Allergien
Wenn das Immunsystem Alarm schlägt

Umfragen haben ergeben, dass jeder vierte Bundesbürger unter einer Allergie leidet. Daher kann man von einem richtiggehenden Volksleiden sprechen. Der so genannte Heuschnupfen, die allergische Reaktion auf Pollen, ist dabei die am weitesten verbreitete Allergieform. Auf den nächsten Plätzen in der Rangliste der Allergieauslöser stehen Hausstaubmilben, Tierhaare und Nahrungsmittel.

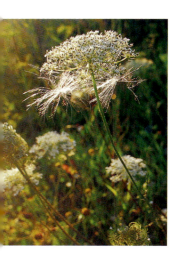

Wer auf Gräserpollen allergisch reagiert, leidet besonders in den Sommermonaten.

Rechtzeitig handeln
Allergien sind leider keine lästigen Bagatellen: Ohne Behandlung können die Beschwerden immer weiter zunehmen; aus einer Allergie kann sich so im Lauf der Zeit auch eine schwerwiegende Krankheit entwickeln.

Symptome
Atembeschwerden bis hin zu Atemnot, juckende Ausschläge, eine triefende Nase, Augenjucken, Niesreiz und geschwollene Schleimhäute gehören zu den häufigsten Beschwerden bei Allergien.

Ursachen
Allergien sind eine Gegenreaktion des Körpers auf meist körperfremde Substanzen, die Allergene. Diese verursachen sofort nach ihrem Eindringen in den Organismus die Bildung von Antikörpern. Treffen Allergene und Antikörper aufeinander, kommt es zu einer allergischen Reaktion: Das hormonartige Histamin wird von den Zellen verstärkt ausgeschüttet, und an der Haut oder den Schleimhäuten treten die typischen Symptome auf. Meist sind sie von kurzer Dauer. Bei häufigem Einwirken können Allergene jedoch allergische Krankheiten auslösen. Die Anzahl der Menschen, die auf bestimmte Stoffe allergisch reagieren, nimmt stetig zu. Dabei spielen belastende Umweltfaktoren genauso eine große Rolle wie soziale Konfliktsituationen.

● **Pollenallergie:** Diese Allergieform, die von blühenden Bäumen, Gräsern und Kräutern hervorgerufen wird, ist eine weit verbreitete Krankheit. Das Histamin bewirkt eine zu starke Durchblutung und damit ein Anschwellen der Gefäße, wodurch Gewebewasser in die Schleimhäute der Nase gedrückt wird. Es kommt zum Heuschnupfen mit ständig triefender Nase und permanentem Niesreiz. Zusätzlich kann es zu einer Verengung der Bronchien kommen, was zu Atemproblemen und im Extremfall zum asthmatischen Anfall führt.

● **Hausstauballergie:** Sie wird durch den Kot der Hausstaubmilbe verursacht und ist eine der häufigsten allergischen Erscheinungen. Sie kann zu starken Atem- und Hautreaktionen führen.

● **Kontaktallergie:** Hierbei werden die allergischen Reaktionen durch die Berührung von bestimmten Substanzen ausgelöst. Diese Art der Allergie kann zur Nesselsucht führen, einem Hautausschlag, der sich in meist linsengroßen, mit Wasser gefüllten und stark juckenden Quaddeln zeigt, sich rasch ausbreitet

ALLERGIEN

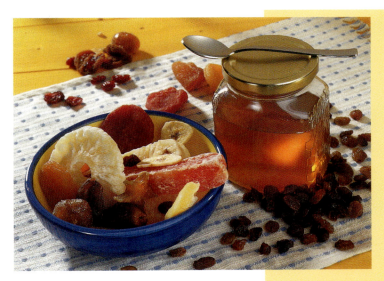

Gut für Menschen mit Allergieproblemen: natürliche Süßmittel wie Honig und getrocknete Früchte aller Art.

Ernährungstipps

• Trinken Sie bei Kuhmilchallergie Soja- oder Mandelmilch statt Kuhmilch.
• Ersetzen Sie Zucker durch Honig, Rosinen und süße Trockenfrüchte.
• Reduzieren Sie bei trockenen Ekzemen Ihren Kochsalzverbrauch.
• Acht bis zehn Rohkosttage können Nahrungsmittelallergien abschwächen; dabei sollten Sie immer besonders gründlich kauen.
• Nehmen Sie magnesiumreiche Nahrungsmittel zu sich, z. B. Gurken, Radieschen, Johannisbeeren, Paprika, Kopfsalat und Knäckebrot.
• Meiden Sie bei Nesselsucht zu viel Eier, Milch, Fisch, Getreide, Erdbeeren und Pflaumen.
• Meiden Sie auch Fettes, Saures und Salziges; Süßes, solange es naturgesüßt und ohne Fett zubereitet ist, können Sie essen.

und nach einiger Zeit zurückgeht. Ursachen können Nahrungsmittelunverträglichkeiten, Stress oder psychische Belastungssituationen sein.

• **Spezialfall Neurodermitis:** Auch die Neurodermitis zählt zu den allergischen Krankheiten. Sie kann bereits bei Säuglingen und Kleinkindern auftreten. Charakteristisch ist eine an bestimmten Stellen (Ellenbeugen, Handgelenke, Nacken etc.) stark juckende, trockene, gerötete Haut – oft mit Bläschen, die Sekret enthalten. Auch hier können Nahrungs- oder Stoffunverträglichkeiten der Grund sein, besonders häufig sind es aber psychische Faktoren und Stress. Es wird zudem davon ausgegangen, dass auch die erbliche Vorbelastung hier eine Rolle spielt.

Schwere Folgen

Die schwerste allergische Reaktion ist der so genannte anaphylaktische Schock. Dabei führt das Eindringen großer Allergenmengen in das Blut u.a. zu einer plötzlichen Gefäßerweiterung, die den Blutdruck absinken lässt. Bei dieser extremen Reaktion kann es zu einem tödlichen Kreislaufversagen kommen.

Desensibilisierung

Therapeutisch wird in den meisten Fällen versucht, den Körper langsam und kontinuierlich an die Allergie auslösende Substanz zu gewöhnen (Desensibilisierung). Das setzt allerdings voraus, dass das Allergen bekannt ist, das dem Patienten in kleinen Mengen unter die Haut gespritzt wird. Die Dosis wird allmählich gesteigert, wodurch sich der Körper an den Stoff gewöhnen kann. Es ist wichtig, zur Behandlung einen erfahrenen Allergologen zu konsultieren.

Wichtig für Hausstauballergiker
Kaufen Sie spezielle Allergikermatratzen, entscheiden Sie sich für Leder- statt Stoffmöbel, Parkett statt Teppichboden und Synthetik- statt Daunendecken. Verzichten Sie auch auf Staubfänger wie Stofftiere und Zierkissen.

199

KRANKHEITEN UND ALLTAGSBESCHWERDEN

Grenzen der Selbstbehandlung
Alle Maßnahmen zur Selbstbehandlung mit Hausmitteln dürfen in schweren Fällen nur therapiebegleitend und in Absprache mit einem Arzt angewendet werden.

Heilanwendungen

● *Senfmehlfußbad zur Durchblutung*
Allergiker leiden oft unter schlechter Durchblutung. Für ein durchblutungsförderndes Fußbad versetzen Sie 1 Schüssel warmes Wasser mit 3 bis 4 EL Senfmehl und baden die Füße 5 Minuten darin.

● *Ackerschachtelhalm-Nasenspülung*
Bei geschwollenen Nasenschleimhäuten ist eine Spülung zur Ausschwemmung der Pollen hilfreich. Dazu geben Sie 1 bis 2 TL Ackerschachtelhalm in 3/4 l Wasser, lassen es kurz aufkochen und seihen es ab. Halten Sie sich ein Nasenloch zu, saugen Sie die abgekühlte Tinktur in das andere ein, und lassen Sie sie nach 2 Sekunden wieder herauslaufen. Verfahren Sie mit dem anderen Nasenloch genauso. Drei- bis fünfmal täglich anwenden.

● *Augenkompresse mit Rosenöl*
Träufeln Sie reines Rosenöl auf feuchte Wattebäusche, und legen Sie diese für einige Minuten auf die geschlossenen Augen. Diese Kompressen wirken abschwellend.

● *Honigkur bei Heuschnupfen*
Nehmen Sie mehrmals täglich 1 TL Honig zu sich, der aus der unmittelbaren Wohnumgebung stammen muss (maximal 10 Kilometer entfernt) und bei einem Imker gekauft wurde. Nur dann enthält der Honig auch die Allergie auslösenden Pollen, gegen die man mit einer regelmäßigen Einnahme immunisiert wird.

● *Einreibung mit Ghee bei Juckreiz*
Das indische Heilmittel Ghee wird wie folgt hergestellt: Geben Sie 1 Pfund frische, ungesalzene Butter zerkleinert in einen Topf, und gießen Sie kaltes Wasser darüber, bis die Stückchen gut bedeckt sind. Anschließend das Wasser wieder abgießen. Dieses »Butterwaschen« so lange wiederholen, bis das Wasser klar bleibt und keine milchigen Reste mehr sichtbar sind. Dann die Butter im Topf schmelzen und 10 bis 15 Minuten bei geringer Hitze leicht kochen lassen. Prüfen Sie, ob das Ghee fertig ist, indem Sie in das Fett vorsichtig 1 Tropfen kaltes Wasser geben. Es muss sofort verzischen. Anschließend seihen Sie die Butter durch ein Leinentuch ab und füllen sie sofort in kleine, dunkle Gläser. Rösten Sie Senfkörner in Sesamöl, und zermahlen Sie sie. 1 TL davon in 50 g Ghee einrühren. Mit dieser Mischung werden die betroffenen

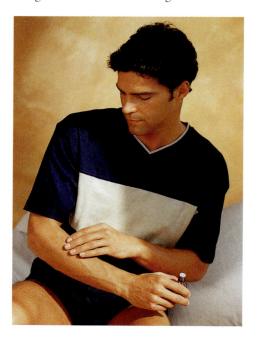

Gegen nächtliches Hautjucken hilft eine Behandlung der betroffenen Stellen mit Teebaumöl, am besten vor dem Schlafengehen.

ALLERGIEN

Sauerkraut – ein in vielfacher Hinsicht zu empfehlendes Gemüse. Es liefert viele Vitamine und Mineralstoffe und ist kalorienarm.

Hautpartien mehrmals sanft eingerieben.

● *Ayurveda-Heilpaste bei starkem Juckreiz*

Aus der indischen Gesundheitslehre kommt dieses altbewährte Heilrezept: Kochen Sie 100 g Gerstenkörner in einer Mischung aus Milch und Wasser zu gleichen Teilen, bis eine dickliche Masse entsteht. Fügen Sie 1 TL Steinsalz und 1 TL Senföl zu. Geben Sie die lauwarme Paste auf die juckenden Hautstellen. Sobald Besserung eintritt, den Brei warm abwaschen.

● *Teebaumöl gegen starken Juckreiz*

Das bereits von den Ureinwohnern Australiens benutzte Teebaumöl (siehe auch Seite 32ff.) hilft besonders bei nächtlichem Juckreiz. Vor dem Schlafengehen tragen Sie jeweils wenige Tropfen auf die betroffenen Hautstellen auf.

● *Salzwasserkompresse bei Nesselsucht*

Rühren Sie 2 EL Salz in 1 l Wasser. Tränken Sie ein Baumwolltuch damit, und legen Sie es 10 Minuten lang auf die juckende Stelle. Dann die Haut mit lauwarmem Wasser reinigen.

● *Molkepackung zur Hautberuhigung*

Tränken Sie ein Baumwolltuch mit Molke, wringen Sie es aus, legen Sie es auf die betroffenen Stellen, und decken Sie es mit einem trockenen Tuch ab. Wenden Sie diese Packung mehrmals täglich an. Molke wirkt entzündungshemmend und beruhigend auf die gereizten Hautstellen.

● *Milch-Öl-Bad bei Neurodermitis*

Mischen Sie 1 EL Olivenöl mit 1/4 l Milch, und geben Sie die Mischung in ein 30 °C warmes Badewasser. Baden Sie nicht länger als 10 Minuten. Die Milch-Öl-Mischung dieses so genannten Königinnenbads verhilft der trockenen Haut zu Feuchtigkeit und lindert den Juckreiz.

● *Sauerkrautkur bei allergischem Asthma*

Essen Sie einige Tage hintereinander jeweils 500 g rohes Sauerkraut aus dem Fass mit 1 zerkleinerten Zehe Knoblauch und 1 rohen, zerkleinerten Zwiebel über den Tag verteilt.

● *Senfwickel bei allergischem Asthma*

Lösen Sie 15 g Senfmehl in warmem Wasser auf, und tauchen Sie dann ein Leinentuch in die Flüssigkeit ein. Das leicht ausgewrungene Tuch legen Sie auf die Brust und decken es mit einem trockenen Handtuch ab. 20 Minuten mit dem Wickel ruhen.

● *Warmes Armbad bei allergischem Asthma*

Bei allergischem Asthma haben sich Kneippsche Wasseranwendungen zur unterstützenden Behandlung bewährt. Lassen Sie in eine große Schüssel 38 °C warmes Wasser einlaufen. Tauchen Sie die Arme bis zur Mitte der Oberarme für 5 bis 10 Minuten ein. Danach gut abtrocknen und anschließend ausruhen.

● *Ansteigendes Armbad bei allergischem Asthma*

Füllen Sie in eine ausreichend große Schüssel 38 °C warmes Wasser, und

Allergiepass

Durch Allergietests beim Arzt kann festgestellt werden, gegen welche Substanzen Sie allergisch sind. Patienten, die zu sehr starken und gesundheitsbedrohenden Reaktionen neigen, sollten deshalb stets einen Allergiepass, in den alle Allergene eingetragen sind, bei sich tragen.

201

KRANKHEITEN UND ALLTAGSBESCHWERDEN

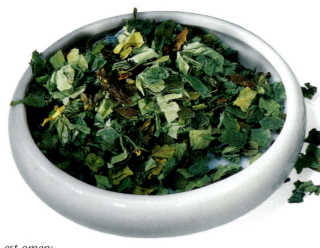

Nomen est omen: Bei Asthma erleichtern Anwendungen mit Lungenkraut die Atmung.

Allergierisiko
Die Schafgarbe ist als gelegentlicher Auslöser von allergischen Reaktionen bekannt. Sie gehört zur Familie der Korbblütler, wozu auch so bekannte Heilpflanzen wie die Kamille und die Ringelblume zählen. In seltenen Fällen kommt es vor, dass ein Mensch auf alle Korbblütler allergisch reagiert, man spricht dann von einer Gruppenallergie.

tauchen Sie beide Arme bis zu den Oberarmen ein. Nach 5 Minuten lassen Sie langsam heißes Wasser zulaufen, so dass nach 20 Minuten die Wassertemperatur 40 bis 42 °C beträgt. Danach die Arme gut abtrocknen und sich anschließend für 30 Minuten ins Bett legen.

● *Krampflösende Dampfinhalationen bei asthmatischen Anfällen*
Geben Sie 2 l kochendes Wasser in eine Schüssel, und versetzen Sie es mit 2 EL Thymian und 2 EL Kamillenblüten (oder 2 EL Latschenkiefernextrakt). Die Heilkräutermischung zugedeckt 10 Minuten ziehen lassen. Beugen Sie anschließend das Gesicht über die Schüssel, und bedecken Sie mit einem großen Frotteetuch Kopf und Schüssel. Atmen Sie etwa 10 Minuten kräftig durch Mund und Nase ein und aus. Bleiben Sie danach in einem warmen Raum.

● *Flohsamen bei Nahrungsmittelallergie*
Versetzen Sie 1 l trockenen Rot- oder Weißwein mit 5 EL Flohsamen. Lassen Sie das Ganze aufkochen und dann noch 5 Minuten kochen. Abseihen (dabei die Flüssigkeit auffangen) und die aufgequollenen Samen in eine Schüssel geben. Die Samen schlagen Sie in ein dünnes Leinentuch ein und legen diese Packung so heiß wie möglich auf die Magengegend. Lassen Sie sie 10 Minuten lang dort, und trinken Sie während dieser Zeit 1 kleines Glas der Flüssigkeit. Langfristig lassen sich damit allergische Reaktionen auf bestimmte Nahrungsmittel mildern.

● *Klimawechsel*
Ein Klimawechsel für einige Wochen kann eine rasche Besserung bei allergischem Asthma herbeiführen. Es wird starkes Reizklima wie etwa an der Nordsee oder im Gebirge mit geologisch altem Gestein (z. B. Wallis oder Ötztal) empfohlen. Bei Neurodermitis eignet sich die Atlantikküste oder das Hochgebirge. Ein solcher Klimawechsel sollte mindestens alle 2 Jahre wiederholt werden.

● *Ayurveda-Entgiftungskur*
Diese Kur aus der indischen Gesundheitslehre wird bei Allergien empfohlen, die den Magen und die Darmtätigkeit belasten. Mischen Sie ein Abführmittel aus 3 EL Rizinusöl, etwas Wasser und Milch. Nehmen Sie es entweder zwischen 10 und 14 Uhr oder zwischen 22 und 2 Uhr ein (in diesen Zeiten ist das Verdauungssystem am aktivsten). Essen Sie bis zur Darmentleerung nichts. Nehmen Sie nach etwa 12 Stunden etwas Leichtes zu sich, beispielsweise einen Zwieback. Danach sollten Sie 2 Tage Teefasten und nur kleine Mahlzeiten oder Suppen verzehren. Durch die Darmreinigung erholt sich der Körper schneller von der Allergiebelastung.

Heiltees

● *Eibischtee zur Beruhigung des Darms*
Geben Sie 1 bis 2 TL Eibischwurzel in
1 Tasse kaltes Wasser, und lassen Sie es
30 Minuten ziehen. Danach abseihen und
leicht erwärmen. Trinken Sie täglich 2 bis
3 Tassen in kleinen Schlucken.

● *Kamillen-Schafgarben-Tee bei
Entzündungen*
Mischen Sie je 1 TL Kamille und Schafgarbe, und übergießen Sie sie mit
1 Tasse kochend heißem Wasser. 10 Minuten bedeckt ziehen lassen und abseihen. Trinken Sie mehrere Tassen täglich
in kleinen Schlucken. Der Tee wirkt
bei allergischen Hautreaktionen entzündungshemmend und abschwellend.

● *Roterlentee (auch Schwarzerlentee
genannt) bei Nesselsucht*
Übergießen Sie 2 TL Roterlenblätter
und -rinde mit 1/4 l kochendem Wasser.
10 Minuten ziehen lassen und abseihen.
Bei Bedarf trinken Sie 1 Tasse in kleinen
Schlucken.

● *Lungenkrauttee bei allergischem
Asthma*
Überbrühen Sie 2 TL Lungenkraut mit
1 Tasse kochendem Wasser, 10 Minuten
ziehen lassen, dann abseihen. Trinken Sie
dreimal täglich zu den Mahlzeiten 1
Tasse. Die enthaltene Kieselsäure unterstützt die Elastizität des Lungengewebes.

● *Teemischung bei allergischem
Asthma*
Mischen Sie 50 g Thymian, 20 g Sonnen-
tau, 30 g Majoran und 50 g Meisterwurz.
2 TL davon überbrühen Sie mit 1 Tasse
kochendem Wasser. Trinken Sie morgens
nach dem Aufwachen 1 Tasse auf nüchternen Magen und anschließend noch
4 bis 6 Tassen über den Tag verteilt.

So beugen Sie vor ...

Allgemein gegen allergische Reaktionen
• Meiden Sie Zigaretten. Nikotin schwächt das Immunsystem.
• Essen Sie öfter Kiwis, Zitrusfrüchte, Tomaten und Paprika-
schoten. Vitamin C bindet teilweise Histamin und macht es
unschädlich.
• Schlafen Sie ausreichend, und trinken Sie nur wenig Alkohol,
das unterstützt das Immunsystem.
• Eine Magnesium-Kur (mit einem Magnesiumpräparat aus der
Apotheke) 6 Wochen vor dem Beginn des Pollenflugs ist eine
gute Waffe gegen Histamin.
• Waschen Sie vor dem Schlafengehen die Haare, das entfernt
die Pollen, die sich tagsüber angesammelt haben.
• Meiden Sie Aufenthalte in der Natur am frühen Morgen.

Speziell gegen Neurodermitis
• Benutzen Sie zur Pflege der Haut fettarme Cremes im Sommer
und ölige Salben im Winter.
• Tragen Sie möglichst wenig tierische Materialien, vor allem
keine Wolle.

Speziell gegen allergisches Asthma
• Entspannungsübungen helfen im Ernstfall und geben Sicher-
heit. Die Anfälle verlaufen dann meist schwächer und kürzer.
• Üben Sie regelmäßig ruhiges Aus- und Einatmen.
• Meiden Sie Kälte, sie verengt die Bronchien. Ziehen Sie sich
im Winter warm an, mit einem Schal über Mund und Nase.
• Atmen Sie durch die Nase, das wärmt die Atemluft an und rei-
nigt sie. So werden die Bronchien geschützt.

... und so heilen Sie

Identifizierung des Allergens
Zuerst muss festgestellt werden, auf welche Substanz Sie allergisch reagieren. Lassen Sie Allergietests vom Arzt durchführen.

Allergenkarenz
Ist die allergene Substanz identifiziert, sollten Sie, soweit es
möglich ist, diesen Stoff meiden.

Desensibilisierung
Beraten Sie sich mit einem erfahrenen Allergologen, ob in Ihrem
Fall eine Desensibilisierungsbehandlung angezeigt ist.

KRANKHEITEN UND ALLTAGSBESCHWERDEN

Augenleiden
Jucken, Brennen, Vereiterungen und Entzündungen

Die Augen sind unsere wichtigste Verbindung zwischen Innen- und Außenwelt. Mehr als zwei Drittel aller Sinneseindrücke werden über die Augen an das Gehirn weitergeleitet. Derart beansprucht, sind sie anfällig für Beschwerden und Infektionen, die von Ermüdung bis zu schmerzhaften Entzündungen reichen können. Die Naturheilkunde kennt zahlreiche Methoden, um auf sanfte Art Linderung zu verschaffen.

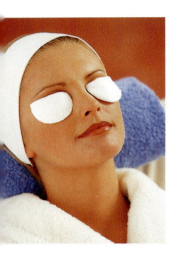

Die Augenauflage bringt Entspannung für den ganzen Körper.

Arzt konsultieren
Suchen Sie einen Augenarzt auf, wenn Ihre Behandlung bei trockenen, geröteten Augen, einer Bindehautentzündung oder eines Gerstenkorns nicht innerhalb von zwei Tagen zu einer deutlichen Besserung führt.

Symptome bei Augenermüdung

Brennende Augen, verschwimmende Bilder und das Gefühl, einen Fremdkörper im Auge zu haben, sind hier die charakteristischen Beschwerdeformen, die oft zusammen mit Kopfschmerzen auftreten.

Ursachen der Augenermüdung

Hervorgerufen werden sie durch ermüdende Daueranstrengungen wie langes Lesen oder Bildschirmarbeit, bei denen die Augen konzentriert hin und her wandern, oder durch Verkrampfung, wenn das Auge dauerhaft einen Punkt fixieren muss, wie bei langen Autofahrten.

Heilanwendungen bei Augenermüdung

Auflagen mit Heilessenzen müssen immer frisch zubereitet werden. Achten Sie dabei auf saubere Materialien.

● *Augentrostauflage*
Überbrühen Sie 2 TL getrocknete, zerstoßene Blätter mit 1 Tasse heißem Wasser, lassen Sie das Ganze 10 Minuten ziehen und seihen es dann ab. Tränken Sie ein sauberes Leinentuch darin, und legen Sie es mehrmals täglich einige Minuten auf die geschlossenen Augen. Der Augentrost wirkt antibiotisch und entzündungshemmend. Augentrosttee darf nicht in die offenen Augen kommen.

● *Veilchenöleinreibung*
Bringen Sie 1/2 l kaltgepresstes Olivenöl fast zum Sieden, und fügen Sie 30 g zerkleinerte Veilchen hinzu. Lassen Sie die Mischung bis zum Eindicken bei geringer Temperatur leicht kochen, und fügen Sie einige Tropfen Rosenöl hinzu. Cremen Sie mit der Masse abends die Augenpartie und die Lider ein, ohne dabei die Augen direkt zu berühren. Das Veilchenöl wirkt beruhigend und entzündungshemmend.

● *Kühlung mit Gurkenscheiben*
Gurken wirken wohltuend bei gereizten Augenpartien und übermüdeten Augen, wenn sie einige Minuten auf die geschlossenen Lider gelegt werden.

● *Fenchelwasser*
Übergießen Sie 2 TL zerdrückte Fenchelsamen mit 1 Tasse heißem Wasser,

204

AUGENLEIDEN

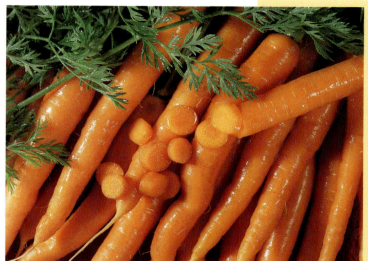

Karotten sind unschlagbar, was den Gehalt an Beta-Karotin angeht.

Ernährungstipps

• Übermüdete Augen verlieren ihren Glanz. Küchenkräuter wie Thymian oder Salbei helfen, den Glanz zurückzubringen, denn sie enthalten Zink in größeren Mengen. Dieses Mineral sorgt als Bestandteil Licht reflektierender Enzyme für den Glanz unserer Augen. Verwenden Sie daher diese frischen Kräuter so oft wie möglich in Ihrer Küche.
• Essen Sie viel Gemüse. Das unterstützt die Widerstandsfähigkeit des Körpers und kommt auch den Augen zugute.
• Bevorzugen Sie gekochte und gedämpfte Kost. Fette und stark gewürzte Fleischsorten wie Gepökeltes sollten gemieden werden.
• Nutzen Sie die Wirkung von Beta-Karotinen. Die Inhaltsstoffe von Karotten und Tomaten stärken die Augenkraft. Mit Fett kombiniert wird Beta-Karotin zu Vitamin A umgewandelt. Bereiten Sie Karottengerichte daher mit etwas Öl zu.
• Nehmen Sie insgesamt viel Vitamin A zu sich. Es schützt vor Nachtblindheit und Austrocknung der Schleimhäute. Es findet sich in rotem Paprika, Spinat und Eigelb.

und lassen Sie das Ganze 10 Minuten zugedeckt ziehen. Tränken Sie ein Taschentuch damit, und legen Sie es noch warm auf die geschlossenen Augen.

• *Kornblumenauflage*
Übergießen Sie 1 TL getrocknete Kornblumen mit 1 Tasse heißem Wasser, lassen Sie das Ganze 5 Minuten ziehen, tränken Sie ein Leinentuch darin, und legen Sie es warm auf die geschlossenen Augen.

Heiltees bei Augenermüdung

• *Petersilientee*
Übergießen Sie 2 TL getrocknete, zerkleinerte Petersilienwurzeln mit 250 ml kochendem Wasser, und lassen Sie das Ganze 10 Minuten ziehen, anschließend abseihen. Trinken Sie täglich 2 Tassen davon. Die Petersilie enthält das B-Vitamin Riboflavin, das bei Augenermüdung häufig nicht in ausreichenden Mengen vorhanden ist.

• *Teemischung*
Mischen Sie 1 TL Tausendgüldenkraut mit je 2 TL Fenchel und Spitzwegerich. Überbrühen Sie 1 TL der Mischung mit 1 Tasse heißem Wasser. Danach abseihen. Trinken Sie dreimal täglich jeweils 1 Stunde vor dem Essen 1 Tasse.

• *Weinrautentee*
Übergießen Sie 1 TL Weinraute mit 1 Tasse Wasser, und lassen Sie das Ganze 10 Minuten ziehen. Danach abseihen. Trinken Sie dreimal täglich 1 Tasse. Dieser Tee ist nicht zur dauerhaften Anwendung geeignet.

Vorsicht in der Schwangerschaft
Die Inhaltsstoffe der Weinraute können Wehen auslösend wirken. Daher darf sie von Schwangeren nicht eingenommen werden.

205

KRANKHEITEN UND ALLTAGSBESCHWERDEN

Augentraining
Wenn Sie viel am
Bildschirm arbeiten,
entlasten Sie Ihre
Augen, indem Sie
öfter weit entfernte
Gegenstände
fixieren.

- *Hopfentee*

Übergießen Sie 2 TL getrocknete Hopfenzapfen mit 1 Tasse lauwarmem Wasser, und lassen Sie das Ganze 5 Stunden ziehen. Anschließend abseihen. Trinken Sie zweimal täglich – morgens und abends – jeweils 1 Tasse.

- *Weißdorn-Augentrost-Tee*

Mischen Sie je 1 TL Augentrost und Weißdornkraut. Überbrühen Sie 1 TL dieser Mischung mit 1 Tasse kochendem Wasser. Trinken Sie täglich 3 Tassen. Diese Heilteemischung wirkt besonders gut gegen gereizte und häufig tränende Augen.

Weitere Heilmethoden bei Augenermüdung

- *Qi Gong*

Strahlende Augen
machen attraktiv –
Voraussetzung ist,
dass Sie ihnen die
Ruhe und Pflege
gönnen, die sie
brauchen.

Aus China kommt diese ganzheitliche Bewegungsmeditation. Gegen ermüdete Augen hilft die folgende Übung aus dem Qi Gong: Stellen Sie sich mit leicht gegrätschten Beinen aufrecht hin. Entspannen Sie die Schultern, und lassen Sie die Arme locker hängen. Um die Wirbelsäule aufzurichten, schieben Sie Ihr Becken

etwas vor. Lassen Sie nun bei geschlossenen Lidern Ihre Augäpfel mehrmals im Uhrzeigersinn, dann entgegen dem Uhrzeigersinn kreisen. Atmen Sie dabei ruhig und gleichmäßig. Öffnen Sie dann sehr langsam die Augen, und fixieren Sie einen entfernten Punkt. Wiederholen Sie die Übung mehrmals.

Symptome bei Bindehautentzündung

Erkrankungen der Bindehaut zeigen sich durch gerötete Augen, starken Tränenfluss sowie Brennen oder Jucken. Handelt es sich um eine chronische Bindehautentzündung, sondern die Augen einen zähen Schleim ab.

Ursachen der Bindehautentzündung

Auslöser können Infektionen durch Viren oder Bakterien, kleine Fremdkörper, Wind, Allergien oder UV-Schädigungen sein. Eitrige Bindehautentzündungen werden meist durch Bakterien verursacht. Sie sind übertragbar, manchmal sogar hochansteckend. Die Betroffenen sollten deshalb Handtücher, Waschlappen und Hygieneartikel nicht mit anderen Personen gemeinsam benutzen. Ein Augenarztbesuch ist unbedingt notwendig.

Heilanwendungen bei Bindehautentzündung

- *Sanft und gründlich reinigen*

Tauchen Sie einen Wattebausch in destilliertes Wasser, und reinigen Sie damit mehrmals täglich von außen nach innen sanft Augen und Lider. Verwenden Sie für jedes Auge einen eigenen Watte-

AUGENLEIDEN

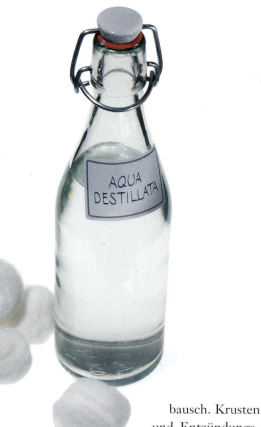

Eine einfache, aber wirkungsvolle Maßnahme, wenn die Augen Sekret absondern: Die Reinigung mit Watte und destilliertem Wasser.

bausch. Krusten und Entzündungsflüssigkeiten lassen sich so gut entfernen. Danach sollten Sie einen Augenarzt aufsuchen.

- *Augentrost-Kamillen-Auflage*

Übergießen Sie 1 TL Augentrost und 1 TL Kamillenblüten mit 2 Tassen heißem Wasser. Nach 5 Minuten seihen Sie ab und tränken ein sauberes Baumwolltuch mit der Flüssigkeit. Legen Sie das Tuch abgekühlt auf die Augen.

- *Augentrost-Fenchel-Auflage*

Auch die Samen der Fenchelfrüchte wirken entzündungshemmend. Mischen Sie 15 g Fenchelsamen und 35 g Augentrost. 1 TL der Mischung übergießen Sie mit 1 Tasse heißem Wasser. 15 Minuten ziehen lassen, dann abseihen. Mit der abgekühlten Flüssigkeit tränken Sie zweimal täglich einen Wattebausch, den Sie auf die entzündeten Augen legen.

- *Salbeiauflage*

Wie Kamille wirkt auch Salbei entzündungshemmend, ohne hingegen auszutrocknen. Übergießen Sie 1 EL Salbei mit 1/4 l Wasser, lassen Sie das Ganze 10 Minuten ziehen und seihen es dann ab. Tränken Sie einen Wattebausch mit der Flüssigkeit, und legen Sie ihn auf die geschlossenen Lider. Wiederholen Sie die Anwendung mehrmals täglich.

- *Eichenrindenabkochung*

Bringen Sie 1 TL zerkleinerte Eichenrinde mit 1 Tasse kaltem Wasser zum Kochen. Lassen Sie alles 3 Minuten kochen, und verdünnen Sie den Sud dann mit 1/4 l abgekochtem Wasser. Tränken Sie eine Stoffbinde mit der Flüssigkeit, und legen Sie sie mehrmals täglich auf die Augen.

- *Zwiebelwaschung*

Diese Anwendung ist besonders bei akuter Bindehautentzündung zu empfehlen. Lassen Sie 2 abgezogene, kleingehackte Zwiebeln in Milch und etwas Honig so lange kochen, bis sich die Zwiebeln aufgelöst haben. Mit der erkalteten Flüssigkeit mehrmals täglich von außen nach innen das betroffene Auge auswaschen.

- *Königskerzenauflage*

Überbrühen Sie 2 TL der getrockneten Pflanze mit 1 Tasse heißem Wasser, und lassen Sie dies 10 Minuten ziehen. Tränken Sie einen Wattebausch mit der Flüssigkeit, und legen Sie ihn auf das geschlossene Augenlid. Diese Auflage wirkt entzündungshemmend.

Auf Hygiene achten
Verwenden Sie bei akuten Entzündungen der Bindehaut immer steril abgepackte Stoffbinden oder frisch gebügelte Baumwolltaschentücher und – um eine Ausbreitung zu vermeiden – jeweils getrennte Auflagen für jedes Auge.

KRANKHEITEN UND ALLTAGSBESCHWERDEN

● *Saft-Wein-Mischung*
Vermischen Sie 1 TL Veilchensaft und 2 TL Rosensaft mit 1 TL Fenchelsaft, und versetzen Sie die Mischung mit 3 l Weißwein. Trinken Sie täglich 1 kleines Glas.

Heiltees bei Bindehautentzündung

Sie erhöhen die Wirkung von Augenauflagen, indem Sie zusätzlich täglich 1 Tasse Heiltee trinken.

● *Augentrosttee*
Bringen Sie 1/2 TL Augentrost mit 2 Tassen kaltem Wasser zum Kochen, und lassen Sie den Tee 5 Minuten ziehen. Anschließend abseihen. Trinken Sie täglich 1 Tasse.

● *Kamillentee*
Übergießen Sie 1 bis 2 TL Kamillenblüten mit 1 Tasse heißem Wasser und lassen den Tee zugedeckt 5 Minuten ziehen. Trinken Sie zweimal täglich 1 Tasse.

● *Spitzwegerichtee*
Überbrühen Sie 2 TL Spitzwegerichblätter mit 1/4 l heißem Wasser, und lassen Sie den Aufguss 10 Minuten ziehen. Trinken Sie mehrmals täglich jeweils 1 Tasse.

Symptome bei Gerstenkorn

Bei dieser Augenerkrankung handelt es sich um eine eitrige Entzündung der Talgdrüsen am Wimpernrand, bei der eine schmerzhafte und gerötete Vorwölbung des Lidrands entsteht. Später bildet sich dort ein Eiterherd, der einem Gerstenkorn ähnlich sieht.

Ursachen des Gerstenkorns

Gerstenkörner entstehen durch Infektionen, manchmal auch nach fieberhaften Erkrankungen. Grundsätzlich bilden Sie sich nur, wenn das Immunsystem geschwächt ist.

Heilanwendungen bei Gerstenkorn

Hitze und Kräuteressenzen beschleunigen die Reifung und die Entleerung des Gerstenkorns. Bereiten Sie alle Aufgüsse immer frisch zu, und legen Sie diese sehr warm auf das betroffene Auge. Suchen Sie einen Augenarzt auf, wenn die Behandlung nach einigen Tagen keinen Erfolg zeigt und sich das Gerstenkorn nicht entleert.

● *Kräuterumschlag*
Mischen Sie je 30 g Erdrauchkraut und Petersilienblätter mit 20 g Birkenblättern. Übergießen Sie 3 TL der Mischung mit 1 Tasse kochendem Wasser, und lassen Sie das Ganze 10 Minuten ziehen. Danach abseihen. Tränken Sie ein Leinentuch mit der Flüssigkeit, und legen Sie es mehrmals täglich 10 Minuten lang auf das geschlossene Augenlid.

● *Kamillenauflage*
Kochen Sie 2 EL Kamillenblüten mit wenig Wasser auf. Die heißen Blüten wickeln Sie in ein Stück Verbandmull. Legen Sie die so entstandene Kompresse so heiß wie möglich auf das Gerstenkorn. Nach einigen Anwendungen wird sich das Gerstenkorn entleeren und danach abheilen.

● *Heiße Leinsamenkompresse*
Gießen Sie 2 EL geschrotete Leinsamen mit 2 Tassen heißem Wasser auf, und lassen Sie sie einige Minuten quellen. Tränken Sie ein Tuch damit, und legen Sie es

Sehkraft überprüfen
Suchen Sie regelmäßig einen Augenarzt auf. Bindehautentzündungen können auch durch fehlende Sehhilfen ausgelöst werden.

Nicht nur ein schmackhaftes und vitaminreiches Küchenkraut: Petersilie im Kräuterumschlag ist äußerst wirksam bei einem Gerstenkorn.

15 Minuten lang auf das betroffene Augenlid. Die Anwendung zwei- bis dreimal wiederholen.

● *Huflattichauflage*

Kochen Sie 2 EL frische Huflattichblätter mit sehr wenig Wasser so lange, bis ein dickflüssiger Schleim entsteht. Diesen geben Sie auf ein Leinentuch und legen es warm auf das Augenlid. Mehrmals täglich wiederholen.

● *Kartoffelbreipackung*

Zerdrücken Sie 1 heiße Pellkartoffel mit der Gabel, und verrühren Sie sie mit 1 Eigelb und etwas heißer Milch. Bestreichen Sie ein Leinentuch damit, und legen Sie es 20 Minuten direkt auf das Lid. Die Packung mehrmals täglich wiederholen.

● *Kühle Quarkpackung*

Verrühren Sie 3 EL Quark mit 1 EL Milch und dem Saft von 1 Zitrone. Streichen Sie den Brei auf ein Tuch, und legen Sie es mit der Quarkseite 20 Minuten auf das geschlossene Auge. Quark lässt die Schwellung zurückgehen.

Heiltees bei Gerstenkorn

● *Fencheltee zur Abheilung*

Überbrühen Sie 1 TL zerstoßene Fenchelsamen mit 1 Tasse kochendem Wasser, 10 Minuten ziehen lassen, dann abseihen. Sie sollten den Tee gut warm trinken. Den akuten Entzündungszustand kann Fencheltee, innerlich angewendet, lindern. Trinken Sie daher mehrmals täglich 1 Tasse dieses Heiltees.

● *Birkenblättertee zur Anregung des Stoffwechsels*

Übergießen Sie 2 TL Birkenblätter mit 1/4 l heißem Wasser, und lassen Sie das Ganze 10 Minuten ziehen. Danach abseihen. Trinken Sie 4 Wochen lang zweimal täglich 1 Tasse.

So beugen Sie vor ...

Müde Augen

• Bei der Bildschirmarbeit sollte Ihr Monitor unterhalb Ihrer Augen stehen und nach oben hin abgekippt werden. Das erhöht die Lidschlagfrequenz und sorgt für ausreichend Tränenflüssigkeit. Das Licht sollte von der Seite kommen.

• Unterbrechen Sie Ihre Bildschirmarbeit regelmäßig, und lassen Sie Ihren Blick in die Ferne schweifen. Fixieren Sie unterschiedlich weit entfernte Punkte, so bleiben die Augen beweglich.

Bindehautentzündung

• Meiden Sie Zugluft.

• Benutzen Sie beim Schwimmen im Chlorwasser eine Brille.

• Meiden Sie stark verrauchte Räume.

Gerstenkorn

• Stärken Sie Ihr Immunsystem, das senkt die Infektanfälligkeit. Bewegen Sie sich regelmäßig im Freien, und essen Sie viel frisches Obst und Gemüse.

... und so heilen Sie

• Augenauflagen mit Heilkräutern, die entzündungshemmend wirken, eignen sich gleichermaßen zur Behandlung von müden Augen, Bindehautentzündung und Gerstenkorn.

• Gönnen Sie einem kranken Auge Ruhe, indem Sie es möglichst oft geschlossen halten.

• Wenn die Beschwerden bei einer Entzündung schon länger anhalten, ist der Gang zum Augenarzt dringend anzuraten. Möglicherweise sind zur Behandlung Antibiotika nötig.

KRANKHEITEN UND ALLTAGSBESCHWERDEN

Blähungen
Krämpfe im Bauch und Gase im Darm

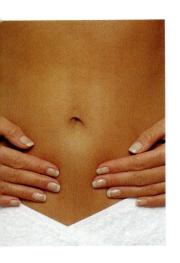

Jeder Mensch hat Luft im Magen-Darm-Trakt, die über die Speiseröhre oder den Darm ausgestoßen wird. Bilden sich jedoch vermehrt Gase im Darm oder gelangt zu viel Luft in den Magen, machen sich die so entstandenen Blähungen durch einen schmerzhaft aufgetriebenen Bauch oder Krämpfe bemerkbar. Die Beschwerden lassen sich gut mit einfachen Hausmitteln lindern.

Zwängen Sie bei Blähungen Ihren Bauch nicht in enge Kleidungsstücke.

Symptome
Von unangenehmen Winden bis zu krampfartigen Störungen im Magen-Darm-Trakt reichen die Symptome, die durch Blähungen entstehen.

Ursachen
Bei Blähungen bilden sich durch Gärprozesse im Darm Gase. In manchen Fällen kommt es zu einer Dehnung des Darms, die den Bauch ballonartig aufbläst. Blähungen entstehen z. B. durch bestimmte Speisen wie Hülsenfrüchte, durch zu hastiges Essen (Verschlucken von Luft) oder durch eine mangelnde Aktivität des Darms. Bei dauerhaften Beschwerden, die sich durch die eigene Behandlung nicht bessern, sollte ein Arzt aufgesucht werden.

Ätherische Öle
Die blähungstreibenden ätherischen Öle von Fenchel, Kümmel und Anis lösen sich besser heraus, wenn die Samen vor dem Überbrühen kurz im Mörser zerstoßen werden.

● **Sonderfall Milchunverträglichkeit:** Kommt es nach der Einnahme von Milch und Milchprodukten zu Blähungen, liegt die Ursache darin, dass der Milchzucker aufgrund eines fehlenden Enzyms (Laktase) nicht aufgespalten werden kann. Bei zehn Prozent aller Erwachsenen bildet sich dieses Enzym nicht in ausreichendem Maß. Ob auch die Blähungen, unter denen nahezu alle Säuglinge leiden, damit zu tun haben, ist noch ungeklärt.

Heilanwendungen
● *Basilikumöleinreibung*
Mischen Sie 3 Tropfen Basilikumöl mit etwas Mandelöl, und massieren Sie damit in regelmäßig kreisenden Bewegungen den Bauch im Uhrzeigersinn.

● *Kümmelauflage*
Geben Sie 1 bis 2 EL Kümmel in ein Leinensäckchen, und erwärmen Sie es in heißem Wasser. Legen Sie das Säckchen dann körperwarm 3 Minuten lang auf den Bauch. Diese Auflage wird auch zur Anwendung bei Säuglingen empfohlen.

Heiltees
● *Melissentee zur Förderung der Verdauung*
Übergießen Sie 3 EL Melissenblätter mit 1 Tasse heißem Wasser. Zugedeckt 10 Minuten ziehen lassen. Trinken Sie dreimal täglich 1 Tasse Tee. Die darin enthaltenen Bitterstoffe regen die Verdauung an.

BLÄHUNGEN

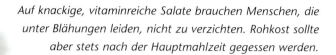

Auf knackige, vitaminreiche Salate brauchen Menschen, die unter Blähungen leiden, nicht zu verzichten. Rohkost sollte aber stets nach der Hauptmahlzeit gegessen werden.

- *Gänsefingerkrauttee* Übergießen Sie 1 EL getrocknetes Gänsefingerkraut mit 1 Tasse heißem Wasser. 10 Minuten ziehen lassen, dann abseihen. Trinken Sie täglich bis zu 3 Tassen. Säuglingen geben Sie einige Löffel des Tees in die Flasche.
- *Windetreibender Tee* Mischen Sie 50 g Gänsefingerkraut, 25 g Kamillenblüten, 15 g Fenchelsamen und 10 g Kümmel. Überbrühen Sie 2 TL der Mischung mit 1 Tasse kochendem Wasser. Zugedeckt 10 Minuten ziehen lassen, dann abseihen. Trinken Sie 2 Tassen innerhalb 1 Stunde.
- *Lavendelblüten zur Beruhigung* Übergießen Sie 2 TL getrocknete Lavendelblüten mit 1 Tasse heißem Wasser. 5 bis 10 Minuten ziehen lassen, dann abseihen. Trinken Sie den Tee warm.
- *Tee bei akuten Blähungsschmerzen* Zerstoßen Sie je 1 TL Kardamom- und Korianderfrüchte, und mischen Sie sie. Übergießen Sie die Mischung mit 1 Tasse heißem Wasser. Lassen Sie den Tee 10 Minuten ziehen. Trinken Sie bei akuten Blähungen 1 Tasse.
- *Fencheltee zur Vorbeugung* Lassen Sie 1 TL Fenchelsamen mit 1 Tasse heißem Wasser zugedeckt 15 Minuten ziehen. Seihen Sie den Tee dann ab. Erwachsene trinken dreimal, Kinder zweimal täglich 1 Tasse. Säuglingen geben Sie 1 bis 2 EL in die Flasche. Alternativ kann man auch Kümmel- oder Anissamen verwenden.

Das Richtige essen

- Zucker- und fetthaltige Speisen verstärken Blähungen. Trinken Sie deshalb alle Tees ohne Zucker.
- Zu viel Rohkost, vor allem Zwiebeln, Knoblauch und Bärlauch, fördert Blähungen. Nehmen Sie statt dessen pflanzliche Kost schonend gegart zu sich. So belastet sie die Verdauung weniger.
- Weißmehlprodukte lassen sich nur schlecht verdauen, ziehen Sie deshalb nicht blähende Vollkornprodukte vor.
- Mehrere kleine Mahlzeiten am Tag aktivieren das Verdauungssystem.

Grenzen der Selbstbehandlung
Kommt es zu anhaltenden, den Bauch auftreibenden Blähungen, die das Atmen erschweren, müssen Sie sofort einen Arzt aufsuchen.

So beugen Sie vor ...

- Nehmen Sie sich zum Essen Zeit, und kauen Sie jeden Bissen gründlich. So unterstützen Sie Ihre Verdauung und verhindern, dass große Luftmengen in den Magen-Darm-Trakt gelangen.
- Beginnen Sie den Tag morgens nur mit einer kleinen Mahlzeit. Nehmen Sie mittags ballaststoffreiche Kost zu sich. Trinken Sie keine kalten Getränke, das setzt die Verdauungsfähigkeit herab. Für den Abend eignet sich leichte Kost. Diese Mahlzeit sollte nicht zu spät erfolgen.

... und so heilen Sie

- Nehmen Sie Heilerde (aus dem Fachhandel) ein, sie bindet Bakterien und giftige Gase im Darm.
- Trinken Sie täglich zwischen den Mahlzeiten 1 Tasse warmes, abgekochtes Wasser. Das hilft bei der Darmreinigung.

KRANKHEITEN UND ALLTAGSBESCHWERDEN

Blasenentzündung
Ein vorwiegend weibliches Problem

Die Blase ist jenes Organ, in dem der von den Nieren kommende Harn gesammelt wird, bevor er durch die Harnröhre ausgeschieden wird. Dieser Verdauungsstation werden wir uns normalerweise erst bewusst, wenn die Blase gereizt oder entzündet ist. Eine Blasenentzündung kann heftige Beschwerden verursachen und damit das Befinden des Patienten nachhaltig beeinträchtigen.

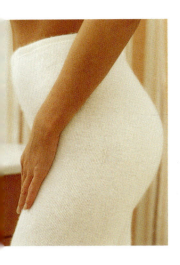

Wollene Unterhosen mit Bein halten den empfindlichen Unterleibsbereich immer schön warm.

Symptome

Die Blasenentzündung kündigt sich zunächst durch häufigen Harndrang an, ohne dass große Mengen von Urin abgegeben werden. Sind die Blasenschleimhäute entzündet, bewirken sie ein schmerzhaftes Brennen oder Krämpfe, vor allem nach dem Wasserlassen. Der Urin färbt sich trübe und ist manchmal blutig.

Ursachen

Eine Blasenentzündung ist meist Folge einer Unterkühlung des Unterleibs, die die Abwehrkräfte der Blase herabsetzt. Deshalb kann sie leichter von Bakterien besiedelt werden. Auch nach einer Erkältung ist der Abwehrmechanismus des Körpers oft so geschwächt, dass kein Schutz gegen Bakterien besteht.

Mehr als doppelt so viele Frauen wie Männer leiden unter Entzündungen der Blase. Durch die sehr viel kürzere Harnröhre – sie ist nur wenige Zentimeter lang – kann eine Entzündung rasch zur Blase aufsteigen. Zusätzlich können von der Scheidenöffnung infektiöse Erreger leicht in die Harnröhre gelangen. Auch die Nähe des Afters birgt Gefahren, vor allem, wenn nach dem Stuhlgang der After von hinten nach vorne und nicht von vorne nach hinten abgewischt wird.

Vorbeugende Maßnahmen

Die beste Vorbeugung gegen Entzündungsherde ist eine ausgewogene Ernährung, denn eine einseitige Kost beeinflusst auch die Zusammensetzung des Urins negativ und schwächt die Abwehrkraft der Blasenschleimhaut.

Überprüfen Sie bei häufig auftretenden Blasenentzündungen mit einem Teststreifen aus der Apotheke Ihren Harn. Meist ist er zu sauer. Mit der richtigen Ernährung kann man erreichen, dass der Harn basischer wird. Liegt eine Entzündung vor, sollte man eine salzarme und leicht verdauliche Kost bevorzugen.

Einige Gemüsesorten wirken harntreibend. Empfehlenswert (außer bei Nierenleidenden) sind Sellerieknollen und frischer Spargel. Durch leichte Suppen wird zusätzlich Flüssigkeit zugeführt, was die Nierentätigkeit anregt.

Grenzen der Selbstbehandlung
Geht eine Blasenentzündung mit Fieber oder Blut im Urin einher, ist ein sofortiger Arztbesuch notwendig, um eine Ausbreitung der Infektion zu unterbinden.

BLASENENTZÜNDUNG

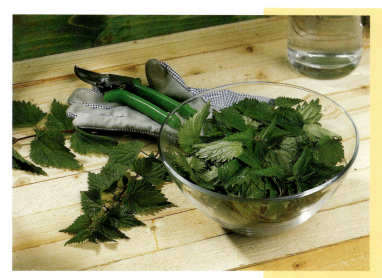

Brennnesselsalat ist eine Bereicherung für den Speiseplan und für die Gesundheit.

Ernährungstipps

- Für einen entwässernden Lauchsud erhitzen Sie Wasser ohne Salz und kochen darin 3 kleingeschnittene Stangen Lauch weich. Trinken Sie täglich 2 bis 3 Tassen des Suds.
- Preiselbeersaft gilt als probates Mittel zur Behandlung von Blasenentzündungen. Er enthält viel Vitamin C. Trinken Sie täglich 1 Glas.
- Brunnnenkresse wirkt entzündungshemmend und ist in Quarkmischungen oder als Brotbelag verwendbar.
- Brennnesselsalat wirkt nicht nur blutreinigend, sondern auch harntreibend. Er eignet sich zur Unterstützung anderer therapeutischer Maßnahmen. Bereiten Sie die jungen Blätter frisch als Salat zu.
- Auch dem Meerrettich werden heilende Wirkungen bei Blasenleiden zugeschrieben. Essen Sie ihn fein gerieben und mit etwas Honig gemischt, dreimal täglich 1 Teelöffel.

Heilanwendungen

Im Anfangsstadium der Blasenerkrankung können einige wirksame Selbstmaßnahmen die Entstehung der akuten Entzündung verhindern oder bei ihrer Heilung helfen.

- *Wärme zur Schmerzlinderung*

Wärme heilt und verringert die Schmerzen. Ein Heizkissen bzw. eine Wärmflasche zwischen den Beinen oder das Auflegen warmer Umschläge – am besten nachts – hilft, die Schmerzen zu lindern.

- *Die Bakterien fortspülen*

Viel trinken ist wichtig. Getränke aller Art außer Kaffee, sehr zuckerhaltigen Limonaden, schwarzem Tee oder Alkoholika helfen beim Abtransport der Keime.

- *Warmes Kräutersitzbad*

Füllen Sie eine Sitzbadewanne mit 38 °C heißem Wasser, in das Sie 1 Handvoll Schachtelhalmkraut oder Heublumen geben. Baden Sie 15 bis 20 Minuten. Füllen Sie evtl. heißes Wasser nach. Vermeiden Sie dabei ein Auskühlen des Oberkörpers. Trocknen Sie sich gut ab, und ruhen Sie sich dann aus.

- *Warmes Fußbad*

Auch warme Füße helfen dem Körper. Füllen Sie eine große Schüssel oder eine kleine Wanne mit warmem Wasser. Versetzen Sie das Fußbad mit einem durchblutungsfördernden Kräuteröl wie beispielsweise Fichtennadelöl. Baden Sie Ihre Füße maximal 10 Minuten darin. Danach gut abtrocknen und die Füße durch Wollstrümpfe warm halten.

Heiltees

Besonders zu Beginn einer Blasenentzündung kann die konsequente Einnahme harntreibender oder desinfizierender Tees die Heilung beschleunigen.

Blasentees – nicht für jeden geeignet
Herzkranke, Schwangere oder Menschen, die unter Wasseransammlungen (Ödemen) leiden, müssen vor der Einnahme harntreibender Substanzen ihren Arzt befragen.

213

KRANKHEITEN UND ALLTAGSBESCHWERDEN

Vorsicht bei Überempfindlichkeit
Wenn Sie unter einer Allergie gegen eine Pflanze aus der Familie der Korbblütler leiden, sollten Sie auf Anwendungen und Tees mit Goldrute und Sonnenhut verzichten. Sie könnten auch auf diese Pflanzen allergisch reagieren.

● *Krampflösende Mischung*
Mischen Sie 30 g Gänsefingerkraut mit je 20 g Goldrute, Sonnenhut, Bärentrauben- und Brunnenkresseblättern. Gießen Sie 2 EL der Mischung mit 1/2 l heißem Wasser auf. 15 Minuten ziehen lassen, dann abseihen. Trinken Sie den Tee über den Tag verteilt.

● *Indischer Blasentee*
Überbrühen Sie 1 TL Orthosiphonblätter mit 1 Tasse kochendem Wasser. Den Aufguss 30 Minuten ziehen lassen, dann abseihen. Trinken Sie ein- bis dreimal täglich 1 Tasse. Die in Indien und Malaysia beheimatete Pflanze wirkt leicht harntreibend und fördert die Ausschwemmung von Bakterien.

● *Bärentraubenblättertee zur Desinfektion*
Ein Kaltauszug verhindert hier die Freisetzung magenreizender Gerbstoffe und schmeckt weniger bitter: Versetzen Sie 1 TL der getrockneten Blätter mit 1 Tasse abgekochtem, kaltem Wasser, und lassen Sie das Ganze unter gelegentlichem Umrühren 12 Stunden stehen. Danach abseihen. Trinken Sie 1 Woche lang täglich je 2 Tassen leicht angewärmt. Dieser klassische Blasentee wirkt desinfizierend auf basischen Harn und verursacht eine leichte, aber harmlose Grünfärbung des Urins.

● *Holunderrindentee*
Zerstoßen Sie 1 Handvoll getrocknete Holunderrinde im Mörser, und setzen Sie sie in einem Tontopf mit 1 l kaltem Wasser an. Lassen Sie das Ganze 15 Minuten kochen, und seihen Sie den Tee durch ein Mulltuch ab. Über den Tag verteilt trinken.

● *Queckenwurzeltee bei Schmerzen*
Übergießen Sie 1 TL der getrockneten Wurzeln mit 1 Tasse kochendem Wasser. 10 Minuten ziehen lassen. Trinken Sie mehrmals täglich 1 Tasse. Queckenwurzeltee durchspült die Nieren und wirkt schmerzlindernd.

● *Bohnenblätter-Liebstöckel-Tee*
Mischen Sie je 20 g Bohnenschalen, Liebstöckel und Hauhechelkraut, und überbrühen Sie 2 TL dieser Mischung mit 1/2 l heißem Wasser. 15 Minuten zugedeckt ziehen lassen, dann abseihen. Trinken Sie den Tee in kleinen Schlucken über den ganzen Tag verteilt.

● *Preiselbeerblättertee*
Dieser Tee wird bei entzündlichem Blasenleiden und angespanntem Magen besonders empfohlen. Übergießen Sie 2 TL der Blätter mit 1 Tasse kaltem Wasser. 10 Stunden ziehen lassen, danach abseihen und auf Trinktemperatur erwärmen. Trinken Sie täglich 2 Tassen.

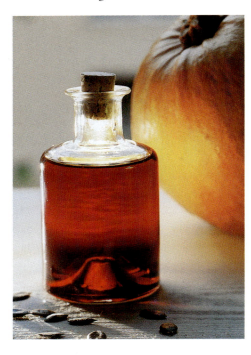

Kürbiskernöl hat eine stark erwärmende Wirkung und ist sowohl innerlich als auch äußerlich bei Blasenbeschwerden angezeigt.

BLASENENTZÜNDUNG

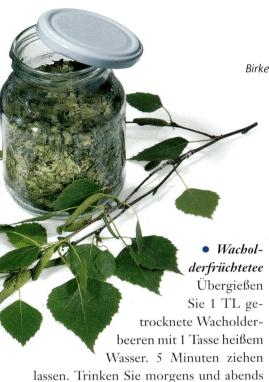

Birkenblätter sorgen für vermehrte Harnbildung, ohne dabei die Nieren zu reizen.

Tipps speziell für Frauen

Besonders Frauen können durch geeignete Lebensführung Blasenentzündungen verhindern:

- Bei häufigen Blasenentzündungen müssen die Schleimhäute besonders regeneriert werden, denn sie bilden den körpereigenen Bakterienschutz. Benutzen Sie während der Periode besser Binden als Tampons. So beugen Sie einer Austrocknung der Scheidenwände vor.
- Tragen Sie nur Baumwollunterwäsche. Sie nimmt die Feuchtigkeit des Körpers auf und gibt sie nach außen ab.
- Entleeren Sie nach dem Geschlechtsverkehr Ihre Blase. Bakterien, die durch die Scheide eingedrungen sind, können so frühzeitig ausgeschwemmt werden.

Ernährungstipp
Meiden Sie stark gewürzte Speisen und weißen Zucker. Beides entzieht dem Körper Wasser, das er zur Ausschwemmung der Bakterien benötigt.

- *Wacholderfrüchtetee*

Übergießen Sie 1 TL getrocknete Wacholderbeeren mit 1 Tasse heißem Wasser. 5 Minuten ziehen lassen. Trinken Sie morgens und abends 1 Tasse des entwässernden Tees.

- *Kur mit Birkenblättertee*

Überbrühen Sie 2 TL Birkenblätter mit 1/4 l kochendem Wasser. 10 Minuten ziehen lassen, dann abseihen. Trinken Sie als Kur 1 Woche lang 3 Tassen täglich.

- *Goldrutenkrauttee*

Erhitzen Sie 1/2 l Wasser mit 2 TL getrocknetem Goldrutenkraut. Einige Minuten ziehen lassen. Trinken Sie mehrmals täglich 1 Tasse. Der Tee wirkt leistungssteigernd auf das Nierengewebe und krampflösend.

- *Harntreibender Wurzeltee*

Übergießen Sie 1 TL Petersilienwurzel mit 3 Tassen heißem Wasser. Trinken Sie diese Menge über den Tag verteilt.

- *Schachtelhalmtee*

Setzen Sie 1 EL Schachtelhalmkraut mit 1/4 l kaltem Wasser an. 12 Stunden ziehen lassen, dann abseihen. Vor der Einnahme kurz erwärmen. Erwachsene sollten täglich 2 Tassen trinken.

So beugen Sie vor …

- Vermeiden Sie Stress und dauernde Anspannung. Verspannte Blasenwände verringern die Schleimproduktion und erhöhen so die Gefahr, dass sich Bakterien in der Blasengegend ansiedeln.
- Schützen Sie Ihren Unterleib vor Kälte. Besonders Frauen sollten das Sitzen auf kalten Flächen vermeiden.
- Ziehen Sie feuchte Badekleidung sofort aus.
- Vermeiden Sie kalte Füße und Zugluft.
- Wechselduschen, Trockenbürstungen und Saunabesuche regen die Durchblutung an und härten den Körper ab.

… und so heilen Sie

- Zur Behandlung von Blasenentzündungen sollten Sie so viel Flüssigkeit wie möglich zu sich nehmen. Harntreibende und entzündungshemmende Kräutertees sind dazu am besten geeignet.
- Bei starken Beschwerden müssen Sie unbedingt zum Arzt.

KRANKHEITEN UND ALLTAGSBESCHWERDEN

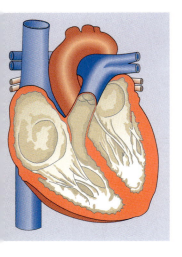

Blutdruck
Wenn die Kreislaufregulation Probleme macht

Durch die Pumpleistung des Herzes wird der Blutkreislauf im Organismus in Gang gehalten. Das Blut erzeugt dabei einen Druck auf die Gefäßwände – den Blutdruck. Seine Stärke ist abhängig von der Pumpkraft des Herzes und dem Widerstand der Gefäßwände. Verschiedene Faktoren können den Blutdruck nach oben treiben oder ihn absacken lassen.

Täglich muss das Herz rund 100 000 Schlagzyklen ausführen.

Zu hoher Blutdruck Wenn man ständig »unter Druck steht«, kann auch der Blutdruck bedenklich ansteigen.

Der normale Blutdruck

Die beiden Bewegungsrichtungen der Herzmuskeln, das Zusammenziehen und die Erschlaffung, bestimmen die beiden Blutdruck-Werte. Der obere (systolische) Wert bezeichnet den Druck, wenn das Herz sich zusammenzieht und Blut in die Hauptschlagader, die Aorta, pumpt. Der untere (diastolische) Wert bezeichnet den Druck, wenn das Herz erschlafft. Reguliert wird der Blutdruck über das Nervensystem. Jedoch können andere Faktoren wie bestimmte Hormone, psychische und umweltbedingte Einflüsse eine Veränderung des Blutdrucks bewirken. Der Normalwert des Blutdrucks ist u.a. abhängig vom Lebensalter. So werden bei Kindern bis zu zehn Jahren durchschnittlich 70/40 mmHg (Millimeter Quecksilbersäule), bei Erwachsenen ab etwa 35 Jahren durchschnittlich 140/90 mmHg angegeben.

Symptome bei Bluthochdruck

Von Bluthochdruck spricht man, wenn bei mindestens drei Messungen zu drei unterschiedlichen Zeiten systolische Werte von über 160 mmHg oder diastolische Werte von über 95 mmHg gemessen werden. Bis 160/95 mmHg spricht man von leichtem, kontrollbedürftigem Bluthochdruck.

Oft äußert sich ein erhöhter Blutdruck erst spät durch Beschwerden wie Schlafstörungen, Schwindel, Kopfschmerzen oder Atemnot.

Ursachen des Bluthochdrucks

Stress, dauernde Anspannung, aber auch falsche Lebens- und Essgewohnheiten können, genauso wie Übergewicht, zur Blutdruckerhöhung führen. Dauerhafter Bluthochdruck stellt eine anhaltende, übermäßige Druckbelastung für Gefäße und Organe dar, die in der Folge zu Schäden an Herz, Gehirn, Nieren und Augen führen kann.

Die Früherkennung von Bluthochdruck ist schwierig, da sich Symptome wie Anspannung und Überaktivität nicht primär negativ auf den Arbeitsalltag auswirken (positiver Stress) und andererseits Stresssymptome oft als »normale« Begleiterscheinung des täglichen Lebens gelten.

BLUTDRUCK

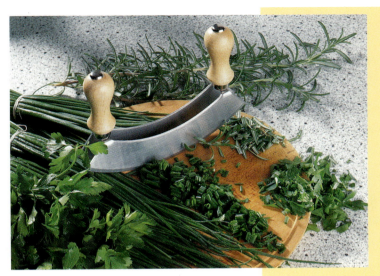

Die Natur bietet eine Fülle an schmackhaften Kräutern, die bestens geeignet sind, salzarme Gerichte kulinarisch aufzuwerten.

Ernährungstipps

Bei Bluthochdruck

- Vorwiegend vegetarische Kost verringert schädliche Blutfette. Regelmäßige Rohkost- und Reistage zur Entwässerung sind deshalb wichtig.
- Kalium schwemmt Wasser aus und senkt so den Blutdruck. Bauen Sie Hülsenfrüchte, Bananen und Fisch (enthalten viel Kalium) regelmäßig in Ihren Speiseplan ein.
- Ersetzen Sie Salz durch frische Kräuter und andere Gewürze, denn salzreiche Kost bindet Wasser im Körper und erhöht so den Blutdruck.
- Achten Sie auch auf den Fettgehalt Ihrer Speisen. Tierische Fette begünstigen schädliche Ablagerungen in den Gefäßen. Ersetzen Sie sie durch ungesättigte Fettsäuren, die z. B. in Oliven-, Sonnenblumen- oder Weizenkeimöl enthalten sind. Verwenden Sie außerdem fettarmen Joghurt, mageren Quark und Käse.

Heilanwendungen bei Bluthochdruck

Alle therapeutischen Maßnahmen zur Bekämpfung dauerhaften Bluthochdrucks haben nur dann einen Sinn, wenn sie konsequent eingehalten werden und mit einer Umstellung der Lebensgewohnheiten einhergehen.

- *Mistelkrauttinktur*

Übergießen Sie 20 g frisches, kleingeschnittenes Mistelkraut mit 100 ml 70-prozentigem Alkohol, und bewahren Sie die Lösung 1 Woche an einem dunklen Ort auf. Pressen Sie die Kräuter aus, und füllen Sie die Flüssigkeit in eine Glasflasche mit Tropfenzähler. Nehmen Sie dreimal täglich je 20 Tropfen mit Wasser ein.

- *Richtig atmen*

Flaches und kurzes Atmen ist typisch für Anspannung und Stress. Dem wirkt die Bauchatmung entgegen. Tief und gleichmäßig in den Bauch zu atmen beruhigt, und der Körper wird besser mit Sauerstoff versorgt. Üben Sie folgende Technik regelmäßig:

Legen Sie sich auf den Rücken, so dass Ihre Bauchmuskulatur völlig entspannt ist. Die Hände liegen dabei ruhig auf dem Bauch. Atmen Sie nun durch die Nase aus. Halten Sie dann einen Moment inne, bis der Körper erneut nach Luft verlangt. Atmen Sie in einem Zug durch die Nase ein und anschließend gleich wieder aus. Wiederholen Sie diese Übung jeweils zehnmal morgens und abends.

- *Ansteigendes Armbad*

Füllen Sie ein Waschbecken oder eine kleine Wanne mit 30 °C warmem Wasser. Tauchen Sie beide Arme bis über die Ellenbogen ein. Lassen Sie nach und nach heißes Wasser zulaufen, so dass nach

Mistelpräparate

Die Mistel ist eine der ältesten Heilpflanzen der Naturmedizin. Ihre Wirkstoffe stärken die Stoffwechselaktivität und das Immunsystem, sie wirken blutdrucksenkend und gelten als krebshemmend.

217

KRANKHEITEN UND ALLTAGSBESCHWERDEN

Ständige Kontrolle
Ein erhöhter Blutdruck muss regelmäßig kontrolliert werden. Auch wenn Sie Hausmittel zur Behandlung anwenden, dürfen Sie darauf nicht verzichten. Außerdem sollten Sie die Anwendungen immer mit Ihrem Arzt absprechen.

Nicht ganz reifer Weißdorn: Die Beeren können zur Herstellung eines blutdrucksenkenden Herzweins genutzt werden.

20 Minuten die Temperatur 40 °C beträgt. Danach die Arme gut abtrocknen. Diese Anwendung empfiehlt sich bei leichtem Bluthochdruck ein- bis zweimal pro Woche.

- *Knoblauch*

Die Inhaltsstoffe des Knoblauchs wirken gefäßerweiternd, blutgerinnungshemmend und dadurch blutdrucksenkend. Essen Sie täglich mindestens 3 große, frische Knoblauchzehen mit Quark vermischt, oder nehmen Sie Knoblauchpräparate aus dem Reformhaus über einen längeren Zeitraum ein.

- *Bärlauchmilch*

Bärlauch, auch wilder Knoblauch genannt, ist eine wichtige Heilpflanze bei Herz- und Kreislauferkrankungen. Er wirkt blutdrucksenkend und beugt Ablagerungen in den Gefäßen vor. Im Frühjahr kann man aus den frischen Bärlauchblättern einen Salat zubereiten. Wem die Schärfe nicht zusagt, kann 1 Bärlauchknolle kleingeschnitten 2 bis 3 Stunden in warmer Milch ziehen lassen. Trinken Sie die Milch dann in kleinen Schlucken.

- *Herzwein*

Zerreiben Sie 2 Handvoll Weißdornbeeren, und geben Sie sie in ein Einmachglas. Gießen Sie die Beeren mit Madeira auf, bis alle Früchte vollständig bedeckt sind. Bewahren Sie den Wein für 10 Tage gut verschlossen an einem hellen Ort auf. Danach seihen Sie die Flüssigkeit ab. Trinken Sie jeweils vor dem Mittagessen und vor der Nachtruhe 1 Likörglas des Herzweins.

- *Kräuterkur zur Vorbeugung gegen Herzinfarkt*

Die heilkundige Äbtissin Hildegard von Bingen (1098–1179) empfahl zur Vorbeugung gegen Herzinfarkt und Thrombosen sowie zur Behandlung von Bluthochdruck ein Fenchelmischpulver: Vermischen Sie 24 g Fenchelpulver (aus Fenchelsamen hergestellt), 12 g Galgantwurzelpulver, 6 g Diptamkrautpulver und 3 g Habichtskrautpulver. Sieben Sie die Mischung anschließend möglichst fein aus. Lösen Sie täglich 2 bis 3 Messerspitzen des Pulvers in einer kleinen Menge lauwarmen Wassers (etwa 1 Likörglas voll) auf, und nehmen Sie dies 1 Stunde nach dem Mittagessen ein. Das Fenchelmischpulver können Sie auch fertig in der Apotheke kaufen.

- *Maissud*

Der Mais enthält blutdrucksenkende und durchblutungsfördernde Wirkstoffe. Kochen Sie 1 Maiskolben in wenig Wasser weich, und trinken Sie diesen Sud lauwarm und schlückchenweise. Wenn Sie keine frischen Maiskolben kaufen können, bietet sich Maisöl als Ersatz an.

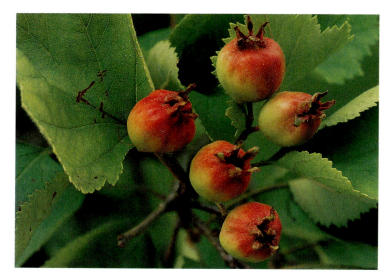

BLUTDRUCK

Als Nahrungsmittel wieder im Kommen: der Mais. Dass er auch blut-drucksenkende Wirkstoffe enthält, ist allerdings kaum bekannt.

Nehmen Sie dann regelmäßig vor jeder Mahlzeit 1 EL des Öls zu sich.

Reistag

Ein altbewährtes Hausrezept gegen hohen Blutdruck ist, an einem Tag der Woche nur gekochten Reis zu sich zu nehmen. Reis entwässert und hilft so, den Druck zu senken. Verwenden Sie zum Kochen kein Salz, dieses würde die entwässernde Wirkung wieder aufheben.

Geschmacklich aufwerten können Sie den Reis mit frischen Kräutern und Obst.

Heiltees bei Bluthochdruck

Misteltee

Übergießen Sie 1 TL Mistelkraut mit 1 Tasse heißem Wasser. Einige Minuten ziehen lassen, dann abseihen. Trinken Sie zweimal täglich 1 Tasse.

Blutdrucksenkende Teemischung

Mischen Sie 20 g Schafgarbenkraut, 15 g Weißdornblätter, 15 g Weißdornblüten, 15 g Ackerschachtelhalmkraut und 15 g kleingeschnittene, frische Knoblauchzehen. Übergießen Sie 2 TL der Mischung mit 1 Tasse kaltem Wasser, und bringen Sie das Ganze zum Sieden. Anschließend 10 Minuten ziehen lassen. Trinken Sie 4 Wochen lang täglich jeweils 2 Tassen.

Herzgespannkrauttee

Übergießen Sie 1 TL des Krauts mit 1 Tasse kochendem Wasser. Kurz ziehen lassen. Trinken Sie 2 Tassen täglich.

Weißdorntee

Überbrühen Sie 2 TL getrocknete Weißdornblätter mit 1 Tasse kochendem Wasser. 10 Minuten ziehen lassen. Trinken Sie 3 Tassen täglich.

Baldrian-Pomeranzen-Tee

Mischen Sie je 20 g Baldrianwurzel, Pomeranzenblätter und Kamillenblüten mit 10 g Lavendelblüten. Übergießen Sie 1 EL der Mischung mit 1 Tasse kochendem Wasser. 15 Minuten zugedeckt ziehen lassen. Trinken Sie zweimal täglich 1 Tasse. Baldrian und Lavendel haben eine beruhigende Wirkung. Daher empfiehlt sich der Tee besonders am Abend.

Weißdorn

Die blutdrucksenkende Wirkung des Weißdorns beruht auf seinen herzwirksamen Glykosiden. Weißdorn wird auch gegen Reizbarkeit und Herzrhythmusstörungen eingesetzt.

So beugen Sie vor ...

Bei hohem Blutdruck

• Betreiben Sie Sportarten, die Ihre Kondition stärken, wie Laufen, Schwimmen oder Radfahren. Sie kräftigen das Herz und führen zu einem Nachlassen der inneren Anspannung.

• Trinken Sie nur wenig Alkohol. Ein Glas Rotwein am Abend ist der Gesundheit allerdings sogar zuträglich.

... und so heilen Sie

Bei hohem Blutdruck

• Reduzieren Sie eventuell vorhandenes Übergewicht. Verringern Sie Ihren Fleischkonsum.

• Erlernen Sie einfach anzuwendende Entspannungstechniken wie etwa autogenes Training oder Yoga. Ruhe und Gelassenheit senken den Blutdruck.

• Trinken Sie ausgiebig Heiltees mit blutdrucksenkenden Kräutern. Kontrollieren Sie während dieser Selbstbehandlung Ihren Blutdruck regelmäßig. Solange er normal ist, brauchen Sie keinen Tee.

KRANKHEITEN UND ALLTAGSBESCHWERDEN

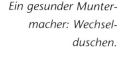

Ein gesunder Muntermacher: Wechselduschen.

Dem Kreislauf auf die Sprünge helfen! Morgens mit Wechselduschen beginnen: Je 1 Minute mit heißem, dann 10 Sekunden mit kaltem Wasser duschen. Regelmäßig angewendet, stärken Sie damit Ihren Blutdruck.

Symptome bei niedrigem Blutdruck

Von zu niedrigem Blutdruck spricht man, wenn der obere (systolische) Wert dauerhaft unter 100 bzw. 110 mmHg und der untere (diastolische) Wert unter 80 mmHg liegt.

Ein niedriger Blutdruck äußert sich hauptsächlich in Müdigkeit, Konzentrationsschwäche und Schwindel (bei längerem Stehen oder nach dem Aufstehen). In Extremfällen bewirkt er Ohnmachtsanfälle und sogar Probleme mit der Atmung. Das ständige Gefühl von Erschöpfung und Mattigkeit kann zu psychischen Krisen führen.

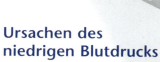

Ursachen des niedrigen Blutdrucks

Im Gegensatz zum Bluthochdruck ist zu niedriger Blutdruck in den meisten Fällen Veranlagungssache. Ursache dafür ist das Missverhältnis von der Herzleistung zur Größe der Gefäße. Die Pumpleistung des Herzes ist zu gering, um einen ausreichenden Druck auf die Gefäße zu bewirken. Häufiger Faktor, der zu niedrigem Blutdruck führt, ist Flüssigkeitsmangel. Krankheiten, wie Herzschwäche und Herzklappenfehler, oder hormonelle Störungen, wie eine Schilddrüsenunterfunktion, sind seltene organische Ursachen. Niedriger Blutdruck führt selten zu organischen Schäden, er ist für die Betroffenen »nur« ein lästiges Symptom. Schwangere müssen bei diesen Symptomen allerdings einen Arzt aufsuchen, um die Gefahr einer Frühgeburt oder einer Schädigung des Embryos durch Sauerstoffmangel auszuschließen.

Heilanwendungen bei niedrigem Blutdruck

Dauerhaft niedrigem Blutdruck kann mit verschiedenen einfach anzuwendenden Maßnahmen gut begegnet werden. Grundsätzlich sind dafür alle kreislaufanregenden und -stabilisierenden Anwendungen geeignet.

● *Ansteigendes Fußbad*
Füllen Sie in eine kleine Wanne 35 °C warmes Wasser ein, und versetzen Sie es mit durchblutungsförderndem Rosmarin- oder Fichtennadelöl. Geben Sie nach und nach heißes Wasser zu, so dass die Wassertemperatur nach 15 Minuten auf 40 °C angestiegen ist. Anschließend kurz erst das rechte, dann das linke Bein vom Fuß bis zur Wade aufwärts mit kaltem Wasser abspritzen. Das Wasser nur abstreifen und anschließend Wollsocken anziehen.

● *Fußbad mit Senfmehl*
Füllen Sie eine kleine Badewanne mit warmem Wasser, und geben Sie 2 Handvoll Senfmehl dazu. Anschließend baden Sie die Füße 10 bis 15 Minuten darin. Gut abtrocknen und mit Wollsocken die Füße warm halten. Das Fußbad fördert die Durchblutung.

● *Übung gegen klamme Finger*
Besonders häufig sind die Finger von Durchblutungsstörungen betroffen. Sie werden dann weiß und fühlen sich pelzig an. Lassen Sie in einer warmen Umge-

BLUTDRUCK

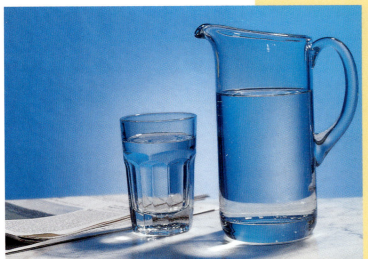

Reichlich Mineralwasser hebt den Blutdruck.

bung die Arme locker hängen, und ballen Sie die Finger kurz zur Faust. Lassen Sie anschließend wieder los, und schütteln Sie die Hände aus. Wiederholen Sie die Übung 30mal. Danach tauchen Sie die Hände kurz in warmes und dann sofort in kaltes Wasser. Zweimal wiederholen. Die Bewegung und die Kälte- und Wärmereize regen die Durchblutung an.

Heiltees bei niedrigem Blutdruck

● *Rosmarintee*
Übergießen Sie 1 TL getrockneten Rosmarin mit 1 Tasse kochendem Wasser. Dann abseihen. Trinken Sie täglich morgens und mittags 1 Tasse.

● *Allgemein stärkende Teemischung*
Mischen Sie 25 g Buchweizenkraut, 25 g Rosmarinnadeln, 25 g Meisterwurz und 15 g Liebstöckelwurzel. Übergießen Sie 2 TL dieser Kräutermischung mit 1/4 l heißem Wasser. 15 Minuten ziehen lassen. Dann abseihen. Trinken Sie 3 bis 4 Wochen lang je 1 Tasse morgens und abends.

● *Johanniskrauttee*
Johanniskraut steigert die Auswurfleistung des Herzes und stabilisiert die Psyche. Übergießen Sie 2 TL Kraut mit 1/4 l kochendem Wasser. 10 Minuten zugedeckt ziehen lassen. Trinken Sie 4 Wochen lang 2 bis 3 Tassen täglich.

Ernährungstipps

Bei niedrigem Blutdruck
● Essen Sie ab und zu kochsalzreiche Kost. Salz bindet Wasser im Blut und erhöht dadurch den Blutdruck.
● Achten Sie auf ausgewogene, ballaststoffreiche Kost. Eine gesunde Ernährung stärkt die Widerstandskräfte genauso wie die Gefäße.
● Natrium ist direkt an der Regulierung des Blutdrucks beteiligt. Trinken Sie deshalb gelegentlich natriumreiches Mineralwasser.
● Nehmen Sie jeden Tag mindestens zwei, besser sogar drei Liter Flüssigkeit zu sich. Dazu eignen sich neben Kräutertees auch mit etwas Salz gewürzte Suppen.

So beugen Sie vor ...

Bei niedrigem Blutdruck
● Bewegen Sie sich einmal am Tag an der frischen Luft.
● Meiden Sie schweres Essen, das macht müde.
● Trinken Sie nicht zuviel Kaffee, denn der Körper gewöhnt sich an das aufputschende Koffein, sodass die Wirkung nachlässt.

... und so heilen Sie

Bei niedrigem Blutdruck
● Gehen Sie regelmäßig in die Sauna. Das trainiert die Gefäße und stabilisiert den Blutdruck.
● Treiben Sie regelmäßig Sport, z. B. Radfahren oder Joggen.

KRANKHEITEN UND ALLTAGSBESCHWERDEN

Cholesterin
Der Risikofaktor für Herz-Kreislauf-Erkrankungen

Kaum eine Substanz hat ein so negatives Image wie das Cholesterin. Dabei ist es ein lebenswichtiger, fettähnlicher Stoff, den unser Körper selbst herstellt. Cholesterin ist wichtig für Zellwände, Immunsystem, Gehirn- und Nervenzellen und wird zur Hormonproduktion benötigt. Wird zu viel davon gebildet, zu wenig verbraucht oder zu viel aufgenommen, kommt es zu krank machenden Cholesterinwerten im Blut.

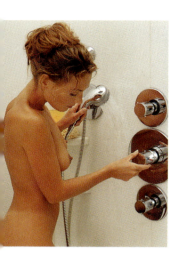

Warm und kalt: Kneippsche Wechselduschen sind auch bei Gefäßerkrankungen angezeigt.

Gesundheits-Check
Regelmäßige Vorsorgeuntersuchungen informieren Sie über Ihren Blutfettgehalt und bewahren Sie vor schwerwiegenden Folgen.

Die normalen Cholesterinwerte

Man unterscheidet zwischen »gutem« und »schlechtem« Cholesterin. Letzteres ist das LDL-Cholesterin (Low Density Lipoprotein, Cholesterin von geringer Dichte), das die Gefäßwände schädigen kann und dessen Erhöhung im Blut zu den Risikofaktoren für Herz-Kreislauf-Erkrankungen wie Herzinfarkt und Schlaganfall zählt. Das »gute« HDL-Cholesterin (High Density Lipoprotein, Cholesterin hoher Dichte) transportiert überschüssiges Blutfett zurück in die Leber und sorgt damit für gute Blutfettwerte. Je nach Alter und Geschlecht schwanken die Normalwerte für das Gesamtcholesterin zwischen 180 und 250 Milligramm pro 100 Milliliter Blut.

Symptome bei Cholesterinerhöhung

Erhöhte Cholesterinwerte sind eine Erscheinung, an der überwiegend Menschen aus den Industrienationen leiden. Ihre Zahl hat in den letzten Jahrzehnten erheblich zugenommen, was sicher auch auf die veränderte Lebensweise zurückzuführen ist. Eine Cholesterinerhöhung verläuft ohne spürbare Beschwerden. Nur eine Blutuntersuchung kann zeigen, ob die Werte noch im normalen Bereich liegen. Erst die Folgen führen zu Beschwerden.

Ursachen der Cholesterinerhöhung

Der menschliche Organismus stellt täglich Cholesterin her. Dabei spielt die Leber eine große Rolle. Ausgeschieden wird das Cholesterin hauptsächlich mit der Gallenflüssigkeit über den Darm, in geringen Mengen auch über die Talgdrüsen. Da der Mensch eigenes Cholesterin produziert, muss er es nicht zusätzlich mit der Nahrung aufnehmen. Der Hauptgrund für erhöhte Cholesterinspiegel im Blut ist die große Menge Cholesterin, die bei ungesunder Ernährung dem Körper zugeführt wird. Es gibt jedoch seltene Fälle, bei denen der Körper trotz cholesterinfreier Ernährung verstärkt diese Substanz bildet. Ein deutlich erhöhter Gesamtcholesterinspiegel, der über

CHOLESTERIN

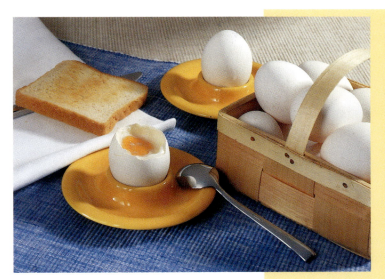

Bei erhöhten Cholesterinwerten sollte man nicht mehr als ein Ei pro Woche verzehren.

Ernährungstipps

- Rein pflanzliche Nahrung enthält kaum Cholesterin. Verwenden Sie deshalb vorwiegend Obst, Gemüse, pflanzliche Öle und Margarine.
- Essen Sie oft Karotten. Sie helfen, den Cholesterinspiegel zu senken.
- Verzehren Sie häufig Gemüse, Kartoffeln und Hülsenfrüchte. Die darin enthaltenen Ballaststoffe binden überschüssiges Cholesterin.
- Nehmen Sie Magermilchprodukte, Soja und Tofu in Ihren Speiseplan auf, und reduzieren Sie Fleisch, frische Eier und Fisch.
- Vor allem Übergewichtige müssen auf versteckte Fette achten, die in Wurst, Fertiggerichten, Gebäck und Süßigkeiten enthalten sind.
- 1 Obst- und Gemüsetag pro Woche ist ideal, um überschüssige Fette abzubauen.
- Reduzieren Sie Ihren Alkoholkonsum, nicht aber Ihre tägliche Flüssigkeitsaufnahme.

250 Milligramm pro 100 Milliliter Blut liegt, hat schwerwiegende Folgen. Das Cholesterin lagert sich an den Gefäßwänden ab und behindert damit die Blutzirkulation in den Gefäßen. Es entstehen raue Gefäßwände, an denen sich Kalzium leicht ablagern kann. So kommt es zur bekannten »Verkalkung« der Gefäße. Im weiteren Verlauf ist eine Verfestigung der Gefäße möglich, deren Folge Herzinfarkt oder Schlaganfall sein kann.

Obwohl die Fähigkeit, Blutfette zu verarbeiten, von Mensch zu Mensch unterschiedlich ist, sollten folgende Risikofaktoren generell gemieden werden, da sie den Stoffwechsel belasten: überwiegend fettreiche Ernährung, permanente Überbelastung, reichlich Alkohol und Nikotin sowie Koffein, Übergewicht und vor allem Bewegungsmangel.

Heilanwendungen

Von allen Anwendungen, die den Stoffwechsel anregen, haben sich die Kneippschen Wechselduschen auch bei Gefäßkrankheiten bewährt.

- *Kneippsche Wechselduschen*

Wechseln Sie die Wassertemperatur beim Duschen so plötzlich, wie Sie es eben vertragen. Benutzen Sie dazu eine Handbrause, die Sie von unten nach oben in kreisenden Bewegungen über den Körper führen. Beginnen Sie mit einer warmen Duscheinheit von ca. 3 Minuten, und wechseln Sie dann ca. 1 Minute lang zu kälterem Wasser. Anschließend folgt noch einmal eine kurze Warmdusche. Danach gut abreiben. Wechselduschen trainieren die Elastizität der Gefäße: Wärme führt zu einer Erweiterung der Gefäße, Kälte hingegen bewirkt, dass sie sich wieder zusammenziehen.

Fettzufuhr

Dem menschlichen Organismus muss über die Nahrung nur wenig Fett zugeführt werden. Bei zu hohen Cholesterinwerten ist daher eine konsequente und dauerhafte Umstellung der Ernährung unumgänglich.

223

KRANKHEITEN UND ALLTAGSBESCHWERDEN

Fastenkuren
Nach Krankheiten, während starker Belastungsphasen, bei Schilddrüsenüberfunktion, Gastritis oder während der Schwangerschaft sind Fastenkuren nicht ratsam. Am besten, Sie fragen vorher Ihren Arzt.

Die heilkräftige Mistel wächst als Schmarotzer auf Bäumen. Dem menschlichen Organismus hilft sie bei Arterienverkalkung, der häufigsten Folgeerscheinung eines erhöhten Cholesterinspiegels.

● *Molketrinkkur*
Eine Trinkkur ist der geeignete Einstieg zu einer Ernährungsumstellung. Diese mehrtägige Fastenkur entlastet und entgiftet den ganzen Organismus, vor allem Magen und Darm. Die Blutfettwerte im Körper sinken deutlich. Trinken Sie dazu 6 Tage lang je 1 Liter Diätkurmolke über den Tag verteilt. Eine genaue Beschreibung finden Sie im Kapitel »Vorbeugen durch Kuren« auf Seite 392 f.

● *Knoblauchtinktur*
Knoblauch wirkt vorbeugend gegen Gefäßablagerungen und senkt den Blutdruck. Schneiden Sie 5 Zehen klein, und versetzen Sie sie mit 1/2 l 40-prozentigem Alkohol. In eine Glasflasche füllen, verschließen und 2 Wochen stehenlassen. Danach den Knoblauch herausfiltern. Nehmen Sie täglich 20 Tropfen ein.

● *Autogenes Training*
Erlernen Sie (am besten in einer Gruppe) autogenes Training. Diese spezielle Entspannungsform erweitert die Blutgefäße und lockert die Muskeln. Autogenes Training trägt auch dazu bei, ein besseres Körpergefühl zu entwickeln. Das lässt Sie Ihre täglichen Fehler, beispielsweise in der Ernährung, einfacher erkennen.

Heiltees

● *Efeublättertee*
Efeu enthält so genannte Saponine, die sich im Darm mit den Fetten verbinden und so den Cholesterinspiegel senken. Übergießen Sie 1 TL Efeublätter mit 1 Tasse kochendem Wasser. 10 Minuten ziehen lassen. Trinken Sie täglich 2 Tassen dieses Tees.

● *Petersilientee*
Die krause Petersilie enthält neben den Vitaminen C und E auch das stoffwechselwirksame B-Vitamin Niazin, das sich stabilisierend auf den Cholesterinspiegel auswirkt. Deshalb eignet sich Petersilie auch zur Vorbeugung gegen Arterienverkalkung. Übergießen Sie für den Tee 2 TL zerkleinerte Petersilienwurzeln mit 1/4 l kochendem Wasser. 10 Minuten ziehen lassen, dann abseihen. Trinken Sie täglich 2 Tassen.

● *Pfefferminztee*
Pfefferminze enthält das ätherische Öl Menthol, das die Magenschleimhaut betäubt und anregend auf den Gallenfluss wirkt. Verstärkter Gallenfluss wiederum aktiviert den Fettstoffwechsel und führt zu einer Senkung der Cholesterinwerte. Für den Tee übergießen Sie 1 TL Pfefferminzblätter (am besten frische verwenden) mit 1 Tasse heißem Wasser. 10 Minuten zugedeckt ziehen lassen. Trinken Sie 2 Tassen täglich.

● *Stoffwechselmischung*
Dieser Tee regt den Stoffwechsel an. Mischen Sie 20 g Ackerschachtelhalm, 25 g Birkenblätter, je 10 g Hauhechel-

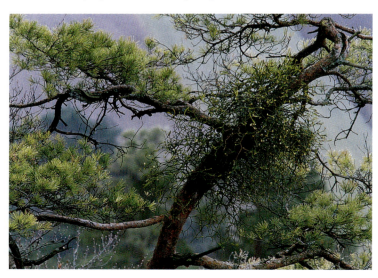

CHOLESTERIN

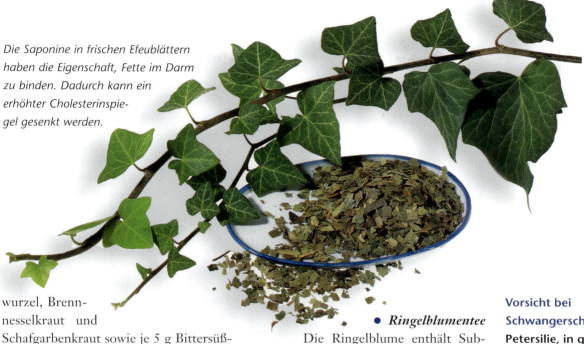

Die Saponine in frischen Efeublättern haben die Eigenschaft, Fette im Darm zu binden. Dadurch kann ein erhöhter Cholesterinspiegel gesenkt werden.

wurzel, Brennnesselkraut und Schafgarbenkraut sowie je 5 g Bittersüßstängel, Faulbaumrinde und Wacholderfrüchte. Übergießen Sie 2 TL der Mischung mit 1 Tasse kochendem Wasser. 10 Minuten leicht kochen lassen. Trinken Sie 2 Wochen lang täglich 2 bis 3 Tassen.

● *Blutreinigungstee*
Mischen Sie 10 g Faulbaumrinde mit je 20 g Birken- und Brennnesselblättern. Übergießen Sie 1 TL der Mischung mit 1 Tasse kochendem Wasser. 5 Minuten ziehen lassen. Trinken Sie 1 Woche lang täglich 2 bis 3 Tassen.

● *Mistel-Hauhechel-Löwenzahn-Mischung*
Mischen Sie 30 g Mistelblätter, 20 g Hauhechelwurzel und 30 g Löwenzahnkraut. Übergießen Sie die Mischung mit 1,5 l kochendem Wasser. 15 Minuten ziehen lassen. Trinken Sie die gesamte Menge über den Tag verteilt. Zur Vorbeugung gegen Arterienverkalkung wird empfohlen, diese Teekur alle 6 Wochen zu wiederholen.

● *Ringelblumentee*
Die Ringelblume enthält Substanzen, so genannte Calendulasaponoside, die eine Senkung des Blutfettspiegels wirksam unterstützen. Übergießen Sie 2 TL getrocknete Blüten mit 1 Tasse kochendem Wasser. 10 Minuten ziehen lassen, dann abseihen. Trinken Sie von diesem Tee 3 Tassen täglich.

Vorsicht bei Schwangerschaft
Petersilie, in großen Mengen genossen, kann Frühgeburten auslösen. Schwangere sollten deshalb höchstens 1 EL pro Tag zu sich nehmen.

So beugen Sie vor ...

• Zur Stärkung und zum Schutz Ihrer Gefäßwände sollten Sie viel Vitamin C und E zu sich nehmen.
• Bewegen Sie sich täglich mindestens 1 Stunde an der frischen Luft. Dabei baut der Körper Blutfette ab, und die Gefäße werden gestärkt.

... und so heilen Sie

• Reichlich Ballaststoffe sowie eine allgemein fett- und cholesterinbewußte Ernährung helfen, den Blutfettspiegel zu normalisieren und stabil zu halten.
• Trinken Sie öfter ein Glas Rotwein, das wirkt sich günstig auf den Cholesterinspiegel und die Gefäße aus. Übermäßiger Alkoholgenuss lässt den Cholesterinspiegel hingegen ansteigen.

KRANKHEITEN UND ALLTAGSBESCHWERDEN

Depressive Verstimmungen
Dunkle Wolken auf der Seele

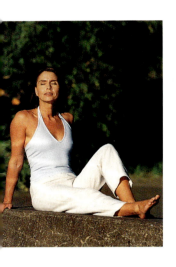

Jeden Tag gute Laune zu haben, ist absolut unmöglich. Der Wechsel zwischen psychischen Hochs und Tiefs ist ein ganz natürlicher Prozess – Freude und Traurigkeit gehören beide zum Leben. Treten die negativen Phasen jedoch häufiger auf als die positiven und findet sich kein Weg aus dem Tief, dann ist Hilfe nötig.

Tanken Sie möglichst viel Sonne und frische Luft. Das hebt die Stimmung.

Symptome

Depressive Verstimmungen äußern sich in der Regel durch Niedergeschlagenheit, Unruhezustände, Traurigkeit, starke Müdigkeit, Antriebslosigkeit und Schlafstörungen. Depressive Patienten lassen sich durch nichts aufheitern und sehen stets nur die negative Seite des Lebens. Sie ziehen sich auch meist von ihren Mitmenschen zurück. Im Gegensatz zu den eher milden depressiven Verstimmungen kommt es bei der echten Depression zu grundloser Traurigkeit, verändertem Zeitgefühl, Wahrnehmungsstörungen und einem ausgeprägten Rückzug in die eigene Welt. Patienten mit einer schweren Depression tragen sich mit Selbstmordgedanken. Eine Depression kann vorübergehend sein oder sich als chronische Krankheit über Monate bzw. Jahre hinziehen.

Ursachen

So vielfältig die bei einer Depression entstehenden Gefühle sind, so unterschiedlich sind auch die Gründe, die zu depressiven Stimmungslagen führen können. Sowohl soziale als auch psychologische oder biologische Faktoren spielen dabei in jeweils unterschiedlicher Intensität eine Rolle. Oft gibt es Fälle, bei denen die Depression anlagebedingt, also vererbt ist. Depressionen treten auch häufig nach einschneidenden emotionalen Erlebnissen auf, wie Bindungsverlusten, beispielsweise der Tod eines nahestehenden Menschen oder eine Trennung; sie werden ausgelöst durch Misserfolg, zu viel oder zu wenig Arbeit, Abhängigkeitsverhältnisse, aber ebenso durch Lichtmangel in der dunklen Jahreszeit (so genannte Winterdepression).

Das Ausmaß depressiver Phasen ist von Mensch zu Mensch unterschiedlich. In schwerwiegenden Fällen, bei denen die oben genannten Symptome einer echten Depression auftreten, muss unbedingt ein Arzt oder Psychotherapeut aufgesucht werden.

Bei gelegentlichen, zeitlich begrenzten und schwächeren Stimmungsschwankungen hingegen kann eine Reihe einfacher Mittel auf problemlose Art und Weise schnell Abhilfe schaffen.

Prüfungsängste
Die im Baldrian wirksamen Bitterstoffe bekämpfen Nervosität und Versagensängste vor allem vor Prüfungen. Sie sollten langfristig vor dem gefürchteten Ereignis eingenommen werden, dann entfalten sie ihre volle Wirkung.

DEPRESSIVE VERSTIMMUNGEN

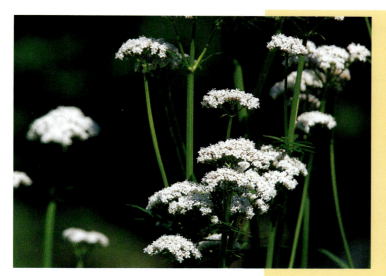

Die rötlich-weißen Blüten der Baldrianpflanze. Dass man den pulvrigen Extrakt des Heilkrauts im Essen zu sich nehmen kann, ist kaum bekannt.

Heilanwendungen

● *Trockenbürsten bei Morgendepression*
Depressionen, die morgens besonders stark sind, kann mit Trockenbürsten begegnet werden. Durch kreisendes Massagebürsten verschwindet die typische Müdigkeit, außerdem wird die Nervosität verringert. Bürsten Sie zuerst das linke, dann das rechte Bein von unten nach oben; dann die Arme, den Bauch und den unteren Rücken.

● *Aromatherapie gegen dunkle Gedanken*
Bestimmte ätherische Öle helfen gegen das Gefühl der Minderwertigkeit, Machtlosigkeit oder Verzweiflung. Besonders geeignet ist hierbei Neroli, das Öl der Orangenblüten. Mischen Sie einige Tropfen Neroli mit etwas Jojobaöl in einem Riechfläschchen. Bei Bedarf schnuppern Sie einfach daran.

● *Stimmungsaufhellende Duftlampenmischung*
Mischen Sie je 2 Tropfen Rosen- und Melissenöl mit 3 Tropfen Lavendelöl. Diese Mischung geben Sie in die Verdunsterschale einer Duftlampe oder in ein Schälchen mit warmem Wasser.

● *Baldrianbad bei Schlaflosigkeit*
Geben Sie 2 Handvoll getrocknete Baldrianwurzeln in eine Badewanne voll heißem Wasser. Baden Sie für höchstens 10 Minuten, und legen Sie sich sofort anschließend ins Bett. So angewendet, fördert das Baldrianbad den erholsamen Nachtschlaf.

Ernährungstipps

● Glücksgefühle und Ausgeglichenheit können auch durch die Ernährung beeinflusst werden. Ein Mangel an bestimmten Aminosäuren erzeugt negative Stimmungen. Nehmen Sie deshalb häufiger mageres Fleisch und Käse sowie ausreichend Vitamin B12, das in Vollkornprodukten, Fisch und Eigelb vorkommt, zu sich.

● Mischen Sie Baldrianpulver unter fetthaltige Speisen. Die fettlöslichen Wirkstoffe im Baldrian entfalten dadurch ihr ganzes Wirkungspotential.

● Die beruhigend wirkende Fenchelknolle ist in jeder Zubereitungsform zu empfehlen.

● Das »warme« Aroma« von Zimt vertreibt depressive Gedanken. Streuen Sie 1/2 TL Zimt auf ein Butterbrot. Kauen Sie es ausgiebig, da Zimt schon über die Mundschleimhaut aufgenommen wird.

● Vermeiden Sie »Frustesserei«. Fette Speisen drücken die Stimmung noch mehr. Schokolade sorgt zwar kurzfristig für bessere Laune, doch schnell stellt sich erneut ein Hungergefühl ein.

KRANKHEITEN UND ALLTAGSBESCHWERDEN

Johanniskraut hebt die Laune
Der Wirkstoff Hyperizin, der im Johanniskraut enthalten ist, stabilisiert den Gemütszustand und hemmt die Entstehung depressiver Gefühle direkt im Gehirn.

Farbtherapie durch Zimmerpflanzen: Das strahlende Rot-Violett der Passionsblumenblüte beispielsweise regt die Sinne an und macht fröhlich.

- *Kräuterkissen zur Beruhigung*
Ein altes Rezept der Naturheilkunde hilft auch gegen Einschlafstörungen und vertreibt trübe Gedanken: Geben Sie in eine kleine Kissenhülle etwas Verbandswatte, und füllen Sie sie mit den zerkleinerten Kräutern von Primeln, Baldrian, Holunder, Hopfen und Lavendel. Legen Sie das Kissen abends unter Ihr Kopfkissen.

- *Essigstrümpfe bei nervösen Störungen*
In der Kneipptherapie wird diese Anwendung gegen Nervosität und Einschlafstörungen eingesetzt. Versetzen Sie 1/2 l lauwarmes Wasser mit 3 EL Essig. Legen Sie Baumwollkniestrümpfe in das Essigwasser, wringen Sie sie aus, und ziehen Sie sie dann an. Darüber kommt noch ein Paar dicke Wollstrümpfe. Nach 1 Stunde ziehen Sie die Essigstrümpfe wieder aus und legen sich ins Bett.

- *Schlüsselblumenauflage bei Anspannung*
Ein wirksames Mittel aus der Hildegard-Heilkunde: Legen Sie 1 Bund frisch gepflückte Schlüsselblumen auf die Herzgegend, befestigen Sie die Blumen mit einer Mullbinde, und lassen Sie sie 2 bis 3 Stunden einwirken.

- *Baldrianwein zur Beruhigung*
Geben Sie 3 EL der zerkleinerten und getrockneten Baldrianwurzel in 1 l Weißwein. 2 Wochen ziehen lassen, dann abseihen. Trinken Sie täglich 1 bis 2 Likörgläser abends 1 Stunde vor dem Zubettgehen.

- *Fenchel-Honig-Milch*
Kochen Sie 2 TL zerdrückte Fenchelfrüchte mit 1/4 l Milch auf. Anschließend seihen Sie die Flüssigkeit ab und verrühren sie gut mit Honig oder etwas Fruchtzucker. Trinken Sie die Fenchel-Honig-Milch lauwarm und in kleinen Schlucken etwa 30 Minuten vor dem Schlafengehen.

Heiltees

- *Stabilisierende Teemischung*
Mischen Sie je 1 TL Johanniskraut, Weißdorn und Pfefferminze, und übergießen Sie die Kräutermischung mit 1 Tasse heißem Wasser. Lassen Sie den Aufguss 10 Minuten zugedeckt ziehen, und seihen Sie ihn anschließend ab. Trinken Sie täglich 1 Tasse.

- *Johanniskrauttee*
Übergießen Sie 2 TL Johanniskraut mit 1 Tasse kochendem Wasser. 10 Minuten zugedeckt ziehen lassen, dann abseihen. Trinken Sie mindestens 4 Wochen lang täglich 2 bis 3 Tassen.

- *Baldrian-Johanniskraut-Kombinationsbehandlung*
Hervorragend hat sich das Zusammenspiel der beiden Stimmungsaufheller Baldrian und Johanniskraut bewährt. Übergießen Sie morgens und mittags je

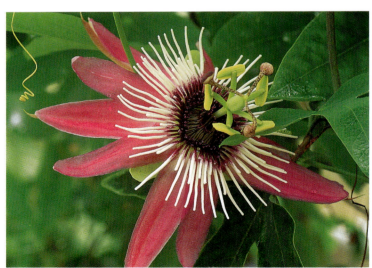

DEPRESSIVE VERSTIMMUNGEN

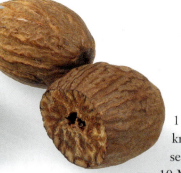

Die Muskatnuss enthält die beiden Wirkstoffe Myristizin und Elimizin, die im Körper zu stimmungshebenden Substanzen umgebaut werden. Verwenden Sie sie öfter als Gewürz.

1 TL Johanniskraut mit 1 Tasse heißem Wasser. 10 Minuten ziehen lassen. Trinken Sie den Tee noch warm. Abends versetzen Sie 1 TL Baldrianwurzel mit 1 Tasse heißem Wasser. 5 Minuten ziehen lassen. Trinken Sie diesen Tee vor dem Zubettgehen.

● *Hopfen-Johanniskraut-Tee*
Mischen Sie 1 TL Johanniskrautblüten und 1 TL Hopfenzapfen. Übergießen Sie diese Mischung mit 1 Tasse kochendem Wasser. 10 Minuten ziehen lassen, dann abseihen. Trinken Sie morgens und abends je 1 Tasse. Der Tee empfiehlt sich bei morgendlichen Depressionen.

● *Holunder-Zaunwinden-Tee*
Mischen Sie je 30 g Holunderblüten, Zaunwindensamen, Johanniskraut und Hopfen. Übergießen Sie 2 EL davon mit 1/2 l kochendem Wasser. 10 Minuten ziehen lassen. Gegen Durchschlafstörungen trinken Sie 1 Stunde vor der Nachtruhe 1 Tasse.

Weitere Heilmethoden

● *Autogenes Training*
Menschen, die öfter an stärkeren Stimmungsschwankungen leiden, sollten eine Verhaltenstherapie beginnen. Bewährt hat sich auch das autogene Training. Dabei lernen Sie täglich einen positiven Satz langsam und konzentriert 20-mal still aufzusagen, wie: »Ich fühle mich gut.« Mit der Zeit bemerken Sie, wie Sie Ihr eigenes Tempo bestimmen und sich Ihnen ein neues Kraftpotential auftut.

● *Lichttherapie*
In der dunklen Jahreszeit kann leicht eine Winterdepression entstehen. Suchen Sie im Winter ein- bis zweimal pro Woche ein Solarium auf, vorausgesetzt, Sie haben keinen zu empfindlichen Hauttyp, und gehen Sie regelmäßig an die frische Luft.

● *Heilende Farbfelder*
In der Farbtherapie hat sich das Spektrum der Farbe Rot als stimmungsaufhellend erwiesen. Besonders warme Orangetöne aktivieren den Geist.

Vielseitiger Hopfen
Hopfen hilft gegen ein breites Spektrum von Beschwerden, die bei Depressionen auftreten können. Bei nervöser Unruhe schafft er ebenso Abhilfe wie bei Schlafstörungen und Angstzuständen.

So beugen Sie vor ...

• Setzen Sie sich realistische Ziele in Ihrem täglichen Leben. Erfolgserlebnisse heben die Stimmung.
• Treiben Sie regelmäßig Sport, und ernähren Sie sich richtig. Ein gutes Körpergefühl ist die beste Grundlage für das ausgeglichene seelische Wohlbefinden.

... und so heilen Sie

• Begeben Sie sich in Phasen der Niedergeschlagenheit an Orte, die Ihnen angenehme Empfindungen bringen.
• Stimulieren Sie Ihre Sinne positiv. Nicht nur wohlriechende Öle für die Nase, sondern auch warme Farben für die Augen wirken anregend auf die Psyche.
• Möglicherweise hilft während einer Depressionsphase auch Schlafentzug. Gehen Sie spät ins Bett, denn besonders im ersten Teil der Nacht kann Schlafentzug zur Linderung beitragen.
• Menschen, die öfter an depressiven Verstimmungen leiden, erreichen langfristig eine Besserung ihres Zustandes über Verhaltenstherapien, die helfen, negative Denkprozesse aufzubrechen.

KRANKHEITEN UND ALLTAGSBESCHWERDEN

Durchblutungsstörungen
Vielfältige Gefäßerkrankungen

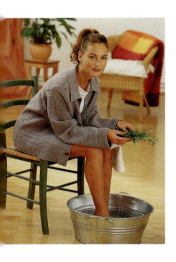

Das Blut fließt in einem weit verzweigten Gefäßsystem durch den Körper. So werden alle Organe und Gewebe mit Nährstoffen versorgt. Arterien transportieren sauerstoffreiches Blut, Venen das verbrauchte, sauerstoffarme. Kommt der Blutfluss ins Stocken, treten zum Teil schwerwiegende Beschwerden auf.

Schmerzen in den Beinen – ein Kräuterbad verschafft Linderung.

Symptome
Von kalten Füßen und Händen über Atemlosigkeit, Bewegungsunlust bis hin zu geschwollenen schmerzhaften Beinen reichen die Symptome, wenn die Durchblutung des Körpers gestört ist. Sind innere Organe betroffen, hängen die Beschwerden vom jeweiligen Organ ab.

Ursachen
Mangelnde Durchblutung des ganzen Körpers oder einzelner Körperteile, wie Hände oder Beine, sind die Folge von Gefäßverengungen. Der Durchmesser der Blutgefäße in den Gefäßbahnen verringert sich so, dass zu wenig Blut hindurchfließen kann und es zu einer Unterversorgung an Sauerstoff und Nährstoffen in den betreffenden Körperregionen kommt. Diese Gefäßschwäche kann erblich oder konstitutionell begünstigt sein, z. B. durch Bindegewebsschwäche oder dünne Venenwände. Krankheiten, hohe Belastung oder Kälte können zu Gefäßverkrampfungen mit nachfolgenden Durchblutungsstörungen führen. Am häufigsten treten Gefäßverengungen aber als Folge von Arteriosklerose auf. Risikofaktoren sind fett- und cholesterinreiche Ernährung bei gleichzeitigem Bewegungsmangel, Übergewicht und Rauchen.

Durchblutungsstörungen der Arterien von Armen oder Beinen führen zu kalten, blassen, schmerzhaften Händen oder Füßen. Sind die Gefäße von Gehirn oder Herz betroffen, kann es zum Schlaganfall oder Herzinfarkt kommen.

- **Sonderfall Krampfadern:** Sie stellen eine sichtbare Ausprägung gestörter Durchblutung dar. Eine Wandschwäche der Venen führt dazu, dass das Blut nicht mehr ausreichend von den Füßen zum Herz transportiert wird und in den Beinvenen versackt, die sich dadurch erweitern: Krampfadern entstehen. Durch den verlangsamten Blutfluss kann es zu Blutgerinnseln (Thrombosen) kommen und Wasser ins Gewebe gedrückt werden (Ödeme). Patienten, die zu Krampfadern neigen, können durch rechtzeitige und konsequente Behandlung die Beschwerden verringern und ein Fortschreiten aufhalten.

Die Muskelpumpe
Wird die Unterschenkelmuskulatur angespannt, werden die Venen zusammengepresst. Diese Muskelpumpe unterstützt den Blutfluss in Richtung Herz. Regelmäßiges Beintraining kann somit Krampfadern vorbeugen.

DURCHBLUTUNGSSTÖRUNGEN

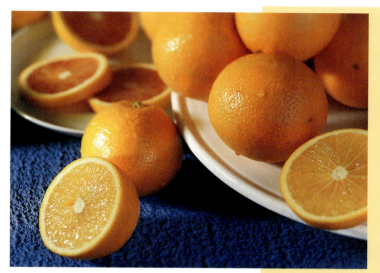

Während der kalten Jahreszeit sind Orangen als Vitamin-C-Spender kaum zu schlagen.

Ernährungstipps

- Essen Sie möglichst oft frisches Obst und Gemüse, das viel Vitamin C enthält. Vitamin C stärkt die Gefäße. Geeignete Sorten sind beispielsweise Orangen, Kiwis, Grapefruits und grüne Paprika.
- Kochen Sie Kartoffeln mit Schale, auf diese Weise bleibt das Vitamin C erhalten.
- Verwenden Sie vorwiegend pflanzliche Öle in der Küche, allen voran kaltgepresstes Olivenöl. Diese Öle enthalten Vitamin E, das für den Schutz der Gefäße wichtig ist.
- Mageres Fleisch sowie fett- und cholesterinarme Kost reduzieren die Gefahr von Gefäßablagerungen.
- Nehmen Sie Knoblauch und Zwiebeln in Ihren täglichen Speiseplan auf. Beide enthalten durchblutungsfördernde Substanzen.

Heilanwendungen

- *Heublumenbad zur Anregung der Körperdurchblutung*

Übergießen Sie 500 g Heublumen mit kaltem Wasser. 15 Minuten ziehen lassen. Seihen Sie die aufgequollenen Kräuter ab, übergießen Sie sie erneut mit Wasser, und bringen Sie alles zum Kochen. 40 °C warmes Wasser in die Badewanne einlaufen lassen und den Heublumensud dazugeben. 20 bis 30 Minuten darin baden, danach gut abtrocknen und sich anschließend ins Bett legen. Bei Schwindel oder Herzrasen müssen Sie das Bad sofort abbrechen, um einen Kreislaufkollaps zu vermeiden.

- *Kaltes Armbad zur Kreislaufanregung*

Einfach anzuwenden ist das Armbad, das Herz und Kreislauf anregt. Füllen Sie ein großes Waschbecken mit kaltem Wasser, und tauchen Sie 10 Sekunden die Arme bis zum Ellenbogen hinein. Streifen Sie das Wasser nur ab, und erwärmen Sie die Arme durch Schütteln oder kreisende Bewegungen.

- *Klassischer Kneippguss*

Hierbei wird die Aktivität der Gefäße langfristig trainiert. Beginnen Sie mit dem rechten Bein, führen Sie einen kalten Wasserstrahl aus dem Duschschlauch langsam von der Innenseite des Fußes bis zur Leiste, und wiederholen Sie dies am linken Bein. Die Gussanwendung sollte zwei- bis dreimal täglich durchgeführt werden (siehe auch Seite 186ff.).

- *Gefäßtraining*

Bei dieser Übung wird die Umgebung der schlecht durchbluteten Gefäße besonders aktiviert, sodass eine Grundversorgung der betroffenen Regionen gewährleistet wird. Die folgenden Übungsteile sollten kombiniert ein- bis zweimal täglich durchgeführt werden:

Heublumenbäder
Diese Anwendung hat eine stark anregende Wirkung. Sie ist nicht angezeigt bei Herz-Kreislauf-Beschwerden, Ödemen (Wasseransammlungen im Gewebe) oder Blutdruckstörungen.

KRANKHEITEN UND ALLTAGSBESCHWERDEN

Leichte Übung
Treppensteigen auf den Zehenspitzen ist effektiv und einfach zu realisieren. Nutzen Sie außerdem jede Gelegenheit, nicht mit dem Aufzug zu fahren.

Wippen auf den Zehenspitzen – auch einfach zwischendurch – ist optimales Gefäßtraining.

1. Wippen Sie aufrecht stehend mit beiden Füßen auf die Zehenspitzen und zurück. 20-mal wiederholen.
2. Stellen Sie sich abwechselnd erst mit dem einen, dann mit dem anderen Fuß auf die Zehenspitzen. Auch diese Übung 20-mal wiederholen.
3. Machen Sie 10 langsame Kniebeugen.

- *Anregendes Kräuterfußbad*

Von mangelhafter Durchblutung sind besonders oft die Füße betroffen, da sie am weitesten vom Herz entfernt sind. Hier empfehlen sich warme Fußbäder, die die Durchblutung wieder anregen. Füllen Sie 40 °C warmes Wasser in eine Fußwanne, und versetzen Sie es mit Rosmarinöl. Die Füße 10 Minuten darin baden. Anschließend mit kaltem Wasser die Beine abgießen. Beginnen Sie mit dem rechten Fuß aufwärts zum Knie, und wiederholen Sie dann dasselbe mit dem linken Fuß. Am Schluss Füße gut abtrocknen und Wollsocken anziehen.

- *Kirschkernkissen bei kalten Füßen*

Füllen Sie ein Stoffkissen mit getrockneten Kirschkernen, und erwärmen Sie es kurz im Ofen. Legen Sie das warme Kissen anschließend unter die Füße. Die Kerne geben nach und nach die gespeicherte Wärme ab und erweitern so die Gefäße. Es kann mehr Blut zirkulieren, und die Füße werden warm.

- *Arnikatinktur für das Herz*

Geben Sie auf ein gut befeuchtetes Papiertaschentuch 3 bis 4 Tropfen Arnikatinktur, und legen Sie es am besten kurz vor dem Schlafengehen auf die Herzgegend.

- *Zitronenölumschlag bei Krampfadern*

Verrühren Sie 5 Tropfen Zitronenöl mit 1 EL Sahne, und geben Sie die Mischung in 1/4 l warmes Wasser. Tränken Sie ein Leinentuch mit der Flüssigkeit, und wickeln Sie es um die betroffenen Beinpartien. Lassen Sie den Umschlag mindestens 15 Minuten anliegen. Dabei die Beine hochlegen. Am wirkungsvollsten ist die tägliche Anwendung.

- *Einreibungen mit Rosskastaniensalbe bei Krampfadern*

Die Extrakte der Rosskastanie haben einen stärkenden Einfluss auf die Gefäßwände und wirken ausschwemmend bei Wassereinlagerungen. Am einfachsten sind Fertigpräparate aus der Apotheke anzuwenden.

Heiltees

- *Durchblutungsfördernde Mischung*

Mischen Sie 15 g Liebstöckelwurzel, 20 g Rosmarinnadeln und 25 g Buchweizenkraut. Übergießen Sie 2 TL der

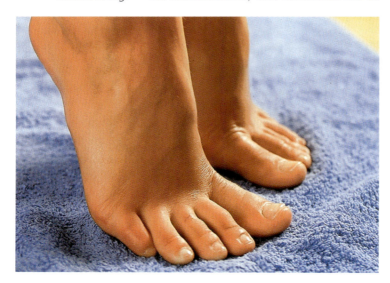

DURCHBLUTUNGSSTÖRUNGEN

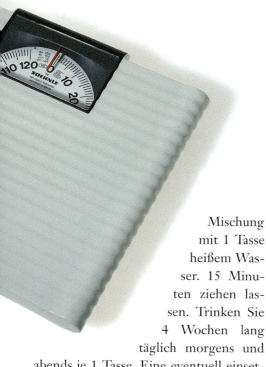

Die regelmäßige Gewichtskontrolle ist bei Gefäßerkrankungen geradezu ein Muss.

Mischung mit 1 Tasse heißem Wasser. 15 Minuten ziehen lassen. Trinken Sie 4 Wochen lang täglich morgens und abends je 1 Tasse. Eine eventuell einsetzende Lichtempfindlichkeit ist ungefährlich, meiden Sie jedoch in dieser Zeit Sonnenbäder.

● *Weißdornblütentee*

Weißdorn enthält herzwirksame Stoffe, die auch die Durchblutung fördern. Übergießen Sie 1 TL Weißdornblüten mit 1 Tasse heißem Wasser. 5 Minuten ziehen lassen, dann abseihen. Trinken Sie morgens und abends 1 Tasse.

● *Rosmarintee*

Überbrühen Sie 1 TL Rosmarinnadeln mit 1 Tasse kochendem Wasser. Kurz ziehen lassen, dann abseihen. Trinken Sie morgens und mittags 1 Tasse.

● *Buchweizenkrauttee bei Krampfadern*

Der Buchweizenwirkstoff Rutin wirkt gefäßerweiternd und sorgt so für einen stärkeren Blutfluss. Bringen Sie 2 Tassen Wasser zum Kochen, und rühren Sie 2 TL Buchweizenkraut ein. 1 Minute lang kochen, dann 10 Minuten ziehen lassen und abseihen. Trinken Sie 4 Wochen lang täglich 2 bis 3 Tassen.

● *Rosskastaniensamentee*

Der in Rosskastanien enthaltene Wirkstoff Aescin vermindert die Durchlässigkeit der Gefäßwände und beeinflusst den venösen Blutrückfluss positiv. Zerdrücken Sie 1 TL der Samen, und versetzen Sie sie mit 1/4 l kaltem Wasser. Bringen Sie die Flüssigkeit zum Sieden, lassen Sie sie zugedeckt 3 Minuten kochen, und seihen Sie dann ab. Trinken Sie jeweils 1 Tasse lauwarm nach dem Essen.

Ingwer gegen Thrombosen

Der Hauptwirkstoff des ebenfalls für Teezubereitungen geeigneten Ingwers, das Gingerol, wirkt hemmend auf die Blutgerinnung. Er verbessert somit die Fließfähigkeit des Bluts und verhindert Gerinnsel.

So beugen Sie vor ...

- Halten Sie Ihr Idealgewicht, Übergewicht belastet die Gefäße unnötig.
- Gegen ein Glas Rotwein gelegentlich ist nichts einzuwenden; vermeiden Sie Spirituosen und übermäßigen Alkoholgenuss.
- Zigaretten sind Gift; Nikotin wirkt stark gefäßverengend und schädigt die Gefäße nachhaltig.
- Vermeiden Sie langes Stehen, und tragen Sie bei schweren Beinen Stützstrümpfe.
- Wenn Sie lange am Schreibtisch arbeiten, sollten Sie regelmäßig Zehengymnastik machen. Jede Stunde im Sitzen fünf- bis siebenmal die Zehen für 4 Sekunden an die Wand pressen und dann wieder locker auf den Boden stellen.
- Regelmäßiger Ausdauersport wie Joggen, Schwimmen, Radfahren oder Wandern beugt Gefäßerkrankungen vor.

... und so heilen Sie

Machen Sie bei einer so genannten Gefäßsportgruppe mit (Auskünfte dazu erhalten Sie bei Ihrer Krankenkasse). Dieses spezielle Training verbessert die Durchblutung und bringt selbst noch bei schweren Fällen von Gefäßverschlüssen Linderung.

KRANKHEITEN UND ALLTAGSBESCHWERDEN

Durchfallerkrankungen
Wenn der Darm Probleme macht

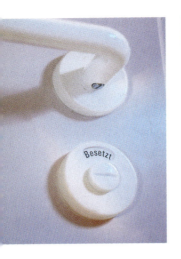

Der Darm verarbeitet täglich große Mengen an Nahrungsmitteln und Getränken. Er muss Nährstoffe herauslösen und dem Körper zuführen, den Wasserhaushalt regulieren, Unverdauliches ausscheiden. Außerdem ist er das Zentrum des Immunsystems. Kein Wunder, dass er gelegentlich empfindlich reagiert.

Durchfall kann verschiedene Ursachen haben. Ein schneller Ausgleich des Flüssigkeitsverlusts ist aber in allen Fällen dringend geboten.

Symptome
Bei Durchfallerkrankungen kommt es zu häufigem Stuhlgang – mehr als fünfmal pro Tag wird dünnflüssiger bis wässriger Stuhl ausgeschieden, und in der Regel treten dabei Bauchschmerzen auf. Die Bandbreite der Erkrankungen reicht von leichten, kurzfristigen Stuhlgangstörungen bis zu langanhaltenden Magen und Darm angreifenden Beschwerden.

Ursachen
Bei Durchfall liegt meist eine übermäßige Darmtätigkeit vor, wodurch das mit der Nahrung zugeführte Wasser nicht mehr von der Darmschleimhaut aufgenommen wird und eine Eindickung des Stuhls entfällt. Zusätzlich werden größere Mengen wässriger Flüssigkeiten aus anderen Teilen des Organismus in den Darm abgesondert. Es kann zu einer Entzündung der Darmschleimhaut kommen. Durchfall ist häufig auch eine Abwehrreaktion des Körpers, um belastende Stoffe auszuscheiden. Man unterscheidet, je nach Dauer oder Ursache, mehrere Arten von Durchfall:

Wann zum Arzt?
Mehrtägige, blutende oder sehr starke Durchfallerkrankungen, die mit Fieber und Gliederschmerzen einhergehen, machen einen sofortigen Arztbesuch erforderlich.

- **Akuter Durchfall:** Der plötzlich auftretende akute Durchfall dauert nur ein bis zwei Tage. Meist ist er auf nervöse Einflüsse (Stress, Angst), Kältereize, verdorbene Lebensmittel oder eine Darmgrippe zurückzuführen.
- **Chronischer Durchfall:** Er hält mehrere Wochen an oder tritt periodisch immer wieder auf. Meist liegt eine organische Ursache, wie beispielsweise entzündliche Darmerkrankungen (Morbus Crohn, Colitis ulcerosa), zugrunde.
- **Infektionsbedingter Durchfall:** Hier sind Bakterien, Viren oder Parasiten die Verursacher der Erkrankung. Zu besonders schweren Durchfällen kann es bei Ruhr, Cholera und Typhus kommen.
- **Allergisch bedingter Durchfall:** Er wird durch Nahrungsmittelunverträglichkeiten oder Allergien auf bestimmte Lebensmittel oder -zusatzstoffe (z. B. Konservierungsmittel) verursacht.
- **Sommerdurchfall:** Der übermäßige Genuss von unreifem Obst (es enthält besonders große Mengen Fruchtsäure) führt häufig zu kurzfristigen Durchfallbeschwerden.

DURCHFALLERKRANKUNGEN

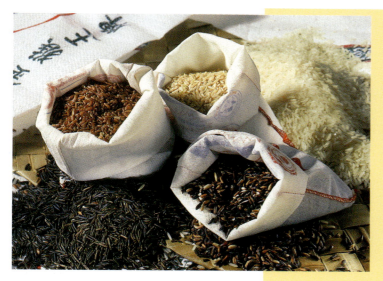

Die im Reis enthaltenen Schleimstoffe legen sich wie ein Schutzfilm über die angegriffene Darmschleimhaut.

- **Säuglingsdurchfall:** Er wird in der Regel von Viren oder Bakterien verursacht und führt zu hohen Wasser- und Elektrolytverlusten des Körpers, die zu Austrocknung und Gewichtsabnahme führen können. Säuglinge neigen eher zu Erbrechen und Durchfällen als ältere Kinder, sodass nicht in jedem Fall ein medizinisches Problem vorliegen muss.
- **Weitere Durchfallursachen:** Exzessiver Alkohol- und Zigarettenkonsum kann ebenfalls zu Durchfall führen. Genauso verhält es sich beim Missbrauch von Abführmitteln.

Durch starken oder langanhaltenden Durchfall verliert der Körper große Flüssigkeitsmengen sowie lebenswichtige Mineralien. Das kann zu schwerwiegenden, gefährlichen Folgen wie Austrocknung und Herz-Kreislauf-Versagen führen. Gerade bei Säuglingen ist daher eine ärztliche Behandlung dringend erforderlich. Leichte oder kurz anhaltende Durchfallerkrankungen können bei Erwachsenen jedoch meist gut mit einfachen Hausmitteln behoben werden.

Ernährungstipps

- Zwingen Sie sich nicht zum Essen. Ein oder zwei Tage fasten schadet dem Körper nicht – im Gegenteil. Allerdings müssen Sie sehr viel trinken: Kräutertees und stille Mineralwässer sind besser geeignet als Obstsäfte.
- Nehmen Sie, wenn überhaupt, nur eine kleine, leichte Mahlzeit pro Tag ein, z. B. eine Suppe mit Reis.
- Am besten eignen sich bei Durchfallerkrankungen leicht gesalzene Gemüsebrühen. Sie führen dem Körper verlorene Flüssigkeit zu und helfen außerdem, den Kreislauf wieder zu stabilisieren.
- Meiden Sie Süßigkeiten, Weißmehlprodukte und raffinierte Öle. Sie belasten den Verdauungsapparat, verbrauchen Vitamine und entziehen dem Körper weitere Mineralstoffe.
- Essen Sie einen Joghurt, in den Sie 1 TL Milchzucker eingerührt haben. Das regeneriert die Darmschleimhäute.

Heilanwendungen

- *Teefasten*

Wenn Sie während der Erkrankung keinen Appetit haben, können Sie zur Entlastung des Darms ca. 5 Tage lang fasten. Trinken Sie 2 Tage ausschließlich Kräutertees nach eigener Wahl. Der Körper gleicht damit den Flüssigkeitsverlust aus und kann krank machende Bakterien besser bekämpfen. Am 3. bis 5. Tag können Sie dann etwas Trockenobst, Zwieback und Salzgebäck zu sich nehmen, das langsam und gut gekaut werden sollte.

Beruhigende Tees für den Darm
Zum Teefasten sind der entzündungshemmende Kamillentee und der blähungslösende Fencheltee besonders gut geeignet.

235

KRANKHEITEN UND ALLTAGSBESCHWERDEN

Krampflösende Wirkung
Gänsefingerkraut wird bei Durchfall vorwiegend wegen seiner krampflösenden Wirkung eingesetzt.

- *Weizenmehlschleim*
Lassen Sie 1 Tasse Wasser sprudelnd aufkochen und danach wieder abkühlen. In das abgekochte Wasser rühren Sie so viel Weizenmehl ein, bis eine dickflüssige Masse entstanden ist. Nehmen Sie über den Tag verteilt mehrere EL des Weizenmehlschleims ein.

- *Dinkelbrühe*
Ein altbewährtes Heilmittel bei häufigen Magen-Darm-Erkrankungen ist die Dinkelbrühe nach Hildegard von Bingen. Bringen Sie 50 g ganze Dinkelkörner in 1 l Wasser zum Kochen. Nach 20 Minuten Kochzeit wird die Dinkelschleimsuppe abgeseiht. Würzen Sie sie mit Rosmarin, Thymian und Bohnenkraut. Der Schleim legt sich schützend über die erkrankten Darmschleimhäute, die Heilkräuter hemmen den Durchfall.

- *Schleimsuppen bei akutem Durchfall*
Kochen Sie 2 EL Naturreis so lange mit 1 l Wasser, bis sich eine größere Menge Schleim abgesetzt hat. Dieser Schleim wird abgeschöpft und warmgehalten. Trinken Sie stündlich 1/2 Tasse der Schleimsuppe.

Getrocknete Heidelbeeren helfen gegen Durchfall. Werden sie hingegen frisch verwendet, wirken sie abführend.

- *Durchfalldiät*
Reiben Sie 1 Apfel mit Schale, und essen Sie den Brei. Das darin enthaltene Pektin bindet Giftstoffe und Wasser im Darm. Am Ende der Erkrankung müssen Sie Ihre Darmflora wieder aufbauen. Trinken Sie dann 1 Woche lang dreimal täglich vor den Mahlzeiten 1 EL Sauerkrautsaft.

- *Heilerde*
Heilerde wirkt intensiv entzündungshemmend. Innerlich angewendet, bremst sie das Wachstum schädlicher Bakterien im Darm. Nehmen Sie mehrmals täglich 1 TL in 1 Tasse Kräutertee ein.

- *Ringelblumenumschlag*
Kochen Sie 2 Handvoll Ringelblumenblüten in ausreichend Wasser, und drücken Sie sie anschließend aus. Geben Sie die Blüten auf eine Mullbinde oder ein Leinentuch, und legen Sie es warm auf den Bauch. Bereits Hildegard von Bingen pries die entgiftende Wirkung der Pflanze.

Heiltees

Bei allen Durchfallerkrankungen helfen gerbstoffhaltige Heilkräuter. Gerbstoffe schützen vor entzündeten Schleimhäuten. Sie verursachen ein Zusammenziehen der Gefäße und wirken sowohl reizmildernd als auch stark antibakteriell. Außerdem schützen Gerbstoffe vor Pilzbefall.

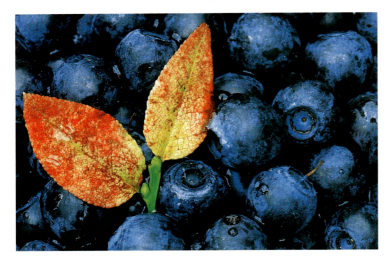

DURCHFALLERKRANKUNGEN

Die Banane, ein altbewährtes Hausmittel bei Durchfall, hilft auch, den Mineralstoffverlust wieder auszugleichen.

● **Heidelbeertee**
Übergießen Sie 1 EL getrocknete Beeren mit 2 Tassen kaltem Wasser, kochen Sie das Ganze auf, und lassen Sie es bei schwacher Hitze 10 Minuten kochen. Anschließend abseihen und abgekühlt in eine verschließbare Flasche füllen. Geben Sie Säuglingen dreimal täglich 1 EL, Kindern und Erwachsenen 1 bis 3 Tassen.

● **Heidelbeerabkochung**
Versetzen Sie 2 EL getrocknete und zerdrückte Heidelbeeren mit 1/2 l kaltem Wasser. Aufkochen und weitere 10 Minuten leicht kochen lassen. Trinken Sie täglich 1 Tasse warm und in kleinen Schlucken.

● **Blutwurztee**
Der Inhaltsstoff Tormentillrot der Blutwurz hemmt das Bakterienwachstum im Darm. Kochen Sie 2 EL der zerkleinerten Wurzel mit 1/2 l Wasser 10 Minuten lang. 1/2 Stunde ziehen lassen, dann abseihen. Trinken Sie mehrmals täglich 1 Tasse.

● **Eichenrindentee**
Gießen Sie 1 TL zerkleinerte Eichenrinde mit 1 Tasse kaltem Wasser auf. Zum Sieden bringen und weitere 10 bis 15 Minuten kochen lassen. Trinken Sie 2 Tassen täglich.

● **Wermuttee bei Bauchkrämpfen**
Übergießen Sie 1 TL Wermutkraut mit 1/4 l kochendem Wasser. Einige Minuten ziehen lassen. Trinken Sie den Tee warm und langsam. Er wirkt krampflösend und beruhigend auf Magen und Darm.

● **Gänsefingerkrauttee**
Es wirkt krampflösend, wenn man 1 TL getrocknetes Kraut mit 1 Tasse heißem Wasser versetzt. Trinken Sie zwei- bis dreimal täglich 1 Tasse. Zur Geschmacksverbesserung können Sie noch 1 EL Zitronenmelisse zugeben.

● **Brombeerblättertee**
Dieser Tee ist als mildes Naturheilmittel auch für Kinder geeignet. Übergießen Sie 1 EL Brombeerblätter mit 1 Tasse kochendem Wasser. 15 Minuten ziehen lassen. Kinder sollten 1 Tasse, Erwachsene bis zu 3 Tassen täglich trinken.

In Ruhe trinken
Nehmen Sie die Heiltees möglichst immer in kleinen Schlucken zu sich. Das entlastet Magen und Darm.

So beugen Sie vor …

• Meiden Sie, wenn Sie zu Durchfällen neigen, beim Essen die sieben Feinde des Verdauungstrakts: zu heiß, zu fett, zu kalt, zu viel, zu schnell, zu oft und zu spät.
• Verzichten Sie auf Nikotin, Alkohol und Kaffee. Sie wirken sich negativ auf das Verdauungssystem aus.
• Nehmen Sie 2 Stunden vor dem Schlafengehen nur leichte und kleine Mahlzeiten zu sich.
• Getränke sollten Sie immer zimmerwarm, höchstens leicht gekühlt zu sich nehmen.

… und so heilen Sie

• Bei starkem Durchfall hilft am besten eine strikte Diät mit Kräutertees und Wasser. Trinken Sie mehr als gewohnt, um den Flüssigkeitsverlust wieder auszugleichen.
• In schweren Fällen sollte zusätzlich fertige Trinknahrung aus der Apotheke eingenommen werden, um den Mineralstoffverlust auszugleichen.

KRANKHEITEN UND ALLTAGSBESCHWERDEN

Ekzeme und Schuppenflechte
Nässend oder extrem trocken

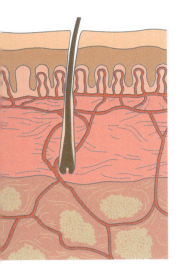

Ekzeme sind die häufigsten Hauterkrankungen überhaupt, wohingegen die Schuppenflechte weniger verbreitet ist. Und während bei ersteren der quälende Juckreiz das größte Problem darstellt, ist es bei der Schuppenflechte vor allem die psychische Belastung, die den Betroffenen zu schaffen macht.

Die Haut ist ein komplex aufgebautes Organ – und entsprechend anfällig für Krankheiten.

Symptome bei Ekzemen
Ein Ekzem ist eine meist stark juckende, nässende, gerötete Entzündung der Haut, die Bläschen, Schuppen oder Verkrustungen hervorruft.

Ursachen der Ekzeme
Hervorgerufen werden Ekzeme durch Stoffwechselstörungen oder eine Überempfindlichkeit gegenüber verschiedenen Stoffen. Die Unverträglichkeit von Milch und Milchprodukten kann eine häufige Ursache von Hautekzemen sein. Durch ständigen Kontakt mit bestimmten Materialien ist ein so genanntes Berufsekzem möglich, was in schweren Fällen sogar dazu führen kann, dass die Betroffenen ihren Beruf aufgeben müssen. Häufig ist dies der Fall beim Umgang mit Gift- und Schadstoffen oder Reizmitteln wie Farben und Klebern.
Am häufigsten bilden sich Ekzeme an feuchtwarmen Körperstellen, z. B. in Knie- und Ellenbeuge, zwischen den Beinen und in den Achselhöhlen. Hier führt in vielen Fällen schon die dauernde Reibung enger Kleidung zur Entstehung von Ekzemen. Auf die enge Hose aus schwerem, unflexiblem Stoff sollten Sie also ggf. lieber verzichten.

Heilanwendungen bei Ekzemen

● *Fastenkur*
Oft ist ein Ekzem bereits im Anschluss an eine kurze Fastenkur verschwunden, denn Fasten entschlackt und reinigt den Körper. Beginnen Sie Ihre Fastenkur mit einer gründlichen Darmentleerung (etwa mit Hilfe von Glaubersalz oder einem Einlauf), und nehmen Sie im Anschluss daran 3 Tage lang nur Gemüsebrühe oder Gemüsesäfte (1 l täglich) zu sich. Längere Fastenkuren sollten grundsätzlich nur unter ärztlicher Anleitung durchgeführt werden!

● *Eichenrindenumschlag*
Aufgrund ihres Anteils an Gerbstoffen ist Eichenrinde ein bevorzugtes Mittel bei akut nässenden Ekzemen: Kochen Sie 1 bis 2 EL der zerkleinerten Eichenrinde mit 1/2 l Wasser für 15 Minuten, seihen Sie ab, lassen Sie den Sud abkühlen, und verwenden Sie ihn für Umschläge an den

Psychische Auslöser
Hautekzeme sind oft psychisch bedingt. Eine bestimmte Situation oder Person, auf die der Betreffende reagiert, löst dann Ekzeme aus. Wenn Sie den Auslöser erkannt haben, werden Sie lernen, in Zukunft mit der entsprechenden Person und Situation anders umzugehen.

EKZEME UND SCHUPPENFLECHTE

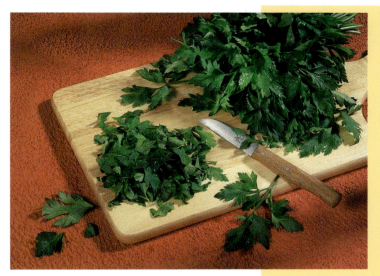

Petersilie – nicht nur vitamin-, sondern auch mineralstoffreich.

Ernährungstipps

- Eine gesunde und ausgewogene Ernährung ist die beste Voraussetzung für eine gesunde, schöne Haut. Lassen Sie also die Finger von Fast Food, Schnellgerichten aus der Imbissbude, Dosenware, Colagetränken, Limonaden und Süßigkeiten, denn sie haben nur einen geringen Nährstoffgehalt und stören zudem die Verdauung.
- Petersilienblätter enthalten viel Karotin, Vitamin C und Zink, alles wichtige Substanzen für eine gesunde Haut. Essen Sie mindestens dreimal in der Woche einen Bund Petersilie. Vorsicht: Schwangere dürfen keine innerlichen Petersilienanwendungen vornehmen, da diese Wehen auslösen können!

erkrankten Hautstellen, die Sie drei- bis viermal täglich jeweils bis zu 1/2 Stunde lang anwenden.

- *Ringelblumensalbe und Ringelblumentinktur*

Ringelblume wirkt entzündungshemmend, antibiotisch und hilft gegen Juckreiz. Außerdem fördert sie die Regeneration der Haut und eignet sich somit besonders zur Behandlung von chronischen Ekzemen.

Verwenden Sie hierzu eine Ringelblumensalbe aus der Apotheke, oder stellen Sie eine Ringelblumentinktur für Umschläge her, die drei- bis viermal täglich erneuert werden: Geben Sie 15 g frische Ringelblumenblüten in 100 ml 70-prozentigen Alkohol, und lassen Sie sie 10 Tage lang ziehen. Seihen Sie ab, und verdünnen Sie die Ringelblumentinktur vor dem Gebrauch mit 4 Teilen Wasser.

- *Ansteigendes Bad*

Beginnen Sie das Bad mit einer Wassertemperatur von ca. 33 °C, und lassen Sie so lange heißes Wasser langsam zufließen, bis 40 °C erreicht sind. Das Bad sollte nicht länger als 20 Minuten dauern. Anschließend trocknen Sie sich sanft ab und ruhen sich noch für mindestens 1/2 Stunde im Bett aus.

Heiltees bei Ekzemen

- *Bittersüß-Brennnessel-Eichenrinden-Tee*

Diese Teemischung eignet sich besonders gut zur Ergänzung einer äußerlichen Therapie mit Eichenrinde und Ringelblumensalbe. Mischen Sie 30 g Bittersüßstängel und 30 g Brennnesselblätter mit 20 g zerkleinerter Eichenrinde. Übergießen Sie 1 EL dieser Mischung mit 1 Tasse kochendem Wasser, lassen Sie sie 10 Minuten lang ziehen, und seihen Sie sie dann ab. Trinken Sie täglich 2 Tassen des Bittersüßtees jeweils zwischen den Mahlzeiten.

Umweltgifte

Ein Ekzem kann auch durch eine Belastung des Organismus durch Schwermetalle hervorgerufen werden. Lassen Sie bei hartnäckigen Leiden einen entsprechenden Test von Ihrem Arzt durchführen.

KRANKHEITEN UND ALLTAGSBESCHWERDEN

Symptome bei Schuppenflechte

Bei der Schuppenflechte (Psoriasis) zeigen sich silbrig-grau oder weiß schuppende Entzündungen auf geröteten Hautstellen, die leicht erhaben und oft auch mit Juckreiz verbunden sind. Die Entwicklung der Krankheit verläuft vielfach schubweise, wobei die Erkrankungsschübe häufig im Winter erfolgen.

Ursachen der Schuppenflechte

Die Anlage zur Schuppenflechte ist erblich, doch unabhängig davon gibt es Faktoren, die das Risiko der Erkrankung erhöhen; dazu gehören vor allem akute Entzündungen wie Grippe oder Angina, aber auch falsche Ernährungsgewohnheiten. Psychische Belastungen wie Trauer, Schmerz, Prüfungsangst oder Partnerschaftsprobleme gelten ebenso als Risikofaktoren. Die Schuppenflechte gibt der Medizin nach wie vor Rätsel auf: Es gibt viele Varianten im Krankheitsverlauf und ebenso viele Behandlungsmethoden, die zunächst erfolgreich sind, aber schon beim nächsten Schub wieder versagen können. Der Patient ist daher häufig gezwungen, die Behandlungsmethode zu ändern.

Heilanwendungen bei Schuppenflechte

- *Heublumenbad*

Diese Anwendung kann den Kreislauf belasten und ist deshalb nicht für Menschen mit Herz-Kreislauf-Beschwerden und Blutdruckstörungen geeignet. Bei Schwindelgefühlen, Kreislaufstörungen und Herzrasen brechen Sie das Bad in jedem Fall sofort ab! Bedecken Sie 500 g Heublumen in einem Topf mit Wasser, und lassen Sie sie 15 Minuten lang ziehen. Danach gießen Sie die Heublumen ab, bedecken sie nochmals mit Wasser und kochen sie auf. Nach 10 Minuten gießen Sie den Sud ins Badewasser. Baden Sie etwa 30 Minuten lang, und gönnen Sie sich nach dem Bad genügend Ruhe.

- *Salzwasserbäder*

Die Schuppenauflage auf der Haut behindert das Eindringen heilender Wirkstoffe. Voraussetzung jeder Behandlung ist daher das Ablösen der Schuppen. Ohne Nebenwirkungen und sehr erfolgreich geht das durch ein warmes Bad mit einem Zusatz von 1 Handvoll Meer- oder Kochsalz.

- *Eichenrindenabkochung*

Lassen Sie 1 TL zerkleinerte Eichenrinde in 1 Tasse kaltem Wasser 6 Stunden lang ziehen; danach kochen Sie den Sud kurz auf und gießen ihn sofort ab. Betup-

---

Sonne heilt
Verbinden Sie das Angenehme mit dem Nützlichen! Bei Schuppenflechte hat sich das Sonnenbaden als probates Mittel erwiesen. Zwar sollten Sie sich auf alle Fälle vor zu starker UV-Bestrahlung schützen und jeden Sonnenbrand vermeiden, aber ein entspannender Urlaub in einer sonnigen Gegend kann Wunder wirken.

Meersalz als heilender Zusatz ins Badewasser gegeben, hilft bei Schuppenflechte.

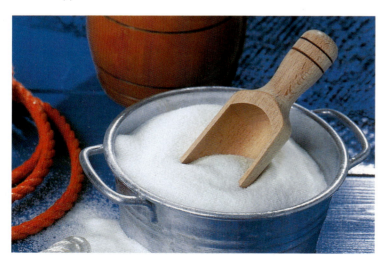

EKZEME UND SCHUPPENFLECHTE

Süßes Mandelöl ist sehr fein, leicht und mild und fördert den Heilungsprozess bei strapazierter Haut oder kleineren Wunden. Es ist in vielen Pflegeprodukten enthalten, die speziell für die Problemhaut entwickelt wurden.

fen Sie damit jeden Abend sorgfältig die betroffenen Hautpartien.

● *Teebaumöl-Lotion* Teebaumöl lindert Entzündungen und desinfiziert. Vermischen Sie 50 ml Basisöl (Oliven-, Mandel-, Avocado- oder Sesamöl) mit 30 Tropfen Teebaumöl. In eine dunkle Flasche abfüllen und vor Gebrauch kräftig schütteln. Die befallenen Stellen zweimal täglich mit der Lotion betupfen.

Heiltees bei Schuppenflechte

● *Salbeiblättertee*
Übergießen Sie 2 TL Salbeiblätter mit 1 Tasse kochendem Wasser. Trinken Sie vorbeugend dreimal täglich 1 Tasse.

● *Sarsaparillawurzel*
Die Sarsaparillawurzel hat eine stark wassertreibende und blutreinigende Wirkung. Setzen Sie 1 EL der Wurzel mit 1 l Wasser kalt an, und lassen Sie sie 10 Stunden lang ziehen. Trinken Sie dreimal täglich 1 Tasse warm. Eine Überdosierung kann bei empfindlichen Personen zu Magen- und Darmreizungen führen!

Weitere Heilmethoden bei Schuppenflechte

● *Autogenes Training*
Da man annimmt, dass psychische Faktoren bei der Schuppenflechte eine große

Rolle spielen, ist autogenes Training einen Versuch wert. Die Erfolgsaussichten sind relativ gut: Beim akuten Schub wird die Schweißbildung der Haut und damit der Juckreiz gehemmt, und durch eine gelassenere Lebenseinstellung können psychische Auslösefaktoren beseitigt werden. Viele Einrichtungen der Erwachsenenbildung bieten entsprechende Kurse an.

So beugen Sie vor …

Ekzeme
Versuchen Sie, Ihre Haut mit sanften Pflegemitteln und guter Ernährung gesund zu erhalten.

Schuppenflechte
• Verzichten Sie möglichst völlig auf Alkohol. Täglich zwei Liter Bier beispielsweise erhöhen das Risiko für einen Schuppenflechteschub um das Doppelte.
• Nehmen Sie eiweißreiche Nahrung, wie beispielsweise Geflügel, Fisch, Sojabohnen oder Joghurt, zu sich. Die Eiweißverdauung wird durch das hautpflegende Enzym Bromelain verbessert, das vor allem in der Ananas enthalten ist.
• Versorgen Sie Ihre Haut mit genügend Karotinoiden. Sie kommen vor in gelbem, rotem und grünem Obst und Gemüse.

… und so heilen Sie

Ekzeme
Langfristig lassen sich Ekzeme nur durch Erkennen und Meiden der Auslöser und eine gesunde Ernährungsweise behandeln.

Schuppenflechte
Da die Schuppenflechte eng mit seelischen Faktoren verbunden ist, gilt es, die eigene Psyche auf Dauer zu stärken, wenn nötig durch eine Therapie.

241

KRANKHEITEN UND ALLTAGSBESCHWERDEN

Erkältungskrankheiten

Husten, Schnupfen, Heiserkeit ...

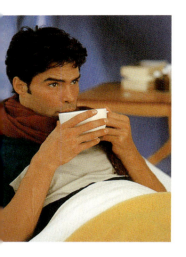

Kaum bricht die nasskalte Jahreszeit an, hat es einen schon erwischt: Die Nase kitzelt und tropft, der Hals tut weh, man fühlt sich schlapp und krank. Ein- bis dreimal pro Jahr eine Erkältung zu bekommen, ist durchaus normal. Trifft es Sie jedoch häufiger, sollten Sie dringend Ihr Immunsystem unterstützen.

Ein heißer Tee und eine Schwitzkur können die beginnende Erkältung noch in die Knie zwingen.

Symptome

Häufiges Niesen, eine triefende Nase, Schnupfen, Glieder- und Kopfschmerzen, leichtes Fieber, Frösteln, Appetitlosigkeit, Müdigkeit und geschwollene Schleimhäute sind die typischen Anzeichen von Erkältungskrankheiten. Im Halsbereich kommt es außerdem zu Kratzen und schmerzhaften Schluckbeschwerden. Zusätzlich kann noch leichter Husten auftreten.

Ursachen

Unter dem Sammelbegriff »Erkältungskrankheiten« versteht man rasch verlaufende, mehr oder weniger heftig einsetzende, schleimbildende Erkrankungen der oberen Luftwege. Es handelt sich dabei meist um Virusinfektionen, die durch die Luft oder von Mensch zu Mensch übertragen werden. Erkältungen treten überwiegend in der kalten Jahreszeit auf. Die Ansteckungsgefahr ist in dieser Zeit höher, weil die Schleimhäute der Atemwege aufgrund der Kälte schlechter durchblutet und damit anfälliger für Viren sind. Die Zeit zwischen der Ansteckung und dem Ausbruch der Krankheit beträgt wenige Tage. Im weiteren Verlauf kann es auch zu so genannten Sekundärinfektionen (Zweitinfektionen durch Bakterien oder Viren), wie Bindehautentzündungen, Bronchitis und Lungenentzündung, oder der echten Grippe (Influenza) kommen. Der grippale Infekt unterscheidet sich von der echten Grippe: Die Influenza wird durch andere Virustypen ausgelöst, beginnt meist schlagartig und geht mit hohem Fieber, Schüttelfrost und schwerem Krankheitsgefühl einher. Der grippale Infekt verläuft sehr viel milder und ist schnell überwunden.

Besonders Kleinkinder erkälten sich leicht. Dies liegt zum einen daran, dass der Übergang von Rachen zu Nase klein ist und schon eine geringe Anschwellung der Schleimhäute zur totalen Blockade der oberen Atemwege ausreicht. Zum anderen ist bei Kindern der körpereigene Schutzmechanismus noch nicht voll entwickelt. Außerdem sind sie in Kindergarten, Hort oder Schule sehr viel häufiger ansteckenden Keimen ausgesetzt.

Wann zum Arzt?
Treten im Verlauf einer Erkältung Erbrechen, Herzjagen, Schmerzen im Brustkorb, Atemprobleme oder blutiger Auswurf auf, muss ein Arzt aufgesucht werden. Gleiches gilt, wenn es rasch zu Fieber über 39,5 °C, Verwirrtheit und starkem Schwindel kommt.

ERKÄLTUNGSKRANKHEITEN

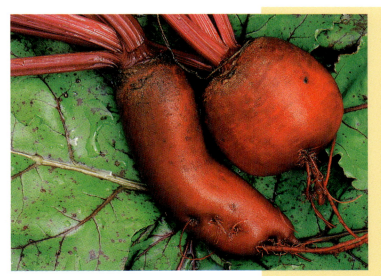

Rote Bete enthält zahlreiche Wirkstoffe, die zu einem abwehranregenden Energieschub verhelfen.

Heilanwendungen

• *Schwitzkur bei beginnender Erkältung*

Eine Schwitzkur empfiehlt sich, wenn die Erkältung noch nicht ganz ausgebrochen ist. Übergießen Sie 3 TL Holunderblüten mit 1/2 l kochendem Wasser. Zugedeckt 10 Minuten ziehen lassen. Trinken Sie 1 Tasse des Tees sehr heiß, und nehmen Sie anschließend 10 Minuten lang ein heißes Vollbad. Hüllen Sie sich danach feucht in angewärmte Laken und eine Wolldecke, und legen Sie sich so ins Bett. Nach kurzer Zeit kommt es zum Schweißausbruch. Der Anstieg der Körpertemperatur kann am Anfang einer Erkältung große Mengen Erreger abtöten. Die Schwitzkur dürfen Sie auf keinen Fall bei Herz-Kreislauf-Erkrankungen, wie Bluthochdruck oder Herzschwäche, anwenden.

• *Essigwickel zur Fiebersenkung*

Gießen Sie 100 ml Apfelessig mit 400 ml lauwarmem Wasser auf. Tauchen Sie 2 große Handtücher aus Baumwolle bis zur Hälfte hinein, und wickeln Sie die Beine von den Knöcheln bis zu den Kniekehlen damit ein. Jeweils ein Wolltuch darüber wickeln. Bleiben Sie 30 Minuten damit im Bett liegen. Wenn der Wickel heiß wird, sollte er durch einen neuen ersetzt werden. Die Behandlung eignet sich besonders bei hohem Fieber. Sie senkt das Fieber und verschafft dem Körper eine Erholungsphase. Die Anwendung darf nicht bei kalten Waden oder Füßen durchgeführt werden.

• *Stärkender Gemüsesirup*

Pressen Sie 250 g geschälte und kleingeschnittene Karotten in einer Gemüse-

Ernährungstipps

• Essen Sie vor allem im Herbst und Winter viel frisches Gemüse und vitaminreiche Kost. Falsche Ernährung aus Fast Food und vitaminarmen Fertiggerichten raubt dem Körper Abwehrstoffe.
• Achten Sie auf eine ausreichende Vitamin-A-Zufuhr, z. B. durch gedünstete Karotten, die mit etwas Fett zubereitet werden. Denn Vitamin A unterstützt das Immunsystem.
• Essen Sie öfter Rettich, Zwiebeln, Knoblauch und Meerrettich. Die darin enthaltenen starken ätherischen Öle wirken antibakteriell und blutreinigend.
• Bereiten Sie sich gelegentlich einen frisch gepressten Saft oder Salat aus Roter Bete zu. Sie enthält neben Vitamin C auch den abwehrstärkenden Farbstoff Betanin.
• Trinken Sie regelmäßig Saft aus Schwarzen Johannisbeeren. Verdünnt ist er auch für Kinder ein geeignetes Vitamin-C-reiches Getränk.

Wichtig für Saunagänger

Zur Vorbeugung und zu Beginn einer Erkältung ist der Gang in die Sauna gesund. Sind die Symptome jedoch richtig ausgebrochen, sollten Sie auf das Schwitzbad verzichten.

243

KRANKHEITEN UND ALLTAGSBESCHWERDEN

Heilende Zwiebel
Ein wirksames Hausmittel gegen Erkältungen ist die Zwiebel: 2 Zwiebeln in Scheiben schneiden und neben das Bett stellen. Die Dämpfe vernichten die Bakterien in den angegriffenen Schleimhäuten des Nasen-, Mund- und Rachenraums.

Saft und Fleisch der reifen Brombeeren besitzen einen extrem hohen Vitamin-C-Anteil.

presse aus. Kochen Sie sie anschließend mit etwas Kandiszucker zu einem dickflüssigen Sirup ein, den Sie kühlstellen. Geben Sie 250 g in Scheiben geschnittene Zwiebeln in eine Schüssel, bestreichen Sie sie mit Honig, und lassen Sie sie zugedeckt 24 Stunden stehen. Mischen Sie dann den Karottensirup und den entstandenen Zwiebelsaft miteinander, und stellen Sie die Mischung kalt. Nehmen Sie alle 2 Stunden 1 EL ein.

- *Erkältungsbad mit Teebaumöl*
Geben Sie 8 bis 10 Tropfen reines Teebaumöl, das Sie vorher mit 1 EL Sahne vermischt haben, in das warme Badewasser. Baden Sie 10 Minuten, und legen Sie sich anschließend ins Bett.

- *Entspannungsbad*
Gegen Gliederschmerzen, die häufig eine lästige Begleiterscheinung von Erkältungen sind, helfen heiße Vollbäder, die mit einigen Tropfen Melissen- oder Eukalyptusöl (vorher mit 1 EL Sahne verrühren) versetzt werden. Baden Sie 10 bis 15 Minuten, trocknen Sie sich dann gut ab, und gehen Sie sofort ins Bett. Die Wärme fördert die Durchblutung und entspannt die Muskeln. Der Schmerz lässt nach, und die Krankheitserreger werden vermehrt ausgeschwitzt.

- *Fichtennadelbad*
Fichtennadeln regen durch ihre ätherischen Öle die Durchblutung an. Nehmen Sie ein 37 °C warmes Vollbad mit Fichtennadelextrakt (aus dem Fachhandel). Baden Sie höchstens 15 Minuten, und legen Sie sich anschließend warm eingepackt ins Bett.

- *Thymianbad zur Schleimlösung*
Thymian ist nicht nur ein schmackhaftes Gewürz, sondern auch ein altbewährtes Heilmittel, das Krämpfe und Schleim löst und antibiotisch wirkt. Geben Sie für ein Bad 1 Handvoll getrocknetes Thymiankraut in das heiße Wasser. Baden Sie höchstens 15 Minuten, und ruhen Sie anschließend 1 Stunde gut eingepackt.

- *Abschwellende Gurgellösung*
Übergießen Sie 2 TL getrocknete Brombeerblätter mit 1/4 l kochendem Wasser. 10 Minuten ziehen lassen, dann abseihen. Gurgeln Sie mit der Flüssigkeit mindestens dreimal täglich. Die Schwellung der Rachenschleimhäute geht danach spürbar zurück.

- *Zitronenlösung zum Gurgeln*
Mischen Sie den Saft von 1 Zitrone, 1 TL Salz und 1/4 l lauwarmes Wasser. Gurgeln Sie mit dieser Lösung dreimal täglich jeweils 1 Minute lang. Das anfängliche Brennen lässt rasch nach.

- *Halswickel mit Lapachotee*
Der indianische Lapachotee wirkt entzündungslindernd auf die Schleimhäute. Geben Sie 2 gestrichene TL Lapachorinde in 1 l kochendes Wasser. Nochmals kurz aufkochen lassen, dann weitere

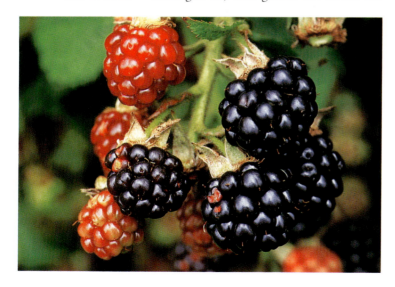

ERKÄLTUNGSKRANKHEITEN

Emser Salz hilft gegen die lästigen Begleiterscheinungen des Schnupfens. Die einfach selbst herzustellenden Salztropfen machen die Nase und Nebenhöhlen schnell wieder frei.

5 Minuten bei geringer Hitze kochen, 15 Minuten zugedeckt ziehen lassen und anschließend abseihen. Tauchen Sie ein Leinentuch in den nicht zu heißen Tee, wringen Sie es aus, und wickeln Sie es vorsichtig um den Hals. Wenn sich das Tuch abkühlt, nehmen Sie es wieder ab.

● *Nasenspülung*

Angeschwollene Schleimhäute lassen sich behandeln, indem kaltes Wasser (bei warmem Körper) oder warmes Wasser (bei fröstelndem Körper) in beide Nasenlöcher eingesaugt und anschließend wieder ausgestoßen wird. Die Anwendung sollten Sie zwei- bis dreimal wiederholen.

● *Salztropfen bei Stirnhöhlenentzündung*

Kochen Sie 1 gestrichenen TL Emser Salz mit 130 ml Wasser kurz auf. Dann abkühlen lassen. Träufeln Sie die Tropfen mit einer Nasenpipette wie bei Nasentropfen viermal täglich in die Nase. Nach mehrtägiger Anwendung wird die Nase wieder frei.

● *Aromatische Stärkung*

Die belebenden Gerüche von Eukalyptus-, Teebaum- und Thymianöl sind besonders wohltuend. Geben Sie jeweils einige Tropfen des ätherischen Öls in eine Duftlampe oder in eine mit warmem Wasser gefüllte Schale.

● *Teebaumölinhalation*

Träufeln Sie 2 bis 3 Tropfen reines Teebaumöl auf ein Papiertaschentuch. Halten Sie es sich direkt vor Mund und Nase, und atmen Sie tief ein und aus. Nach dem Einatmen halten Sie kurz die Luft an, damit die Substanzen des Teebaumöls ihre heilende Wirkung auf den Schleimhäuten der Atemwege länger entfalten können.

● *Dill-Fenchel-Inhalation bei Schnupfen*

Seit Jahrhunderten wird die Dill-Fenchel-Mischung bei Schnupfen angewendet. Mischen Sie 20 g getrocknete Dillspitzen mit 80 g getrocknetem Fenchelkraut. Streuen Sie 1 EL der Mischung auf ein Backblech, und schieben Sie es bei 250 °C in den Backofen. Wenn die Kräuter schwarz werden, öffnen Sie die Ofentür und atmen die Dämpfe 2 Minuten tief ein. Nach 1 Tag sollte sich eine Besserung der Beschwerden zeigen.

● *Kamillenölinhalation*

Die ätherischen Öle der Kamille wirken entzündungshemmend und beruhigend. Im frühen Erkältungsstadium hilft ein Dampfbad. Rühren Sie 1 bis 2 Handvoll Kamillenblüten in eine große Schüssel mit sehr heißem Wasser. Zugedeckt 3 Minuten ziehen lassen. Beugen Sie sich mit dem Gesicht über die Schüssel, und decken Sie ein Handtuch über Kopf und

Entzündungslindernde Kamille Aufgrund ihrer entzündungshemmenden, desinfizierenden und schweißtreibenden Wirkung ist die Kamille gleichsam ein Allround-Mittel bei Erkältungen.

KRANKHEITEN UND ALLTAGSBESCHWERDEN

Malve gegen Reizhusten
Die Wirkstoffe der Malve wirken beruhigend bei einem erkältungsbedingten Reizhusten. Mit Honig und frischem Zitronensaft vermischt, ergibt Malventee ein fruchtiges, durstlöschendes und heilendes Getränk.

Schüssel, sodass auch der Schüsselrand bedeckt wird. Dadurch können die ätherischen Dämpfe nicht entweichen. Atmen Sie tief ein und aus. Nach 5 Minuten legen Sie eine kurze Pause ein und inhalieren dann nochmals. Halten Sie sich danach nur in warmen Räumen auf.

Heiltees

● *Eibischtee*
Setzen Sie 2 TL Eibischwurzel mit 1 Tasse kaltem Wasser an. Lassen Sie alles 10 Stunden ziehen, und rühren Sie dabei gelegentlich um. Seihen Sie anschließend ab. Trinken Sie täglich 1 Tasse Eibischtee. Dieser Kaltauszug setzt die Schleimstoffe der Pflanze schonend frei, sodass ihre Wirkung voll zur Geltung kommen kann.

● *Huflattichtee*
Überbrühen Sie 1 TL getrocknetes Huflattichkraut mit 1/4 l kochendem Wasser. 10 Minuten ziehen lassen, dann abseihen. Trinken Sie den Tee lauwarm in kleinen Schlucken. Huflattichtee ist nicht für Langzeitanwendungen geeignet.

● *Malventee*
Übergießen Sie 2 TL Malvenblätter und -blüten mit 1 Tasse kochendem Wasser. 5 Minuten ziehen lassen. Trinken Sie dreimal täglich 1 Tasse.

● *Heißer Zwiebeltee*
Schneiden Sie 2 Zwiebeln sehr klein, und übergießen Sie sie mit 1/4 l kochendem Wasser. 15 Minuten ziehen lassen, dann abseihen und mit Honig süßen. Trinken Sie 2 bis 3 Tassen täglich.

● *Kamillenblütentee*
Übergießen Sie 1 TL Kamillenblüten mit 1 Tasse kochendem Wasser. 5 Minuten zugedeckt ziehen lassen, dann abseihen. Trinken Sie den noch heißen Tee.

● *Holunderblütentee*
Übergießen Sie 1 TL Holunderblüten mit 1 Tasse kochendem Wasser. Kurz ziehen lassen, dann abseihen. Trinken Sie den Tee möglichst heiß. Holunder wirkt sehr stark schweißtreibend. Man unterstützt diese Wirkung, wenn man den Tee warm eingepackt im Bett trinkt.

● *Hagebuttentee*
Übergießen Sie 2 TL der zerkleinerten Früchte mit 1 Tasse kochendem Wasser. 10 Minuten zugedeckt ziehen lassen. Trinken Sie den Tee sehr heiß. Durch das in der Frucht enthaltene Vitamin C werden die Abwehrkräfte gestärkt. Dieser Tee eignet sich gut zur Ergänzung der schweißtreibenden Tees.

● *Weidenrindentee*
Der in der Weide enthaltene Stoff Salizin wirkt schmerzlindernd, entzündungshemmend, schweißtreibend und fiebersenkend. Übergießen Sie 1 TL der

Die salizinhaltige Rinde der Weide hilft bei grippebedingten Schmerzen und Fieber.

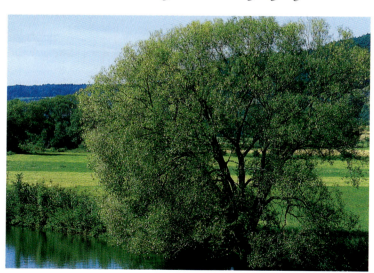

246

ERKÄLTUNGSKRANKHEITEN

*Hagebuttentee erhöht die Widerstandskraft gegen Infektionskrankheiten, unter-
stützt die Blutbildung und hat eine schwach abführende Wirkung. Er hat sich bei
Erkältungen hervorragend bewährt.*

zerkleinerten Weidenrinde mit 1 Tasse kochendem Wasser. 10 Minuten ziehen lassen, dann abseihen. Trinken Sie zwei- bis dreimal täglich 1 Tasse sehr heiß.

- **Stoffwechselaktivierende Mischung**

Mischen Sie je 20 g Löwenzahnkraut, Honigkleekraut, Schafgarbenkraut und Sonnenhut. Übergießen Sie 1 TL der Mischung mit 1 Tasse kochendem Wasser. Trinken Sie 2 Wochen lang zweimal täglich 1 Tasse. Diese Kur empfiehlt sich auch bei beginnender oder abklingender Erkältung.

- **Echinacea-Mischung zur Steigerung der Abwehrkräfte**

Die Heilstoffe der Echinacea (Sonnenhut) stärken das Immunsystem. Mischen Sie Sonnenhutwurzel, Wermutkraut und Pfefferminzblätter zu gleichen Teilen. Gießen Sie 2 TL der Mischung mit 1 Tasse kochendem Wasser auf, 10 Minuten ziehen lassen, dann abseihen. Trinken Sie 2 bis 3 Tassen täglich.

Weitere Heilmethoden

- **Jahreszeitengerechte Ernährung**

Die indische Heilkunst Ayurveda empfiehlt je nach Jahreszeit folgende Richtlinien zur Vorbeugung von Erkältungen: Im Frühling und Sommer müssen Giftstoffe und Schlacken, die sich im Lauf des Winters im Körper angesammelt haben, ausgeschieden werden. Legen Sie einmal im Monat einen oder mehrere Fastentage sowie Saftkuren ein. Bevorzugen Sie bei Ihrer Ernährung in dieser Zeit warme und heiße Speisen mit scharfer, bitterer und herber Geschmacksrichtung.

Im Herbst sollten Sie süße, bittere und herbe Speisen essen und zusätzlich viel trinken, am besten Kräutertees.

Im Spätherbst und Winter sollten Sie nahrhafte Speisen mit süßer, saurer und salziger Geschmacksrichtung wählen.

So beugen Sie vor …

- Machen Sie bei kalten Füßen ein Fußbad: Füllen Sie 37 °C warmes Wasser mit ein paar Tropfen Thymianöl in eine Fußwanne. Stellen Sie Ihre Beine bis zu den Unterschenkeln für 5 bis 10 Minuten ins Wasser. Danach gut abtrocknen.
- Trainieren Sie mit heiß-kalten Wechselduschen Ihre Gefäße. Das verbessert die Durchblutung und erhöht die Widerstandskraft.

… und so heilen Sie

- Trinken Sie möglichst viel, besonders wer viel schwitzt, muss den Verlust ausgleichen. Salzige Gemüsebrühen und Saftschorlen helfen, die Salzverluste zu ersetzen und die Krankheitserreger auszuschwemmen. Zusätzlich wird der Schleim in den Atemwegen verflüssigt.
- Unterstützen Sie Ihren Körper bei der Genesung durch Ruhe, Entspannung und Wärme.
- Beachten Sie, dass das Krankenzimmer gut gelüftet und das Bettzeug stets aufgeschüttelt wird. Während gelüftet wird, muss der Patient ein wärmeres Zimmer aufsuchen.
- Die Zimmertemperatur sollte maximal 20 °C betragen, auch wenn Sie frösteln. Ziehen Sie nur Naturtextilien an, die den Schweiß aufsaugen und nach außen hin abgeben. Feuchte Kleidung müssen Sie sofort durch trockene ersetzen.

KRANKHEITEN UND ALLTAGSBESCHWERDEN

Erschöpfung
Ein ernst zu nehmender Hilferuf des Organismus

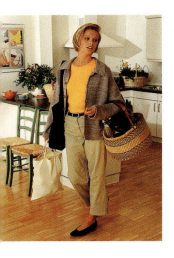

Wenn trotz dauernder Müdigkeit an Ein- oder Durchschlafen nicht zu denken ist, wenn man sich ständig unausgeruht und matt fühlt, wenn der Tag nicht enden mag und dennoch viel Arbeit unbewältigt bleibt, weil es schwerfällt, sich zu konzentrieren, dann ist man geistig und körperlich erschöpft. In einem solchen Fall sollte man dem Körper helfen, sich wieder zu regenerieren.

Lassen Sie sich nicht ständig überfordern! Sonst tritt der Körper irgendwann in Streik.

Symptome
Stark verminderte körperliche und psychische Leistungsfähigkeit kennzeichnen den Erschöpfungszustand. Schlafstörungen, ständige Müdigkeit, Schmerzen, Appetitlosigkeit und depressive Verstimmungen können hinzukommen. Das Immunsystem ist deutlich geschwächt, und die Betroffenen sind anfällig für eine Vielzahl von Krankheiten.

Ursachen
Zur Erschöpfung kommt es meist nach länger andauernder Überbeanspruchung, wenn der Körper keine Regenerationsphase hatte. Dabei können Kopfschmerzen, Müdigkeit, Schlaflosigkeit, Konzentrationsschwäche und Reizbarkeit auftreten. Der für die Blutzirkulation zuständige Herzmuskel pumpt zu wenig Blut in den Organismus. In der Folge wird auch das Gehirn nicht mehr ausreichend mit Sauerstoff versorgt und reagiert mit deutlich herabgesetzter Aktivität. Teilweise werden die Erschöpfungszustände so stark, dass Arbeiten nicht möglich ist. Zahlreiche Ursachen kommen dafür in Frage: überstandene Krankheiten, wenn der Körper also eigentlich noch im Genesungszustand ist, Alkohol- oder Medikamentenmissbrauch, Virusinfektionen, chronische Krankheiten wie Blutarmut und Herzleiden, grobe Ernährungsfehler oder massiver Bewegungsmangel. Aber auch psychische Ursachen wie Misserfolge, Stress, geistige Überforderung, ungelöste Konflikte bzw. eine belastende, angespannte Situation in der Familie, im Freundeskreis oder am Arbeitsplatz können Erschöpfungszustände auslösen.

Heilanwendungen
● *Soforthilfe – kaltes Armbad*
Lassen Sie in ein großes Waschbecken oder eine kleine Wanne so viel kaltes Wasser ein, dass beide Arme bis zum Ellenbogen eingetaucht werden können. Die Anwendung sollte im Sitzen durchgeführt werden. Legen Sie beide Arme für 10 Sekunden ins Wasser. Danach streifen Sie die Arme ab und reiben sie mit einem Massagehandtuch oder einem groben Tuch kreisend warm.

Chronic Fatigue Syndrome
Ständig müde und kraftlos? Nie richtig in Schwung kommen, am liebsten die ganze Zeit schlafen? Dann kann auch das so genannte chronische Erschöpfungssyndrom vorliegen. Hier empfiehlt sich unbedingt ein Arztbesuch.

ERSCHÖPFUNG

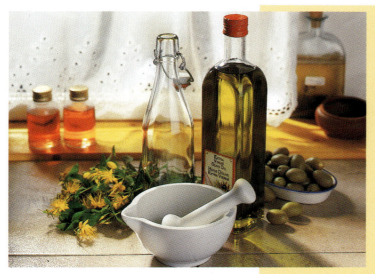

Das belebende Johanniskrautöl kann auch als Salatdressing in den Speiseplan integriert werden.

Ernährungstipps

- Besonders der erschöpfte Körper braucht vollwertige und ausgewogene Ernährung, um daraus Energie gewinnen zu können.
- Führen Sie dem Körper ausreichend Mineralstoffe zu, evtl. auch mit entsprechenden Präparaten aus der Apotheke.
- Salzverlust, z. B. durch hohes Fieber, Durchfall oder sehr starkes Schwitzen, kann zu Blutdruckabfall und somit zu Erschöpfung führen. Essen Sie daher konzentrierte Fleischbrühe, sie bindet Wasser und gleicht den Salzverlust aus.
- Nehmen Sie viel Flüssigkeit zu sich, also mindestens 2 Liter täglich. Das vegetative Nervensystem reagiert darauf, indem es dem Gehirn bei ausreichender Blutverdünnung Entspannung signalisiert.

● *Schenkelguss nach Kneipp*

Eine zur Abhärtung, aber auch zur Erfrischung des Körpers bewährte Methode: Stellen Sie sich in die Badewanne, und regulieren Sie die Düse des Duschkopfs so, dass ein kräftiger Strahl herausfließt (wenn möglich, schrauben Sie den Duschkopf ganz ab). Mit kaltem Wasser wird der Strahl jetzt langsam vom rechten kleinen Zeh über die Außenseite des Schenkels bis zum Po aufwärts und nach 3 Sekunden Pause über die Innenseite des Schenkels zurück nach unten geführt. Genauso verfahren Sie mit dem linken Bein. Anschließend beginnen Sie wieder mit dem rechten Bein, diesmal aber von der großen Zeh des Fußes hinauf bis zur Leiste und über Po, Ober- und Unterschenkel hinunter bis zur Ferse. Wiederholen Sie diesen Guss am linken Bein. Abschließend spritzen Sie beide Fußsohlen kurz mit kaltem Wasser ab. Die Anwendungsdauer pro Bein sollte insgesamt etwa 2 Minuten betragen. Danach ziehen Sie sich warm an und ruhen sich für eine Weile aus.

● *Johanniskrautöl zum Einnehmen*

Zerstoßen Sie 125 g frische Johanniskrautblüten in einem Mörser, und geben Sie sie in 1/2 l hochwertiges Olivenöl. Dann füllen Sie diese Mischung in eine Weißglasflasche ab. Stellen Sie sie für mindestens 6 Wochen an einen sonnigen Ort, und schütteln Sie sie täglich kräftig, damit die Johanniskrautwirkstoffe an das Öl abgegeben werden. Sobald es sich leuchtend rot verfärbt hat, können Sie die Blüten abseihen und gründlich auspressen. Füllen Sie das Öl in gut verschließbare, dunkle Glasfläschchen ab. Nehmen Sie über 5 Wochen hinweg täglich 1 EL davon ein. Der im Johanniskraut enthaltene Wirkstoff Hyperizin wirkt entspannend und harmonisierend sowohl auf die

Unselige Helfer

Aufputschmittel bekämpfen keineswegs eine Erschöpfung. Sie überlagern diesen Zustand nur für kurze Zeit. Nach Abklingen der Wirkung empfinden die Betroffenen ihre Abgeschlagenheit nur noch stärker.

KRANKHEITEN UND ALLTAGSBESCHWERDEN

Bitterstoffe im Tee
Magen-Darm-Patienten sollten keine Tees mit hohem Bitterstoffanteil trinken. Fragen Sie Ihren Arzt oder Homöopathen nach geeigneten Heiltees.

Den blau blühenden Enzian kennt jeder. Als Heilpflanze hat allerdings der Gelbe Enzian die größere Bedeutung.

Psyche als auch auf den Organismus. Damit steigt auch die körperliche und geistige Leistungsfähigkeit an, zwar langsam aber kontinuierlich.

● *Schlummertrunk Hafer-Hopfen-Bier*
Vermischen Sie jeweils 50 g Haferkraut und Hopfenzapfen, 80 g Gänsefingerkraut, 40 g Silberweidenblätter und 30 g Primelblüten. Geben Sie 3 gehäufte EL der Mischung in 1/2 l Dunkelbier, und bringen Sie dieses zum Kochen. Lassen Sie alles 12 Minuten lang ziehen, seihen Sie ab, und süßen Sie nach Geschmack mit Honig. Diese natürliche Einschlafhilfe wird 20 Minuten vor dem Zubettgehen getrunken.

● *Melissen-Baldrian-Bad*
Geben Sie in ein heißes Vollbad 4 Tropfen Melissenöl und 6 Tropfen Baldrianextrakt. Baden Sie maximal 15 Minuten darin, trocknen Sie sich gut ab, und gehen Sie anschließend zum Nachruhen ins Bett. Die Wärme steigert die Durchblutung, die Zusätze senken den Blutdruck und wirken beruhigend auf das überreizte Nervensystem.

● *Ätherische Ölinhalation*
Für die Inhalation geben Sie ca. 5 Tropfen Bergamotteöl in eine Schüssel mit heißem, aber nicht mehr kochendem Wasser. Atmen Sie für ein paar Minuten die aufsteigenden Dämpfe ein. Der Bergamotteduft wirkt anregend und ausgleichend und verbreitet eine positive Stimmung.

● *Ginseng*
Die in Asien weit verbreitete Stärkungswurzel Ginseng enthält u. a. so genannte Saponine, die hormonell ausgleichend wirken. Ginseng regt außerdem die Durchblutung an und gleicht so Schwäche aus. Empfehlenswert ist eine längerdauernde Anwendung. Entsprechende Präparate sind in Apotheken und Reformhäusern erhältlich.

● *Energetisches Atmen*
Setzen Sie sich gerade hin. Atmen Sie tief durch die Nase ein, halten Sie die Luft einen Moment lang an, und geben Sie sie langsam wieder ab. Wiederholen Sie diese Übung zehnmal. Die einsetzende tiefe Muskelentspannung bringt Ruhe und angenehme Wärme in den gesamten Körper.

Heiltees

Gegen alle Formen von Erschöpfungszuständen werden in der Naturmedizin bitterstoffreiche Pflanzen empfohlen. Sie sind ein gutes Stärkungsmittel bei Abgeschlagenheit, besonderen Anstrengungen, psychischer Belastung oder während der Genesungszeit.

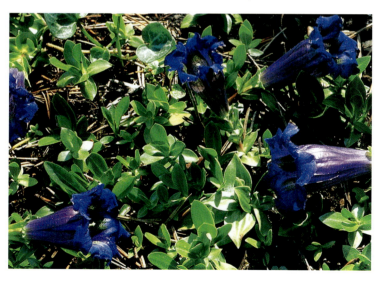

ERSCHÖPFUNG

Der im Sommer blühende Hopfen liefert Inhaltsstoffe, die besonders bei nervöser Erregung und Schlafstörungen wirksam sind. Als Einschlafhilfe bietet sich auch ein Hopfenbad an.

● *Wermutkrauttee zur allgemeinen Stärkung des Immunsystems*

Übergießen Sie 1 TL des getrockneten Wermutkrauts mit 1 Tasse heißem Wasser, und lassen Sie es 5 Minuten lang ziehen. Anschließend seihen Sie ab und trinken den Tee noch warm in kleinen Schlucken – am besten vor den Mahlzeiten. Wermutkraut sollte nicht über einen längeren Zeitraum angewendet werden.

● *Enziantee zur Herzstärkung*

Zerkleinern Sie 1 TL der getrockneten Enzianwurzel, und übergießen Sie sie mit 1/4 l kochendem Wasser. Nach etwa 5 Minuten seihen Sie ab. Trinken Sie den Tee lauwarm vor den Mahlzeiten.

● *Engelwurztee zur Steigerung des Appetits*

Übergießen Sie 1 TL Engelwurzkraut mit 1/2 l heißem Wasser, lassen Sie es für 5 Minuten ziehen und seihen dann ab. Trinken Sie 1 Tasse vor dem Essen.

● *Tausendgüldenkrauttee bei Appetitmangel*

Übergießen Sie 1 TL getrocknetes Tausendgüldenkraut mit 1 Tasse kaltem Wasser, und lassen Sie es 10 Stunden lang ziehen. Seihen Sie es dann ab, erwärmen Sie den Auszug leicht, und trinken Sie 30 Minuten vor den Mahlzeiten je 1 Tasse davon.

● *Pfefferminztee gegen erschöpfungsbedingte Kopfschmerzen*

Übergießen Sie 2 TL Pfefferminzblätter mit 1 Tasse kochendem Wasser. Lassen Sie sie für 10 Minuten zugedeckt ziehen, seihen Sie ab, und trinken Sie davon bis zu 3 Tassen täglich.

● *Spannungslösende Kräutermischung*

Vermengen Sie 15 g Hopfenblüten, 20 g Melissenblätter, 10 g Baldrianwurzel und 20 g Johanniskraut miteinander. Übergießen Sie 1 TL der Mischung mit 1 Tasse kochendem Wasser, und lassen Sie sie 5 Minuten lang ziehen. Seihen Sie ab, und trinken Sie den Tee 2 Wochen lang täglich vor dem Schlafengehen.

»Schlummertrunk«
Wer Alkohol als Schlummertrunk benutzt, schadet sich. Unruhiger Schlaf und zu frühes Erwachen sind die Folge.

So beugen Sie vor ...

• Bahnt sich eine Stressphase an, muss der Körper gut gerüstet sein. Achten Sie deshalb auf vollwertige und ausgewogene Ernährung.
• Gehen Sie täglich an der frischen Luft spazieren. Die Entspannung für Körper und Seele macht sich bereits nach einer Stunde bemerkbar.
• Meiden Sie Alkohol und Koffein; beide Genussgifte stören den natürlichen Rhythmus des Körpers.
• Erschöpfung durch Überanstrengung muss unbedingt eine Umstellung Ihrer Lebensführung zur Folge haben. Der Körper braucht jetzt Zeit und Ruhe, um sich zu erholen.
• Führen Sie einen geordneten Tagesrhythmus ein, und gehen Sie immer zur gleichen Zeit schlafen.

... und so heilen Sie

• Übermäßiger Anspannung muss mit mehr aktiver Entspannung begegnet werden. Am besten eignen sich hierfür methodische Entspannungsübungen.
• Energieblockaden des Körpers können durch Akupunktur oder Akupressur gelöst werden. Suchen Sie dazu einen entsprechend ausgebildeten Arzt oder Heilpraktiker auf.

KRANKHEITEN UND ALLTAGSBESCHWERDEN

Fieber
Wenn der Körper hitzig in Gefechtsstellung geht

Die normale Körpertemperatur beträgt 36,5 bis 37 °C. Wenn sie deutlich in die Höhe klettert, hat man Fieber. Das ist eine normale Reaktion zur Bekämpfung von Krankheitserregern. Daher sollte man leichtem Fieber nicht mit drastischen Maßnahmen begegnen, sondern den Körper mit Hausmitteln und viel Ruhe unterstützen – und natürlich unbedingt die Fieberursache klären.

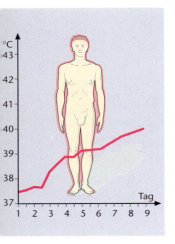

Fieber – eine Selbstheilungsreaktion des Körpers. Erst wenn es anhaltend über 39 °C steigt, wird es gefährlich.

Fieber bei Kindern
Kinder erreichen schnell hohe Körpertemperaturen. Es sollte stündlich Fieber gemessen und die Ursache dafür unbedingt durch einen Arzt geklärt werden.

Symptome
Unter Fieber versteht man eine Körpertemperatur von mehr als 38 °C (bei 37,5 bis 38 °C spricht man von erhöhter Temperatur). Schüttelfrost, Schweißausbrüche, glasige Augen, eine verzögerte Wahrnehmung und ein deutliches Schwächegefühl sind mögliche Folgen.

Ursachen
Fieber selbst ist keine Krankheit, sondern eine Reaktion des Körpers, der sich gegen Krankheitserreger wehrt. Zahlreiche Bakterien und Viren können sich bei diesen erhöhten Temperaturen nicht weitervermehren. Fieber kann die unterschiedlichsten Ursachen haben: Infektionen (unabhängig davon, ob sie den ganzen Körper oder nur einzelne Körperteile betreffen), aber auch allergische Reaktionen auf fremdes Eiweiß oder sogar auf körpereigene Abbaustoffe, wie sie nach Verbrennungen, Infarkten, Knochenbrüchen und Verletzungen entstehen (das so genannte Resorptionsfieber), können eine erhöhte Körpertemperatur auslösen. Seltener ist das zentrale Fieber, das nach Hirnverletzungen entsteht. In einzelnen Fällen führt starke Austrocknung des Körpers zu Durstfieber, übermäßige Salzzufuhr zu Salzfieber. Fieber kann auf unterschiedliche Art und Weise auftreten: intervallartig, unregelmäßig wellenförmig, gleichbleibend oder regelmäßig periodisch.

Bestimmte Krankheiten weisen typische Fieberkurven auf. So kommt es bei einer Nierenbeckenentzündung zu aussetzendem Fieber mit normalen Morgentemperaturen oder bei anderen Erkrankungen zu kontinuierlichem Fieber. Tritt Fieber plötzlich auf, wird es meist von Schüttelfrost begleitet. In der Folge kommt es zu Schwäche, Benommenheit mit Kopfschmerzen und einer gesteigerten Empfindlichkeit. Durchgehender Schlaf ist dann selten, in schweren Fällen kann es zu Fieberphantasien und sogar Delirien kommen. Zur Behandlung von Fieber ist es nötig, seine Ursache herauszufinden.

Mit natürlichen Heilmitteln kann die reinigende Kraft des Fiebers unterstützt werden. Bei schweren, langen Fieber-

FIEBER

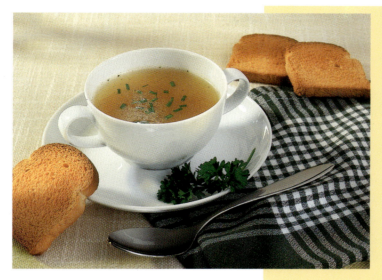

Bei Fieber ist leichte Kost wie z. B. Brühe angesagt.

Ernährungstipps

- Während einer Fieberkrankheit sollten Sie auf fetthaltige und opulente Mahlzeiten verzichten.
- Rohkost fordert das Verdauungssystem bei Fieber zu stark. Bevorzugen Sie daher leicht verdauliche Suppen in kleinen Mengen.
- Bei zusätzlicher Magenverstimmung können Sie etwas Zwieback zu sich nehmen.
- Essen Sie statt des kräftezehrenden Zuckers lieber Bananen und andere Süßfrüchte.
- Nehmen Sie Holunder-Honig-Mus zu sich. Die frisch gepressten Beeren des schwarzen Holunders wirken stark fiebersenkend und sind gute Vitamin-C-Lieferanten.

krankheiten verschafft eine Senkung der Temperatur dem Körper die notwendige Erholung.

Heilanwendungen

● *Klassische Schwitzkur*
Mischen Sie je 1 TL Silberweidenrinde, das getrocknete Kraut von Stiefmütterchen, Veilchen und Primeln miteinander. Geben Sie 4 TL Lindenblüten dazu, und übergießen Sie alles mit 1/4 l kochendem Wasser. 10 Minuten lang ziehen lassen, dann abseihen. Süßen Sie den Tee mit Honig, und füllen Sie ihn in eine Thermoskanne. Duschen Sie für 12 Minuten heiß, und trinken Sie anschließend den Tee. Hüllen Sie sich feucht in angewärmte Laken und eine Wolldecke, und legen Sie sich so in Ihr gut vorgewärmtes Bett. Bleiben Sie für 20 Minuten entspannt liegen. Danach entfernen Sie den Ganzkörperwickel und reiben Ihren Körper feucht ab. Trocknen Sie sich dann gut ab. Beziehen Sie das Bett neu, und legen Sie sich anschließend schlafen. Die klassische Schwitzkur hilft, Krankheitserreger abzutöten und auszuschwemmen. Sie sollte nicht bei Kreislaufbeschwerden und hohem Blutdruck angewendet werden.

● *Holunderbad*
Füllen Sie 2 Handvoll Holunderblüten in ein Baumwollsäckchen, und hängen Sie es schon während des Wassereinlaufens in die Wanne. Baden Sie 10 Minuten darin. Anschließend sollten Sie unbedingt eine Weile ausruhen.

● *Quarkwickel*
Tragen Sie je 100 g gekühlten Speisequark einige Millimeter dick auf 2 Leinentücher auf, und umwickeln Sie beide Waden damit. Darüber legen Sie ein trockenes Baumwolltuch und umwickeln alles mit einem Wolltuch. Lassen Sie die Wickel in entspannter Lage einwirken. Wenn der Quark durch die Wärme trocken geworden ist (nach ca. 1 Stunde), nehmen Sie die Wickel ab und reinigen

Fieberkraut
Hierbei handelt es sich nicht um eine bestimmte Pflanze, sondern um eine volkstümliche Bezeichnung für verschiedene Heilpflanzen gegen Fieber.

253

KRANKHEITEN UND ALLTAGSBESCHWERDEN

Traditionell: Der Quarkwickel
Seit Jahrhunderten gilt der Quarkwickel als zuverlässig wirksam bei allen Erkrankungen mit Fieber. Zur schnellen Fiebersenkung empfiehlt sich der Wadenwickel, bei zusätzlichen Halsschmerzen ein Halswickel.

die Haut mit kaltem Wasser. Trocknen Sie sich anschließend gut ab, und legen Sie sich in Ihr vorgewärmtes Bett.

● *Kalter Wadenwickel*
Tauchen Sie 2 große Handtücher in sehr kaltes Wasser, wringen Sie sie aus, und wickeln Sie die Tücher um die Unterschenkel. Legen Sie je 1 trockenes Tuch darüber, und gehen Sie für 10 Minuten ins Bett. Wenn die Wickel warm geworden sind, kann noch eine zweite Anwendung vorgenommen werden.

● *Zwiebelsocken*
Füllen Sie gehackte Zwiebeln in Baumwollsocken. Behalten Sie diese – mit einem Paar Wollsocken darüber – nachts an den Füßen.

● *Kaltabreibung*
Erst erfrischend, dann schweißtreibend wirkt eine Massage des ganzen Körpers mit einem in kaltes Apfelessigwasser (2 bis 3 EL Apfelessig auf 1 l Wasser) ge-

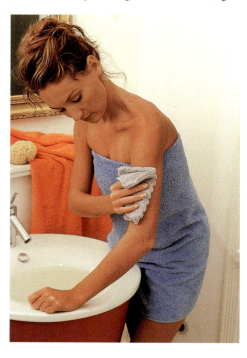

Waschungen mit Apfelessig wirken fiebersenkend, entschlackend und fördern den heilsamen Schlaf.

tauchten Waschlappen. Danach trocknen Sie sich nur leicht ab und legen sich gut zugedeckt ins Bett. Der Körper reagiert mit heilsamem Schwitzen.

● *Brunnenkressemus*
Dünsten Sie 1 Handvoll frische Brunnenkresse in etwas Wasser, und schmecken Sie sie mit Salz und Butter ab. Essen Sie einmal täglich 4 bis 5 EL davon. Das wirkt blutreinigend und regt den Stoffwechsel an.

● *Himbeersaft*
Trinken Sie 1 bis 2 Gläser Himbeersaft pro Tag – mindestens 5 Tage lang. Er senkt Fieber, steigert den Appetit und ist besonders für Kinder geeignet.

Heiltees

Die Wirkung schweißtreibender Tees wird erhöht, wenn sie nachmittags und abends und immer so heiß wie möglich getrunken werden.

● *Holunderblütentee*
Übergießen Sie 1 EL Holunderblüten mit 1/4 l kochendem Wasser, lassen Sie sie 5 Minuten lang zugedeckt ziehen, und seihen Sie sie dann ab. Trinken Sie nachmittags und abends jeweils 2 Tassen des sehr heißen Tees.

● *Lindenblütentee*
Überbrühen Sie 1 TL getrocknete Lindenblüten mit 1 Tasse kochendem Wasser. Lassen Sie sie 10 Minuten ziehen, seihen Sie dann die Blüten ab. Trinken Sie täglich ab dem Nachmittag 3 Tassen dieses Tees, der allerdings nicht für die Langzeitanwendung geeignet ist!

● *Weidenrindentee bei Schmerzen*
Die schmerzlindernde, fiebersenkende Wirkung macht die Weide zu einem bewährten Mittel gegen fiebrige Erkran-

FIEBER

Die Erdbeere ist reich an gesunden Inhaltsstoffen, ihre Blätter sind auch bei fiebrigen Infekten ein bewährtes Heilmittel.

kungen. Übergießen Sie 1 TL der getrockneten, geschnittenen Rindenstückchen mit 1/4 l kaltem Wasser, und kochen Sie das Ganze auf. Lassen Sie den Tee einige Minuten lang ziehen, und seihen Sie ab. Sie können bis zu 3 Tassen täglich trinken. Dieser Tee sollte nicht während der Schwangerschaft angewendet werden.

● *Wasserdosttee*

Übergießen Sie 1 TL getrocknetes Kraut mit 1 Tasse kochendem Wasser, und lassen Sie es für 10 Minuten ziehen. Seihen Sie den Tee ab, und trinken Sie täglich nicht mehr als 2 Tassen.

● *Erdbeerblättertee zur Stärkung des Immunsystems*

Übergießen Sie 2 TL getrocknete Blätter mit 1 Tasse heißem Wasser, und lassen Sie sie 5 Minuten lang ziehen. Abgeseiht können Sie täglich 1 Tasse davon trinken.

● *Thymian-Lindenblüten-Apfel-schalen-Mischung*

Vermengen Sie Thymian, Lindenblüten und getrocknete Apfelschalen zu gleichen Teilen miteinander. Übergießen Sie 1 TL der Mischung mit 1 Tasse kochendem Wasser, lassen Sie sie 10 Minuten lang ziehen, und seihen Sie anschließend ab. Davon können Sie täglich 2 bis 3 Tassen trinken. Die Mischung ist auch sehr gut für Kinder geeignet.

● *Stiefmütterchentee*

Übergießen Sie 2 TL Stiefmütterchenkraut mit 1 Tasse heißem Wasser, lassen

Sie es 10 Minuten lang ziehen, und seihen Sie es ab. Täglich 3 Tassen können Sie von diesem Tee trinken, der sich besonders bei grippalen Infekten empfiehlt.

● *Chinarindentee*

Eine Anwendung bei Erschöpfungszuständen: Übergießen Sie 1 TL getrocknete Chinarinde mit 1 Tasse heißem Wasser, lassen Sie sie für 10 Minuten ziehen, und seihen Sie sie ab. Trinken Sie von diesem Tee 3 Tage lang zweimal täglich je 1 Tasse vor den Mahlzeiten.

Anwendung mit Vorbehalt

Wasserdost kann zu Leber-, Lungen- und Nierenschäden führen. Er sollte nicht über einen längeren Zeitraum hinweg und nicht von Schwangeren oder Kindern getrunken werden.

So beugen Sie vor …

● Treiben Sie Sport, und gehen Sie in die Sauna. Beides erzeugt einen Anstieg der Körpertemperatur, der den gesundheitlich positiven Effekten des Fiebers gleichkommt.
● Nehmen Sie heiße Vollbäder mit Kräuterölen. Sie sind eine gute Vorbeugung gegen grippale Infekte.
● Steigern Sie das körperliche Abwehrsystem durch vermehrte Vitaminzufuhr mit Obst und Gemüse – auch als Saft.

… und so heilen Sie

● Schwitzen beschleunigt den Heilungsprozess; unterstützen Sie den Körper mit schweißtreibenden Maßnahmen.
● Setzen Sie bei hohem, anhaltendem Fieber natürliche fiebersenkende Hausmittel ein.
● Bei Fieber arbeitet der Körper auf Hochtouren und braucht viel Ruhe. Vermeiden Sie jede Anstrengung, Kälte oder Zugluft.
● Essen Sie ein paar Tage wenig oder nichts. Das verhindert, dass der Körper übermäßige Verdauungsarbeit leisten muss.
● Trinken Sie reichlich, am besten Saftschorlen, Kräutertees und Mineralwasser in großen Mengen.
● Wer viel schwitzt, verliert Salz. Salzige Gemüsebrühen gleichen diesen Verlust aus. Trinken Sie deshalb 1 Tasse pro Tag.

KRANKHEITEN UND ALLTAGSBESCHWERDEN

Fußpilz und Hühneraugen
Juckend und druckempfindlich

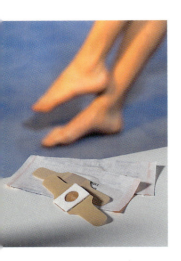

In der Regel schenken wir unseren Füßen nicht die Beachtung, die sie verdienen – schließlich gehören sie zu den am meisten beanspruchten Körperteilen. Doch zu wenig Pflege, unpassendes Schuhwerk und fehlende Entspannung machen sich irgendwann bemerkbar; oft durch Fußpilz oder Hühneraugen.

Hühneraugenpflaster enthalten eine chemische Substanz, mit der die Verhornung aufgelöst wird.

Ansteckungsgefahr
Fußpilz ist ansteckend! Betroffene müssen unbedingt separate Handtücher und Waschlappen benutzen. Tragen Sie im Schwimmbad und in der Sauna grundsätzlich Badeschuhe. In Hotelzimmern sollten Sie zumindest Socken tragen.

Symptome bei Fußpilz
Fußpilz verursacht neben Rötungen und Schuppungen an den Fußsohlen oder zwischen den Zehen einen unangenehmen Juckreiz.

Ursachen des Fußpilzes
Die Erreger des Fußpilzes bevorzugen ein warmes, feuchtes Klima. Schweißnasse Füße und geschlossene Schuhe begünstigen seine Entwicklung. Alle Arten von Pilzerkrankungen treten vorzugsweise dann auf, wenn das Immunsystem geschwächt ist, beispielsweise durch Infektionen oder Diabetes mellitus, während der Einnahme von Antibiotika, bei starker psychischer Belastung oder auch bei einseitiger Ernährung.

Heilanwendungen bei Fußpilz
● *Eichenrinden-Efeu-Fußbad*
Eichenrinde hemmt aufgrund ihres hohen Gerbstoffgehalts die Schweißabsonderung der Füße. Efeu wirkt pilzabtötend und entzündungshemmend. Mischen Sie beide Pflanzen zu gleichen Teilen, übergießen Sie 1 Handvoll der Mischung mit 1 l heißem Wasser. Lassen Sie sie noch 15 Minuten lang ziehen, seihen Sie nicht ab. Nehmen Sie drei- bis viermal täglich für 10 Minuten ein Fußbad, dem Sie diesen Sud beifügen.

● *Zitronensaft*
Streichen Sie 1 Woche lang jeweils nach dem Füßewaschen frisch gepressten Zitronensaft auf die befallenen Stellen, und lassen Sie ihn an der Luft trocknen.

● *Backpulver gegen Juckreiz*
Verrühren Sie etwas Backpulver mit lauwarmem Wasser, und reiben Sie den Brei auf die betroffenen Stellen. Lassen Sie ihn 3 Minuten lang einwirken, und spülen Sie ihn wieder ab. Danach trocknen Sie die Füße gut ab und bestäuben sie mit Puder oder Stärkemehl.

● *Auf Hygiene achten*
Wechseln Sie täglich die Strümpfe, tragen Sie keine Synthetiksocken, und waschen Sie mehrmals täglich Ihre Füße. Trocknen Sie die Füße und die Zwischenräume der Zehen immer gut ab.

● *Teebaumöl*
Das Öl des australischen Teebaums wirkt nicht nur gegen Viren und Bakterien, es

FUSSPILZ UND HÜHNERAUGEN

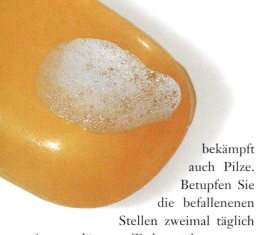

Mit der Reinlichkeit sollten Sie es nicht übertreiben. Scharfe Seifen können den Säureschutzmantel der Haut zerstören – eine echte Einladung an den Fußpilz!

bekämpft auch Pilze. Betupfen Sie die befallenen Stellen zweimal täglich mit unverdünntem Teebaumöl.

- *Die Haut schützen*

Vermeiden Sie scharfe Seifen oder die ständige Anwendung alkoholhaltiger Mittel. Sie zerstören den Säureschutzmantel der Haut und fördern dadurch die Ansiedlung von Pilzen.

- *Lavendelöl*

Mischen Sie 20 Tropfen Lavendelöl und 15 Tropfen Teebaumöl mit 40 ml Mandelöl. Mit dieser Mischung mehrmals täglich die befallenen Stellen einreiben.

Symptome bei Hühneraugen

Als Hühneraugen bezeichnet man druck- und schmerzempfindliche Verdickungen der Hornhaut an den Zehen.

Ursachen der Hühneraugen

Hühneraugen entstehen meist infolge von starken Druckbelastungen oder Aneinanderreiben der Zehen, häufig bedingt durch zu enge Schuhe. Leiden Sie immer wieder unter Hühneraugen, unabhängig von Ihrem Schuhwerk, kann es sein, dass Ihre Mittelfußwölbung zu schwach ausgeprägt ist. Dann kann Ihnen am besten ein Orthopäde helfen.

Heilanwendungen bei Hühneraugen

- *Zwiebelscheiben und Salz*

Binden Sie eine mit Salz bestreute Zwiebelscheibe auf das Hühnerauge – am besten mit einer Mullbinde. Die Scheibe soll so lange auf der erkrankten Stelle verbleiben, bis sich das Hühnerauge löst.

- *Hauswurzkompresse*

Träufeln Sie den Saft von frisch ausgepressten Hauswurzblättern auf die Hühneraugen, und legen Sie ein weiteres zerdrücktes Blatt darauf. Umwickeln und über Nacht einwirken lassen.

Keine Gewalt

Rücken Sie Ihren Hühneraugen keinesfalls selbst mit Skalpell oder Rasierklinge zu Leibe. Die dabei entstehenden Einschnitte können sich leicht infizieren.

So beugen Sie vor …

Sowohl Fußpilz als auch Hühneraugen werden in erster Linie durch falsches Schuhwerk gefördert: Fußpilz durch zu geringen Luftaustausch, Hühneraugen durch zu starken Druck. Achten Sie also auf atmungsaktive, nicht zu enge Schuhe, und gehen Sie, sooft dies möglich ist, barfuß.

… und so heilen Sie

Fußpilz

Sorgen Sie mit Wechselfußbädern für eine bessere Durchblutung: Die befallenen Füße 3 Minuten in heißem, dann 10 bis 30 Sekunden in kaltem Wasser baden.

Hühneraugen

Etwas Wolle oder Mull zwischen den Zehen mindert die Reibung – eine unerlässliche Voraussetzung für die Heilung.

257

KRANKHEITEN UND ALLTAGSBESCHWERDEN

Gallenblasenbeschwerden
Von starken Schmerzen begleitet

Gallengänge und Gallenblase sind sehr schmerzempfindliche Organe, die schon bei kleinen Störungen erhebliche Beschwerden hervorrufen können. Im schlimmsten Fall, z. B. bei Gallensteinen, kann es zu einer extrem schmerzhaften Gallenkolik kommen.

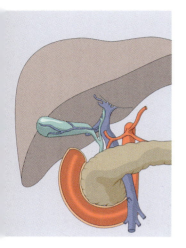

Die Gallenblase (grün) an der Unterseite der Leber (rotbraun) produziert den Verdauungssaft und schüttet ihn in den Darm aus.

Wann zum Arzt?
Bei akuten Schmerzanfällen muss dringend ein Arzt gerufen werden. Jede zusätzliche Anwendung ist hier unbedingt mit dem Arzt abzusprechen.

Symptome

Unverträglichkeit von fettreichen Speisen, ein bitterer Geschmack im Mund, Übelkeit und Durchfälle zeigen eine gestörte Gallenfunktion an. In schweren Fällen kommt es zu einer Gelbfärbung von Haut und Augen oder zu den sehr schmerzhaften Gallenkoliken. Sie werden durch einen starken Dehnungsschmerz der Gallenblase, meist durch Steine, ausgelöst. Es kommt zu heftigen Krämpfen im rechten Oberbauch und oft bis in die Rippen und die rechte Schulter ausstrahlende Schmerzen. Hinzu kommen Übelkeit und Schweißausbrüche.
Die Gallenblase kann von psychischen Schwankungen stark beeinflusst und in ihrer Funktion behindert werden. Störungen der Gallenblase führen oft zu depressiven, melancholischen Stimmungen. Zu dünne Gallenflüssigkeit hat oft Hyperaktivität und nervöse Ruhelosigkeit zur Folge.

Ursachen

Die Funktion des birnenförmigen, mit glatter Muskulatur durchsetzten Schleimhautsacks ist das Speichern von Galle, dem bitteren Saft der Leber. Galle enthält u. a. Cholesterin, Salze, Gallenfarbstoff und Gallensäuren, die für die Zersetzung von Nahrungsfetten sorgen. Aufgabe der Galle ist die weitere Verdauung der Nahrung. Wenn die Gallenblase Beschwerden verursacht, kann dies verschiedene Gründe haben.

- **Gallenblasenentzündung:** Sie wird meist durch Bakterien verursacht und tritt häufig bei Gallensteinen auf. Begleitet wird sie von Koliken, schwerem Krankheitsgefühl, Fieber und Fettunverträglichkeit.
- **Gallensteine:** Steine entstehen, wenn der Gallenblasengang verkrampft ist und die Galle nicht mehr durchfließen kann. In der Folge kommt es zur Verdickung des Safts und nachfolgend zur Grieß- oder Steinbildung. Die Gallensteine behindern den Fluss nachhaltig und führen zu Schmerzen. Liegen sie direkt im Gallenblasenausgang, kommt es zum schmerzhaften Gallenblasenverschluss. Es wird zwischen reinen Cholesterinsteinen, Pigmentsteinen oder gemischten

GALLENBLASENBESCHWERDEN

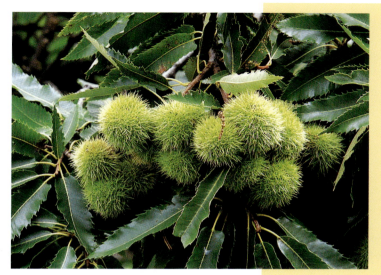

Die sehr gesunde Edelkastanie wird im Volksmund auch Esskastanie oder Marone genannt.

Ausbildungen unterschieden. Charakteristisch ist das Auftreten der von starken Schmerzen begleiteten Gallenkolik. Bei längerer Stauung, wenn der Gallenfarbstoff im Überfluss in das Blut gepresst wird, kommt es zu einer gelblichen Hautverfärbung und gelben Augen.

Ernährungstipps

- Verzichten Sie auf Kaffee und Alkohol.
- Verwenden Sie Eigelb nur sehr selten und fein verteilt in Ihren Speisen.
- Nehmen Sie alle Getränke und Speisen nur lauwarm zu sich.
- Bevorzugen Sie schonend Gegartes und Gekochtes, und verzichten Sie auf Gebratenes, Geröstetes und in Fett Ausgebackenes.
- Verwenden Sie Fette mit niedrigem Schmelzpunkt (z. B. Milchfett).
- Benutzen Sie Margarine- und Ölsorten speziell für Gallenleidende.
- Geriebene Äpfel regen die Leber an und schaffen so eine gute Voraussetzung für den Gallenfluss.
- Der Brei der Edelkastanie wirkt ebenfalls positiv auf Leber und Gallenblase, gleichzeitig ist er allgemein kräftigend.

Heilanwendungen

● *Löwenzahnkur*
Der hohe Gehalt an Bitter- und Schleimstoffen von Löwenzahnsaft fördert den Gallenfluss. Nehmen Sie fünfmal täglich je 1 TL Saft (aus dem Reformhaus) über einen längeren Zeitraum hinweg ein.

● *Soforthilfe bei akuten Beschwerden – heiße Wickel*
Legen Sie bei einer Schmerzattacke ein in heißes Wasser getauchtes und gut ausgewrungenes Leinentuch auf den rechten Rippenbogen und den Oberbauch. Anschließend wickeln Sie ein trockenes Baumwolltuch darüber. Atmen Sie in liegender Position möglichst ruhig. Schwere Schmerzanfälle können so am besten verkraftet werden.

● *Edelkastanienbrei nach Hildegard von Bingen*
Kochen Sie 250 g geschälte und vorgekochte Esskastanien aus dem Glas in Wasser sehr weich, und pürieren Sie sie anschließend zu Mus. In einer Schüssel vermengen Sie 80 g Dinkelmehl mit Wasser zu einem Brei und geben etwas Süßholzpulver zu. Anschließend vermischen Sie ihn mit dem Kastanienmus und kochen alles kurz auf. Geben Sie je nach Geschmack Salz oder Zucker in den Kastanienbrei, und essen Sie ihn warm.

● *Soforthilfe – Atemübung*
Legen Sie sich flach auf den Boden, und atmen Sie hechelnd, also in kurzen Intervallen, ein und aus. Starke, länger anhaltende Krämpfe, die durch verspannte

Allergierisiko
Beachten Sie, dass es beim Genuss von Löwenzahn zu allergischen Reaktionen kommen kann.

KRANKHEITEN UND ALLTAGSBESCHWERDEN

Wirkung beachten
Gallentees wirken unterschiedlich: Es gibt Heiltees, die den Transport von Gallenflüssigkeit in den Darm fördern, und solche, die die Produktion von Gallenflüssigkeit in der Leber anregen.

Muskeln zusätzlich schmerzen, können so unterbrochen werden, die Schmerzen werden gelindert.

● *Rettichsaftkur*
Trinken Sie 5 Tage lang 1/4 l aus weißem oder schwarzem Rettich gepressten Saft über den Tag verteilt. Danach pausieren Sie für 2 bis 3 Tage. Anschließend wiederholen Sie die Anwendung. Diese Kur wirkt vorbeugend gegen Gallengrieß und -steine und heilend bei Gallenwegserkrankungen.

● *Artischockensaftkur*
Der Artischockenwirkstoff Zynarin fördert die Erzeugung und Ausschüttung von Gallensaft. Trinken Sie täglich mehrere Gläser Artischockenfrischpflanzensaft (aus dem Reformhaus) über 2 bis 3 Wochen hinweg.

Heiltees

● **Schafgarbentee bei Krämpfen**
Übergießen Sie 2 TL getrocknetes Schafgarbenkraut mit 1 Tasse heißem Wasser, dann 10 Minuten ziehen lassen. Trinken Sie zwei- bis dreimal täglich 1 Tasse dieses Tees. Er wirkt bei allen Gallenblasenleiden krampflösend.

● *Gallensafttreibende Mischung*
Vermischen Sie je 20 g Benediktenkraut, Löwenzahnkraut, Pfefferminzblätter, Wermutkraut und Mariendistelfrüchte miteinander. 1 TL dieser Mischung überbrühen Sie mit 1 Tasse kochendem Wasser und lassen sie 15 Minuten lang ziehen. Trinken Sie 3 Wochen lang dreimal täglich 1 Tasse dieses Tees.

● *Gallensaftanregende Mischung*
Vermischen Sie Pfefferminzblätter, Erdrauchkraut und Löwenzahnwurzel zu gleichen Teilen miteinander. Übergießen Sie 1 TL der Mischung mit 1 Tasse heißem Wasser, und lassen Sie sie dann 10 Minuten lang ziehen. Davon können Sie täglich 1 oder 2 Tassen trinken.

● *Mischung bei Stauungserscheinungen in der Gallenblase*
Vermischen Sie 60 g Odermennigkraut und 30 g Wermutkraut miteinander. Übergießen Sie 1 TL der Mischung mit 1 Tasse heißem Wasser, und lassen Sie sie 2 Minuten ziehen. Trinken Sie den Tee warm und in kleinen Schlucken.

● *Baldriantee zur Entspannung*
Übergießen Sie 2 TL getrocknete Baldrianwurzel mit 1 Tasse kaltem Wasser, und lassen Sie sie 10 Stunden ziehen. Trinken Sie davon jeweils abends 1 Tasse lauwarm. Dieser Tee wirkt spannungslösend und ausgleichend.

● *Boldoblättertee*
Übergießen Sie 1 TL getrocknete Boldoblätter mit 1 Tasse kochendem Wasser. 5 Minuten ziehen lassen, dann abseihen. Trinken Sie zweimal täglich 1 Tasse. Die in Boldo enthaltenen Alkaloide regen die Gallensaftproduktion an und lösen

Kurkuma wird aus den getrockneten Wurzelstöcken der Kurkumapflanze gewonnen und unterstützt die Heilung bei Gallenblasenentzündungen.

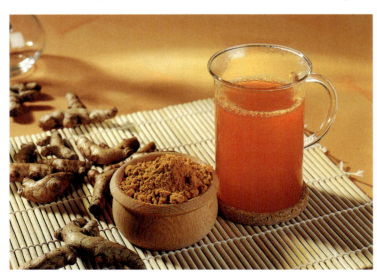

260

GALLENBLASENBESCHWERDEN

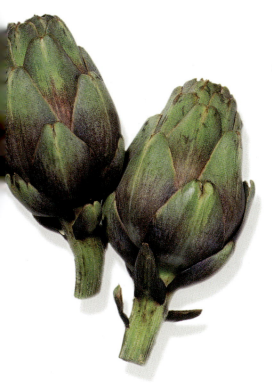

In der Artischocke enthaltene Substanzen sorgen für gesunden Gallenfluss und beugen der Entstehung von Gallensteinen vor.

● *Erdrauchkrauttee*
Übergießen Sie 1 bis 2 TL Erdrauchkraut mit 1 Tasse heißem Wasser, und lassen Sie es 10 Minuten ziehen. Trinken Sie täglich 2 bis 3 Tassen dieses Tees. Er reguliert den Abfluss der Gallenflüssigkeit, löst Krämpfe und bekämpft aufsteigende Übelkeit.

Weitere Heilmethoden

● *Positive Stimulierung mit Farben*
Gallenblasenbeschwerden können durch depressive und apathische Stimmungen verursacht werden. Die Farbtherapie belegt, dass der Farbbereich Orange stimulierend und harmonisierend auf die Psyche wirkt. Verwenden Sie diese Farbe also in Ihrem Wohnbereich, oder kleiden Sie sich mit diesen Farben.

Vorsicht bei Entzündungen!
Heilende Tees dürfen in jedem Fall erst angewendet werden, wenn die akuten Entzündungserscheinungen bereits am Abklingen sind.

Krämpfe. Boldotee darf keinesfalls bei Gallengangverschluss oder Gallensteinen angewendet werden!

● *Pfefferminztee*
Überbrühen Sie 1 TL Pfefferminzblätter mit 1 Tasse heißem Wasser. Lassen Sie sie 5 Minuten lang zugedeckt ziehen, und seihen Sie sie ab. Von diesem Tee können Sie mehrere Tassen täglich trinken. Er hilft bei aufkommendem Brechreiz und bekämpft Gallenblasenbeschwerden im Anfangsstadium.

● *Löwenzahntee*
Setzen Sie 1 TL Löwenzahnblätter mit 1 Tasse kaltem Wasser an. Bringen Sie dies 10 Minuten später kurz zum Kochen. Dann abseihen. Trinken Sie täglich mehrere Tassen.

● *Kurkumatee zur Anregung der Galle*
Versetzen Sie 1 TL Kurkuma (Gelbwurz) mit 1 Tasse heißem Wasser. Bei akuten Beschwerden können Sie 1 Tasse davon trinken. Gelbwurz ist gallensafttreibend.

So beugen Sie vor ...

• Verzichten Sie bei gelegentlich auftauchenden Schmerzen der Gallenblase auf fetthaltige Speisen, und nehmen Sie wenig tierisches Eiweiß zu sich.
• Trinken Sie abends vor dem Schlafengehen 1 Tasse warme Milch. Das verhindert die Bildung von Gallensteinen.

... und so heilen Sie

• Gallenblasenbeschwerden können zu ernsthaften Erkrankungen werden und gehören immer in fachärztliche Behandlung.
• Je nach Ursache der Gallenblasenbeschwerden werden sehr unterschiedlich wirkende Heilpflanzen eingesetzt. So regt Boldo z. B. die Gallensaftproduktion an, Erdrauch löst Krämpfe, wieder andere Kräuter beschleunigen den Transport von Gallensaft.

KRANKHEITEN UND ALLTAGSBESCHWERDEN

Hämorrhoidalleiden
Tabuisierte Beschwerden

Im Anfangsstadium bereiten Hämorrhoidalleiden oft nur wenig Beschwerden. Bemerkt man die knotenförmigen Erweiterungen der Gefäße am Mastdarm früh genug, dann bestehen besonders günstige Aussichten, sie auf sanfte, natürliche Weise und ohne chirurgischen Eingriff erfolgreich bekämpfen zu können.

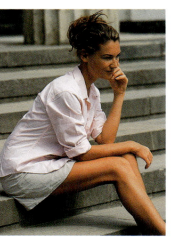

Sitzen kann bei Hämorrhoiden zu einer äußerst schmerzhaften Angelegenheit werden.

Weiches für den Po
Sparen Sie nicht beim Kauf von Toilettenpapier! Es muss nicht unbedingt drei Lagen haben, aber weich sollte es sein. Am besten feuchten Sie das Toilettenpapier mit etwas Wasser an, bevor Sie es benutzen.

Symptome

Im Anfangsstadium sind die lästigen Gefäßknoten äußerlich meist nicht sichtbar und nicht zu ertasten. Allerdings zeigt sich gelegentlich hellrotes Blut auf dem Toilettenpapier. Oft treten Juckreiz und ein Brennen im Afterbereich auf. Im weiteren Verlauf kann es zu Blutungen zwischen den Stuhlgängen und zu stechenden bis krampfartigen Schmerzen, vor allem während und nach der Darmentleerung, kommen. Medizinisch bezeichnet man ein Gefäßpolster im After generell – auch im gesunden Zustand – als Hämorrhoiden. Sind diese entzündet, spricht man von Hämorrhoidalleiden, in der Umgangssprache von Hämorrhoiden. Da die Symptome denen anderer Erkrankungen des unteren Darmabschnitts, wie beispielsweise Analekzemen oder Pilzbefall, ähnlich sind, sollten Sie zur Sicherung der Diagnose einen Arzt aufsuchen.

Ursachen

In vielen Fällen wird die Entstehung von Hämorrhoidalleiden begünstigt durch eine genetisch bedingte Veranlagung zur Bindegewebsschwäche. Unabhängig davon können zu harter oder zu weicher Stuhl, zuviel Sitzen oder Stehen, aber auch Schwangerschaften – also alles, was die Region am After überdurchschnittlich beansprucht – die Ursache sein. Doch auch psychische Faktoren spielen eine wichtige Rolle. So können Stress, Angstzustände oder unterdrückte Wünsche das vegetative Nervensystem derart beeinträchtigen, dass die Verdauung darunter leidet. Durchfall oder Verstopfung, zwei wesentliche Risikofaktoren für Hämorrhoiden, können die Folge sein. Nach neueren Erkenntnissen kommen auch übermäßiger Alkohol- und Nikotinkonsum, Allergien im Analbereich, Prostataveränderungen oder Leberstörungen als Ursachen in Frage.

Heilanwendungen

Kalte und gründliche Waschungen jedesmal nach dem Stuhlgang sollten zu Ihrer dauerhaften Gewohnheit werden, denn sie hemmen nachhaltig den Juckreiz und spülen außerdem viele entzündungsför-

262

HÄMORRHOIDALLEIDEN

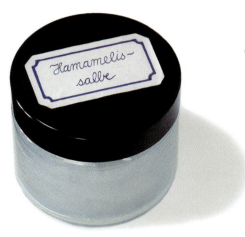

Die heilkräftigen Wirkstoffe von Hamamelis sind in zahlreichen Salben enthalten.

dernde Keime fort. Kalt sollte das verwendete Wasser auf alle Fälle sein, damit sich die geschwollenen Gefäße zusammenziehen.

- **Hamamelissalbe bei entzündetem Afterbereich**

Hamamelis stoppt Entzündungen und Blutungen im Analbereich. Salben mit Hamameliszusatz erhalten Sie in der Apotheke. Trocknen Sie nach dem Waschen Ihren After vorsichtig ab, und führen Sie mit dem Finger ein wenig Hamamelissalbe ein.

- **Ringelblumensalbe mit Honig**

Vermischen Sie Ringelblumensalbe mit flüssigem Honig im Verhältnis 1:1, dadurch wird die Wirkung verstärkt. Trocknen Sie nach dem Waschen Ihren After sanft ab, und führen Sie mit dem Finger vorsichtig die Salbe ein.

- **Eichenrindensitzbad**

Setzen Sie 1 Handvoll getrocknete, kleingeschnittene Eichenrinde mit 2 l kaltem Wasser an, und lassen Sie sie 10 Minuten lang kochen. Seihen Sie das Kochwasser ab, lassen Sie es abkühlen, und gießen Sie es mit warmem Wasser auf, soviel Sie für ein Sitzbad benötigen. Die Wassertemperatur sollte etwa 37 °C, die Badedauer ungefähr 10 Minuten betragen.

Heiltee

- *Kamillen-Steinklee-Tee*

Kamille beruhigt die gereizte Haut und wirkt entzündungshemmend wie der Steinklee, der darüber hinaus noch die geschädigten Blutgefäße heilt und Geschwüre zurückbilden hilft. Mischen Sie beide Kräuter zu gleichen Teilen. Übergießen Sie dann 1 EL der Mischung mit 1 Tasse kochendem Wasser, lassen Sie sie 10 Minuten lang ziehen, und seihen Sie ab. Trinken Sie täglich 3 Tassen davon.

Eichenrinde lindert die Entzündung
Bei Hämorrhoiden ist Eichenrinde deshalb so wohltuend, weil sie Entzündungen lindert und Blutungen stillt. Sie entzieht den angesiedelten Bakterien den Nährboden.

So beugen Sie vor ...

- Das Vermeiden von Verstopfung, regelmäßiger Stuhlgang und Ruhe auf der Toilette sind sehr wichtig, um die Belastungen im Afterbereich in Grenzen zu halten.
- Essen Sie vor allem ballaststoffreiche Kost, denn sie wirkt regulierend auf Ihre Verdauung. Besonders zu empfehlen sind Datteln, Feigen und Pistazien sowie faserreiches Gemüse, Getreide und Brot, vor allem Süßkartoffeln, Schwarzwurzeln, Steinpilze, Linsen, Vollkornmüsli, Weizenkeime, Leinsamen, Pumpernickel und Knäckebrot.
- Sorgen Sie für ausreichend Bewegung, denn dadurch werden die Verdauungsorgane massiert, ein regelmäßiger Stuhlgang stellt sich ein. Ausdauersportarten wie Jogging, Radfahren und Schwimmen eignen sich hierfür am besten.

... und so heilen Sie

- Sitzbäder sind ein bewährtes Mittel bei Hämorrhoidalleiden. Sie wirken entzündungshemmend und durchblutungsfördernd und sollten zweimal täglich angewendet werden.
- Besonders Eichenrinde hat aufgrund ihres Anteils an Gerbstoffen eine beruhigende und entzündungshemmende Wirkung auf gereizte Schleimhäute und kleinere Wunden.

KRANKHEITEN UND ALLTAGSBESCHWERDEN

Hautunreinheiten, Akne und Furunkel

Mehr als kosmetische Probleme

Als Grenzschicht zwischen Körper und Außenwelt kommen der Haut wichtige Aufgaben zu: Sie ist Sinnesorgan, Kälte- und Hitzeschild, Barriere für Krankheitserreger und Sonnenstrahlen; außerdem reguliert sie den Wasserhaushalt des Körpers. Deshalb ist es wichtig, diese Schutzhülle so gesund wie möglich zu erhalten.

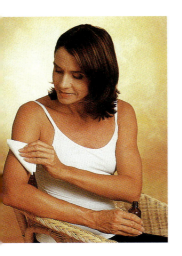

Natürliche Pflege- und Heilmittel nimmt gereizte Haut besonders dankbar an.

Die richtige Hautreinigung
Vermeiden Sie es, die Haut völlig zu entfetten. Benutzen Sie keine ätzenden Substanzen zur Gesichtsreinigung. Reinigen Sie Ihr Gesicht morgens und abends gründlich, aber immer mit milden und möglichst natürlichen Waschsubstanzen.

Die vielfältigen Aufgaben der Haut

Als Begrenzung und zugleich Verbindung des Organismus zur Außenwelt hat die Haut eine ganze Reihe von wichtigen Aufgaben zu erfüllen. Sie schützt vor Krankheitserregern, extremen Licht- und Temperatureinwirkungen und unser empfindliches Körperinneres vor Verletzungen. Darüber hinaus ist sie mit reizempfindlichen Zellen (Rezeptoren) ausgestattet und leitet als sensibles Sinnesorgan komplexe Wahrnehmungen an das Zentralnervensystem weiter. Als weitere Aufgabe übernimmt die Haut als wichtiges Ausscheidungsorgan zusammen mit den Nieren die Regulierung des Wasserhaushalts des Körpers.

Von den Genen bis zur Umwelt

Die Ursachen für Hautbeschwerden sind so vielfältig wie die einzelnen Krankheitsbilder. In vielen Fällen spielt allerdings die genetische Veranlagung eine nicht unwesentliche Rolle. Schädliche Umwelteinflüsse, psychische Belastung sowie eine ungesunde Lebensweise und schlechte Ernährung zählen zu den Risikofaktoren für diverse Hautprobleme und -erkrankungen.

Symptome bei Hautunreinheiten

Sie zeigen sich durch Mitesser, Pickel und fettige Haut, meist im Gesicht, vor allem an Nase, Kinn und Stirn.

Ursachen der Hautunreinheiten

Hautunreinheiten sind normalerweise auf eine erhöhte Tätigkeit der Talgdrüsen zurückzuführen, was zum Teil erbliche Veranlagung, aber auch psychische Belastungen zur Ursache haben kann. Hautunreinheiten erhöhen das Risiko für Hautentzündungen und -ausschläge.

Heilanwendungen bei Hautunreinheiten

● *Waschung mit Gurkensaft*
Ein Mittel zur Hautreinigung: Geben Sie 1 Gurke in den Entsafter, und tragen Sie den Saft auf die Haut auf. Mit lauwarmem Wasser wieder abwaschen.

HAUTUNREINHEITEN, AKNE UND FURUNKEL

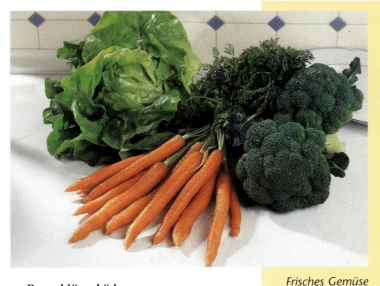

Frisches Gemüse versorgt die Haut mit wichtigen Biostoffen.

Ernährungstipps

- Nehmen Sie Vitamin-A-reiche Kost zu sich, z. B. Karotten, Brokkoli und Kopfsalat, denn Vitamin A hemmt die Talgproduktion und übermäßiges Verhornen der Haut.
- Auch genügend Vitamin B6 sollte die Nahrung aufweisen. Es kommt z. B. in Sojaprodukten, Fisch, Bananen oder Samen vor.
- Achten Sie auf eine ausreichende Versorgung mit dem Hautvitamin Biotin. Biotin ist vor allem in Eigelb, Bierhefe, Soja, Walnüssen, Geflügel, Naturreis und Vollkornprodukten enthalten.
- Essen Sie viel Obst und Gemüse und nur sehr wenig Fettes.
- Am besten verzichten Sie auf Süßigkeiten, Alkohol, Fleisch, schwarzen Tee und Kaffee.

- *Rosenblütenbäder*

Lassen Sie 2 Handvoll Rosenblütenblätter in 1,5 l kochendem Wasser ziehen, und verwenden Sie den Sud für ein Gesichtsdampfbad oder als Badezusatz.

- *Joghurtmaske*

Streichen Sie 3 EL Vollmilchjoghurt auf die Gesichtshaut, sparen Sie dabei die Augenpartie aus, lassen Sie den Joghurt antrocknen, und waschen Sie ihn dann mit lauwarmer Vollmilch ab. Anschließend gut mit kaltem Wasser reinigen.

- *Waschpaste aus Mandelkleie*

Verrühren Sie 1/8 l Vollmilch, 1 Tasse Mandelkleie und 15 ml Mandelöl zu einer streichfähigen Paste, und massieren Sie diese mit kreisenden Bewegungen in die Gesichtshaut ein. Danach waschen Sie die Paste mit lauwarmem Wasser ab. Wenden Sie sie einmal täglich, am besten abends, zur gründlichen Reinigung an.

Heiltees bei Hautunreinheiten

- *Isländisch-Moos-Tee*

Übergießen Sie 2 TL Isländisch Moos mit 1/4 l kaltem Wasser, erhitzen Sie es langsam, und seihen Sie kurz vor dem Kochen ab. Trinken Sie täglich 3 Tassen, möglichst ungesüßt.

- *Frauenmantel-Stiefmütterchen-Tee*

Mischen Sie Frauenmantel- und Stiefmütterchenkraut zu gleichen Teilen, und übergießen Sie 1 TL der Mischung mit 1/4 l kaltem Wasser, das Sie zum Sieden bringen. Der Tee muß 15 Minuten lang ziehen und wird dann abgeseiht. Trinken Sie 1 bis 3 Tassen pro Tag.

Symptome bei Akne

Akne ist eine meist chronisch auftretende Hauterkrankung, die durch eine überhöhte Talgproduktion ausgelöst wird. Die Poren verstopfen, der Talg kann nicht mehr abfließen, und es bilden sich Pickel und Mitesser. Infizieren sich diese

Genügend Zink zuführen

Von allen Spurenelementen ist Zink das unentbehrlichste zur Erhaltung einer gesunden Haut. Es regeneriert die Zellen und stärkt das Immunsystem. Zink ist in hohen Konzentrationen in Meeresfrüchten, Fisch, Linsen und Walnüssen enthalten.

265

KRANKHEITEN UND ALLTAGSBESCHWERDEN

Kamille bei Akne
Kamille wirkt entzündungshemmend und eignet sich deshalb besonders gut zur Behandlung von Akne. Tränken Sie dreimal täglich ein sauberes Leinentuch mit warmem Kamillentee, und drücken Sie das Tuch 1 Minute lang auf Ihr Gesicht.

durch Keime, die sich auf der Haut oder in den Talgdrüsengängen befinden, kommt es zu eitrigen Entzündungen, die später Narben zur Folge haben können.

Ursachen der Akne

Da die Produktion der Talgdrüsen von Hormonen gesteuert wird, sind besonders Jugendliche während der Hormonumstellung in der Pubertät von Akne betroffen. Aber auch die hormonellen Veränderungen während einer Schwangerschaft oder genetische Veranlagung können Ursachen für Akne sein.

Heilanwendungen bei Akne

- *Kamillendampfbad*

Füllen Sie eine Schüssel mit 2 l heißem Wasser, geben Sie 5 EL getrocknete Kamillenblüten dazu, legen Sie ein großes Handtuch über Schüssel und Kopf, und halten Sie Ihr Gesicht für 5 bis 10 Minuten über die aufsteigenden Dämpfe. Danach waschen Sie die Haut mit reichlich lauwarmem Wasser. Wenden Sie das Dampfbad zweimal täglich an.

- *Heilerdemaske*

Heilerde wirkt entzündungshemmend und nimmt Talgabsonderungen und Bakterien auf: Verrühren Sie 3 EL Heilerde mit etwas warmem Wasser zu einem Brei. Tragen Sie diesen auf die Gesichtshaut auf. Lassen Sie die Maske 20 Minuten einwirken, und waschen Sie sie danach mit viel warmem Wasser ab.

- *Lavendel-Mandel-Öl*

Lavendel desinfiziert und beugt Neuentzündungen vor: Mischen Sie 5 Tropfen Lavendelöl mit 1 EL Mandelöl, und tupfen Sie dieses mit einem Wattebausch zweimal täglich auf die Aknestellen.

Heiltees bei Akne

- *Brennnesseltee*

Überbrühen Sie 2 EL frische, zerkleinerte Brennnesselblätter mit 1 l kochendem Wasser, und lassen Sie sie für einige Minuten ziehen, dann abseihen. Füllen Sie den Tee in eine Thermoskanne, und trinken Sie die ganze Menge über den Tag verteilt.

- *Heidelbeerblättertee*

Übergießen Sie 1 TL getrocknete Heidelbeerblätter mit 1 Tasse kochendem Wasser, und lassen Sie das Ganze 5 Minuten ziehen. Trinken Sie davon dreimal täglich 1 Tasse in kleinen Schlucken.

- *Stiefmütterchentee*

Übergießen Sie 2 TL Stiefmütterchenkraut mit 1 Tasse kochendem Wasser, und lassen Sie es 10 Minuten ziehen, dann abseihen. Trinken Sie davon dreimal täglich 1 Tasse.

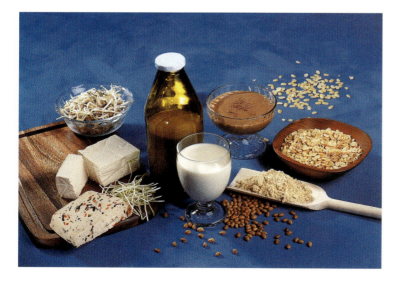

Sojaprodukte enthalten das für die Haut wichtige Zink.

HAUTUNREINHEITEN, AKNE UND FURUNKEL

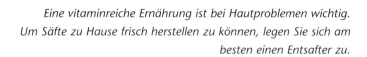

Eine vitaminreiche Ernährung ist bei Hautproblemen wichtig. Um Säfte zu Hause frisch herstellen zu können, legen Sie sich am besten einen Entsafter zu.

Symptome bei Furunkeln

Ein Furunkel ist die eitrige Entzündung einer Talgdrüse oder eines Haarbalgs unter der Hautoberfläche, durch welche schmerzhafte Eiterpfropfen entstehen. Häufig betroffene Körperpartien sind der Nacken, die Achselhöhlen sowie die Leistengegend.

Ursachen der Furunkel

In der Regel lösen Bakterien die Entzündung aus. Meist besteht ein direkter Zusammenhang zwischen einem geschwächten Immunsystem und der Neigung zu Furunkeln.

Heilanwendungen bei Furunkeln

● *Eibischabkochung*
Legen Sie 2 EL Eibischwurzeln in 1/4 l kaltes Wasser, und bringen Sie es zum Kochen. Nach 8 Minuten nehmen Sie es von der Kochstelle und fügen 2 EL Eibischblüten und -blätter hinzu. Nach weiteren 4 bis 8 Minuten nehmen Sie die Wurzeln heraus und lassen den Rest für 10 Minuten ziehen. Tränken Sie saubere Leinentücher mit dem Sud, und legen Sie diese als heißen Umschlag zwei- bis dreimal am Tag auf das Furunkel.

● *Warme Kompressen*
Warme Kompressen sind ein geeignetes Mittel, um das Furunkel schneller reifen zu lassen. Tränken Sie ein Handtuch mit etwa 30 °C warmem Wasser, wringen Sie es aus, und legen Sie es für 30 Minuten auf die entzündete Stelle. Wiederholen Sie diese Anwendung zwei- bis dreimal am Tag.

Heiltee bei Furunkeln

● *Blutreinigende Mischung*
Mischen Sie Brennnesselkraut, Löwenzahnwurzel und -kraut, Hagebuttenfrüchte, Faulbaumrinde und Anisfrüchte zu gleichen Teilen, und übergießen Sie 2 TL der Mischung mit 1 Tasse kochendem Wasser. Lassen Sie sie 20 Minuten lang ziehen, und trinken Sie 1 Woche lang morgens und abends je 1 Tasse. Vorsicht: Länger angewendet kann Faulbaumrinde abführend wirken.

Teebaumöl bei Furunkeln

Das Allroundmittel Teebaumöl hilft auch bei Furunkeln. Es dringt tief in die Haut ein und bekämpft den Eiterherd: Geben Sie 5 bis 8 Tropfen reines Teebaumöl auf einen Wattebausch, und betupfen Sie die betroffene Stelle zwei- bis dreimal täglich damit.

So beugen Sie vor ...

• Stärken Sie Ihr Immunsystem, denn entzündliche Hauterkrankungen entstehen oft, wenn die Abwehrkräfte geschwächt sind.
• Achten Sie generell auf eine gesunde und ausgewogene Ernährung mit vielen Vitaminen und Ballaststoffen.
• Da Hautfunktionen stark von der Psyche beeinflusst werden, sollten Sie Belastungen wie Nervosität, Stress oder Angst so weit wie möglich abbauen.

... und so heilen Sie

• Aufgrund ihrer entzündungshemmenden Eigenschaften können Kamillenzubereitungen bei nahezu allen entzündlichen Hauterkrankungen angewendet werden.
• Genauso hilfreich sind Ringelblumenzubereitungen. Sie lindern den Juckreiz und helfen, Entzündungen zur Abheilung zu bringen.

KRANKHEITEN UND ALLTAGSBESCHWERDEN

Herzbeschwerden
Angina pectoris, Herzschwäche und nervöse Herzbeschwerden

Ein gesundes Herz ist Voraussetzung für körperliche und geistige Leistungsfähigkeit. Alle Herzbeschwerden gehören deshalb umgehend in fachärztliche Behandlung, und vor jeder Selbstbehandlung muss sichergestellt sein, dass keine ernsthafte organische Erkrankung vorliegt. Naturheilmittel spielen hier in erster Linie eine vorbeugende, und andere Behandlungsformen eine unterstützende Rolle.

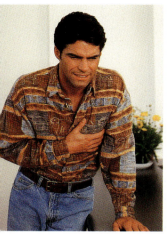

Ein pochender Schmerz in der Herzgegend ist ein typisches Symptom bei Angina pectoris.

Schonen Sie sich
Patienten mit organisch bedingten Herzbeschwerden, wie z. B. Herzklappenfehler oder Altersherz, können genauso wie andere Menschen auch ein hohes Lebensalter erreichen. Entscheidend ist, dass man dem Herz nicht mehr abverlangt, als es zu leisten imstande ist.

Vielfältige Ursachen
Bei Herzbeschwerden kommen zahlreiche Ursachen in Frage: Sie können beispielsweise altersbedingt sein, oder es liegt ihnen eine ernsthafte organische Störungen zugrunde. Herzkrankheiten können aber auch Folge eines ungesunden Lebenswandels oder ständiger psychischer Anspannung sein. Um bei der Diagnose sicherzugehen und um die richtige Therapieform zu finden, muss auch schon bei leichten Herzbeschwerden auf alle Fälle ein Facharzt aufgesucht werden.

Symptome bei Angina pectoris
Bei der Angina pectoris handelt es sich um eine zeitweise Unterversorgung des Herzmuskels mit Sauerstoff. Der Betroffene verspürt ein quälendes Engegefühl in Brust und Hals sowie einen pochenden Schmerz in der Herzgegend, der bis in den linken Arm ausstrahlen kann.
Darüber hinaus kommt es in den meisten Fällen zu erheblichen Angstgefühlen – nicht zuletzt deshalb, weil die Symptome der Angina pectoris denen eines Herzinfarkts ähnlich sein können.

Ursachen der Angina pectoris
Die Ursachen einer Angina pectoris sind meist in einem ungesunden Lebenswandel zu finden. So führt Bewegungsmangel zu einer Erhöhung des Ruhepulses und zusammen mit fett- und zuckerreicher Ernährung zu einer Verengung der Herzkranzgefäße, sodass das Herz nur noch unzureichend mit Sauerstoff versorgt werden kann. Auch Nikotin erhöht die Pulsfrequenz und verengt die Herzkranzgefäße; darüber hinaus erhöht sich der Anteil von Kohlenmonoxid im Blut, der den Sauerstoff verdrängt.

Symptome bei Herzschwäche
Bei einer Herzschwäche sinkt der Sauerstoffgehalt im Blut, der Patient bekommt bläuliche Lippen und gerät leicht in Atemnot. Auch kann es abends zu geschwollenen Füßen kommen, da das geschwächte Herz nicht in der Lage ist, das venöse Blut, das bis in die Füße absackt, zurück zum Herz zu pumpen.

HERZBESCHWERDEN

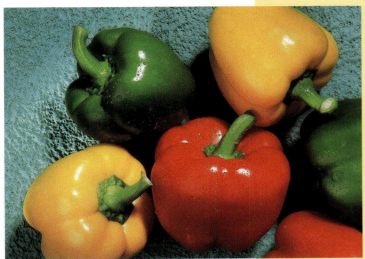

Paprika ist ein wertvoller Magnesiumlieferant.

Ernährungstipps

- Nehmen Sie viel Vitamin E und Magnesium zu sich, denn sie reduzieren das Risiko von Gefäßverengungen aufgrund von Kalkablagerungen. Am meisten Vitamin E ist in Soja-, Weizen- und Sonnenblumenöl enthalten. Magnesium kommt vor allem in Feldsalat, Paprika, Spinat, Brokkoli und Grünkohl vor.
- Verzichten Sie auf fette Speisen, vor allem auf fettes Fleisch; essen Sie statt dessen mehr Obst und Gemüse. Reduzieren Sie Ihren Zuckerkonsum, trinken Sie also lieber Wasser und Säfte anstelle von Colagetränken und Limonade. Auf zuckerreiche Speisen wie Kuchen, Schokolade und andere Süßigkeiten sollten Sie ebenfalls verzichten.

Ursachen der Herzschwäche

Wenn der Herzmuskel geschwächt ist und nicht mehr die volle Leistung erbringt, können Herzklappenfehler oder die Folgen eines Herzinfarkts verantwortlich sein. Meistens ist die Schwäche jedoch altersbedingt. Das Altersherz ist weniger leistungsfähig, es kann sich nicht mehr so kraftvoll zusammenziehen, da seine Wände dünner und schwächer geworden sind.

Symptome bei nervösen Herzbeschwerden

Pulsbeschleunigungen, Herzschmerzen, Unausgeglichenheit und Schwindelgefühle sind nur einige Symptome, die unter der Diagnose »nervöses Herz« zusammengefasst werden.

Ursachen von nervösen Herzbeschwerden

Nervöse Herzbeschwerden haben einen psychischen Ursprung. Vor allem ständiger Stress oder ein leicht reizbarer Charakter können zu negativen Hormon- und Stoffwechselveränderungen führen, die mittlerweile zu den Hauptauslösern von Herzerkrankungen zählen.

Vorbeugung durch Entspannung und Stressabbau

Ruhe und Entspannung sind bei Herzbeschwerden wichtig, da der Kreislauf in einem entspannten Körper die Organe besser mit Sauerstoff versorgen kann. Genug Schlaf ist ebenso nötig wie regelmäßige Erholungspausen. Auch sollte Stress vermieden werden, denn er ist einer der Hauptauslöser für Herzbeschwerden. Oft genügt es schon, sich die stressauslösenden Faktoren bewusstzumachen und sie zu meiden. Mit Sicherheit können Entspannungstechniken wie Yoga, autogenes Training oder Qi Gong helfen.

Aromatherapie

Vor allem bei nervösen Herzbeschwerden hilft die Anwendung von Aromaölen. Vermischen Sie jeweils 3 Tropfen Basilikum- und Neroliöl mit etwas Mandelöl, und reiben Sie sich damit die Brust ein.

269

KRANKHEITEN UND ALLTAGSBESCHWERDEN

Richtig atmen
Atmen Sie aus dem Bauch heraus, denn eine tiefe Atmung entlastet Herz und Kreislauf, da der Körper mit mehr Sauerstoff versorgt wird. Reiben Sie die Herzgegend mit Franzbranntwein ein, das regt die Atmung an.

Vorbeugung durch Wärme

Sind Teile des Körpers unterkühlt, pumpt das Herz vermehrt Blut in diese Regionen, um sie zu wärmen. Diese Mehrarbeit für das Herz lässt sich ganz einfach vermeiden, indem man sich warm genug anzieht, eine Wärmflasche mit ins Bett nimmt oder sich mit der Hand, einem Handtuch oder einer Bürste warm massiert.

Heilanwendungen

- *Kneippsche Anwendungen*

Sie sind ein gutes Training für die Blutgefäße, regen die Durchblutung an und wirken entspannend. Bewährt haben sich ansteigende Arm- und Fußbäder (siehe Seite 188).

- *Spargellösung*

Spargel gilt als bewährtes Hausmittel zur Kräftigung des Herzmuskels. Zerkleinern Sie 60 bis 70 g rohen Spargel mit einem Pürierstab, und geben Sie ihn in 1/2 l abgekochtes, erkaltetes Wasser. 12 Stunden stehenlassen und danach durch ein feines Sieb abseihen. Geben Sie 1 Gläschen Wacholderschnaps und 2 EL Honig dazu. Trinken Sie von der Mischung jeweils 1 Schnapsglas zu den Mahlzeiten.

- *Herzwein*

Alkohol in geringen Mengen kann sich durchaus positiv auf das Herz-Kreislauf-System auswirken. Setzen Sie 60 g Rosmarin mit 1,5 l Weißwein an, lassen Sie den Wein 4 Tage lang ziehen, und trinken Sie jeweils nach dem Essen 1 kleines Glas davon.

- *Tannensalbe*

Ein wirksames Hausmittel gegen Herzschwäche ist Tannensalbe. Reiben Sie sich zweimal täglich die Herzgegend mit der Salbe ein. Sie fördert die Durchblutung und lindert die Beschwerden.

- *Knoblauch*

Knoblauch wirkt gefäßerweiternd, blutgerinnungshemmend, blutfettsenkend und antibakteriell. Somit gilt Knoblauch als eine der wichtigsten mild wirkenden Heilpflanzen bei Herz- und Kreislaufbeschwerden. Zur Vorbeugung oder als begleitende Therapie können Sie mehrmals täglich 1 frische Knoblauchzehe essen, oder kochen Sie 3 bis 4 Knoblauchzehen in 1/8 l Milch, seihen Sie den Knoblauch ab, und trinken Sie die Milch auf nüchternen Magen.

- *Essigumschläge bei Herzrasen*

Unregelmäßigen oder zu schnellen Herzschlag können Sie mit Essigumschlägen behandeln: Geben Sie 2 EL Essig in 1 l Wasser, tauchen Sie ein Handtuch ein, wringen Sie es gut aus, und legen Sie es auf die Brust. Darüber wickeln Sie noch ein Wolltuch. Wechseln Sie die Umschläge stündlich, bis sich Ihr Herzschlag wieder normalisiert hat.

Tannensalbe ist durchblutungsfördernd und schmerzlindernd bei Herzbeschwerden.

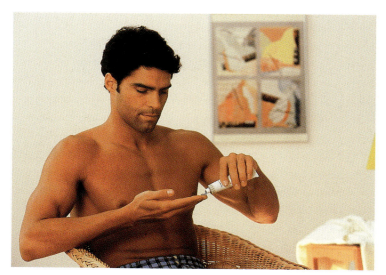

HERZBESCHWERDEN

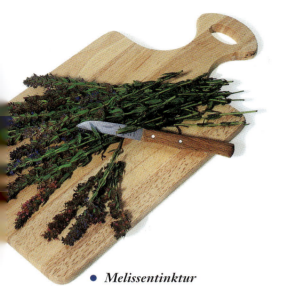

Ysopkraut eignet sich auch als pikante Zutat zu Fleischspeisen, Eintöpfen und Salaten.

- *Melissentinktur*

Übergießen Sie 20 g Melissenblätter mit 100 ml 70-prozentigem Alkohol, und lassen Sie die Blätter darin 10 Tage lang an einem warmen Ort ziehen. Danach filtern Sie die Tinktur ab und nehmen zweimal täglich 15 Tropfen davon ein.

Heiltees

- *Ysoptee*

Überbrühen Sie 1 bis 2 TL des geschnittenen Krauts mit 1/4 l kochendem Wasser, 5 Minuten ziehen lassen und dann abseihen. Trinken Sie davon zwei- bis dreimal täglich 1 Tasse vor dem Essen.

- *Weißdorntee*

Weißdorn ist eine der herzwirksamsten Heilpflanzen. Verwenden Sie Weißdorn regelmäßig und über mehrere Monate hinweg. Nebenwirkungen haben Sie nicht zu befürchten. Weißdorn hilft bei altersbedingter Herzmuskelschwäche, bei nervösen Herzbeschwerden, aber auch während der Nachbehandlung eines Herzinfarkts: 2 TL der Blüten und Blätter mit kochendem Wasser übergießen und 20 Minuten ziehen lassen. Trinken Sie zwei- bis dreimal täglich 1 Tasse.

- *Klassische Herzteemischung*

Mischen Sie Weißdorn und Mistelkraut zu gleichen Teilen, und übergießen Sie 1 bis 2 TL davon mit 1 Tasse kochendem Wasser. Trinken Sie 2 Monate lang morgens und abends jeweils 1 Tasse, machen Sie anschließend 1 Monat Pause, und wiederholen Sie die Kur bei Bedarf.

- *Teemischung bei nervösen Beschwerden*

Bei nervösen Herzbeschwerden empfiehlt sich eine Mischung aus Weißdornblüten und -blättern, Melissenblättern und Baldrianwurzel. Gießen Sie 1 TL der zu gleichen Teilen gemischten Kräuter mit 1 Tasse kochendem Wasser auf. Dann 10 Minuten ziehen lassen. Trinken Sie morgens und abends je 1 Tasse.

Regelmäßig entspannen

Nervöse Herzbeschwerden lassen sich auch durch Entspannungsübungen wie z. B. autogenes Training lindern. Wenn das Gleichgewicht zwischen Anspannung und Ruhe wieder hergestellt ist, stabilisiert sich auch das vegetative Nervensystem.

So beugen Sie vor ...

- Treiben Sie mindestens zweimal pro Woche Ausdauersport. Geeignete Sportarten sind Wandern, Jogging, Radfahren und Schwimmen. Aber überfordern Sie Ihr Herz nicht, verlangen Sie nicht mehr, als es leisten kann!
- Zu viele Pfunde sind eine unnötige Belastung für das Herz-Kreislauf-System. Achten Sie deshalb auf eine vernünftige, fettarme Ernährung. Verzichten Sie auf Fast Food, essen Sie weniger Fleisch, dafür mehr frisches Obst und Gemüse.
- Geben Sie das Rauchen auf, und trinken Sie weniger Alkohol.

... und so heilen Sie

Bei akuten Herzbeschwerden sollten Sie umgehend den Arzt aufsuchen: Nur er kann feststellen, ob eine ernste Erkrankung vorliegt. Erst wenn eine solche ausgeschlossen werden kann, sollten Sie sich mit Hausmitteln zu helfen versuchen.

KRANKHEITEN UND ALLTAGSBESCHWERDEN

Hexenschuss
Keine falsche Bewegung, oder es schmerzt

Sie heben etwas aus dem Kofferraum Ihres Autos, und plötzlich schießt Ihnen ein blitzartiger Schmerz in den unteren Lendenwirbelbereich: ein klassischer Fall von Hexenschuss. Bei der schockartigen Verspannung der unteren Rückenmuskulatur, die Ihre Bewegungsfreiheit stark einschränkt und meist sehr schmerzhaft ist, können Sie die Schmerzen auf sanfte Weise lindern.

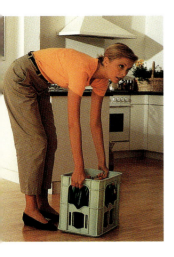

Falsches Heben ist eine der häufigsten Ursachen für einen Hexenschuss.

Bandscheibenleiden?
Ist der Hexenschuss auch nach einigen Tagen der Behandlung noch nicht besser geworden, suchen Sie auf jeden Fall einen Arzt auf, um sicherzugehen, dass Sie keinen Bandscheibenvorfall erlitten haben.

Symptome
Der plötzlich auftretende Schmerz im Lendenwirbelbereich ist typisch für einen Hexenschuss. Bewegungen sind nur stark eingeschränkt möglich und extrem schmerzhaft. Der Betroffene nimmt in solchen Fällen meist die für einen Hexenschuss typische vornübergebeugte Schonhaltung ein. Bei Taubheitsgefühlen an den Innenseiten der Oberschenkel sowie Schwäche oder Lähmung der Waden verständigen Sie sofort den Notarzt! In diesem Fall könnte es sich um einen Bandscheibenvorfall oder das so genannte Kaudasyndrom (eine Quetschung der Nerven im Wirbelkanal) handeln.

Ursachen
Die Ursachen für einen Hexenschuss können vielseitig sein, sie sind jedoch immer auf eine Schädigung der Wirbelsäule oder ihrer Bänder zurückzuführen. Häufigste Ursache sind blockierte Wirbelgelenke – etwa durch falsche Bewegungen –, die eine plötzliche, schmerzhafte Verspannung auslösen, um weitere Schädigungen zu vermeiden.

Auslöser können das Heben von Lasten mit vornübergebeugtem Oberkörper oder plötzliche, unerwartete Drehbewegungen der Wirbelsäule sein. Heben Sie deshalb schwere Gegenstände immer, indem Sie mit möglichst geradem Oberkörper in die Knie gehen, und vermeiden Sie nach Möglichkeit, sich zur Seite zu bücken. Aber auch Faktoren, die die Durchblutung im Rückenbereich verschlechtern, wie etwa langes Sitzen, Unterkühlung im Rückenbereich durch Zugluft oder durchgeschwitzte Kleidung, können das Risiko eines Hexenschusses erhöhen.

Heilanwendungen
● *Heublumensack*
Füllen Sie ein Leinen- oder Baumwollsäckchen zu 2/3 mit Heublumen, und binden Sie es zu. Bringen Sie in einem Topf Wasser zum Kochen, legen Sie 2 Kochlöffel so auf den Topfrand, dass Sie darauf den Heublumensack legen können. Dann den Sack 20 bis 30 Minuten im aufsteigenden Dampf erwärmen und auf den Lendenwirbelbereich ober-

HEXENSCHUSS

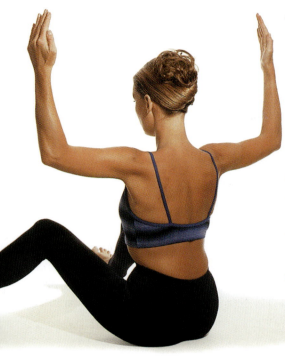

Gezielte Übungen zur Kräftigung der Rückenmuskulatur sind die beste Vorbeugung.

halb des Gesäßes legen. Wenn Ihnen der Heublumensack zu heiß ist, warten Sie so lange, bis er eine für Sie angenehme Temperatur erreicht hat. Damit der Sack nicht verrutscht, binden Sie ihn mit einem Baumwolltuch fest, und legen Sie ein Wolltuch darüber. Nach 20 Minuten nehmen Sie den Heublumensack wieder ab und legen sich mindestens für 30 Minuten gut zugedeckt ins Bett.

- *Johanniskrautöl*

Reiben Sie sich morgens und abends den Lendenwirbelbereich mit Johanniskrautöl ein. Es wirkt schmerzlindernd.

- *Heublumenbad*

Geben Sie 500 g Heublumen in 2 l kaltes Wasser, und bringen Sie das Wasser langsam zum Kochen. 30 Minuten ziehen lassen, abseihen und den Sud ins Badewasser geben. Baden Sie etwa 20 Minuten, waschen Sie sich danach mit einem Waschlappen mit kaltem Wasser ab, und legen Sie sich anschließend ins Bett.

- *Kartoffelsack*

Kochen Sie 2 kg Kartoffeln mit Schale, zerdrücken Sie sie zu Brei, füllen Sie diesen in einen Leinensack oder Kopfkissenbezug, und legen Sie den Sack heiß auf den Rücken und darüber eine Wolldecke. Nehmen Sie den Kartoffelsack erst wieder ab, wenn er erkaltet ist.

Weitere Heilmethode

- *Tai Chi Chuan*

Diese Form der Bewegungsmeditation ist besonders bei chronischen Verspannungen und Haltungsschäden empfehlenswert. Tai Chi Chuan ist für Menschen jeden Alters geeignet und bedarf keiner besonders sportlichen Konstitution, sollte aber bei einem erfahrenen Lehrer erlernt werden. Manche Krankenkassen unterstützen Tai-Chi-Chuan-Kurse im Sinne einer Vorbeugungsmaßnahme.

Wichtig bei Heublumenanwendungen Wenn Sie eine Allergie (Heuschnupfen) gegen Heublumen haben, sollten Sie Anwendungen mit diesen Heilkräutern unterlassen.
Ein Heublumenbad kann den Kreislauf belasten. Bei Herz-Kreislauf-Beschwerden oder Blutdruckstörungen sollten Sie darauf verzichten!

So beugen Sie vor ...

- Machen Sie regelmäßig Gymnastik. Dehnen und stärken Sie mit gezielten Übungen die Rückenmuskulatur.
- Vermeiden Sie schweres Heben. Wenn es sich nicht umgehen lässt, dann heben Sie nicht mit einem vornübergebeugten Oberkörper, sondern gehen Sie in die Hocke, halten Sie den Oberkörper aufrecht, und heben Sie aus den Beinen heraus.

... und so heilen Sie

- Legen Sie sich bei einem Hexenschuss auf den Rücken, wobei Sie die Beine, im 90-Grad-Winkel gebeugt, auf einem Stuhl ablegen. Atmen Sie aus dem Bauch, also unter Einsatz des Zwerchfells, und versuchen Sie, sich zu entspannen.
- Wärme weitet die Blutgefäße in den Muskeln und löst Verspannungen. Oft genügt schon eine heiße Wärmflasche, um den schlimmsten Schmerz zu lindern.

KRANKHEITEN UND ALLTAGSBESCHWERDEN

Husten und Bronchitis
Beschwerden der Atemwege

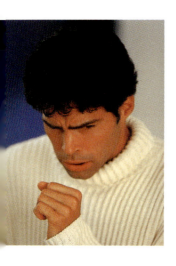

Husten ist fast immer ein Reflex zur Reinigung der Atemwege. Durch das kräftige Ausstoßen von Luft versucht der Körper, die Atemwege von Fremdkörpern wie Nahrungsmitteln, Staub oder übermäßigem Schleim zu befreien. Die Bronchitis hingegen ist eine ernst zu nehmende Erkrankung, die mit Husten einhergeht.

Husten ist nicht immer nur eine Begleiterscheinung von Erkältungen.

Klimakur
Mit der zunehmenden Belastung der Atemluft durch Autoabgase und industrielle Luftverschmutzung ist ein deutlicher Anstieg an chronischen Atemwegserkrankungen zu verzeichnen. Gerade in solchen Fällen verschafft ein Aufenthalt an der See oder im Gebirge oft Linderung.

Symptome bei Husten
- **Reizhusten:** Typisch für Reizhusten sind ein Kribbeln im Hals und Empfindlichkeit gegenüber Kaltluft. Reizhusten kündigt oft eine nahende Erkältung an.
- **Tiefsitzender Husten:** Verbunden mit Schleimauswurf zeigt tiefsitzender Husten meist eine ernsthafte Erkrankung der oberen Luftwege an.
- **Krampfartiger Husten:** Oft ist krampfartiger Husten ein Hinweis auf Keuchhusten oder asthmatische Erkrankungen. Hustenanfälle dieser Art können schwere Atemnot verursachen und sind deshalb nicht ungefährlich. Gehen Sie in solchen Fällen unbedingt sofort zu Ihrem Arzt.
- **Psychosomatisch bedingter Husten:** Hüsteln und Räuspern sind in vielen Fällen psychosomatisch bedingt und werden gemeinhin als Zeichen von Unsicherheit und Verlegenheit interpretiert.

Ursachen von Husten
Bei jedem Atemzug wird die eingeatmete Luft von der Schleimhaut der Atmungsorgane angewärmt, befeuchtet und gereinigt. Auf Kälte, Staub und Schadstoffe reagieren die gereizten Schleimhäute mit einer erhöhten Schleimproduktion, wodurch der Hustenreiz ausgelöst wird.
Akute oder chronische Entzündungen der Atemorgane führen ebenso zu Hustenreiz. Fast immer ist Husten der Versuch, die Atemwege von übermäßigem Schleim und Fremdkörpern zu befreien.
Husten ist zwar oft nur eine Begleiterscheinung von Erkältungen, kann aber auch ein Symptom für zahlreiche andere Erkrankungen sein. Bei starkem, schmerzhaftem Husten, bei Husten mit blutigem Auswurf oder bei Husten, der länger als zwei Wochen anhält, sollten Sie einen Arzt aufsuchen. Es könnte mit dem Husten eine schwerwiegende Erkrankung verbunden sein.

Vorbeugung von Husten
- *Gesundes Raumklima*
Bei jeder Art von Husten sollten Sie verrauchte Räume und Zugluft meiden. Sorgen Sie für ausreichend frische Luft und genügend Luftfeuchtigkeit. Stellen Sie

274

HUSTEN UND BRONCHITIS

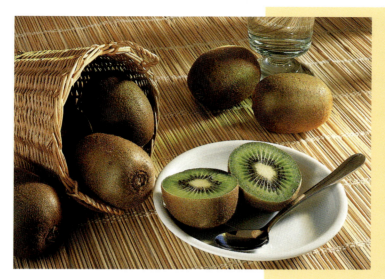

Vitamin C, hochkonzentriert: Kiwis bringen den nötigen Vitaminstoß.

Ernährungstipps

• Achten Sie darauf, genügend Vitamin A und C zu sich zu nehmen. Vitamin A stärkt die Immunabwehr in den Schleimhäuten, während Vitamin C vor Infektionen schützt. Verwenden Sie in Ihrer Küche viel Spinat, Brokkoli, Tomaten, Spargel und Salat. Karotten und Kürbis enthalten besonders viel Vitamin A, Holunder und Kiwis sind sehr Vitamin-C-reich.

• Da beide Vitamine besonders empfindlich gegenüber Hitze und Licht sind, sollten Sie die angegebenen Nahrungsmittel möglichst wenig kochen. Am besten, Sie essen Obst und Gemüse frisch und roh, oder aber nur leicht gedünstet.

• Bereiten Sie öfter einen Salat mit Brunnenkresse zu, wenn Sie unter trockenem Husten leiden. Brunnenkresse enthält neben Vitamin A und C auch Senföl, das die Sekretion der Schleimhäute in den Bronchien und im Rachenraum verbessert.

hierzu mit Wasser gefüllte Schüsseln auf die Heizung, und lassen Sie das Wasser verdunsten, oder verwenden Sie einen Luftbefeuchter. Zusätzlich können Sie Verdunstungsschalen mit Eukalyptus-, Fichtennadel- oder Latschenkiefernöl aufstellen.

• *Nicht rauchen*

Zigarettenrauch setzt die Reinigungswirkung des so genannten Flimmerepithels in den Bronchien herab und erhöht somit die Infektionsgefahr. Das Flimmerepithel ist ein Gewebe mit winzigen Härchen, das die Aufgabe hat, Fremdkörper und Schmutzpartikel in der Atemluft abzufangen, mit Schleim zu umhüllen und abzusondern. Verzichten Sie also aufs Rauchen (vor allem während der Erkrankung!), und halten Sie sich nicht zu lange in verrauchten Räumen auf.

• *Stress abbauen*

Wenn Sie häufiger psychische Belastungen wie Stress oder Angst empfinden, dann sollten Sie eine Entspannungstechnik wie z. B. autogenes Training erlernen, die Ihnen helfen kann, sich davon frei zu machen. Denn Belastungen solcher Art schwächen Ihr Immunsystem und erhöhen damit die Infektionsanfälligkeit Ihrer Atemwege.

Heilanwendungen bei Husten

• *Kamillendampfbad*

Übergießen Sie 1 Handvoll Kamillenblüten mit 1 l kochendem Wasser, legen Sie sich ein Handtuch über den Kopf, damit die Dämpfe nicht entweichen können, und inhalieren Sie die Dämpfe 10 bis 15 Minuten lang mit langsamen und tiefen Atemzügen. Danach waschen Sie Ihr Gesicht mit lauwarmem Wasser ab.

Inhalationen

Sie reinigen die Schleimhäute der Atemwege und regen die Durchblutung an. Bei entzündlichen Hauterkrankungen, Augenleiden, niedrigem Blutdruck und anderen Kreislaufstörungen sollten Sie allerdings auf Inhalationen verzichten.

KRANKHEITEN UND ALLTAGSBESCHWERDEN

Bei tiefsitzendem Husten

Spitzwegerich gehört zu den bewährtesten Heilmitteln bei Husten, Bronchialleiden und Lungenentzündung. Er enthält entzündungshemmende Schleim- und Bitterstoffe.

Isländisch Moos ist ein Mischgewächs aus Alge und Pilz.

Gehen Sie nach dem Inhalieren nicht ins Freie, und setzen Sie sich auch keiner Zugluft aus. Am besten legen Sie sich für eine Weile gut zugedeckt ins Bett.

- *Eukalyptussalbe zur Stärkung der Atemwege*

Mischen Sie je 2 g Rosmarin- und Eukalyptusöl mit 40 g Kampferöl oder -salbe, und reiben Sie zweimal täglich die Brust damit ein.

- *Knoblauchsaft*

Ziehen Sie 5 Knoblauchzehen ab, pressen Sie sie aus, und geben Sie 5 TL Zucker dazu. Kochen Sie das Ganze mit etwas Wasser auf, lassen Sie es 5 Minuten ziehen, und seihen Sie die Mischung durch ein Tuch ab. Über den Tag verteilt löffelweise einnehmen.

- *Aloewickel*

Lösen Sie für diesen Wickel einige Aloekörner in Wasser auf. Tränken Sie ein Leinentuch mit der Flüssigkeit, und legen Sie das Tuch so auf die Brust, dass Sie die ätherischen Öle der Aloe inhalieren können.

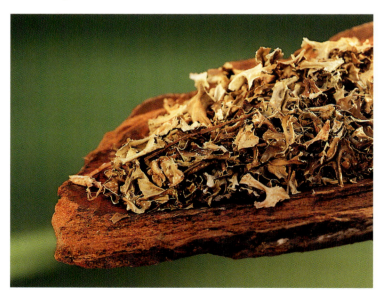

- *Kartoffelwickel*

Kochen Sie 2 bis 3 Kartoffeln weich, zerdrücken Sie sie, und schlagen Sie sie in ein Leinentuch ein. Legen Sie sich diese Kompresse so heiß wie möglich auf die Brust, bis die Kartoffeln erkaltet sind.

- *Entspannungsbäder*

Ein geschwächtes Immunsystem, Stress oder psychische Unausgewogenheit begünstigen oft den Ausbruch von Erkältungskrankheiten. Gerade in der kalten Jahreszeit wirkt ein Bad mit Eukalyptus oder Fichtennadeln besonders wohltuend. Geben Sie 5 bis 8 Tropfen Eukalyptusöl oder 1 bis 2 Handvoll frische Fichtennadeln ins Badewasser, und entspannen Sie sich mit einem Vollbad.

- *Viel trinken*

Während einer Bronchitis ist der Flüssigkeitsbedarf des Körpers deutlich erhöht. Je mehr Wasser der Körper zur Verfügung hat, desto leichter kann er festsitzenden, zähen Schleim verflüssigen. Achten Sie deshalb darauf, dass Sie genügend Flüssigkeit zu sich nehmen. Am besten trinken Sie Tee oder ein Gemisch aus stillem Mineralwasser und Fruchtsaft im Verhältnis 4:1. Die Getränke sollten nicht kälter als Zimmertemperatur sein.

Heiltees bei akutem Reizhusten

- *Schweißtreibender Erkältungstee*

Mischen Sie 40 g Lindenblüten, 30 g Anisfrüchte, 25 g Thymiankraut und 5 g Malvenblüten. Übergießen Sie 2 TL dieser Mischung mit 1 Tasse kochendem Wasser, lassen Sie das Ganze 10 Minuten ziehen, und trinken Sie mehrmals täglich 1 Tasse.

HUSTEN UND BRONCHITIS

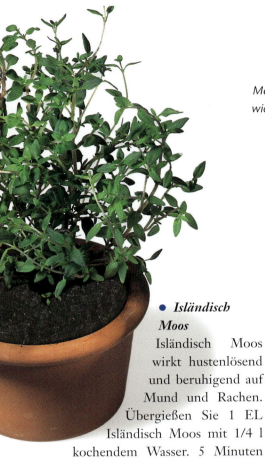

Medizin von der Fensterbank: Thymian ist eines der wichtigsten Heilkräuter bei Atemwegserkrankungen.

- *Isländisch Moos*

Isländisch Moos wirkt hustenlösend und beruhigend auf Mund und Rachen. Übergießen Sie 1 EL Isländisch Moos mit 1/4 l kochendem Wasser. 5 Minuten ziehen lassen, abseihen und zwei- bis dreimal täglich 1 Tasse mit Honig gesüßt trinken.

Heiltees bei tiefsitzendem Husten

- *Wohlschmeckende Teemischung*

Mischen Sie 30 g Süßholzwurzel, 15 g Isländisch Moos, 15 g Spitzwegerichblätter und 10 g Hagebuttenfrüchte ohne Kerne. Erhitzen Sie 1 TL der Mischung mit 1 Tasse Wasser 5 Minuten lang bis es kocht. Abkühlen lassen und abseihen. Trinken Sie zwei- bis dreimal täglich 1 Tasse nach den Mahlzeiten.

- *Schleimlösender Hustentee*

Krampflösend und auswurffördernd wirkt eine Mischung aus 40 g Alantwurzel, 25 g Thymiankraut und 15 g Primelwurzel. Setzen Sie 1 gehäuften TL in 1 Tasse kaltem Wasser an. Kochen Sie die Flüssigkeit auf, lassen Sie sie etwa 1/2 Minute ziehen, und trinken Sie den Tee in kleinen Schlucken.

Heiltees bei krampfartigem Husten

- *Krampflösender Hustentee*

Stark krampflösend wirkt eine Mischung aus Thymiankraut, Sonnentaukraut, Anisfrüchten und Mannstreukraut zu je gleichen Teilen. Übergießen Sie 1 TL der Mischung mit 1 Tasse kochendem Wasser. 20 Minuten ziehen lassen. Trinken Sie mehrmals täglich 1 Tasse möglichst heiß.

- *Lindernder Hustentee*

Nachhaltig krampflindernd bei Keuchhusten – aber auch bei anderem krampfartigem Husten – wirkt eine Mischung aus 1 TL Isländisch Moos und 1 TL Thymiankraut. Übergießen Sie die Mischung mit 1 Tasse kochendem Wasser, 10 Minuten ziehen lassen. 3 Tassen über den Tag verteilt trinken.

Symptome bei Bronchitis

Typische Symptome bei Bronchitis sind Brennen in der Brust und trockener, schmerzhafter Reizhusten. In der Regel wird nach einigen Tagen der Husten »locker«, d. h., der Schleim löst sich und lässt sich besser abhusten.

Sollten Sie während einer Bronchitis starken Husten, Atembeschwerden, Erschöpfungszustände und hohes Fieber bekommen, dann suchen Sie in jedem

Bei Reizhusten

Malvenblätter und -blüten sind reich an Schleimstoffen und wirken deshalb besonders reizmildernd. Sie helfen vor allem gegen Reizhusten zu Beginn einer Bronchitis. Übergießen Sie 2 TL Malvenblüten und -blätter mit 1 Tasse kochendem Wasser, und trinken Sie dreimal täglich 1 Tasse.

KRANKHEITEN UND ALLTAGSBESCHWERDEN

Bewährtes Teebaumöl
Anwendungen mit Teebaumblättern galten schon bei den australischen Ureinwohnern als hilfreich bei Atemwegserkrankungen. Bei einer Bronchitis sind Einreibungen oder ein Vollbad mit ein paar Tropfen Teebaumöl zu empfehlen.

Fall einen Arzt auf, denn es könnte sich auch um eine Lungenentzündung handeln. Beachten Sie, dass eine akute Bronchitis normalerweise nicht länger als zwei bis drei Wochen andauert. Wenn sie nicht richtig behandelt wird, kann sie chronisch werden, was die Heilungschancen erheblich verringert.

Ursachen der Bronchitis

Bei der Bronchitis handelt es sich um eine akute oder chronische Schleimhautentzündung der Bronchien, die meist durch Viren verursacht wird. Sie tritt oft in Zusammenhang mit Erkältungen und grippalen Infekten auf und wird häufig von Fieber begleitet. Bronchitis kann aber auch nach dem Einatmen von Staub, Gasen oder Schadstoffen auftreten.

Heilanwendungen bei Bronchitis

- *Ansteigende Fußbäder*

Gießen Sie zunächst 8 TL Thymian und 8 TL Schachtelhalmkraut getrennt voneinander mit jeweils 1 l kochendem Wasser auf, lassen Sie die Kräuter 10 Minuten ziehen, dann abseihen. Geben Sie kaltes Wasser in eine Fußbadewanne, und geben Sie dann die beiden Tees hinzu, bis eine Temperatur von etwa 33 °C erreicht ist. Stellen Sie die Füße hinein, und gießen Sie nach und nach heißes Wasser hinzu, bis die Temperatur auf 42 °C angestiegen ist. Nach etwa 10 Minuten trocknen Sie Ihre Füße gut ab und ziehen warme Strümpfe an. Gönnen Sie sich danach Ruhe!

- *Meerrettich mit Honig*

Vor allem bei chronischer Bronchitis hilft die Einnahme senfölhaltiger Pflanzen wie Brunnenkresse, Zwiebel, Knoblauch oder Meerrettich. Nehmen Sie beispielsweise täglich 1 bis 3 TL fein geriebenen Meerrettich mit etwas Honig zu sich.

- *Inhalationen mit Kamille und Thymian*

Bringen Sie 3 bis 4 l Wasser zum Kochen, und fügen Sie 2 EL Kamillenblüten und 2 EL Thymian hinzu. 10 Minuten ziehen lassen. Halten Sie dann Ihr Gesicht über den Dampf, und legen Sie ein Handtuch über den Kopf, damit die Dämpfe nicht entweichen können. Atmen Sie tief ein und aus. Inhalieren Sie mindestens 8, höchstens 15 Minuten.

- *Fenchelinhalation*

Inhalationen mit Fenchel sind gut für die Flimmerhärchen der Bronchien. Geben Sie 4 EL Fenchelsamen in 3 bis 4 l kochendes Wasser. Gehen Sie anschließend vor wie bei der Kamille-Thymian-Inhalation.

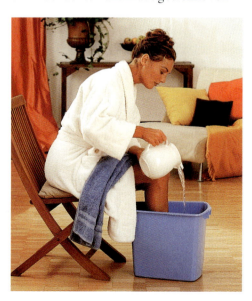

Ansteigende Fußbäder sind ein bewährtes Mittel bei Bronchitis.

HUSTEN UND BRONCHITIS

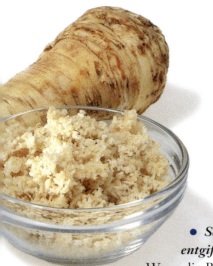

Nicht nur zum Würzen geeignet: Meerrettich hilft auch als Anwendung bei chronischer Bronchitis.

● *Schwitzen entgiftet*
Wenn die Bronchitis gerade erst ausgebrochen ist und mit Fieber einhergeht, kann eine Schwitzkur helfen. Trinken Sie 1 Tasse Schwitztee: Mischen Sie je 20 g Holunder-, Linden- und Mädesüßblüten. Übergießen Sie dann 1 TL der Mischung mit 1 Tasse kochendem Wasser. 10 Minuten ziehen lassen und heiß trinken. Legen Sie sich dann gut zugedeckt ins Bett.

● *Vollbad mit Teebaumöl*
Bei einer Behandlung mit Teebaumöl sollten Sie darauf achten, ein naturbelassenes Öl von hoher Qualität zu verwenden. Der Anteil an Cineol sollte dabei höchstens 5 Prozent betragen. Cineol lindert zwar Erkältungen, reizt jedoch die Schleimhäute. Lösen Sie 5 Tropfen Teebaumöl und 5 Tropfen Kamillenöl in 1 TL 50-prozentigem Alkohol, und geben Sie diese Mischung ins Badewasser.

● *Teebaumöleinreibung*
Vermischen Sie 3 Tropfen Teebaumöl mit 1 TL Olivenöl, und reiben Sie diese Mischung zweimal täglich auf Brust, Rücken und Hals.

Heiltees bei Bronchitis

● *Eukalyptusblätter*
Eukalyptus hemmt die Schleimbildung in den Bronchien und verflüssigt zähen Schleim. Übergießen Sie 3 TL Eukalyptusblätter mit 1 Tasse kochendem Wasser. Anschließend 15 Minuten ziehen lassen. Trinken Sie den Tee schluckweise über den Tag verteilt.

● *Eibischwurzeltee*
Bereiten Sie diesen Tee kalt zu, da ansonsten ein Großteil der wirksamen Schleimstoffe der Eibischwurzeln verloren geht. Übergießen Sie 1 TL der Wurzeln mit 1/4 l kaltem Wasser, und lassen Sie das Ganze zugedeckt mindestens 2 Stunden ziehen. Trinken Sie täglich 3 bis 4 Tassen.

● *Spitzwegerichtee*
Die Blätter gelten als reizmilderndes, schleimlösendes und schwach antibakteriell wirkendes Mittel bei Bronchitis. Übergießen Sie 2 TL Blätter mit 1 Tasse kochendem Wasser. Trinken Sie dreimal täglich 1 Tasse.

Zitrone pur
Auch wenn es Ihnen anfangs ungewohnt vorkommen mag: Essen Sie täglich eine ganze Zitrone mitsamt dem Fruchtfleisch. Zitrone ist ein wichtiger Vitamin-C-Spender und deshalb wichtig für eine gute Immunabwehr.

So beugen Sie vor ...

● Treiben Sie auch in der kalten Jahreszeit viel Sport im Freien. Das stärkt Ihr Immunsystem und die oberen Atemwege.
● Bevorzugen Sie eine vitaminreiche Nahrung. Essen Sie viel Obst und Gemüse, das erhöht die Immunabwehr und beugt Infektionen vor.

... und so heilen Sie

Husten und Bronchitis treten oft in Verbindung mit einer Erkältung oder Grippe auf. Bei Fieber bleiben Sie am besten zwei bis drei Tage im Bett, ruhen sich aus und versuchen zu schwitzen. Liegt keine Temperaturerhöhung vor, helfen Fußbäder, ein Vollbad, Inhalationen sowie reizmildernde und schleimlösende Tees.

KRANKHEITEN UND ALLTAGSBESCHWERDEN

Infektanfälligkeit
Wenn die Abwehrkräfte überforfert sind

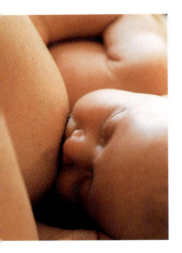

Es gibt Menschen, die werden fast nie krank, andere wiederum fangen sich schon beim ersten Schneeschauer eine Erkältung ein. Das ist kein Zufall, sondern abhängig von den Stärken oder Schwächen der körpereigenen Abwehrkräfte. Falls Sie zu den empfindsameren Naturen zählen: Es gibt zahlreiche Hausmittel, die auf natürliche Weise das Immunsystem stärken.

In der Muttermilch sind viele Stoffe enthalten, die die Immunabwehr des Säuglings stärken.

Muttermilch
Gestillte Babys sind deutlich weniger anfällig für Infektionen und allem Anschein nach auch für Allergien.

Symptome
Normalerweise ist das Immunsystem des Menschen in der Lage, mit praktisch allen auftretenden Krankheitserregern fertig zu werden. Eine geschwächte Körperabwehr aber hat Viren und Bakterien, die den Menschen umgeben, nur wenig entgegenzusetzen. Häufiges und wiederholtes Auftreten von Infektionskrankheiten wie Erkältungen, Bronchitis o.ä. sind die Folge. Bereits bestehende Infektionskrankheiten beanspruchen den Betroffenen übermäßig und brauchen ungewöhnlich lange, um überwunden zu werden.

Ursachen
Eine ungesunde Ernährung und psychische Belastungen sind die hauptsächlichen Ursachen für Infektanfälligkeit. Die vitaminarme und fettreiche Kost von Imbissbuden oder Fast-Food-Restaurants schwächt das Immunsystem ebenso wie der übermäßige Genuss von zuckerhaltigen Getränken und Süßigkeiten.
Aber auch Trauer, Angst, Unausgeglichenheit sowie Überarbeitung und Stress sind Faktoren, die die Abwehkräfte negativ beeinflussen und anfälliger für Krankheitserreger machen.

Vorbeugen durch Vitamine
Eine gesunde Ernährung ist Voraussetzung für eine intakte Immunabwehr. Ernähren Sie sich deshalb abwechslungsreich, mit viel frischem Obst und Gemüse sowie wenig Fett und wenig tierischem Eiweiß. Den Konsum von Fleisch und Wurst, Eiern und Milchprodukten sollten Sie drosseln. Wichtig sind vor allem die Vitamine A, C und E sowie die Mineralien Zink und Selen. Sie helfen auch, aggressive Stoffe in unserem Körper – die so genannten freien Radikale – zu neutralisieren. Vitamin A ist vor allem in Karotten, Spinat, Kürbis und Tomaten enthalten. Besonders Vitamin-C-reich sind Zitrusfrüchte, Kiwis, Paprika und Hagebutten. Sonnenblumenöl, Mandeln und Nüsse enthalten Vitamin E.

- *Hagebuttenmark*

Die Hagebutte, auch Heckenrose genannt, besitzt einen besonders hohen Gehalt an Vitamin C und ist darüber hinaus äußerst wohlschmeckend. Wenn Sie

INFEKTANFÄLLIGKEIT

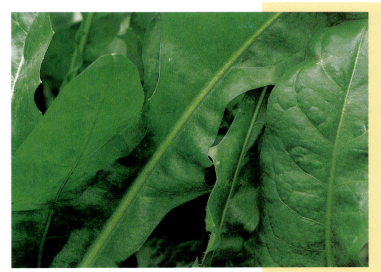

Löwenzahn, eine bekömmliche und Vitamin-C-reiche Salatbeilage.

Ernährungstipps

• Brunnenkresse und Löwenzahn haben nicht nur einen sehr hohen Gehalt an Vitamin C, sondern sind auch noch äußerst bekömmlich. Probieren Sie Löwenzahn und Brunnenkresse als Salatbeilage, von Brunnenkresse allerdings nicht mehr als 20 g, da es sonst zu Magenreizungen kommen kann.

• Wem Petersilie schmeckt, der kann sie zu sehr vielen Speisen als Zutat verwenden. Petersilie enthält viel Vitamin C, darüber hinaus große Mengen an Zink und Selen, allesamt wichtige Biostoffe für das menschliche Immunsystem. Während einer Schwangerschaft sollten Sie jedoch auf innerliche Anwendungen mit Petersilie verzichten!

frische Hagebutten zu Mark verarbeiten, bleibt am meisten Vitamin C erhalten. Es hält sich einige Tage im Kühlschrank, größere Vorräte können Sie auch einfrieren. Hagebuttenmark eignet sich zur Zubereitung von Suppen und Marmelade, und es passt hervorragend als Beilage zu Pasteten. Befreien Sie frische Früchte von Stielen und Blütenresten, schneiden Sie sie in der Mitte auseinander, dann entkernen und waschen. Bedecken Sie sie mit Wasser und lassen sie über Nacht stehen. Dann die Hagebutten mit dem Einweichwasser 30 Minuten lang kochen und durch ein Sieb streichen.

● *Hagebuttenwein*
Lassen Sie 100 g getrocknete Hagebutten 2 Wochen lang in 1 l Rotwein ziehen, danach abseihen und täglich ein kleines Glas davon trinken.

Vorbeugen durch Entgiftung

Regelmäßige Fastenkuren im Frühjahr und Herbst entschlacken den Körper und bringen das Immunsystem wieder in Schwung. Fasten Sie nicht länger als drei Tage; längere Fastenkuren sollten nur unter ärztlicher Anleitung durchgeführt werden! Die Beschreibung verschiedener Fastenkuren und eine Anleitung, wie Sie richitg fasten, finden Sie im Kapitel »Vorbeugen durch Kuren« ab Seite 384.

Vorbeugen durch Stressabbau

Stress schwächt den gesamten Körper – also auch das Immunsystem – und macht ihn anfällig für Krankheiten. Versuchen Sie Ihren Alltag möglichst stressfrei zu gestalten, und gönnen Sie sich öfter ein bisschen Ruhe. Oder erlernen Sie eine der vielen Entspannungstechniken, wie Yoga, autogenes Training oder Qi Gong. Mit ihrer Hilfe lernen Sie, langfristig entspannter zu leben und gezielt Stress abzubauen. Lassen Sie sich durch spezielle Kurse in diese Techniken einführen.

Den Körper nicht überfordern
Schonen Sie sich, wenn Ihr Körper einen Infekt abwehrt. Gönnen Sie sich genügend Schlaf, verzichten Sie auf Alkohol, und bleiben Sie, wenn möglich, zu Hause.

KRANKHEITEN UND ALLTAGSBESCHWERDEN

Wann in die Sauna?
Gehen Sie nur in die Sauna, wenn Sie gesund sind. Falls Sie bereits an einer Infektion leiden, kann Saunen zu Herz-Kreislauf-Problemen führen. Auch bei einer Leber- oder Nierenstörung, Angina pectoris oder Epilepsie ist die Sauna tabu.

Vorbeugen durch Saunagänge

Saunabesuche sind ein wirksames Mittel, um Erkältungen und Infekten vozubeugen. Durch die Kombination von Hitze- und Kältereizen werden die körpereigenen Abwehrkräfte gestärkt und der gesamte Stoffwechsel im Körper angeregt. Darüber hinaus hat Saunen auch eine positive Wirkung auf die Psyche. Ängste und Aggressionen werden abgebaut, Nervosität und Unausgeglichenheit gelindert. Auch bei Stress oder depressiver Verstimmung wirkt ein Saunabesuch wohltuend. Um in den vollen Genuss der heilsamen Kräfte des Saunens zu kommen, sollte man das Schwitzbad regelmäßig besuchen. Am besten ist mindestens ein Saunabesuch pro Woche.

Heilanwendungen

- *Echinacea (Sonnenhut)*

Sonnenhut ist ein altes Naturheilmittel, das früher bei den nordamerikanischen Indianern zur Wundbehandlung eingesetzt wurde. Mittlerweile hat sich Sonnenhut als eines der besten Mittel zur Stimulierung des Immunsystems – auch bei Virusinfekten – erwiesen. Erkundigen Sie sich nach entsprechenden Präparaten in der Apotheke.

- *Kneippsche Anwendungen*

Tautreten, Schneegehen, Wassertreten und Wechselduschen sind bei Infektanfälligkeit äußerst wirkungsvoll und noch dazu sehr einfach auszuführen. Sie stärken allesamt die körpereigenen Abwehrkräfte, fördern die Durchblutung und regen zusätzlich den Kreislauf an. Wie Sie die Anwendungen richtig durchführen, lesen Sie ab Seite 186.

- *Kalte Waschungen*

Kalte Waschungen können Sie täglich durchführen; am besten, Sie machen sie zum festen Bestandteil Ihrer Körperpflege. Sie brauchen nichts weiter als einen Waschlappen und Wasser. Tauchen Sie den Waschlappen in kaltes Wasser, drücken Sie ihn leicht aus, und führen Sie ihn nur so fest über die Haut, dass ein leichter Wasserfilm zurückbleibt. Beginnen Sie mit der Waschung an der rechten Hand, fahren Sie den Arm entlang hoch bis zur Achselhöhle und wieder zurück zur Hand. Am linken Arm verfahren Sie genauso. Dann waschen Sie Hals, Brust und Bauch und gehen danach über zum rechten Bein. Waschen Sie vom rechten Fußrücken beginnend hoch bis zum Gesäß und wieder zurück zum Fußrücken. Schließlich wechseln Sie zum linken Bein und verfahren dort genauso. Zum Abschluss begießen Sie Ihre Fußsohlen kurz mit kaltem Wasser. Trocknen Sie sich danach nicht ab, sondern ziehen

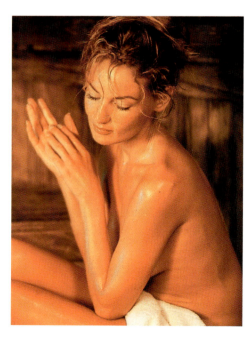

Entspannend, pflegend und eine Vitalkur für das Immunsystem: In der Sauna tun Sie Ihrem Körper rundum etwas Gutes.

INFEKTANFÄLLIGKEIT

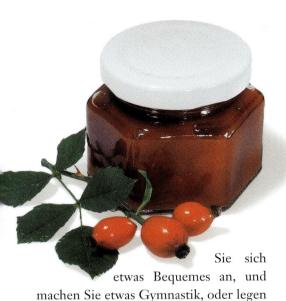

Auch als Brotaufstrich ist Hagebutte ein wertvoller Vitamin-C-Lieferant. Im Mark bleibt – im Gegensatz zum Tee – das meiste Vitamin C erhalten.

Weitere Heilmethoden

● *Aromatherapie*

Über den Geruchssinn haben ätherische Öle auch auf jene Teile des zentralen Nervensystems eine positive Wirkung, die das Immunsystem steuern. Die Düfte von Angelika, Bergamotte, Kajeput, Eukalyptus, Teebaum und Thymian haben eine stärkende Wirkung auf die Abwehrkräfte. Geben Sie einige Tropfen des jeweiligen Öls auf einen Duftstein, in eine Aromalampe oder in eine Schale mit warmem Wasser.

Sie sich etwas Bequemes an, und machen Sie etwas Gymnastik, oder legen Sie sich 1/2 Stunde zum Ausruhen gut zugedeckt ins Bett.

Heiltees

● *Hagebuttentee*

Zerkleinern Sie die Früchte, und übergießen Sie 2 TL davon mit 1 Tasse kochendem Wasser. 8 bis 10 Minuten zugedeckt ziehen lassen. Trinken Sie mehrmals täglich 1 Tasse. Bei Bedarf mit Honig süßen.

● *Holunderblütentee*

Übergießen Sie 2 TL Holunderblüten mit 1 Tasse kochendem Wasser. 10 Minuten ziehen lassen und mehrmals täglich 1 Tasse trinken. Bei Bedarf mit Honig süßen.

● *Abwehrsteigernde Teemischung*

Mischen Sie Thymian und Ringelblume zu gleichen Teilen. Übergießen Sie 1 EL der Kräutermischung mit 1 Tasse kochendem Wasser. 10 Minuten ziehen lassen und abseihen. Trinken Sie von diesem abwehrsteigernden Tee zur Vorbeugung täglich 2 Tassen.

Viel trinken

Trinken Sie genügend, denn die Abwehrzellen des Immunsystems brauchen ausreichend Flüssigkeit, um beweglich zu bleiben: pro Tag mindestens zwei Liter Flüssigkeit.

So beugen Sie vor ...

• Setzen Sie Ihren Körper starken Temperaturreizen aus. Sauna, Dampfbad und heiß-kalte Wechselduschen regen den Stoffwechsel an und machen den Körper widerstandsfähiger. Bewegen Sie sich viel an der frischen Luft, gerade wenn es kalt ist.

• Verzichten Sie auf Zigaretten, denn Nikotin zerstört Vitamine und ist deshalb Gift für das Immunsystem. Alkohol sollten Sie, wenn überhaupt, nur sehr maßvoll konsumieren.

• Achten Sie auf eine ausgewogene und vitaminreiche Kost. Essen Sie möglichst regelmäßig, und nehmen Sie sich dafür Zeit. Verzichten Sie generell auf Fast Food.

... und so heilen Sie

Wenn Sie bereits unter einem Infekt leiden, sollten Sie zurückhaltend mit Wasseranwendungen sein und nicht in die Sauna gehen. Trinken Sie jetzt besonders viel Mineralwasser, Kräutertees oder Saftschorlen, um Ihren Nieren bei der Entgiftung zu helfen, und nehmen Sie viel Vitamin C zu sich. Weder Flüssigkeit noch natürliches Vitamin C kann man überdosieren.

KRANKHEITEN UND ALLTAGSBESCHWERDEN

Ischiasbeschwerden
Schmerzhafte Nervenreizung

Schmerzen im Bereich des Ischiasnervs sind meist eine Folge von abgenutzten Bandscheiben. Die Beschwerden sind aber nicht immer nur altersbedingt. Auch langes oder ständig falsches Sitzen sowie Bewegungsmangel können dazu führen, dass sich der Ischiasnerv bemerkbar macht.

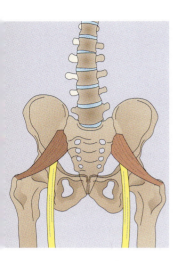

Je nach ihrer Ursache machen sich Beschwerden des Ischiasnervs (gelb) entweder im rechten oder linken Bein bzw. unteren Rücken bemerkbar.

Lähmungen als Warnsignal
Bei Lähmungserscheinungen, wenn Sie beispielsweise nicht mehr auf den Fersen oder Zehen gehen können, oder bei Empfindungsstörungen und Taubheit an der Oberschenkelinnenseite müssen Sie sofort zum Arzt.

Symptome
Je nachdem, welche Nervenwurzeln des Ischiasnervs betroffen sind, kann der bohrende, dumpfe Schmerz am Gesäß, an der Vorderseite des Oberschenkels, aber auch seitlich oder hinten am Bein auftreten; er kann sogar bis in den Fuß hinunter ausstrahlen.

Ursachen
Ursache von Ischiasbeschwerden ist meist ein Bandscheibenschaden im unteren Lendenwirbelbereich, dort, wo der Ischiasnerv aus dem Wirbelkanal der Wirbelsäule austritt. Die Bandscheiben, die als Puffer zwischen den Wirbeln dienen, haben die Aufgabe, die Wirbelkörper zu schützen. Mit dem Alter verlieren sie allerdings an Elastizität und Volumen, sodass sich die Wirbel verschieben können, was eine Reizung oder Quetschung des Ischiasnervs zur Folge haben kann.

Heilanwendungen
- *Holunderbeersaft*

Er gilt als gutes Mittel gegen akute Schmerzen, ist aber auch zur Vorbeugung geeignet. Kochen Sie 500 g Holunderbeeren auf, pressen Sie sie dann gut aus, und stellen Sie den Saft kühl. Nehmen Sie täglich 1 bis 2 EL davon zu sich.

- *Zwiebelwickel*

Schneiden Sie 2 bis 3 Zwiebeln in dünne Scheiben, geben Sie sie in ein Leinentuch, und binden Sie dieses oben zu. Erhitzen Sie Wasser in einem Topf, bedecken Sie den Topf mit einem Deckel, und legen Sie das Zwiebelsäckchen darauf. Erwärmen Sie es auf beiden Seiten, legen Sie es heiß für 1 Stunde auf den Rücken, und wickeln Sie ein Wolltuch darüber.

- *Weizenpackung*

Kochen Sie 1 kg Weizenkörner in Wasser weich, danach abseihen, noch heiß in ein Leinensäckchen füllen und dieses auf den Lendenwirbelbereich legen.

- *Kartoffelsack*

Kochen Sie 2 kg Kartoffeln mit Schale, und zerdrücken Sie sie zu Brei. Füllen Sie den Brei in einen Leinensack, und legen Sie ihn noch heiß auf den Rücken. Darüber legen Sie ein Handtuch und eine Wolldecke und lassen den Kartoffelsack so lange wirken, bis er fast erkaltet ist.

ISCHIASBESCHWERDEN

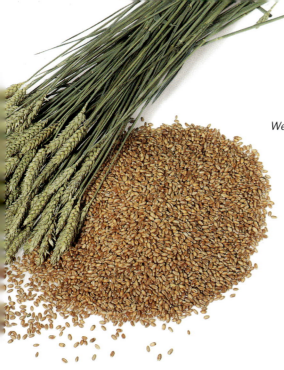

Weizenkörner: Die Wärme, die sie speichern können, wirkt wohltuend bei Schmerzen.

● *Warmes Fußbad*
Füllen Sie eine Fußbadewanne mit 35 bis 40 °C warmem Wasser, und baden Sie Ihre Füße 10 bis 15 Minuten darin. Beenden Sie das Fußbad mit einem kurzen kalten Guss an beiden Beinen vom Fuß bis zum Knie. Streifen Sie das Wasser mit den Händen von der Haut ab, und ziehen Sie sich dicke Wollsocken an.

● *Umschläge mit Senf*
Geben Sie 3 bis 4 EL Senfmehl in 1 l warmes Wasser, und tränken Sie darin ein Leinentuch. Wringen Sie es gut aus, und legen Sie es auf die schmerzende Stelle. Nach 10 bis 15 Minuten nehmen Sie den Umschlag ab, entfernen die Senfreste mit lauwarmem Wasser und reiben die behandelte Stelle mit Hautöl oder einer fetthaltigen Pflegecreme ein. Ruhen Sie sich danach ein wenig aus.

● *Heublumenbad*
Geben Sie 500 g Heublumen in einen großen Topf, bedecken Sie sie mit Wasser, und lassen Sie die Heublumen 15 Minuten ziehen. Anschließend das Wasser abgießen, die Blumen erneut mit frischem Wasser bedecken und zum Kochen bringen. Nach 10 Minuten die Blumen abseihen und den Sud in das 38 bis 40 °C heiße Badewasser geben. Baden Sie etwa 20 Minuten, danach gut abtrocknen und sofort ins Bett legen.

● *Entspannungshaltung*
Breiten Sie eine Decke auf dem Boden aus, und legen Sie sich auf den Rücken. Die Beine werden dann im 90-Grad-Winkel gebeugt und auf einem Stuhl abgelegt. Atmen Sie tief aus dem Bauch heraus, und versuchen Sie, den unteren Rücken bewusst zu entspannen. Achten Sie darauf, möglichst gerade zu liegen, pressen Sie den unteren Rücken mehrmals sanft gegen den Boden, dann wieder lösen.

Rückenschulen
Rückenschulen bieten nicht nur Gymnastik an. Zusätzlich erfährt man dort alles über rückengerechte Verhaltensweisen im Alltag. Die Kurse werden von Krankenkassen gefördert.

So beugen Sie vor …
● Stärken Sie gezielt Ihre Rückenmuskulatur mit Krafttraining und täglicher Rückengymnastik. Machen Sie evtl. einen Kurs bei einer Rückenschule.
● Betreiben Sie rückenfreundliche Sportarten wie Schwimmen, Aquajogging oder Skilanglauf; sie steigern die Regenerationskräfte der Bandscheiben.
● Wenn Sie öfter unter Ischiasschmerzen leiden, sind Anwendungen mit nervenberuhigenden, entspannenden Heilkräutern wie z. B. Melisse, Johanniskraut oder Baldrian empfehlenswert.

… und so heilen Sie
Nehmen Sie ein Sonnenbad, wann immer Sie die Gelegenheit dazu haben, denn die warmen Sonnenstrahlen fördern die Durchblutung und wirken schmerzlindernd; gehen Sie dabei jedoch nicht zu lange in die Sonne und – ganz wichtig – niemals ohne Sonnenschutz!

KRANKHEITEN UND ALLTAGSBESCHWERDEN

Kinderkrankheiten
Kleinen Patienten helfen – bei Bauchweh, Masern & Co.

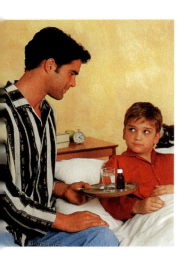

Wenn Kinder krank sind, brauchen sie neben ärztlicher Behandlung vor allem viel Ruhe und Pflege. Kreativität und Flexibilität bei den Eltern sind hier ebenso gefragt wie liebevolle Zuwendung und Einfühlungsvermögen. Da Kinder besonders geschmacks- und geruchsempfindlich sind, sollte auch bei den Heilmitteln auf einen guten Geschmack und Geruch geachtet werden.

Kranke Kinder brauchen besonders viel Zuwendung.

Kinderkrankheiten sanft behandeln

Bei Kinderkrankheiten dürfen Hausmittel nur bei einfachen Beschwerden zum Einsatz kommen, bei Säuglingen und Kleinkindern am besten nur in Absprache mit dem Kinderarzt. Bestehen Unsicherheiten über Art und Schwere der Krankheit, sollte vorsichtshalber ein Arzt zu Rate gezogen werden, ebenso wenn nicht schnell eine deutliche Besserung eintritt. Bei starken Beschwerden, Infektionen oder sehr hohem Fieber muss unverzüglich ein Kinderarzt aufgesucht werden.

Symptome bei Bauchschmerzen

Bauchschmerzen gehören zu den häufigsten Beschwerden bei Kindern. Wenn sie trotz Behandlung länger als drei Tage anhalten oder immer wiederkehren, muss ein Arzt aufgesucht werden. Dies gilt auch, wenn die Bauchschmerzen sehr plötzlich auftreten und mit starkem Fieber und Erbrechen verbunden sind. Generell gilt: Wenn Kinder über heftige Bauchschmerzen klagen, kann es sich auch um eine Reizung oder Entzündung des Blinddarms handeln. Da dies nicht leicht zu erkennen ist, sollten Sie in jedem Fall zum Arzt gehen.

Ursachen der Bauchschmerzen

Säuglinge leiden meist unter Verdauungsstörungen mit Blähungen, da sich ihr Magen erst im Laufe der Zeit an die unterschiedlichen Formen der Nahrung gewöhnt. Bei Kindern sind häufig das wahllose Durcheinanderessen, zu fette Speisen oder zu viele Süßigkeiten die Ursache. Auch zu hastiges Essen und schnelles Trinken, vor allem von kalten Getränken, kann zu Bauchschmerzen führen. Schließlich können auch psychische Belastungen als mögliche Ursache in Betracht kommen. Angst vor Strafe sowie Kummer, Zorn, Probleme in der Schule oder ein schlechtes Familienklima können zu einem nervösen Magen führen. Kleinkinder projizieren zudem viele Beschwerden, die ganz woanders lokalisiert sind, auf ihren Bauch.

Langsam essen
Häufig haben Bauchschmerzen ihre Ursache in den oft ungesunden Essgewohnheiten der Kinder. Achten Sie darauf, dass Kinder nicht zu hastig essen. Zudem sollte beim Essen weniger gesprochen und dafür mehr gekaut werden. Wichtig ist auch, dass bei Tisch eine gute Stimmung herrscht.

286

KINDERKRANKHEITEN

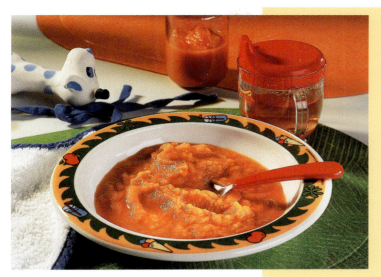

Karottenbrei: schmackhafte Hilfe bei Bauchschmerzen aller Art.

Ernährungstipps

• Eine vitaminreiche Ernährung mit viel frischem Obst und Gemüse stärkt das körpereigene Abwehrsystem und macht das Kind widerstandsfähiger gegenüber Krankheitserregern und damit weniger anfällig gegenüber allen Arten von Kinderkrankheiten.

• Bei Bauchschmerzen ist eine ballaststoffreiche Ernährung zu empfehlen, denn sie verhindert Blähungen und Verstopfung, zwei Hauptursachen für Bauchschmerzen. Hamburger und Schokoriegel sollten deshalb auf dem Speiseplan eher die Ausnahme sein.

• Auch Karottenbrei hilft bei Bauchschmerzen, denn der hohe Anteil an Vitamin A kräftigt die Magen- und Darmschleimhäute. Babys und Kleinkinder sollten 1 Schälchen frisch gekochten Karottenbrei über den Tag verteilt bekommen.

Heilanwendungen bei Bauchschmerzen

• *Majoransalbe*

Majoran wirkt krampflösend und eignet sich deshalb gut zur Behandlung von Bauchschmerzen, deren Ursache Blähungen oder Koliken sind. Die Salbe wird auf die Nabelgegend aufgetragen. Sie hat sich vor allem bei Säuglingen und Kleinkindern bewährt.

• *Buttermilch*

Buttermilch hilft oft bei Bauchbeschwerden mit unklarer Ursache. Kinder ab drei Jahren sollten über den Tag verteilt 1/2 l Buttermilch in kleinen Portionen trinken. Wichtig: Die Buttermilch darf nicht zu kalt sein, am besten sollte sie Zimmertemperatur haben.

Heiltees bei Bauchschmerzen

• *Fencheltee bei Blähungen*

Überbrühen Sie 1 TL zerriebene Fenchelsamen mit 1/4 l kochendem Wasser, 10 Minuten ziehen lassen und dann abseihen. Fencheltee eignet sich auch als Zusatz zur Flaschennahrung.

• *Kümmeltee*

Kümmelsamen wirken etwas stärker als Fenchel, haben allerdings den Nachteil, dass sie nicht so angenehm schmecken: Übergießen Sie 1 TL der Samen mit 1 Tasse kochendem Wasser, 10 Minuten ziehen lassen und danach abseihen. Säuglingen gibt man 1 EL in die Flasche, Klein- und Schulkinder können 1 bis 2 Tassen täglich trinken.

Weitere Heilmethoden bei Bauchschmerzen

• *Aromatherapie*

Geben Sie ein paar Tropfen Basilikum- oder Sandelholzöl in eine Duftlampe,

Achtung bei Dauerbehandlung!
Die nebenstehenden Anwendungen sind allesamt sehr mild, dennoch sollten Sie Rücksprache mit dem Kinderarzt halten, wenn sie längere Zeit durchgeführt werden sollen.

287

KRANKHEITEN UND ALLTAGSBESCHWERDEN

Zahndurchbruch

Wenn der Zahn durch das Zahnfleisch bricht, können Bakterien ins Gewebeinnere gelangen. Um Entzündungen vorzubeugen, sollten Sie die Gaumenpartien des Babys regelmäßig mit einem angefeuchteten Waschlappen oder Tuch reinigen.

Eine kreative Inszenierung der Heilmethoden ist bei Kindern wichtig.

und stellen Sie diese in die Küche oder ins Esszimmer. Bei akuten Bauchschmerzen verreiben Sie ein wenig von dem Öl auf Brust, Ohrläppchen und Unterarminnenseiten des Kindes. Die Anwendung von ätherischen Ölen auf der Haut eignet sich erst bei Kindern ab drei Jahren!

Symptome und Ursachen von Zahndurchbruch

Wenn sich der Speichelfluss erhöht, Ihr Kind unruhig ist, häufig schreit und ständig die Finger in den Mund nimmt, dann sind dies Zeichen dafür, dass es mit dem Zahnen begonnen hat.

Ein neugeborenes Baby hat bereits 20 Milchzähne im Kiefer, die, wenn sie durch das Zahnfleisch brechen, dem Kind Schmerzen bereiten können. Der erste Zahn erscheint in der Regel zwischen dem vierten und achten Lebensmonat. An den Durchbruchstellen der Zähne kommt es zu Spannungen, Entzündungen und Schwellungen des Zahnfleischs, die mehr oder weniger starke Schmerzen verursachen können.

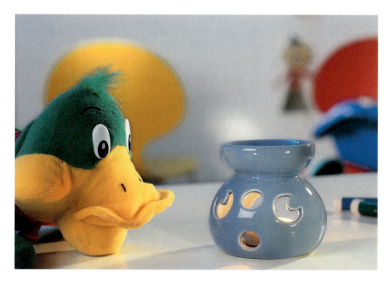

Heilanwendungen bei Zahndurchbruch

● *Kieferkompresse*

Nehmen Sie ein mit Leitungswasser befeuchtetes Leinentuch, und kühlen Sie damit mehrmals täglich 3 bis 5 Minuten lang die Kiefer des Kindes. So lindern Sie die Entzündungen am Zahnfleisch.

● *Beißhilfen*

Kauen erleichtert den Durchbruch des Milchzahns, deshalb sind Beißringe für das zahnende Baby sehr hilfreich. Geben Sie Ihrem Kind einen kalten Beißring (am besten aus dem Kühlschrank) zum Kauen. Die Kälte lindert Schmerzen und Entzündungen am Zahnfleisch. Für die ersten Kauversuche eignet sich auch eine Brotrinde – sie ist hart und elastisch zugleich.

Heiltees bei Zahndurchbruch

● *Salbeitee zum Trinken oder Gurgeln*

Übergießen Sie 1 TL Salbeiblätter mit 1 Tasse kochendem Wasser, 5 Minuten ziehen lassen. Geben Sie Ihrem Kind den Aufguss in kleinen Schlucken zu trinken. Falls es schon gurgeln kann, sollte sich Ihr Kind lieber mehrmals täglich mit lauwarmem Salbeitee den Mund ausspülen, statt ihn zu trinken.

Weitere Heilmethoden bei Zahndurchbruch

● *Bachblüten-Therapie*

Wenn Ihr Kind große Probleme mit dem Zahnen hat, können ihm evtl. die »Rescuetropfen« von Dr. Bach (aus der Apotheke) helfen.

KINDERKRANKHEITEN

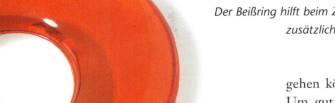

Der Beißring hilft beim Zahnen. Ist er gut gekühlt, lindert er zusätzlich die Schmerzen und Entzündungen.

● *Aromaöle*
Lavendel- und Kamillenöl haben nicht nur eine beruhigende Wirkung, sondern lindern auch den Schmerz. Geben Sie einige Tropfen dieser Öle – entweder pur oder als Mischung – in eine Duftlampe, und stellen Sie diese im Kinderzimmer außerhalb der Reichweite des Kindes auf.

Symptome bei Einschlafstörungen

Liegt ein Kind vor dem Einschlafen längere Zeit wach, ist es nervös und unruhig, dann hat das meist am nächsten Morgen Müdigkeit und Zerschlagenheit zur Folge. Ein guter Schlaf bei Kindern ist Voraussetzung für körperliche und geistige Leistungsfähigkeit, Ausgeglichenheit und Lernbereitschaft.

Ursachen von Einschlafstörungen

Wenn Ihr Kind abends nicht einschlafen kann, ist es besonders wichtig, das Gespräch mit ihm zu suchen, denn die Gründe sind nicht immer leicht zu erschließen. Ängste, seelische Verletzungen, nervliche Übererregung, Unausgeglichenheit, Bewegungsmangel, aber auch zu schweres Essen vor dem Schlafengehen können mögliche Ursachen sein. Um gut schlafen zu können, muss Ihr Kind einen angenehmen und abwechslungsreichen Tag hinter sich haben, es muss entspannt und mit einem positiven Gefühl für den kommenden Tag ins Bett gehen. Manchmal hilft schon eine schöne Geschichte, um es auf andere Gedanken zu bringen. Wird ein Kind zur Strafe ins Bett geschickt, kann es keinesfalls gut schlafen. Angst oder Trotz sind die Folge – beides denkbar ungünstige Voraussetzungen, um schnell einzuschlafen.

Heilanwendungen bei Einschlafstörungen

● *Akupressur*
Schon die Suche nach dem richtigen Akupressurpunkt kann für Ihr Kind zu einer spannenden Entdeckungsreise werden. Das Kind sollte sich selbst massieren, um zu lernen, dass es bestimmte körperliche Probleme selbst lösen kann.
Ein Akupressurpunkt liegt an der mittleren Handgelenksfalte unter dem Kleinfingerballen. Dieser Punkt, den das Kind als eine kleine Vertiefung spüren kann, sollte pro Handseite jeweils etwa 1 Minute lang sanft mit dem Zeigefinger massiert werden.
5 Zentimeter oberhalb des inneren Fußknöchels befindet sich ein weiterer Punkt. Das Gewebe fühlt sich hier anders an als in der Umgebung, sodass Kinder mit ihrem feinen Tastsinn den Punkt leicht finden, der pro Seite 1 Minute lang massiert werden soll.

Einschlafstörungen
Mit autogenem Training, Yoga oder der Feldenkrais-Methode können Sie Ihrem Kind einige leichte Entspannungsübungen beibringen, die es vor dem Schlafengehen durchführen sollte.

289

KRANKHEITEN UND ALLTAGSBESCHWERDEN

Keuchhusten
In der ersten Phase der Krankheit sollte das Kind viel im Bett bleiben, doch sobald das Fieber abgeklungen ist, kann es ruhig aufstehen. Aufgrund der Ansteckungsgefahr sollte der Kontakt mit anderen Kindern vermieden werden.

Heiltees bei Einschlafstörungen

● *Kamillentee*
Übergießen Sie 2 gehäufte TL Kamillenblüten mit 1/4 l kochendem Wasser. Zugedeckt 10 Minuten ziehen lassen und abseihen. Geben Sie je nach Geschmack etwas Milch und Honig hinzu.

● *Beruhigende Teemischung*
Mischen Sie 30 g Kamillenblüten, jeweils 20 g Hopfenzapfen, Melissenblätter und Lavendelblüten und 10 g Baldrianwurzel. 1 TL der Mischung mit 1 Tasse kochendem Wasser übergießen, 10 Minuten ziehen lassen und abseihen. Geben Sie dem Kind abends 1 Tasse dieses Tees zu trinken.

Weitere Heilmethoden

● *Tagesbilanz*
Beschließen Sie den Tag, indem Sie mit Ihrem Kind die wichtigsten Ereignisse des Tages noch einmal Revue passieren lassen. Dabei sollten Sie die positiven Ereignisse des Tages hervorheben und das Kind entsprechend loben.

● *Richtig austoben lassen*
Achten Sie darauf, dass sich Ihr Kind viel an der frischen Luft bewegt. Kinder haben einen starken Bewegungsdrang, und wenn sie den ausleben können, fallen sie abends vor Müdigkeit ins Bett. Außerdem ist körperliche Aktivität ein geeignetes Mittel, um nervöse Anspannung und geistige Erregung abzubauen – eine ganz wichtige Voraussetzung, um einschlafen zu können.

Symptome bei Keuchhusten

Der Krankheitsverlauf lässt sich gewöhnlich in drei Phasen unterteilen:
Die ersten ein bis zwei Wochen ähnelt der Keuchhusten (Pertussis) einem grippalen Infekt: Der Rachenraum ist entzündet, die Körpertemperatur leicht erhöht, und das Kind hustet gelegentlich. In der zweiten Phase leidet das Kind unter heftigen Hustenanfällen, besonders in der Nacht, die auch zu Atemnot führen können. Beim Einatmen hört man das typische keuchende, ziehende Geräusch. Es kommt zu heftigem Schleimauswurf bis hin zu Erbrechen. Diese Phase kann drei bis sechs Wochen dauern.
Schließlich lässt der Husten nach, das Atmen ist allerdings immer noch von einem Keuchen begleitet. Es dauert nochmals zwei bis sechs Wochen, bis der Husten völlig auskuriert ist.
Bei Verdacht auf Keuchhusten sollte man unbedingt einen Arzt aufsuchen, bei Säuglingen muss man besonders vorsichtig sein, da es zu einer lebensbedrohlichen Atemnot kommen kann. Oft geraten Eltern aufgrund der heftigen Hustenanfälle in Panik, was die Anfälle jedoch nur noch verschlimmert. Bewah-

Kinder sollten ihren natürlichen Bewegungsdrang ausleben dürfen.

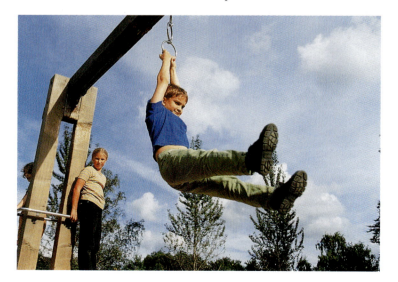

KINDERKRANKHEITEN

ren Sie Ruhe und Gelassenheit. Das ist wichtig, um dem Kind die Zuversicht zu geben, dass alles wieder gut wird.

Die Turbotasse: Damit schmeckt der Heiltee gleich viel besser.

Ursachen von Keuchhusten

Keuchhusten zählt zu den klassischen Kinderkrankheiten, die von einem Virus ausgelöst werden und sehr ansteckend sind. Am häufigsten sind Kinder im Vorschulalter betroffen.

Heiltees bei Keuchhusten

● *Veilchentee zur Schleimlösung*
Veilchen wirken gut schleimlösend und lindern sanft den Husten. Überbrühen Sie 1 TL Veilchenblüten und -blätter mit 1/4 l kochendem Wasser, dann 5 Minuten zugedeckt ziehen lassen, abseihen und mit etwas Honig süßen. Geben Sie Ihrem Kind täglich 3 Tassen zu trinken.

● *Krampflösende Teemischung*
Mischen Sie 30 g Thymiankraut, jeweils 15 g Schlüsselblumen und Sonnentaukraut und 10 g Fenchelsamen. Übergießen Sie 1 TL der Mischung mit 1/4 l kochendem Wasser, 5 Minuten ziehen lassen und abseihen. Bei Bedarf mit etwas Honig süßen. Lassen Sie Ihr Kind mehrere Tage lang 3 Tassen täglich trinken.

Symptome bei Masern

Da Masern sehr ansteckend sind, müssen betroffene Kinder bereits bei den ersten Krankheitsanzeichen »isoliert« werden. Vom Zeitpunkt der Ansteckung bis zum Ausbruch der Krankheit können neun bis elf Tage vergehen.

Müdigkeit und Appetitlosigkeit sind die ersten Beschwerden, die sich einstellen. In den nächsten drei bis fünf Tagen kommt es zu Fieber und Entzündungen der oberen Atemwege. Da meistens auch die Bindehäute der Augen entzündet sind, ist das Kind sehr lichtempfindlich. Das erste Anzeichen für Masern sind kleine weißliche Flecken, die sich an der Wangenschleimhaut bilden. Nach einem Fieberrückgang und erneutem -anstieg kommt es zum typischen Hautausschlag. Die kleinen, rosavioletten Flecken, die auch zu Feldern zusammenfließen können, breiten sich erst im Gesicht und hinter den Ohren, dann über den ganzen Körper aus. Vier bis fünf Tage nach der Fleckenbildung fällt das Fieber, und die Flecken heilen unter Schuppenbildung ab.

Ursache von Masern

Masern sind eine ansteckende Kinderkrankheit, die von Viren ausgelöst und durch Tröpfcheninfektion, d.h. beim Sprechen, Niesen oder Spucken, übertragen wird.

Nach einer überstandenen Masernerkrankung ist man lebenslang immun. Bei normalem Verlauf ist ärztliche Hilfe anzuraten, bei Komplikationen ist sie unbedingt erforderlich. Komplikationen können z. B. auftreten, wenn sich der

Viel Wärme
An Masern erkrankte Kinder brauchen viel Wärme. Ziehen Sie das Kind deshalb immer warm an. Auch seelische Wärme ist wichtig, denn an Masern erkrankte Kinder sind überdurchschnittlich weinerlich und anlehnungsbedürftig.

KRANKHEITEN UND ALLTAGSBESCHWERDEN

Kein Impfstoff gegen Windpocken
Eine Impfung gegen Windpocken ist nicht möglich. Die Viren überleben sehr lange im Körper. Kinder, deren Immunsystem die Windpocken-Viren nicht gänzlich vernichtet, können im Erwachsenenalter an Gürtelrose erkranken.

Teebaumöl bietet vielseitige Anwendungsmöglichkeiten. Bei Kindern müssen Sie aber bei der Dosierung wesentlich vorsichtiger sein als bei Erwachsenen.

Ausschlag nur sehr langsam bildet oder wenn die Krankheit nicht richtig erkannt wird. Bei Säuglingen, die unter Hautausschlag und Fieber leiden, sollte man deshalb in jedem Fall sofort einen Arzt aufsuchen, aber auch wenn ein Kleinkind über schwere Kopfschmerzen oder Ohrenschmerzen klagt, wenn starker Husten, auffallenden Atemgeräusche oder Erbrechen auftreten.

Heilanwendungen bei Masern

Masern können zwar nicht mit Hausmitteln geheilt werden, aber die Beschwerden lassen sich damit lindern. Teebaumöl z. B. wirkt desinfizierend und kann deshalb immer bei Virusinfektionen eingesetzt werden. Bevor Sie es anwenden, müssen Sie jedoch testen, ob Ihr Kind allergisch darauf reagiert: Geben Sie 2 Tropfen auf die Haut, und beobachten Sie, ob es zu Reaktionen kommt.

● *Ganzkörperreibebad*
Es regt nicht nur die Abwehrkräfte an, sondern kommt auch dem erhöhten Zärtlichkeits- und Zuwendungsbedürfnis des kranken Kindes entgegen. Baden Sie Ihr Kind in 30 bis 33 °C warmem Wasser, und reiben Sie es danach mit den bloßen Händen ab, ohne dabei zu drücken oder zu massieren. Legen Sie das Kind danach gleich wieder ins Bett.

● *Teebaumöl-Dampfbad*
Geben Sie ein paar Tropfen Teebaumöl in eine Schüssel mit heißem Wasser, legen Sie ein Handuch über den Kopf des Kindes, und lassen Sie es 5 bis 10 Minuten lang mit geschlossenen Augen den Dampf inhalieren.

● *Waschung mit Teebaumöl*
Rühren Sie einige Tropfen Teebaumöl in lauwarmes Wasser, tauchen Sie einen Waschlappen ein, und reiben Sie damit den Körper des Kindes vorsichtig ab.

● *Teebaumölspülung*
Geben Sie 5 bis 10 Tropfen Teebaumöl auf 1 Glas Wasser, und lassen Sie das Kind mehrmals mit dieser Spülung gurgeln. Vorsicht: Teebaumöl darf nicht geschluckt werden!

Symptome bei Windpocken

Vom Zeitpunkt der Ansteckung bis zum Ausbruch der Windpocken vergehen etwa zwei bis drei Wochen. Die Krankheit beginnt meist mit leichtem Fieber, dann entwickelt sich ein Hautausschlag, der sich zunächst im Gesicht und dann über den ganzen Körper ausbreitet. Aus den etwa linsengroßen roten Flecken entwickeln sich stark juckende Bläschen, die schließlich verkrusten und abheilen. Sofern das Kind kein Fieber hat, braucht es nicht im Bett zu liegen, es soll jedoch bis zum Abheilen der Krankheit, also etwa zehn Tage, möglichst wenig Kon-

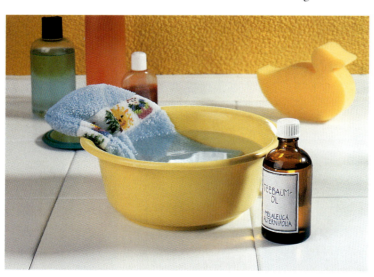

KINDERKRANKHEITEN

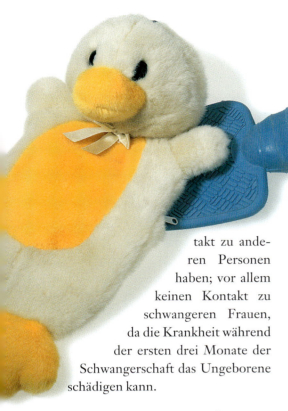

Spielerisch heilen: Beim Spielen lassen sich die Beschwerden leichter vergessen.

takt zu anderen Personen haben; vor allem keinen Kontakt zu schwangeren Frauen, da die Krankheit während der ersten drei Monate der Schwangerschaft das Ungeborene schädigen kann.

Ursachen von Windpocken

Windpocken werden durch Viren ausgelöst, durch Tröpfcheninfektion übertragen und sind hoch ansteckend. In der Regel verläuft die Krankheit unproblematisch und ohne Komplikationen, dennoch sollten Sie ärztlichen Rat einholen. Wenn es zu Beschwerden wie Kopfschmerzen, Krämpfen oder steifem Nacken kommt oder die Windpockenbläschen zu eitern beginnen, muss unverzüglich ein Arzt aufgesucht werden.

Heilanwendungen bei Windpocken

● *Waschungen mit Kamille*
Kamille lindert den Juckreiz und wirkt entzündungshemmend. Füllen Sie das Waschbecken mit kaltem Wasser, und geben Sie 1 Tasse Kamillentee hinzu. Dann tauchen Sie ein Handtuch hinein und tupfen damit den Körper des Kindes ab. Beginnen Sie an den Extremitäten, und tupfen Sie zur Körpermitte hin. Achten Sie darauf, dass die Anwendung nicht länger als 5 Minuten dauert und dass das Kind dabei nicht friert. Danach ziehen Sie das Kind wieder an, ohne es zuvor abzutrocknen und legen es ins Bett.

● *Stiefmütterchenbad bei Juckreiz*
Der starke Juckreiz verleitet das Kind, sich zu kratzen. Die aufgekratzten Bläschen können sich dann entzünden und Narben hinterlassen. Übergießen Sie 2 bis 3 EL Stiefmütterchenkraut mit 1 l kochendem Wasser, 10 Minuten ziehen lassen, abseihen und den Sud in 2 bis 4 l Wasser geben. Baden Sie das Kind darin 10 Minuten lang.

Möglichst nicht kratzen

Für das Kind ist es oft schwierig, dem starken Juckreiz zu widerstehen. Bringen Sie Ihrem Kind deshalb besonders viel Aufmerksamkeit und Zuneigung entgegen, und belohnen Sie es, wenn es sich nicht kratzt.

So beugen Sie vor ...

Kinderkrankheiten kann man am besten vorbeugen, indem man die körpereigenen Abwehrkräfte des Kindes stärkt. Wichtig für das Immunsystem des Kindes sind eine ausgewogene und vitaminreiche Ernährung, viel Bewegung und frische Luft. Kinder haben gewöhnlich einen großen Bewegungsdrang. Gehen Sie deshalb mit Ihrem Kind viel an die frische Luft, auch wenn das Wetter einmal nicht so schön ist. Ziehen Sie das Kind entsprechend der Witterung an, und machen Sie Spaziergänge oder Spiele im Freien.

... und so heilen Sie

Infektionskrankheiten steigern den Flüssigkeitsbedarf des Körpers. Geben Sie Ihrem Kind daher viel zu trinken, am besten Mischungen aus Fruchtsaft und Mineralwasser. Colagetränke fördern die Wasserausscheidung und sind deshalb nicht zu empfehlen.

293

KRANKHEITEN UND ALLTAGSBESCHWERDEN

Konzentrationsstörungen
Ruheloses Gedankenkarussell

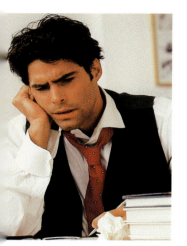

Viele Menschen sind mit mehreren Dingen gleichzeitig beschäftigt und können ihre Gedanken nicht mehr auf eine einzige Sache konzentrieren. Die Folge: Die Aufmerksamkeit lässt nach, und die Vergesslichkeit nimmt zu. Doch die Konzentrationsfähigkeit kann man trainieren, und Hausmittel können dabei helfen.

Stress ist eine häufige Ursache von Konzentrationsstörungen.

Symptome
Dem Betroffenen fällt es schwer, sich auf eine Sache zu konzentrieren. Die Gedanken springen von einem Thema zum nächsten, ohne dass man in der Lage ist, eine klare Linie zu verfolgen. Auch Vergesslichkeit, Lernschwäche und Blackouts sind typisch.

Ursachen
Das Gehirn ist rund um die Uhr in Aktion, ganz egal, ob wir wach und konzentriert sind oder schlafen. Damit es voll leistungsfähig sein kann, ist eine ausreichende Versorgung mit Sauerstoff und Nährstoffen erforderlich, vor allem mit Cholin, einer vitaminähnlichen Substanz, die die Stoffwechselvorgänge im Gehirn fördert.
Falsche Ernährung, aber auch Stress können zu einer Unterversorgung des Gehirns und dadurch zu Konzentrationsstörungen führen. Auch psychische Belastungen wie Angst oder Leistungsdruck sind mögliche Ursachen. Sie können zu Nervosität, Unausgeglichenheit und geistiger Unruhe führen, sodass die betroffene Person nicht mehr in der Lage ist, sich auf eine Sache zu konzentrieren.

Heilanwendungen
● *Kalter Armguss*
Diese Kneippsche Anwendung regt den Kreislauf an und steigert die Leistungsfähigkeit. Wie Sie den kalten Armguss durchführen, lesen Sie auf Seite 186.
● *Beinwelldrink*
Beinwell besitzt einen hohen Gehalt an Cholin, hilft also, wenn Sie angestrengt geistig arbeiten müssen. Übergießen Sie frische Beinwellblätter mit so viel Wasser, dass sie gerade bedeckt sind. Nach 4 Stunden die Blätter zusammen mit dem Wasser im Mixer zerkleinern, danach abseihen und die Rückstände auspressen. Mit etwas Möhren- oder Tomatensaft gemischt je 1 Glas zum Frühstück und nach dem Mittagessen trinken. Frischer Beinwellsaft darf maximal 10 Stunden im Kühlschrank gelagert werden.
● *Holunderdrink*
Holunderbeeren sind reich an Vitamin C und Niazin, beide können die Konzentrationsfähigkeit erhöhen. Trinken Sie

---

Konzentrationsübung
Üben Sie die Fähigkeit, sich auf ein einziges Objekt zu konzentrieren: Beißen Sie ein Stück Brot ab, kauen Sie es ganz langsam. Achten Sie dabei auf die wechselnden Geschmacks- und Tastempfindungen Ihrer Zunge. Sie werden über die Fülle an Sinneseindrücken erstaunt sein.

KONZENTRATIONSSTÖRUNGEN

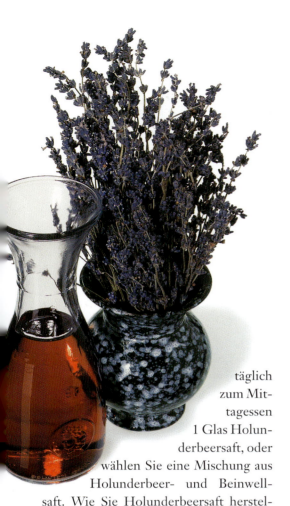

Lavendelwein lässt sich leicht selbst herstellen und hilft bei Konzentrationsstörungen.

täglich zum Mittagessen 1 Glas Holunderbeersaft, oder wählen Sie eine Mischung aus Holunderbeer- und Beinwellsaft. Wie Sie Holunderbeersaft herstellen, lesen Sie auf Seite 284.

- *Lavendelwein*

Kochen Sie 1 EL Lavendelblüten in knapp 1/2 l Wein kurz auf, lassen Sie den Wein abkühlen, und trinken Sie jeweils vor und nach den Mahlzeiten 1 kleines Glas davon.

Heiltees

- *Beinwelltee*

Kochen Sie 2 TL getrocknete Beinwellwurzeln mit 1 Tasse Wasser auf. Lassen Sie den Tee 10 Minuten bei geringer Hitze kochen. Danach abseihen. Trinken Sie täglich 2 Tassen.

- *Misteltee*

Übergießen Sie 2 TL Mistelkraut mit 1 Tasse kochendem Wasser. 10 Minuten ziehen lassen und abseihen. Trinken Sie täglich 3 Tassen. Achtung: Misteltee ist nicht für Personen mit niedrigem Blutdruck geeignet! Zudem darf er nicht überdosiert werden (siehe Seite 104f.).

Weitere Heilmethoden

- *Aromatherapie*

Ätherische Öle beeinflussen über den Geruchssinn das vegetative Nervensystem. Die Öle von Basilikum, Lorbeer, Pfefferminze und Rosmarin helfen bei Konzentrationsstörungen und bei geistiger Erschöpfung. Geben Sie ein paar Tropfen eines dieser Öle oder Ihre individuelle Mischung in eine Duftlampe, entspannen Sie sich, und atmen Sie einige Minuten lang tief durch.

Lezithin zuführen

Lezithin ist ein äußerst wirkungsvolles Mittel bei Konzentrationsschwäche, da es die Informationsverarbeitung im Gehirn fördert. Es ist vor allem in Sojaprodukten, Buttermilch, Bananen, Pilzen, aber auch in Eigelb und Schokolade enthalten.

So beugen Sie vor ...

Achten Sie auf eine cholinreiche Ernährung, denn das vitaminähnliche Cholin fördert die Stoffwechselvorgänge im Gehirn und steigert somit die geistige Leistungsfähigkeit. Beinwellblätter beispielsweise können als Tee oder Saft getrunken werden, aber auch als Suppe oder Salat Verwendung finden. Weitere cholinreiche Lebensmittel sind Vollkornprodukte, Naturreis, Weizenkeime, Weizenkleie, Nüsse, Leber und Eier.

... und so heilen Sie

Erlernen Sie, um Ihre Konzentrationsfähigkeit langfristig zu schulen, autogenes Training. Aber auch fernöstliche Entspannungsübungen und Meditationstechniken eignen sich, um Stress abzubauen und sich geistig und seelisch zu erholen. Lassen Sie sich nur von geschulten Personen in die Entspannungstechnik einführen. Viele Volkshochschulen bieten Kurse an.

KRANKHEITEN UND ALLTAGSBESCHWERDEN

Kopfschmerzen
Vom Spannungskopfschmerz bis zur Migräne

Kopfschmerzen selbst sind keine Krankheit, sondern ein Symptom, dem ganz verschiedene Erkrankungen und Ursachen zugrunde liegen können. Ausnahmen bilden die Migräne und der so genannte Clusterkopfschmerz. Die Naturheilkunde bietet eine Fülle von Anwendungen, wie Sie Kopfschmerzen auf sanfte Weise behandeln oder die Beschwerden zumindest lindern können.

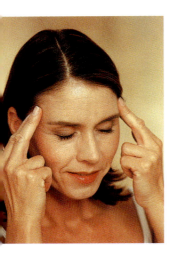

Wenige Tropfen Pfefferminzöl auf die Schläfen gerieben, können Kopfschmerzen lindern.

Psychisch bedingt
Bei Kopfschmerzen handelt es sich oft um Regulationsstörungen der Blutgefäße. Sie verengen oder erweitern sich, je nachdem, ob im Körper eine stärkere oder geringere Durchblutung nötig ist. Dieser Prozess wird vom vegetativen Nervensystem gesteuert. Psychischer Stress kann deshalb Kopfschmerzen auslösen.

Kopfschmerztypen – Symptome und Ursachen

Die verschiedenen Schmerzempfindungen im Kopfbereich sind so unterschiedlich wie ihre Ursachen. Sie reichen vom stechenden über berstenden bis hin zum diffusen Kopfschmerz. Nicht selten spielen bei der Entstehung neben körperlichen auch psychische Faktoren eine wesentliche Rolle.

● **Spannungskopfschmerz:** Der dumpfe, diffuse Schmerz breitet sich vom Hinterkopf kommend über den gesamten Schädel aus. Ausgelöst wird der Spannungskopfschmerz durch eine Verkrampfung der Nacken- und Schultermuskulatur, die zu erheblichen Durchblutungsstörungen in diesem Bereich führt. Ursachen sind meist psychische Belastungen wie Stress, Leistungsdruck oder unbewältigte Probleme, aber auch körperliche Fehlhaltung wie falsches Sitzen. Im Gegensatz zur Migräne werden beim Spannungskopfschmerz die Schmerzen bei körperlicher Anstrengung (z. B. beim Treppensteigen) nicht unbedingt schlimmer.

● **Migräne:** Typisch für einen Migräneanfall ist der plötzliche, meist halbseitig auftretende, pulsierende Schmerz im Bereich der Schläfe. Dem eigentlichen Anfall geht häufig eine so genannte Aura voraus. Dabei nimmt der Betroffene Sternchen vor den Augen wahr, er leidet unter Einschränkungen des Gesichtsfelds, unter Schwindelgefühlen oder Hautkribbeln. Die Veranlagung zur Migräne kann erblich bedingt sein; was aber die tatsächlichen Ursachen eines Migräneanfalls sind, ist noch nicht eindeutig geklärt. Möglicherweise liegt die Ursache der Schmerzattacke in einer Art Entzündungsreaktion einiger Blutgefäße im Gehirn. Ein Migräneanfall kann durch Reize wie Lichtblitze, Geräusche und Gerüche, durch bestimmte Nahrungs- und Konservierungsmittel, Alkohol, psychische Belastung, Stress, Erschöpfung, Schwankungen im Hormonspiegel oder auch durch Medikamente ausgelöst werden. Die häufigsten Begleitsymptome sind Übelkeit, Erbrechen, Sehstörungen sowie extreme Licht- und Lärmempfindlichkeit.

KOPFSCHMERZEN

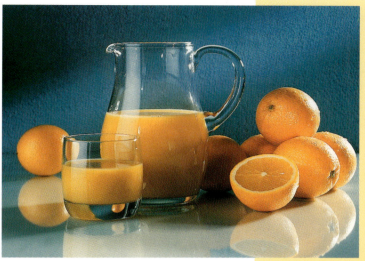

Frisch gepresster Orangensaft enthält große Mengen an Vitamin C.

Ernährungstipps

• Essen Sie Sojaprodukte, Oliven, Avocados und kaltgepresste Pflanzenöle. Sie enthalten reichlich pflanzliche, mehrfach ungesättigte Fettsäuren, die hemmend auf die Schmerzauslöser wirken.

• Sorgen Sie für eine ausreichende Zufuhr an Vitamin C, das vor allem in Zitrusfrüchten, Kiwis, Sanddornfrüchten, frischen Kräutern und Paprikaschoten enthalten ist. Vitamin C blockiert den Ausstoß entzündungsverursachender Stoffe.

• Trinken Sie bei akuten Kopfschmerzen über den Tag verteilt 3 Gläser frisch gepressten Orangensaft. Essen Sie zusätzlich einen Salat mit Avocado und Tofuwürfeln. Machen Sie den Salat mit Sonnenblumenöl und Apfelessig an.

• **Clusterkopfschmerz:** Diese Form des Kopfschmerzes betrifft hauptsächlich Männer. Dabei kommt es mehrmals am Tag zu heftigsten Schmerzattacken, die sich auf die Augen- und Stirnregion beschränken und einseitig auftreten. Häufige Begleiterscheinungen sind Gesichtsrötungen, tränende Augen und Erbrechen.

• **Kopfschmerzen als Begleitsymptom:** Schmerzen treten häufig im Zusammenhang mit fiebrigen Infekten auf. Ebenso sind Entzündungen der Kiefer- und Stirnhöhlen öfter die Ursache von dumpf drückenden Kopfschmerzen, die sich beim Hinunterbeugen des Kopfes verschlimmern. Eine Überanstrengung der Augen oder eine nicht bzw. unzureichend korrigierte Sehschwäche kann für Schmerzen im Stirnbereich und hinter den Augen verantwortlich sein. Außerdem können Flüssigkeitsmangel sowie Unverträglichkeiten gegenüber Nahrungsmitteln ebenso wie übermäßiger Alkohol- und Nikotinkonsum zu Kopfschmerzen führen.

Heilanwendungen

Einige Kneippsche Anwendungen haben sich bei Kopfschmerzen bewährt: Sie stabilisieren den Organismus, fördern die Durchblutung, regulieren den Blutdruck und beruhigen die Nerven. Aber auch Wickel, Kompressen und viele Zubereitungen mit Heilpflanzen helfen, den Kopfschmerz sanft zu lindern.

• *Kaltes Armbad*

Legen Sie beide Arme in ein mit kaltem Wasser gefülltes Waschbecken. Nehmen Sie die Arme nach 10 Sekunden wieder aus dem Wasser, streifen Sie das Wasser mit den Handflächen ab, und erwärmen Sie Ihre Arme wieder durch kräftiges Schütteln oder Kreisen. Falls Sie einen Massagehandschuh besitzen, können Sie die Arme damit trockenreiben.

Altes Hausmittel
Trinken Sie bei akuten Kopfschmerzen 1 Tasse ungesüßten, schwarzen Bohnenkaffee – noch besser: Espresso – mit dem Saft einer Zitrone gemischt.

KRANKHEITEN UND ALLTAGSBESCHWERDEN

Probieren Sie vorher aus, wie Ihre Haut auf die Meerrettichauflage reagiert. Treten an der Teststelle Hautrötungen auf, reiben Sie den Nacken vor der Anwendung mit etwas Vaseline ein.

- *Kniguss*

Trotz seines durchblutungsfördernden Effekts wirkt der kalte Kniguss beruhigend und ausgleichend auf das Nervensystem. Führen Sie die Anwendung wie einen kalten Beinguss durch, nur dass Sie den Wasserstrahl nicht bis zur Hüfte, sondern nur bis zum Knie führen. Wie Sie den kalten Beinguss durchführen, können Sie auf Seite 187 nachlesen.

- *Wassertreten*

Durch den Wechsel von kalt und warm werden der Blutdruck reguliert und die Nerven gestärkt. Wassertreten können Sie zu Hause in der Badewanne, schöner ist es allerdings in der freien Natur. Wie die Anwendung durchgeführt wird, lesen Sie auf Seite 189f.

- *Meerrettichkompresse*

Reiben Sie 1/4 Stange frischen Meerrettich, geben Sie 2 bis 3 EL Wasser dazu, und bestreichen Sie ein Leinentuch fingerdick mit dieser Mischung. Wickeln Sie das Tuch zusammen, und legen Sie diese Packung für 3 bis 5 Minuten in den Nacken.

- *Birnenhonig*

Waschen Sie 5 Birnen, vierteln Sie sie, und entfernen Sie das Kernhaus. Mit der Schale in etwas Wasser weich kochen und pürieren. Erwärmen Sie 250 g Honig im Wasserbad auf etwa 35 °C, rühren Sie 28 g Fenchelwurzelpulver, 26 g Galgantpulver, 24 g Süßholzpulver und 22 g Mauerpfefferpulver ein, und schlagen Sie das noch heiße Birnenpüree kräftig unter. In gut verschließbare Gläser abfüllen und im Kühlschrank aufbewahren. Nehmen Sie den Birnenhonig dreimal täglich zu sich: morgens auf nüchternen Magen 1 TL, nach dem Mittagessen 2 EL, abends 3 EL.

- *Zitronenschalenauflage*

Entfernen Sie von der Schale einer unbehandelten Zitrone die weiße Innenhaut, und legen Sie sie dann mit der Innenseite auf die Schläfen. Vorsicht: Diese Anwendung ist für Kinder unter zwei Jahren nicht geeignet. Bei Hautekzemen sollten Sie auf die Anwendung verzichten!

- *Nelken und Mandeln*

Zwei altbewährte schmerzlindernde Hausmittel: Kauen Sie täglich 2 bis 3 Gewürznelken. Eine ähnliche Wirkung besitzen Mandelkerne. Essen Sie davon 5 bis 10 Stück, roh oder gekocht.

- *Pfefferminzöleinreibung*

Pfefferminze beeinflusst über den Geruchssinn das vegetative Nervensystem und wirkt beruhigend und entspannend. Massieren Sie bei Kopfschmerzen ein paar Tropfen Pfefferminzöl in die Schläfen ein. Vorsicht: Bei Kindern unter

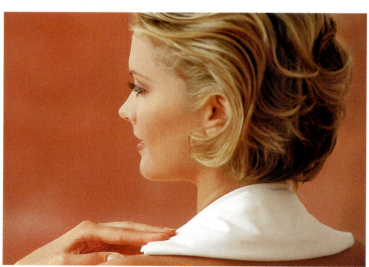

KOPFSCHMERZEN

Mit Obst gegen Kopfschmerzen: Birnen mit Honig und Gewürzen wie Galgant und Mauerpfeffer sind äußerst wirkungsvoll.

zwei Jahren und bei Neurodermitikern sollen keine ätherischen Öle angewendet werden. Es kann zu Hautreizungen und allergischen Reaktionen kommen.

● *Heiße oder kalte Nackenwickel*

Beides sind bewährte Mittel gegen Kopfschmerzen. Dem einen hilft Wärme, dem anderen Kälte. Finden Sie durch Ausprobieren heraus, was bei Ihnen besser wirkt. Tränken Sie ein Handtuch in heißem oder kaltem Wasser, und legen Sie das feuchte Tuch für 10 bis 15 Minuten in den Nacken.

● *Senffußbad*

Egal ob als Mehl, Körner oder Öl, die schmerzlindernde Wirkung von Senf ist schon seit alters bekannt. Geben Sie für ein Fußbad 30 g Senfmehl in 10 l Wasser, und baden Sie Ihre Füße 5 bis 10 Minuten darin.

● *Zwiebelkompresse*

Hacken Sie 1 Zwiebel klein, und wickeln Sie die Zwiebelstücke in ein Leinentuch. Legen Sie die so entstandene Zwiebelkompresse für 20 Minuten in den Nacken, und wärmen Sie im Anschluss Ihren Nacken mit einem warmen Schal.

Heiltees

● *Silberweidentee oder -kaltauszug*

Geben Sie 1 TL Silberweidenrinde in 1/4 l kaltes Wasser, und erhitzen Sie es bis zum Sieden. Danach den Topf vom Herd nehmen, den Sud 5 Minuten ziehen lassen und abseihen. Noch intensiver wirkt ein Kaltauszug: Setzen Sie 1 TL Silberweidenrinde mit 1/4 l kaltem Wasser an, und lassen Sie das Ganze 8 Stunden ziehen. Danach kurz aufkochen und abseihen. Über den Tag verteilt trinken.

● *Wacholderbeerentee*

Zerdrücken Sie 3 bis 4 g Wacholderbeeren, und übergießen Sie diese mit 1 Tasse kochendem Wasser. 5 Minuten ziehen lassen und über den Tag verteilt 3 bis 4 Tassen langsam und in kleinen Schlucken trinken.

● *Schmerzlindernde Teemischung*

Mischen Sie je 20 g Weidenblätter und -rinde, Mädesüßkraut, Birken- und Melissenblätter. Übergießen Sie 2 EL der Mischung mit 1/2 l kochendem Wasser, und trinken Sie stündlich 1 Tasse, bis die Schmerzen vergangen sind.

Weitere Heilmethoden

● *Akupressur*

Akupressur ist ein sehr effektives Mittel, vor allem bei Spannungskopfschmerz und Migräne. Allerdings sollte sie nicht nur bei einem akuten Schub, sondern regelmäßig, drei- bis fünfmal über den Tag verteilt, angewendet werden.

Tai Yang: Der »Sonnenpunkt« liegt etwa anderthalb Fingerbreit hinter und knapp unterhalb des äußeren Endes der Augenbrauen. Am besten suchen Sie diesen Punkt mit Hilfe eines Spiegels. Sie haben die richtige Stelle gefunden, wenn Sie mit den Fingern eine leichte Vertiefung spüren. Massieren Sie diesen Punkt sanft mit den Fingerspitzen etwa 1 Minute lang im Uhrzeigersinn. Beginnen Sie die

Eisauflage

Die Eisauflage ist der Klassiker bei Kopfschmerzen: Wickeln Sie mehrere Eisstückchen in ein Tuch, und legen Sie es auf die Stirn. In Apotheken sind kühlende Gelkissen, so genannte Coldpacks, erhältlich. Sie besitzen eine ähnliche Wirkung und sind einfach anzuwenden.

299

KRANKHEITEN UND ALLTAGSBESCHWERDEN

Richtige Sitzhaltung einnehmen
Nicht selten ist eine ungesunde Körperhaltung die Ursache von Kopfschmerzen. Verspannungen im Schulter- und Nackenbereich entstehen meist durch zu langes oder falsches Sitzen. Beim Sitzen auf einem so genannten Gymnastikball – erkundigen Sie sich bei einem Krankengymnasten –, nehmen Sie automatisch eine gesunde Sitzhaltung ein.

Massage auf der weniger schmerzenden, und wechseln Sie dann zur stärker schmerzenden Kopfseite.

Pian Tou Dian: Diesen Punkt finden Sie am Mittelglied des Ringfingers, und zwar auf der dem kleinen Finger zugewandten Seite. Massieren Sie diesen Punkt 1 Minute lang kräftig mit einer Fingerkuppe – zuerst den Finger auf der weniger schmerzenden, dann den Finger auf der stärker schmerzenden Kopfseite.

Gymnastische Übungen

Bei Spannungskopfschmerzen sind gymnastische Übungen an der frischen Luft, vor allem für den Rücken-, Schulter- und Nackenbereich, eine wirkungsvolle Therapie. Die folgenden Übungen können Sie überall ausprobieren, sie sind einfach und lockern die Nackenmuskulatur.

- *Halsmuskeln dehnen*

Führen Sie die rechte Hand über den Kopf ans linke Ohr, und ziehen Sie den Kopf langsam und vorsichtig nach rechts, bis Sie eine deutliche Dehnung, aber keine Schmerzen spüren. Bleiben Sie etwa 10 Sekunden in dieser Position, danach wechseln Sie die Seite. Versuchen Sie bei dieser Übung, die Nackenmuskeln möglichst locker zu lassen.

- *Nackenwirbel lockern*

Legen Sie beide Hände ineinander gefaltet an den Hinterkopf. Wichtig ist, dass die beiden Ellenbogenspitzen nicht nach vorn, sondern zur Seite zeigen. Drücken Sie den Kopf locker nach vorne, bis Sie eine deutliche Dehnung im Nacken oder im Brustwirbelbereich spüren. Halten Sie diese Position 10 Sekunden lang, machen Sie danach eine kurze Pause, und wiederholen Sie die Übung. Achten Sie darauf,

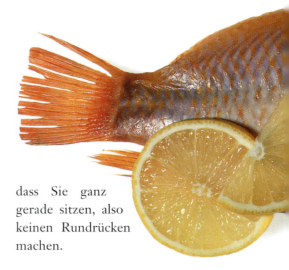

dass Sie ganz gerade sitzen, also keinen Rundrücken machen.

Stress abbauen

Stress und Überforderung sind eine häufige Ursache für Kopfschmerzen, denn sie führen zu Verspannungen und beeinflussen über das vegetative Nervensystem die Blutgefäßregulierung. Folgende Anwendungen haben vor allem langfristig eine entspannende Wirkung auf Nerven und Muskeln und können Ihnen helfen, stressbedingte Kopfschmerzen zu vermeiden.

- *Entspannungstraining*

Es gibt zahlreiche Entspannungstechniken wie Yoga, autogenes Training, progressive Muskelentspannung nach Jacobson, Feldenkrais oder Qi Gong. Mit ihrer Hilfe lernen Sie, entspannter zu leben, den Alltag stressfreier zu bewältigen und auf diese Weise Verspannungen gezielt zu lösen. Die Erfolgschancen sind erheblich besser, wenn Sie sich diese Techniken nicht selbst beibringen, sondern unter professioneller Anleitung erlernen. Kurse dazu bieten die meisten Volkshochschulen und Gesundheitszentren an.

- *Baldriankur*

Die Wirkstoffe dieser alten Heilwurzel bringt unser Nerven- und Muskelsystem

KOPFSCHMERZEN

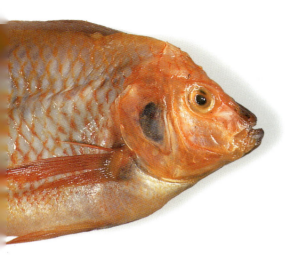

Wenn Sie häufig unter Kopfschmerzen leiden, sollten Sie lieber Fisch anstelle von Fleisch essen, denn Fleisch enthält die Fettsäure, aus der die schmerzauslösenden Substanzen gebildet werden.

dazu, auf Stressreize entspannter zu reagieren. Die Baldriankur eignet sich nicht für eine schnelle Beseitigung von akutem Kopfschmerz, sondern muss längerfristig angewendet werden, um eine Wirkung zu erzielen. Übergießen Sie 1 EL getrocknete und zerkleinerte Baldrianwurzeln mit 1 Tasse kochendem Wasser. Lassen Sie das Ganze 10 Minuten ziehen, und seihen Sie anschließend die Wurzeln ab. Trinken Sie täglich 2 bis 3 Tassen dieses Tees.

- *Johanniskraut*

Ebenso wie Baldrian ist Johanniskraut kein Soforthilfemittel bei akutem Kopfschmerz. Bei einer längerfristigen Anwendung fördert es jedoch die Entspannung des gesamten Nervensystems, ohne müde zu machen. Ausgedehnte Sonnenbäder sollten Sie während der Anwendungszeit allerdings vermeiden, da das Johanniskraut zu erhöhter Lichtempfindlichkeit führen kann. Übergießen Sie 2 TL getrocknetes Johanniskraut mit 1 Tasse kochendem Wasser. Lassen Sie es 10 Minuten ziehen, und seihen Sie es dann ab. Trinken Sie von diesem Tee täglich 2 bis 3 Tassen. Die Trinkkur sollte mindestens 4 Wochen lang durchgeführt werden.

- *Hopfenbad*

Nehmen Sie nach einem anstrengendem Tag ein Hopfenbad. Es wirkt beruhigend und entspannend auf Körper und Seele und kann somit auch stressbedingten Kopfschmerzen vorbeugen: Geben Sie 1 bis 2 Handvoll Hopfenzapfen in 3 l kaltes Wasser, und bringen Sie es zum Sieden. Dann 20 Minuten ziehen lassen und ins Badewasser gießen. Baden Sie nicht länger als 10 Minuten.

Schmerzfrei ohne Tabletten
Greifen Sie bei Kopfschmerzen nicht sofort zur Tablette. Es gibt zahlreiche Hausmittel, mit deren Hilfe Sie auf natürliche Weise die Schmerzen genauso wirkungsvoll lindern können.

So beugen Sie vor …

- Essen Sie weniger Fleisch, dafür mehr Fisch. Schmerzauslösende Substanzen werden aus der so genannten Arachidonsäure gebildet, einer Fettsäure, die vor allem in Fleisch enthalten ist.
- Bewegen Sie sich viel an der frischen Luft. Das entspannt die gesamte Muskulatur und trainiert die Blutgefäße. Am besten eignen sich Jogging und ausgedehnte Spaziergänge.
- Führen Sie regelmäßig ein Migränetagebuch. So können Sie Ihre individuellen Auslösefaktoren (Wetterveränderung, Alkohol, bestimmte Nahrungsmittel, Stress etc.) ermitteln und zukünftig gezielt vermeiden.

… und so heilen Sie

- Trinken Sie zur Schmerzlinderung einen Tee aus Silberweidenrinde. Dieser Tee wirkt wie eine Art natürliches Aspirin, denn Silberweidenrinde enthält eine chemische Vorstufe des gebräuchlichen Schmerzmittels Azetylsalizylsäure.
- Kälte oder Wärme: Bei vielen Menschen lindert ein Eisbeutel auf Schläfen oder Stirn die Schmerzen, andere reagieren besser auf warme Umschläge.

KRANKHEITEN UND ALLTAGSBESCHWERDEN

Krampfadern
Mehr als nur ein Schönheitsfehler

Krampfadern sind eine Volkskrankheit: Bei Personen über 40 Jahren sind etwa 25 Prozent der Männer und die Hälfte aller Frauen betroffen. Krampfadern können zu ernsten gesundheitlichen Problemen führen und stellen auch ein kosmetisches Problem dar, zumal sie sich nicht von selbst zurückbilden, sondern operativ entfernt oder verödet werden müssen. Schon deshalb ist Prävention wichtig.

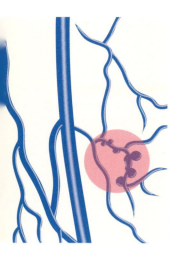

Die Ausdehnung von Blutgefäßen führt zu Krampfadern.

Mehr Bewegung! Krampfadern sind auch eine Folge unserer Lebensgewohnheiten. Wenn Sie z. B. in Ihrem Beruf den ganzen Tag über am Schreibtisch sitzen, sollten Sie unbedingt mehr Bewegung in Ihren Alltag bringen. Fahren Sie mit dem Fahrrad zur Arbeit, und benutzen Sie anstelle des Fahrstuhls die Treppe.

Symptome
Krampfadern sind erweiterte gewundene bläulich-rote Venen, die deutlich sichtbar unter der Haut (meist am Bein) verlaufen. Oft fühlen sich die Beine schwer an. Vorsicht: Bei blutenden Krampfadern müssen Sie umgehend einen Arzt aufsuchen! Ebenso, wenn Sie unter ständig geschwollenen Beinen oder Taubheitsgefühlen in den Beinen leiden.

Ursachen
Ist der Druck auf die Beinvenen zu hoch, können die Veneninnenwände geschädigt werden: Es kommt zur Ausdehnung der Blutgefäße und in der Folge zum Versagen der Venenklappen. Die Folge ist ein Blutstau in den Beinen. Die Aufgabe der Venen ist es, sauerstoffarmes Blut zum Herz zurückzuführen. Aus den Beinen muss das Blut nach oben, also gegen die Schwerkraft, transportiert werden. Um den Druck und einen Rückfluss zu verhindern, befinden sich in den Venen in einem Abstand von 30 bis 50 Zentimetern Klappen, die sich regelmäßig öffnen und schließen. Die umliegende Muskulatur übt ebenfalls Druck auf die Blutgefäße aus und unterstützt als so genannte Muskelpumpe die Arbeit des Herzes. Zu wenig Bewegung fördert deshalb das Versacken des Blutes.

Die Neigung zu Krampfadern kann genetisch bedingt sein; so haben die meisten Menschen, die unter Krampfadern leiden, eine angeborene Bindegewebsschwäche. Unabhängig davon sind Bewegungsmangel, langes Stehen, Vitaminunterversorgung und Übergewicht, aber auch eine Schwangerschaft und die Einnahme der Antibabypille Faktoren, die das Risiko deutlich erhöhen.

Vorbeugen durch Beingymnastik
Machen Sie regelmäßig Beingymnastik, vor allem, wenn Sie einen Beruf ausüben, bei dem Sie viel stehen müssen. Einige Übungen können Sie leicht zwischendurch ausführen:
- Wippen Sie mit den Füßen, indem Sie in den Zehenstand gehen und wieder absetzen. Wiederholen Sie diese Übung mehrmals am Tag.

KRAMPFADERN

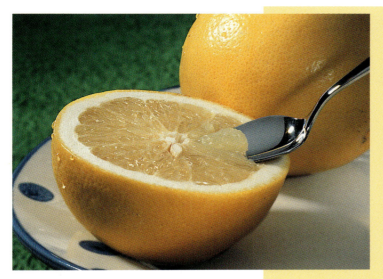

Gut für die Venenwände: Grapefruits sind besonders reich an Vitamin C.

Ernährungstipps

- Zur Stärkung der Venenwände benötigen Sie viele Vitamine, vor allem Vitamin C, das besonders in Kiwis und Zitrusfrüchten enthalten ist. Essen Sie also viele Orangen und Grapefruits, und würzen Sie Salate oder Gemüse mit frischem Zitonensaft. Oder noch besser: Essen Sie täglich 1 Zitrone pur.
- Kochen Sie viel mit Zwiebeln und Knoblauch, denn sie reduzieren die Produktion von Gerinnungsstoffen und verbessern somit die Fließfähigkeit des Blutes. Pfeffer und Ingwer haben eine ähnliche Wirkung auf Ihre Gefäße.
- Trinken Sie reichlich Mineralwasser und Kräutertees, das unterstützt den Blutdruck und die Fließfähigkeit des Blutes. Der tägliche Flüssigkeitsbedarf liegt je nach Körpergewicht bei 2,5 bis 3,5 Litern.

- Stellen Sie sich auf ein Bein, und versuchen Sie, die Ferse des anderen Beins bis ans Gesäß zu bringen. Bleiben Sie einige Sekunden in dieser Stellung stehen. Wiederholen Sie die Übung mit dem anderen Bein.
- Wenn Sie die Gelegenheit dazu haben, lagern Sie Ihre Beine hoch. Oder legen Sie sich auf den Boden, und stützen Sie die Füße an der Wand ab. Bleiben Sie einige Minuten in dieser Position.
- Wenn Sie länger sitzen, heben Sie einfach zwischendurch die Beine leicht an, und kreisen Sie mit den Füßen.
- Legen Sie sich auf den Boden, heben Sie die Beine an, und beugen und strecken Sie zehnmal hintereinander die Zehen. Machen Sie 1 Minute Pause, und wiederholen Sie die Übung insgesamt fünfmal.

Vorbeugen durch Stützstrümpfe

Stützstrümpfe fördern den Blutfluss und bringen, gerade wenn sich Ihre Füße müde und schwer anfühlen, Erleichterung. Stützstrümpfe sollten im Idealfall maßgefertigt sein. Erkundigen Sie sich in der Apotheke oder im Sanitätsfachhandel.

Vorbeugen durch Yoga

Yogaübungen eignen sich besonders gut, um den Blutfluss zu fördern. Legen Sie sich mit dem Rücken auf den Boden, und legen Sie Ihre Beine im rechten Winkel auf einen Stuhl. Die Arme lassen Sie entspannt neben Ihrem Körper ruhen. Atmen Sie in dieser Stellung etwa 10 Minuten unter Einsatz des Zwerchfells ruhig und tief aus dem Bauch heraus. Am besten, Sie machen einen Yogakurs unter fachmännischer Anleitung.

Pausen beim Autofahren
Denken Sie bei längeren Autofahrten daran, regelmäßige Pausen einzulegen (mindestens alle zwei Stunden). Vertreten Sie sich die Füße, und machen Sie einige Minuten lang Beingymnastik.

KRANKHEITEN UND ALLTAGSBESCHWERDEN

Vorreiter Kneipp
Spätestens mit der Gründung des Kneipp-Bundes 1897 waren seine Lehren zu einer Volksbewegung geworden. Auch heute noch zählen die Kneippkuren zu den wichtigsten Methoden in der Naturheilkunde.

Verzichten Sie öfter mal auf das Auto, und fahren Sie mit dem Fahrrad.

Heilanwendungen

• *Kneippgüsse*

Ganz besonders wirkungsvoll ist die regelmäßige Anwendung von Kneippgüssen, die nicht nur den ganzen Körper beleben, sondern vor allem die Blutgefäße trainieren. Schrauben Sie den Brausekopf von Ihrer Dusche, und setzen Sie den kalten Wasserstrahl zuerst am rechten Fuß an. Führen Sie ihn von dort langsam über die Außenseite des Beins hoch bis zum Gesäß. Nach einigen Sekunden führen Sie den Strahl an der Innenseite des Beins wieder zurück zum Fuß. Nachdem Sie die Anwendung am linken Bein wiederholt haben, gehen Sie zurück zum rechten Bein und führen den Strahl diesmal an dessen Vorderseite über Schienbein, Knie und Oberschenkel hinauf bis zur Leistengegend, dort verweilen Sie kurz und führen den Strahl an der Innenseite des rechten Beins zurück zum Fuß. Dann wechseln Sie ohne Pause zum linken Bein und wiederholen die Anwendung. Machen Sie die Beingüsse zwei- bis dreimal täglich (siehe auch Seite 186ff.).

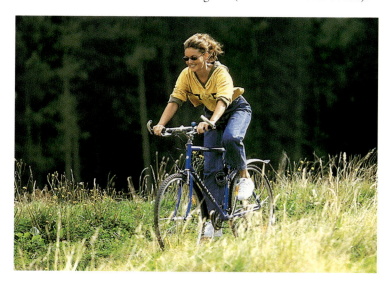

• *Wadenwickel mit Spitzwegerich*

Legen Sie je 2 EL getrocknete Spitzwegerich- und Arnikablätter 10 Tage lang in Branntwein ein. Befeuchten Sie damit ein Leinentuch, und wickeln Sie es straff um den Unterschenkel. Der Wadenwickel sollte nicht zu locker sitzen, sonst entfaltet er seine Wirkung nicht so gut. Wickeln Sie darüber noch ein trockenes Leinentuch und zum Abschluss ein Wolltuch. Lassen Sie den Wadenwickel 1 bis 2 Stunden wirken, und wiederholen Sie ihn täglich.

• *Ringelblumensalbe*

Die Wirkstoffe der Ringelblume helfen, ein weiteres Ausweiten der Gefäße zu verhindern. Reiben Sie die Unterschenkel täglich morgens und abends mit Ringelblumensalbe ein. Sie können die Salbe wie folgt selbst herstellen: Geben Sie 200 g frische Ringelblumen zusammen mit 150 ml 90-prozentigem Alkohol und 5 ml 10-prozentigem Ammoniak in ein Glas. Lassen Sie das Glas 12 Stunden lang gut verschlossen stehen. Die entstandene nasse orangefarbene Masse in 1 kg geschmolzene Wachssalbe einarbeiten und 6 Stunden im Backofen bei 60 °C stehenlassen. Bewahren Sie die Salbe in einem gut verschließbaren Gefäß auf.

Heiltees

• *Rosskastaniensamen*

Bei Stauungen im Bereich der Venen haben Rosskastaniensamen einen nachweisbaren Effekt. Sie stärken die Venenwände und vermindern die Durchlässigkeit der kleinsten Blutgefäße. So verhindern sie, dass Flüssigkeit ins umliegende Gewebe gelangt und Schwellungen verursacht. Verwenden Sie 1 TL

KRAMPFADERN

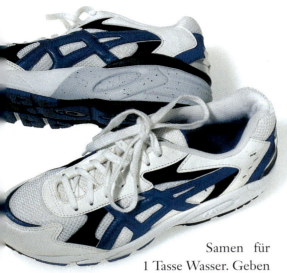

Regelmäßiger Sport ist die beste Vorbeugung, um die Venen fit zu halten.

Samen für 1 Tasse Wasser. Geben Sie die Samen in kaltes Wasser, bringen Sie das Wasser zum Kochen, und lassen Sie die Samen für weitere 8 Minuten darin bei kleiner Hitze kochen. Danach den Tee von der Kochstelle nehmen, 10 Minuten ziehen lassen und abseihen. Jeweils 1 Tasse nach dem Essen trinken.

● *Zinnkraut zur Stärkung des Bindegewebes*

Setzen Sie 1 bis 2 TL des geschnittenen Krauts über Nacht mit 1/4 l kaltem Wasser an. Am nächsten Morgen aufkochen und dann abseihen. Trinken Sie einige Monate lang mehrere Tassen täglich.

● *Buchweizenkraut*

Buchweizenkraut enthält den gefäßabdichtenden Stoff Rutin und hilft deshalb gut bei Krampfadern und Durchblutungsstörungen. Übergießen Sie 1 bis 2 TL Buchweizenkraut mit 1 Tasse kochendem Wasser, und lassen Sie es noch 1 Minute lang kochen. 10 Minuten ziehen lassen. Trinken Sie 4 bis 6 Wochen lang täglich 2 bis 3 Tassen.

● *Stein- und Honigklee*

Dieser Tee ist besonders bei Lymph- und Venenstauungen zu empfehlen: Übergießen Sie 1 bis 2 TL des Krauts mit 1 Tasse kochendem Wasser und lassen es 10 Minuten ziehen. Bei Beschwerden dreimal täglich 1 Tasse trinken.

● *Stärkende Mischung*

Mischen Sie Brennnessel-, Hamamelis- und Rosskastanienblätter, Stiefmütterchen- und Buchweizenkraut sowie Ringelblumenblüten zu gleichen Teilen. Übergießen Sie 1 TL der Mischung mit 1 Tasse kochendem Wasser, 10 Minuten ziehen lassen. Trinken Sie 2 Wochen lang täglich 2 Tassen des Tees.

So beugen Sie vor

● Vermeiden Sie zu langes Stehen, um Blutstauungen zu verhindern. Regelmäßige Beingymnastik, Spazierengehen und Treppensteigen sollten fester Bestandteil Ihres Tagesablaufs sein. Jogging, Radfahren und Schwimmen eignen sich besonders, um Ihre Venen fit zu halten.

● Vor allem starke Wärmeeinwirkung über einen zu langen Zeitraum sollten Sie vermeiden. Verzichten Sie also auf Heizkissen oder Wärmflaschen im Bett.

● Hören Sie mit dem Rauchen auf, denn Nikotin verändert die Blutgerinnungseigenschaften, verengt die Gefäße und fördert Blutstauungen.

... und so heilen Sie

● Krampfadern bilden sich nicht von selbst zurück, man kann sie entweder operativ entfernen oder veröden lassen. Allerdings treten sie oft schon wenige Jahre nach dem Eingriff erneut auf.

● Mit Hausmitteln können Sie bei bestehenden Krampfadern kaum etwas bewirken, jedoch Schmerzen und Schwellungen lindern. Am ehesten empfiehlt es sich, erkrankte Venen mit Rosskastanienextrakt zu stärken. Ansonsten hilft nur, die Beine durch Gymnastik und Stützstrümpfe zu entlasten.

KRANKHEITEN UND ALLTAGSBESCHWERDEN

Magen-Darm-Beschwerden
Gestresster Verdauungsapparat

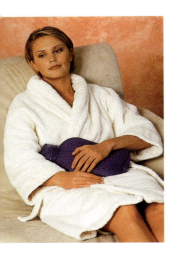

Um vital und leistungsfähig zu bleiben, ist ein gesundes Verdauungssystem erforderlich. Doch immer mehr Menschen haben mit Magen- und Darmbeschwerden zu kämpfen – was auch nicht verwundert, wenn man bedenkt, dass eine ungesunde Lebensweise, Stress und Hektik häufig die Verdauung beeinträchtigen.

Bei Schmerzen im Magen-Darm-Bereich wird Wärme meist als sehr angenehm empfunden.

Der Forschungsstand
Die Medizin ging lange davon aus, dass Magenschleimhautentzündung und Magengeschwüre allein durch eine Überproduktion von Magensäure verursacht werden. Nach neueren Erkenntnissen ist das Bakterium mit dem Namen »Helicobacter pylori« mit für die Zerstörung der Magenschleimhaut verantwortlich.

Symptome
Die Symptome einer akuten Magenschleimhautentzündung (Gastritis) und eines nervösen Magens sind meist sehr ähnlich. Magenschmerzen, Völlegefühl, Sodbrennen und manchmal sogar Erbrechen sind typische Beschwerden. Probleme im Darmbereich zeigen sich in Form von Blähungen, Durchfall, Verstopfung bis hin zu Krämpfen.
Bei starken Beschwerden oder wenn nach ein paar Tagen trotz Behandlung keine Besserung eintritt, muss auf jeden Fall ein Arzt aufgesucht werden, um mögliche ernsthafte Erkrankungen auszuschließen.

Ursachen
Beschwerden im Magen- und Darmbereich können verschiedene Ursachen haben. Ernährungsfehler und ungesunde Essgewohnheiten können ebenso wie Infektionen, die Einnahme von bestimmten Medikamenten oder organische Schäden zu Reizungen oder Entzündungen von Magen- und Darmschleimhaut führen. Häufig sind auch seelische Belastungen oder nervliche Anspannung für Probleme im Magen-Darm-Bereich verantwortlich. Auf Stress und Hektik reagiert der Verdauungsapparat besonders empfindlich.

Heilanwendungen
● *Leinsamen*
Leinsamen enthalten viele schützende Schleimstoffe. Weichen Sie über Nacht 2 gehäufte TL Leinsamen in 1/2 l Wasser ein, und seihen Sie sie am nächsten Morgen ab. Trinken Sie jeweils 1 Glas der Flüssigkeit auf nüchternen Magen und vor den Mahlzeiten.

● *Heilerde zur Beruhigung der Magenschleimhaut*
Heilerde beruhigt einen gereizten Magen, sie bindet Giftstoffe und überschüssige Säure und unterstützt den Aufbau einer gesunden Darmflora. Heilerde kann längerfristig angewendet werden; beim Kauf muss darauf geachtet werden, dass sie für die innerliche Anwendung geeignet ist. Geben Sie ein- bis dreimal täglich 1 TL Heilerde in etwas lauwarmes Wasser oder heißen Kamillentee,

MAGEN-DARM-BESCHWERDEN

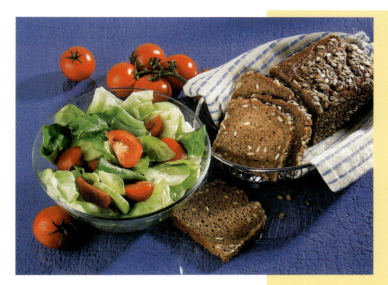

Vollkornbrot und Salat – ein einfaches Rezept, wenn schleimhautreizende Speisen gemieden werden sollen.

Ernährungstipps

• Achten Sie auf eine fettarme, aber ballaststoffreiche Kost, also Vollkornreis, Getreideprodukte, frisches Gemüse, Salat, Obst und Vollkornbrot.
• Verzichten Sie auf Fast Food, lassen Sie sich beim Essen Zeit, und kauen Sie die Speisen gut. Je besser die Nahrung im Mund vorverdaut wird, umso mehr werden Magen und Darm entlastet.
• Gewöhnen Sie sich eine regelmäßige Nahrungsaufnahme an. Halten Sie die Portionen lieber kleiner, und nehmen Sie dafür öfter über den Tag verteilt etwas zu sich. Essen Sie nicht über die Sättigungsgrenze hinaus.
• Vermeiden Sie am Abend üppiges und fettreiches Essen, drei Stunden vor dem Schlafengehen sollten Sie gar nichts mehr essen.

und trinken Sie die Heilerdemischung in kleinen Schlucken.

● *Kohlsaftkur*

Roher Kohlsaft ist besonders bei Magen- und Zwölffingerdarmgeschwüren zu empfehlen. Kohlsaft kann man entweder selbst herstellen, indem man die festen Rippen des Kohls auspresst, oder man kauft den Saft im Reformhaus. Trinken Sie 4 bis 6 Wochen lang täglich 1 l frischen Kohlsaft über den Tag verteilt. Mögliche Nebenwirkungen sind Blähungen, die Sie jedoch mit den unten beschriebenen Heiltees in den Griff bekommen können.

● *Kartoffelsaft bei Magenschleimhautentzündung*

Waschen Sie 1 rohe Kartoffel gut, und reiben Sie sie mitsamt der Schale. Pressen Sie den Brei dann durch ein Sieb, und trinken Sie täglich 1/2 Stunde vor dem Essen 1 Schnapsglas von dem Saft.

● *Johanniskrauttinktur bei nervösem Magen*

Zerreiben Sie 20 g frische oder getrocknete Johanniskrautblätter in einem Mörser, und lassen Sie sie 10 Tage lang in 100 ml 70-prozentigem Alkohol ziehen. Danach füllen Sie die Flüssigkeit in ein dunkles Fläschchen mit Tropfenzählaufsatz. Nehmen Sie mindestens 2 bis maximal 4 Wochen lang jeweils vor den Mahlzeiten 8 bis 10 Tropfen ein.

● *Heidelbeerbuttermilch*

Heidelbeeren enthalten überdurchschnittlich viele Gerbstoffe. Diese entzündungshemmenden Wirkstoffe stärken die Darmschleimhaut und sorgen dafür, dass sich das Gewebe wieder zusammenziehen kann und die Schleimabsonderung reduziert wird. Die alkalischen Substanzen der Buttermilch und die entzündungshemmenden Wirkstoffe

Haferflocken helfen
Bei akuten Magen- und Darmreizungen bringt das ausgiebige Kauen von 1 EL Haferflocken sanft und schnell Erleichterung.

307

KRANKHEITEN UND ALLTAGSBESCHWERDEN

Anwendung von Süßholzwurzel
Bei Leber- und Nierenleiden, hohem Blutdruck, Kaliummangel sowie in der Schwangerschaft soll man kein Süßholz anwenden.

Auch bei Durchfall helfen Heidelbeeren (siehe Seite 236f.) aufgrund ihres hohen Gerbstoffgehalts. Wichtig ist in diesem Fall allerdings, dass Sie nur getrocknete Beeren verwenden.

der Heidelbeere sind eine ideale Kombination bei Darmentzündungen, die auch noch gut schmeckt. Pürieren Sie 400 g frische Heidelbeeren im Mixer oder mit dem Pürierstab. Je nach Geschmack braunen Zucker hinzugeben und mit 1/2 l Buttermilch verquirlen.

- **Heublumensack**

Diese Anwendung eignet sich besonders bei Magenschmerzen und Koliken des Magen- und Darmbereichs. Einen Heublumensack können Sie entweder in der Apotheke kaufen oder selbst herstellen. Füllen Sie die Heublumen bis zu einer Dicke von 8 Zentimetern in ein Leinensäckchen. Den Sack zunähen, in einen Topf legen und mit kochendem Wasser übergießen. 1/4 Stunde zugedeckt ziehen lassen und danach zwischen 2 Holzbrettern ausdrücken. Wickeln Sie ein Tuch um den Sack, legen Sie ihn auf die schmerzende Stelle, und lassen Sie ihn so lange dort, bis er ausgekühlt ist.

- **Stress abbauen**

Die negative Wirkung von Stress auf das vegetative Nervensystem kann das Zusammenspiel der Verdauungsorgane aus dem Gleichgewicht bringen und Beschwerden im Magen- und Darmbereich verursachen. Vor allem wenn man schon unter einem nervösen Magen leidet, sollte man unbedingt Stress vermeiden und versuchen, den Alltag so entspannt wie möglich zu meistern; hierbei hilft manchmal schon die beruhigende Wirkung von ein paar tiefen Atemzügen. Regelmäßiger Sport ist unbedingt zu empfehlen, denn er entspannt Körper und Geist. Entspannungstechniken wie autogenes Training oder Yoga helfen sowohl bei chronischer Erkrankung als auch zur Vorbeugung.

Heiltees

- **Süßholzwurzeltee**

Bei Magenschleimhautentzündung helfen die Wirkstoffe der Süßholzwurzel. Gießen Sie 1 TL Süßholz mit 1 Tasse kochendem Wasser auf. Weitere 5 Minuten kochen lassen, abseihen und zwei- bis dreimal täglich 1 Tasse nach dem Essen trinken.

- **Eibischwurzel- oder Malventee**

Die Schleimstoffe der Eibischwurzel legen sich wie eine Schutzschicht über die entzündeten Stellen und lassen sie schneller abheilen. Alternativ zur Eibischwurzel können Sie auch wilde Malve verwenden. Übergießen Sie 1 EL Eibischwurzel oder wilde Malve mit

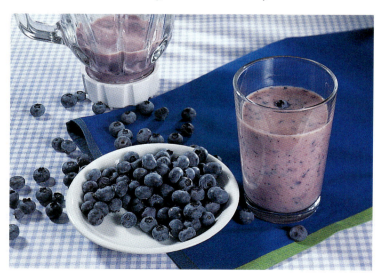

MAGEN-DARM-BESCHWERDEN

Die Melisse schmeckt nicht nur zu so unterschiedlichen Gerichten wie Pizza und frischen Erdbeeren, sie tut auch dem Magen gut.

1 Tasse kaltem Wasser. 3 Stunden unter gelegentlichem Umrühren ziehen lassen und durch ein feines Tuch abseihen. Trinken Sie mehrmals täglich 1 Tasse.

● *Kamillenblütentee*

Die entzündungshemmende Wirkung der Kamille eignet sich besonders zur Anwendung bei chronischen Schleimhautentzündungen im Magen- und Darmbereich sowie bei Magengeschwüren. Darüber hinaus wirkt Kamille blähungs- und krampflösend.

Übergießen Sie 2 TL Kamillenblüten mit 1 Tasse nicht mehr kochendem Wasser, und lassen Sie sie 10 Minuten zugedeckt ziehen. Anschließend seihen Sie die Kräuter ab. Trinken Sie 4 Tassen täglich warm und ungesüßt: 1 Tasse auf nüchternen Magen, 2 Tassen zwischen den Mahlzeiten und die letzte Tasse vor dem Schlafengehen. Bei chronischen Magen- und Darmreizungen ist eine längere Anwendung des Kamillenblütentees über 3 bis 4 Wochen erforderlich.

● *Heidelbeerabkochung*

Geben Sie 2 bis 3 TL der getrockneten Beeren in 1/4 l kaltes Wasser. Aufkochen lassen und nach etwa 10 Minuten abseihen. Mehrmals täglich 1 Tasse ungesüßt trinken.

● *Fencheltee*

Fencheltee ist sehr mild und eignet sich deshalb auch zur Behandlung von Kindern, vor allem wenn sie unter Blähungen und Bauchschmerzen leiden. Fencheltee kann ohne Bedenken über einen längeren Zeitraum getrunken werden. Übergießen Sie 1 TL Fenchelsamen mit 1/4 l kochendem Wasser. 5 Minuten ziehen lassen und dann abseihen. Trinken Sie 2 bis 3 Tassen täglich jeweils nach den Mahlzeiten.

● *Melissentee*

Die beruhigende, leicht blähungs- und krampflösende Wirkung der Melisse eignet sich besonders bei nervösen Magen- und Darmleiden: Überbrühen Sie 2 TL Melissenblätter mit 1 Tasse kochendem Wasser. 10 Minuten ziehen lassen und dann abseihen. Trinken Sie mehrmals täglich 1 Tasse in kleinen Schlucken.

Kamille nicht überdosieren

Kamille ist ein überaus wirkungsvolles Mittel bei Magen- und Darmreizungen. Bei langfristiger Einnahme lässt allerdings die Wirkung nach, und es kann zu einem Aufquellen der Schleimhäute kommen.

So beugen Sie vor …

● Verzichten Sie auf stark reizende Speisen und Getränke wie Kaffee, starken schwarzen Tee, Knoblauch und Zwiebeln, scharfe Gewürze, Zucker, erhitzte Fette und alles, was extrem süß, sauer, heiß, kalt oder scharf ist.
● Trinken Sie weniger Alkohol, und verzichten Sie ganz auf das Rauchen.

… und so heilen Sie

Wenn Sie Heiltees regelmäßig und richtig anwenden, können Sie damit gute Erfolge erzielen. Kamillenblütentee kann in Verbindung mit einer Rollkur sogar bei einem Magengeschwür (als Begleitung der ärztlichen Therapie) helfen: Trinken Sie dazu morgens auf nüchternen Magen 1 Tasse Kamillentee, dann jeweils 5 Minuten auf dem Rücken, der linken und der rechten Seite sowie auf dem Bauch liegenbleiben. So gelangen die Wirkstoffe in jeden Winkel des Magens.

KRANKHEITEN UND ALLTAGSBESCHWERDEN

Mandelentzündung
Nicht zu unterschätzen

Die Mandeln sind Teil des Immunsystems, sie bilden eine Schranke für Krankheitserreger, die über Mund und Nase in den Körper eindringen. Entzündete Mandeln sind ein idealer Platz für Bakterien – eine Mandelentzündung muss daher sofort behandelt und vor allem richtig auskuriert werden.

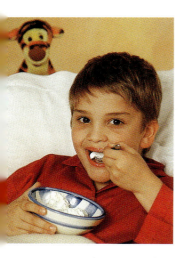

Eisessen ist eine angenehme und zugleich wirkungsvolle Behandlungsmethode bei einer Mandelentzündung.

Wohltuendes Eis
Kälte wirkt bei geschwollenen und entzündeten Mandeln schmerzlindernd. Sie sollten Milcheis bevorzugen, da die Säuren des Fruchteises die entzündeten Stellen reizen können.

Symptome

Eine Mandelentzündung tritt meist in Verbindung mit anderen Erkältungskrankheiten auf, ein geröteter Rachen, geschwollene Gaumenmandeln, starke Halschmerzen und Schluckbeschwerden sind die typischen Symptome. In schweren Fällen kann der Schmerz sogar bis in die Ohren oder Zähne ausstrahlen. Die Erreger können sich von den entzündeten Mandeln in andere Teile des Körpers ausbreiten; rheumatische Entzündungen am Herz und an den Gelenken können die Folge sein. Wenn Fieber auftritt und über 39 °C ansteigt und die Mandeln eitrige Beläge aufweisen, sollte unbedingt ein Arzt aufgesucht werden. Wenn trotz Selbstbehandlung die Beschwerden nach drei bis fünf Tagen nicht abgeklungen sind, ist ebenfalls eine ärztliche Behandlung geboten.

Ursachen

Eine akute Mandelentzündung wird durch Bakterien, meist durch so genannte Streptokokken, verursacht. Wird überwiegend durch den Mund eingeatmet, erhöht sich das Risiko, da auf diesem Weg wesentlich mehr Krankheitserreger auf die Mandeln treffen und sich durch die kalte Luft die Durchblutung im Rachenraum verschlechtert. Insofern können auch psychische Ursachen nicht ausgeschlossen werden, da unruhige und ängstliche Menschen oft zu einer übermäßigen Mundatmung neigen.

Heilanwendungen

Ein altbewährtes Heilmittel bei Entzündungen im Mund- und Rachenraum sind Halswickel. Je nach gewünschter Wirkung können die im folgenden dargestellten Varianten angewendet werden.

- *Kalter Halswickel*

Legen Sie ein Leinentuch der Länge nach zusammen, tauchen Sie es in kaltes Wasser, und wringen Sie es aus. Wickeln Sie es locker um den Hals. Darüber wickeln Sie noch ein trockenes Leinentuch und zum Abschluss ein Wolltuch. Wechseln Sie den Halswickel nach 30 bis 60 Minuten oder spätestens, sobald er sich erwärmt hat. Wiederholen Sie die Anwendung zweimal pro Tag. Dieser

MANDELENTZÜNDUNG

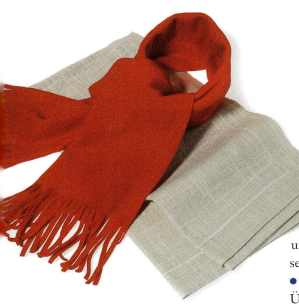

Wollschal und Leinentücher sind die Grundausrüstung für Halswickel aller Art.

Heiltees

Bei Mandelentzündung sollten Sie so lange wie möglich mit schmerzlindernden und entzündungshemmenden Heiltees gurgeln, und zwar so oft, bis eine deutliche Besserung eintritt.

- *Arnikatee*

Überbrühen Sie 1 bis 2 TL frische oder getrocknete Arnikablüten mit 1 Tasse kochendem Wasser. 10 Minuten ziehen lassen, abseihen und sechs- bis siebenmal täglich mit kleinen Mengen Tee gurgeln.

- *Kamillen- und Salbeitee*

Kamillentee eignet sich auch zum Einsatz im Wechsel mit Salbeitee: Übergießen Sie 2 TL Kamillenblüten bzw. 20 g Salbeiblätter mit 1/4 l kochendem Wasser. 10 Minuten zugedeckt ziehen lassen. Danach abseihen und stündlich mit dem lauwarmen Tee gurgeln.

Wickel wirkt bei Mandelentzündung entzündungshemmend und schmerzlindernd.

- *Essigwickel*

Tauchen Sie ein Leinentuch in 1/2 l Essig, wringen Sie es aus, und wickeln Sie es um den Hals. Darüber kommen ein trockenes Leinentuch und ein Wollschal. Den Wickel nimmt man nach 10 Minuten wieder ab. Im akuten Stadium der Mandelentzündung wiederholen Sie die Anwendung stündlich, danach nur noch zweimal täglich, bis die Entzündung ganz abgeklungen ist.

- *Quarkwickel*

Verstreichen Sie etwa 200 g gut gekühlten Quark dick auf einem Leinentuch, und wickeln Sie dieses mit der bestrichenen Seite um den Hals. Darüber wickeln Sie noch ein trockenes Leinentuch und zum Abschluss ein Wolltuch. Sobald der Quark trocken geworden ist, nehmen Sie den Wickel wieder ab. Reinigen Sie die Haut vorsichtig mit klarem Wasser. Wiederholen Sie die Anwendung zwei- bis dreimal täglich. Der Quarkwickel wirkt beruhigend und gleichzeitig kühlend auf die Entzündung.

Mit Salz gurgeln

Gurgeln Sie jeden Morgen nach dem Aufstehen und nach jedem Essen mit einer warmen Salzwasserlösung. So werden Schleim und Speisereste, die sich an den Mandeln abgesetzt haben, herausgespült, und Entzündungen wird vorgebeugt.

So beugen Sie vor ...

- Bewegen Sie sich viel an der frischen Luft, auch bei schlechtem Wetter. Kleiden Sie sich der Witterung entsprechend.
- Achten Sie darauf, dass der Körper mit genügend Vitaminen versorgt wird: Essen Sie viel frisches Obst und Gemüse.
- Atmen Sie hauptsächlich durch die Nase ein: Die Haare und Schleimhäute der Nase filtern viele Krankheitserreger aus, die ansonsten zu den Mandeln gelangen würden.

... und so heilen Sie

Regelmäßiges Gurgeln mit Heiltees lässt die Entzündung abklingen und lindert die Schmerzen.

KRANKHEITEN UND ALLTAGSBESCHWERDEN

Menstruationsbeschwerden
Regelmäßig eine Belastung

Menstruationsbeschwerden können von verschiedener Art sein, doch gewöhnlich lassen sie sich auf natürliche Weise behandeln. Die häufigsten Beschwerdeformen sind krampfartige Schmerzen vor oder während der Periode, eine zu starke oder eine zu schwache Blutung, unregelmäßige Zyklen und Zwischenblutungen.

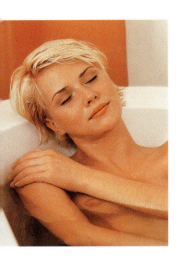

Ein Entspannungsbad wirkt bei krampfartigen Unterleibsschmerzen angenehm beruhigend.

*Geburten verstärken die Periode
Bei Frauen, die mehrere Geburten hinter sich haben, kommt es häufig zu einer Vergrößerung der Gebärmutter. Stärkere Regelblutungen können die Folge sein, allerdings sind sie in diesem Fall meist nicht mit Schmerzen verbunden.*

Symptome

- **Prämenstruelles Syndrom:** Erst seit einigen Jahren findet das Phänomen, dass Frauen vor dem Einsetzen der Regelblutung unter Befindlichkeitsstörungen leiden, auch von medizinischer Seite die gebührende Beachtung. Manche Frauen sind von diesem Syndrom überhaupt nicht betroffen, andere leiden schon ein bis zwei Wochen vor der Menstruation unter Blähungen, Verstopfung, Hautjucken, Unterleibsschmerzen, Brustspannen, Wasseransammlungen in Händen und Waden oder Kopf- und Rückenschmerzen. Auch psychische Veränderungen können auftreten: Depressive Verstimmungen und leichte Reizbarkeit bis hin zu Aggressionen sind in dieser Phase häufig.
- **Zu schwache Periode:** Die dunkelbraune Blutung ist zu schwach und tritt nur an ein bis zwei Tagen auf. Oft setzt auch nur eine Schmierblutung ein, wie sie sonst erst beim Abklingen der Periode typisch ist.
- **Zu starke Periode:** Die Medizin spricht von einer zu starken Blutung, wenn nach fünf Tagen immer noch eine deutlich rote Blutung besteht, das Blut in Klumpen abgeht oder wie Wasser aus der Scheide austritt. Durch den Blutverlust kann es zu Eisenmangel und dadurch zu Kreislaufstörungen und Konzentrationsschwäche kommen. Oft sind zu starke Blutungen auch mit krampfartigen Schmerzen im Unterleib verbunden.

Ursachen

Alle Menstruationsbeschwerden können sowohl psychische als auch organische Ursachen haben.
- **Prämenstruelles Syndrom:** Die genauen Ursachen des prämenstruellen Syndroms sind noch nicht hinreichend geklärt. Als sicher gilt jedoch, dass bestimmte Veränderungen im Hormon- und Mineralstoffhaushalt die Symptome verstärken.
- **Zu schwache Periode:** Geringe Blutungen sind meist die Folge einer mangelhaft ausgebildeten Gebärmutterschleimhaut oder einer mangelhaften Entwicklung von Gebärmutter und Eierstöcken. Die Einnahme der Antibabypille

312

MENSTRUATIONSBESCHWERDEN

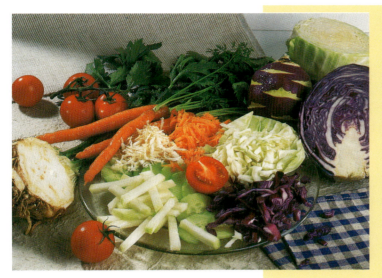

Die meisten der bei Menstruationsbeschwerden notwendigen Mineralstoffe sind in Gemüse enthalten.

Ernährungstipps

- In der zweiten Zyklushälfte sollten Sie besonders auf eine ausreichende Versorgung mit Mineralstoffen achten, da ein Mangel Beschwerden begünstigen kann.
- Magnesium wirkt krampflösend und ist hauptsächlich in Gemüse enthalten. Erhöhen Sie also den Gemüseanteil in Ihrem Speiseplan. Auch Weizenkeime und Sonnenblumenkerne sind reich an Magnesium.
- Vor der Periode sinkt der Kalziumspiegel, essen Sie deshalb mehr Milchprodukte. Einen hohen Kalziumgehalt haben Joghurt, Butter und Käse, aber auch Sardinen, Löwenzahn und Sesam.
- Sie sollten viel Kalium zuführen und deshalb z. B. Kartoffeln sowie Hülsenfrüchte wie Bohnen, Erbsen und Linsen als Beilage zu Ihren Gerichten bevorzugen. In Avocados ist ebenfalls viel Kalium zu finden.
- Würzen Sie häufiger mit Oregano und Safran, sie wirken krampflösend und schmerzlindernd.

kann ebenso zu einer deutlichen Verringerung der Blutung führen, wie auch psychische Faktoren, z.B. ein gestörtes Verhältnis zur Monatsregel, eine Rolle spielen können.

- **Zu starke Periode:** Starke Regelblutungen können ein Hinweis auf krankhafte Veränderungen an der Gebärmutter oder den Eierstöcken sein sowie auf psychische Belastungen wie beispielsweise Stress, Überlastung, Angst oder Probleme in der Partnerschaft deuten.
- **Allgemeine psychische Ursachen:** Stress, starke seelische Belastungen wie z. B. Angst oder aber ein problematisches Verhältnis zur Regelblutung zählen zu den psychischen Ursachen von Menstruationsproblemen. Es kommt auch immer noch vor, dass in der Gesellschaft oder der Familie die Menstruation tabuisiert oder als etwas Unreines dargestellt wird. Wahrscheinlich würden bei vielen Frauen so manche Beschwerden und Belastungen wegfallen, würde die Monatsblutung einfach nur als ein ganz natürlicher Vorgang angesehen, frei von moralischen und symbolischen Bedeutungen. Um bei Menstruationsbeschwerden schwerwiegendere organische Ursachen auszuschließen, sollte vor der Selbstbehandlung ein Frauenarzt aufgesucht werden.

Heilanwendungen

- *Entspannende Bäder*

Vollbäder haben eine entspannende Wirkung und eignen sich zur Behandlung von krampfartigen Periodenschmerzen. Lavendel wirkt beruhigend, Schafgarbe

KRANKHEITEN UND ALLTAGSBESCHWERDEN

Schwache Periode
Bei Mädchen, die noch keinen regelmäßigen Zyklus haben, sind schwache Blutungen kein Grund zur Beunruhigung. Das gleiche gilt für Frauen zwischen 40 und 50 Jahren: Hier können schwache Blutungen schon die ersten Anzeichen auf die bevorstehenden Wechseljahre sein.

Mönchspfefferfrüchte beeinflussen das follikelstimulierende Hormon im weiblichen Organismus.

krampflösend und Melisse ausgleichend auf die Nerven. Ein Thymianbad wirkt blutungsfördernd und entkrampfend und kann deshalb bei einer zu schwachen Periode helfen. Für ein Vollbad übergießen Sie etwa 50 bis 100 g Lavendelblüten, Schafgarbenkraut oder Melisse mit 2 l kochendem Wasser. 10 Minuten ziehen lassen, abseihen und ins Badewasser geben.

● *Baldriantinktur bei Krämpfen*
Baldriantinktur kann man in der Apotheke kaufen oder selbst herstellen: Zerkleinern Sie 20 g getrocknete oder frische Baldrianwurzeln, und lassen Sie sie dann in 100 ml 70-prozentigem Alkohol 10 Tage ziehen. Danach abseihen und in eine dunkle Flasche füllen. Zur Behandlung mit der Baldriantinktur verrühren Sie 1 TL Tinktur in 1 Glas lauwarmem Wasser. Tränken Sie darin ein Leinentuch, und legen Sie es bis zur Abkühlung auf den Unterleib.

● *Eisen zuführen*
Bei starker Menstruation kann durch den Blutverlust Eisenmangel entstehen. Mit Brennnesselpulver können Sie den Eisenmangel im Körper ausgleichen. Streuen Sie das Pulver einfach aufs Brot, und essen Sie davon 1 bis 2 Scheiben pro Tag.

Heiltees

Die Anwendung von Heiltees zur Behandlung von Menstruationsbeschwerden erfordert ein wenig Geduld, da die Tees meistens über längere Zeit hinweg getrunken werden müssen, um ihre volle Wirkung entfalten zu können.

● *Kamillenblütentee*
Dieser Tee wirkt krampflösend. Übergießen Sie 2 TL Kamillenblüten mit 1 Tasse kochendem Wasser. 10 Minuten ziehen lassen, abseihen und mehrmals täglich 1 Tasse trinken.

● *Schafgarbentee*
Schafgarbe wirkt krampflösend, beruhigend und hat eine blutstillende Wirkung. Sie bietet daher Hilfe bei schmerzhafter und starker Blutung. Übergießen Sie 2 TL Schafgarbenkraut mit 1 Tasse kochendem Wasser, 10 Minuten ziehen lassen und dann abseihen. Trinken Sie mehrmals täglich 1 Tasse.

● *Frauenmanteltee*
Frauenmantel hilft bei schmerzhafter und zu starker Periode mit großem Blutverlust. Er wird auch oft bei Beschwerden in den Wechseljahren eingesetzt. Übergießen Sie 1 EL frisches oder getrocknetes Frauenmantelkraut mit 1/4 l kochendem Wasser. 10 Minuten ziehen lassen und nach Geschmack mit Honig süßen. Trinken Sie täglich 1 bis 3 Tassen.

● *Kümmeltee bei Periodenschmerzen*
Dieser Tee ist vor allem für junge Mädchen geeignet. Übergießen Sie 1 bis 2 TL Kümmelsamen mit 1 Tasse kochen-

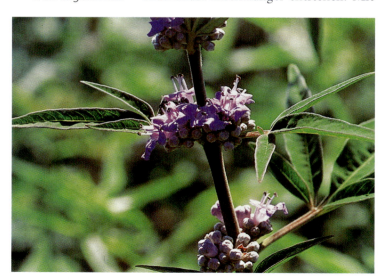

MENSTRUATIONSBESCHWERDEN

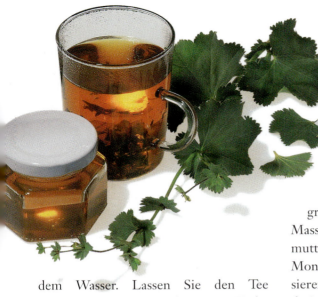

Frauenmanteltee wird bei starker Periode und in den Wechseljahren angewendet.

dem Wasser. Lassen Sie den Tee 10 Minuten ziehen. Trinken Sie 1 Woche vor Blutungsbeginn bis zum Ende der Periode 2 bis 3 Tassen täglich.

- *Teekur bei leichten Beschwerden*

Diese Mischung wirkt kräftigend und hilft bei Zyklusunregelmäßigkeiten: Mischen Sie weißen Andorn, Johannis-, Tausendgülden- und Thymiankraut zu gleichen Teilen. Übergießen Sie 1 bis 2 TL der Mischung mit 1 Tasse kochendem Wasser. 10 Minuten ziehen lassen. Trinken Sie diese Mischung täglich über 2 bis 3 Monate hinweg.

Weitere Heilmethoden

- *Aromatherapie*

Die ätherischen Öle von Majoran und Wacholder regen die Hormonausschüttung an und eignen sich deshalb als Anwendung bei einer zu schwachen Periode. Zypresse und Rose haben hingegen eine entspannende Wirkung und können bei prämenstruellen Beschwerden und bei zu starker Periode angewendet werden. Geben Sie ein paar Tropfen des jeweiligen Öls in eine Duftlampe, die Sie in Ihr Schlafzimmer stellen.

- *Akupressur bei zu schwacher Periode*

Auf der Kuppe des großen Zehs, am äußeren Ansatz des großen Zehennagels, befindet sich ein Massagepunkt, mit dem Sie die Gebärmutterschleimhaut kräftigen und den Monatszyklus stabilisieren können. Massieren Sie diesen Punkt an jedem Fuß dreimal täglich je 3 Minuten lang in kreisenden Bewegungen.

- *Akupressur bei zu starker Periode*

Massieren Sie mit Daumen und Zeigefinger 3 Minuten lang den Punkt, der etwa 1 Handbreit unterhalb des Knies an der Beininnenseite liegt. An jeder Beinseite dreimal täglich wiederholen.

Mönchspfeffer

Diese Heilpflanze greift in den Hormonhaushalt ein und wirkt bei Zyklusschwankungen regulierend. Entsprechende Präparate erhalten Sie in der Apotheke. Mönchspfeffer sollte nicht bei jungen Mädchen zur Anwendung kommen.

So beugen Sie vor ...

- Vermeiden Sie extreme Belastungen, denn Stress verursacht Schwankungen im Hormonhaushalt, was sich wiederum auf den Zyklus auswirken kann. Lernen Sie, mit Stress besser umzugehen, und versuchen Sie, sich so gut es geht zu entspannen. Entspannungstechniken wie autogenes Training oder progressive Muskelentspannung nach Jacobson können dabei helfen.
- Verzichten Sie zumindest während der Periode auf Koffein und Nikotin. Diese Substanzen verengen die Blutgefäße und erschweren das Entspannen.

... und so heilen Sie

Beginnen Sie mit der Anwendung von Tees immer schon drei Tage vor dem erwarteten Einsetzen der Menstruation, und fahren Sie bis zum Abklingen der Beschwerden damit fort.

KRANKHEITEN UND ALLTAGSBESCHWERDEN

Mundschleimhautentzündung
Unangenehm, aber unbedenklich

Die Mundschleimhaut gerät mit vielen Krankheitserregern in Kontakt. Sind die Abwehrkräfte geschwächt, haben Viren und Bakterien leichtes Spiel. Mundschleimhautentzündungen sind zwar meist unbedenklich, aber dennoch unangenehm, da sie oft mit Schmerzen und Mundgeruch einhergehen.

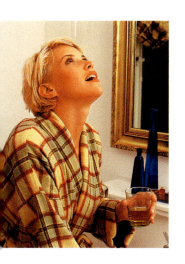

Gurgeln mit Heiltees lindert die Entzündungen und sorgt für frischen Atem.

Myrrhe-Tinktur
Sie wirkt entzündungshemmend und desinfizierend. Pinseln Sie die Tinktur dreimal täglich unverdünnt auf die entzündeten Stellen.

Symptome
Bei einer Mundschleimhautentzündung treten ein unangenehmes Brennen und Stechen im Mund auf. Die Mundschleimhaut wird rot und schwillt an, Mundgeruch tritt auf, manchmal kommt es auch zu geschwollenen Zahnfleischrändern und Vereiterungen. Wenn nach drei Tagen trotz Selbstbehandlung keine Besserung eintritt, sollte man einen Arzt aufsuchen, denn Mundschleimhautentzündungen können ein Hinweis auf eine schwerwiegende Störung des Magen-Darm-Trakts sein.

Ursachen
Mundschleimhautentzündungen können durch Bakterien-, Pilz- oder Virusinfektionen entstehen. Oft geschieht dies im Zuge einer Erkältung, wenn das geschwächte Immunsystem das Eindringen der Krankheitserreger erleichtert. Weitere mögliche Ursachen sind Allergien, mangelnde Mundhygiene oder Verletzungen im Mundraum, etwa durch scharfkantige Zähne, Prothesen oder Füllungen. Außerdem machen ständiger Stress, Ängste oder Aggressionen die Mundschleimhaut trockener und damit anfälliger für Infektionen.

Heilanwendungen
● *Arnikatinktur*
Eine Tinktur wirkt in der Regel besonders schnell und nachhaltig, da die Wirkstoffe der Heilkräuter in der Flüssigkeit bereits gelöst sind. Gurgeln mit Arnikatinktur lindert die Schmerzen und wirkt entzündungshemmend. Die Tinktur können Sie in der Apotheke kaufen oder selbst herstellen: Weichen Sie 100 g getrocknete Arnikablüten 10 Tage lang in 1/2 l 70-prozentigem Alkohol ein. Dann abseihen und den Satz gut auspressen. Weitere 3 Tage an einem kühlen, dunklen Platz stehen lassen und nochmals abseihen. Vermischen Sie 1 TL der Tinktur mit 1/4 l Wasser, und gurgeln Sie mehrmals täglich mindestens 3 Minuten lang mit der Mischung.

● *Eichenrindenabkochung*
Der hohe Anteil an Gerbstoffen in der Eichenrinde verdichtet das Zellgefüge, trocknet die Oberfläche des Gewebes aus

MUNDSCHLEIMHAUTENTZÜNDUNG

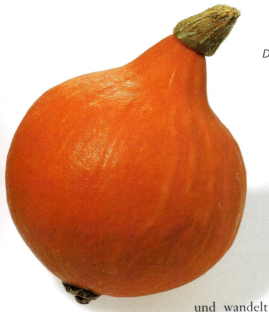

Das reichlich im Kürbis enthaltene Vitamin A ist für eine gesunde Mundschleimhaut unentbehrlich.

Heiltees

Diese Heiltees eignen sich zum Gurgeln und Spülen des Mundraums; wenden Sie sie mehrmals täglich an.

- *Kamillentee*

Kamille lindert Entzündungen. Übergießen Sie 1 TL Kamillenblüten mit 1 Tasse kochendem Wasser. 10 Minuten ziehen lassen und abseihen.

- *Hirtentäscheltee*

Übergießen Sie 1 TL des Krauts mit 1 Tasse kochendem Wasser. 15 bis 30 Minuten ziehen lassen und abseihen.

- *Ehrenpreistee*

Übergießen Sie 2 TL Ehrenpreiskraut mit 1/4 l kochendem Wasser. 10 Minuten ziehen lassen und abseihen.

- *Goldrutenkraut*

Goldrute wirkt antibiotisch und entzündungshemmend. Übergießen Sie 1 TL Kraut mit 1/2 Tasse kochendem Wasser. 10 Minuten ziehen lassen und abseihen.

und wandelt die dortigen Eiweiße in Verbindungen um, die Bakterien nicht mehr als Nahrung dienen können. Darüber hinaus wirkt Eichenrinde schmerzlindernd. Eine Eichenrindenabkochung eignet sich als Spül- und Gurgellösung. Geben Sie die festen Bestandteile der Pflanze in kaltes Wasser, und bringen Sie es zum Kochen. 8 Minuten kochen lassen, dann Blüten und Blätter hinzufügen, weitere 10 Minuten ziehen lassen und abseihen. Gurgeln Sie mehrmals täglich mit dem lauwarmen Sud. Als Alternative empfiehlt sich eine Heidelbeerabkochung nach dem Rezept auf Seite 309.

- *Cholin und Vitamin A*

Beide Vitamine sind wichtige Stoffe für eine gesunde Mundschleimhaut und zur Förderung der Wundheilung. Cholin wird im Darm gebildet. Eine direkte Zufuhr von Cholin erreicht man durch die Einnahme von Lezithin, was längerfristig allerdings zu einem Vitamin-B6-Mangel führen kann. Vitamin A findet man vor allem in Karotten, Spinat, Kürbis und Papayas.

Honig schlecken

Das Allheilmittel Honig hilft auch bei Mundschleimhautentzündungen. Lassen Sie mehrmals täglich 1 TL Honig langsam im Mund zergehen, schlucken Sie den Honig langsam hinunter, und spülen Sie danach den Mund gründlich mit warmem Wasser aus.

So beugen Sie vor …

- Mit einem intakten Immunsystem ist man weniger anfällig für Infektionen. Sorgen Sie deshalb für eine ausreichende Zufuhr von Vitamin C, essen Sie also viel frisches Obst und Gemüse, und denken Sie daran, es vor dem Verzehr gründlich zu waschen.
- Achten Sie unbedingt auf eine gute Mundhygiene, um Entzündungen vorzubeugen. Ein wichtiger Bestandteil ist hierbei die regelmäßige Zahnpflege.

… und so heilen Sie

Bei akuten Entzündungen hilft vor allem regelmäßiges Gurgeln und Spülen mit Heiltees.

KRANKHEITEN UND ALLTAGSBESCHWERDEN

Muskelkater
Bei starken Schmerzen wird jede Bewegung zur Qual

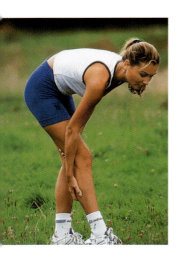

Einen Muskelkater hat sich wohl jeder schon einmal bei körperlicher Arbeit oder beim Sport zugezogen. Größere Belastungen lösen, vor allem bei Untrainierten, schnell den wohlbekannten Schmerz aus, bei dem sich ganze Muskelpartien hart und unbeweglich anfühlen. Vor allem mit Wärme lässt sich der Schmerz leicht lindern, ohne dass man zu chemischen Mitteln greifen müsste.

Sind Sie nicht ausreichend trainiert, sollten Sie die sportliche Belastung nur langsam steigern.

Symptome
Typisch sind großflächige Muskelschmerzen, etwa 24 bis 36 Stunden nach intensiver Belastung. Die Beweglichkeit des Muskels ist vorübergehend eingeschränkt und die Verletzungsgefahr erhöht. Nach spätestens drei Tagen ist der Muskelkater wieder vorbei.

Ursache
Der Grund für den Schmerz ist nicht eindeutig bekannt. Man geht von einer Anreicherung von Stoffwechselendprodukten in den Muskelfasern aus. Aufgrund der hohen und ungewohnten Belastung muss der Muskel große Mengen an Energie bereitstellen. Reicht dazu die herkömmliche Art der Nährstoffverbrennung nicht aus, wird auf eine Art Notreserve zur Energiegewinnung ausgewichen: Die Zuckermoleküle werden nicht vollständig zerlegt, und es bleibt Milchsäure in den Muskeln zurück. Der Muskel wird übersäuert, die Eiweißstoffe quellen auf und können nur langsam wieder abgebaut werden. Ein weiterer möglicher Grund sind mikroskopisch kleine Verletzungen der Muskelfasern, die vor allem durch federnde, nachgebende Bewegungen entstanden sind.

Mineralien zuführen
Trinken Sie viel magnesium- und kaliumreiche Mineralstoffgetränke, und achten Sie bei Mineralwässern auf einen niedrigen Natriumgehalt.

Heilanwendungen
Heiße Anwendungen eignen sich gut zur Schmerzbekämpfung bei Muskelkater.

● *Heublumensack*
Geben Sie 500 g getrocknete Heublumen in ein Leinensäckchen, und binden Sie es zu. Bringen Sie in einem großen Topf Wasser zum Kochen, und erwärmen Sie das Säckchen 30 bis 60 Minuten über dem Dampf, bis es eine Temperatur von 40 bis 50 °C hat. Legen Sie es dann auf die schmerzende Stelle, und befestigen Sie es mit einem Tuch. Nach 20 Minuten abnehmen und abtrocknen. Danach müssen Sie 1/2 Stunde zugedeckt ruhen.

● *Moorbad*
Seit Jahrhunderten bewährt hat sich das Moorbad zur Linderung sowohl von Muskelschmerzen als auch von arthritischen und rheumatischen Beschwerden. Rühren Sie Moorextrakt in eine mit 38 °C warmem Wasser gefüllte Badewanne, und lassen Sie ihn aufquellen. Baden

MUSKELKATER

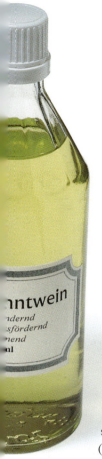

Mehrmalige Einreibungen mit Franzbranntwein können, rechtzeitig angewendet, Beschwerden bei Muskelkater schnell lindern.

Sie maximal 10 Minuten darin. Lauwarm abduschen, abtrocknen und 1 Stunde gut zugedeckt im Bett ausruhen. Das Moorbad sollte nicht bei Herz-Kreislauf-Erkrankungen angewendet werden.

● *Belebende Nadelbaumbäder*
Das durchblutungsfördernde und schmerzlindernde Harz der Nadelbäume wird seit langem als wirkungsvolle Hilfe bei Muskelschmerzen empfohlen. Besonders beliebt sind Latschenkiefernextrakte (in der Apotheke erhältlich).

● *Schmerzende Säuren abfasten*
Trinken Sie morgens 1 Tasse Melissentee oder Fencheltee. Zu Mittag sollten Sie 250 ml Gemüsesaft zu sich nehmen. Am Nachmittag können Sie dann 2 Tassen Kräutertee trinken, abends noch 250 ml frisch gepressten Fruchtsaft. Ergänzend über den Tag verteilt sollten Sie reichlich natriumarmes Mineralwasser trinken. Die Trinkkur entzieht dem Körper die Säuren und schwemmt sie schneller aus.

● *Den Schmerz wegbürsten*
Trockenbürsten lindert die Muskelschmerzen. Beginnen Sie die Massage am besten mit einem Sisalhandschuh oder mit einer Massagebürste am rechten Fußrücken mit kreisförmigen Bewegungen. Dann über die Fußsohle hoch zum Oberschenkel und Po. In der gleichen Reihenfolge mit dem linken Bein verfahren. Dann am rechten Handrücken über Außen- und Innenseite des Arms jeweils in Längsrichtung massieren. Am linken Arm die Massage wiederholen. Zum Schluss die Brust in Richtung Brustbein massieren, den Bauch im Uhrzeigersinn und vom Nacken bis zu den Schultern hin, am Rücken enden. Die Massage soll maximal 10 Minuten dauern.

Heiltee

● *Wilder Stiefmütterchentee*
Versetzen Sie 1 TL getrocknete Stiefmütterchenblätter mit 1 Tasse kaltem Wasser. 8 Stunden ziehen lassen und abseihen. Der Tee ist nicht zur Langzeitanwendung geeignet.

Überschüssige Säure abbauen
Nehmen Sie zur Entsäuerung ein bis zwei Tage lang Kartoffel- oder Gemüsesuppen zu sich.

So beugen Sie vor ...

● Trainieren Sie regelmäßig Ihre Muskeln; mindestens ein- oder zweimal die Woche. Die Muskeln werden so schonend aufgebaut und verkraften auch große Anstrengungen besser.
● Vergessen Sie nie das Aufwärmen vor dem Training. Die Muskeln werden lockerer und weicher, die Verletzungsgefahr sinkt.
● Vor extremen Belastungen können Sie die Muskeln mit Teebaumöl einreiben. Das hilft, dem Muskelkater vorzubeugen.

... und so heilen Sie

● Bei Muskelkater sollten Sie möglichst frühzeitig mit Hitze und Entspannungsübungen arbeiten. Duschen aktiviert die Lymphwege und transportiert die Schadstoffe aus dem Körper. Brausen Sie zweimal täglich 10 Minuten lang.
● Die überanstrengten Muskelpartien brauchen Schonung; schränken Sie Ihr sportliches Übungsprogramm für ein paar Tage ein. Am besten hilft leichtes Joggen oder Schwimmen.

KRANKHEITEN UND ALLTAGSBESCHWERDEN

Nebenhöhlenentzündung
Schmerzen in Wangen und Stirn

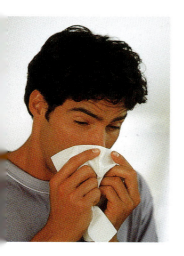

Entzündungen der Nasennebenhöhlen gehören zu den unangenehmsten Erkältungserscheinungen. Wenn das Sekret der Nebenhöhlen nicht abgeleitet wird und eine Entzündung auftritt, sind starke Kopfschmerzen die Folge. Das Gefühl, nicht frei atmen zu können, sorgt für Beklemmungen, jede Kopfbewegung wird zur Qual.

Wenn die Nebenhöhlen erst entzündet sind, ist es mit bloßem Naseputzen nicht mehr getan.

Kamillendampfbad
Die ätherischen Öle der Kamille wirken entzündungshemmend, und der Dampf fördert die Schleimabsonderung. Inhalieren Sie also regelmäßig. Bei chronischer Nebenhöhlenentzündung können auch tägliche Heublumenbäder hilfreich sein.

Symptome
Meist beginnt die Erkrankung der Nebenhöhlen mit starkem, anhaltendem Schnupfen. Später kommen der typische Kopfdruck, klopfende Schmerzen über dem Oberkiefer oder in der Stirn sowie ein durchgängiges Benommenheitsgefühl und Ohrenschmerzen hinzu. Bei Stirnhöhlenentzündungen treten starke Kopfschmerzen vom Scheitel bis zur Stirn auf; sind die Kieferhöhlen betroffen, sitzt das Schmerzzentrum im Jochbeinbereich. Breitet sich die Entzündung in den Nasennebenhöhlen weiter aus, kann es zu eitriger Schleimabsonderung aus der Nase kommen. Starke Fieberschübe sind dann keine Seltenheit, und der Körper ist längere Zeit geschwächt.

Ursachen
Die Ursache einer Nebenhöhlenentzündung ist eine durch Viren oder Bakterien bedingte Infektion, die im Nasen- und Rachenraum entsteht. Von dort wandern die Keime in die Nebenhöhlen. Weitere Gründe können Polypen oder eine Fehlstellung der Nasenscheidewand sein, die zu einer mangelhaften Belüftung der Nebenhöhlen führen. Akute und chronische Nebenhöhlenentzündungen treten oft im Zusammenhang mit einer Überbelastung im seelischen Bereich auf: Dauerhafte Sorgen und Ängste wirken sich schwächend auf das körpereigene Abwehrsystem aus, Viren und Bakterien haben dadurch leichtes Spiel.

Heilanwendungen
- *Kräuterspülung*

Mischen Sie 20 g Kamille, 30 g Zinnkraut, 30 g Salbei und 20 g Pfefferminze, und versetzen Sie dies mit 1/2 l Wasser. Bis zum Siedepunkt erhitzen und abgeseiht ca. 10 Minuten stehenlassen. Halten Sie ein Nasenloch zu, ziehen Sie durch das andere die Spülung vorsichtig durch die Nase hinauf, und schneuzen Sie sich. Dann mit dem anderen Nasenloch genauso verfahren. Die Anwendung zwei- bis dreimal täglich wiederholen.

- *Fernöstliche Heilkompresse*

Reiben Sie 3 TL frischen Ingwer, und geben Sie ihn in ein Leinensäckchen. Pressen Sie den Saft heraus, und mischen

NEBENHÖHLENENTZÜNDUNG

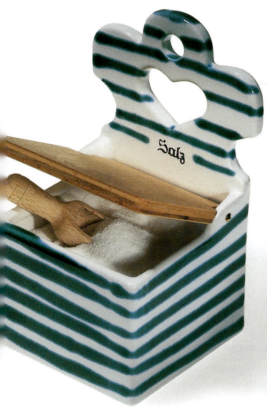

Weniger ins Essen, dafür als Spülung in die Nase: Salz hilft bei Nebenhöhlenentzündungen.

- *Meerrettich-Quark-Auflage*

Verrühren Sie 100 g Speisequark mit 10 g frisch geriebenem Meerrettich, und streichen Sie ihn fingerdick auf ein Leinentuch. Diese Kompresse legen Sie 10 bis 15 Minuten auf die betroffene Stelle. Die Auflege wirkt abschwellend und beschleunigt die Schleimabsonderung.

Heiltees

- *Brombeerblättertee*

Übergießen Sie 1 TL getrocknete Brombeerblätter mit 1/4 l kochendem Wasser. 10 Minuten ziehen lassen, dann abseihen. Trinken Sie täglich 2 bis 3 Tassen.

- *Holunderblütentee*

Übergießen Sie 2 TL getrocknete Holunderblüten mit 1 Tasse kochendem Wasser. 5 Minuten ziehen lassen und abseihen. Trinken Sie mehrmals täglich 1 Tasse. Der Tee wirkt schweißtreibend und schleimlösend.

Sie ihn mit 1/2 Glas Wasser. Das Ingwerwasser kurz erhitzen und ein zweites Tuch damit tränken. Legen Sie es so lange auf die schmerzende Stelle, bis es abgekühlt ist. Die Anwendung wiederholen, bis die Haut leicht gerötet ist. Ingwer wirkt desinfizierend und beruhigend.

- *Senfwickel*

Rühren Sie 4 EL Senfmehl in 1 l warmes Wasser ein. Tränken Sie ein Leinentuch mit der Flüssigkeit, und legen Sie es für 10 bis 15 Minuten auf die betroffene Stelle. Danach die Haut mit lauwarmem Wasser reinigen und mit einer pflegenden Creme oder mit Hautöl einreiben.

- *Salzwasserspülung*

Lösen Sie 2 TL Salz in 1/4 l warmem Wasser auf. Ziehen Sie die Flüssigkeit durch ein Nasenloch hinauf. Dann schneuzen und mit dem anderen Nasenloch genauso verfahren. Mehrmals täglich anwenden.

Viel Vitamin C, wenig Salz

Nehmen Sie für 1 Woche Sanddornsaft mit Honig ein. Der hohe Vitamin-C-Gehalt hilft, die Entzündungsherde im Körper zu bekämpfen. Während der Krankheit sollte außerdem die Kost salzarm und vegetarisch sein, damit der Körper kein zusätzliches Wasser speichert.

So beugen Sie vor …

Abhärtung des Körpers ist der beste Schutz. Tägliche Bewegung an der frischen Luft stärkt das Immunsystem des Organismus dauerhaft. Trainieren Sie Ihren Körper auch mit täglichen Wechselfußbädern und Wechselduschen. Meiden Sie Zugluft.

… und so heilen Sie

Wenn Sie die drei Säulen der Selbstbehandlung beachten, haben Sie große Erfolgsaussichten, Nebenhöhlenentzündungen rasch zu kurieren: Halten Sie Ruhe ein. Machen Sie Schwitzkuren (z. B. mit Schwitztees). Wenden Sie Tees mit Heilpflanzen über mehrere Tage kontinuierlich an.

KRANKHEITEN UND ALLTAGSBESCHWERDEN

Nervosität
Wenn Stress und Hektik den Alltag bestimmen

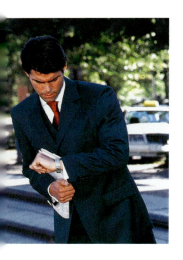

Das Leben vieler Menschen verläuft hektisch und mit viel negativem Stress. Im Berufsleben steigen die Anforderungen, in der Freizeit kommt wirkliche Erholung oft zu kurz. Die Nerven sind ständig angespannt, Reizüberflutung durch übermäßigen Medienkonsum strapaziert die Nerven bis auf das Äußerste. Auf diese Situation reagiert der Körper mit wachsender Nervosität.

Oft als Statussymbol missverstanden: Stress macht nicht wichtig, sondern krank.

Gesunde Nervosität
Es ist völlig normal, vor Prüfungen und Vorstellungsgesprächen oder in schwierigen Situation nervös zu sein. Dies ist eine sinnvolle Einrichtung des Körpers und ermöglicht schnelle Reaktionen in Gefahrensituationen. Wenn Sie aber im Alltag ständig nervös reagieren, sollten Sie einen Arzt aufsuchen.

Symptome
Nervosität äußert sich in vielfältiger Weise. Besonders auffällig ist in der Regel eine ständige Übererregbarkeit und leichte Reizbarkeit. Außerdem treten häufig folgende nervös bedingte Beschwerden auf: rote Flecken im Gesicht und plötzliche Schweißausbrüche, Herzbeklemmung und Herzjagen, Magen-Darm-Beschwerden, Kopfschmerzen, Ohrensausen, Schlafstörungen, zittrige Hände und zuckende Augenlider. Wenn sich diese Symptome längerfristig zeigen, dann sollte unbedingt ein Hausarzt oder ein Nervenfacharzt zu Rate gezogen werden.

Ursachen
Im Bereich des vegetativen, also des nicht bewusst steuerbaren Nervensystems, ist ein Nervenstrang, der so genannte Sympathikus, für Aktivität, Anspannung und Betriebsamkeit verantwortlich. Sein Gegenspieler, der Parasympathikus, ist dagegen für Erholung und Entspannung zuständig. Wenn die Erholungsphasen des Menschen zu kurz sind, bleiben Nerven und Muskeln in permanenter Anspannung und Betriebsamkeit. Das Gehirn und der Körper können sich nicht mehr genügend ausruhen und werden überbeansprucht.

Als erstes Anzeichen dieser Überforderung des vegetativen Nervensystems zeigen sich meist nervöse Symptome. Im Extremfall kann diese Überlastung des Nervensystems zu echten Depressionen und anderen gefährlichen Folgeerkrankungen wie Magen- und Zwölffingerdarmgeschwüren oder Herz-Kreislauf-Erkrankungen führen.

Heilanwendungen
Bei Nervosität empfehlen sich vor allem Anwendungen, die eine ausgleichende und beruhigende Wirkung auf das zentrale Nervensystem haben. Die besten Heilanwendungen bei Nervosität sind Aromatherapie, Akupressur und Entspannungstechniken aller Art.

● *Aromatherapie*
Mit folgenden ätherischen Ölen können Sie Nervosität und andere nervöse Beschwerden erfolgreich behandeln:

NERVOSITÄT

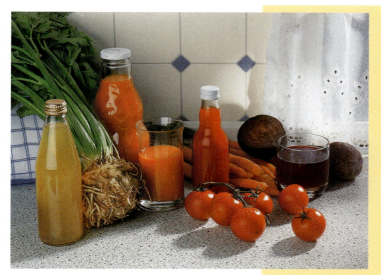

Bei vielen Fastenkuren bilden Gemüsesäfte die Ernährungsgrundlage.

Ernährungstipps

- Wenn Sie an nervösen Beschwerden leiden, kann es sinnvoll sein, eine generelle Ernährungsumstellung mit einer Fastenkur einzuleiten.
- Fasten stärkt das Immunsystem und dadurch die gesamte körperliche Widerstandskraft. Allein schon aus diesem Grund lohnt es sich, auf ungesunde Essgewohnheiten zu verzichten.
- Gehen Sie mit einer positiven Einstellung an das Fasten heran. Betrachten Sie diese Zeit nicht als Entbehrung oder Strafe, sondern als Möglichkeit, sich selbst etwas Gutes zu tun.
- Am einfachsten fällt einem das Fasten in einer Gruppe von Gleichgesinnten.

Angelika, Anis, Basilikum, Benzoe, Bergamotte, Lavendel, Majoran, Melisse, Neroli, Orange, Sandelholz, Vetiver, Ylang-Ylang und Zeder.

Beruhigende Duftlampe: Geben Sie 3 Tropfen Lavendelöl, 3 Tropfen Bergamotteöl und 2 Tropfen Neroliöl in die Verdunstungsschale einer Duftlampe. Die aufsteigenden Dämpfe beruhigen und besänftigen schnell. Mit ruhiger Musik im Hintergrund oder durch die Betrachtung von Landschafts- und Naturbildern können Sie die entspannende Wirkung der Duftlampe noch steigern.

Orientalischer Wohlgeruch: Füllen Sie in ein dunkles Glasfläschchen 20 ml Jojobaöl, 4 Tropfen Neroliöl, 2 Tropfen Lavendelöl, 1 Tropfen Sandelholzöl und 1 Tropfen Zedernöl. Das Fläschchen gut durchschütteln. Einige Tropfen dieser Ölmischung können Sie dann in die Duftlampe oder – auch für unterwegs – auf ein Seidentuch zum »Schnüffeln« geben.

Aromabad: In etwa 35 bis 38 °C warmes Badewasser gießen Sie eine Mischung aus 3 bis 4 EL süßer Sahne, 5 Tropfen Bergamotteöl und 5 Tropfen Majoranöl. Baden Sie etwa 10 bis 15 Minuten darin. Nach dem Bad sollten Sie sich ungefähr 1 Stunde lang ausruhen.

Massageöl: Mischen Sie 8 Tropfen Neroliöl, 6 Tropfen Zedernöl und 6 Tropfen Orangenöl mit 100 ml Mandelöl. Je nach Größe des zu massierenden Körperteils benötigen Sie 1 TL bis 1 EL dieser Mischung. Erwärmen Sie das Öl mit den Händen. Massieren Sie sanft und mit kleinen kreisenden Bewegungen das Öl ein. Massieren Sie nicht länger als etwa 10 Minuten.

- **Akupressur**

Gerade bei Nervosität und innerer Unruhe bietet die Akupressur eine wertvolle

Baden mit Duft

Aromaöle eignen sich gut für Bäderanwendungen, denn hier kommt es zu einer heilsamen Kombination: Durch die Haut werden ätherische Öle aufgenommen, durch die Nase wirkt der Duft. Wärme und Wasser steigern die entspannende Wirkung noch weiter.

KRANKHEITEN UND ALLTAGSBESCHWERDEN

Die besten Zeiten für Akupressur
Nach den Erfahrungen vieler Heilpraktiker liegen die günstigsten Behandlungszeiten für eine Akupressur bei nervösen Beschwerden zwischen 11 und 13 Uhr sowie zwischen 15 und 17 Uhr.

Hilfe. Mit Akupressur können Sie die Energien im seelischen Bereich harmonisieren und dadurch bestehende Disharmonien ausgleichen. Auch im körperlichen Bereich wirkt Akupressur entspannend und beruhigend. Bei nervösen Beschwerden behandeln Sie am besten die folgenden vier Druckpunkte:

»Meer der Energie«: Dieser Punkt befindet sich oberhalb des Schambeins, etwa 3 Fingerbreit unterhalb des Bauchnabels. Massieren Sie diesen Punkt 5 Minuten lang mit mittelstarkem Druck.

»Tor des Geistes«: Dieser Druckpunkt befindet sich in der Handgelenksfalte, an der Handaußenseite. Massieren Sie diesen Punkt sanft, aber nicht länger als 10 Minuten.

Druckpunkt am Fersenbein: Dieser Punkt befindet sich außen am Fersenbein, knapp oberhalb des Knöchels. Sie sollten ihn 5 Minuten lang mit mittelstarkem Druck massieren.

Druckpunkt unter dem Knöchel: Dieser Akupressurdruckpunkt befindet sich ungefähr 2 Fingerbreit unterhalb des Knöchels.

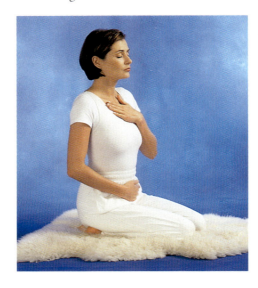

Egal ob Yoga, Meditation oder autogenes Training: Entspannungsübungen bringen Körper, Geist und Seele wieder in Harmonie.

Etwa 5 bis 10 Minuten lang sollten Sie diesen Punkt mit leichtem Druck an jedem Bein massieren.

Heiltees

Die bekanntesten Hausmittel bei Nervosität sind Tees, allen voran der Baldriantee. Diese Tees wirken beruhigend und ausgleichend auf das Nervensystem.

● *Baldriantee*
Übergießen Sie 2 TL zerkleinerte Baldrianwurzel mit 1/4 l kaltem Wasser, und lassen Sie sie 10 bis 12 Stunden lang zugedeckt ziehen. Nun alles durch ein Sieb geben. Trinken Sie Baldriantee lauwarm und ungesüßt.

● *Melissentee*
Überbrühen Sie 1 TL Melissenblätter mit 1 Tasse kochendem Wasser, und lassen Sie sie 10 Minuten zugedeckt ziehen. Durch ein Sieb geben und den Tee ungesüßt und in kleinen Schlucken trinken. Bereiten Sie Melissentee drei- bis viermal täglich frisch zu.

Weitere Heilmethoden

Entspannungstechniken helfen insbesondere bei nervösen Beschwerden, die eine Folge psychischer Überlastung sind.

● *Autogenes Training*
Das autogene Training ist der Klassiker unter den Entspannungstechniken. Der Übende nutzt dabei die bei jedem Menschen vorhandene Fähigkeit zur Autosuggestion (Selbstbeeinflussung).

Beim autogenen Training erlernt man, den Körper auf eine positive Weise wahrzunehmen. Die Zustände körperlicher Schwere und Ruhe, die mit autogenem Training zu erreichen sind, hat jeder bei unwillkürlich ablaufenden Prozessen

NERVOSITÄT

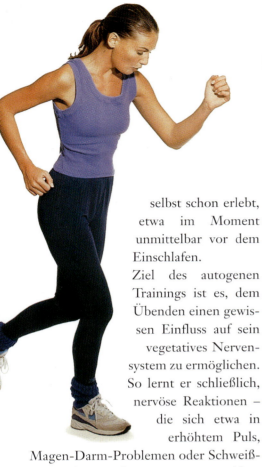

Körperliche Aktivität entspannt: Wer sich viel und regelmäßig bewegt, hat in der Regel wenig Mühe, zur Ruhe zu kommen.

selbst schon erlebt, etwa im Moment unmittelbar vor dem Einschlafen.

Ziel des autogenen Trainings ist es, dem Übenden einen gewissen Einfluss auf sein vegetatives Nervensystem zu ermöglichen. So lernt er schließlich, nervöse Reaktionen – die sich etwa in erhöhtem Puls, Magen-Darm-Problemen oder Schweißausbrüchen äußern – zu vermeiden, indem er seinem Körper Ruhe und Entspannung signalisiert.

Autogenes Training erlernt man in einem speziellen Kurs. Diesen Aufwand sollte man nicht scheuen, zumal jeder Kursteilnehmer nach einer relativ kurzen Übungszeit in der Lage ist, das Erlernte sicher und gezielt abzurufen.

● *Yoga*
Yoga ist eine jahrtausendealte Meditationskunst, die aus Indien stammt. Sie verbindet gymnastische Übungen mit Meditation und Atemtechniken und ist inzwischen auch in Europa sehr populär. Yogakurse bieten Volkshochschulen, Gesundheitszentren und spezielle Yogaschulen an. Auch für die tägliche Anwendung zu Hause ist Yoga geeignet, sein Effekt besteht aber eher in einer Langzeitwirkung. Bei akuten Attacken von Nervosität ist also autogenes Training besser geeignet als Yoga.

● *Meditation*
Fast alle Meditationstechniken entstammen den großen Weltreligionen. Es handelt sich dabei um alte Erfahrungen und Methoden. Ziel aller Meditationstechniken ist es, einen Zustand der inneren Ruhe und Harmonie sowie eine erhöhte Achtsamkeit zu erzeugen.

So beugen Sie vor ...

• Durch eine ausgewogene Ernährung mit viel Vollkornprodukten, Obst und Gemüse können Sie einer Vielzahl nervöser Beschwerden vorbeugen. Als Einstieg dazu kann eine Fastenkur dienen.

• Mit Ausdauersportarten wie Schwimmen oder Jogging können Sie nervösen Beschwerden wirksam vorbeugen. Auch Spaziergänge an der frischen Luft sind sinnvoll. Dadurch wird der Stoffwechsel des Körpers angeregt und auch die seelische Ausgeglichenheit verbessert.

... und so heilen Sie

• Die fernöstliche Heilmethode der Akupressur sowie die Aromatherapie sind bei der Behandlung von nervösen Beschwerden in der Regel sehr erfolgreich.

• Durch Entspannungstechniken lassen sich nervöse Beschwerden, die aus psychischen Belastungen resultieren, wirksam lindern. Aus der Vielzahl verschiedener Entspannungsmethoden sollten Sie diejenige Technik auswählen, die Ihnen einfach am meisten zusagt.

KRANKHEITEN UND ALLTAGSBESCHWERDEN

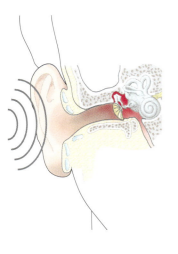

Ohrenbeschwerden
Tinnitus und Ohrenentzündungen

Beschwerden im Ohr können ganz unterschiedlicher Natur sein: Zu den häufigsten Erkrankungen zählen Ohrenentzündungen (besonders die Mittelohrentzündung) und die so genannten Ohrgeräusche (Tinnitus). Allein in Deutschland leiden an Tinnitus fast eine Million Menschen. Ohrenbeschwerden sind häufig sehr schmerzhaft und können den Gleichgewichtssinn stören.

Das menschliche Ohr reagiert auch auf kleinste Geräusche. Entsprechend sensibel ist das ganze Hörsystem.

Symptome bei Tinnitus

Die für Tinnitus typischen Ohrgeräusche hören sich meist an wie ein dumpfes Summen oder Klingeln. Deswegen wird auch oft von Ohrensausen gesprochen. Das Symptom ist allerdings nicht mit vorübergehenden Hörstörungen zu verwechseln: Beim Tinnitus bleiben die Ohrgeräusche dauerhaft bestehen. Bei manchen Menschen kann auch ein grollendes Rumpeln bzw. ein hohes Klicken, Zischen oder Knirschen auftreten, ja selbst schrilles Klirren oder Pfeifen wird in manchen Fällen vernommen.

Ursachen des Tinnitus

Tinnitus gilt nicht als eigenständige Erkrankung, sondern ist eine Funktionsstörung des Hörsystems, der die unterschiedlichsten Ursachen zugrunde liegen. Das Klingeln in den Ohren kann daher auch ein Warnsignal für eine andere Erkrankung sein.
Mögliche Ursachen für den Tinnitus können sein: Geschwulste im Bereich des Hörnervs, akute Knall- oder Explosionstraumata, Hörsturz, Nahrungsmittelallergien, Diabetes mellitus, Durchblutungsstörungen, aber auch eine falsch sitzende Zahnprothese oder extreme Lärmbelastungen. Unmittelbar beruht der Tinnitus in der Regel auf einer mangelhaften Durchblutung der Adern im Hörsystem.

Heilanwendungen bei Tinnitus

Bei Tinnitus sollte die Lebensweise so umgestellt werden, dass vor allem die Dauerbelastung mit Lärm verringert wird.

● *Atemtherapie*
Unterschiedliche Gemütszustände wie Unruhe, Angst oder Aggressionen wirken unmittelbar auf den Atmungsprozess ein. So lässt sich bei gestressten Menschen häufig eine oberflächliche, stoßweise und hastige Atmung beobachten.
Bei der Atemtherapie wird die richtige Atmung erlernt und trainiert. Dadurch kommt es zu einem spannungsfreien Körperzustand, der sich positiv auf die verkrampften Muskelbereiche im Hörsystem auswirkt. Eine Atemtherapie ist auch in der Kombination mit anderen

Heilungschancen bei Tinnitus
Sehr gut sind die Heilungschancen bei Tinnitus nicht: Sind die Ohrgeräusche nach spätestens einem halben Jahr nicht verschwunden, dann gelten sie als unheilbar. Bei diesem Leiden ist also eine schnelle und entschlossene Reaktion angezeigt.

OHRENBESCHWERDEN

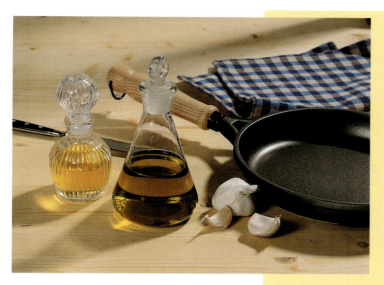

Kein Fett, sondern hochwertige Öle in die Pfanne! Wenn Sie dann noch statt des Schweine- ein Sellerieschnitzel braten, stimmt die Fettbilanz.

Ernährungstipps

- Meiden Sie fette Speisen, tierische Fette und besonders Alkohol.
- Bauen Sie fettarme und ballaststoffreiche Nahrung in Ihren Speiseplan ein. Auch geeignet sind mageres Fleisch, Fisch und pflanzliche Öle. Besonders empfehlenswert zur Steigerung der Durchblutung sind chlorophyllreiches Grüngemüse, cholinreiche Sojaprodukte, Gemüse mit viel Vitaminen der B-Gruppe (Hülsenfrüchte), Mais, Kartoffeln sowie Vollkorngetreide. Besonders Zwiebeln und Knoblauch wirken durchblutungssteigernd und antibakteriell.
- Achten Sie darauf, dass Sie genügend trinken (mindestens zwei Liter täglich). Durchblutungsstörungen lassen sich häufig dadurch mindern, dass durch erhöhte Flüssigkeitszufuhr die Fließeigenschaften des Blutes wesentlich verbessert werden.

Entspannungstechniken (beispielsweise autogenes Training, Yoga oder Meditation) sinnvoll.

- *Ohrenerholungspausen*

Bevor die körperliche und psychische Anspannung zu groß wird, sollten Sie von Zeit zu Zeit Ruhepausen einlegen. Gestalten Sie dabei die Pause nach dem folgenden Muster.

Zonen der Ruhe schaffen: Schalten Sie alle Lärmquellen aus – Fernsehgerät, Radio oder Stereoanlage, Walkman, Telefon, Computer. Schließen Sie die Fenster, um Verkehrslärm zu vermeiden, und stellen Sie die Klingel ab.

Bequeme Haltung einnehmen: Öffnen Sie einengende Kleidungsstücke (z. B. Krawatten und Gürtel), ziehen Sie die Schuhe aus, und nehmen Sie eine bequeme Körperhaltung auf einem Stuhl oder einer Liege ein.

Für freien Gedankenfluss sorgen: Schließen Sie die Augen, und lassen Sie Ihren Gedanken freien Lauf. Atmen Sie tief und ruhig. Versuchen Sie, an etwas Schönes zu denken. Das geht am einfachsten, indem Sie sich voll und ganz auf den Fluss Ihres Atems konzentrieren. Falls unliebsame Gedanken kommen, versuchen Sie nicht, diese bewusst zu unterdrücken – das führt meist nur dazu, dass sie sich erst recht breitmachen. Lenken Sie stattdessen Ihre Konzentration immer wieder auf den freien Fluss Ihres Atems.

Den Körper schwer werden lassen: Allmählich entsteht eine zunehmende Körperschwere als fühlbarer Ausdruck der Entspannung.

Die Übungszeit sollte von anfänglich 2 bis 3 Minuten auf 15 bis maximal 30 Minuten gesteigert werden.

Kontrolle der Körperfunktionen

Mit der konzentrativen Entspannung ist es möglich, die eigenen Körperfunktionen im Sitzen, Liegen, Stehen und Gehen bewusst zu kontrollieren. Dadurch können Sie bei Gleichgewichtsstörungen die Muskelanspannungen positiv beeinflussen.

327

KRANKHEITEN UND ALLTAGSBESCHWERDEN

Magnesium zuführen

Magnesium verbessert die Regeneration der Hörzellen. Mit ausreichenden Mengen dieses Spurenelements können Sie wirksam gegen Tinnitus vorgehen. Die magnesiumreichsten Pflanzen sind Spinat und Feldsalat.

● *Akupressur*

Beschwerden und Schmerzen im Ohrbereich, die auch psychosomatische Ursachen haben, lassen sich durch Akupressur sehr gut lindern.

Akupressur des Ohrknorpels: Nehmen Sie direkt an der Stelle, wo der Ohrknorpel beginnt (siehe Abbildung unten, Punkt 1), jeweils den Knorpelrand beider Ohren zwischen Zeigefinger und Daumen. Anschließend mit den beiden Fingern um den Knorpelrand bis zum Ohrläppchenansatz herumwandern (siehe Punkt 3) und dabei den Rand ziemlich kräftig drücken. Vom Ohrläppchen aus wieder bis zum Beginn des Ohrknorpels zurück wandern. Der ganze Vorgang sollte etwa 2 bis 3 Minuten in Anspruch nehmen.

Ohrdruckpunkte: Drücken Sie etwa 7 bis 10 Sekunden lang mit dem Mittelfinger kräftig an die Stelle, wo das Ohrläppchen in die Seite des Kopfes übergeht (siehe Abbildung, Punkt 3), daraufhin weitere 7 bis 10 Sekunden direkt auf einen Punkt vor dem Ohrzäpfchen (Punkt 2, hier ist eine kleine Kuhle). Nochmals 7 bis 10 Sekunden am Beginn des oberen Ohrknorpelrands akupressieren (Punkt 1, auch dort ist eine Kuhle zu spüren). Diese drei Punkte sollten Sie dreimal am Tag massieren.

● *Ginkgoblätter*

Die Blätter des Ginkgobaums enthalten durchblutungsfördernde Substanzen. Hierdurch wird die Blutversorgung des Innenohrs spürbar verbessert. Zusätzlich steigt die Widerstandsfähigkeit des Innenohrgewebes. Präparate mit Ginkgo-biloba-Extrakten erhalten Sie rezeptfrei in der Apotheke. Lassen Sie sich über die verschiedenen Produkte von Ihrem Apotheker beraten.

Heiltees bei Tinnitus

Für Tinnitus gibt es keine speziellen Heiltees. Da bei diesen Ohrbeschwerden jedoch die Durchblutung im Hörsystem gestört ist, empfehlen sich durchblutungsfördernde Tees.

● *Durchblutungsfördernder Tee*

Mischen Sie Rosmarinkraut, Löffelkraut, Gartenrautenkraut und Johanniskraut zu gleichen Teilen. Übergießen Sie 1 TL der Mischung mit 1 Tasse heißem Wasser. 15 Minuten ziehen lassen und abseihen. Trinken Sie 3 bis 4 Wochen lang 1 bis 2 Tassen täglich. Vermeiden Sie während der Kur eine stärkere Sonnenbestrahlung, da durch das Johanniskraut die Lichtempfindlichkeit der Haut erhöht sein kann.

● *Tee mit Buchweizenkraut*

Mischen Sie 25 g Buchweizenkraut, 20 g Rosmarinnadeln, 20 g Meisterwurz und 15 g Liebstöckelkraut. Übergießen Sie

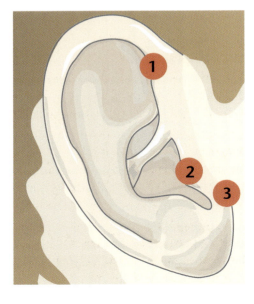

Die wichtigsten Akupressurpunkte am Ohr: der Ansatz des Ohrknorpels (1), das Ohrzäpfchen (2) und der Übergang Ohrläppchen/Kopf (3).

OHRENBESCHWERDEN

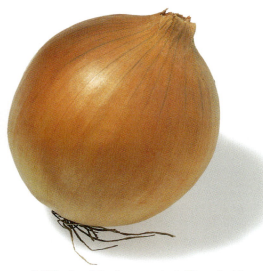

Große Heilkraft bei Ohrenentzündungen: Die ätherischen Öle der Zwiebel lindern den Schmerz und lassen entzündliche Prozesse abklingen.

2 TL der Mischung mit 1 Tasse heißem Wasser. 15 Minuten ziehen lassen und abseihen. Trinken Sie von diesem Tee 3 bis 4 Wochen lang täglich 2 Tassen morgens und 2 Tassen abends.

Symptome bei Ohrenentzündungen

Erste Anzeichen einer Ohrenentzündung bzw. Mittelohrentzündung können ein Druckgefühl im Ohr sowie pulsierende Ohrenschmerzen sein. Häufige Begleiterscheinungen sind Schwerhörigkeit, Ohrgeräusche und in schweren Fällen auch Fieber.

Nach zwei bis drei Tagen kommt es zum Ohrenlaufen: Eitrige Flüssigkeit läuft durch ein Loch im Trommelfell nach außen. In der Regel klingen nun die Schmerzen deutlich ab. Sollte dies nicht der Fall sein, muss im Zweifelsfall vom Facharzt entschieden werden, ob ein Trommelfellschnitt notwendig ist. Dadurch kann dann der Eiter aus dem Mittelohr ablaufen. Bei einer zu späten oder unsachgemäßen Behandlung kann es zu einer chronischen Mittelohrentzündung kommen – und im schlimmsten Fall zu Schwerhörigkeit. Frühzeitiger ärztlicher Rat ist deshalb unbedingt erforderlich, um Folgeschäden zu vermeiden.

Ursachen der Ohrenentzündungen

Bei einer Ohrenentzündung handelt es sich um eine infektiöse Erkrankung des Mittelohrs, der in der Regel Infekte im Nasen-Rachen-Raum vorausgegangen sind – z. B. ein Schnupfen, der nicht richtig auskuriert wurde. Vor allem Kinder erkranken häufig an der Mittelohrentzündung, weil bei ihnen die Kanäle vom Rachen zum Mittelohr noch kleiner und enger sind als bei Erwachsenen und leichter verstopfen. Dadurch kommt es bei Schnupfen oder Halsentzündung zur Störung der Mittelohrbelüftung, sodass Bakterien dort einen guten Nährboden finden.

Heilanwendungen

● *Zwiebelkompressen*

Ein wirksames Hausmittel bei Mittelohrentzündung sind Kompressen mit Zwiebeln. Hacken Sie 1 bis 2 Zwiebeln klein, und verteilen Sie die Zwiebelstückchen auf zwei Taschentüchern. Die Tücher zusammenfalten, jeweils auf ein Ohr legen und mit einer Mullbinde oder einem Schal festbinden. Etwa 2 Stunden lang einwirken lassen. Eine genaue Beschreibung dieser Anwendung mit einer Aufstellung des benötigten Materials finden Sie auf Seite 181ff.

Wann zum Arzt?

Nicht immer wird eine Mittelohrentzündung von Fieber und Schmerzen begleitet. Kommt es bei Ihnen zu Ohrgeräuschen und Schwerhörigkeit, kann es sich auch um einen Hörsturz handeln. Für eine genaue Diagnose sollten Sie bei diesen Beschwerden einen Arzt aufsuchen.

KRANKHEITEN UND ALLTAGSBESCHWERDEN

Vorsicht!
Wenn Sie Probleme mit dem Herz haben oder Ihr Blutdruck stark erhöht ist, sollten Sie generell auf Schwitzkuren verzichten.

Mädesüß: Die bis zu eineinhalb Meter hohe Pflanze enthält Salizylsäure, die entzündungshemmend und schmerzstillend wirkt.

- *Immunsystem stärken*

In der kalten Jahreszeit, wenn sich die Erkältungskrankheiten und damit auch die Infektionsgefahren häufen, ist es sinnvoll, deutlich mehr Vitamin C zu sich zu nehmen als im Sommer.
Trinken Sie täglich 1 Glas Orangensaft (frisch gepresst, damit die wertvollen Inhaltsstoffe des Fruchtfleischs erhalten bleiben), und essen Sie Vitamin-C-reiches Obst (z. B. Kiwis, Holunderbeeren, Orangen oder Grapefruits), am besten im morgendlichen Vollkornmüsli. Für Hartgesottene: Essen Sie täglich eine Zitrone – komplett mit Fruchtfleisch. Das ist noch gesünder, als den Saft zu trinken, da Sie mit dem Fruchtfleisch die Flavonoide des Obstes zu sich nehmen. Trotzdem enthält ein kleines Glas Zitronensaft mehr Vitamin C als drei Orangen.

- *Wechselduschen*

Regelmäßiges Wechselduschen – gerade auch in der kalten Jahreszeit – stärkt das Immunsystem und beugt somit allen Erkältungskrankheiten vor. Morgens nach dem Aufstehen zuerst 2 Minuten (nicht zu) warm duschen, dann 1/2 Minute kalt. Diesen Vorgang drei- bis viermal wiederholen und zuletzt mit kaltem Wasser duschen.

- *Schwitzkur mit Heublumen*

Bei allen Infektionskrankheiten fördert eine Schwitzkur den Heilungsprozess. Hängen Sie ein Heublumensäckchen etwa 20 Minuten in einen großen Topf mit wenig kochendem Wasser, ohne dass das Säckchen mit dem Wasser in Berührung kommt. Legen Sie sich anschließend mit dem Heublumensäckchen ins Bett, und schwitzen Sie zugedeckt etwa 2 Stunden lang. Nach der Schwitzkur noch längere Zeit, ohne zu schwitzen, ruhig im Bett liegen bleiben.

Heiltees

Bei einer Infektionskrankheit wie der Mittelohrentzündung ist die Steigerung der körpereigenen Abwehrkraft die einzige, aber effektive Möglichkeit, den Heilungsprozess zu unterstützen und zu beschleunigen.

- *Tee aus Ringelblumenblüten*

Die Blüten der Ringelblume wirken gegen Viren und Bakterien. Übergießen Sie 2 TL Ringelblumenblüten mit 1/4 l kochendem Wasser, lassen Sie den Tee 10 Minuten lang zugedeckt ziehen, dann abseihen. Trinken Sie von diesem Tee täglich 2 bis 3 Tassen ungesüßt.

- *Holunderblütentee*

Holunderblüten wirken stark schweißtreibend und steigern die körpereigenen Abwehrkräfte. Übergießen Sie 1 EL getrocknete Holunderblüten mit 1 Tasse kochendem Wasser. 5 bis 10 Minuten zugedeckt ziehen lassen, dann abseihen.

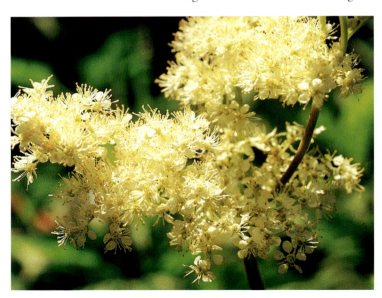

330

OHRENBESCHWERDEN

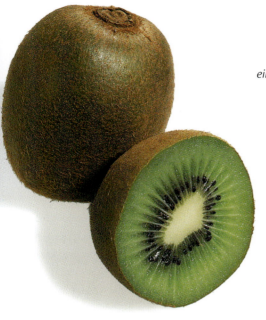

Die Kiwi enthält pro Gramm Fruchtfleisch bis zu ein Milligramm Vitamin C – Orangen enthalten nur halb so viel.

- *Hagebuttentee*

Der altbewährte und sehr bekömmliche Hagebuttentee wirkt wegen seines hohen Vitamin-C-Gehalts vorbeugend gegen Infektionen: Geben Sie auf 2 TL getrocknete Früchte 1/4 l kochendes Wasser, 10 Minuten lang ziehen lassen und dann abseihen. Sie können von diesem Tee täglich 4 bis 5 Tassen trinken.

Zweitbeste Lösung
Vitamin-C-Präparate sind nur dann anzuraten, wenn Sie kein frisches Obst zur Verfügung haben.

Trinken Sie täglich bis zu 4 Tassen des Tees, nach Möglichkeit ungesüßt.

- *Lindenblütentee*

Die Blüten der Linde wirken krampflösend und schweißtreibend. Überbrühen Sie 2 TL getrocknete Lindenblüten mit 1/4 l kochendem Wasser. 10 Minuten ziehen lassen, dann abseihen. Trinken Sie täglich 3 Tassen möglichst heiß, ohne Zucker oder Honig.

- *Kamillenblütentee*

Bei Entzündungen wirkt diese Heilpflanze gegen Viren und Bakterien. Übergießen Sie 3 TL Kamillenblüten mit 1/4 l kochendem Wasser. Den Tee 10 Minuten zugedeckt ziehen lassen, dann abseihen. Trinken Sie täglich 3 bis 4 Tassen heiß und ungesüßt.

- *Mädesüßtee*

Mädesüß wirkt schmerzlindernd. Überbrühen Sie 1 TL getrocknete Mädesüßblüten und -blätter mit 1 Tasse kochendem Wasser. 10 Minuten zugedeckt ziehen lassen, dann abseihen. Trinken Sie 2 bis 3 Tassen täglich.

So beugen Sie vor ...

Tinnitus
Eine fett- und cholesterinarme Ernährungsweise verbessert Ihre Blutfettwerte und wirkt sich somit auch günstig auf die Durchblutung des Innenohrs aus. Mit dieser Art der Ernährung können Sie nicht nur Tinnitus vorbeugen, sondern tun Ihrem Körper auch sonst etwas Gutes.

Ohrenentzündungen
Sorgen Sie für eine regelmäßige und ausreichende Zufuhr von Vitamin C, dann können Sie die kalte Jahreszeit ohne größere Infektionskrankheiten überstehen.

... und so heilen Sie

Tinnitus
Vor allem bei einem Tinnitus, wo auch psychosomatische Gründe eine gewisse Rolle spielen, können Sie durch Entspannungstechniken und mit Akupressur gute Erfolge erzielen. Wählen Sie deshalb die für Sie am besten passende Methode – Entspannungstechnik oder Akupressur – aus.

Ohrenentzündungen
Heiltees mit entzündungshemmenden Kräutern sowie Schwitzkuren mildern die Auswirkungen einer Infektionskrankheit.

KRANKHEITEN UND ALLTAGSBESCHWERDEN

Osteoporose
Wenn die Knochen brüchig werden

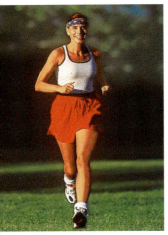

Die Osteoporose ist eine Form von Knochenschwund und kann bei Männern und Frauen auftreten. Da Frauen jedoch einen leichteren Knochenbau besitzen und ihr Körper nach den Wechseljahren nur noch wenig knochenerhaltendes Östrogen produziert, sind sie nach den Wechseljahren häufiger von dieser schleichenden Krankheit betroffen.

Ausdauersport geht auf die Knochen – im positiven Sinn! Joggen beugt Osteoporose vor.

Frauen besonders stark betroffen
Osteoporose ist eine der häufigsten Erkrankungen des Bewegungsapparates. In Deutschland sind von dieser chronischen Krankheit etwa sechs Millionen Menschen betroffen – überwiegend Frauen nach den Wechseljahren.

Symptome
Akute Rückenschmerzen durch brüchig gewordene Wirbelsäulenelemente, chronische Schmerzen bei einer zunehmenden Deformation der Wirbelsäule, was in der Spätphase zu einem Rundrücken (so genannter Witwenbuckel) führen kann, sind häufige Anzeichen dieser Krankheit. Außerdem besteht eine überdurchschnittlich hohe Neigung zu Knochenbrüchen; besonders der Oberschenkelhalsknochen und der Unterarmknochen in der Nähe des Handgelenks sind hiervon betroffen.

Ursachen
Bei älteren Menschen wird mehr Knochenmasse ab- als aufgebaut. Ab dem 45. Lebensjahr nimmt sie jährlich im Durchschnitt um 0,5 bis 1 Prozent ab. Bei Osteoporose wird die Knochendichte jedoch über dieses altersbedingte Ausmaß hinaus reduziert. Für Frauen nach den Wechseljahren erhöht sich das Risiko erheblich, an Osteoporose zu erkranken, weil die Eierstöcke in dieser Lebensphase die Produktion des Sexualhormons Östrogen drosseln, das für die Erhaltung der Knochenmasse zuständig ist. Weitere Ursachen einer fortschreitenden Osteoporose sind kalziumarme Ernährung, Bewegungsmangel, starkes Rauchen und erhöhter Alkoholkonsum. Die langfristige Einnahme von Kortison – beispielsweise bei Asthma, rheumatischen Erkrankungen oder Allergien –, kann den Knochenschwund begünstigen bzw. verstärken.

Vorbeugen mit Sport
Bis heute gibt es keine Heilung bei Osteoporose. Ist die Krankheit erst einmal ausgebrochen, dann kann ihr Fortschreiten nur noch mit Hilfe von Medikamenten gebremst werden.
Umso wichtiger ist eine effektive Vorbeugung. Hier stehen Ausdauersportarten und regelmäßige Bewegung an erster Stelle.

• *Schwimmen*
Schwimmen kräftigt die Muskulatur und schont den Rücken sowie die Gelenke. Schwimmen Sie mindestens drei- bis viermal in der Woche etwa 1 Stunde lang.

OSTEOPOROSE

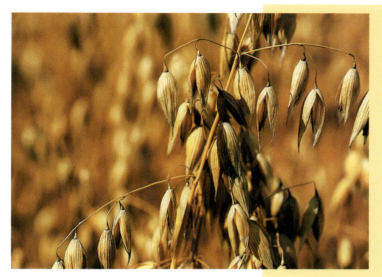

Volles Korn für Kalzium und mehr: Den Genuss von Weißmehlprodukten sollten Sie im Interesse Ihrer Knochenfestigkeit zugunsten von Vollkornprodukten, z.B. aus Hafer, einschränken.

Ernährungstipps

• Achten Sie vor allem auf eine kalziumreiche Ernährung. Der Mineralstoff Kalzium ist für den Knochenaufbau unentbehrlich. Er findet sich vor allem in Milch und Milchprodukten, in frischem, grünem Blattgemüse und Salaten, in Karotten, Walnüssen, Fisch und Kräutern.

• Achten Sie auch auf eine vitaminreiche Ernährung mit viel frischem Obst und Gemüse sowie Vollkornprodukten (Vollkornbrot, Haferflocken, Bircher-Müsli).

• Trinken Sie mehr kalzium- und mineralstoffreiche Mineralwässer, Fruchtsäfte und Kräutertees. Meiden Sie jedoch Alkohol sowie süße Getränke (Cola oder Limonaden).

• Verzichten Sie auf phosphatreiche Nahrungsmittel, die eine Kalziumaufnahme behindern können, wie z. B. Fleisch, Bohnen, Kichererbsen, Schmelzkäse, Schokolade, Speiseeis, Fischstäbchen und -frikadellen.

Wechseln Sie dabei die Art des Schwimmens (Brustschwimmen, Kraulen, Rückenschwimmen), um einseitige Belastungen zu vermeiden.

● *Joggen*

Wo Sie joggen, ist nicht so entscheidend, der Boden sollte aber nicht zu hart sein. Sie dürfen auch auf keinen Fall beim Schuhkauf sparen, weil Muskeln, Sehnen, Bänder und Knochen beim Laufen großen Belastungen ausgesetzt sind, die durch ein gutes Schuhwerk verringert werden. Laufen Sie nicht zu schnell, dafür aber rhythmisch. Achten Sie auf gleichmäßiges Atmen.

Wenn Sie schon lange nicht mehr oder überhaupt noch nie gejoggt sind, dann bietet sich das folgende Zwölf-Wochen-Programm an. Das Programm steigert langsam und behutsam Ihre Leistung.

Woche 1: Zu Beginn sollten Sie täglich 15 bis 20 Minuten lang nur zügig gehen.

Woche 2: In der nächsten Woche gehen Sie 20 Minuten lang zügig, wobei Sie zwei- bis dreimal das Tempo etwa für 3 Minuten erhöhen.

Woche 3: Laufen Sie zweimal je 1 Minute. Davor, dazwischen und danach folgt eine Gehpause von 3 Minuten.

Woche 4: Steigern Sie sich auf dreimal 1 Minute mit den entsprechenden Gehpausen (davor, dazwischen und danach) von jeweils 3 Minuten.

Woche 5: Joggen Sie dreimal 2 Minuten. Legen Sie je 3 Minuten Gehpause ein.

Woche 6: Laufen Sie zweimal je 3 Minuten. Vergessen Sie nicht, regelmäßig die dreiminütigen Gehpausen einzulegen.

Woche 7 bis 12: Joggen Sie zuerst zweimal 4 Minuten lang. Dann steigern Sie Ihre Leistung um jeweils 1 Minute pro

Ausdauertraining

Zu Beginn steht eine Aufbauphase, auf die regelmäßiges Ausdauertraining folgt. Ein langsames Aufbautraining ist für diejenigen ratsam, die sich schon jahrelang nicht mehr sportlich betätigt haben.

333

KRANKHEITEN UND ALLTAGSBESCHWERDEN

Risiko Rauchen
Rauchen entzieht dem Körper Östrogen und erhöht somit das Osteoporose-Risiko. Frauen, die zu Beginn der Wechseljahre etwa eine Packung Zigaretten pro Tag rauchen, haben eine bis zu zehn Prozent geringere Knochendichte.

Ein gesunder (rechts) und ein von Osteoporose zersetzter Knochen. Die Belastungsschwäche ist offensichtlich.

Woche – immer mit dreiminütigen Gehpausen. In der letzten Woche wird schließlich zweimal 9 Minuten gelaufen.

● *Aquajogging*
Zur Entlastung und Entspannung des Rückens wird im Wasser »gelaufen«: Bis zur Brust oder zumindest zur Taille im warmen Wasser stehend, schreitet man zügig mit möglichst großen Schritten voran. Das ist enorm anstrengend und fordert nicht nur den Gehapparat, sondern auch die Rumpf- und Armmuskulatur. Aquajogging eignet sich besonders gut für Personen mit Übergewicht, weil das Wasser den Körper trägt und somit die Wirbelsäule entlastet wird.

● *Walking*
Gehen und Wandern ist selbst noch im hohen Alter, wenn andere Sportarten nicht mehr geeignet sind, möglich. Wollen Sie allerdings einen hohen Trainingseffekt erzielen, sollten Sie Walking betreiben, die sportliche Form des Gehens.

Hierbei bleibt, im Gegensatz zum Joggen, immer ein Fuß auf dem Boden, genau wie beim entspannten Spazierengehen. Allerdings wird auf ein hohes Gehtempo Wert gelegt. Nur dann ergeben sich die positiven gesundheitlichen Auswirkungen eines Ausdauertrainings. Steigern Sie die Trainingsbelastung langsam und in Intervallen. Die Gesamtgehzeit sollte dabei mindestens 30 Minuten betragen, um einen entsprechenden Trainingseffekt zu erzielen.

Verhaltensregeln

Wer an Osteoporose leidet, sollte das Heben oder Tragen von schweren Lasten unterlassen. Zu niedrige Sitzgelegenheiten sollte man meiden. Generell ist eine möglichst aufrechte Haltung wichtig. Zum Schlafen ist eine feste, aber elastische Matratze besser geeignet als eine zu weiche Unterlage.
Kaffee sollte nur in Maßen genossen werden, denn das Koffein fördert die Kalziumausscheidung durch den Urin.
Schlafen Sie ausreichend! Die Wachstumshormone, die für den Knochenaufbau verantwortlich sind, werden vor allem im Schlaf ausgeschüttet.
Verzichten Sie auf den Konsum von Nikotin und Alkohol! Diese beiden Genussgifte fördern das Fortschreiten einer Osteoporose.

Heilanwendungen

● *Brennnesselsamen*
Die Brennnessel enthält Substanzen, die eine ähnliche Wirkung haben wie die menschlichen Östrogene. Außerdem regen die Blätter der Brennnessel den gesamten Stoffwechsel des Körpers an.

OSTEOPOROSE

Hormonpräparat ohne Nebenwirkungen: Die Brennnessel enthält Substanzen, die ähnlich wirken wie das Östrogen.

Brennnesseln enthalten wertvolle Flavonoide, Vitamine, Karotinoide und Salze. Am einfachsten wenden Sie das heilsame Unkraut an, indem Sie täglich eine Prise Brennnesselsamen über Ihren Salat oder Ihr Gemüse streuen.

● *Teufelskrallenwurzel*
Die Wirkstoffe dieser Pflanze aus der Familie der Sesamgewächse verbessern die Aufnahme und Verwertung von Kalzium im Körper. Darüber hinaus wirken sie entzündungshemmend und appetitanregend. Sie erhalten die Pflanze als Tee und Kapseln in der Apotheke.

Heiltees

● *Brennnesseltee*
Die beste Wirkung erzielen Sie, wenn Sie die Brennnessel in der klassischen Form anwenden: Kochen Sie 2 TL frische Brennnesselblätter mit 1/4 l Wasser auf. Den Tee 5 bis 10 Minuten ziehen lassen, anschließend abseihen. Trinken Sie ihn am besten lauwarm und ungesüßt.

● *Blutreinigungstee*
Mischen Sie 40 g Brennnesselblätter mit je 30 g Kletten- und Queckenwurzel. Kochen Sie 2 TL davon in 1 l Wasser 15 Minuten lang. Trinken Sie morgens 1 Tasse auf nüchternen Magen, später am Tag noch 1 Tasse.

Weitere Heilmethode

● *Lichttherapie*
Sonnenlicht stimuliert den Knochenaufbau. Versuchen Sie, sich täglich mindestens 30 Minuten im Freien aufzuhalten. Das Sonnenlicht entfaltet seine Wirkung auch, wenn es bewölkt ist.

So beugen Sie vor ...

● Rauchen ist ein Risikofaktor bei der Entstehung von Osteoporose. Wenn Sie mit dem Rauchen rechtzeitig aufhören, können Sie das Osteoporose-Risiko deutlich reduzieren. Außerdem verringern Sie damit zugleich auch das Risiko für viele andere Erkrankungen (beispielsweise Herz-Kreislauf-Erkrankungen, Gastritis oder Lungenkrebs).
● Mit Ausdauersportarten wie Schwimmen, Jogging oder Walking können Sie einer Osteoporose wirksam vorbeugen. Dies empfehlen Mediziner aller Fachrichtungen. Auch Spaziergänge oder Wanderungen an der frischen Luft sind sinnvoll. Dadurch wird der Stoffwechsel des Organismus angeregt, was wiederum die allgemeine körperliche Widerstandsfähigkeit verbessert.

... und so heilen Sie

● Wenn Sie bereits an Osteoporose leiden, können Sie die Beschwerden durch eine vernünftige Lebensweise lindern bzw. das Fortschreiten der Erkrankung verlangsamen. Das regelmäßige Ausüben einer schonenden Ausdauersportart ist hier von besonderer Bedeutung.
● Mit Tees aus Brennnesselblättern können bestehende Beschwerden abgemildert oder sogar eine Besserung von bestimmten Krankheitssymptomen erzielt werden.

KRANKHEITEN UND ALLTAGSBESCHWERDEN

Reisekrankheit
Wenn die Urlaubsreise zur Tortur wird

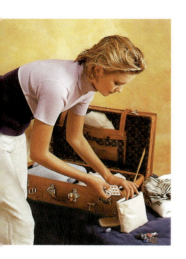

Die wohl unangenehmste Form der Reisekrankheit ist die Seekrankheit. Selbst berühmte Seefahrer wie der britische Admiral Nelson (1758–1805) litten unter diesen Beschwerden. Doch viele Menschen wissen aus eigener leidvoller Erfahrung, dass man ebenso im Flugzeug sowie in Bahn, Bus oder Auto die Reisekrankheit bekommen kann.

Denken Sie beim Packen daran, die Reiseapotheke griffbereit im Handgepäck zu verstauen.

Symptome
Die typischen Symptome der Reisekrankheit sind Schwindel, Übelkeit und Brechreiz. Sobald die Reise beendet ist, klingen die Beschwerden in der Regel rasch ab. Bei längeren Reisen können sie bis zu drei Tagen anhalten.

Ursachen
Insbesondere bei Flug- und Seereisen, aber auch bei allen anderen Fortbewegungsformen erhält das Gehirn von den Augen und vom im Innenohr befindlichen Gleichgewichtsorgan unterschiedliche Botschaften. Während die Augen relative Ruhe wahrnehmen, registriert das Gleichgewichtsorgan hektische Turbulenzen. Auf diese widersprüchlichen Nachrichten reagiert der Körper mit einer verstärkten Ausschüttung von Stresshormonen.

Jetlag: Der menschliche Organismus ist auf einen Tag-Nacht-Rhythmus von 24 Stunden eingestellt. Es gelingt ihm nur mit Schwierigkeiten, sich plötzlich extremen zeitlichen Umstellungen anzupassen. Wenn Sie jedoch mit dem Flugzeug mehrere Zeitzonen überspringen, wird Ihr Körper gezwungen, diesen Rhythmus zu verändern: Man fordert ihm Leistung ab, obwohl er schon auf Nachtruhe eingestellt ist – oder umgekehrt. Besonders Gehirn, Magen und Darm nehmen das übel. Typische Umstellungssymptome beim Jetlag sind in den meisten Fällen Müdigkeit oder Schlaflosigkeit und leichte Reizbarkeit.

Heilanwendungen
Bei Personen mit sehr niedrigem Blutdruck sollten Maßnahmen zur Konstitutionskräftigung durchgeführt werden.

● *Propolis zur Kräftigung und Unterstützung der Nerven*
Vor einer größeren Reise (oder einer Flugreise) kann eine Kuranwendung mit Propolis sowie Gelée royale sinnvoll sein. Die Anwendung wirkt unterstützend auf das vegetative Nervensystem und ist auch zur allgemeinen gesundheitlichen Vorbeugung empfehlenswert. Trinken Sie mindestens 2 Wochen vor der Reise dreimal täglich 1 Glas Mineralwasser mit 5 bis 10 g Propolispulver. Nehmen Sie

Mehr Bewegung
Gymnastische Arm- und Beinübungen während der Flugreise verringern nicht nur die Ausschüttung von Stresshormonen, sondern sorgen auch dafür, dass das ohnehin unangenehme lange Sitzen im Flugzeug erträglicher wird.

REISEKRANKHEIT

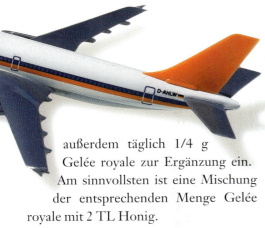

Viele Menschen, die mit dem Flugzeug große Distanzen in Ost-West-Richtung oder umgekehrt zurücklegen, leiden unter Jetlag.

außerdem täglich 1/4 g Gelée royale zur Ergänzung ein. Am sinnvollsten ist eine Mischung der entsprechenden Menge Gelée royale mit 2 TL Honig.

● *Gymnastik während der Reise*

Bei einer Flugreise empfiehlt es sich, leichtere gymnastische Übungen auf dem Sitz im Flugzeug zu machen. Aber auch bei anderen Reisen (etwa mit dem Auto) empfehlen sich kurze Gymnastikübungen während einer Fahrtpause.

Heiltee

● **Pfefferminztee**

Übergießen Sie 2 TL Pfefferminzblätter mit 1 Tasse kochendem Wasser. Lassen Sie den Tee zugedeckt 10 Minuten ziehen, und seihen Sie ihn anschließend ab. Trinken Sie pro Tag zwei- bis dreimal jeweils 1 Tasse.

Weitere Heilmethoden

● *Aromatherapie*

Einen empfindlichen Magen können Sie mit Anwendungen der Aromatherapie beruhigen. Vor allem empfehlen sich hierbei die Öle von Kamille, Lemongras, Melisse, Neroli, Pfefferminze und Sandelholz, die direkt auf ein Taschentuch getropft und unter die Nase gehalten werden.

Riechfläschchenmischung: Füllen Sie in ein dunkles Fläschchen mit Tropfenzähler 20 ml Sonnenblumenöl. Geben Sie 4 Tropfen Pfefferminzöl, 2 Tropfen Basilikumöl, 1 Tropfen Neroliöl und 1 Tropfen Lemongrasöl hinzu. Das Fläschchen gut durchschütteln. Am besten verstauen Sie das Riechfläschchen vor dem Reiseantritt griffbereit im Handgepäck, damit Sie es bei aufkommender Übelkeit sofort zur Hand haben.

Aromatisches Entspannungsbad: Nach einer langen Reise tut auch ein entspannendes Aromaölbad gut. Geben Sie in das 38 °C warme Badewasser eine Mischung aus 4 Tropfen Basilikumöl, 4 Tropfen Melissenöl und 2 Tropfen Lemongrasöl – in 3 bis 4 EL süßer Sahne gelöst. Sie sollten etwa 15 Minuten lang baden. Legen Sie sich anschließend ins Bett, und ruhen Sie für 1 Stunde.

Anregender Duftstoff

Lemongrasöl wirkt aufmunternd und erfrischend. Außerdem fördert das Aromaöl auch die Konzentrationsfähigkeit und das Denkvermögen. Aufgrund seines intensiven frischen Dufts eignet es sich besonders gut für Riechfläschchen gegen Reisekrankheit.

So beugen Sie vor ...

Mit etwas Gymnastik können Sie sowohl im Flugzeug als auch während der Fahrtpausen bei einer Autoreise den unangenehmen Symptomen einer Reisekrankheit wirksam vorbeugen. Sie sollten vor allem bei einer längeren Autofahrt immer genügend Pausen einlegen.

... und so heilen Sie

Durch Anwendungen der Aromatherapie können Sie die Beschwerden der Reisekrankheit auf eine sehr sanfte Art – und garantiert ohne Nebenwirkungen – lindern. Die ätherischen Öle wirken über den Geruchssinn beruhigend, was sich wiederum ausgleichend auf das in Aufruhr geratene vegetative Nervensystem auswirkt.

KRANKHEITEN UND ALLTAGSBESCHWERDEN

Rheumatische Erkrankungen
Chronischer und akuter Schmerz

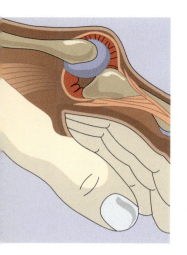

Unter dem Begriff »Rheumatismus« werden im medizinischen Sprachgebrauch entzündliche und abnützungsbedingte Gelenk- und Wirbelsäulenerkrankungen, aber auch chronische Beschwerden an Muskeln, Bändern und Sehnen (Weichteilrheumatismus), die ähnliche Symptome aufweisen, zusammengefasst.

Fußzehen- und Fingergelenke sind am häufigsten von Gicht betroffen.

Eine wahre Volkskrankheit
Die rheumatoide Arthritis ist eine der häufigsten Gelenkerkrankungen und oft der Grund für eine frühzeitige Invalidität. In Deutschland leiden etwa zwei Prozent der Bevölkerung an diesen chronischen Beschwerden.

Rheumatischer Formenkreis
Zu den Erkrankungen des so genannten rheumatischen Formenkreises zählen unterschiedliche Beschwerden mit chronischen Gelenk-, Wirbelsäulen- und Muskelschmerzen sowie Beeinträchtigungen der Beweglichkeit.

Symptome bei rheumatoider Arthritis
Im Anfangsstadium sind das morgendliche Steifheitsgefühl in den Finger- und Handgelenken, kalte und feuchte Hände, Appetitlosigkeit sowie Störungen des Allgemeinbefindens typisch. Später treten schmerzhafte Schwellungen, rheumatoide Knoten und knorpelige Verformungen sowohl an den Finger- und Handgelenken als auch an den Gelenken von Knie, Hüfte, Fuß, Ellenbogen und Schulter auf. Darüber hinaus sind Funktionsstörungen des Knochenmarks möglich.

Ursachen von rheumatoider Arthritis
Der chronische Gelenkrheumatismus (Polyarthritis) ist die am häufigsten auftretende entzündliche rheumatische Erkrankung. Die genauen Ursachen dieser chronischen Gelenkentzündung sind bis heute nicht vollständig geklärt. Die medizinische Forschung geht u. a. von einer Störung des Immunsystems aus. Dafür spricht, dass spezielle Antikörper im Blutkreislauf, die so genannten Rheumafaktoren, nachweisbar sind.

Symptome bei Arthrose
Von Arthrose sind hauptsächlich Knie- und Hüftgelenke betroffen. Hierbei macht sich zunächst ein Spannungsgefühl oder Knirschen im Gelenk bemerkbar. Es entsteht der Eindruck, dass irgend etwas im Gelenk steckt oder reibt. Im weiteren Krankheitsverlauf treten Schmerzen und Schwellungen in den betroffenen Gelenken auf. Bei einem so genannten aktivierten Arthroseschub können sich die Schmerzen bis zur Unerträglichkeit steigern. Im Spätstadium einer Arthrose kann es zu Verformungen in den Gelenken mit starken Schmerzen und Bewegungseinschränkungen kommen.

338

RHEUMATISCHE ERKRANKUNGEN

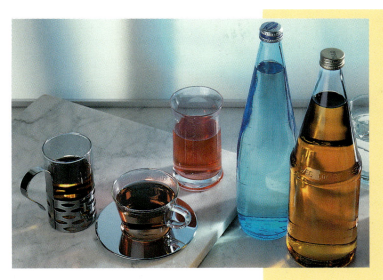

Trinken Sie viel: vor allem Wasser, Kräutertees und mit Wasser gemischte Säfte.

Ernährungstipps

• Ausreichend Flüssigkeit ist für den Abtransport von Giftstoffen besonders wichtig. Sie sollten daher täglich mindestens zwei Liter Flüssigkeit (Mineralwasser oder Kräutertee) zu sich nehmen. Damit fördern Sie auch die Ausscheidung von Harnsäure bei Gicht.

• Essen Sie häufiger Fisch. Vor allem Makrelen, Lachs und Hering sind Schmerz- und Entzündungshemmer. Dagegen sollten Personen mit rheumatischen Erkrankungen Aal unbedingt meiden, denn er enthält viel Arachidonsäure – genau die Substanz, aus der die Entzündungsstoffe gebildet werden.

• Bei Weichteilrheuma wirken pflanzliche, mehrfach ungesättigte Fettsäuren entzündungs- und schmerzhemmend. Mehrfach ungesättigte Fettsäuren sind in Avocados, Oliven, Sojabohnen, Samen, Kernen und Nüssen enthalten.

Ursachen von Arthrose

Es werden zwei Formen von Arthrose unterschieden.
Primäre Arthrose: Sie ist das Resultat von Alterungsprozessen oder einer Überbeanspruchung der betroffenen Gelenke, beispielsweise durch Übergewicht, Leistungssport oder schwere, einseitige Arbeitsbelastung.
Sekundäre Arthrose: Diese Form der Krankheit entsteht aufgrund erblicher Gelenkveränderungen, chronischer Erkrankungen (z.B. Rheumatismus und Diabetes) oder Unfällen.

Symptome bei Gicht

Der Gichtschmerz tritt in der Regel in Form von akuten Schmerzattacken vor allem im Frühjahr und im Herbst auf. Dabei schwillt das betroffene Gelenk bläulich-rot an, wird heiß und ist stark berührungsempfindlich.
Am häufigsten werden von diesen Schmerzschüben Fußzehen und Fingergelenke befallen. Der Gichtschmerz tritt schubweise auf, am häufigsten in der Nacht. Die Anfälle können aber auch tagelang anhalten. Im weiteren Verlauf einer Gichterkrankung kommt es zur Ausbildung so genannter Gichtknötchen unter der Haut, die meist im Bereich der betroffenen Gelenke und an den Ohrknorpeln auftreten. Im Spätstadium können sich die erkrankten Gelenke stark verformen.

Ursachen von Gicht

Ein dauerhaft erhöhter Harnsäurespiegel im Blut infolge einer Stoffwechselstörung führt zur Ablagerung von Harnsäurekristallen in den Gelenken. Dies kann auf eine familiäre Veranlagung

Arthrose oder Arthritis?

Die Symptome von Arthrose und Arthritis sind vor allem im Anfangsstadium der Erkrankung oft sehr ähnlich. Eine präzise Diagnose kann deshalb nur ein erfahrener Orthopäde stellen.

339

KRANKHEITEN UND ALLTAGSBESCHWERDEN

Aromaöle
Bei Erkrankungen des rheumatischen Formenkreises helfen vor allem Basilikumöl, Pfefferminzöl, Eukalyptusöl, Rosmarinöl, Teebaumöl, Wacholderöl und Ysopöl.

zurückzuführen sein oder auch auf eine ungesunde Ernährungsweise, Bewegungsmangel und zu großen Alkoholkonsum.

Heilanwendungen

Bei Erkrankungen des rheumatischen Formenkreises sind vor allem Wasseranwendungen nach Kneipp und warme Moorpackungen wirksam. Auch einige ätherische Öle, die eine positive Wirkung auf das Immunsystem des menschlichen Organismus ausüben, sind bei rheumatischen Beschwerden zu empfehlen.

● *Moorpackungen*
Legen Sie eine Packung aus Moor-Fango-Paraffin (aus der Apotheke) auf bzw. um die betroffenen Gelenke, und lassen Sie sie etwa 20 Minuten lang einwirken. Nach der Anwendung sollten Sie noch etwa 1/2 Stunde lang liegen bleiben und ausruhen.

● *Heublumenbad*
Das Heublumenbad ist ein altbewährtes Kneipprezept zur Schmerzlinderung: Kochen Sie 1 Handvoll Heublumen kurz mit 1 l Wasser auf, und lassen Sie sie 15 Minuten lang ziehen. Den Sud geben Sie ins körperwarme, d.h. 37 °C warme, Badewasser. Etwa 15 bis 20 Minuten lang baden. Nach dem Vollbad sollten Sie noch 1 Stunde ruhen. Achtung: Manche Menschen reagieren auf Anwendungen mit Heublumen allergisch!

● *Ansteigende Fußbäder*
Fußbäder mit ansteigender Wassertemperatur regen den Kreislauf an, fördern die Durchblutung und damit auch den Stoffwechsel. Setzen Sie sich aufrecht auf den Rand der Wanne, und stellen Sie die Füße ins ca. 35 °C warme Wasser. Lassen Sie langsam heißes Wasser hinzulaufen, bis es sich gerade noch angenehm anfühlt (etwa bis 42 °C). Insgesamt sollten Sie nicht länger als 15 Minuten baden.

● *Rheumahemd nach Kneipp*
Kochen Sie 1 Handvoll Heublumen mit etwa 2 l Wasser auf, und lassen Sie sie 15 Minuten ziehen. Ein Hemd (am besten ein Leinenhemd) wird in den warmen Sud getaucht, ausgewrungen und angezogen. Legen Sie sich mit dem Hemd etwa für 1 bis 2 Stunden gut zugedeckt ins warme Bett.

● *Schwitzkur*
Schwitzen regt den Stoffwechsel an und stärkt dadurch allgemein das Immunsystem des Körpers, Stoffwechselschlacken werden schneller über die Nieren ausgeschieden. Geben Sie in ein Leinensäckchen 250 bis 500 g Heublumen, und binden Sie es fest zu. Hängen Sie das Heublumensäckchen für etwa 20 Minuten in einen großen Topf mit kochendem Wasser, ohne dass das Säckchen mit dem Wasser in Berührung kommt. Anschließend legen Sie das

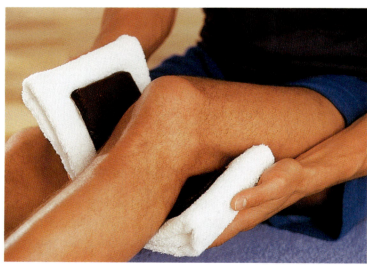

Nach der Anwendung einer Moor-Fango-Packung ist es wichtig, sich auszuruhen.

RHEUMATISCHE ERKRANKUNGEN

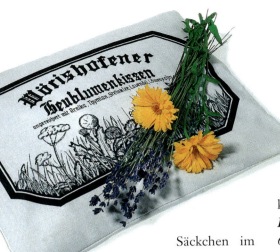

Heublumensäckchen können Sie fertig in der Apotheke kaufen oder ganz einfach selbst herstellen.

Säckchen im Bett auf die betroffenen Gelenke und fixieren es mit einem Handtuch. Im Bett gut zudecken, etwa 1 Stunde lang ruhen und schwitzen. Nach der Schwitzkur sollten Sie noch mindestens 1 Stunde lang, ohne zu schwitzen, ruhig im Bett liegen bleiben und entspannen.

- *Arnikakompresse*

Tränken Sie ein Mulltuch oder ein Handtuch mit warmem Wasser, geben Sie 5 bis 10 Tropfen Arnikatinktur darauf, und umwickeln Sie damit die betroffenen Gelenke. Die Kompresse sollten Sie etwa 1/2 Stunde lang einwirken lassen.

- *Heilerde mit Teebaumöl*

Vor allem bei akuten rheumatischen Schmerzen erzielt Teebaumöl sehr gute Wirkungen. Rühren Sie Heilerde mit etwas Wasser an, sodass eine breiartige Masse entsteht. Träufeln Sie 5 bis 10 Tropfen Teebaumöl auf diese Masse. Streichen Sie die Heilerde mit dem Teebaumöl auf die schmerzenden Stellen, und lassen Sie sie mindestens 30 Minuten lang einwirken.

Weitere Heilmethoden

- *Aromatherapie*

Ätherische Öle lindern die Beschwerden sanft und schnell. Ein zusätzlicher Vorteil: Die wohlriechenden Düfte lassen angenehme Stimmungen aufkommen.

Einreibung mit Aromaölen: Mischen Sie 6 Tropfen Rosmarinöl, 6 Tropfen Wacholderöl und 6 Tropfen Eukalyptusöl mit 50 ml Mandelöl (als Trägersubstanz). Bei der Einreibung sollte immer nur so viel Öl verwendet werden, dass sich die Haut der betroffenen Körperstellen nach kurzem Einmassieren wieder trocken anfühlt. Die Einreibung sollten Sie täglich vornehmen.

Bewegung und Sport

Wenn die Gelenke schmerzen, vermeidet man unwillkürlich jede überflüssige Bewegung. Genau dies sollten Sie nicht tun! Regelmäßiger Sport oder zumindest regelmäßig mehr Bewegung ist bei rheumatischen Gelenkproblemen besonders wichtig. Schwimmen und Gymnastik bieten sich dabei besonders an.

- *Schwimmen*

Schwimmen kräftigt die Muskulatur und schont zugleich die Gelenke. Deshalb ist regelmäßiges Schwimmen als Ausdauersportart für Rheumatiker besonders gut geeignet. Schwimmen Sie mindestens dreimal in der Woche etwa 1/2 bis 1 Stunde lang.

- *Gymnastik*

Für steife Gelenke ist Gymnastik genau die richtige Medizin. Mit gezielten Übungen können rheumatische Gelenkschmerzen wirksam gelindert werden.

Natürliche Materialien verwenden
Handtücher oder Geschirrtücher, die Sie für Umschläge verwenden, sollten auf keinen Fall Kunststoffe enthalten. Für eine wirksame Kompresse eignen sich am besten Leinen- oder Baumwolltücher.

KRANKHEITEN UND ALLTAGSBESCHWERDEN

Birkenblätter
Die Pflanze enthält zahlreiche wertvolle Inhaltsstoffe, die bei rheumatischen Beschwerden hilfreich sind: z. B. Bioflavonoide, Bitter- und Gerbstoffe, Saponine sowie Vitamin C.

Besuchen Sie am besten einen Gymnastikkurs, der auf Ihre Bedürfnisse und Beschwerden Rücksicht nimmt. Vor allem eine speziell abgestimmte Gymnastik im warmen Wasser (28 bis 32 °C) hat sich bei den meisten rheumatischen Erkrankungen sehr gut bewährt.

- *Wandern*

Eine kleine Wanderung oder auch zügiges Gehen regt den Kreislauf und den Stoffwechsel an. Nehmen Sie sich die Zeit, um täglich mindestens zweimal 1/2 Stunde zügig zu spazieren. Dies stärkt die körperlichen Abwehrkräfte und fördert die Durchblutung der Gelenke und Gefäße. Um sich regelmäßig zum Wandern aufzuraffen, gibt es ein paar einfache Tricks, mit denen Sie sich selbst disziplinieren können: Schaffen Sie sich einen Hund an, den Sie regelmäßig ausführen müssen, nehmen Sie an den regelmäßigen Angeboten eines Wandervereins teil, oder gehen Sie mit Ihrem Partner oder Ihrer Partnerin »Ihre« ganz individuelle Strecke, wobei Sie die Geschwindigkeit langsam steigern.

- *Fitness-Studio*

Auch wenn Sie keine Möglichkeit haben, regelmäßig in die Natur zu kommen, müssen Sie nicht auf mehr Bewegung verzichten: Fitness-Studios gibt es in Städten zuhauf. Schauen Sie sich einmal deren Angebot an. Wenn Sie lieber zu Hause trainieren wollen, können Sie sich auch eine Fitness-Maschine in den Hobbykeller stellen. Informieren Sie sich aber vorher über geeignete Trainingsmethoden und den richtigen Umgang mit einem solchen Gerät.

Heiltees

Bei rheumatischen Beschwerden helfen eine ganze Reihe von Tees und Teemischungen aus den unterschiedlichsten Heilkräutern.

- *Engelsüß*

Das Farngewächs Engelsüß besitzt einen sehr süß schmeckenden Wurzelstock. Dieser enthält Bitterstoffe, Glykoside und Harze, die entzündungshemmend und entschlackend wirken. Übergießen Sie 3 TL zermahlene Engelsüßwurzel mit 1 Tasse kaltem Wasser, und lassen Sie das Ganze 8 Stunden lang stehen. Dann abseihen und den Rückstand mit 1/4 l kochendem Wasser überbrühen. 10 bis 15 Minuten ziehen lassen. Trinken Sie den Tee lauwarm in kleinen Schlucken.

- *Brennnesselblättertee*

Brennnesselblätter regen den gesamten Stoffwechsel an, deshalb sind sie auch ein beliebter Bestandteil vieler Teemischungen gegen rheumatische Erkrankungen und Gicht. Gießen Sie 2 TL Brennnessel-

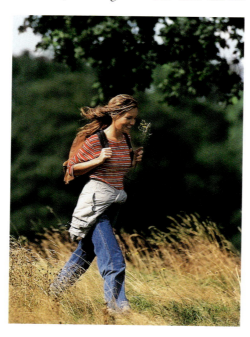

Beim Wandern können Sie nicht nur die Natur genießen, sondern auch Kreislauf und Stoffwechsel anregen.

342

RHEUMATISCHE ERKRANKUNGEN

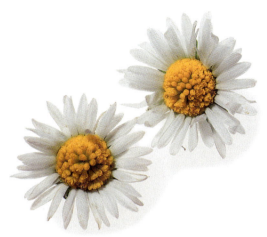

Da das Gänseblümchen, übrigens zu Unrecht, als ein Mittel zum Schwangerschaftsabbruch angesehen wurde, hat man es im 18. Jahrhundert in Deutschland per Gesetz nahezu ausgerottet.

blätter mit 1/4 Liter kochendem Wasser auf. Den Tee 5 bis 10 Minuten ziehen lassen, dann abseihen und am besten lauwarm und ohne Zucker oder Honig trinken.

- *Birkenblättertee bei Gicht*

Ein Tee aus Birkenblättern erhöht die Wasserausscheidung, ohne die Nieren zu reizen. Dadurch wird der Harnsäurespiegel im Blut günstig beeinflusst. Der Tee ist vor allem für Gichtpatienten empfehlenswert. Gießen Sie 1/4 l kochendes Wasser über 2 TL Birkenblätter. Den Tee 5 bis 10 Minuten ziehen lassen, dann abseihen und lauwarm ungesüßt trinken.

- *Gänseblümchentee bei Gicht*

Das unscheinbare Gänseblümchen wirkt außerordentlich anregend auf Stoffwechselvorgänge. Die Heilpflanze ist daher für die sanfte Behandlung rheumatischer Beschwerden bestens geeignet: Übergießen Sie 1 EL der Blüten und Blätter mit 1/4 l kochendem Wasser. 10 bis 15 Minuten zugedeckt ziehen lassen, dann abseihen. Trinken Sie täglich 2 bis 3 Tassen.

- *Rheumamischung*

Mischen Sie 20 g Birkenblätter, 10 g Wermutkraut und 10 g fein zermahlene Brennnesselblätter. Diese Kräutermischung in 1 l Wasser aufkochen und danach abseihen. Trinken Sie davon morgens und abends je 1 Tasse. Diese Teemischung ist auch für eine längere Anwendung geeignet.

So beugen Sie vor …

- Verwenden Sie beim Kochen möglichst nur noch pflanzliche Öle oder Pflanzenmargarine. Tierische Fette (z. B. Butter) sollten für Sie – insbesondere bei einer Anfälligkeit für Gicht – generell tabu sein.
- Eine gut funktionierende Verdauung kann die anfallenden Stoffwechselschlacken und Giftstoffe besser abtransportieren. Deshalb sollten auf Ihrem Speiseplan vermehrt ballaststoffreiche Nahrungsmittel wie Gemüse, Rohkost und Vollkornprodukte stehen. Auch Salate, Sojaprodukte und viel frisches Obst sind empfehlenswert. Vermeiden Sie generell Fleisch und Wurst.
- Spaziergänge oder Wanderungen in der Natur sowie sanfte Ausdauersportarten, wie Schwimmen und Gymnastik, regen den Stoffwechsel an. Dadurch können Sie rheumatischen Erkrankungen gezielt vorbeugen.

… und so heilen Sie

- Bei rheumatischen Beschwerden haben sich insbesondere Wasseranwendungen nach Kneipp sowie Moorpackungen bewährt. Diese Anwendungen sollten Sie jedoch unbedingt immer mit einer gesunden Ernährungs- und Lebensweise (z. B. auf ein normales Gewicht achten, Alkohol nur in Maßen genießen usw.) kombinieren.
- Trinken Sie regelmäßig Heiltees, die anregend auf den Stoffwechsel wirken und die Blutreinigung unterstützen.

KRANKHEITEN UND ALLTAGSBESCHWERDEN

Rückenschmerzen
Wenn Bandscheiben oder Rückenmuskeln rebellieren

Jeder dritte Deutsche leidet an Rückenschmerzen – und zwar ständig. Rückenschmerzen gehören zu den Hauptgründen, warum Patienten einen Arzt aufsuchen, und vielen Frühverrentungen liegen chronische Schäden der Wirbelsäule zugrunde. Dabei könnte man diesen Leiden ausgesprochen gut vorbeugen. Mit einer Haltungsschulung und entsprechenden Rückenübungen ist schon viel getan.

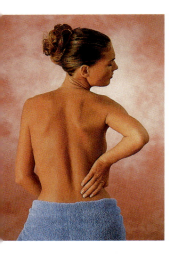

Schmerzen im Lendenwirbelbereich können bis ins Bein ausstrahlen.

Bandscheibenschaden
Wenn die Bandscheiben nicht durch genügend Entlastung ihr ursprüngliches Volumen zurückerlangen können, ist die »Stoßdämpferfunktion« nicht mehr gewährleistet. Die Folge ist eine Destabilisierung der Wirbelsäule, die die Rückenmuskulatur ausgleichen muss.

Symptome
Rückenleiden äußern sich in chronischen oder akuten Schmerzen im Rückenbereich, die bis in den Nacken und den Kopf oder auch bis ins Bein ausstrahlen können. Die Beweglichkeit kann – besonders am Morgen – stark eingeschränkt sein.

Ursachen
Rückenschmerzen sind meist die Folge einer ständigen Überbelastung der Wirbelsäule und des Stützapparates. Ursachen für diese Überanstrengung der Rückenmuskulatur und der Wirbelsäulenelemente (vor allem der Bandscheiben) sind beispielsweise eine falsche Sitzhaltung, zu langes Stehen, Übergewicht oder auch Bewegungsmangel. Die Muskulatur im Nacken-, Schulter- und Rückenbereich verspannt sich dabei zunehmend, und es treten in der Folge Schmerzen auf. In den meisten Fällen sind die Bereiche der Hals- und der Lendenwirbelsäule betroffen. Eher seltener sind Beschwerden der Brustwirbelsäule, da diese relativ stabil ist.

HWS-Syndrom: Halswirbelsäulen-Syndrom oder Zervikalsyndrom heißt das Beschwerdebild bei Schmerzen im Nacken-Hals-Bereich, die aufgrund von Verspannungen der Nackenmuskulatur auftreten. Oft sind die Schultern leicht hochgezogen, was den Betroffenen gar nicht bewusst ist. Der Kopf ist in seiner Beweglichkeit eingeschränkt, und es können Missempfindungen in den Armen und Fingern auftreten. Eine Sonderform des HWS-Syndroms ist das Schleudertrauma, das oft nach Unfällen auftritt.

LWS-Syndrom: Beim Lendenwirbelsäulen-Syndrom oder Lumbalsyndrom ist die Lendenwirbelsäule – und oft auch der Ischiasnerv – betroffen, sodass die Schmerzen bis ins Bein ausstrahlen können. Die Ursache liegt fast immer in einer falschen Haltung beim Gehen, Sitzen und Liegen, die zu einer Verformung des natürlichen Doppel-S der Wirbelsäule führt.

Auch die Bandscheiben spielen bei Schmerzen im Kreuz eine Rolle. Sie werden nicht – wie andere Körperbereiche – über Blutgefäße ernährt, sondern

344

RÜCKENSCHMERZEN

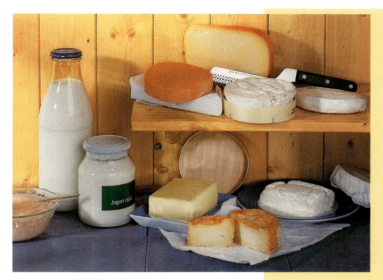

Der Körper kann Mineralstoffe wie Kalzium erheblich besser aus Käse verwerten als aus Milch.

Ernährungstipps

- Wenn Sie Übergewicht haben, sollten Sie unbedingt abnehmen. Ein dicker Bauch zieht die Lendenwirbelsäule nach vorn und führt zu einer Fehlhaltung. Normalgewicht entlastet den Rücken. Eine dauerhafte Gewichtsreduktion erreichen Sie durch eine ballaststoffreiche, fettarme Ernährung mit viel frischem Obst und Gemüse.
- Von den Mineralstoffen ist Kalzium der wichtigste »Knochenbaustoff«. Nehmen Sie daher Milch und Milchprodukte in Ihren Speiseplan auf – wobei Sie allerdings fettarmen Produkten den Vorzug geben sollten. Auch Mandeln, Nüsse und dunkelgrünes Gemüse (z.B. Grünkohl) enthalten größere Mengen an Kalzium.
- Essen und kochen Sie möglichst salzarm, denn Kochsalz (Natriumchlorid) verhindert die Kalziumaufnahme ins Blut.

nehmen Flüssigkeit (und dadurch auch Nährstoffe) aus ihrer Umgebung auf. Dann sind sie prall gefüllt und können elastisch ihre Stoßdämpferfunktion erfüllen. Entscheidend dafür ist ein Wechsel von Be- und Entlastung, also von Aktivitäts- und Ruhephasen. Werden die Bandscheiben zu sehr belastet, werden sie »ausgepresst« und altern vorzeitig. Kommt eine übermäßige Druckentwicklung dazu, kann ein Bandscheibenvorfall die Folge sein.

Die Hintergründe für Rückenbeschwerden können aber auch im psychischen Bereich liegen. Manche Menschen neigen dazu, sich übermäßig viele Belastungen »aufzuladen«. Eine mangelnde Bereitschaft oder Fähigkeit, sich Probleme von der Seele zu reden, kann dazu führen, dass ungelöste Sorgen, Konflikte und Zukunftsängste wie ein Alpdruck auf den Schultern lasten. Aus diesem Grund leiden heutzutage viele Menschen an solchen psychisch bedingten Muskelverspannungen, die zu Rückenschmerzen führen können.

Heilanwendungen

● *Wechselduschen*

Sie helfen vor allem bei Schmerzen, die durch Verspannungen und Überforderungen der Rückenmuskulatur verursacht werden: Duschen Sie morgens zuerst 2 Minuten lang warm – aber nicht zu warm – dann 1/2 Minute kalt. Diesen Vorgang wiederholen Sie mehrmals. Beenden Sie die Wechselduschen mit kaltem Wasser.

● *Entspannungsbad mit Lemongras*

Ein Vollbad mit 15 Tropfen Lemongrasöl erwärmt die Muskulatur und wirkt dadurch schmerzlindernd und allgemein wohltuend.

Wasserspaß

Wasser ist nicht nur zum Waschen da. Bewegung im Wasser schont Wirbelsäule und Gelenke. Warme Bäder entspannen und lindern Schmerzen, kalte Anwendungen mit Wasser machen munter und aktiv.

345

KRANKHEITEN UND ALLTAGSBESCHWERDEN

Entspannung tut immer gut
Johannes H. Schultz (1884–1970) führte das autogene Training als Entspannungsmethode ein. Autogenes Training eignet sich auch zur Entspannung der Rückenmuskulatur, muss aber regelmäßig geübt werden.

● *Kräuterbäder*
Bei chronischen Rückenbeschwerden eignen sich vor allem Arnika, Thymian und Rosmarin. 1 Handvoll der Kräuter werden kurz mit 1 l Wasser aufgekocht, dann lässt man den Sud 15 Minuten lang ziehen. Er wird ins körperwarme (37 °C) Badewasser gegeben. Baden Sie etwa 15 bis 20 Minuten, und ruhen Sie sich dann noch ca. 1 Stunde lang aus.

● *Aquajogging*
Zur Entlastung und Entspannung wird im Wasser »gelaufen«. In brust- oder zumindest taillentiefem warmem Wasser schreitet man zügig mit möglichst großen Schritten voran. Am besten eignet sich für diese Anwendung ein erwärmtes Bewegungsbecken. Aquajogging ist – im Gegensatz zum normalen Jogging – auch für alle Personen mit Übergewicht ausgesprochen angenehm, weil das Wasser den Körper trägt und somit den Rücken entlastet.

● *Wickel mit Arnikatinktur*
Bei allen Rückenproblemen – auch bei chronischen Beschwerden – lindern

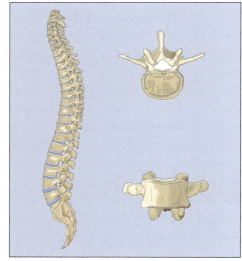

Die Bandscheiben (blau) zwischen den Wirbeln fangen Belastungen ab. Durch die Dornfortsätze sind die Wirbel beweglich verbunden; im Raum zwischen Wirbelknochen und Dornfortsätzen verläuft der Rückenmarkskanal (weiß).

warme Wickel die Schmerzen. Dazu wird ein Leinentuch mit sehr warmem Wasser getränkt und anschließend ausgewrungen. Geben Sie darauf 5 bis 10 Tropfen Arnikatinktur. Das Leinentuch wickeln Sie um den Rücken. Darum wird noch ein Wolltuch gewickelt. Lassen Sie den Wickel etwa 1/2 Stunde einwirken bzw. so lange, bis er sich abgekühlt hat.

● *Heublumensäckchen*
Das Heublumensäckchen können Sie fertig in der Apotheke kaufen. Es wird über Wasserdampf erwärmt und dann auf die schmerzenden Stellen des Rückens gelegt. Lassen Sie es so lange liegen, bis es abgekühlt ist.

● *Rückenmassage mit Aromaölen*
Massagen wirken entspannend und kräftigen die Muskeln. Für das Massageöl werden 8 Tropfen Neroliöl, 6 Tropfen Zedernöl und 6 Tropfen Orangenöl mit 100 ml Mandelöl gemischt. Für eine Rückenmassage verwenden Sie etwa 1 EL dieser Aromaölmischung, die Sie zuvor mit den Händen etwas anwärmen. Nach dem Lockern der Hände beginnen Sie, mit kleinen kreisenden Bewegungen zu massieren. Wenn Sie spüren, dass sich die Verspannungen langsam lösen, können Sie den Druck Ihrer Hände ein bisschen verstärken. Massieren Sie insgesamt nicht länger als 15 Minuten. Beenden Sie die Aromamassage, indem Sie den Rücken nochmals sanft mit den Händen ausstreichen.

Entspannungstechniken für den Rücken

● *Alexander-Technik*
Der Australier Frederick Matthias Alexander (1869–1955) entdeckte durch

RÜCKENSCHMERZEN

Selbstbeobachtung, dass die Stellung des Kopfes auf dem Rumpf Auswirkungen auf die Körperhaltung und die Funktionsfähigkeit von Organen besitzt. Daraus leitete er einige grundsätzliche Regeln ab, die bei den Übungen der nach ihm benannten Entspannungstechnik berücksichtigt werden.

- Jede Fehlhaltung ist eine Fehlhaltung des ganzen Körpers.
- Durch die Richtigstellung der Kopf-Nacken-Muskulatur lässt sich jede Fehlhaltung des Körpers korrigieren.
- Falsche Sitzgewohnheiten führen zu Haltungsschäden, die wiederum Rückenschmerzen zur Folge haben.
- Die psychische Haltung entspricht weitgehend der Körperhaltung.

Übungskurse zur Alexandertechnik werden in fast allen Volkshochschulen und Gesundheitszentren angeboten.

Progressive Muskelrelaxation

Bei der progressiven Muskelrelaxation (PMR) von Edmund Jacobson (1885–1976) werden einzelne Muskeln angespannt und wieder entspannt. Die Entspannungsübungen beginnen an den Armen und enden bei den Füßen. Jeder Muskelbereich des Körpers kommt auf diese Weise an die Reihe. Entscheidend ist dabei die Wahrnehmung des Unterschieds zwischen Anspannung und Entspannung. Viele Menschen mit Rückenbeschwerden fühlen ihre Verspannungen erst, wenn sie von Schmerzen geplagt werden. Wer dagegen gelernt hat, auch kleinere Anspannungen wahrzunehmen, besitzt ein besseres Körpergefühl und kann schon bei den ersten Anzeichen etwas gegen die Verspannungen unternehmen.

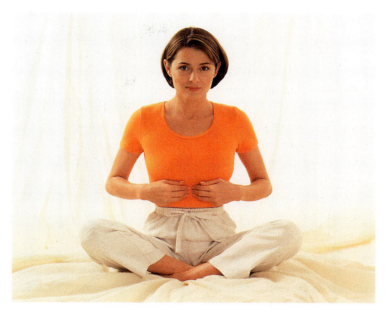

Feldenkrais-Methode

Der Name der Methode stammt von ihrem Begründer, dem Physiker Moshe Feldenkrais (1904–1984). Es geht bei dieser Form von Entspannungstechnik um Selbsterkenntnis durch das Empfinden der eigenen Bewegungs- und Verhaltensmuster. Autoritäre Erziehung, soziale Zwänge und seelische Traumata führen nach Feldenkrais zur geistigen Einengung und körperlichen Verhärtung, was durch Muskelverspannungen spürbar und nachvollziehbar wird. Bei der Feldenkrais-Methode heißt das Lernziel: sich selbst wahrnehmen und dabei gleichzeitig entspannen. Die Übungen zielen daraufhin, schonende Bewegungsabläufe zu erlernen, und sie mit geringer Muskelkraft auszuführen.

Funktionelle Entspannung nach Fuchs

Diese Methode ist keine der üblichen Entspannungstechniken, sondern – mehr in die Tiefe gehend – eine Art Psychothe-

Bei der Feldenkrais-Methode erlernt man zunächst, ein Gespür für jede einzelne Körperpartie zu entwickeln.

»Bewusstheit durch Bewegung«
Das ist der Titel des berühmtesten Buches von Moshe Feldenkrais. In den USA bildete er nach seiner Methode Therapeuten aus. Feldenkrais-Kurse werden mittlerweile in fast allen Städten angeboten.

KRANKHEITEN UND ALLTAGSBESCHWERDEN

Eine regelmäßige Anwendung der Rückenschule hilft, Rücken-muskulatur und Wirbelsäule zu entlasten und führt lang-fristig zu einer Enspannung der gesamten Muskulatur.

rapie auf körperlicher und auf Ge-sprächsebene. Man muss dabei nicht unbedingt liegen, sondern kann auch gehen, stehen oder sitzen. Bei der funk-tionellen Entspannung geht es darum, aufmerksam für die eigene Körperspra-che zu werden und diese mit seiner Lebensgeschichte in Verbindung zu brin-gen. Lernziel ist es, sich selbst und den Körper in seinen Ausdrucksmöglichkei-ten besser wahrzunehmen.

Wer braucht die Rückenschule?
Die Antwort lautet: eigentlich fast jeder. Die meisten Menschen üben ihre Berufe im Sit-zen oder Stehen aus, bewegen sich zu wenig und haben zu viel Stress – Faktoren, die sich auf die Haltung und damit auf unseren Rücken auswirken. Übrigens: Alle Krankenkassen bieten Rückenschul-kurse an.

Vorbeugen mit der Rückenschule

Die Rückenschule besteht aus einer Vielzahl von Übungen und Haltungs-anweisungen, die den Rücken schonen sollen. Man lernt, sich langfristig so zu bewegen, dass Wirbelsäule und Rücken-muskulatur entlastet werden. Fehlbelas-tungen werden vermieden, geschwächte Muskeln gekräftigt, und die gesamte Muskulatur wird entspannt. Bei regel-mäßiger Anwendung beugt die Rücken-schule Beschwerden vor und kann beste-hende Rückenschmerzen wirkungsvoll lindern. Im Folgenden finden Sie einige wenige Beispiele aus dem Programm. Zunächst erfolgt das Aufwärmen, dann kommt das Dehnen, das Kräftigen und schließlich das Entspannen.

● *Aufwärmen*
Zu Beginn des Trainings müssen Sie unbedingt immer Ihre Muskeln auf-lockern und wärmen. Laufen Sie auf der Stelle, schütteln Sie den ganzen Körper

durch, gehen Sie in die Hocke, und mar-schieren Sie dann zügig im Zimmer herum. Kreisen Sie mit den Armen, dann nehmen Sie die Schultern in die Kreis-bewegung mit.

● *Dehnübung für den Rücken*
Setzen Sie sich auf einen Stuhl, so dass Oberschenkel und Füße parallel stehen. Dann beugen Sie sich langsam nach vorne, so dass die Wirbelsäule Wirbel für Wirbel abgerollt wird. Bleiben Sie einige Sekunden lang in dieser Haltung, bevor Sie sich ganz langsam – und wieder Wir-bel für Wirbel – aufrichten (die Übung fünfmal wiederholen).

● *Kräftigung für den oberen Rücken*
Legen Sie sich auf den Rücken, und zie-hen Sie beide Beine an. Verschränken Sie die Hände im Nacken, und heben Sie in dieser Haltung Kopf und Schultern vom

RÜCKENSCHMERZEN

Boden ab – so weit Sie können. Drehen Sie dabei den Oberkörper nach links und nach rechts (fünfmal wiederholen).

● *Kräftigung für den unteren Rücken*

Legen Sie sich auf den Bauch. Beide Arme sind lang über den Kopf ausgestreckt. Drücken Sie nur mit dem rechten Arm und dem linken Bein gleichzeitig gegen den Boden. Halten Sie diese Spannung einige Sekunden lang. Dann wiederholen Sie das Ganze mit dem linken Arm und dem rechten Bein (fünfmal wiederholen).

● *Kräftigung für den Nacken*

Setzen Sie sich aufrecht hin; die Beine stehen leicht auseinander. Greifen Sie mit der linken Hand über den Kopf ans rechte Ohr. Schieben Sie mit der Hand den Kopf nach links, und drücken Sie gleichzeitig dagegen. Wechseln Sie die Seite (fünfmal wiederholen).

● *Übung mit dem Sitzball*

Setzen Sie sich auf den Ball, und schieben Sie Ihr Becken über den Ball vor und zurück. Wenn Sie das Becken nach vorne schieben, machen Sie den Rücken rund, beim Zurückschieben wird der Rücken ganz gerade.

Oder legen Sie sich mit dem Bauch auf den Ball. Die Füße sind am Boden aufgestellt. Stützen Sie sich mit einer Hand am Boden auf. Strecken Sie den freien Arm nach oben, so dass sich der Oberkörper leicht dreht. Danach wechseln Sie die Seite.

● *Wiegend entspannen*

Legen Sie sich auf den Rücken, und ziehen Sie beide Knie in Richtung Oberkörper, bis Sie mit den Händen unter den Knien durchfassen können. So schaukeln Sie sich zehnmal hin und her.

So beugen Sie vor …

• Achten Sie bereits bei Kindern auf die richtige Haltung. Haltungsschäden entstehen meist während der Pubertät.

• Die richtigen Schuhe sind wichtig: Flache, nicht einengende Schuhe tun Ihren Füßen und auch Ihrem Rücken gut.

• Treiben Sie rückenstärkende Sportarten: Rückenschwimmen, Skilanglauf, Gehen, Laufen, Jogging, Radfahren und ein leichtes Krafttraining sind bestens geeignet.

• Achten Sie im Büro auf rückenfreundliche Büromöbel. Probieren Sie einmal ein keilförmiges Sitzkissen auf dem Stuhl aus; es verhindert ein Hohlkreuz. Sinnvoll ist es, öfter die Sitzhaltung zu wechseln. Ein Sitzball kann eine Alternative zum Stuhl sein.

• Zu weiche Matratzen sind genauso schädlich wie zu harte. Testen Sie Matratzen ausgiebig, und ersetzen Sie sie nach spätestens 10 Jahren durch neue.

• Denken Sie im Alltag an Ihren Rücken. Tragen Sie beim Einkaufen nicht zu schwer und nicht einseitig. Gehen Sie beim Bücken immer in die Hocke. Wechseln Sie öfter das Standbein, wenn Sie lange stehen (etwa beim Bügeln oder Kochen).

• Schlafen Sie genügend. Nachts können sich Ihre Bandscheiben erholen und erneut Flüssigkeit aufnehmen.

• Vermeiden Sie plötzliche Bewegungen bzw. Kombinationen aus Bück- und Drehbewegungen.

… und so heilen Sie

• Bäder und Wasseranwendungen mit Kräutern sind eine Wohltat bei Rückenschmerzen; sowohl Wärme- als auch Kälteanwendungen (bei akuten Schmerzanfällen) können hilfreich sein.

• Ruhigstellung: Bettruhe und die richtige Lagerung des Körpers können Heilwirkung haben. Bewährt hat sich die Stufenlagerung, bei der der Betroffene flach auf dem Rücken liegt und die Unterschenkel auf einem Schaumstoffwürfel (35 cm Höhe) ruhen. Die Knie befinden sich dabei im rechten Winkel zu den Hüften.

• Erlernen Sie eine der Entspannungstechniken für den Rücken.

• Auch Heilmethoden wie Chirotherapie, Strecken und Dehnen, Neuraltherapie und Akupunktur können in manchen Fällen helfen, müssen aber in jedem Fall von Fachkräften vorgenommen werden.

KRANKHEITEN UND ALLTAGSBESCHWERDEN

Schlafstörungen
Einschlaf-, Durchschlaf- und Ausschlafprobleme

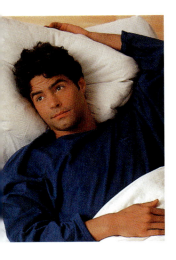

Am Abend richtig müde und entspannt einschlafen, in der Nacht durchschlafen und am nächsten Tag ausgeruht und gut gelaunt erwachen – viele Menschen können das heute nicht mehr. Sicherlich gibt es große Unterschiede beim individuellen Schlafbedürfnis, und sicherlich gibt es Tag- und Nachtmenschen: Doch Schlafstörungen nehmen immer mehr zu!

Immer mehr Menschen können nur schlecht einschlafen oder liegen nachts lange wach.

Symptome

Manche Personen, die an Schlafstörungen leiden, schlafen wenig und unruhig, können nicht richtig durchschlafen oder nur sehr schlecht einschlafen und sind am Tag darauf meist müde und unkonzentriert. Andere dagegen schlafen sehr lange, fühlen sich aber dennoch erschöpft und unausgeglichen.

Ursachen

Medizinischen Schätzungen zufolge leidet etwa ein Drittel der Bevölkerung in Deutschland an Schlafstörungen. Die genauen Ursachen für die komplizierten Abläufe im Schlaf und damit auch für Schlafstörungen sind – trotz Schlafforschung – bis heute nicht ausreichend geklärt. Eine wichtige Rolle spielt jedoch das Schlafhormon Melatonin, das von der Zirbeldrüse im menschlichen Gehirn gebildet wird.

Viele Menschen mit Schlafproblemen neigen dazu, ausschließlich psychische Ursachen wie zu viel Stress für die Schlafstörungen verantwortlich zu machen. Es gibt jedoch auch viele Krankheiten, die Schlafstörungen zur Folge haben, beispielsweise Herz-Kreislauf-Erkrankungen, rheumatische Erkrankungen oder Asthma. Außerdem können schlechte Matratzen, zuviel Alkohol- oder Nikotingenuss, ein ungesundes Raumklima und unregelmäßige Schlafzeiten Schlafschwierigkeiten verursachen oder zumindest begünstigen.

Unregelmäßige Arbeitszeiten wie bei Schicht- oder Nachtarbeit können ebenfalls zu chronischen Schlafstörungen führen, da unter solchen Bedingungen der normale Schlaf-Wach-Rhythmus stark beeinträchtigt wird. Auch wenn das Schlafbedürfnis von Person zu Person sehr verschieden sein kann: Mit steigendem Alter nimmt es in der Regel immer mehr ab. Im Normalfall gilt aber: Wer dauerhaft, also über Wochen oder sogar Monate hinweg, weniger als sechs Stunden schläft, schadet seiner Gesundheit! Es kann zu ernsthaften Folgeerkrankungen sowohl im psychischen als auch im körperlichen Bereich kommen. Bei längerfristigen Schlafproblemen sollten Sie sich immer ärztlich untersuchen lassen.

Achtung, Nebenwirkungen!
Auch die Einnahme von bestimmten Medikamenten (Antibiotika, Beta-Blocker, Aufputschmittel oder Hormonpräparate) kann zu Schlafstörungen führen.

350

SCHLAFSTÖRUNGEN

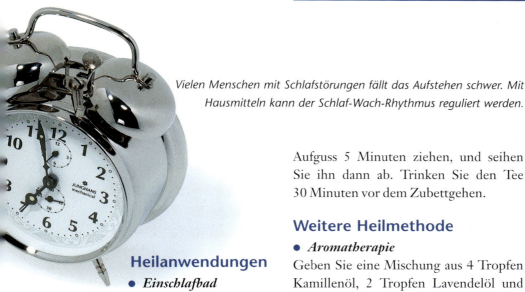

Vielen Menschen mit Schlafstörungen fällt das Aufstehen schwer. Mit Hausmitteln kann der Schlaf-Wach-Rhythmus reguliert werden.

Heilanwendungen

- *Einschlafbad*

Überbrühen Sie 5 EL Lindenblüten mit 1 l heißem Wasser, und lassen Sie den Sud etwas abkühlen. Lassen Sie in die Badewanne warmes Wasser (35 bis 38 °C) einlaufen, dann den abgeseihten Sud dazugeben. Nehmen Sie das Bad etwa 30 Minuten vor dem Schlafengehen.

- *Wechselfußbäder*

Kalte Füße verhindern das Einschlafen. Machen Sie deshalb vor dem Schlafengehen wechselwarme Fußbäder. Dazu gießen Sie in eine große Schüssel oder kleine Wanne kaltes Wasser, in eine andere ca. 38 °C warmes Wasser. Baden Sie Ihre Füße 5 Minuten im warmen Wasser, dann tauchen Sie sie 20 Sekunden lang ins kalte Wasser. Wiederholen Sie dies, und beenden Sie das Fußbad im warmen Wasser.

Heiltees

- *Hopfentee*

Übergießen Sie 1 EL Hopfen mit 1/4 l heißem Wasser. Der Tee soll 10 Minuten ziehen, dann wird er abgeseiht. Trinken Sie ihn kurz vor dem Schlafengehen.

- *Johanniskrauttee*

Übergießen Sie 1 EL Johanniskraut mit 1 Tasse heißem Wasser. Lassen Sie den Aufguss 5 Minuten ziehen, und seihen Sie ihn dann ab. Trinken Sie den Tee 30 Minuten vor dem Zubettgehen.

Weitere Heilmethode

- *Aromatherapie*

Geben Sie eine Mischung aus 4 Tropfen Kamillenöl, 2 Tropfen Lavendelöl und 2 Tropfen Neroliöl in die Verdunstungsschale einer Duftlampe. Stellen Sie diese Ölmischung etwa 1 Stunde vor dem Zubettgehen in Ihr Schlafzimmer.

Bei Johanniskraut zu beachten
Johanniskraut kann bei manchen Menschen zu einer Überempfindlichkeit gegenüber UV-Strahlung führen.

So beugen Sie vor ...

- Sorgen Sie für angenehme Schlafbedingungen: ein ruhiges und abgedunkeltes Schlafzimmer und eine gute Matratze.
- Benutzen Sie möglichst Bettwäsche aus Naturfasern.
- Erzeugen Sie ein gesundes Raumklima im Schlafzimmer. Es sollte nicht zu warm sein und vor allem gut gelüftet werden.
- Stehen Sie morgens möglichst immer zur gleichen Zeit auf, und gehen Sie am Abend ebenso regelmäßig zur gleichen Zeit ins Bett. Dies gilt auch für das Wochenende.
- Trinken Sie keinen Alkohol, und rauchen Sie keine Zigaretten vor dem Zubettgehen.
- Schalten Sie von den Alltagssorgen ab, indem Sie ein Bad nehmen, Musik hören oder einen Abendspaziergang machen.

... und so heilen Sie

- Durch Akupressur können Sie Schlafprobleme auf eine sanfte Art therapieren. Der Akupressurpunkt »Yin Tang« befindet sich in der Mitte der Augenbrauen, am Ende der Nasenwurzel – auf dem so genannten Dritten Auge. Drücken Sie diesen Punkt ca. drei Minuten lang kräftig.
- Als langfristige Therapiemaßnahmen haben sich Wasseranwendungen und gemäßigter Ausdauersport bewährt.

KRANKHEITEN UND ALLTAGSBESCHWERDEN

Sodbrennen
Wenn die Magensäure unangenehm aufstößt

Etwa ein Fünftel der Bevölkerung leidet regelmäßig unter Sodbrennen. Meist treten die charakteristischen Symptome nach den Mahlzeiten auf. Bei vielen Personen kann sich aus dem noch relativ harmlosen Sodbrennen – falls nichts dagegen getan wird – leicht eine Speiseröhren- oder Magenschleimhautentzündung oder sogar ein Magengeschwür entwickeln.

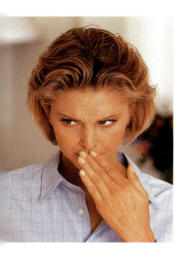

Brennen in der Speiseröhre und saures Aufstoßen: Sodbrennen ist schon fast eine Volkskrankheit.

Symptome
Von Sodbrennen spricht man, wenn nach dem Genuss bestimmter Speisen ein Brennen im Rachenraum und hinter dem Brustbein auftritt. Begleitet sind diese Beschwerden oft von Völlegefühl und häufigem Aufstoßen.

Ursachen
Beim Sodbrennen bleiben die sauren Magensäfte nicht im Magen, sondern fließen in die Speiseröhre zurück, wenn sich der Mageneingangsmuskel nach oben nicht ausreichend schließt. Den typischen Symptomen liegt meist eine Übersäuerung des Magens zugrunde. Allerdings kann auch zu wenig Magensäure der Grund für Sodbrennen und Aufstoßen sein.
Leichtere Fälle von Sodbrennen sind eher harmlos. Sie gehen meist auf eine ungesunde Ernährungsweise (schwer verdauliche fette Speisen, zu heiße oder zu kalte Speisen) und den Genuss von zu viel Alkohol, Nikotin oder Kaffee zurück. Wenn Sie allerdings öfter an Sodbrennen leiden, sollten Sie unbedingt den Arzt aufsuchen. Möglicherweise liegt eine Entzündung der Magenschleimhaut vor. Sie zeigt im Anfangsstadium die gleichen Symptome, nämlich Völlegefühl, Sodbrennen und Aufstoßen.
Wenn ständig mit Magensaft vermengter Nahrungsbrei vom Magen in die Speiseröhre zurückfließt, kann es zu Entzündungen und schließlich auch zu irreparablen Schleimhautschädigungen in der Speiseröhre kommen.
Neben den typischen Auslösern wie schwer verdaulichem Essen hat Sodbrennen – wie die meisten Magenprobleme – auch seelische Ursachen. Unter starker innerer Anspannung und negativem Stress produziert der Magen zu viel Säure, wodurch die Entstehung von Sodbrennen und in der Folge die Entwicklung von Magenschleimhautentzündungen begünstigt werden.
Die Ursache von Sodbrennen kann auch Übergewicht sein. Damit verbunden ist auch ein erhöhter Druck im Bauchraum, was dazu führt, dass verstärkt saurer Magensaft in die Speiseröhre zurückgepresst wird.

Psychische Ursachen
Menschen mit Magenbeschwerden fehlt oft das nötige Selbstvertrauen, um Konflikte konstruktiv zu lösen. Sie sollten deshalb unbedingt lernen, Aggressionen offen auszutragen, anstatt sie aufzustauen.

SODBRENNEN

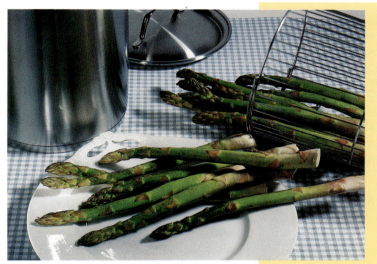

Kalorienarm, ohne Fett und ein Heilmittel bei Magenbeschwerden: Spargel ist weit mehr als ein delikates Frühsommergemüse.

Ernährungstipps

- Essen Sie langsam und mit Genuss, nicht zu kalt und nicht zu heiß.
- Meiden Sie zu fette und kalorienreiche Speisen. Der Nachtisch kann für empfindliche Magenwände Gift sein.
- Nehmen Sie die Mahlzeiten möglichst regelmäßig ein. Essen Sie eher fünf kleinere Mahlzeiten pro Tag als drei große. Am späten Abend sollten Sie möglichst gar nichts mehr essen.
- Trinken Sie viel, am besten ungezuckerte und alkoholfreie Getränke wie Mineralwasser und Kräutertees.
- Verwenden Sie beim Kochen möglichst wenig Fett.
- Bereiten Sie die Speisen schonend zu, beispielsweise im Römer- oder im Schnellkochtopf oder auch in einem Wok.
- Ersetzen Sie Kochsalz durch viele frische Kräuter.

Heilanwendungen

● *Pulver gegen Übersäuerung*

Sie können gebrauchsfertige Pulver in der Apotheke kaufen oder sich selbst eines zusammenstellen: Mischen Sie 10 g Kalium bicarbonicum, 10 g Natrium phosphoricum, 80 g Natrium bicarbonicum und 100 g Calcium carbonicum. Rühren Sie 1 TL des Pulvers in 200 ml lauwarmes Wasser, und trinken Sie die Lösung bei Bedarf in kleinen Schlucken. Das Pulver ist zur Verwendung bei akuten Beschwerden gedacht. Eine Überdosierung könnte ein Zuwenig an Säure zur Folge haben, was genauso schädlich ist wie eine Übersäuerung.

● *Spargeltrunk*

Spargel ist ein altbewährtes Heilgemüse gegen Magenbeschwerden. Lösen Sie 1 g Spargelpulver in 1 Tasse lauwarmem Wasser auf, und trinken Sie den Saft langsam in kleinen Schlucken.

● *Haferschleimsuppe*

Für diese schleimbildende Suppe kochen Sie 20 g Haferflocken in 1/4 l Gemüsebrühe auf; die Suppe sollten Sie noch etwa 5 Minuten unter ständigem Rühren leicht kochen lassen. Nehmen Sie die Suppe erst zu sich, wenn sie nur noch lauwarm ist.

● *Kuren mit Kohl- und Kartoffelsaft*

Weißkohl und Kartoffeln gehören zu den Lebensmitteln, die einen zu sauren Magen ausgleichen können. Die Säfte sollten Sie 4 bis 6 Wochen lang anwenden. Trinken Sie 1 l über den ganzen Tag verteilt. Anfangs können bei dieser Kur leichte Blähungen auftreten, was sich aber bald wieder gibt.

● *Heilerde*

Heilerde bindet die Magensäure. Sie eignet sich deswegen besonders gut zur längerfristigen Behandlung eines hart-

Karottensaft hilft dem Magen
Karotten enthalten das fettlösliche Beta-Karotin. Trinken Sie vor dem Essen ein Glas Karottensaft. Auf diese Weise wird das Fett der Speisen für den Körper besser verwertbar.

353

KRANKHEITEN UND ALLTAGSBESCHWERDEN

Magenkraut Kamille

In der Volksmedizin gilt die Kamille als Universalheilmittel bei einer Vielzahl von Erkrankungen. Für Sodbrennen und Magenprobleme ist ihr Wirkstoff Bisabolol von Bedeutung, der die Magenschleimhaut schützt.

näckigen Sodbrennens und anderer Magenprobleme. Geben Sie 1 TL Heilerde in 1 Tasse lauwarmes Wasser oder Kamillentee. Diese Mischung trinken Sie dreimal täglich in kleinen Schlucken.

- *Buttermilchkur*

Buttermilch kann den übersäuerten Magen beruhigen. Trinken Sie 1 Woche lang über den Tag verteilt 1 l zimmerwarme Buttermilch. Behalten Sie dabei die Milch eine Zeitlang im Mund, und »kauen« Sie sie.

- *Melissengeist*

Geben Sie bei leichtem Sodbrennen 5 bis 8 Tropfen Melissengeist in 1 Glas stilles Mineralwasser oder 1 Tasse Kamillentee. Trinken Sie 2 bis 3 Tassen täglich. Dieses Mittel sollte wegen des hohen Alkoholgehalts von Melissengeist nicht dauerhaft angewendet werden.

- *Enzianschnaps*

Mit einem Schnaps nach dem Essen können Sie leichtem Sodbrennen ebenfalls begegnen. Es gilt dasselbe wie für den Melissengeist: Alkoholhaltige Mittel sind zur Daueranwendung nicht geeignet!

Heiltees

- *Kamillenblütentee*

Überbrühen Sie 1 bis 2 TL Kamillenblüten mit 1 Tasse kochendem Wasser. Der Tee sollte 10 bis 15 Minuten ziehen, bevor Sie ihn abseihen. Trinken Sie ihn bei Magenbeschwerden am besten lauwarm, ungesüßt und in kleinen Schlucken. Dieser Tee eignet sich zur Einnahme über eine längere Zeit.

- *Pfefferminztee*

Übergießen Sie 1 TL Pfefferminzblätter mit 1 Tasse kochendem Wasser, und lassen Sie sie 10 Minuten zugedeckt ziehen. Nach dem Abseihen sollten Sie den Tee zimmerwarm und schluckweise trinken. Bereiten Sie täglich 4 bis 5 Tassen des Tees, am besten jeweils frisch. Pfefferminztee empfiehlt sich als Getränk bei allen Arten von Magenverstimmungen und bei der Neigung zu Sodbrennen. Trinken Sie diesen Tee nur, wenn Sie ihn brauchen, bei Daueranwendung sind seine Heilwirkungen allmählich immer weniger zu verspüren.

- *Melissentee*

Gießen Sie 1 TL Melissenblätter mit 1 Tasse kochendem Wasser auf, lassen Sie den Aufguss 10 Minuten lang ziehen, und seihen Sie ihn dann ab. Empfehlenswert sind 2 bis 3 Tassen täglich, wenn das Sodbrennen eher psychisch bedingt ist.

- *Teemischung mit Schafgarbe*

Die Schafgarbe enthält ähnliche Wirkstoffe wie die Kamille, außerdem besitzt sie krampflösende und entzündungshemmende Eigenschaften. Die Heilpflanze lässt sich sehr gut mit Kamille, Pfefferminze und Melisse kombinieren. Für den Tee mischen Sie 30 g Schafgarbe, 30 g Kamille, 20 g Pfefferminze und

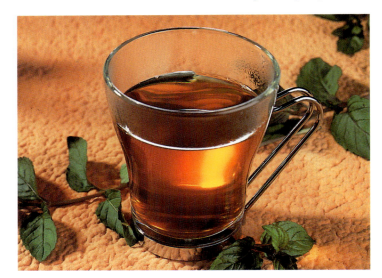

Wohlschmeckend und aromatisch: ein Tee aus der heilkräftigen Pfefferminze.

SODBRENNEN

Die Schafgarbe wächst auf Wiesen und an Wegrändern. Die beste Zeit, dieses weit verbreitete Heilkraut zu sammeln, sind die Monate Mai bis September.

20 g Melisse, und übergießen 2 TL davon mit 1/4 l kochendem Wasser. Nun muß der Aufguss 10 bis 15 Minuten zugedeckt ziehen. Trinken Sie 2 bis 3 Tassen lauwarmen Tee pro Tag.

● **Enziantee**
Übergießen Sie 1 TL getrocknetes Enziankraut mit 1 Tasse kochendem Wasser. Lassen Sie den Aufguss ungefähr 10 Minuten lang zugedeckt ziehen, und seihen Sie ihn dann ab. Trinken Sie täglich 2 bis 3 Tassen lauwarm. Enzian – vor allem die Wurzel des Gelben Enzians – verringert die Produktion von Magensäure. Vorsicht: Enziantee ist für Frauen während Schwangerschaft und Stillzeit und für Personen mit Bluthochdruck nicht geeignet.

● **Tausendgüldenkrauttee**
Übergießen Sie 1 TL Tausengüldenkraut mit 1 Tasse kochendem Wasser. Lassen Sie den Aufguss ungefähr 10 Minuten lang zugedeckt ziehen, und seihen Sie ihn anschließend ab. Trinken Sie täglich morgens 1 Tasse auf nüchternen Magen und abends vor dem Abendessen nochmals 1 Tasse. Dieser Tee hilft vor allem, wenn zu wenig Magensäure der Grund für das Sodbrennen ist. Auch schwangere Frauen, deren Gebärmutter den Magen nach oben drückt, sollten diesen Tee trinken.

So beugen Sie vor ...

• Meiden Sie Zigaretten, Süßigkeiten sowie übermäßig Alkohol.
• Trinken Sie keinen oder wenig Kaffee, am besten nicht mehr als 2 bis 3 Tassen pro Tag.
• Stellen Sie Ihre Ernährung um: weniger Fett und Fleisch, dafür mehr Gemüse und Vollwertkost. Achten Sie darauf, dass Sie genügend Ballaststoffe (in Obst und Gemüse) aufnehmen.
• Kauen Sie jeden Bissen sehr gründlich, und sprechen Sie möglichst wenig während der Mahlzeit. Verlangsamen Sie generell Ihr Esstempo. Achten Sie darauf, dass Sie während des Essens nicht zu viel Luft schlucken.
• Machen Sie nach den Mahlzeiten, wenn es geht, einen kleinen Verdauungsspaziergang.
• Lagern Sie beim Schlafen den Oberkörper höher, indem Sie beispielsweise den Lattenrost verstellen. Auf diese Weise kann der Mageninhalt nicht so leicht zurückfließen.

... und so heilen Sie

• Wer häufig unter Sodbrennen leidet, sollte seinen Organismus generell mit basenreicher Kost entsäuern (siehe dazu das Kapitel »Übersäuerung«, Seite 360 ff.).
• Langfristig gesehen, sollten Sie – Ihrem Magen zuliebe – mit Stresssituationen besser umgehen lernen. Hierzu bieten sich verschiedene Entspannungstechniken an, wie beispielsweise autogenes Training, Yoga und Meditation.
• Reduzieren Sie Ihr Gewicht, wenn Sie zu viel auf die Waage bringen; manchmal verschwinden allein durch diese Maßnahme schon die Beschwerden.

KRANKHEITEN UND ALLTAGSBESCHWERDEN

Übelkeit und Erbrechen
Vom Kater bis zur Seekrankheit

Übelkeit und Erbrechen sind nicht immer ein Symptom für eine ernsthafte organische Krankheit. Nach einem opulenten Essen oder einer durchzechten Nacht will der Magen das Zuviel durch Erbrechen wieder loswerden. Auch verdorbene Speisen werden auf diesem Weg vom Körper rasch wieder ausgeschieden.

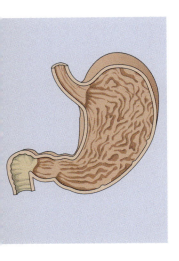

Alles, was wir essen und trinken, muss durch den Magen. Wenn er rebelliert, muss ihm schnell geholfen werden.

Bulimie!
Die so genannte Ess-Brech-Sucht ist eine sehr ernsthafte Krankheit, die unbedingt in ärztliche bzw. psychotherapeutische Behandlung gehört.

Symptome
Übelkeit zeichnet sich durch ein flaues Gefühl im Magen aus, verbunden mit Aufstoßen, Völlegefühl und Brechreiz. Im Extremfall wird durch unwillkürliches Zusammenziehen der Magen- und Bauchmuskeln der Mageninhalt nach oben gedrückt und erbrochen.

Ursachen
Die Ursachen von Übelkeit und Erbrechen sind sehr vielfältig. Bisweilen treten die Beschwerden bei Fieber oder starker seelischer Erregung oder als Symptome ernster Erkrankungen auf. Meist handelt es sich jedoch nur um kurzfristige, nicht allzu gefährliche Störungen.

- **Verdorbener Magen:** Der Magen kann durch die unterschiedlichsten Nahrungsmittel gereizt werden. Oft handelt es sich dabei um nicht mehr ganz frische Nachspeisen in der Kombination mit Alkohol. Bei einem verdorbenen Magen ist Erbrechen zunächst einmal das gesündeste »Hausmittel«, denn je weniger Giftstoffe im Körper verbleiben, desto besser.
- **Reisekrankheit:** Bei Flug- und Seereisen, aber auch schon bei Autofahrten wird es manchen Menschen schlecht. Das liegt daran, dass das Gehirn von den Augen andere Informationen erhält als vom Gleichgewichtsorgan im Innenohr: Während die Augen relative Ruhe wahrnehmen, registriert das Gleichgewichtsorgan hektische Turbulenzen. Auf diese widersprüchlichen Nachrichten reagiert der Körper mit einer verstärkten Ausschüttung von Stresshormonen. Diese verursachen dann die typischen Symptome Schwindel, Übelkeit und Brechreiz.
- **Alkohol:** Nach einer durchzechten Nacht kann es nicht nur zu den typischen unangenehmen Kopfschmerzen kommen, sondern oft auch zu Übelkeit und Brechreiz. Vor allem wenn verschiedene alkoholische Getränke durcheinander getrunken wurden, besteht eine erhöhte Gefahr, dass der Mageninhalt erbrochen wird.
- **Reizmagen:** Ein Reizmagen, der bei psychischer Belastung aus dem Gleichgewicht gerät, kann ebenfalls Ursache für akuten Brechreiz oder plötzliche Übel-

ÜBELKEIT UND ERBRECHEN

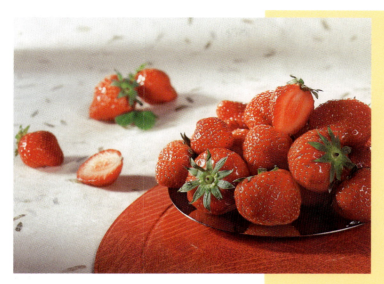

Erdbeeren entgiften den Darm und helfen bei Verdauungsstörungen.

Ernährungstipps

- Essen Sie – bis zu 2 Tage – am besten gar nichts, oder nehmen Sie nur Schleimsuppen zu sich.
- Den Mineralien- und Flüssigkeitsverlust, der durch das Erbrechen auftritt, müssen Sie ausgleichen: Trinken Sie viel, vorwiegend stilles Mineralwasser und ungesüßte Tees (etwa Kamillen- oder Fencheltee). Bei starkem Erbrechen nehmen Sie den Tee löffelweise zu sich.
- Muten Sie Ihrem Magen anschließend nicht zu viel zu. Sinnvoll ist eine leichte Aufbaukost mit Suppen, Zwieback und gedünstetem Gemüse. Seien Sie beim Würzen der Speisen zurückhaltend.
- Erst, wenn Sie sich ganz gesund fühlen, sollten Sie zu Ihren normalen Essgewohnheiten zurückkehren.

keit sein. Hier ist es wichtig, eine Gastritis oder ein eventuelles Magengeschwür durch eine medizinische Routineuntersuchung ausschließen zu lassen.

- **Migräne:** Auch Migräneanfälle können mit Übelkeit und Erbrechen verbunden sein. Bei Migränepatienten geht der Brechreiz jedoch nicht vom Magen aus, sondern – wie bei der Reisekrankheit – vom Gehirn.
- **Schwangerschaftsübelkeit:** Einige Frauen haben vor allem in den ersten drei Monaten aufgrund der hormonellen Umstellung mit Übelkeit und Erbrechen zu kämpfen. Normalerweise lässt dies nach einiger Zeit wieder nach.

Ernsthafte Erkrankungen ausschließen

Erbrechen ist ein unspezifisches Symptom, d.h., es kann vielfältige Ursachen haben. Liegen diese nicht auf der Hand, gilt es, sie herauszufinden. Warnsignale für ernsthafte Erkrankungen sind: nicht nachlassender Brechreiz, rote oder schwärzlich-braune Färbung des Erbrochenen, hohes Fieber und ein sich rapide verschlechternder Gesundheitszustand.

Heilanwendungen

- *Haferschleimsuppe nach dem Erbrechen*

Kochen Sie 20 g Haferflocken in 1/4 l Gemüsebrühe auf, und lassen Sie die Suppe etwa 5 Minuten unter ständigem Rühren leicht weiterkochen, bis sie eine sämige Konsistenz hat. Essen Sie sie, wenn sie nicht mehr ganz heiß ist.

- *Kalmus bei Übelkeit*

Kauen Sie ein Stückchen Kalmuswurzel, und behalten Sie dabei das Stückchen möglichst lange im Mund.

- *Ingwer bei Übelkeit*

Die Ingwerwurzel fördert die Speichel- und Magensekretproduktion und unter-

Eine uralte Kultur- und Heilpflanze
Kalmus war schon vor Tausenden von Jahren in Indien und China als Magenmittel bekannt. Heilkräftig ist der Wurzelstock, der im Herbst gesammelt wird.

357

KRANKHEITEN UND ALLTAGSBESCHWERDEN

Hochwirksame Bitterstoffe

Tees aus Bitterstoffpflanzen (Wermutkraut, Tausendgüldenkraut) sollten möglichst 15 bis 30 Minuten vor dem Essen lauwarm und ungezuckert getrunken werden. Sie regen vor der Nahrungsaufnahme die Bildung von Magen- und Gallensaft an.

Die beste Zeit, den Wermut zu sammeln, ist der August.

bindet den Brechreiz. Kauen Sie ein Stück frischen Ingwer, wenn Sie seinen scharfen Geschmack mögen.

- **Riechfläschchen**

Mischen Sie je 15 Tropfen Basilikum, Lavendel, Melisse und Sandelholz in einem dunklen Fläschchen, und halten Sie sich dieses bei beginnender Übelkeit unter die Nase.

- ***Magnesium und Vitamin E gegen Katerbeschwerden***

Am besten nehmen Sie den Mineralstoff Magnesium und das Vitamin E in Form von Brausetabletten zu sich. Es sind auch Kombinationspräparate (in der Apotheke oder im Reformhaus) erhältlich.

- ***Rollkur mit Kamillentee***

Wenn die Übelkeitsbeschwerden durch einen gereizten Magen verursacht sind: Kochen Sie am Abend 2 EL Kamillenblüten mit 1/2 l Wasser auf. 10 Minuten ziehen lassen, dann abseihen. Füllen Sie den Tee in eine Thermoskanne, die Sie sich ans Bett stellen. Am nächsten Morgen trinken Sie den Tee noch im Bett – anschließend legen Sie sich für jeweils 5 Minuten zuerst auf den Rücken, dann auf die rechte Seite, den Bauch und schließlich auf die linke Körperseite. Das Einhalten der Reihenfolge ist wichtig, damit der Tee nicht sofort in den Darm läuft. Führen Sie diese Anwendung 2 Wochen lang jeden Morgen durch.

- ***Bei Schwangerschaftsübelkeit***

Bevor Sie aufstehen, sollten Sie Ihrem Magen schon etwas zu arbeiten geben: Essen Sie noch im Bett einen Keks oder ein Stückchen Apfel. Auf diese Weise wird Ihnen nicht so schnell übel.

Heiltees

Sinnvoll bei Magenbeschwerden sind alle »Magenkräuter« wie Kamille, Pfefferminze, Melisse, Schafgarbe, Enzian und Tausendgüldenkraut (siehe dazu auch die Rubrik »Heilanwendungen«).

- ***Wermuttee bei Übelkeit und Reizmagen***

Übergießen Sie 1 TL Wermutkraut mit 1 Tasse kochendem Wasser. 10 Minuten zugedeckt ziehen lassen. Nach dem Abseihen trinken Sie den Tee lauwarm, ungesüßt und in kleinen Schlucken. Sie können ihn auch im Verhältnis 1:1 mit Kamillen- oder Pfefferminztee mischen, damit lässt sich sein sehr bitterer Geschmack abmildern.

- ***Ingwertee***

Setzen Sie 1/2 TL Ingwerpulver mit 1 Tasse kaltem Wasser an. Bringen Sie das Ganze zum Kochen. Nach 15 Minuten Kochzeit durch Filterpapier abseihen. Trinken Sie den Tee etwa 30 Minuten vor einer Mahlzeit.

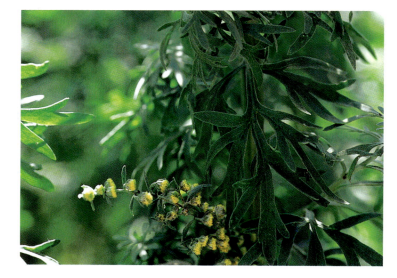

ÜBELKEIT UND ERBRECHEN

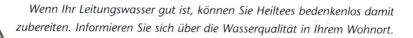

Wenn Ihr Leitungswasser gut ist, können Sie Heiltees bedenkenlos damit zubereiten. Informieren Sie sich über die Wasserqualität in Ihrem Wohnort.

- **»Aspirintee« bei migränebedingter Übelkeit**
Mischen Sie 25 g Weidenblätter, 15 g Herzgespannkraut und je 10 g Johanniskraut, Majoranblätter und Primelblüten. Übergießen Sie pro Tasse etwa 1/2 EL der Mischung mit kochendem Wasser, lassen Sie den Tee 10 Minuten zugedeckt ziehen, und seihen Sie ihn dann ab. Dieser Tee wirkt aufgrund der salizylsäurehaltigen Heilpflanzen schmerzstillend. Trinken Sie im Abstand von 30 Minuten 2 Tassen des lauwarmen Tees.

- **Teemischung bei Übelkeit und Erbrechen**
Mischen Sie 30 g Schafgarbe, 30 g Kamille, 20 g Pfefferminze und 20 g Melisse, gießen Sie 2 TL dieser Mischung mit 1/4 l kochendem Wasser auf, und lassen Sie den Aufguss 10 bis 15 Minuten ziehen. Der Tee sollte lauwarm getrunken werden.

Weitere Heilmethode

- *Akupressur*
Der »Dreimeilenpunkt« befindet sich unterhalb der Kniescheibe außen am Schienbein. Er regt den Energiefluss in allen Meridianen an und fördert die Funktion der Verdauungsorgane. Akupressieren Sie diesen Magenpunkt 3 Minuten lang mit mittlerem Druck.

So beugen Sie vor ...

Kater
Weil Alkohol dem Körper Flüssigkeit entzieht, hilft es, vor dem Einschlafen große Mengen Wasser zu trinken. Bleiben Sie auf Partys bei einer alkoholischen Getränkesorte, trinken Sie dazu immer wieder Mineralwasser, und essen Sie zwischendurch ab und zu kleine Häppchen.

Reisekrankheit
- Sorgen Sie für genügend viele Pausen und Frischluftzufuhr. (Siehe auch das Kapitel »Reisekrankheit« auf Seite 336.)
- Mit autogenem Training kann man eine Überempfindlichkeit in den Griff bekommen.

Verdorbener Magen
Achten Sie bei Lebensmitteln und zubereiteten Speisen auf Frische und Herkunft. Seien Sie vorsichtig mit Desserts, die rohe Eier enthalten, sowie mit Fischgerichten in Restaurants, deren Küchenhygiene Sie nicht kennen. Und essen und trinken Sie weder zu kalt noch zu heiß.

Reizmagen
Testen Sie aus, welche Speisen Ihnen nicht bekommen und auf welche Stresssituationen Sie mit Magenproblemen reagieren – und meiden Sie diese dann.

Migräneübelkeit
Weil bei Migräne Übelkeit und Erbrechen Begleitsymptome sind, kann man ihnen nur vorbeugen, indem man die Migräne in den Griff bekommt. Da Anfälle sehr häufig durch Überforderung und Überanstrengung ausgelöst werden, sollte man versuchen, mehr Ruhe ins eigene Leben zu bringen.

... und so heilen Sie

Langfristig helfen Entspannungstechniken, wenn Sie aufgrund von Stresssituationen an Magenbeschwerden leiden. Bei ständig wiederkehrenden Magenproblemen sollten Sie sich vielleicht überlegen, die professionelle Hilfe eines Psychotherapeuten in Anspruch zu nehmen.

KRANKHEITEN UND ALLTAGSBESCHWERDEN

Übersäuerung
Der Säure-Basen-Haushalt gerät leicht aus dem Gleichgewicht

Abgeschlagen, lustlos, müde – aber der Arzt sagt: organisch gesund. Möglicherweise leiden Sie an Übersäuerung, einer Zivilisationskrankheit, die allerdings nicht von jedem Arzt in gleichem Maße als gefährlich und folgenreich eingestuft wird. Die Übersäuerung ist durch unsere Lebensführung bedingt, findet sich aber auch zunehmend in Umwelt und Natur, z. B. in Form von »saurem Regen«.

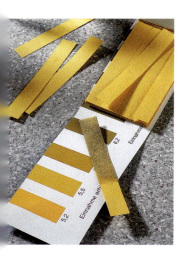

Der Säuretest: Indikatorpapier verfärbt sich je nach Säuregrad.

Selbstbeobachtung
Beobachten Sie Ihren Körper genau! Bestimmte, häufig wiederkehrende Symptome können auf eine Schwächung des Immunsystems hindeuten und ein erstes Anzeichen für eine Übersäuerung des Organismus sein.

Symptome
Erste Anzeichen einer Übersäuerung sind Müdigkeit, Konzentrationsstörungen, Energielosigkeit, Reizbarkeit, Nervosität, Durchblutungsstörungen mit kalten Händen und Beinen, vermehrte Schweißbildung, Kopfschmerzen, Bindegewebsschäche und Verdauungsbeschwerden. Auch Pilzinfektionen, rheumatische Beschwerden sowie Magenprobleme stehen oft mit einer Übersäuerung in Verbindung.

Ursachen
Bei der Mehrzahl der erwachsenen Bevölkerung in Deutschland kann man von einer latenten Übersäuerung des Organismus ausgehen. Verantwortlich für diesen Zustand ist hauptsächlich eine ungesunde Ernährungsweise. Anstelle von basenreichen Nahrungsmitteln wie Obst und Gemüse ernähren sich sehr viele Menschen zu fettreich. Darüber hinaus essen sie zu viele Nahrungsmittel, in denen so genannte Einfachzucker enthalten sind (Weißmehlprodukte, raffinierter Haushaltszucker, Schokolade etc.) und vor allem zuviel Fleisch. Erhöhte Säurewerte sind die Folge dieser Ernährungsweise. In der Regel werden die Säuren über die Nieren ausgeschieden. Diese sind jedoch bei einer Übersäuerung zu stark belastet, und die Säuren werden deshalb im Körper zwischengelagert. Die Hauptdeponie dafür ist das Bindegewebe. Durch diese Zwischenlagerung wird allerdings der Austausch von Nähr- und Abfallstoffen zwischen Körperzellen und Blut beeinträchtigt. Auf Dauer kann es deswegen zu einer Schädigung der Zellen kommen.

Säure-Basen-Test
Um herauszufinden, ob der Säure-Basen-Haushalt des Organismus im Gleichgewicht ist, können Sie einen Säure-Basen-Test durchführen. Hierbei wird der Säuregehalt im Urin ermittelt. Dazu benötigen Sie nur einige Streifen Indikatorpapier, die in jeder Apotheke erhältlich sind. Die Indikatorstreifen werden in den Mittelstrahl des Urins gehalten. Kontrollieren Sie fünfmal täglich den Urin, und notieren Sie sich die Werte.

ÜBERSÄUERUNG

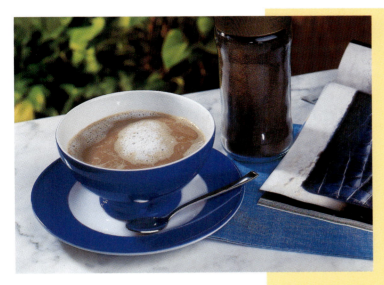

Getreidekaffee ist nicht säurebildend – eine gesunde Alternative zu Bohnenkaffee.

Da sich das Indikatorpapier je nach Säuregrad verfärbt, können Sie die Werte anhand einer Farbskala, die Sie zusammen mit den Teststreifen erhalten, ganz leicht ablesen.

7.00 Uhr: Der Säureanteil des Urins ist vor dem Frühstück meist am höchsten, weil am Morgen die Säuren ausgeschieden werden, die beim nächtlichen Stoffwechsel angefallen sind. Der optimale Wert liegt zwischen 6,2 und 6,5.

10.00 Uhr: Im Anschluss an das Frühstück kommt es kurzfristig zu einem Ausgleich von Säuren und Basen. Etwa 2 bis 3 Stunden nach einer Mahlzeit erfolgt eine Zunahme der Basen im Körper, wodurch die eigentliche Verdauung eingeleitet und die Magensäure neutralisiert wird. Ein normaler pH-Wert liegt dann im basischen Bereich bei etwa 7,4.

12.00 Uhr: Vor dem Mittagessen sinken die pH-Werte in der Regel auf unter 7, also in den sauren Bereich. Die Säuren sind beim Stoffwechsel entstanden. Der Wert ist nicht ungesund, solange er nicht weit unter 6,8 abfällt.

Ernährungstipps

Meiden Sie

- Fleisch, Geflügel, Wild, Innereien, Wurstwaren, Fisch, geschwefelte, geröstete und geräucherte Produkte
- Kochfette, gehärtete oder raffinierte Öle, Schweineschmalz, Sauerrahmbutter, Sahne, fetten Käse, Eier
- Artischocken, Sauerampfer, Spargel, Sauerkraut, Tomaten, Hülsenfrüchte
- Nachgereifte Früchte, generell saures Obst, geschwefelte Trockenfrüchte
- Getreideprodukte, Knäckebrot, Backhefe
- Kohlensäurehaltige Getränke, Essig, Früchtetees, Schwarztee

Bevorzugen Sie

- Vor allem Wurzel- und Blattgemüse: Spinat, Mangold, Blumenkohl und alle Kohlsorten, Auberginen, grüne Bohnen und Erbsen, Brokkoli, Gurken, Karotten, Kartoffeln, Kürbisse, Lauch, Paprika, Sellerie, Gemüsesäfte und -brühen
- Blattsalate, Löwenzahn, Oliven, Sprossen, Kräuter
- Sojaprodukte und Tofu sowie Kartoffelmehl
- Süße Obstsorten, vor allem süße Äpfel, reife Ananas, Aprikosen, Avocados, Bananen, Birnen, Feigen, reife Mangos, Melonen, Pflaumen, Pfirsiche, Trauben
- Kürbiskerne, Leinsamen, Mandeln, Pinienkerne, Sonnenblumenkerne, Sesam
- Stilles Mineralwasser, Kräutertees und Getreidekaffee

KRANKHEITEN UND ALLTAGSBESCHWERDEN

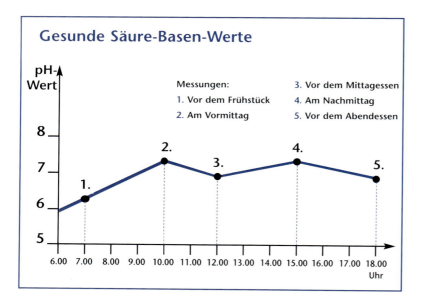

Vorsicht bei Bittersalz!
Bei Leber- und Darmentzündungen, Nierenfunktionsstörungen oder der gleichzeitigen Einnahme von Herzpräparaten darf kein Bittersalz verwendet werden.

15.00 Uhr: Am Nachmittag befindet sich der Körper etwa in der gleichen Situation wie um 10 Uhr. In dieser Phase sollte deshalb ein basischer Wert von mindestens 7,4 im Urin erreicht werden.

18.00 Uhr: Das Ergebnis der Messung liegt abends gewöhnlich wieder leicht im sauren Bereich, also etwas unter einem pH-Wert von 7. Wenn Sie noch eine Messung vor dem Zubettgehen machen, werden Sie häufig noch saurere pH-Werte ermitteln. Diese Veränderung ist jedoch normal; sie entsteht aufgrund der Stoffwechselprozesse, die inzwischen stattgefunden haben.

Bitte beachten Sie

Beim beschriebenen Säure-Basen-Test sollten Sie die folgenden Punkte unbedingt beachten:

• Das Mittagessen sollten Sie am Testtag erst nach der Durchführung der 12-Uhr-Messung einnehmen.

• Auf Zwischenmahlzeiten müssen Sie an diesem Tag verzichten. Essen Sie nur morgens (nach 7.00 Uhr), mittags (nach 12.00 Uhr) und abends (nach 18.00 Uhr). Falls Sie zwischendurch etwas essen, verfälschen Sie das Testergebnis (wegen der einsetzenden Verdauungsprozesse).

• Ernähren Sie sich am Testtag nach Möglichkeit ausgewogen. Sie sollten deshalb mehr basische (im Verhältnis 4:1) als säurehaltige bzw. säurebildende Nahrungsmittel essen (siehe dazu »Ernährungstipps« auf Seite 361).

Wenn Ihr Körper übersäuert ist, stehen Ihnen einige bewährte Naturheilmethoden und Hausmittel zur Verfügung, um Ihren Darm zu reinigen und um überschüssige Säuren zu neutralisieren oder auszuleiten. Zuvor sollten Sie aber die Anwendungen mit Ihrem Hausarzt absprechen.

Heilanwendungen

• *Abführen mit Bittersalz*
Bittersalz ist ein leicht bitter schmeckendes Mineralsalz aus Magnesiumsulfat und Magnesiumvitriol. Es wird aus Bitterwasser gewonnen, einem natürlich vorkommenden Mineralwasser, das sich für eine abführende Trinkkur eignet. Zum Abführen lösen Sie 1 gestrichenen TL Bittersalz in 1/4 l Wasser auf und trinken diese Mischung schluckweise 1 Stunde vor dem Frühstück. Sie sollten Bittersalz allerdings nur maximal 3 Tage hintereinander nehmen.

• *Entgiftender Baseneinlauf*
Jeder Einlauf entgiftet den Körper und schwemmt Stoffwechselschlacken aus. Ein Baseneinlauf mit Natriumbikarbonat ($NaHCO_3$) liefert dem Organismus bei Übersäuerung gleichzeitig noch die zur Neutralisation der Säuren dringend

ÜBERSÄUERUNG

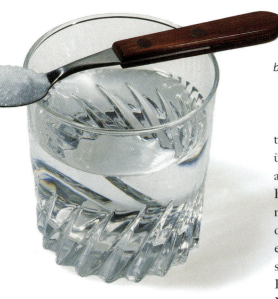

Die abführende Wirkung von Bittersalz ist bei der Entgiftung eines übersäuerten Körpers sehr hilfreich.

benötigten Basen. Sie können die Anwendung ohne weiteres selbst durchführen. Wenn Sie zum ersten Mal einen Einlauf mit einem Einlaufgerät (Irrigator) durchführen, ist es allerdings empfehlenswert, dies zusammen mit einer medizinisch ausgebildeten Person zu tun. Für den Baseneinlauf lösen Sie 3 g Natriumbikarbonat (aus der Apotheke) in 3/4 l warmem Wasser (30 bis 35 °C) auf. Die Flüssigkeit sollten Sie mindestens 15 Minuten lang im Darm halten.

● *Abführen mit Sauerkrautsaft*

Trinken Sie über den ganzen Tag verteilt 1 l Sauerkrautsaft (entweder selbst gepresst oder aus dem Reformhaus). Die ersten beiden Gläser müssen auf nüchternen Magen nach dem Aufstehen getrunken werden. Auch diese Art der Abführung sollten Sie nicht länger als 3 Tage hintereinander durchführen.

● *Strenge Fastenkur*

Fasten eignet sich nicht nur zur Gewichtsreduzierung, sondern auch zur Entsäuerung des Körpers. Bei einer Fastenkur werden die im Darm gelagerten Stoffwechselschlacken und Säuren über Nieren, Lunge, Haut und Darm ausgeschieden.

Beginnen Sie die Fastenkur am Morgen mit einer Darmreinigung. Nehmen Sie dazu Bittersalz ein, oder machen Sie einen Einlauf. Trinken Sie während der strengen Fastenkur nur milde, ungesüßte Kräutertees und Gemüseabkochungen. Nehmen Sie nur die Brühe zu sich, nicht das Gemüse. Die Brühe sollten Sie nicht wie gewohnt trinken, sondern löffelweise einnehmen. Frühstück und Abendessen bestehen aus Kräutertee. Zur Entschlackung besonders geeignet sind Melisse, Fenchel, Anis, Brennnessel, Lindenblüten, Löwenzahn und Schafgarbe. Mittags gibt es Gemüseabkochungen, dabei sollten Sie blähendes Gemüse wie z. B. Kohl meiden und auf Salz verzichten. Als Übergang vom Fasten zur normalen Ernährung eignen sich basenreiche Suppen und Gemüse. Strenge Fastenkuren sollten immer mit dem Hausarzt abgesprochen werden.

● *F.-X.-Mayr-Kur*

Wer seinen Körper gründlich entsäuern und entgiften möchte, kann auch die bewährte Milch-Semmel-Kur des österreichischen Arztes Franz Xaver Mayr (1875–1965) anwenden. Sie reinigt den gesamten Magen-Darm-Trakt und hilft bei Funktionsstörungen der Verdauungs- und Ausscheidungsorgane. Lesen Sie auf Seite 400ff., wie Sie die F.-X.-Mayr-Kur richtig durchführen.

Sauer, aber wichtig
Milchsauer vergorene Lebensmittel, z. B. Sauerkraut, sowie Milchprodukte wie Joghurt, Kefir oder Quark sind zwar sauer, sollten jedoch auch bei einer auf basische Lebensmittel aufgebauten Ernährung gegessen werden, weil sie für eine gesunde Darmflora und Verdauung sorgen.

363

KRANKHEITEN UND ALLTAGSBESCHWERDEN

Kleine Saunaetikette
Wie überall existieren auch in der Sauna gewisse Spielregeln: In der Sauna wie im Dampfbad sollten Sie sich zuerst duschen. Dann gehen Sie abgetrocknet und nackt mit einem großen Handtuch in den Schwitzraum. Achten Sie darauf, dass Sie möglichst vollständig auf Ihrem Handtuch sitzen oder liegen.

Blattgemüse wie Spinat sind sehr reich an Basenstoffen.

- *Sauna*

Schwitzen regt den Stoffwechsel an, sodass Säuren neutralisiert und Abfallprodukte des Stoffwechsels schneller über die Haut ausgeschieden werden. Wenn Sie regelmäßig in eine Sauna oder ins Dampfbad gehen, schwitzen Sie nicht nur Schadstoffe aus, sondern Sie stärken auch die Abwehrkräfte des Körpers. Begonnen wird mit kurzen Saunagängen von 5 bis 8 Minuten. Geübte halten die Hitze bis zu 20 Minuten aus. Anschließend sollten Sie sich extrem kalt abduschen und an die frische Luft gehen – auch im Winter, wenn Schnee liegt. Nach der Abkühlung kommt die Ruhephase. Ruhen Sie mindestens 1/2 Stunde, und entspannen Sie sich bis zum nächsten Saunagang. Es sollten auf keinen Fall mehr als drei Saunagänge durchgeführt werden.

- *Schwitzkur mit dem Heublumensack*

Ein Heublumensäckchen können Sie fertig in der Apotheke kaufen oder ganz einfach selbst machen: Geben Sie hierfür 250 bis 500 g Heublumen (je nach Größe des Säckchens) in ein Leinensäckchen, und binden Sie es fest zu. Hängen Sie das Heublumensäckchen etwa 20 Minuten in einen großen Topf mit kochendem Wasser, ohne dass es mit dem Wasser in Berührung kommt. Danach legen Sie es sich im Bett auf den Bauch und fixieren es mit einem Handtuch um den Körper. Decken Sie sich gut zu, und ruhen und schwitzen Sie dann ungefähr 1 Stunde lang. Nach der Schwitzkur sollten Sie sich eine Ruhepause gönnen.

- *Wechselduschen zur Lymphdrainage*

Wasseranwendungen mit warmem und kaltem Wasser regen den Kreislauf an, fördern die Durchblutung und damit auch den Stoffwechsel sowie die Entsäuerung des Organismus. Morgens nach dem Aufstehen duschen Sie 2 Minuten lang (nicht zu) warm, dann 1/2 Minute kalt und wiederholen diesen Wechsel ein weiteres Mal.

- *Basenpulver zur Entsäuerung des Magens*

Bei akuter Übersäuerung neutralisieren Basenpulver die Magensäure. Alle Bestandteile bzw. die fertigen Mischungen erhalten Sie in der Apotheke.

Natriumbikarbonat: Lösen Sie 1 TL Natriumbikarbonat in 1 Glas lauwarmem Wasser auf. Trinken Sie die Lösung etwa 30 Minuten vor dem Frühstück, evtl. auch noch zusätzlich vor dem Mittag- und Abendessen.

Basenpulver nach Sander: Mischen Sie je 10 g Kalium bicarbonicum und Na-

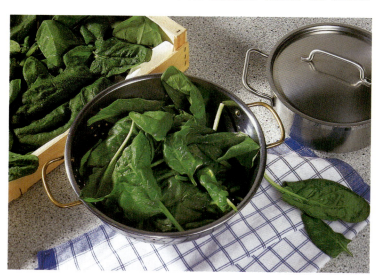

ÜBERSÄUERUNG

Nur frische Aprikosen sind basisch. Als geschwefelte Trockenfrüchte enthalten sie Säure.

trium phosphoricum, 200 g Natrium bicarbonicum und 100 g Calcium carbonicum. Lösen Sie 1 TL des Pulvers in 1 Glas Wasser auf, und trinken Sie die Lösung bis zu dreimal täglich vor den Mahlzeiten.

Basenpulver nach Rauch: Mischen Sie je 10 g Kalium bicarbonicum und Natrium phosphoricum, 15 g Kalium citricum, 20 g Magnesium citricum, 60 g Calcium carbonicum und 80 Gramm Natrium bicarbonicum. Lösen Sie 1 TL des Pulvers in 1 Glas Wasser auf. Auch hier können Sie, je nach Übersäuerungsgrad, bis zu dreimal täglich 1 Glas vor den Mahlzeiten trinken.

Heiltees

- *Lindenblütentee*

Überbrühen Sie 2 TL Lindenblüten mit 1/4 l kochendem Wasser, lassen Sie den Aufguss 10 Minuten ziehen, und seihen Sie ihn dann ab. Er sollte sehr hell aussehen und nicht zu stark sein. Den Tee trinken Sie am besten lauwarm, ungesüßt und in kleinen Schlucken zum Essen und über den Tag verteilt.

- *Brennnesselblättertee*

Übergießen Sie 2 TL Brennnesselblätter mit 1/4 l kochendem Wasser. Der Aufguss sollte 5 bis 10 Minuten zugedeckt ziehen, bevor er abgeseiht wird. Trinken Sie ihn lauwarm und ungesüßt während des ganzen Tages bzw. zu den Mahlzeiten.

- *Schafgarbentee*

Gießen Sie 1 bis 2 TL Schafgarbenkraut mit 1/4 l kochendem Wasser auf; der Aufguss muss 10 bis 15 Minuten lang ziehen. Er kann ebenfalls tagsüber getrunken werden. Die Schafgarbe besitzt neben entzündungshemmenden und krampflösenden Wirkstoffen auch die Eigenschaft, die Tätigkeit der Nieren anzuregen. Damit unterstützt sie den Abtransport von Abfallprodukten des Stoffwechsels und so auch die Ausleitung von Säure aus dem Körper.

Blutreinigend und entschlackend
Die Blätter der Brennnessel sind eines der besten Blutreinigungsmittel. Brennnesselblättertee unterstützt deshalb die Entsäuerung und Entschlackung des Körpers.

So beugen Sie vor ...

- Ernähren Sie sich überwiegend basenreich. Säurehaltige und säurebildende Nahrungsmittel sollten insgesamt nur etwa ein Fünftel der täglichen Kost ausmachen. Außerdem sollten Sie diese Nahrungsmittel nur bis zum Mittag und nicht später zu sich nehmen.
- Bewegen Sie sich ausreichend. Durch gesunden Ausdauersport werden ebenfalls Säureprodukte abgebaut.
- Achten Sie auf eine geregelte Verdauung.
- Führen Sie einmal im Jahr eine Fastenkur zur Entgiftung und Entschlackung des Organismus durch.

... und so heilen Sie

- Bei akuter Übersäuerung des Magens können Sie kurzfristig mit Basenpulver gegensteuern.
- Bei einer Tendenz zur Übersäuerung sollten Sie einmal monatlich ein Fastenwochenende durchführen.
- Bei schwacher Übersäuerung sollten Sie eine Woche lang, bei starker Übersäuerung einen Monat lang eine basenreiche Diät machen. Sie beginnt mit einer umfassenden Darmreinigung (evtl. zusätzlich Mayr-Kur); es folgen Diättage (mit Basensuppen, in leichteren Fällen mit basischer Gemüsekost). Abschließend nehmen Sie einige Tage leichte Aufbaukost zu sich.

365

KRANKHEITEN UND ALLTAGSBESCHWERDEN

Verstopfung
Wenn der Gang auf die Toilette zu lange ausbleibt

Immer mehr Menschen leiden heutzutage an chronischer Verstopfung. Das Problem ist – ähnlich wie die Blasenschwäche – in der Gesellschaft immer noch mit Tabus belegt, weshalb auch kaum darüber gesprochen wird. Aus diesem Grund nehmen viele Menschen still und heimlich Abführmittel und begeben sich damit in einen folgenschweren Teufelskreis.

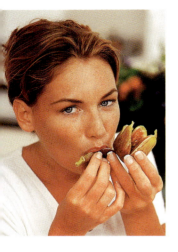

Ob frisch oder getrocknet: Feigen schmecken und fördern die Verdauung.

Jeden Tag?
Der tägliche Stuhlgang muss nicht unbedingt sein. Aus ärztlicher Sicht wird eine dreimalige Darmentleerung pro Woche noch als normal eingestuft. Erst bei größeren Zeitabständen spricht man von einer Verstopfung.

Symptome

Von einer Verstopfung (Obstipation) wird in der Medizin gesprochen, wenn der Stuhlgang länger als drei Tage ausbleibt. Die Entleerung des Darms kann danach äußerst schmerzhaft sein, denn der Stuhl ist bei einer Verstopfung meist hart und trocken. Häufig bleibt nach dem Stuhlgang auch das unangenehme Gefühl einer unvollständigen Darmentleerung zurück.

Ursachen

Die häufigste Ursache chronischer Verstopfung ist eine fettreiche und ballaststoffarme Ernährung. Hinzu kommen meist noch Bewegungsmangel, Übergewicht, eine zu geringe Flüssigkeitsaufnahme und oft auch der Missbrauch von Abführmitteln. Auch psychische Probleme können eine Rolle spielen. Menschen, die nur schwer loslassen können, haben oft auch auf der körperlichen Ebene Schwierigkeiten damit.
Die Gründe für eine akute Verstopfung liegen dagegen oft in einer Ortsveränderung mit einhergehender Ernährungsumstellung. Viele Menschen erleben dies bei einer Urlaubsreise in ein anderes Land mit einer ungewohnten Küche. Meist löst sich eine akute Verstopfung nach ein paar Tagen wieder von selbst. Es können jedoch auch andere Ursachen wie Stresssituationen oder die Einnahme von Medikamenten (z. B. Schmerzmittel) zu einer akuten Verstopfung führen.

Vorsicht bei starken Schmerzen

Wenn sich die Verstopfung durch eine Selbstbehandlung mit Hausmitteln innerhalb von zwei Wochen nicht wesentlich bessert, sollten Sie sich von einem Arzt untersuchen lassen. Nur so kann mit Sicherheit ausgeschlossen werden, dass es sich bei Ihren Verdauungsbeschwerden nicht möglicherweise um das Symptom einer gefährlicheren Erkrankung handelt.
Falls die Verstopfung mit kolikartigen Bauchschmerzen, Erbrechen und Kreislaufbeschwerden einhergeht, sollten Sie am besten sofort einen Arzt aufsuchen. Bei diesen Symptomen besteht der Ver-

VERSTOPFUNG

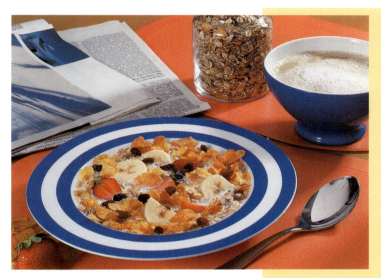

Müsli ist besonders reich an verdauungsfördernden Ballaststoffen.

Ernährungstipps

• Steigen Sie auf vollwertige Ernährung um. Vollwertkost ist besonders ballaststoffreich und regt die Verdauung an.

• Wenn Sie grobes Vollkornbrot nicht gewohnt sind, sollten Sie für den Anfang eine leicht bekömmliche Getreidesorte wie Grünkern ausprobieren. Man kann daraus überdies sehr delikate Bratlinge zubereiten, die ganz ähnlich wie normale Frikadellen schmecken.

• Grünkernbratlinge: Kochen Sie 250 g geschroteten Grünkern in 400 ml Gemüsebrühe bei geringer Hitze gar. Anschließend verrühren Sie 2 Eier, 2 EL Sojamehl, 80 g Schmelzkäse, 1 zerdrückte Knoblauchzehe sowie 1 Handvoll frische Petersilie mit dem Grünkernbrei. Daraufhin formen Sie kleine Bratlinge, wenden sie in Haferflocken und braten sie in heißem Öl in einer Pfanne. Zu den Bratlingen passen als Beilage frische Blattsalate, Bohnen- oder Karottengemüse.

dacht auf einen Darmverschluss, der sofort behandelt werden muss.

Heilanwendungen

Zur Behandlung einer chronischen Verstopfung erzielen sowohl altbewährte und bekannte Hausmittel wie Rhabarbertee oder Apfelmus als auch exotische Heilpflanzen wie Aloe oder Faulbaumrinde gute Wirkungen.

● *Kur mit Leinsamen*

Nehmen Sie 3 Wochen lang morgens und abends 2 EL grob geschroteten Leinsamen ein. Am besten mischen Sie ihn mit etwas Fruchtmus im Verhältnis 1:1. Im Anschluss an die Leinsamenkur sollten Sie regelmäßig 1 EL Leinsamen ins Frühstücksmüsli rühren. Wichtig: Trinken Sie viel, damit der Leinsamen seine Wirkung entfalten kann. Am besten geeignet sind Früchtetees und stilles Mineralwasser.

● *Kur mit Sauermilchprodukten*

Milchsaure Produkte wie Buttermilch, Molke, Kefir und Joghurt sind gesund und wichtig für den Aufbau und den Erhalt einer gesunden Darmflora. Dadurch wird verhindert, dass sich Gärungs- und Fäulnisprozesse entwickeln. Trinken Sie deshalb täglich 1 Glas Buttermilch (wahlweise Diätkurmolke, Kefir), oder rühren Sie 1 Becher Joghurt ins Müsli.

● *Sauerkraut*

Sauerkraut enthält nicht nur viele Ballaststoffe und Vitamine, sondern auch Milchsäuren und Milchsäurebakterien, die für eine gesunde Darmflora sehr wichtig sind. Am besten wirkt Sauerkraut, wenn man es am Morgen roh und zimmerwarm zu sich nimmt.

KRANKHEITEN UND ALLTAGSBESCHWERDEN

Ein Teufelskreis
Bei dauerhafter Einnahme von Abführmitteln wird der Darm noch träger. Um eine chronische Verstopfung wirklich zu heilen, muss unbedingt eine Ernährungsumstellung erfolgen.

Eine Bauchmassage regt die Darmbewegung an.

● *Apfel- und Tamarindenmus*
Apfelmus zum Frühstück bringt den Darm in Schwung. Besonders empfehlenswert ist auch Tamarindenmus, das aus dem Fruchtmark des afrikanischen Tamarindenbaums hergestellt wird. Nehmen Sie von diesem geschmacklich sehr intensiven Mus entweder dreimal täglich 1 TL zu den Mahlzeiten oder abends 1 EL ein.

● *Pflaumen und Feigen*
Weichen Sie abends 3 bis 5 getrocknete Pflaumen und 1 getrocknete Feige in lauwarmem Wasser ein. Am nächsten Morgen trinken Sie die Flüssigkeit auf nüchternen Magen und essen anschließend die Früchte.

● *Rizinusöl – nur ausnahmsweise*
Bei einer akuten Verstopfung können Sie ausnahmsweise auch das stark abführende Rizinusöl einnehmen. In der Regel ist 1 EL ausreichend. Die Wirkung tritt innerhalb weniger Stunden ein. Ein Wickel mit dem bewährten Öl wirkt milder. Tauchen Sie dazu ein Leinentuch in warmes Wasser, und tränken Sie dieses mit ausreichend Rizinusöl. Legen Sie den Wickel um den Bauch, und wickeln Sie noch ein Handtuch oder ein Wolltuch darüber.

● *Bauchmassage*
Eine Bauchmassage regt die Darmmuskulatur und die Darmbewegung an. Mit leichten Streichbewegungen wird dabei auf dem Bauch – immer im Uhrzeigersinn – ein großer Kreis beschrieben. Dadurch bewegt sich der Darm besser, und die Verdauung wird angeregt.

● *Karlsbader Salz*
Um den Darm anzuregen, lösen Sie 1 TL Karlsbader Salz (in der Apotheke erhältlich) in 1 Glas warmem Wasser auf, und trinken Sie es auf nüchternen Magen. Karlsbader Salz kann auch pur eingenommen werden: 1 Messerspitze Salz, ebenfalls auf nüchternen Magen.

● *Aloe vera*
Aloe vera wird aus den Blättern des Aloebaums gewonnen. Aloe vera regt die Darmschleimhaut zu vermehrter Schleimproduktion an und verstärkt die Darmbewegungen. Der Darminhalt wird dadurch flüssiger, weicher und gleitfähiger und kann deshalb rascher entleert werden. Bewährt haben sich bei einer Verstopfung Zäpfchen (in der Apotheke erhältlich). Auch bei hartnäckiger Verstopfung genügt in der Regel 1 Aloezäpfchen pro Tag.

Heiltees

● *Tee aus Faulbaumrinde*
Faulbaumrinde ist ein mildes, aber wirksames Abführmittel: Übergießen Sie 1 TL Rinde mit 1/4 l kaltem Wasser, lassen Sie den Kaltauszug 10 bis 12 Stunden unter mehrmaligem Umrühren stehen,

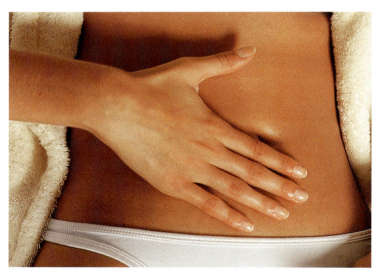

VERSTOPFUNG

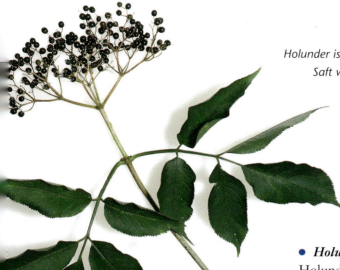

Holunder ist als Naturheilmittel sehr beliebt: Der Saft wirkt nicht nur abführend, sondern ist auch enorm reich an Vitamin C.

und seihen Sie ihn dann ab. Trinken Sie am besten abends 1 Tasse des wieder erwärmten Tees, dann können Sie am nächsten Morgen auf die Toilette gehen.

• *Rhabarbertee*

Die Wurzeln des so genannten Medizinalrhabarbers enthalten den Wirkstoff Anthrachinon, der leicht abführende Eigenschaften besitzt. Übergießen Sie 1/2 TL Rhabarberwurzel mit 200 ml kochendem Wasser, und seihen Sie nach 10 bis 15 Minuten ab. Die Wirkung des Abführtees tritt in der Regel nach 8 bis 12 Stunden ein.

• *Sennesblättertee*

Sennesblätter und -früchte besitzen abführende Eigenschaften, wobei die Früchte milder wirken als die Blätter. Für einen Sennesblättertee übergießen Sie 1 bis 2 TL Sennesblätter oder -früchte mit 1/4 l kaltem Wasser. Den Kaltauszug lassen Sie 1 Tag lang stehen, dann seihen Sie ihn ab. Für einen heißen Aufguss nehmen Sie 1 TL Sennesblätter auf 1/4 l kochendes Wasser. Lassen Sie den Tee 5 bis 10 Minuten ziehen. Trinken sollten Sie Sennesblättertee am Abend vor dem Zubettgehen, weil sich die Wirkstoffe des Tees erst nach 6 bis 8 Stunden optimal entfalten.

• *Holundertee*

Holunderbeeren wirken beruhigend und mild abführend. Für den Tee übergießen Sie 1 TL Holunderbeeren mit 1 Tasse kaltem Wasser und lassen den Auszug über Nacht stehen. Kochen Sie ihn am nächsten Morgen auf, dann abkühlen lassen und abseihen. Trinken Sie den Tee am besten morgens oder abends.

Gefährlich bei Dauergebrauch
Bitte bedenken Sie, dass auch Abführmittel auf Pflanzenbasis, etwa Sennesblätter, nicht für den Dauergebrauch geeignet sind.

So beugen Sie vor …

• Ernähren Sie sich vollwertig – mit viel Obst, Gemüse, Vollkornprodukten und Hülsenfrüchten.
• Eine jährliche Fastenkur regt den Darm an.
• Nehmen Sie zusätzlich mehr milchsaure Produkte zu sich.
• Essen Sie nur reifes Obst.
• Bewegen Sie sich ausreichend. Zuwenig körperliche Bewegung ist einer der Hauptgründe für Darmprobleme.

… und so heilen Sie

• Verwenden Sie keine Abführmittel. Sie sind nur für Akutfälle, nicht aber für den Dauergebrauch gedacht.
• Einläufe sind geeigneter, sollten aber vorwiegend im Rahmen von Kuren angewendet werden. Anschließend muss eine Umstellung der Ernährungs- und Lebensgewohnheiten erfolgen.
• Unterstützen Sie eine Ernährungsumstellung mit den hier angegebenen Heilanwendungen – bis Ihre Beschwerden abgeklungen sind.

KRANKHEITEN UND ALLTAGSBESCHWERDEN

Wechseljahrebeschwerden

Hitzewallungen & Co.

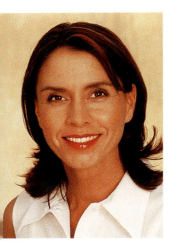

In den Wechseljahren (Klimakterium) kommt es bei den Frauen zu hormonellen Umstellungen. Dies hat verschiedene Veränderungen im Körper zur Folge, die in der medizinischen Fachsprache als klimakterische Ausfallerscheinungen bezeichnet werden. Manche Frauen leiden stark darunter, andere merken fast nichts davon.

Wechseljahre müssen nicht immer Krisenjahre sein.

Menopause
Der Zeitpunkt der letzten Menstruation, der bei den meisten Frauen um das 50. Lebensjahr liegt, wird als Menopause bezeichnet.

Symptome
Körperliche Anzeichen der Wechseljahre sind unregelmäßig werdende Blutungen, Dünner- und Trockenwerden von Haut und Scheide, eine mögliche Neigung zu Inkontinenz sowie Veränderungen der Körperbehaarung. Auch kann der gefürchtete Knochenschwund (Osteoporose) einsetzen. Weitere charakteristische Beschwerden sind: Hitzewallungen, Nachtschweiß, Sensibilitätsstörungen (z. B. Kribbeln in Fingern und Zehen), Herzbeschwerden, Schwindelgefühle, Kopfschmerzen, Bluthochdruck oder zu niedriger Blutdruck sowie Blasenbeschwerden. Auch seelische Probleme können während dieser Zeit verstärkt auftreten: etwa Niedergeschlagenheit, Nervosität, depressive Verstimmungen, Angstgefühle, Antriebsschwäche und Konzentrationsschwierigkeiten.

Ursachen
Die Hauptursache für diese Beschwerden ist das allmähliche Zurückgehen der Hormonproduktion, hauptsächlich der Östrogene und Gestagene, in den Eierstöcken. Sie führt zu einer verstärkten Ausschüttung von Hypophysenhormonen, mit dem Ziel, die Eierstocktätigkeit nochmals anzuregen, was dem Körper jedoch nicht mehr gelingt. Stattdessen kann dieses Phänomen die bekannten Beschwerden auslösen.

Viele Soziologen und Sozialmediziner halten es allerdings mittlerweile für falsch, die Wechseljahre der Frau generell als Krisenabschnitt zu betrachten. Es wurde festgestellt, dass bei Frauen, die diesen Lebensabschnitt positiv und als Beginn neuer Möglichkeiten und Freiheiten betrachten, die Häufigkeit und Intensität der typischen Wechseljahrebeschwerden meist geringer sind.

Heilanwendungen
Bei den verschiedenen Wechseljahrebeschwerden helfen ganz unterschiedliche Hausmittel und Heilanwendungen auf pflanzlicher Basis. Ob Sie eine Kneippsche Wasseranwendung einsetzen oder zur Stärkung des Immunsystems eine Propoliskur bevorzugen, sollten Sie von der Art der Beschwerden und Ihrer per-

WECHSELJAHREBESCHWERDEN

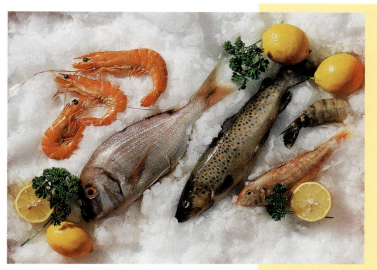

Fisch gehört auf jeden Speiseplan – vor allem bei Frauen in den Wechseljahren.

Ernährungstipps

- Achten Sie auf ausreichend Vitamin B2 und B5 in der Nahrung. Beide Vitamine unterstützen die Nebennieren, die in der Lage sind, den Östrogenmangel in den Eierstöcken auszugleichen. Diese Vitamine sind vorwiegend in Fisch, Milchprodukten, Bierhefe und Nüssen enthalten.
- Essen Sie häufig Nahrung, die Vitamin D enthält. Es findet sich vor allem in Milchprodukten und Fisch. Vitamin D wirkt in Verbindung mit Kalzium einem durch Östrogenmangel ausgelösten Knochenabbau entgegen.
- Vitamin E hemmt den Abbau des Sexualhormons Progesteron. Essen Sie deshalb mehr Nüsse und grüne Salate mit Weizenkeim- oder Sonnenblumenöl.
- Einige Nahrungsmittel enthalten Substanzen, die wie Östrogene wirken. Essen Sie daher öfter Sojaprodukte, Rote Bete, Rüben, Cashew- und Erdnüsse, Mandeln, Haferflocken, Mais, Äpfel und Vollkornprodukte aus Weizenmehl.

sönlichen Befindlichkeit abhängig machen. Im Zweifelsfall sollten Sie vor einer Anwendung einen Arzt Ihres Vertrauens konsultieren.

- *Mönchspfeffer*

Mönchspfeffer (Agnus castus) ist ein wichtiges, weil hormonstimulierendes »Frauenkraut«. Er regt die Hypophyse zur Produktion von Progesteron an. Kapseln bzw. Extrakte erhalten Sie in der Apotheke. Eine längerfristige Anwendung über 6 Monate (1 Kapsel pro Tag) ist möglich. Eine Teezubereitung mit Mönchspfefferfrüchten ist allerdings nicht üblich.

- *Schlangenkraut*

Schlangenkraut (Cimicifuga) hilft bei Hitzewallungen, Nervosität und depressiven Verstimmungen in den Wechseljahren. Entsprechende Präparate sind in der Apotheke erhältlich.

- *Nachtkerzenöl*

Nachtkerzenöl in Form von Vitalstoffkapseln (aus der Apotheke) hat sich bei Hitzewallungen, Hautproblemen, depressiven Verstimmungen und bei durch die Wechseljahre bedingter Migräne bewährt.

- *Gelée royale und Propolis*

Gerade während der Wechseljahre sollten Sie Ihr Immunsystem stärken, deshalb ist eine Kuranwendung mit Propolis und Gelée royale besonders empfehlenswert. Trinken Sie dreimal täglich 1 Glas Mineralwasser, in dem Sie 5 bis 10 g Propolispulver aufgelöst haben; dazu erfolgt eine ergänzende tägliche Einnahme von 1/4 g Gelée royale. Am besten ist es, die

Im Bad entspannen
Vollbäder mit Hopfen oder Johanniskraut wirken auch bei depressiven Verstimmungen in den Wechseljahren beruhigend.

371

KRANKHEITEN UND ALLTAGSBESCHWERDEN

Einheimische und exotische Kräuter
Ginseng ist eine »modische« Heilpflanze. Manche Pflanzenheilkundler sind der Ansicht, dass einheimische Pflanzen wie Rosmarin teilweise ganz ähnliche Wirkungen besitzen.

Regelmäßige Saunagänge entspannen, stabilisieren das Immunsystem und lindern durch hormonelle Umstellung bedingte Beschwerden.

entsprechende Menge an Gelée royale in einer Mischung mit Honig (z. B. 2 TL in Kräutertees verrührt) aufzunehmen. Die Propoliskur kann jederzeit zur allgemeinen gesundheitlichen Stabilisierung durchgeführt werden.

- *Spirulina*

Spirulina ist eine Algenart, die Aminosäuren, Vitamine, Mineralien und Spurenelemente in einem ausgewogenen Mischungsverhältnis aufweist und hilft, Mangelerscheinungen zu vermeiden. Kapseln oder Pulver können Sie in Apotheken, Reformhäusern oder Naturkostläden erwerben. Nehmen Sie pro Tag 1 Kapsel, oder lösen Sie 1 TL Pulver in 1 Glas Fruchtsaft auf.

- *Ginseng*

Dieses uralte chinesische Allheilmittel hilft auch bei Wechseljahrebeschwerden. Ginseng wirkt anregend, gefäßaktivierend und stoffwechselfördernd. In der Apotheke oder im Reformhaus besorgen Sie sich am besten die Urtinktur und nehmen dreimal täglich 20 Tropfen über einen Zeitraum von 4 Wochen.

Heiltees

- *Frauenmanteltee*

Das zweite große »Frauenkraut« neben Mönchspfeffer ist der Frauenmantel. Er hilft bei zu starken Blutungen, wie sie bei manchen Frauen während der Wechseljahre auftreten. Übergießen Sie 2 TL Frauenmantelkraut mit 1 Tasse kochendem Wasser, und lassen Sie den Aufguss 10 Minuten zugedeckt ziehen. Nach dem Abseihen trinken Sie ihn lauwarm, ungesüßt und in kleinen Schlucken. Sie können 3 Tassen pro Tag ohne Bedenken trinken.

- *Salbeitee*

Ein Tee aus Salbeiblättern hilft vor allem bei Schweißausbrüchen und Hitzewallungen. 1 TL feingeschnittene Salbeiblätter werden mit 150 ml kochendem Wasser aufgegossen. Der Aufguss muss etwa 10 Minuten ziehen. Sie sollten ihn nach dem Abseihen möglichst ohne Süßstoff, Honig oder Zucker trinken. 2 Tassen pro Tag sind oft ausreichend.

- *Ayurvedisches Teerezept bei Hitzewallungen*

Mischen Sie Korianderpulver, Kuminpulver und Fenchelsamen zu gleichen Teilen. Übergießen Sie 1 EL der Mischung mit 1/4 l heißem Wasser, dann den Aufguss 10 Minuten ziehen lassen. Trinken Sie dreimal täglich 1 Tasse dieses Kräutertees.

- *Teemischung bei Nervosität und depressiven Verstimmungen*

Mischen Sie je 20 g Hopfen, Baldrianwurzel und Johanniskraut. Übergießen Sie 2 TL der Mischung mit 1/4 l heißem Wasser. Der Aufguss muss 10 Minuten ziehen. Trinken Sie den Tee über einen

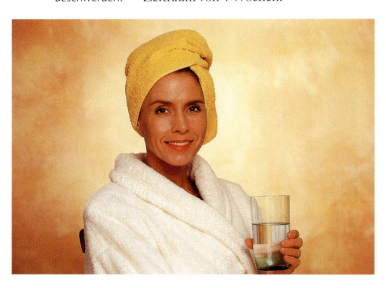

WECHSELJAHREBESCHWERDEN

Im Altertum galten die Blätter des Salbeis als universale Medizin, und auch als Zauber- und Liebesmittel wurden Salbeiblätter gehandelt. Im alten Ägypten war Salbeitee ein Mittel gegen Unfruchtbarkeit.

Zeitraum von 4 Wochen jeweils abends.

● *Steinkleetee*

Steinklee hilft bei Beschwerden wie Schlafstörungen, Hitzewallungen etc. Übergießen Sie 1 bis 2 TL des Krauts mit 1 Tasse kochendheißem Wasser, und lassen Sie den Aufguss 10 Minuten ziehen. Trinken Sie 2 bis 3 Tassen Tee pro Tag.

● *Rosmarintee*

Dieser Tee hilft gegen allgemeine Beschwerden in den Wechseljahren. Übergießen Sie 1 TL Rosmarinnadeln mit 1 Tasse kochendem Wasser, 10 Minuten ziehen lassen und dann abseihen. Trinken Sie täglich 2 bis 3 Tassen.

Weitere Heilmethoden

● *Aromaölbäder*

Geeignet bei Wechseljahrebeschwerden sind die ätherischen Öle von Bergamotte, Jasmin, Lavendel, Melisse, Muskatellersalbei, Neroli, Orange, Rose, Sandelholz, Ylang-Ylang, Zeder und Zimt. Für den Badezusatz verrühren Sie bis zu 30 Tropfen eines Öls oder eine Ölmischung in etwas Milch, Sahne oder Honig. Diese Mischung geben Sie ins Badewasser. Anschließend sollten Sie für etwa 15 Minuten baden und sich danach ins Bett legen.

● *Bach-Blüten*

Die Bach-Blütentherapie ist eine Methode, um mit Pflanzenessenzen psychische Beschwerden zu heilen. Die Essenzen aus den 38 verschiedenen Bach-Blüten gibt es in Apotheken zu kaufen. Bei Wechseljahrebeschwerden haben sich folgende Blüten bewährt: Walnut bei allgemeinen Umstellungsschwierigkeiten, Impatiens bei Hitzewallungen, Cherry Plum bei Unruhe, Rock Rose bei vegetativen Problemen und die »Rescuetropfen« (eine Bach-Blütenmischung) bei plötzlicher Schwäche.

Vorbeugung
Lassen Sie in den Wechseljahren Blutdruck, Cholesterinwerte und Knochendichte regelmäßig kontrollieren.

So beugen Sie vor ...

• Essen Sie mehr (fettarme) Milchprodukte, und achten Sie auf eine genügende Zufuhr von Vitaminen und Mineralstoffen aus der Nahrung.

• Verzichten Sie auf Nikotin, und trinken Sie nur wenig Kaffee.

• Bleiben Sie aktiv. Mit viel Bewegung an der frischen Luft und Ausdauersportarten wie Joggen, Schwimmen oder Radfahren regen Sie die Stoffwechselaktivitäten an. Dies sorgt vor allem in den Wechseljahren für körperliche Fitness und gesunde Knochen und steigert das allgemeine Wohlbefinden.

• Gönnen Sie sich öfter etwas Gutes, beispielsweise Massagen oder eine Kosmetikbehandlung. Und noch ein Tipp, den auch Ärzte und Ärztinnen oft geben: Die beste Methode, um einer Austrocknung und Schrumpfung der Vaginalschleimhaut vorzubeugen, ist, weiterhin sexuell aktiv zu sein.

... und so heilen Sie

Probieren Sie aus, was Ihrem Körper in dieser Umstellungsphase gut tut – seien es Wasseranwendungen, Massagen, Heilpflanzen oder auch vom Arzt verordnete Östrogene, falls Sie große Probleme haben. Nichts ist generell richtig oder falsch, denn Frauen erleben die Wechseljahre ganz unterschiedlich.

KRANKHEITEN UND ALLTAGSBESCHWERDEN

Wetterfühligkeit
Wie das Wetter Gemüt und Kreislauf beeinflusst

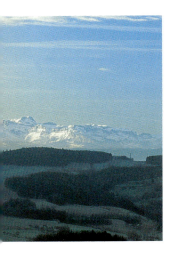

Wenn Föhnwolken im Voralpenland den letzten Tag einer Schönwetterperiode ankündigen und noch einen sonnigen Tag versprechen oder wenn sich im Norden ein gewaltiges Sturmtief ankündigt, ist für viele Menschen ein solcher Wetterumschwung oft mit Beschwerden verbunden. Diese Menschen gehören zum wetterfühligen oder wettersensiblen Personenkreis.

Für die einen verheißen Föhnwolken schönes Wetter, für andere verheißen sie Kopfschmerzen.

Symptome
Als Symptome für Wetterfühligkeit gelten Konzentrationsstörungen, Lustlosigkeit, Müdigkeit, Schlafstörungen, Leistungsschwäche, Kopf- und Gliederschmerzen, Gereiztheit.

Ursachen
Etwa ein Drittel der Bevölkerung in Deutschland ist wetterfühlig. Auf diese Zahlen kommen Experten für Bioklima beim Deutschen Wetterdienst. Die Betroffenen reagieren auf Veränderungen der atmosphärischen Einflüsse wie Temperatur, Feuchtigkeit oder Luftdruck. Auch elektromagnetische Feldveränderungen können bei der Wetterfühligkeit eine Rolle spielen.
Eine Ursache liegt in der individuellen Konstitution eines Menschen, in der Reaktion seines vegetativen Nervensystems. Beim so genannten wetterstabilen Typ liegt die nervliche Reizschwelle des vegetativen Nervensystems deutlich höher als bei wetterfühligen Personen.
Wetterfühligkeit ist unabhängig vom Alter. Kinder sind genauso betroffen wie ältere Menschen. Allerdings leiden mehr Frauen darunter als Männer.

Anfällige Personen
Vor allem Menschen mit Kreislaufproblemen – beispielsweise mit sehr niedrigem Blutdruck – sollten bei extremen Wetterumschwüngen vorsichtig sein.

Heilanwendungen
● *Kur mit Propolis*
Propolis wirkt allgemein kräftigend auf den menschlichen Organismus. Trinken Sie 4 bis 6 Wochen lang dreimal täglich 1 Glas Mineralwasser mit 5 bis 10 g Propolispulver.

● *Aromabad zur Regenerierung*
Lassen Sie in die Badewanne warmes Wasser (ca. 38 °C) einlaufen, und geben Sie eine Mischung aus 4 Tropfen Basilikumöl, 4 Tropfen Lavendelöl und 2 Tropfen Rosmarinöl (in 3 bis 4 EL süßer Sahne gelöst) ins Badewasser. Baden Sie nicht länger als 15 Minuten, und ruhen Sie sich anschließend 30 Minuten aus.

Heiltees
● *Silberweidentee bei Kopfweh*
Die Silberweide gilt als »Aspirin der Volksmedizin«, da sie einen aspirinähnlichen Wirkstoff besitzt, das Salizin. Für den Tee übergießen Sie 1 TL Silberwei-

Propolis stärkt das Immunsystem und ist auch bei völlig gesunden Menschen als Nahrungsergänzung empfehlenswert.

denrinde mit 1/4 l kochend-heißem Wasser. Lassen Sie den Aufguss 5 Minuten ziehen, seihen Sie ihn dann ab, und trinken Sie davon bei akuten Kopfschmerzen 1 Tasse, nicht zu heiß.

Weitere Heilmethoden

● _Aromaölmischung_

Geben Sie eine Mischung aus 4 Tropfen Lavendelöl, 4 Tropfen Melissenöl und 2 Tropfen Lemongrasöl in die Verdunstungsschale einer Duftlampe. Mit dieser Ölmischung sollten Sie 2 Stunden lang das Zimmer aromatisieren. Dies steigert die Konzentrationsfähigkeit und hilft gegen Kopfweh.

● _Riechfläschchen für unterwegs_

Füllen Sie ein dunkles Glasfläschchen (20 ml Inhalt) mit Sonnenblumenöl, und fügen Sie 4 Tropfen Pfefferminzöl, 2 Tropfen Basilikumöl, 1 Tropfen Angelikaöl und 1 Tropfen Zypressenöl hinzu. Schütteln Sie das Fläschchen gut durch. Das Riechfläschchen sollten Sie bei angekündigten Wetterumschwüngen stets bei sich haben.

● _Akupressur bei Kopfweh_

Links und rechts der Augen, an den Schläfen liegen zwei wichtige Akupressurpunkte, die Sie etwa 3 Minuten lang mit sanftem Druck massieren können. Weitere Akupressurpunkte gegen Kopfweh gibt es unterhalb der Augen, auf dem Jochbein. Der so genannte Nackenpunkt liegt in der Mulde zwischen den Knöcheln des Zeige- und Mittelfingers.

Die Akupressurpunkte spüren Sie an der Vertiefung der entsprechenden Stellen. Sie können auf zwei Arten massieren: einmal im Uhrzeigersinn; dies beruhigt. Entgegen dem Uhrzeigersinn ausgeführt, wirkt die Akupressur anregend.

● _Entspannungstechniken_

Langfristig können Sie mit Entspannungsmethoden die Wetterfühligkeit verringern. Es eignen sich beispielsweise autogenes Training, Yoga, Meditation oder auch gezielte Atemübungen. All diese Techniken können das vegetative Nervensystem positiv beeinflussen. Erlernen Sie die Techniken aber nur in speziellen Kursen.

Raus an die Luft
Bewegen Sie sich so viel wie möglich an der frischen Luft, egal ob bei Wind, Sonnenschein oder Regenwetter.

So beugen Sie vor ...

• Achten Sie auf den Mineralstoffgehalt Ihrer Ernährung. Zu wenig Eisen, Magnesium oder Kalium führt zu Ermüdungserscheinungen und Schlaffheit.
• Passen Sie sich dem Wetter an: Bei Hitze sollten Sie entsprechend luftige, nicht einengende Kleidung tragen und reichlich trinken. Bei einer nahenden Kaltfront sollten Sie kreislaufanregende Maßnahmen (z. B. Bürstenmassagen, Wechselduschen) durchführen und reichlich Kohlenhydrate (Nudeln, Kartoffeln, Brot) zu sich nehmen.

... und so heilen Sie

Gerade bei Wetterfühligkeit eignen sich Kneippsche Wasseranwendungen. Vor allem bei Menschen mit niedrigem Blutdruck sind Maßnahmen zur Kräftigung angesagt. Duschen Sie morgens nach dem Aufstehen zuerst 2 Minuten lang warm, danach 1/2 Minute lang kalt. Wiederholen Sie dies zwei- bis dreimal, und beenden Sie das Wechselduschen mit kaltem Wasser.

KRANKHEITEN UND ALLTAGSBESCHWERDEN

Zahnschmerzen
Kranke Zähne und entzündetes Zahnfleisch

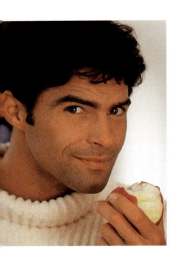

Zahnschmerzen treten aus ganz unterschiedlichen Gründen auf. So können kalte oder heiße Speisen und Getränke vorübergehende Zahnschmerzen auslösen. Diese Art von Schmerzen deuten oft auf eine Schädigung des Zahnschmelzes (Karies) hin. Dagegen sind akute, heftige Schmerzattacken eher ein Zeichen für eine Entzündung des Zahnmarks.

Schmerzfreies Zubeißen ist ein Zeichen für gesunde Zähne und gesundes Zahnfleisch.

Rechtzeitig zum Zahnarzt!
Wenn der Zahnschmerz warnt, ist es oft schon zu spät. Nur durch regelmäßige Vorsorgeuntersuchungen beim Zahnarzt können Karies und weitere Schädigungen rechtzeitig erkannt werden.

Symptome bei Karies
Die Zahnschmerzen bei Karies treten zunächst beim Zähneputzen, beim Essen bzw. bei Kälte- oder Wärmereizen auf. Wenn nichts dagegen getan wird, kann die Karies sich verschlimmern und dauerhafte Schmerzen verursachen. Akut einsetzende, sehr starke Schmerzen deuten auf eine Entzündung des Zahnmarks und des Nervs hin (Eiterzahn).

Ursachen von Karies
Die Zahnfäule ist eine bei fast allen Menschen in den Industriestaaten auftretende Zerstörung der harten Zahnsubstanzen. In den Zahnbelägen (Plaques) entwickeln sich mit Hilfe säurebildender Bakterien Gärungsprodukte, die die Zahnsubstanz (Zahnschmelz und Zahnbein) aufweichen. Die Karies beginnt in der Regel an den Stellen des Gebisses, wo Zahnbeläge durch das Zähnebürsten nur ungenügend entfernt werden. Ebenfalls eine wichtige Rolle spielt der Speichel. Er durchsetzt nicht nur die aufgenommene Nahrung mit Flüssigkeit, sondern besitzt auch eine keimtötende Wirkung. Wenn diese antibakterielle Wirkung vermindert ist, begünstigt dies wiederum die Entstehung von Zahnbelägen, Zahnstein und führt in der Folge auch zu Karies. Bei einer nicht behandelten Karies kann es zu Zahnmarkerkrankungen und Wurzelhautentzündungen kommen, die bis zum Zahnverlust führen können.

Symptome bei Zahnfleischentzündung
Entzündetes Zahnfleisch ist rot und schmerzt. Beim Essen bzw. beim Zubeißen kann es zum Zahnfleischbluten kommen.

Ursachen von Zahnfleischentzündung
Entzündungen des Zahnfleischs können sowohl einen akuten als auch einen chronischen Verlauf nehmen. In der Mundhöhle befinden sich immer Bakterien. Werden Zahn- und Mundpflege vernachlässigt, Zahnbeläge und Zahnstein nicht entfernt, sitzen Füllungen, Kronen und Prothesen schlecht, kann dies Zahnfleischentzündungen genauso begünsti-

ZAHNSCHMERZEN

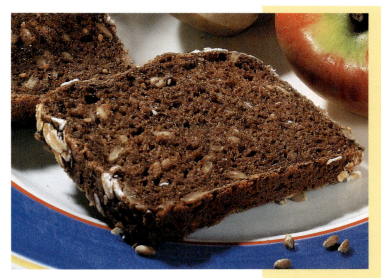

Das Kauen von Vollkornbrot kräftigt das Zahnfleisch und reinigt die Zähne.

Ernährungstipps

• Den Zuckerkonsum (Haushaltszucker, Schokolade, Kuchen, gesüßte Getränke usw.) sollten Sie zum Wohl Ihrer Zähne einschränken.

• Kauen Sie Ihre Speisen immer gründlich, denn das Kauen vollwertiger Nahrungsmittel (Vollkornbrot, frisches Obst, Salate) und nicht völlig zerkochter Speisen bewirkt eine gewisse Selbstreinigung der Zähne, kräftigt das Zahnfleisch, die Kieferknochen und die gesamte Kaumuskulatur. Außerdem fördert das kräftige Kauen die Speichelbildung und verbessert damit die Verdauungsprozesse im Mund.

• Vitamin C erhöht die Abwehrkräfte des Zahnfleischs. Nehmen Sie es am besten in Form von Zitrusfrüchten zu sich. Ideal wäre es, täglich eine ganze Zitrone zu essen.

• Kalzium ist wichtig für gesunde Knochen und Zähne. Es ist reichlich in Milch und Milchprodukten enthalten, aber auch in größeren Mengen von grünem Gemüse (Grünkohl, Blattspinat, Brokkoli, Mangold) und in Nüssen.

• Kauen Sie nach dem Essen zuckerfreie Kaugummis. Sie regen die Speichelproduktion an und entfernen Essensreste.

gen wie ein schlechtes Allgemeinbefinden, längere Erkrankungen, Vitaminmangel, hormonelle Umstellungen oder Vergiftungen durch Metalle.

Symptome bei Parodontose

Die Parodontitis, besser bekannt unter dem nicht ganz korrekten Begriff »Parodontose«, ist eine Entzündung des Zahnfleischs, die im weiteren Verlauf zu Zahnbettschwund führen kann. Hierbei bildet sich das gerötete und entzündete Zahnfleisch zurück, und die Zähne lockern sich. Die freigelegten Zahnhälse sind äußerst reizempfindlich.

Ursachen von Parodontose

Der oft mit starken Schmerzen einhergehende Zahnbettschwund gilt als chronische Zahnerkrankung. Sie wird durch die Bildung von Zahnbelägen (Plaques) und den sich daraus entwickelnden Zahnstein gefördert. Wird die zunächst entstehende Entzündung nicht behandelt, bilden sich Zahnfleischtaschen, in denen sich Fremdkörper ablagern. Die freiliegende Wurzelfläche ist nicht mehr durch den Zahnschmelz geschützt und bietet Bakterien einen idealen Nährboden. Dies führt in der Folge nicht nur zu schmerzenden Zahnhälsen, sondern sogar zu einer Schädigung des Kieferknochens, im schlimmsten Fall zum Verlust des nun nur noch locker sitzenden Zahns.

KRANKHEITEN UND ALLTAGSBESCHWERDEN

Weitere Ursachen von Zahnbeschwerden

Propolis
Das Bienenkittharz Propolis gehört zu den wirksamsten natürlichen Antibiotika. Propolis bekämpft sowohl Bakterien als auch Viren.

Seelische Probleme können bisweilen Zahnschmerzen verursachen. Beispielsweise kann nächtliches Zähneknirschen aufgrund von psychischen Belastungen oder Stress Schmerzen verursachen und langfristig zu schweren Schäden am Gebiss führen.

Schlecht sitzende Füllungen, Inlays oder Prothesen wirken sich auf den Biss aus und können z. T. erhebliche Zahnschmerzen zur Folge haben.

Bisweilen äußert sich eine Entzündung des Trigeminus-Nervs in Form von Zahn- oder Kieferbeschwerden.

Auch eine erkältungsbedingte Kieferhöhlenentzündung oder -vereiterung kann fälschlicherweise als Zahnschmerz wahrgenommen werden.

Heilanwendungen bei Zahnschmerzen

Nicht nur regelmäßiges Zähneputzen, sondern auch die richtige Putztechnik ist wichtig.

Bei Zahnschmerzen eignen sich eine ganze Reihe bewährter Hausrezepte zur Vorbeugung, Schmerzlinderung und

Unterstützung der zahnärztlichen Therapie. Zahnschmerzen sollten Sie jedoch nie zu lange selbst behandeln. Begeben Sie sich immer in zahnärztliche Behandlung, denn nur ein Zahnarzt kann die Ursachen der Zahnbeschwerden richtig diagnostizieren und die entsprechenden, wirksamen Behandlungsmaßnahmen einleiten.

● *Propolisspülung bei Entzündungen*
Eine Mundspülung können Sie bei allen entzündlichen Symptomen im Zahn- und Mundbereich anwenden. Geben Sie dazu 5 Tropfen Propolistinktur und einige Kamillenblüten in 1 Glas mit lauwarmem Wasser. Lassen Sie die Mischung etwas ziehen, und spülen Sie anschließend mit der Flüssigkeit mehrmals hintereinander gründlich den Mundbereich aus. Diese Mundspülung kann ohne Bedenken mehrmals täglich praktiziert werden.

● *Ayurvedische Mundspülung*
Gandhusa, eine Mundspülung aus der indischen Gesundheitslehre Ayurveda, dient der Reinigung der Mundhöhle und der Vorbeugung von Entzündungen. Sie wird morgens nach dem Aufstehen mit Sesamöl (dazu wird Sesamöl so stark erhitzt, bis die Wasseranteile verdunstet sind) durchgeführt. Spülen Sie mit einer Menge von 2 TL den Mund- und Rachenraum, vor allem das Zahnfleisch. Spucken Sie das Öl nach etwa 3 Minuten wieder aus.

● *Mundspülung mit Teebaumöl*
Geben Sie in 1 Glas mit abgekühltem Kamillentee 4 bis 5 Tropfen Teebaumöl. Mit dieser Mischung sollten Sie etwa 5 Minuten lang gurgeln und sie zwischen den Zähnen »hindurchziehen«. Versuchen Sie, beim Gurgeln die Flüssigkeit

ZAHNSCHMERZEN

Zahnbürste ist nicht gleich Zahnbürste. Auch hier gibt es Qualitätsunterschiede.
Lassen Sie sich von Ihrem Zahnarzt beraten.

möglichst lange im Mund zu behalten. Spucken Sie dann die Flüssigkeit wieder aus. Vorsicht: Teebaumöl darf nicht geschluckt werden.

● *Mundspülung mit Salbeitinktur*

Salbei gehört neben der Nelke zu den altbewährten Hausmitteln zur Zahnfleischbehandlung. Mischen Sie 20 g getrocknete Salbeiblätter mit 100 ml 70-prozentigem Alkohol. Lassen Sie die Mischung 10 Tage lang an einem warmen Ort stehen, bevor Sie sie in eine Tröpfchenzählflasche abfüllen. Für die Mundspülung geben Sie 10 Tropfen auf 1 Glas Wasser. Anschließend sollten Sie die Mischung wieder ausspucken.

● *Mundspülung bei Zahnfleischbluten*

Bei blutendem und schmerzendem Zahnfleisch hilft eine Mischung aus 50 g Kamille, 50 g Salbeiblättern und 10 Tropfen Zitronensaft. Kochen Sie 2 EL der Kamillen-Salbei-Mischung mit 1/4 l Wasser auf. Lassen Sie den Sud 10 Minuten ziehen, seihen Sie ihn ab, und geben Sie etwas Zitronensaft hinzu. Damit den Mund mehrmals täglich gründlich spülen.

● *Nelkenöl bei Zahnschmerzen und Zahnfleischentzündungen*

Beträufeln Sie ein mit lauwarmem Wasser benetztes Wattestäbchen oder einen Wattebausch mit 2 bis 3 Tropfen Nelkenöl. Tupfen Sie Zahn oder Zahnfleisch vorsichtig bis zu dreimal täglich ab.

● *Schmerzmittel bei hohlem Zahn*

Füllen Sie etwas Salz in ein Petersilien- oder Basilikumblatt, und rollen Sie dieses zu einem kleinen Kügelchen zusammen. Dieses Kügelchen stecken Sie in das Zahnloch. Auch das Zerbeißen einer Nelke lindert Schmerzen. Beide Mittel sind aber nur zur Überbrückung der Zeit bis zum anstehenden Zahnarztbesuch geeignet.

Die Zähne duschen
Eine Munddusche ist – neben der Zahnseide – geeignet, Reste aus den Zwischenräumen der Zähne zu entfernen, sodass sich weniger Belag bilden kann.

Richtiges Zähneputzen

• Die richtige Putztechnik beim Zähneputzen bewirkt, dass die Zähne keinen Zahnbelag ansetzen. Die Zahnpflege sollte bereits bei Kindern im Alter von zwei Jahren mit Hilfe der Eltern beginnen.

• Speziell für Kinder ist die leicht erlernbare Rotationstechnik zu empfehlen. Dabei werden die äußeren Flächen des Gebisses im Ober- und Unterkiefer gleichzeitig gebürstet, indem mit der Zahnbürste kreisende Bewegungen ausgeführt werden. Die Innenseiten der Zähne werden ebenfalls mit kleineren kreisenden Bewegungen geputzt.

• Erwachsene sollten dagegen eine mehr rüttelnde Methode des Zähneputzens anwenden. Hierbei wird die Zahnbürste schräg am Zahnfleischrand angesetzt und sanft in den Zahnfleischsaum eingerüttelt. Dann wird in kurzen Bewegungen am Zahn entlang hin- und hergebürstet und zur Zahnoberfläche hin ausgewischt.

• Wichtig ist auch, dass die Zähne nach jeder Mahlzeit, insbesondere nach dem Genuss von Süßigkeiten, gereinigt werden. Vor allem abends vor dem Zubettgehen darf das Zähneputzen auf gar keinen Fall vergessen werden. Auch die Zahnzwischenräume sollten nach Möglichkeit gesäubert werden. Hierzu eignen sich medizinische Zahnstocher oder Zahnseide.

KRANKHEITEN UND ALLTAGSBESCHWERDEN

Zahnpasta mit speziellem Geschmack
Es gibt Zahnpasten aus Teebaumöl, die eine sehr gute Wirkung gegen Bakterien und Viren besitzen. Ihr leicht modriger Geschmack ist allerdings nicht jedermanns Sache.

Heiltees

Bei Zahnfleischentzündungen oder auch nach operativen Eingriffen im Zahnbereich (Wurzelresektion, Ziehen eines Zahns o. ä.) unterstützen und beschleunigen manche Tees den Genesungsprozess.

● *Kamillentee*
Übergießen Sie 3 TL Kamillenblüten mit 1/4 l kochendem Wasser. Der Aufguss sollte 10 Minuten zugedeckt ziehen, dann wird er abgeseiht. Trinken Sie täglich 3 bis 4 Tassen lauwarmen Tee – natürlich ungesüßt.

● *Ringelblumentee*
Überbrühen Sie 2 TL Ringelblumenblüten mit 1/4 l kochendem Wasser. Lassen Sie den Aufguss 10 Minuten zugedeckt ziehen, dann seihen Sie ihn ab. Trinken Sie 2 bis 3 Tassen täglich – ungesüßt und nicht zu heiß.

● *Mädesüßtee bei Zahnschmerzen*
Die Blüten und Blätter von Mädesüß wirken wegen der Inhaltsstoffe Salizylaldehyd und Salizylsäuremethylester, die im ätherischen Öl der Pflanze enthalten sind, schmerzlindernd. Überbrühen Sie für den Tee 1 TL getrocknete Mädesüßblüten und -blätter mit 1 Tasse kochendem Wasser. Der Aufguss muss danach 10 Minuten zugedeckt ziehen; dann wird er abgeseiht. Trinken Sie von diesem Tee täglich 2 bis 3 Tassen ungesüßt.

● *Salbeitee*
Salbei verfügt über entzündungshemmende Eigenschaften, die auch bei Zahnfleischentzündungen wirksam sind. Übergießen Sie 1 EL frische oder 2 TL getrocknete Blätter mit 1/4 l kochendem Wasser, und lassen Sie den Aufguss 10 Minuten zugedeckt ziehen, bevor Sie ihn abseihen. Trinken Sie täglich 2 bis 3 Tassen ungesüßt.

Weitere Heilmethoden

● *Akupressur bei Zahnschmerzen*
Mit Akupressur können Sie Zahnschmerzen wirksam lindern und die zahnärztliche Therapie sanft, aber sinnvoll begleiten. Die folgenden Akupressurpunkte haben sich bei Zahnschmerzen besonders bewährt:
Ein Punkt befindet sich über dem Kaumuskel, kurz vor dem Unterkieferwinkel. Diesen Punkt sollten Sie 3 Minuten lang mit starkem Druck akupressieren, vor allem bei Schmerzen im Bereich des Oberkiefers.
Ein weiterer Druckpunkt befindet sich in der kleinen Vertiefung des Kiefergelenks, etwas oberhalb der Höhe des Ohrläppchens. Diesen Punkt massieren Sie mittelstark 5 bis 10 Minuten lang – insbesondere bei Schmerzen im Unterkieferbereich.
Einen weiteren Punkt findet man, indem man den Daumen an den ausgestreckten

Bei der Rotationstechnik werden mit der Zahnbürste kleine kreisende Bewegungen ausgeführt.

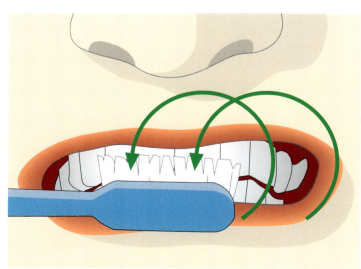

ZAHNSCHMERZEN

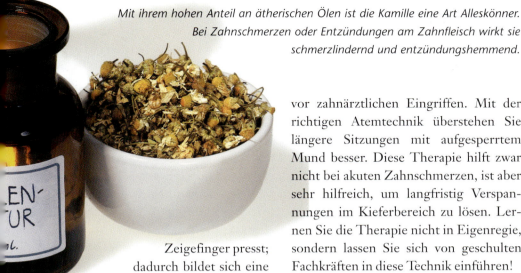

Mit ihrem hohen Anteil an ätherischen Ölen ist die Kamille eine Art Alleskönner. Bei Zahnschmerzen oder Entzündungen am Zahnfleisch wirkt sie schmerzlindernd und entzündungshemmend.

Zeigefinger presst; dadurch bildet sich eine Muskelwölbung auf dem Handrücken; an der höchsten Stelle befindet sich der Druckpunkt. Diesen Punkt massieren Sie etwa 3 Minuten lang mit mittlerem Druck.

Ein weiterer Akupressurpunkt befindet sich 1 Handbreit über der Handgelenksfalte zwischen Elle und Speiche. Massieren Sie ihn etwa 3 Minuten lang.

In der Nagelecke des Zeigefingers, die dem Daumen zugewandt ist, liegt ein weiterer wirksamer Akupressurpunkt. Drücken Sie mit dem Daumen fest auf diesen Punkt, und massieren Sie ihn mindestens 3 Minuten lang kreisförmig im Uhrzeigersinn.

• *Atemtherapie zur Muskelentspannung*

Mit einer Atemtherapie können Verspannungen und Verkrampfungen, die Zähneknirschen bewirken können, gelockert werden. Durch das Training wird ein spannungsfreier Körperzustand angestrebt, der sich positiv auf die verspannten Muskelbereiche auswirkt. Atemtherapie hilft übrigens auch gegen die Angst vor zahnärztlichen Eingriffen. Mit der richtigen Atemtechnik überstehen Sie längere Sitzungen mit aufgesperrtem Mund besser. Diese Therapie hilft zwar nicht bei akuten Zahnschmerzen, ist aber sehr hilfreich, um langfristig Verspannungen im Kieferbereich zu lösen. Lernen Sie die Therapie nicht in Eigenregie, sondern lassen Sie sich von geschulten Fachkräften in diese Technik einführen!

So beugen Sie vor …

- Stärken Sie Ihr Immunsystem. Nur ein intaktes Immunsystem wird mit Keimen aller Art fertig – auch mit Zahnbakterien.
- Essen Sie weniger zuckerreiche Speisen. Wenn Sie überhaupt nicht darauf verzichten können, essen Sie lieber mehr Süßes auf einmal als kleinere Portionen über den ganzen Tag verteilt.
- Benutzen Sie fluoridhaltige Zahnpasten; sie kräftigen den Zahnschmelz.
- Benutzen Sie Zahnseide zur Reinigung der Zahnzwischenräume.
- Putzen Sie sich nach jeder Mahlzeit die Zähne, insbesondere wenn Sie Süßes gegessen haben. Wenn Sie nach dem Genuss von Süßspeisen keine Zeit oder Möglichkeit zum Zähneputzen haben, sollten Sie einen zuckerfreien Kaugummi kauen. Damit regen Sie die Speichelproduktion an und entfernen Speisereste.
- Eine sorgfältige Zahnpflege ist für die Gesundheit Ihrer Zähne unbedingt erforderlich. Dazu gehört auch die regelmäßige zahnärztliche Untersuchung – mindestens zweimal pro Jahr.

… und so heilen Sie

Heiltees und Mundspülungen wirken bei Zahnfleischentzündungen sehr gut. Aber: Der (Kontroll-)Gang zum Zahnarzt bleibt Ihnen dennoch nicht erspart.

KRANKHEITEN UND ALLTAGSBESCHWERDEN

Zellulite
Wenn Cremes und Salben nicht mehr helfen

Das in unserer Kultur gängige Schönheitsideal verlangt von den Frauen, dass sie mit schlanken Oberschenkeln aufwarten können, deren Haut straff und makellos sein soll. Doch nur die wenigsten können mit diesen Attributen dienen, für die meisten existiert früher oder später im Lauf der Jahre eine Bedrohung namens Zellulite – Orangenhaut.

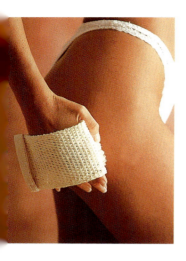

Eine Massage mit dem Luffahandschuh sollte Ihnen Ihre gute Figur schon wert sein.

Hände weg von Genussgiften! Vermeiden Sie so genannte Genussgifte, denn sie stören den Stoffwechsel, verstopfen die Blutgefäße und erschweren die Durchblutung. Zu den Genussgiften zählen Alkohol, Nikotin, Koffein und ein Übermaß an Süßigkeiten.

Symptome
Die Haut – meist sind die Außenseiten der Oberschenkel, die Hüften und der Po betroffen – zeigt große Poren, ähnlich der Oberfläche einer Orange, und Dellen. Auch ist ein deutlicher Spannungsverlust im Gewebe zu beobachten.

Ursachen
Bei der Zellulite, auch Orangenhaut genannt, handelt es sich um eine Fettverteilungsstörung, die durch die weicheren Bindegewebestrukturen der weiblichen Haut unterstützt wird – zu 98 Prozent sind Frauen von Zellulite betroffen, während Männer so gut wie nie mit diesem Übel zu kämpfen haben. Es kommt zu einer Vergrößerung der Fettzellen mit der Folge, dass den außenliegenden Hautschichten weniger Nährstoffe und weniger Sauerstoff zugeführt werden können.
Die hauptsächlichen Risikofaktoren sind Übergewicht, eine falsche Ernährung und Bewegungsmangel. Die Zellulite ist zwar medizinisch gesehen völlig unbedenklich, stellt aber für viele Menschen aus naheliegenden Gründen ein erhebliches kosmetisches Problem dar.

Heilanwendungen
• *Kneippscher Guss*
Diese Behandlung wirkt an den problematischen Stellen durchblutungsfördernd und unterstützt den Abtransport von Giften und Schlacken. Entfernen Sie von Ihrer Dusche den Duschkopf, oder stellen Sie einen starken Strahl ein. Beginnen Sie am rechten Fußrücken, und führen Sie den kalten Wasserstrahl über die Außenseite der Wade und des Oberschenkels bis zum rechten Schulterblatt. Von hier führen Sie den Wasserstrahl rechts neben der Wirbelsäule über die Innenseite des rechten Beins bis zum Ausgangspunkt zurück. Wiederholen Sie die Anwendung am linken Bein.
Wechseln Sie danach wieder zum rechten Bein, und führen Sie den Strahl erneut an dessen Außenseite hoch, nur dass Sie ihn diesmal nicht über den Rücken, sondern über den Bauch bis zum untersten Rippenbogen und wieder zurück führen, und wiederholen Sie die Anwendung am lin-

ZELLULITE

Vorsichtige Bürstenmassagen halten das Bindegewebe kräftig. Bei ausgeprägter Zellulite massieren Sie das betroffene Gewebe besser nur sanft mit der Hand.

ken Bein. Danach trocknen Sie sich nicht ab, sondern streifen das Wasser nur mit dem Handrücken ab.

Ziehen Sie sich anschließend etwas Warmes und Bequemes an, und bleiben Sie noch etwa 10 Minuten locker-entspannt in Bewegung.

• *Massagen*

Die heilende Wirkung von Bürstenmassagen ist umstritten, zur Vorbeugung sind sie jedoch geeignet, da sie die Durchblutung der Haut fördern. Massieren Sie die Problemzonen täglich etwa 5 Minuten lang; vermeiden Sie dabei zu starken Druck, um die Haut nicht wundzumassieren.

• *Retterspitz-Umschläge*

Mischen Sie 1/2 l kaltes Wasser mit 1 Tasse Retterspitz (aus der Apotheke). Tränken Sie 1 Paar Strumpfhosen oder Leggings (möglichst aus einem naturbelassenen Gewebe) mit der Lösung. Ziehen Sie dann 1 Paar trockene Strumpfhosen über die nassen, legen Sie sich hin, und lassen Sie die Lösung 1 bis 2 Stunden einwirken. Wenn Ihnen diese Anwendung zu umständlich ist, können Sie eine Retterspitz-Kompresse herstellen, die Sie auf die zu behandelnden Problemzonen auflegen. Retterspitz führt zur Erweiterung der Gefäße im Unterhautbereich und damit zur Verstärkung des Blut- und Lymphstroms. Dies wiederum wirkt Lymphstaus entgegen und entschlackt.

Heiltees

• *Antizellulite-Tee*

Übergießen Sie 1 EL Petersilie mit 1 Tasse kochendem Wasser, lassen Sie sie für 5 Minuten ziehen, und seihen Sie danach ab. Trinken Sie über maximal 2 Wochen täglich 1 Tasse dieses Tees.

• *Harntreibende Tees*

Teezubereitungen aus Brennnesseln, Birkenblättern, Schafgarbe, gerösteter Mate oder grünem Tee fördern die Entwässerung. Diese Tees können Sie auch über einen größeren Zeitraum trinken.

• *Bindegewebetees*

Schachtelhalm und Spitzwegerich enthalten bindegewebestärkende Kieselsäure. Tees aus diesen Pflanzen sind auch bei längerem Gebrauch unbedenklich.

Anwendung mit Vorbehalt

Der Antizellulite-Tee ist nicht für Nierenkranke und Schwangere geeignet!

So beugen Sie vor ...

• Achten Sie auf die richtige Ernährung. Essen Sie viel frisches Obst und Gemüse, denn es ist reich an Vitaminen, Mineralien und Ballaststoffen.
• Meiden Sie tierische Fette, und verwenden Sie in Ihrer Küche pflanzliche Öle, die reich an ungesättigten Fettsäuren sind, wie beispielsweise kaltgepresstes Olivenöl.

... und so heilen Sie

• Sport aktiviert den Stoffwechsel und fördert den Abtransport von Giftstoffen und Schlacken aus dem Körper. Regelmäßige Bewegung strafft die Haut und das Bindegewebe. Geeignete Sportarten sind z. B. Joggen, Radfahren und Schwimmen.
• Bauen Sie gegebenenfalls bestehendes Übergewicht mit einer schonenden Diät ab.

Vorbeugen durch Kuren

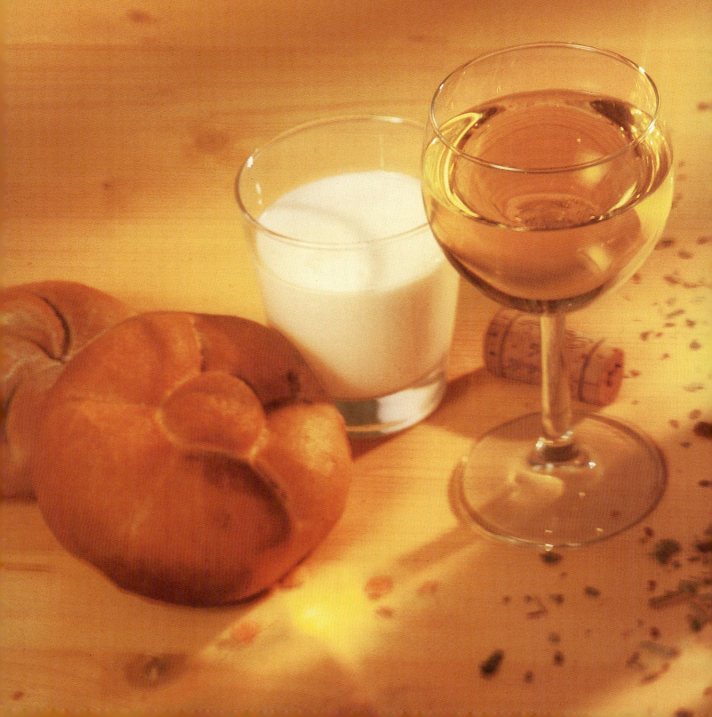

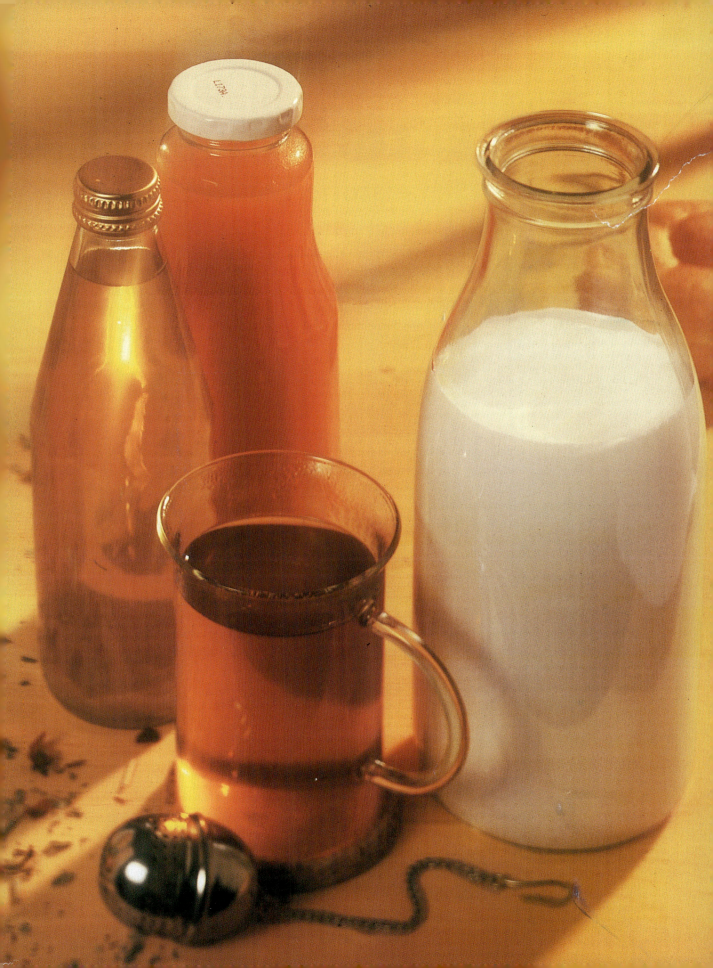

VORBEUGEN DURCH KUREN

Entgiften
Schadstoffe entsorgen

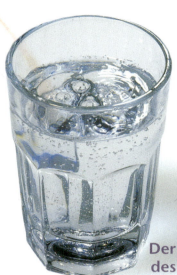

Wenn der Körper mit einem Übermaß an Giftstoffen zu kämpfen hat und die körpereigenen Entgiftungs- und Entschlackungsmechanismen überfordert sind, bleibt eine Beeinträchtigung des Wohlbefindens nicht aus. Ernsthafte Erkrankungen können die Folge sein. Deshalb ist es wichtig, mit gezielten Maßnahmen rechtzeitig vorzubeugen.

Der Schadstoffhaushalt des Körpers

Unser Organismus ist rund um die Uhr einer schleichenden Giftbelastung ausgesetzt – von außen wie von innen. Giftsubstanzen aus der Umwelt werden über die Nahrung aufgenommen oder mit der Luft eingeatmet. Gifte entstehen aber auch innerhalb des Körpers, z. B. als Restprodukte normaler Stoffwechselprozesse oder als Rückstände schwer abbaubarer Medikamente.

Um einer konstanten Vergiftung entgegenzuwirken und die Schadstoffe auszuleiten, verfügt der Körper über hoch wirksame Entgiftungsmechanismen.

- **Leber:** In der Leber werden pro Minute rund eineinhalb Liter Blut gefiltert, um darin enthaltene Giftstoffe zur Ausscheidung über den Darm oder über Nieren und Blase aufzubereiten.
- **Nieren:** Eine ähnliche Filterfunktion wie die Leber übernehmen die Nieren. Etwa 300-mal täglich wird die gesamte Blutmenge nach wasserlöslichen Schadstoffen durchsucht, um diese über den Harn auszuleiten.
- **Darm:** Mit der Nahrung aufgenommene Giftsubstanzen können über den Darm entsorgt werden. Um die Verweildauer dieser Stoffe im Körper und damit auch ihre »Einwirkzeit« so kurz wie möglich zu halten, ist eine reibungslose Verdauung wichtig. Je träger der Darm ist, desto mehr Unheil können die Gifte im Körper anrichten.
- **Lunge:** Durch die Lunge werden schädliche Substanzen mit der Eigenbewegung der Flimmerhärchen aus dem Körper »gekehrt« und mit dem Auswurf abgehustet oder durch die Speiseröhre geschluckt, um anschließend von der scharfen Magensäure zersetzt zu werden.
- **Haut:** Über die Talgdrüsen der Haut können Gifte wie Schwermetall-, Chemikalien- oder Medikamentenrückstände direkt aus dem Körper ausgeschieden werden.

Gefährliche Folgen der Giftbelastung

Wird die Giftbelastung so übermächtig, dass die Entgiftungsorgane überfordert sind, werden die Schadstoffsubstanzen im

---

Vorbeugen und heilen
Regelmäßige Entgiftungsmaßnahmen können Krankheiten wirkungsvoll vorbeugen, aber auch bereits bestehende, durch Schadstoffe verursachte Leiden lindern oder heilen.

ENTGIFTEN

Körper gelagert – z. B. im Fettgewebe. Das Gleiche geschieht, wenn die körpereigenen Entgiftungsmechanismen geschwächt und nicht mehr voll funktionsfähig sind. Dann beginnt eine gefährliche Zeitbombe zu ticken. Erste Anzeichen einer überhandnehmenden Giftkonzentration im Körper sind anhaltende Müdigkeit, Konzentrations- und Schlafstörungen, Abgespanntheit, eine erhöhte Anfälligkeit für Infektionskrankheiten oder ständig wiederkehrende Kopfschmerzen. Zeigen sich diese Symptome, ist es höchste Zeit, etwas gegen die Gifte zu tun. Andernfalls kann es zum »Giftkollaps« kommen – gravierende, häufig chronische Krankheiten stellen sich ein. Als Folge des durch Gifte geschwächten Immunsystems können rheumatische Erkrankungen, Asthma, Migräne, Depressionen, Herzkrankheiten und sogar Krebs entstehen. Um dem vorzubeugen, ist es wichtig, die Entgiftungsmechanismen des Organismus aktiv zu unterstützen.

Hilfreiche Maßnahmen

Der Schadstoffgehalt im Körper lässt sich begrenzen, wenn man die Ernährungsgewohnheiten langsam umstellt. Dabei helfen folgende Maßnahmen.
- **Fasten:** Legen Sie in regelmäßigen Abständen einen Fastentag ein.
- **Kuren:** Führen Sie jeweils eine längere Entgiftungskur im Frühjahr oder Herbst durch.
- **Wenig Alkohol:** Trinken Sie zu den Mahlzeiten keinen Alkohol, sondern entgiftenden Kräutertee.

Bei einer überhöhten Giftbelastung reichen diese Maßnahmen allerdings nicht aus. Für einen anhaltenden Erfolg ist es wichtig, einen »fruchtbaren Boden« zu schaffen. Zu einer soliden Wohlfühl-Basis gehören:
- **Gesunde Ernährung:** Eine ausgewogene Ernährung mit wenig tierischem Eiweiß und Fett, stattdessen mit reichlich Vollwertkost, frischem Obst und Gemüse hilft den Organen.
- **Entsäuerung:** Der Abbau von Übersäuerung verhindert die Entstehung von Giftdepots im Körper.
- **Sport:** Regelmäßige und ausreichende Bewegung – am besten durch Ausdauersport wie Wandern, Radfahren, Schwimmen oder Joggen – kurbelt den Stoffwechsel an.

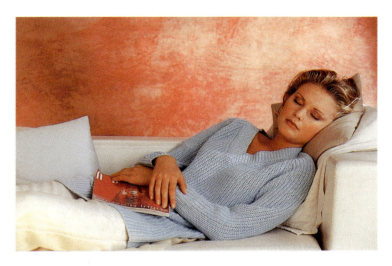

Anhaltende Müdigkeit und Leistungsschwäche, wie sie etwa beim chronischen Erschöpfungssyndrom auftreten, sind oft auf Giftrückstände im Körper zurückzuführen.

Entgiften mit Fastenkuren

Fastenkuren können sich über mehrere Wochen erstrecken und sollten unter Aufsicht eines Arztes in einer Fastengruppe durchgeführt werden. Wenn dem Körper über einen langen Zeitraum keine Nahrung zugeführt wird, arbeitet der so entlastete Stoffwechsel auf Hochtouren und baut die Giftdepots ab. Dies wirkt sich auch auf die geistige Leistungsfähigkeit aus: Während einer mehrwöchigen Fastenkur steigt die Konzentration, auch die Kreativität nimmt zu.

VORBEUGEN DURCH KUREN

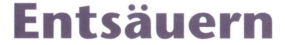

Entsäuern
Stoffwechselreste abbauen

Eine Übersäuerung des Organismus erschwert die Arbeit der Entgiftungsorgane. Die Folge ist ein geschwächtes Immunsystem und mögliche Erkrankungen. Für die Erhaltung der Gesundheit ist es deshalb wichtig, auf ein intaktes Säure-Basen-Gleichgewicht zu achten.

Der Säure-Basen-Haushalt des Körpers

Normalerweise liegt im Organismus ein ausgewogenes Verhältnis zwischen den Säuren und ihrem Gegenpol, den Basen, vor. Verschiebt sich dieses Gleichgewicht und überwiegt der Säureanteil, kommt es zur Übersäuerung (Azidose).

Ein deutliches Anzeichen für zuviel Säure im Magen ist das Sodbrennen, das sowohl nach den Mahlzeiten als auch bei leerem Magen auftreten kann. Sodbrennen ist nicht nur schmerzhaft und unangenehm, sondern bedeutet auch, dass der Mageninhalt nicht richtig weiterverdaut werden kann, was wiederum zu Darmbeschwerden führt.

Ein übersäuertes Dünndarmmilieu hingegen bremst die Magenmotorik und verhindert somit, dass die Nahrung weiterverdaut wird. Untersuchungen ergaben, dass bei fast allen Patienten mit chronischen Krankheiten – von Herz-Kreislauf-Leiden über rheumatische Krankheiten, Gicht, Allergien, Hauterkrankungen wie Schuppenflechte und Neurodermitis bis hin zu Krebs – stets ein Säureüberschuss im Organismus besteht. Die Entstehung von Säuren in einem begrenzten Maß ist normal: Organische Säuren wie Harnsäure, Milchsäure, Brenztraubensäure oder Kohlensäure bleiben als Stoffwechselreste zurück. Doch nun ist es entscheidend, ob die Entsorgung des körpereigenen »Giftmülls« funktioniert. Eine wesentliche Funktion bei der Kontrolle des Säure-Basen-Haushalts besitzen Lunge und Nieren, die darüber hinaus bei der Entgiftung eine bedeutende Rolle spielen.

- **Lunge:** Die im Blut enthaltene Kohlensäure wird über die Lungenbläschen in die Lunge befördert und beim Ausatmen aus dem Körper geleitet.
- **Nieren:** Organische Säuren werden in den Nieren aus dem Blut gefiltert und über die Blase mit dem Urin ausgeschieden. Bei einer Urinuntersuchung lässt sich deshalb mittels Teststreifen eine Übersäuerung leicht feststellen, zumal der Urin unmittelbarer Indikator für ein Säure-Basen-Ungleichgewicht ist.

Urintest
Festgestellt wird der Säuregehalt des Organismus anhand des pH-Werts. Halten Sie dazu einen Teststreifen (in der Apotheke erhältlich) für zwei Sekunden in den Strahl des Morgenurins. Der Idealwert eines ausgeglichenen Säure-Basen-Haushalts liegt bei pH 7,5. Bei Werten darunter überwiegt der Säuregehalt, bei Werten darüber der Basengehalt.

ENTSÄUERN

Gefährliche Folgen der Übersäuerung

Beim Abbau bestimmter Lebensmittel entstehen im Organismus verstärkt Säuren. Dazu gehören Rind- und Schweinefleisch, Huhn, Fisch, Weißmehlprodukte, zuckerhaltige Speisen, Eier, Erbsen und Bohnen. Gleichzeitig entstehen während der Verdauung dieser Nahrungsmittel Stoffe, die Basen binden und damit eine Verschiebung des Gleichgewichts zugunsten des Säureanteils bewirken. Dies gilt auch für Genussmittel wie schwarzen Tee, Alkohol, Kaffee und Nikotin.

Wenig Bewegung und viel sitzen verlangsamen zusätzlich den Stoffwechsel und hemmen damit die Ausscheidung von Säuren.

Schließlich kann der regelmäßige Konsum von Medikamenten über einen langen Zeitraum die Funktion der für die Kontrolle des Säure-Basen-Gleichgewichts zuständigen Organe Nieren und Lunge stark beeinträchtigen.

Hilfreiche Maßnahmen

Um übermäßiger Säurebildung im Organismus entgegenzuwirken, sind folgende Maßnahmen besonders wirksam.

- **Basenbildende Kost:** Die Nahrung sollte zu zwei Dritteln aus basenbildenden Lebensmitteln bestehen. Dazu zählen frisches Gemüse wie Zwiebeln, Kohlrabi, Kartoffeln, Karotten, Mangold, Spinat, Lauch, Zucchini, Sellerie, Sojabohnen und Pilze. Auch Milch und Gemüsesäfte hemmen die Säurebildung.
- **Unterstützung der Nierenfunktion:** Trinken Sie täglich mindestens zwei bis drei Liter Mineralwasser oder Kräutertee. Nehmen Sie Medikamente nur, wenn unbedingt nötig. Achten Sie darauf, dass Ihr Blutdruck nicht erhöht ist, da dieser sonst das Nierengewebe schädigt.
- **Unterstützung der Lungenfunktion:** Halten Sie Ihre Lunge fit, indem Sie sich mindestens einmal täglich körperlich so anstrengen, bis Sie außer Atem kommen – aber nur bei möglichst guten Luftverhältnissen. In Autoabgasen enthaltene Substanzen können nämlich ebenfalls zu vermehrter Säurebildung im Organismus führen. Wichtig: Verzichten Sie ganz auf Tabak.

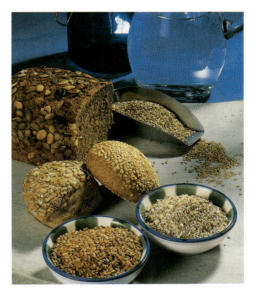

Mit einer ballaststoffreichen Ernährung kann man einer Übersäuerung gezielt vorbeugen.

Saures gegen Säure

Sauer schmeckendes Obst regt die Säurebildung im Körper nicht an. Im Gegenteil: Es bewirkt eine vermehrte Basenbildung. So ist frischer Zitronensaft ein bewährtes Hausmittel bei Übersäuerung.

Entsäuern mit Säften und Tees

- **Gemüsesäfte:** Trinken Sie während einer Entsäuerungskur abwechselnd Säfte aus Tomaten, Karotten und Rote Bete. Verwenden Sie dabei nur Säfte aus ökologischem Anbau.
- **Obstsäfte:** Zu den basenfördernden Fruchtsäften gehören vor allem Apfel-, Orangen- und Zitronensaft. Stark entsäuernd wirken außerdem Aprikosen und Bananen.
- **Kräutertees:** Zur Entsäuerung eignen sich Brennnessel, Löwenzahn und Schachtelhalm – pur oder als Teemischung.

VORBEUGEN DURCH KUREN

Darmsanierung
Die Immunzentrale aktivieren

Der Darm ist das Zentrum unserer Energieversorgung und auch unserer Giftentsorgung. Arbeitet die Verdauung träge und langsam, hemmt das auch den Abtransport der Gifte. Mit einer Ernährungsumstellung und einfachen Hausmitteln kann man den Darm wieder auf Trab bringen.

Ein hoch intelligentes Filtersystem

So sieht es im Idealfall aus: Aufgenommene Nahrungsmittel gelangen aus dem Magen in den Dünndarm und wandern von dort zügig in den Dickdarm. Nach Passieren des Enddarms werden die unverdaulichen Reste wieder ausgeschieden. Während des Verdauungsvorgangs werden die Speisen in verwertbare Stoffe wie Kohlenhydrate oder Eiweiße aufgespalten, die zusammen mit Vitaminen, Mineralstoffen und anderen lebenswichtigen Substanzen durch die Darmwände in das Blut übergehen und in den Stoffwechsel eingebracht werden. Weniger wertvolle Bestandteile und vor allem Gifte, also über die Nahrung zugeführte Schadstoffe und Stoffwechselreste, bleiben im Darm zurück. Deren Entsorgung erfolgt über den Stuhl.

Für eine reibungslose Verdauung sind Ballaststoffe wichtig. Das sind faserige Pflanzenbestandteile, die vom Körper nicht verdaut werden können und deshalb beinahe unverändert wieder ausgeschieden werden. Sie regen die Darmmuskulatur an, halten den Nahrungsbrei geschmeidig und beschleunigen die Ausscheidung. Darüber hinaus verfügen Ballaststoffe über die Eigenschaft, schädliche Giftsubstanzen an sich zu binden und aus dem Körper zu befördern, bevor diese aufgenommen werden können.

Gefährliche Folgen eines geschwächten Darms

Ist die Verdauung beeinträchtigt, werden Giftstoffe nicht oder nur noch unvollständig ausgeschieden. Sie sammeln sich im Darm an und führen zu einer Beeinträchtigung des Wohlbefindens mit Symptomen wie Abgespanntheit, Müdigkeit und Leistungsminderung bis hin zu Krankheiten, darunter auch ständig wiederkehrende Kopfschmerzen ohne erkennbaren Grund, Hauterkrankungen oder entzündliche Gelenkleiden.

Hilfreiche Maßnahmen

Um den Darm langfristig zu sanieren, sollten Sie zuerst über ein bis zwei Wochen eine Darmreinigungskur durchführen, die Darmflora wieder aufbauen

Sanft nachhelfen Enthält die Nahrung nicht genügend Ballaststoffe, ist Weizenkleie oder Leinsamen eine gute Ergänzung. Am besten vor jeder Mahlzeit 1 EL eines dieser Quellmittel mit 1/2 l Wasser einnehmen. Unbedingt auf ausreichend Flüssigkeitsaufnahme achten, da sonst das Gegenteil bewirkt wird und Verstopfung droht.

DARMSANIERUNG

und dann die Verdauungstätigkeit mit folgenden Maßnahmen unterstützen:

● **Ballaststoffe:** Achten Sie auf eine Ernährung mit ausreichend Pflanzenbestandteilen, essen Sie also viel Salat, Gemüse und Obst.

● **Wenig Fleisch, Butter und Zucker:** Muten Sie Ihrer Verdauung nicht zu viele Fleischmahlzeiten zu, zwei- bis dreimal pro Woche ist ausreichend. Schränken Sie den Butter- und Süßigkeitenkonsum ein. Setzen Sie verstärkt Fischmahlzeiten auf den Speiseplan.

● **Langsam essen:** Nehmen Sie Ihre Mahlzeiten ohne Hektik und Stress ein, kauen Sie die Speisen gut durch. Je mehr Zeit Sie sich dafür lassen, desto reichlicher wird die Nahrung mit verdauungsfördernden Enzymen aus dem Speichel angereichert.

● **Regelmäßiger Stuhlgang:** Die Darmentleerung funktioniert am besten, wenn für den Gang zur Toilette feste Zeiten eingehalten werden. Damit wird der Entleerungsreflex trainiert. Stuhlgang muss man im Übrigen nicht täglich haben. Entleert sich der Darm dreimal pro Woche, gilt das noch als gesund. Bleibt der Stuhlgang länger als drei Tage aus, spricht man von Verstopfung.

● **Keine Abführmittel:** Verzichten Sie bei Verstopfung auf Abführmittel. Selbst wenn diese Mittel pflanzlichen Ursprungs sind, verlernt der Darm, selbst aktiv zu werden. Nehmen Sie stattdessen drei Esslöffel Milchzucker mit etwas Flüssigkeit ein. Beim Abbau des Milchzuckers im Darm entsteht Milchsäure, die die Vermehrung gesunder Darmbakterien fördert. Reduzieren Sie allmählich die Menge an Milchzucker, bis die Verdauung ohne Hilfe arbeitet. Milchzucker ist auch empfehlenswert, wenn das Darmmilieu durch die Einnahme von Medikamenten (z. B. Antibiotika) angegriffen wurde.

● **Darm anregen:** Weichen Sie am Morgen drei getrocknete Feigen in einem Glas Wasser ein. Essen Sie vor dem Schlafengehen die eingeweichten Früchte, und trinken Sie das Wasser.

● **Bewegung:** Gehen Sie täglich mindestens 15 Minuten spazieren, oder machen Sie ebenso lange Gymnastik. Die körperliche Betätigung regt auch die Bewegung der Darmmuskulatur an, wodurch die Verdauung unterstützt wird.

● **Viel trinken:** Trinken Sie reichlich, mindestens zwei bis drei Liter Mineralwasser oder Kräutertee am Tag. Die Flüssigkeit hält den Nahrungsbrei im Darm geschmeidig und beugt Verstopfung vor.

Grenzen der Selbstbehandlung

Wechselt Verstopfung häufig mit Durchfällen, ist Blut oder Schleim im Stuhl, halten Blähungen über Tage an, treten kolikartige Bauchschmerzen, Fieber oder Übelkeit mit Erbrechen auf, muss unbedingt ein Arzt die Ursache der Beschwerden abklären.

Natürliche Abführmittel

Diese Hausmittel regen die Darmfunktion gezielt an:

● **Verdauungstee:** Zerreiben Sie in einem Mörser 1 TL Kümmel, 1 TL Fenchel und 1 TL Anis. Übergießen Sie die Mischung mit 1/4 l heißem Wasser. Nach 15 Minuten abseihen und zu den Mahlzeiten trinken.

● **Meerrettichmilch:** Reiben Sie von einer geschälten frischen Meerrettichwurzel etwa 1 cm möglichst fein ab. Rühren Sie den geriebenen Meerrettich in 1/4 l warme Milch, und trinken Sie die Milch vor dem Schlafengehen.

● **Sauerkraut:** Trinken Sie täglich 1 großes Glas Sauerkrautsaft (aus dem Reformhaus), oder essen Sie 5 Gabeln rohes Sauerkraut. Die darin reichlich enthaltene Milchsäure bringt die Verdauung wieder auf Trab.

● **Rizinusöl:** Auch wenn es scheußlich schmeckt – Rizinusöl ist ein bewährtes Hausmittel gegen Verstopfung. Nehmen Sie 1 EL, in hartnäckigen Fällen auch 2 EL ein, und schon bald wird sich der Stuhlgang regulieren.

VORBEUGEN DURCH KUREN

7-Tage-Molkekur
Giftstoffe ausschwemmen

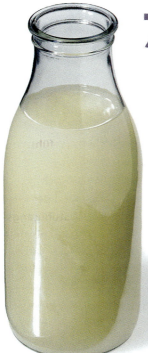

Molke ist ein Naturprodukt, das bei der Milchherstellung anfällt. Schon in der Antike wurde die aus geronnener Milch ablaufende grünliche Flüssigkeit gezielt zur Entgiftung des Organismus eingesetzt. Wer ein- bis zweimal jährlich in Absprache mit seinem Arzt eine Molkekur durchführt, unterstützt den Stoffwechsel und hält sich gesund.

Den Körper nicht überfordern
Da eine Fastenkur den Organismus auch vorübergehend belasten kann, sollte vor einer Molkekur mit seinem Arzt reden, wer an einer dieser Krankheiten leidet: Krebs, Tuberkulose, Schilddrüsenüber- oder -unterfunktion, chronische Entzündungen oder andere chronische Leiden, Geschwüre im Magen-Darm-Bereich.

Medizinische Wirkung

Molke enthält wertvolle Substanzen, die im Körper die Leistungsfähigkeit der Entgiftungsorgane Leber und Nieren stärken und die Ausscheidung von Giftstoffen anregen: Neben den Mineralstoffen Magnesium, Kalium und Kalzium sind dies noch eine Vielzahl von Spurenelementen, wasserlöslichen Vitaminen und Milchsäure. Da eine Molkekur gleichzeitig auch eine Fastenkur ist, während der man ausschließlich leichte vegetarische Kost zu sich nimmt, kommt den wertvollen Inhaltsstoffen der Molke eine bedeutende Rolle zu. Das Albumin beispielsweise ist ein sehr hochwertiger Eiweißstoff, der dafür sorgt, dass der Eiweißhaushalt während der Kur im Gleichgewicht bleibt.

Hilfreiche Maßnahmen

Bereiten Sie Ihren Körper auf die Molkekur vor, indem Sie bereits drei oder vier Tage davor allmählich zu fasten beginnen. Machen Sie das langsam in kleinen Schritten.

- **Keinen Kaffee:** Verzichten Sie beim Frühstück auf Brötchen und Kaffee. Trinken Sie stattdessen Obstsäfte oder Kräutertee.
- **Nur bei Hunger essen:** Nehmen Sie tagsüber nur noch dann Mahlzeiten zu sich, wenn Sie wirklich Hunger verspüren. Halten Sie keine festen Essenszeiten mehr ein.
- **Gründlich kauen:** Kauen Sie beim Essen langsam und sehr gründlich. Sobald sich ein Sättigungsgefühl einstellt, aufhören – selbst wenn Speisen übrigbleiben.
- **Keine Genussmittel:** Schränken Sie den Genuss von Nikotin, Alkohol und Süßigkeiten allmählich ein. Während der Molkekur müssen Sie gänzlich darauf verzichten.
- **Wenig Medikamente:** Sofern Sie regelmäßig Medikamente einnehmen, sollten Sie vor der Molkekur mit Ihrem Arzt besprechen, wie Sie während dieser Zeit zu verfahren haben.

An diese Vorbereitungsphase schließt unmittelbar die eigentliche 7-Tage-Molkekur an.

7-TAGE-MOLKEKUR

Anwendung

Die Molke-Entgiftungskur erstreckt sich über einen Zeitraum von 7 Tagen. Während dieser Zeit werden täglich 1 l Diätkurmolke aus ökologisch-biologischer Weidewirtschaft und 2 l natriumarmes Mineralwasser oder Kräutertee, abwechselnd mit verschiedenen Frischpflanzensäften, getrunken. Die Molke und die Frischpflanzensäfte sind in Reformhäusern erhältlich.

Außerdem gibt es täglich zwei leichte Gemüsemahlzeiten aus Karotten, Fenchel, Auberginen oder Spargel. Das Gemüse wird lediglich unter klarem Wasser gewaschen, kleingeschnitten und dann mit etwas frischer Butter ohne Salz in der Pfanne angedünstet. Abgeschmeckt wird es mit frischen Kräutern, Trockengewürzen oder frischem Zitronensaft. Wahlweise kann man auch eine Gemüsebrühe mit Ei zu sich nehmen.

Basisprogramm 1. bis 7. Tag

Je 1 l Diätkurmolke, zusätzlich insgesamt 2 l Kräutertee oder natriumarmes Mineralwasser.

1. und 2. Tag
Zusätzlich noch 80 ml Brennnessel-Frischpflanzensaft.

3. und 4. Tag
Zusätzlich 80 ml Löwenzahn-Frischpflanzensaft.

5. und 6. Tag
Zusätzlich 80 ml Artischocken-Frischpflanzensaft.

7. Tag
Zusätzlich 80 ml Brennnessel-Frischpflanzensaft. Beenden Sie am letzten Abend die Kur mit dem Verzehr eines frischen Apfels.

Umstellung auf Normalkost

Da Ihr Körper nicht mehr an die Aufnahme von fester Nahrung gewohnt ist, sollten Sie ihn in den drei folgenden Tagen wieder darauf einstimmen. Nehmen Sie zusätzlich zu den zwei leichten Gemüsemahlzeiten zwischendurch einen Teller leichte Gemüsebrühe mit Ei zu sich. Am zweiten Tag erhöhen Sie die Zahl der Gemüsemahlzeiten auf drei täglich. Essen Sie am dritten Tag zu jeder Mahlzeit ein Butterbrot, evtl. mit etwas magerer Wurst, und gehen Sie ab dem vierten Tag langsam zu normaler Nahrung über. Um die entgiftende Wirkung dieser Kur aufrechtzuerhalten, empfiehlt es sich, einen Molke-Entgiftungstag pro Woche einzulegen. Trinken Sie über den Tag verteilt in 7 Portionen 1 l Diätkurmolke, 2 l Mineralwasser oder Kräutertee, und nehmen Sie eine leichte Gemüsemahlzeit oder -brühe mit Ei zu sich.

Keine Abführmittel nehmen

Sollten sich während der Molkekur Stuhlgangsprobleme einstellen, so ist das normal. Auf keinen Fall während dieser Zeit Abführmittel einnehmen – auch keine pflanzlichen!

Heilerfolge mit Molkekur

Die entgiftende Wirkung der Molke stabilisiert den Körper und hilft bei folgenden Beschwerden:

• **Verdauungsstörungen:** Der Darm wird entlastet und kann sich regenerieren.

• **Herz-Kreislauf-Probleme:** Verkrampfte Herzkranzgefäße werden entspannt, Durchblutungsstörungen beseitigt.

• **Venenleiden:** Blutstauungen in den Venen lösen sich auf, die Blutzirkulation wird beschleunigt.

• **Stoffwechselstörungen:** Der Abbau von Übergewicht entlastet den Stoffwechsel, Gichtbeschwerden gehen zurück.

• **Leber- und Gallenblasenschwäche:** In der Leber eingelagertes Fett wird abgebaut, die Gallenblasenfunktion gestärkt.

• **Rheumatische Erkrankungen:** Entzündungen in den Gelenken werden günstig beeinflusst, Beschwerden klingen ab.

• **Infektionen:** Das Immunsystem wird gestärkt; Infektionen können schon nach wenigen Tagen abheilen.

VORBEUGEN DURCH KUREN

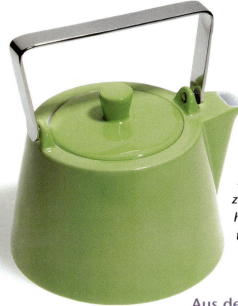

Kräutertees
Die Selbstheilungskräfte sanft anregen

Seit Generationen werden Kräutertees in der Naturmedizin bei einer Vielzahl von Leiden angewendet. Auch zum Entgiften des Organismus sind sie hervorragend geeignet. Ihre wertvollen natürlichen Inhaltsstoffe tragen dazu bei, Schadstoffe aus dem Körper zu schwemmen und den Körper in seinen organischen Funktionen zu kräftigen.

Aus der Apotheke der Natur

Vom Frühjahr bis zum Herbst grünt und blüht es in der Natur. Blumen und Kräuter verströmen ihren würzigen, süßlichen oder herben Duft. Doch sie wirken nicht nur auf Augen und Nase, viele von ihnen verfügen auch über Heilkräfte. Schon Paracelsus (1493–1541) erkannte: »Alle Wiesen und Matten, alle Berge und Hügel sind Apotheken.«

Wertvolle Inhaltsstoffe wirken als natürliche Arzneimittel, lindern Beschwerden, heilen Krankheiten und entgiften den Organismus: Verwendung finden getrocknete Pflanzenteile, die es fertig aufbereitet in Kräuterläden, Apotheken und Reformhäusern zu kaufen gibt – nicht die handelsüblichen Teebeutel, da deren Heilwirkung an die der losen Blätter nicht herankommt. Nur wer wirklich sattelfest im Erkennen der einzelnen Kräuter ist, sollte selbst sammeln. Denn auch wenn es sich um pflanzliche Wirkstoffe handelt, bedeutet das nicht, dass diese immer harmlos sind. Manchmal gibt es »Doppelgänger«, die Heilkräutern zum Verwechseln ähnlich sehen, aber gefährliche Wirkstoffe beinhalten. Die Einnahme einer falschen Pflanze kann schwere Folgen haben, vom Unwohlsein bis hin zur Lebensgefahr.

Medizinische Wirkung

Die Heilpflanzen, die wir für unsere Tees verwenden, enthalten neben dem Hauptwirkstoff noch Nebenwirkstoffe, die nicht selten die Gesamtwirkung der Heilpflanze beeinflussen. Wird der Hauptwirkstoff isoliert, z. B. in Form von Kapseln oder Tabletten eingenommen, wirkt dieser oft stärker, anders oder ruft Nebenwirkungen hervor. Die Nebenwirkstoffe von Pflanzen sind vielfach in der Lage, schädliche Effekte einzelner Inhaltsstoffe abzuschwächen oder erwünschte Effekte zu verstärken.

Hilfreiche Maßnahmen

● **Bewegung und Abhärtung:** Gymnastik, ein Laufprogramm, Radfahren, Schwimmen, Tanzen, Entspannungs- und Atemübungen, kurz ein bewusster

Abwarten und Tee trinken
Kräutertees entfalten ihre Wirkung im Allgemeinen nicht gleich nach der ersten Anwendung, sondern erst bei Einnahme über einen längeren Zeitraum. Empfehlenswert ist es, die Kräutertees täglich über drei bis vier Wochen zu trinken.

Umgang mit dem eigenen Körper sollte die Teekur unterstützen. Gerade Entgiftungs- und Entschlackungskuren kann man gut mit Abhärtungsmaßnahmen kombinieren: in erster Linie mit klassischen Wasseranwendungen und Kneippkuren (siehe Seite 186ff.), aber auch mit Sauna, Dampfbad und Wechselduschen, die hervorragend geeignet sind, den Stoffwechsel anzuregen und das Immunsystem zu stärken.

• **Die Seele pflegen:** Wer über einen längeren Zeitraum Probleme mit sich herumträgt, sich nie ausspricht und beruflichen oder privaten Ärger »runterschluckt«, muss sich nicht wundern, wenn der Ärger sich irgendwann in Form von Magengeschwüren oder Depressionen äußert. Suchen Sie das Gespräch mit Freunden und notfalls auch professionelle Unterstützung.

• **Zeit für sich selbst:** Nehmen Sie sich Zeit für sich selbst, jeden Tag mindestens fünf bis zehn Minuten, in denen Sie innehalten und sich kurz besinnen: Was will ich, was tue ich tatsächlich, und wie geht es mir dabei? Nehmen Sie sich auch Zeit, wenn Sie sich einen Tee zubereiten. Verwenden Sie eine schöne, dünnwandige Tasse oder einen dicken Becher – ganz nach Geschmack, und gönnen Sie sich vor allen Dingen Zeit. Sie sollten den Tee bewusst in kleinen Schlucken trinken und nicht nebenbei »runterschütten«.

Anwendung

Sofern Sie die Heilpflanzen selbst mischen, sollten Sie auf ein ausgewogenes Wirkstoffverhältnis achten. Bei fertigen Teemischungen gibt es meist eine Hauptpflanze, die die Wirkrichtung

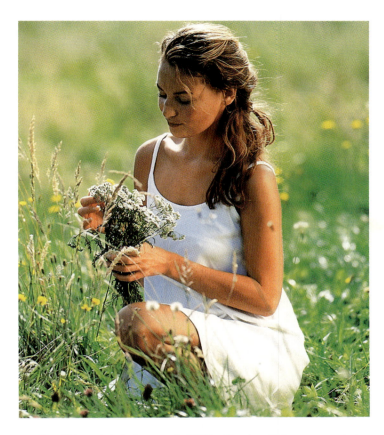

angibt. Diese wird dann mit Hilfspflanzen kombiniert, die diese Wirkung verstärken, sie abrunden, den Geschmack verfeinern oder einen zusätzlichen Effekt herbeiführen. Bei Teemischungen, die Sie fertig kaufen, sollten Sie »Augen und Nase offenhalten« und Informationen über Anbau, Herstellung und Qualität des Tees einholen. Am besten, Sie besorgen sich die Tees in der Apotheke oder im Reformhaus.

• **Dosierung:** Erhöhen Sie niemals die Dosis, und lassen Sie den Tee nicht länger ziehen als angegeben. Die vorgegebenen Mengenangaben beziehen sich auf getrocknete Kräuter und Pflanzen. Wenn Sie einen Tee ohne nähere Dosierungsangaben verwenden, halten Sie sich an

Kräutersammeln in der freien Natur sollte nur, wer sich wirklich auskennt. Denn viele Arten sehen einander zum Verwechseln ähnlich, und was wie eine Heilpflanze aussieht, könnte vielleicht auch ein giftiges Kraut sein.

VORBEUGEN DURCH KUREN

Anwendung mit Vorbehalt
Bei eingeschränkter Nierentätigkeit, in der Schwangerschaft und Stillzeit sollten diese Teemischungen über einen längeren Zeitraum nur in Absprache mit dem Arzt oder Heilpraktiker verwendet werden.

die Standardformel 1 bis 2 TL pro Tasse Wasser, wobei 1 Tasse 150 ml (nicht 250 ml) entspricht. Bei Teemischungen, die keine Angaben zu den Mengen der einzelnen Pflanzen enthalten, sollte die Mischung stets zu gleichen Teilen zusammengestellt werden.

Heiltees sollten langsam und nicht zu heiß getrunken werden. Wenn nicht anders angegeben, trinken Sie 2 bis 3 Tassen am Tag. Bei Erkältungskrankheiten kann der Tee mit etwas Honig gesüßt werden. Bei Verdauungsbeschwerden oder bei Durchfall sollte der Tee gar nicht gesüßt werden. Verzichten Sie wo immer möglich auf weißen Kristallzucker.

Heiltees zur Entgiftung und Entschlackung

Die folgenden Teemischungen haben sich für die Anwendung über einen längeren Zeitraum im Frühjahr oder Herbst

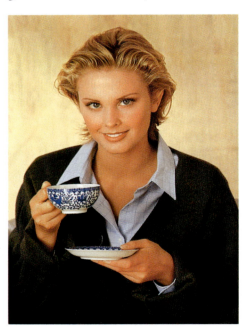

Viele Kräutertees eignen sich zur täglichen Einnahme. Manche Mischungen sind in ihrer medizinischen Wirkung jedoch so intensiv, dass man sie nur wohldosiert und über einen bestimmten Zeitraum hinweg trinken sollte.

zur Entgiftung und Entschlackung bewährt. Sie wirken blutreinigend und entwässernd. Dabei werden Schadstoffe ausgeschieden.

- *Frühlingstee mit frischen Kräutern*

Diese Mischung wird ausnahmsweise mit frischen statt mit getrockneten Kräutern zubereitet. Sie benötigen zu gleichen Teilen Schlüsselblumenblüten, Holundertriebe, Brennnessel- und Löwenzahnblätter. Überbrühen Sie 2 TL der Mischung mit kochendem Wasser, 5 Minuten ziehen lassen, dann abseihen. Trinken Sie 1 Woche lang täglich 2 Tassen.

- *Herbsttee*

Mischen Sie 15 g Schachtelhalmkraut, 15 g Schafgarbenkraut, 30 g Bohnenschalen, 20 g Birkenblätter und 15 g Pfefferminzblätter. Übergießen Sie 1 bis 2 TL der Mischung mit 1 Tasse kaltem Wasser, und bringen Sie sie zum Sieden. Etwa 5 Minuten ziehen lassen, dann abseihen. Trinken Sie 1 Woche lang täglich 2 bis 3 Tassen.

- *Sanfter Abführtee*

Dieser Tee wirkt leicht abführend und besteht zu gleichen Teilen aus Brennnesselkraut, Birkenblättern, Schachtelhalmkraut, Melissenblättern, Löwenzahnwurzel, Erdrauchkraut und Faulbaumrinde. Überbrühen Sie 1 bis 2 TL der Mischung mit heißem Wasser, 5 Minuten ziehen lassen, dann abseihen. Trinken Sie 1 Woche lang täglich zweimal 1 Tasse.

- *Entgiftungstee*

Mischen Sie je 50 g Brennnesselkraut, Löwenzahnwurzel und -kraut, Holunderblüten, Birken- und Brombeerblätter. Übergießen Sie 3 TL der Mischung mit 1/4 l heißem Wasser, 10 Minuten ziehen

KRÄUTERTEES

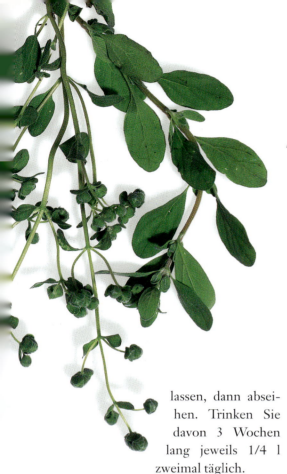

Die ätherischen Öle und Bitterstoffe im Majoran regen den Appetit an und lindern Entzündungen. Als Heiltee hat sich Majoran bei Spannungskopfschmerzen bewährt.

der Mischung mit 1/2 l heißem Wasser, 10 Minuten ziehen lassen, dann abseihen. 3 Wochen lang täglich 1/2 l trinken.

● **Tee zur Stärkung des Darms**
Mischen Sie je 25 g Fenchelfrüchte und Wasserdostblätter mit jeweils 50 g Eschenrinde, Tüpfelfarnwurzel, Malvenblättern und -blüten. Übergießen Sie 2 TL davon mit 1 Tasse heißem Wasser, 5 Minuten ziehen lassen und abseihen. Täglich 2 Tassen trinken.

lassen, dann abseihen. Trinken Sie davon 3 Wochen lang jeweils 1/4 l zweimal täglich.

● **Tee zur Stärkung der Lunge**
Mischen Sie je 50 g Thymian, Spitzwegerich und Süßholzwurzel mit 25 g Huflattich. Übergießen Sie 2 TL davon mit 1 großen Tasse heißem Wasser, 10 Minuten ziehen lassen, dann abseihen. Täglich vor dem Schlafengehen 1 Tasse davon trinken.

● **Tee zur Stärkung der Leber**
Mischen Sie je 50 g Rosmarin, Gemeine Wegwarte, Majoran und Pfefferminze. Übergießen Sie 1 TL der Mischung mit 1 Tasse heißem Wasser, 10 Minuten ziehen lassen und jeweils vor den Mahlzeiten auf nüchternen Magen in kleinen Schlucken trinken.

● **Tee zur Stärkung der Nieren**
Fertigen Sie eine Mischung aus 25 g Hauhechel und je 50 g Birkenblättern, Brennnesselkraut, Lindenrinde und Mädesüßblüten. Übergießen Sie 4 TL

Zubereitung von Heiltees

Grundsätzlich unterscheidet man bei der Zubereitung von Heiltees drei Verfahren:

● **Aufguss:** Die Heilkräuter werden offen oder in einem Teesieb in eine Kanne oder Tasse gegeben und mit kochendheißem Wasser übergossen. Man lässt die Mischung zugedeckt 5 bis 10 Minuten ziehen und seiht dann ab.

● **Abkochung:** Eine Abkochung wird immer dann vorgenommen, wenn den Pflanzen vor allem die Gerb- und Bitterstoffe entzogen werden sollen. Zu diesem Zweck gibt man die Heilkräutermenge in einen Topf mit kaltem Wasser und bringt dieses langsam zum Kochen. Der Sud wird unter gelegentlichem Rühren so lange gekocht, wie im jeweiligen Rezept angegeben.

● **Kaltauszug:** Ein Kaltauszug ist angezeigt, wenn man ätherische Öle (die insbesondere bei der Abkochung leicht verlorengehen) und andere empfindliche Stoffe, z. B. die Schleimstoffe, möglichst vollständig auslösen will. Man lässt dazu die Kräuter in der angegebenen Menge in kaltem Wasser zugedeckt ca. 12 Stunden einweichen und seiht anschließend die Kräuter ab. Diese Methode ist auch sinnvoll, wenn Gerb- und Bitterstoffe unerwünscht sind.

397

VORBEUGEN DURCH KUREN

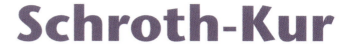

Schroth-Kur
Entschlacken mit Getreide und Wein

Johannes Schroth (1800 –1856) war kein Arzt, sondern Landwirt. Er stellte fest, dass die Leistungsfähigkeit von Menschen zuweilen abnimmt, wenn sie zu viel Flüssigkeit aufnehmen. Er entwickelte deshalb eine Kur, die auf dem Wechsel zwischen Trocken- und Trinktagen basiert.

Medizinische Wirkung

Aufgrund des Reinigungs- und Entgiftungsprozesses der Schrothschen Kuranwendungen wurden gute Erfolge erzielt bei Immunschwäche, chronischen Magen- und Darmleiden, verschiedenen Formen rheumatischer Erkrankungen, Arthrose, Gicht und Altersleiden, Herz-Kreislauf-Leiden, Erkrankungen der Venen, Hautkrankheiten wie Schuppenflechte, Ekzemen und Akne, Störungen des Menstruationszyklus sowie Atemwegserkrankungen wie Asthma oder Bronchitis.

Hilfreiche Maßnahmen

Die Schroth-Kur ist – trotz ihrer Beliebtheit – wegen des vorgeschriebenen Alkoholkonsums in manchen medizinischen Kreisen umstritten. Es empfiehlt sich in jedem Fall, sie unter ärztlicher Anleitung oder in einer auf Schroth-Kuren spezialisierten Klinik durchzuführen. Dort variiert man die Kur mit einem auf die Patienten individuell abgestimmten Speiseplan.

Anwendung

Eine modifizierte 7-Tage-Schroth-Kur kann auch zu Hause durchgeführt werden. Jede Woche wird dabei unterteilt in drei Trockentage, zwei so genannte kleine Trinktage mit je einem halben Liter Flüssigkeit und zwei so genannte große Trinktage, an denen jeweils ein Liter getrunken wird. Als Getränk ist dabei nur leichter Wein erlaubt – anderes, wie Mineralwasser oder Tee, ist tabu. Wein liefert während der Kur reichlich Energie und versorgt das Gehirn mit Glukose.

An Nahrungsmitteln sind Dörrobst, altbackene Semmeln, Hafer- und Gerstenschleim sowie Reisgerichte erlaubt. Außerdem werden während der Kur so genannte Schrothsche Dunstwickel angelegt, die die Haut zur Ausscheidung von Giften und Schlacken anregen.

1. Tag

Zum Frühstück, Mittag- und Abendessen gibt es jeweils ein Reisgericht bzw. Hafer- oder Gerstenschleim. Getrunken wird den ganzen Tag über nichts.

Einfach, aber wirksam

Auch wenn die Ernährung während einer Schroth-Kur bei weitem nicht der modernen Auffassung von gesunder Vollwertkost entspricht, hat sie dennoch eine stark entgiftende Wirkung: Die karge Zusammensetzung löst Gifte, die vom Wein aus dem Körper geschwemmt werden.

SCHROTH-KUR

2. Tag

Zum Frühstück dürfen altbackene Semmeln gegessen werden, bis ein Gefühl der Sättigung erreicht ist. Der Verzehr erfolgt wie bei der F.-X.-Mayr-Kur beschrieben (siehe Seite 400ff.), aber ohne Milch. Mittags kommt Reis, Hafer- oder Gerstenschleim auf den Tisch. Abends gibt es wieder altbackene Semmeln und dazu 1/2 l leichten Landwein, der in kleinen Schlucken getrunken wird.

3. Tag

Wie am ersten Tag über die drei Mahlzeiten verteilt Reis, Hafer- oder Gerstenschleim essen, nichts trinken.

4. Tag

Ernährung wie am zweiten Tag, abends jedoch 1 l leichten Landwein trinken.

5. Tag

Essen wie am ersten und dritten Tag, nichts trinken.

6. Tag

Ernährung wieder wie am zweiten und vierten Tag, abends als Getränk 1/2 l leichten Landwein.

7. Tag

Wie am ersten Tag, kein Getränk.

Tägliche Dunstwickel

Wichtig ist, dass während der Schroth-Kur jeden Tag Dunstwickel angelegt werden. Bei der Durchführung unter ärztlicher Aufsicht, etwa in einer Kurklinik, sieht das so aus:
Der gesamte Körper wird in feucht-kalte Tücher gewickelt. Schon nach 10 bis 15 Minuten kommt es durch die Körperwärme zu einem feucht-warmen Klima auf der Haut, bei dem sich die Poren öffnen und verstärkt Giftstoffe ausgeschieden werden. Die Dunstwickel bleiben täglich mindestens 4 Stunden, am besten aber bis zu 8 Stunden am Körper. Da diese Art der Anwendung zu Hause nicht unproblematisch ist und nur selten konsequent über Stunden durchgehalten werden kann, gibt es dafür auch eine modifizierte Form:
Nehmen Sie ein großes Leinentuch, tauchen Sie es in kaltes Wasser, und wringen Sie es gut aus. Wickeln Sie dieses feuchtkalte Tuch vor dem Schlafengehen um die Lenden- und Bauchregion, und wickeln Sie außen noch ein großes Badehandtuch darum. Der zu Hause durchgeführte Dunstwickel bleibt die ganze Nacht über bis zum Aufwachen am nächsten Morgen am Körper.

Anwendung mit Vorbehalt

Nicht anwenden sollte man die Schroth-Kur bei unausgeheilter Tuberkulose, bei Tumorleiden, einer Erkrankung des Herzmuskels, bei Leberleiden oder bei Nierenschwäche. Abstinent lebende Alkoholiker müssen unbedingt von einer Schroth-Kur absehen. Manche Ärzte raten auch Diabetikern davon ab.

Wein nach Wahl
Zur besseren Verträglichkeit und Steigerung der Wirkung empfiehlt es sich, den Wein nicht kalt zu trinken, sondern leicht anzuwärmen. Egal ob Rot- oder Weißwein – Hauptsache, er ist trocken und leicht.

Heilerfolge mit der Schroth-Kur

Aufgrund ihrer entschlackenden Wirkung hat sich die Kur bei folgenden Beschwerden bewährt:

• **Allergien:** Die Schroth-Kur hat durch ihren gezielten Flüssigkeitsentzug an manchen Tagen eine schockartige Wirkung auf den Stoffwechsel. Das kann zur so genannten Umstimmung des Organismus führen – manche Allergien werden dadurch geheilt.

• **Hautkrankheiten:** Ekzeme und Schuppenflechte haben oftmals eine Übersäuerung des Organismus zur Ursache. Bei der Schroth-Kur werden die überschüssigen Säuren ausgeschwemmt und der Säure-Basen-Haushalt normalisiert.

F.-X.-Mayr-Kur
Training für den Darm

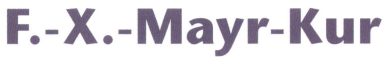

»Der Darm ist die Wurzel der Pflanze Mensch«, sagte der österreichische Arzt Franz Xaver Mayr (1875–1965), der Erfinder der gleichnamigen Kur. Die konsequente Folgerung daraus lautet: Ist die Verdauung im Darm beeinträchtigt, kommt es zur allmählich immer weiter fortschreitenden Selbstvergiftung des Organismus.

Darmsanierung
Die F.-X.-Mayr-Kur hat zum Ziel, eine träge Verdauung wieder in Schwung zu bringen und die Darmtätigkeit zu regenerieren. Im Einzelnen bedeutet das Säuberung, Schonung und Schulung des Darms.

Medizinische Wirkung

Der Darm ist genügsam. Falsche, zu üppige, hektisch eingenommene Nahrung »schluckt« er duldsam über Jahre hinweg. Doch irgendwann sind seine Energiereserven verbraucht. Allmählich beginnt seine Funktionsfähigkeit nachzulassen. Schlacken und Giftstoffe werden nur schwer ausgeschieden, das Säure-Basen-Gleichgewicht verschiebt sich unweigerlich in den sauren Bereich. Mit weit reichenden Folgen im Körper, die nicht nur auf die Darmregion beschränkt bleiben, sondern auch alle anderen Organe und den Organismus in seiner Gesamtheit betreffen. Nach Ansicht F. X. Mayrs kann die zunehmende Selbstvergiftung Ursache folgender Leiden sein:

- Abgespanntheit, chronische Erschöpfung und verminderte Leistungsfähigkeit
- Allergien
- Blähungen, Verstopfung oder Durchfallerkrankungen
- Entmineralisierung der Knochen
- Entzündungen der Leber, Gallenblase oder Magenschleimhaut
- Immunschwäche
- Gefäßleiden wie Arteriosklerose oder Krampfadern
- Rheumatische Erkrankungen
- Herz-Kreislauf-Probleme
- Karies
- Steinbildung in den Nieren oder in der Gallenblase
- Übergewicht

Um den Darm zu regenerieren und die Verdauungsfunktion wiederherzustellen, hat F. X. Mayr eine dreigeteilte Kur entwickelt, deren Ziele die Säuberung, die Schonung und die Schulung des Verdauungsmechanismus sind. Die Kur sollte unter ärztlicher Aufsicht durchgeführt werden.

Hilfreiche Maßnahmen

Zusätzlich zur Esstechnik wird die Darmtätigkeit durch Massagen und Wickelanwendungen angeregt. Die Massagen sollte ein in der F.-X.-Mayr-Technik ausgebildeter Arzt oder Masseur vornehmen. Neben der regenerierenden Wirkung auf den Darm und seine Muskulatur dient sie auch dazu, einen ins Stocken geratenen Lymphfluss zu aktivieren.

F.-X.-MAYR-KUR

Die Lymphe fließt im Körper durch ein eigenes Gefäßsystem, wird aber – im Gegensatz zum Blut – nicht mit (Herz-) Muskelkraft aktiv gepumpt. Sie muss durch Bewegungen der Skelettmuskulatur, die mit den Massagen nachempfunden werden, über Druck auf die Wände der Lymphgefäße weiterbefördert werden. Aufgabe der Lymphe ist es, die in den Lymphknoten angesammelten Giftstoffe und Schlacken bis zu Anschlussstellen an den Venen zu transportieren und sie zur Weiterverarbeitung oder Ausscheidung in das Blut einzuspeisen.

Anwendung 3-Wochen-Kur

Die klassische F.-X.-Mayr-Kur zieht sich über einen Zeitraum von 3 Wochen hin, während der die drei Schritte Darmsäuberung, -schonung und -schulung eingeübt werden sollen.

- **Säuberung:** Um den Darm von belastenden Rückständen und Schadstoffen zu befreien, muss er gereinigt werden. Dazu wird ab 1 Woche vor dem Beginn der eigentlichen Fastenkur täglich nach dem Aufstehen eine Bitter- oder Glaubersalzlösung eingenommen. 1 gehäuften TL davon in mindestens 1/4 l lauwarmes Wasser geben und ohne zusätzliches Frühstück trinken. Kurze Zeit danach wird der Stuhlgang erfolgen. Gleichzeitig reinigt die Salzlösung die Darmwände und löst Verkrustungen ab, die sich über Jahre hinweg gebildet haben.
- **Schonung:** Wie der Name bereits sagt, ist es wichtig, während der Schonphase dafür zu sorgen, dass der Darm Ruhe bekommt, um sich von den Anstrengungen der vergangenen Jahre zu erholen. Diese Phase wird 2 bis 4 Tage

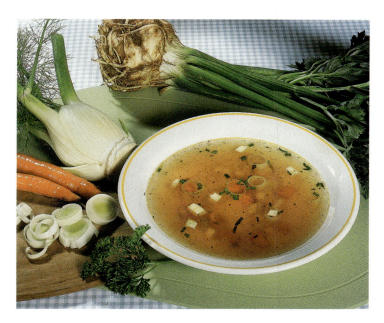

durchgehalten. Nach dem Aufstehen wird – wie schon während der Säuberungsphase – 1/4 l Glauber- oder Bittersalzlösung eingenommen. Nach dem Stuhlgang gibt es 2 Tassen Kräutertee (Fenchel, Melisse, Zinnkraut oder Lindenblüten).

Mittags dürfen 2 altbackene Brötchen, die mindestens 3 Tage an der Luft getrocknet sind, verzehrt werden. Damit die trockene Mahlzeit besser rutscht, wird 1/4 l zimmerwarme Milch teelöffelweise dazu eingenommen.

Abends sieht die Ernährung so aus wie die am Mittag: 2 altbackene Brötchen und 1/4 l zimmerwarme Milch.

- **Esstechnik:** Besonders wichtig ist es – so F. X. Mayr –, die Semmeln (Brötchen) und die Milch nicht einfach nur zu essen, sie vor lauter Hunger zu verschlingen, sondern sich durch eine ausgefeilte Esstechnik wieder an eine bewusste Nahrungsaufnahme zu gewöhnen. Deshalb wird auch die Milch nicht zu den

Nach jeder Fastenkur sollte man den Körper langsam wieder an feste Nahrung gewöhnen. Am besten eignen sich dazu leichte Gemüsebrühen.

Zeit nehmen

Machen Sie eine F.-X.-Mayr-Kur auf keinen Fall so nebenher, etwa wenn Sie auch noch gleichzeitig zur Arbeit gehen. Nehmen Sie sich frei und genügend Zeit, um sich darauf einzustimmen – nur so kann der bestmögliche Erfolg erreicht werden.

VORBEUGEN DURCH KUREN

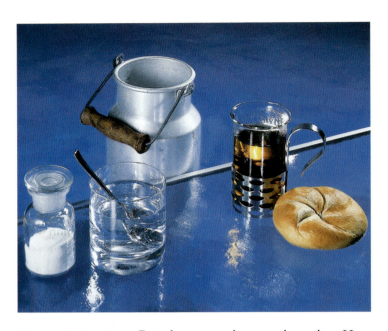

Vor dem Beginn der Kur muss der Darm erst gründlich mit Hilfe von Glaubersalz entleert und gereinigt werden.

Zungenbelag

Wenn Ihre Zunge während der Kur einen gräulich-braunen Belag aufweist, ist das kein Zeichen von Krankheit, sondern völlig normal. Ursache dafür ist die verstärkte Lösung und Ausscheidung von Giften aus dem Organismus.

Brötchen getrunken, sondern ohne Hast gelöffelt. Die F.-X.-Mayr-Esstechnik sieht folgende Schritte vor: Kauen Sie ein Stück Brötchen langsam und gründlich. Nehmen Sie sich Zeit. Das Brötchen muss gut eingespeichelt werden. Konzentrieren Sie sich ganz auf diesen Vorgang, und ergründen Sie genau den Geschmack, den Sie dabei empfinden. Dieser wird allmählich immer süßer werden. Sind die im Brötchen enthaltenen Kohlenhydrate lange genug den Speichelenzymen ausgesetzt, erfolgt ein Umbau zu Zuckerstoffen. Noch immer darf das Stück Brötchen nicht geschluckt werden.

Die lange Verweildauer im Mund hat diesen Hintergrund: F. X. Mayr sieht das gesamte Verdauungssystem des Menschen als eine Einheit an, die beim Mund beginnt, sich über den Magen fortsetzt und schließlich am Darmausgang endet. Bleibt die Nahrung längere Zeit im Mund, kann sich der Darm aufgrund einer Reflexwirkung auf die Verdauungsarbeit vorbereiten, noch ehe er mit der Nahrung selbst in Berührung kommt.

Schmeckt das Brötchen richtig süß, führen Sie 1 TL Milch an die gespitzten Lippen und saugen sie vom Teelöffel weg in den Mund. Der Saugvorgang bewirkt gleichzeitig, dass die Speicheldrüsen im Mund geleert werden und noch zusätzlich in ihnen enthaltenen Speichel abgeben. Achten Sie beim Saugen aber darauf, dass der Brötchenbrei im vorderen Mundbereich bleibt. Rutscht er nämlich zu weit nach hinten, könnte er einen Schluckreflex auslösen – und der ist immer noch nicht erwünscht. Kauen Sie jetzt das Brötchen mit der Milch weiter gut durch, bis ein sehr weicher Brei entstanden ist. Erst dann schlucken.

Auch wenn Hungergefühle drängen, sollten Sie nicht sofort den nächsten Bissen Brötchen aufnehmen. Bleiben Sie 1 bis 2 Minuten entspannt sitzen, und atmen Sie tief durch. Erst dann kommt das nächste Stück. Das langsame und bedächtige Essen hat zur Folge, dass sich ein Sättigungsgefühl auch einstellt, wenn noch nicht viel gegessen wurde. Verspüren Sie die Sättigung, sollten Sie das Essen beenden, selbst wenn noch nicht beide Brötchen vollständig verzehrt sind. Gegen den Durst und um einem Flüssigkeitsmangel vorzubeugen, darf zwischen den Brötchenmahlzeiten Kräutertee und Wasser getrunken werden. Die Schonungsphase wird 2 bis 4 Tage eingehalten, ehe der nächste Schritt folgt.

● **Schulung:** Unter Schulung versteht F. X. Mayr, die bereits bei der Schonung angewendete Esstechnik weiter fortzusetzen und das Bewusstsein für den Essvor-

402

gang noch zu verfeinern. Diese Phase sollte etwa noch 2 Wochen beanspruchen. In der letzten Woche der F.-X.-Mayr-Kur darf die karge Diät mit Gemüsebrühe oder Pellkartoffeln mit Quark angereichert werden. Die große 3-Wochen-Kur sollte aber unbedingt von einem Arzt betreut oder – besser noch – in einer spezialisierten F.-X.-Mayr-Klinik durchgeführt werden.

Anwendung 7-Tage-Mayr-Hauskur

Für den Hausgebrauch empfiehlt sich statt der 3-Wochen-Kur eine etwas abgeschwächte und kürzere »Semmelkur«, die sich über 7 Tage erstreckt. Diese Kur sollten Sie immer dann durchführen, wenn Sie Ihren Darm durch ungewohnte, ungesunde oder zu viel Nahrung überstrapaziert haben.

1. und 2. Tag

Darmsäuberung mit Glauber- oder Bittersalz wie bei der 3-Wochen-Kur.

3. bis 5. Tag

Mit der beschriebenen Esstechnik werden über den Tag verteilt 5 altbackene Brötchen mit jeweils 1/4 l Milch verzehrt. Dazwischen gibt es bei Durst ungesüßten Kräutertee (Fenchel, Zinnkraut, Lindenblüten, Melisse, Kümmel, Minze oder Kamille) oder stilles, natriumarmes Mineralwasser. Die tägliche Flüssigkeitsaufnahme sollte mindestens 3 l betragen.

6. Tag

Die Brötchenmahlzeit am Mittag wird durch leichte Gemüsebrühe ersetzt.

7. Tag

Brötchen gibt es nur noch am Morgen und am Abend. Mittags dürfen Pellkartoffeln mit Quark gegessen werden, am

Nachmittag 1 Teller Gemüsesuppe. Waschen und zerkleinern Sie dazu 2 Kartoffeln, 1/2 Fenchel, 1/2 Knolle Sellerie, 1 Stange Lauch und 2 Karotten. Geben Sie das Gemüse auf 1 l Wasser, und lassen Sie es bei geringer Hitze 20 Minuten leicht kochen. Dann mit Kräutern und einer Prise Salz abschmecken.

Ab dem achten Tag folgt die Gewöhnung an normale Mahlzeiten. Allerdings sollte die ersten Tage noch auf Fleisch und blähende Gemüsesorten wie etwa Kohl und Hülsenfrüchte verzichtet werden. Stattdessen sind kleine, magere Fischmahlzeiten (gedünstet; auf keinen Fall Räucherfisch) mit Kartoffeln und ähnlich leichte Speisen ratsam.

Kräutertees

Während der Fastenzeit sollten Sie den Kräutertee etwas dünner zubereiten. Geben Sie 5 TL des Tees Ihrer Wahl auf 1 l heißes Wasser, 10 Minuten ziehen lassen, dann abseihen. Nehmen Sie immer nur eine einzelne Teesorte pro Getränk und keine Kräutermischung, um den Stoffwechsel nicht zu belasten. Außerdem können gezielt gewählte Heiltees die Kur besser unterstützen.

Kein Hungergefühl mehr

Selbst wenn die Brötchen nur eine karge Mahlzeit darstellen, sollten Sie schon kurze Zeit nach Beginn der Kur kein Hungergefühl mehr verspüren. Ist das trotzdem der Fall, sind entweder die Brötchen nicht altbacken genug oder Sie essen noch nicht mit der richtigen Technik und Entspannung.

Heilerfolge mit F.-X.-Mayr-Kur

Die Anwendung der F.-X.-Mayr-Kur hat sich bei folgenden Beschwerden bewährt:

• **Chronische Darmbeschwerden:** Da mit dieser Kur nicht nur der Organismus entsäuert, sondern auch ein bewusstes Essverhalten trainiert wird, kann Verdauungsproblemen vorgebeugt werden.

• **Übergewicht:** Während der 3-Wochen-Kur kann der Körper nach und nach seine überflüssigen Pfunde abbauen. Die Wirkung hält im Gegensatz zu »Blitzdiäten« länger an.

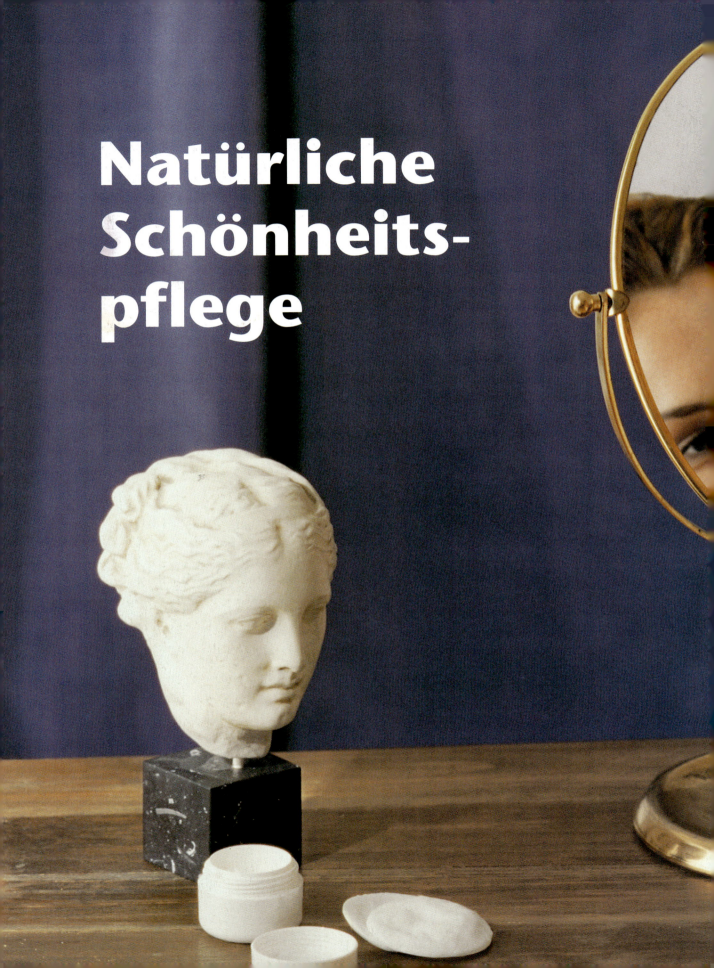

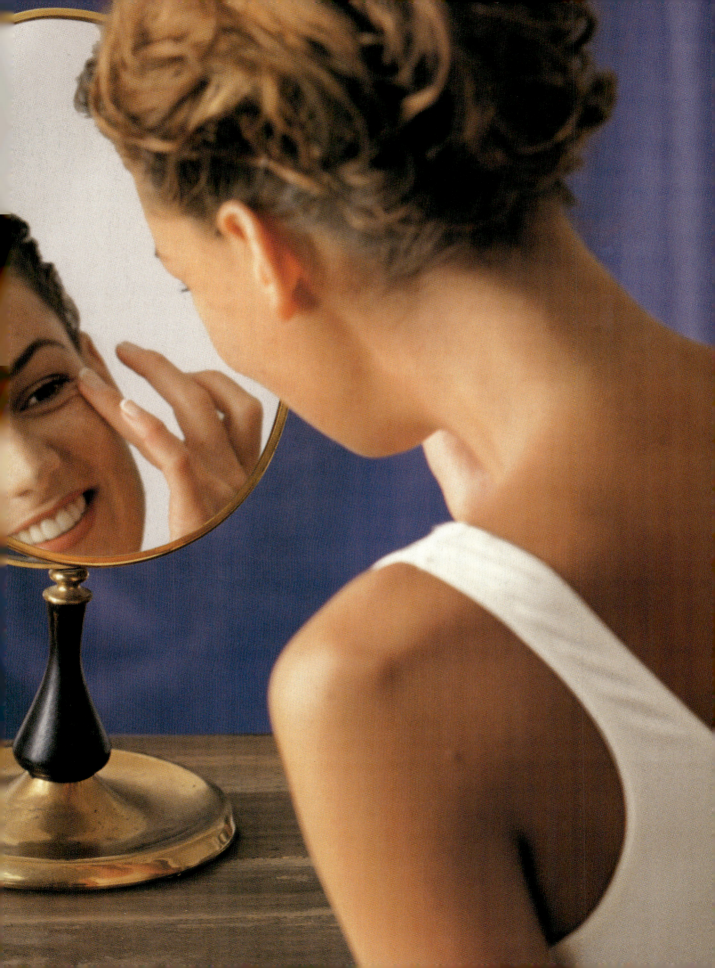

NATÜRLICHE SCHÖNHEITSPFLEGE

Gesund und schön
Sanfte Pflege für den Körper

Sich in seiner Haut wohlfühlen
Schönheitspflege hat nichts mit übertriebener Eitelkeit zu tun. Gerade wer mit selbst hergestellten Mitteln sein Äußeres pflegt, nimmt sich selbst bewusst wahr, bringt Seele und Körper in Einklang – und ist außerdem noch kreativ.

Glatte Haut, glänzende Haare, feste Fingernägel – nur ein Wunschtraum? Nein! Sanfte Pflegemittel, die auf naturbelassenen Zutaten wie Kräutern, Pflanzen und Ölen basieren, verhelfen dem Körper zu gesundem Aussehen und – Schönheit.

Die sanfte Alternative

Herkömmliche Kosmetika enthalten Konservierungsmittel, künstliche Duftstoffe und andere Zusätze, die nicht nur empfindlichen Menschen auf Dauer eher schaden als nützen. Der häufige Kontakt mit Konservierungs- und Duftstoffen wird zudem für viele Allergien verantwortlich gemacht. Überdies sind chemische Kosmetika meist ziemlich teuer.

Vorteile natürlicher Kosmetika

- Sie können selbst auswählen, mit welchen Stoffen Sie Ihre Haut pflegen möchten.
- Sie müssen keine synthetischen Farb-, Duft- und Konservierungsstoffe verwenden.
- Mit hautfreundlichen Stoffen unterstützen Sie die Hautfunktionen und sorgen für eine Regeneration der Haut.

Aus diesen Gründen greifen immer mehr Frauen – und Männer – auf natürliche und sanfte Pflegeprodukte zurück, deren Rezepturen oft schon seit vielen Jahrhunderten erprobt sind. Man denke an die Königin Kleopatra, die Honig, Stutenmilch und feinste Kräuteressenzen und -öle zur Erhaltung ihrer sagenhaften Schönheit verwendete.

Wer Cremes, Lotionen, Masken und Spülungen zur Pflege von Haut, Haaren und Nägeln herstellen möchte, braucht dazu nicht viel Zeit. Die Zutaten sind in Apotheken, Reformhäusern, Naturkostläden und – beim Gemüsehändler erhältlich. Einige »Schönheitskräuter« eignen sich auch gut zum Eigenanbau im Garten oder auf dem Balkon.

Was gehört dazu?

Für die Herstellung von Hautpflegemitteln benötigt man eine Grundlage (etwa einen Salben- oder Seifengrundstoff) und die für den pflegenden Effekt zuständigen Wirkstoffe. Grundlage natürlicher Kosmetikprodukte sind Fette und Wachse, Wasser und Alkohol sowie pflanzliche Öle. Damit ein Produkt geschmeidig wird, müssen sich Öl und Wasser gut miteinander verbinden. Dies geschieht mit Hilfe eines natürlichen Emulgators, wie z. B. Tegomulus (in Apotheken und Naturkostläden erhältlich).

Fette und Wachse

Fette und Wachse geben den Mitteln – insbesondere den Cremes – die nötige Konsistenz und besitzen bereits hautpfle-

GESUND UND SCHÖN

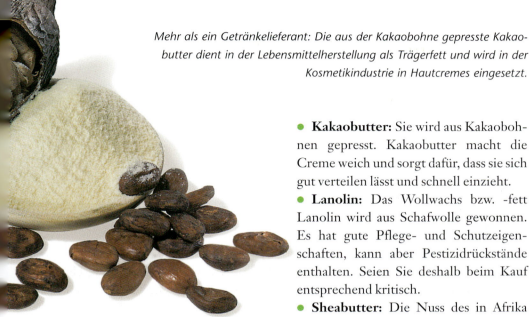

Mehr als ein Getränkelieferant: Die aus der Kakaobohne gepresste Kakaobutter dient in der Lebensmittelherstellung als Trägerfett und wird in der Kosmetikindustrie in Hautcremes eingesetzt.

gende Eigenschaften. Die Natur bietet sowohl pflanzliche als auch tierische Fette und Wachse.

- **Bienenwachs:** Hierbei handelt es sich um ein gereinigtes Wachs aus Bienenwaben, das die Bienen in ihren Wachsdrüsen herstellen. Bienenwachs wirkt glättend und rückfettend.
- **Kakaobutter:** Sie wird aus Kakaobohnen gepresst. Kakaobutter macht die Creme weich und sorgt dafür, dass sie sich gut verteilen lässt und schnell einzieht.
- **Lanolin:** Das Wollwachs bzw. -fett Lanolin wird aus Schafwolle gewonnen. Es hat gute Pflege- und Schutzeigenschaften, kann aber Pestizidrückstände enthalten. Seien Sie deshalb beim Kauf entsprechend kritisch.
- **Sheabutter:** Die Nuss des in Afrika wachsenden Sheanussbaums liefert ein wertvolles Fett. Es ist ein Weichmacher für die Creme und enthält natürliches Allantoin, Vitamin E und Karotine.

Flüssigkeit als Grundlage

Die meisten Kosmetika enthalten Wasser und Alkohol. Bei vielen natürlichen Pfle-

Emulsionen

Verbindungen von Öl und Wasser werden Emulsionen genannt. Milch ist eine typische Emulsion. Bei Emulsionen unterscheidet man Öl-in-Wasser- und Wasser-in-Öl-Produkte, je nach ihrem Hauptbestandteil. Öl macht die Haut geschmeidig, Wasser spendet Feuchtigkeit.

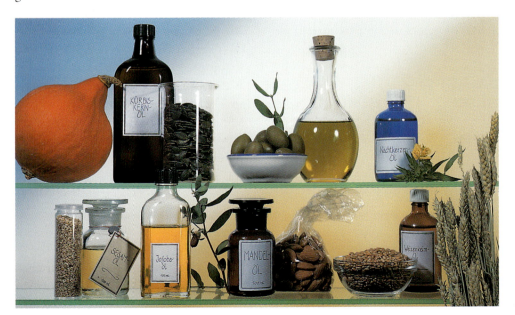

Vom Kürbiskern- bis zum Weizenkeimöl: Vieles, was die Kochkunst nutzt, ist auch bei der Herstellung natürlicher Kosmetika einsetzbar.

NATÜRLICHE SCHÖNHEITSPFLEGE

Wie lange halten sich Öle?

Öle sollten Sie – wegen der Hitzeempfindlichkeit ihrer Bestandteile – unbedingt dunkel und kühl aufbewahren.

- Jojobaöl hält sich jahrelang. Es wird kaum ranzig.
- Lange haltbar sind Mandelöl und Olivenöl. Sie können mehrere Monate aufbewahrt werden.
- Empfindlicher sind Sesamöl, Weizenkeimöl und Nachtkerzenöl, da sie einen deutlich höheren Anteil an ungesättigten Fettsäuren enthalten, was die Haltbarkeit herabsetzt.

Ungesättigte Fettsäuren
Öle mit einem hohen Anteil an ungesättigten Fettsäuren halten die Haut besonders gut feucht und geschmeidig. Da sie sich jedoch nicht lange halten, sollten Sie von diesen Ölen nur kleine Mengen kaufen.

gemitteln besteht der Wasseranteil auch aus Kräuteraufgüssen oder Kräutertees.

- **Wasser:** Das Lebenselixier Nr. 1 sollte nur in destillierter Form verwendet werden, weil es so keine der sonst im Wasser befindlichen Mineralien (etwa Kalk) und Mikroorganismen (Bakterien, Keime) enthält. Zusammen mit den feuchtigkeitsbindenden Stoffen macht es die Haut geschmeidig und weich.
- **Alkohol:** Er wird in niedriger Dosierung hauptsächlich für Lotionen und Gesichtswässer verwendet. In geringer Konzentration wirkt er entfettend und antiseptisch, entzündungshemmend und beruhigend.

Kaltgepresste Pflanzenöle

Pflanzliche Öle unterstützen durch ihre wertvollen Bestandteile – ungesättigte Fettsäuren, Lezithin, Vitamine und zahlreiche Mineralstoffe – die Hautfunktionen. Aufgrund der langen Tradition der Heilpflanzenkunde gehören Pflanzenöle daher zu den ältesten Körperpflegemitteln überhaupt. Aber Vorsicht: Viele sind in der heutigen Zeit mit Pestizidrückständen belastet. Am besten eignen sich deshalb hochwertige kaltgepresste Öle aus kontrolliert biologischem Anbau.

- **Kürbiskernöl:** Es macht die Haut glatt und geschmeidig und verzögert das Altern der Haut.
- **Mandelöl:** Meist wird es aus Süßmandeln und Bittermandeln gewonnen, es wird aber auch reines Süßmandelöl angeboten. Mandelöl hält sich gut, glättet und pflegt hervorragend vor allem empfindliche, trockene und spröde Haut – auch die von Babys.
- **Nachtkerzenöl:** Das aus den Samen der Nachtkerze gepresste Öl verbessert die Elastizität der Haut und verringert den Wasserverlust. Da dieses Öl sehr teuer ist, verwendet man es vorwiegend für Gesichtsöle.
- **Olivenöl:** Das in der Küche verwendete Öl ist auch eine klassische Kosmetikzutat. Es dringt gut in die Haut ein, pflegt und regeneriert sie. Am besten nur Olio extra vergine verwenden.
- **Jojobaöl:** Das Öl (eigentlich flüssiges Wachs) wird aus den Samen des Buchsbaumgewächses gepresst. Es ist sehr lange haltbar und wird hervorragend von der Haut vertragen. Jojobaöl dringt schnell ein, glättet und strafft die Haut. Es wirkt entzündungshemmend und ist besonders zur Pflege empfindlicher Haut geeignet.
- **Sesamöl:** Dies ist ein mildes, hautpflegendes Öl mit leichtem Schutz gegen

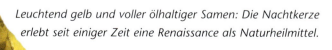

Leuchtend gelb und voller ölhaltiger Samen: Die Nachtkerze erlebt seit einiger Zeit eine Renaissance als Naturheilmittel.

GESUND UND SCHÖN

UV-Strahlung. Es dringt tief in die Haut ein und hat eine reinigende und entschlackende Wirkung.
- **Rizinusöl:** Das als Abführmittel bekannte Öl wird aus den Samen des Rizinusbaums gepresst. Wegen seines starken Eigengeruchs wird es Kosmetika nur in geringen Mengen beigemischt. Es stärkt und kräftigt insbesondere das Haar.
- **Sojaöl:** Das Öl der Sojabohne hat einen hohen Lezithin- und Vitamin-A-Gehalt und eignet sich hervorragend zum Mischen mit anderen Ölen.
- **Weizenkeimöl:** Dieses Öl hat einen besonders hohen Gehalt an mehrfach ungesättigten Fettsäuren, Vitamin E und Beta-Karotin. Es fördert das Abstoßen von Hautschuppen und verleiht der Haut Frische und Rosigkeit, hat aber leider einen relativ starken Eigengeruch.

Die Wirkung der Heilpflanzen

Heilkräuter und -pflanzen sind die eigentlichen Wirkstoffe vieler selbst hergestellter Kosmetikprodukte. Die meisten von ihnen haben sich in der Volksmedizin schon seit Jahrhunderten vielfach bewährt.
Auch wissenschaftlich ist ihre Wirkung mittlerweile belegt. Die folgende Auswahl stellt Pflanzen vor, die für die individuelle Schönheitspflege besonders gut geeignet sind.
- **Ackerschachtelhalm:** Das Kraut ist reich an Kieselsäure und verleiht der Haut neue Elastizität. Bekannt ist seine desinfizierende Wirkung bei der Behandlung entzündlicher Pickel.
- **Aloe vera:** Sie ist die Exotin unter den hautpflegenden Pflanzen. Der Saft des

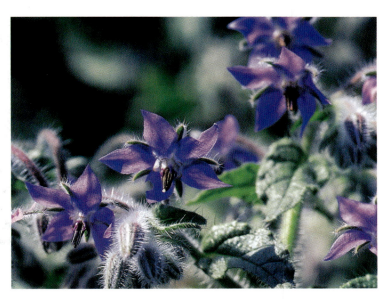

Liliengewächses hat hervorragende feuchtigkeitsspendende und reizlindernde Eigenschaften und hilft vor allem trockener und sonnengereizter Haut.
- **Augentrost:** Er wirkt – wie der Name sagt – regenerierend und lindernd bei der Pflege der Augenpartie.
- **Borretsch:** Das Salatgewürz eignet sich zur Pflege trockener Haut, spröder Nägel und Haare und pflegt fettige, zu Entzündungen neigende Haut.
- **Brennnessel:** Die als Unkraut verschriene Pflanze hat eine blutreinigende

Allergierisiko

Es gibt einige Stoffe, die bekannt dafür sind, dass sie bei empfindlichen Menschen Allergien auslösen können:
- Arnika, Johanniskraut, Kamille und Schafgarbe
- Ätherische Öle von Nelken, Bergamotte, Rosmarin, Zimt, Zitrone und Thymian
- Wollwachs

Der Borretsch ist in vielen Kräutergärten zu finden. Er dient zum Würzen von Salat- und Bratensaucen.

Aloe vera

Saft, Gel oder Öl aus Aloe vera bekommen Sie in Apotheken, Reformhäusern und Naturkostläden. Achten Sie darauf, dass die Produkte keine Konservierungsstoffe enthalten.

409

NATÜRLICHE SCHÖNHEITSPFLEGE

und durchblutungsfördernde Wirkung, pflegt fettige Haut und wirkt gut gegen Schuppen.

● **Hamamelis:** Das Multitalent für die Haut wirkt straffend durch den hohen Gehalt an Gerbstoffen und Ölen, ist entzündungshemmend und besonders für unreine Haut eine Wohltat. Hamameliswasser (in der Apotheke erhältlich) wird durch Wasserdampfdestillation aus frischen Zweigen gewonnen.

● **Johanniskraut:** Hypericum perforatum beruhigt die Haut, lindert Reizungen und beschleunigt den Heilungsprozess – speziell bei trockener und rissiger Haut.

● **Kamille:** Der Heilpflanzenklassiker besitzt entzündungshemmende und beruhigende Eigenschaften, die vor allem der unreinen und empfindlichen Haut zugute kommen.

● **Klettenwurzel:** Ihre Inhaltsstoffe verhindern das Austrocknen der Haut, vor allem der Kopfhaut (besonders das Öl).

● **Lindenblüten:** Das klassische Erkältungshausmittel kräftigt das Hautgewebe und stimuliert die Zellneubildung, es eignet sich zur Pflege trockener und empfindlicher Haut.

● **Malve:** Sie ist reich an Schleim- und Gerbstoffen, die kleine Verletzungen heilen helfen. Sie glättet die Haut und macht trockene Haut weich und geschmeidig.

● **Melisse:** Das nach Zitrone duftende Kraut fördert nicht nur den Schlaf, sondern beruhigt auch die Haut und lindert Reizungen.

● **Ringelblumenblüten:** Sie reinigen die Haut und regen sie zur Regeneration an. Sie hemmen Entzündungen und unterstützen die Wundheilung. Deshalb wird ihr Extrakt oft in Wundsalben eingesetzt.

● **Rosenöl und Rosenwasser:** Diese teuren, klassischen Kosmetikmittel beleben und straffen die Haut.

● **Schafgarbe:** Die weißen Dolden hemmen Entzündungen, lösen Krämpfe und desinfizieren. Sie eignen sich besonders für unreine und entzündliche Haut.

● **Thymian:** Das Gewürzkraut desinfiziert stark und hilft deshalb vor allem bei unreiner Haut.

● **Walnussblätter:** Sie werden meist zur Behandlung fettiger, unreiner Haut und fettiger Haare verwendet.

Gutes aus der Küche

So manches Obst oder Gemüse, das dem Organismus wertvolle Nährstoffe liefert, tut Haut, Haaren und Nägeln auch äußerlich gut. Viele Zutaten, die sonst nur in der Küche Verwendung finden, eignen sich hervorragend für Masken und Packungen. Auch als Badezusätze sind ess- und trinkbare Schönmacher wie Milch und Honig unschlagbar.

Bei Allergie gegen Kamille

Wer auf Kamille allergisch reagiert, kann sie durch das synthetisch hergestellte Bisabolol (in Apotheken erhältlich) ersetzen. Es wirkt genauso wie sein natürliches Vorbild, löst aber keine allergischen Reaktionen aus.

Was Sie beachten sollten

• Verwenden Sie nur hochwertige Produkte aus dem Naturkostladen und aus kontrolliert biologischem Anbau! Auch bei Milchprodukten, Eiern und Honig gibt es enorme Qualitätsunterschiede.

• Verwenden Sie nur absolut frische Zutaten, bereiten Sie sie bald nach dem Einkauf oder dem Pflücken zu, und verbrauchen Sie die Produkte schnell.

410

GESUND UND SCHÖN

Die violette Malve kennt man in der Regel nur als Tee. Durch ihren hohen Gehalt an Gerbsäure ist sie aber auch äußerlich wirksam bei der Wundheilung und beim kosmetischen Einsatz.

- **Apfelessig:** Das wieder entdeckte Allround-Mittel wirkt desinfizierend und stärkt den Säureschutzmantel der Haut. Naturtrüber Apfelessig enthält reichlich Vitamine und Spurenelemente. Er pflegt trockene und rissige, aber auch fettige und unreine Haut. Dem Haar verleiht er Geschmeidigkeit und Glanz.
- **Avocado:** Fettsäuren und Vitamine machen die dunkelgrüne Frucht zu einem wertvollen Nahrungsmittel. Äußerlich unterstützt das reichlich enthaltene Vitamin A die Neubildung von Zellen und wirkt der Verhornung und Verschuppung der oberen Hautzellen entgegen. Vitamine des B-Komplexes begünstigen den Zellstoffwechsel. Die Wirkstoffe der Avocado schützen die Haut vor dem Austrocknen und pflegen besonders empfindliche, trockene, strapazierte und ältere Haut.
- **Eigelb:** Da Eigelb reich an Lezithin und Cholesterin ist, ist es ein guter Emulgator bei Masken und Packungen. Es wirkt glättend und pflegend.
- **Grüner Tee:** Das japanische Nationalgetränk ist nicht nur zum Trinken gesund, sondern wirkt auch äußerlich: Es beruhigt empfindliche Haut und schützt reife Haut vor Austrocknung und vorzeitiger Hautalterung.
- **Gurke:** Der klassische Feuchtigkeitsspender für die Haut wirkt auch entfettend und wird deshalb vor allem in Masken und Packungen für fettige Haut verwendet.
- **Hafer:** Er enthält neben zahlreichen Vitaminen, vor allem der B-Gruppe, viele wertvolle Fette. Gemahlener Hafer glättet die Haut und eignet sich besonders gut für pflegende Gesichtsmasken.
- **Hefe:** Das klassische Schönheitsmittel ist reich an B-Vitaminen und hilft vor allem der fettigen und unreinen Haut.
- **Honig:** Der älteste Süßstoff der Welt enthält Eiweiße, Vitamine, Mineralstoffe, Spurenelemente, Enzyme und organische Säuren. Diese Nährstoffe pflegen die Haut und machen sie geschmeidig. Honig wirkt antibakteriell und entzündungshemmend,

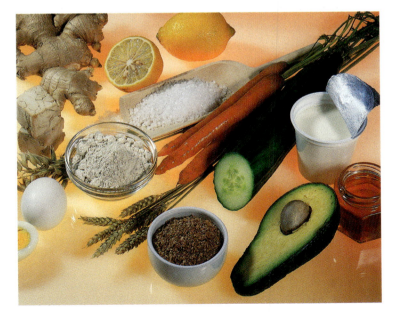

Von der Avocado bis zur Zitrone: Vieles, was einer gesunden Ernährung dient, kann auch äußerlich – als Kosmetikum – wohltuende Wirkungen entfalten.

411

NATÜRLICHE SCHÖNHEITSPFLEGE

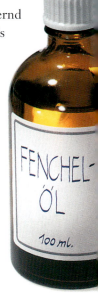

hautstraffend, er verbessert die Elastizität der Haut und die Durchblutung.

- **Ingwer:** Das fernöstliche Gewürz ist reich an ungesättigten Fettsäuren, die wohltuend auf die Haut einwirken. Es entfettet die Haut, beruhigt Hautentzündungen und fördert die Heilung von Rissen und kleinen Wunden.
- **Joghurt:** Mit seinen Bakterienkulturen stimuliert er den Neuaufbau der Hautflora. Die enthaltene Milchsäure kann frühzeitige Faltenbildung verhindern und die Haut geschmeidig halten.
- **Karotte:** Der Karotin- (Provitamin A) und Lezithinspender normalisiert die Hornschicht und sorgt für einen feinen, leicht gebräunten Teint.
- **Melasse:** Der Zuckerrohrsirup fördert die Durchblutung und hilft trockener und unreiner Haut.
- **Milch:** Sie ist die ideale Feuchtigkeits- und Fettbehandlung für die Haut, ihre wertvollen Bestandteile werden von der Haut rasch aufgesogen. Sie sorgen für eine elastische Oberhaut, stabilisieren den Säureschutzmantel, verbessern die Durchblutung und glätten rauhe Haut.
- **Quark:** Das alte Hausmittel bei entzündeter Haut wirkt entfettend und außerdem durchblutungsfördernd auf das Unterhautgewebe. Es kann auch einen leichten Sonnenbrand lindern.
- **Weizenkleie:** Das Getreideprodukt enthält Mineralstoffe und B-Vitamine. Genauso wie Mandelkleie glättet es und schützt die Haut vor dem Austrocknen.
- **Zitrone:** Sie ist eine der klassischen Zutaten in der Naturkosmetik. Zitrone wirkt keimtötend, adstringierend (zusammenziehend) und leicht entfettend.

Gute Qualität
Bei frischen Lebensmitteln sollte man besonders auf Qualität achten. Eine hohe Belastung mit Pestiziden, Herbiziden und Düngemitteln kann Hautreizungen oder allergische Reaktionen verursachen.

Ätherische Öle

Ätherische Öle sind strenggenommen keine Öle (die ja eher zähflüssig sind), sondern eine Mischung mehrerer flüchtiger (ätherischer) Stoffe. Sie werden nur deshalb Öle genannt, weil sie nicht in Wasser, sondern in Fetten und Ölen löslich sind. Hochwertige ätherische Öle werden durch Wasserdampfdestillation oder Kaltpressung aus diversen Pflanzenteilen gewonnen.

Die Qualität von ätherischen Ölen kann sehr unterschiedlich sein. Oft werden die Pflanzen – etwa der Teebaum – in riesigen Plantagen angebaut, wo entsprechend gedüngt werden muss.

Öle, die im Handel als Duftöle und Potpourris angeboten werden, sind für die Hautpflege nicht geeignet: Sie werden meist synthetisch hergestellt. Auch Begriffe wie »Handelsqualität« oder »naturidentisch« weisen darauf hin, dass es sich nicht um ein reines ätherisches Öl handelt.

Welche Ausstattung ist nötig?
- Eine gute Briefwaage, um bis auf 1 Gramm genau abmessen zu können
- Ein schnell reagierendes Thermometer
- Ein Messbecher von 10 bis 100 Milliliter
- Mehrere Rührlöffel
- Ein feines Sieb oder ein Papierfilter
- Cremedöschen (30 bis 50 Milliliter) und Fläschchen, die sich gut reinigen lassen
- Etiketten, um Inhalt und evtl. Haltbarkeitsdatum zu notieren

GESUND UND SCHÖN

Fenchelöl wird aus Fenchelsamen gewonnen. Fenchel dient traditionell der Linderung von Magen-Darm-Beschwerden, wirkt aber auch allgemein desinfizierend und beruhigend.

Man sollte nur 100-prozentig naturbelassenes Öl mit der Bezeichnung »naturrein« kaufen, das überwiegend aus kontrollierter Wildsammlung stammt. Lassen Sie sich daher in Reformhäusern, Apotheken oder Kosmetikinstituten beraten.

Ätherische Öle wirken durch ihre vielfältigen Bestandteile nicht nur wohltuend und heilend auf die Haut. Sie haben auch Einfluss auf die Gemütslage: beruhigend, ausgleichend, anregend, belebend oder stimmungsaufhellend. So pflegen die ätherischen Öle in Cremes und Lotionen, als Badezusatz oder bei Inhalationen nicht nur die Haut, sie steigern auch das Wohlbefinden.

Die Wirkung der Öle

- **Bergamotteöl:** antiseptisch und heilungsfördernd
- **Eukalyptusöl:** durchblutungsfördernd und desinfizierend
- **Fenchelöl:** desinfizierend, beruhigend und stärkend
- **Geranienöl:** heilend und antiseptisch
- **Kamillenöl:** entzündungshemmend und beruhigend
- **Kampferöl:** durchblutungsfördernd und belebend
- **Lavendelöl:** entzündungshemmend, beruhigend und zellerneuernd
- **Melissenöl:** beruhigend und reizlindernd
- **Nelkenöl:** hautberuhigend und desinfizierend
- **Pfefferminzöl:** anregend für den Stoffwechsel und durchblutungsfördernd
- **Rosmarinöl:** anregend für den Stoffwechsel, durchblutungsfördernd und entzündungshemmend
- **Sandelholzöl:** antiseptisch und entzündungshemmend
- **Teebaumöl:** antibakteriell, viren- und pilzabtötend
- **Ylang-Ylang-Öl:** stimulierend und antiseptisch
- **Zitronenöl:** desinfizierend; eignet sich auch gut zur Pflege brüchiger Nägel
- **Zypressenöl:** gefäßverengend und antiseptisch

Riechen und fühlen
Ätherische Öle wirken über die Riechnerven direkt auf den Teil des Gehirns ein, der emotionale Reaktionen auf bestimmte Umweltsituationen steuert. In Kombination mit pflanzlichen Ölen dringen ätherische Öle tief in den Körper ein und entfalten dort ihre Wirkung.

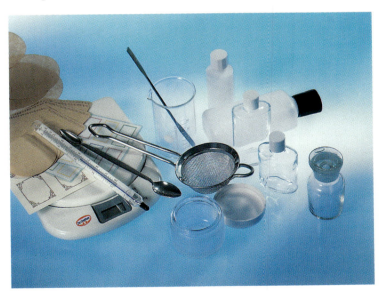

Das Kosmetiklabor zu Hause: Viele der Utensilien dürften in fast jedem Haushalt vorhanden sein.

NATÜRLICHE SCHÖNHEITSPFLEGE

Erst einmal probieren
Es ist nicht nötig, sich gleich ein ganzes Arsenal an Gefäßen und Werkzeugen zu kaufen. Probieren Sie erst einmal, mit den Dingen zurechtzukommen, die Sie im Haushalt haben, und nehmen Sie nach und nach ein paar weitere Werkzeuge hinzu.

Ein Wasserbad dient der besonders schonenden Erwärmung der Wirkstoffe.

Ätherische Öle müssen bei allen Anwendungen – selbst als Badezusatz – zuerst in fettiger oder öliger Flüssigkeit aufgelöst werden. Denn in Wasser lösen sie sich nicht, sie würden an der Wasseroberfläche schwimmen und so die Haut empfindlich reizen.

Wie wird's gemacht?

Die hier vorgestellten Rezepturen für Körper- und Massageöle, Badezusätze, Gesichtswässer, Masken, Packungen, Peelings, Dampfbäder und Kompressen sind meist ohne größere Vorkenntnisse zuzubereiten – besonders wenn dabei Zutaten aus dem Kühlschrank verwendet werden. Doch wer warm angerührte Reinigungslotionen oder Cremes selbst herstellen möchte, sollte sich mit den hier verwendeten Zutaten vertraut machen. Ein bisschen Übung und Erfahrung mit den verschiedenen Fetten, Wachsen und Emulgatoren braucht man vor allem, um eine schöne cremige Konsistenz zu erhalten. Für die z. T. geringen Mengen an Zutaten brauchen Sie etwas Fingerspitzengefühl – probieren Sie es einfach mal aus.
Bei cremigen Produkten bereitet man zuerst die Fettbestandteile zu, meist werden sie in einem Topf oder im Wasserbad geschmolzen und auf etwa 60 °C erhitzt. Die Fette und Emulgatoren müssen sich gut miteinander vermischt haben, bevor die (auf dieselbe Temperatur erwärmten) Pflanzenöle und schließlich die wässrigen Bestandteile hinzukommen. Wichtig ist es, die Zutaten sehr genau abzumessen, jede einzelne exakt in der angegebenen Menge zu verwenden und alles gut zu verrühren.

Gefäße und Werkzeuge

Am besten eignen sich Materialien aus Kunststoff, Glas oder Edelstahl. Preiswerte Kunststoffdosen, Flaschen und Pumpspender genügen den Ansprüchen an die Hygiene und sind praktisch. Wer schöne Karaffen aus Glas bevorzugt, muss etwas tiefer in die Tasche greifen. Auf alle Fälle sollten die benutzten Gefäße farbig oder dunkel sein, denn viele Inhaltsstoffe sind lichtempfindlich. Spatel sollten aus Edelstahl, Rührstäbe aus Glas und Messlöffel aus Kunststoff oder Edelstahl sein.

Hygienisch arbeiten

Natürlich sollte man bei der Zubereitung der Pflegemittel auf Hygiene achten. Absolut keimfreies Arbeiten ist nicht notwendig. Der Körper wird mit den meisten Keimen – die ja überall vorhanden sind – in der Regel gut fertig.

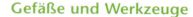
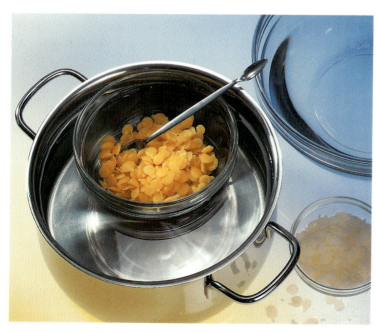

GESUND UND SCHÖN

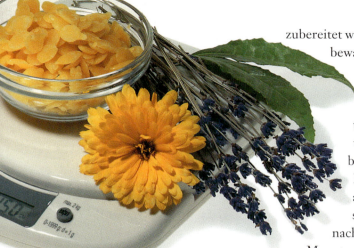

Für die Zubereitung von Cremes und Salben muss man bei der Dosierung von Blüten und Pflanzenteilen zwischen getrockneten und frischen Substanzen unterscheiden.

Bevor Sie mit der Arbeit beginnen, reinigen Sie die Arbeitsfläche gründlich. Waschen Sie sich die Hände, und spülen Sie alle Utensilien mit hochprozentigem Alkohol aus. Bei der Zubereitung sollten Sie darauf achten, dass das Produkt nicht mit den Fingern in Berührung kommt. Vor allem darf keine Zutat länger als nötig unverschlossen stehenbleiben; das gilt besonders für Wasser.

Die Haltbarkeit

Chemische Kosmetikprodukte enthalten meist Konservierungsstoffe. Sie machen das Mittel zwar länger haltbar, können die Haut aber aus dem Gleichgewicht bringen und sind als Hauptauslöser von Allergien bekannt. Sie töten nicht nur die Keime in einem Kosmetikprodukt, sondern auch die für das ausgeglichene Säuremilieu der Haut wichtigen natürlichen Hautbakterien. Da die hier vorgestellten Rezepturen ohne Konservierungsstoffe zubereitet werden, sollte man bei der Aufbewahrung besondere Sorgfalt walten lassen: Mit Kräuteraufgüssen oder Lebensmitteln zubereitete Produkte müssen sofort verbraucht werden. Alle anderen Mittel bewahrt man am besten im Kühlschrank auf. Körperöle aus pflanzlichen und ätherischen Ölen halten sich – je nach Basisöl – bis zu mehreren Monaten (siehe Kasten Seite 408). Cremes und Lotionen sollten nicht länger als zwei Wochen aufbewahrt werden.

Stoffwechselumstellung

Obwohl selbstgemachte Naturkosmetik Haut, Haare und Nägel auf sanfte Weise pflegt, ist sie nicht ganz unproblematisch. Wer bisher konventionelle Kosmetika benutzt hat, dessen Haut kann mit entzündeten Poren oder Pickeln reagieren. Meist sind es die Kräuterextrakte, die stark auf den Stoffwechsel der Haut einwirken. Anders bei einer Allergie: Auf manche Heilpflanzen und ätherischen Öle reagiert die Haut mit sofortiger oder leicht verzögerter Rötung, evtl. begleitet von Juckreiz. Dann sollte das Pflegeprodukt sofort abgesetzt werden.

Wichtig ist der vorsichtige Umgang mit den Stoffen: Messen Sie die Zutat auf den Milliliter oder Tropfen genau ab. Tragen Sie eine Zutat niemals direkt auf die Haut auf – es sei denn, es ist im Rezept angegeben.

Allergietest
Ein schneller Test zur Sicherheit, wenn Sie zu Allergien neigen: Tragen Sie eine kleine Menge des fertigen Pflegeprodukts in der Armbeuge auf, und lassen Sie sie über Nacht einwirken. Wenn am nächsten Morgen keine Hautirritationen wie Rötungen oder Schwellungen zu sehen sind, können Sie die Rezeptur verwenden.

NATÜRLICHE SCHÖNHEITSPFLEGE

Schöne Haut
Wohltuende Cremes und Lotionen

Kollagene

Kosmetische Produkte enthalten oft Kollagene, die eine »verjüngende Tiefenwirkung« haben sollen. Tatsächlich sind diese Eiweißmoleküle jedoch zu groß, um in tiefere Hautschichten vordringen zu können. Gesunde Ernährung hilft also mehr als teure Cremes.

Wer seine Haut richtig pflegen will, sollte einiges über ihren Aufbau und ihre Funktionen wissen. Auf diese Weise ist es leichter nachzuvollziehen, wie natürliche Schönheitsmittel die Haut stimulieren können, gesund und jung zu bleiben oder sich selbst zu heilen.

Der Aufbau der Haut

Die Haut ist das größte Körperorgan und eines der sensibelsten: Sie ist die Schutzhülle des Körpers und erfüllt eine Vielzahl von lebenswichtigen Funktionen.

Die Haut besteht aus drei Schichten: Oberhaut (Epidermis), Lederhaut (Korium) und Unterhaut (Subkutis). Alle drei zusammen bilden eine Einheit mit einem regen Stoffwechsel.

TIPP

So bleibt Ihre Haut gesund

• Gönnen Sie Ihrem Körper viel Bewegung, wenn möglich an der frischen Luft.

• Duschen Sie täglich kalt und heiß im Wechsel.

• Planen Sie in Ihrem Tagesablauf mehr Ruhephasen ein: Auch Schlaf macht schön.

• Schlafen Sie nicht zu warm zugedeckt.

• Achten Sie auf ein maßvolles und regelmäßiges Essverhalten, vermeiden Sie Radikalkuren oder Festtagsvöllerei.

Die Oberhaut schützt den Menschen vor schädlichen Einflüssen von außen: vor Kälte, Hitze, UV-Strahlung und Krankheitserregern. Zusätzlich befindet sich auf der Epidermis ein säurehaltiger Film aus Talg, Schweiß und toten Hautschuppen – der so genannte Säureschutzmantel, der für einen ausgeglichenen Fett-Feuchtigkeits-Haushalt der Haut sorgt. Durch den leicht sauren pH-Wert dieses Films werden Bakterien vernichtet. Wer die Haut zu oft wäscht und mit stark basischen Waschsubstanzen reinigt, zerstört diesen Schutzfilm: Die Haut trocknet aus und wird anfällig für Krankheitserreger.

Die Lederhaut wird bei Erwachsenen bis zu drei Millimeter dick, besteht aus Bindegewebe, elastischen Fasern und Muskeln. In der Lederhaut sind Schweiß- und Talgdrüsen, Blutgefäße, Fettgewebe und Nerven eingelagert. Außerdem befinden sich dort die Haarwurzeln und der Haarbalg. Ein gesundes Bindegewebe zeigt sich äußerlich an glatter und straffer Haut. Ist es durch Nährstoffmangel, falsche Ernährung, Gifte oder zu wenig Bewegung geschwächt, wird die Haut welk oder faltig.

Die wichtigsten Bestandteile der Unterhaut sind Fett und Wasser. Einzelne Fettzellen sind miteinander zu kleinen »Fettinseln« verbunden, die wiederum von Kollagenfasern, also Eiweißmolekülen, umgeben sind. So dient ein gesundes Unterhautgewebe als Energie- und

416

HAUT

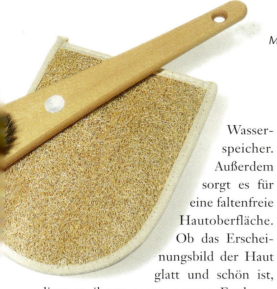

Regelmäßiges Trockenbürsten mit einer Massagebürste oder einem Luffahandschuh kurbelt den Stoffwechsel an und hält das Bindegewebe elastisch.

Wasserspeicher. Außerdem sorgt es für eine faltenfreie Hautoberfläche. Ob das Erscheinungsbild der Haut glatt und schön ist, liegt an ihrem ausgewogenen Fetthaushalt: Zu wenig Fett lässt die Haut alt und welk erscheinen, zu viel davon macht sie schwabbelig und fördert die Faltenbildung.

Zellulite – das Frauenproblem

Von Zellulite, auch Orangenhaut genannt, sind vorwiegend Frauen betroffen. Das liegt daran, dass Frauen im Vergleich zu Männern anlagebedingt im Unterhautgewebe mehr und leichter Fett ansetzen und ihre Oberhautschicht dünner ist. Wenn mit fortschreitendem Alter die Eigenspannung der Haut nachlässt, werden die Fettpolster nach außen sichtbar: Die Haut wirkt nicht mehr glatt und ebenmäßig, es bilden sich kleine Dellen und Hügel, die unschön aussehen. Die Veränderungen zeigen sich dort, wo der weibliche Körper am ehesten Fett einlagert: an Po und Bauch, an den Hüften und vor allem an den Oberschenkeln.

Zellulite wird begünstigt durch erbliche Veranlagung, Stoffwechseleinflüsse sowie Hormonumstellungen, beispielsweise während der Schwangerschaft und in den Wechseljahren: Unter dem Einfluss von Hormonen verändern sich die Bindegewebestrukturen der Haut. Auch Übergewicht, eine Ernährung mit viel Fettem und Süßem sowie Bewegungsmangel lassen das Bindegewebe erschlaffen und sorgen so für sichtbare Fettpölsterchen.

Was die Haut aushalten muss

Täglich ist der Körper unzähligen Schadstoffen ausgesetzt, die von außen und innen auf ihn einwirken. Die Haut als besonders sensibles Organ reagiert als erstes, wenn Schadstoffe den Körper belasten. Sie verliert an Spannkraft und Geschmeidigkeit und neigt zu Irritationen wie Pickeln, Rötungen oder ver-

Gegen Zellulite

Viele Frauen ärgern sich über Orangenhaut im Oberschenkel- und Gesäßbereich. Sie probieren immer wieder neue Produkte gegen Zellulite aus – oft mit wenig Erfolg. Auf Seite 451 erfahren Sie, wie Sie eine Behandlung mit gesunder Ernährung und viel Bewegung unterstützen können.

In Phasen tiefen Schlafs kann sich strapazierte Haut wieder regenerieren.

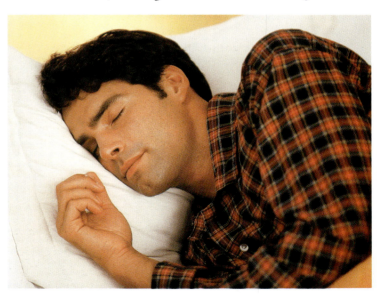

417

NATÜRLICHE SCHÖNHEITSPFLEGE

Was der Haut gut tut

- Regelmäßige Saunabesuche fördern die Durchblutung, regenerieren den Wasserhaushalt, beseitigen Hautunreinheiten und entschlacken.
- Sonnenlicht in Maßen regt den Zellstoffwechsel an und fördert den Aufbau von Bindegewebe und Haaren.
- Frischluft und Bewegung stärken das Immunsystem, regen die Durchblutung und den Stoffwechsel an; durch Schwitzen werden Giftstoffe ausgeschwemmt.
- Erholung und Entspannung regenerieren die Haut, Stress – eine der Ursachen für Hautprobleme – wird abgebaut.

größeren Poren. Dies liegt daran, dass die schädlichen Stoffe in die komplexen Stoffwechselabläufe des Organismus eingreifen, indem sie z. B. den Energiefluss blockieren, die Durchblutung verschlechtern und Zellen vorzeitig absterben lassen. Dabei spielen so genannte freie Radikale eine wichtige Rolle. Das sind besonders aggressive Moleküle, die sich im Körper unter dem Einfluss schädigender Stoffe vermehrt bilden. Solche Stoffe sind z. B. Schwermetalle, Schadstoffe aus der Luft, Konservierungsstoffe oder intensive Sonnenstrahlen. Aber auch Stress oder übertrieben viel Sport können die Bildung von freien Radikalen verstärken. Die Folgen sind vorzeitige Hautalterung oder müde, schlaffe Haut.

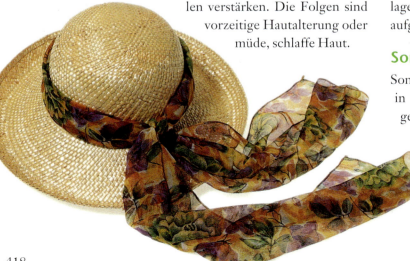

Ein Sonnenschutz muss nicht häßlich sein – genauso wenig wie eine helle Haut.

Nikotin und Alkohol schaden der Haut

Nikotin gehört nicht nur zu den Stoffen, die die Bildung freier Radikale begünstigen, es schädigt die Haut auch auf andere Weise. Durch Nikotin – aber auch viele andere Stoffe im Rauch – verengen sich die Kapillaren, die kleinsten Blutgefäße, und die Gefäßwände werden angegriffen. Dadurch gelangt weniger Blut in die von kleinsten Adern durchzogene Haut, die deshalb mit weniger Nährstoffen versorgt wird. Die Regenerationsfähigkeit der Zellen wird herabgesetzt. Die Haut erscheint fahl, Gesicht und Hals zeigen einen grauen Teint, Falten bilden sich frühzeitiger.

Wein – in Maßen genossen – kann durchaus der Gesundheit dienen, sogar der Haut, weil der Alkohol die Durchblutung fördert. Allerdings verkehrt sich dieser Effekt leicht ins Gegenteil, wenn es nicht bei einem Glas bleibt. Vor allem beim Konsum hochprozentiger alkoholischer Getränke platzen kleinste Gefäße: Die Haut wird großporig, wirkt fettig und unrein. Außerdem kommt es durch die gestörte Durchblutung zu Wassereinlagerungen, die vor allem das Gesicht aufgedunsen erscheinen lassen.

Sonne – nur wohldosiert

Sonnenschein bringt das Immunsystem in Schwung, macht fröhlicher und ausgeglichener. Zu viel Sonne schadet jedoch der Haut: UV-A-Strahlen dringen tief in die Haut ein – bis ins Bindegewebe. Sie regen zwar einerseits die Pigmentbildung, also die

HAUT

Bräunung, an, fördern allerdings auch vorzeitige Hautalterung. UV-B-Strahlen wirken nur auf die Oberhaut, verursachen jedoch Sonnenbrand und schädigen dadurch die Zellen. Eine Überdosis führt zu strapazierter und früh alternder Haut und erhöht das Hautkrebsrisiko um ein Vielfaches. Die besonders aggressiven UV-C-Strahlen werden in unseren Breiten noch von der schützenden Ozonschicht abgehalten. Ein langsames und vorsichtiges Bräunen bewahrt nicht nur vor ernsten gesundheitlichen Gefahren, sondern erhält auch die Haut länger jugendlich frisch und straff.

Welchen Hauttyp haben Sie?

Obwohl es in Struktur und Verhalten der Haut bei jedem Menschen Gemeinsamkeiten gibt, ist jede Haut anders. Grundsätzlich werden drei Hauttypen unterschieden: normale oder Mischhaut, fettige Haut und trockene Haut. Selten zeigt die Haut alle Merkmale eines Typs. Es gibt Mischformen, und je nach Jahreszeit und Lebensalter können sich die Eigenschaften der Haut verändern.

- **Normale und Mischhaut:** Normale Haut ist glatt, geschmeidig, matt glänzend und zeigt kaum Hautunreinheiten. Bei der Mischhaut sind die Wangen eher trocken, und der Stirn-, Nasen- und Kinnbereich ist eher fettig. Da dies auch bei der normalen Haut vorkommt, wird die Mischhaut der Kategorie normale Haut zugeordnet.
- **Fettige Haut:** Sie ist großporig und neigt stark zu Unreinheiten. Sie glänzt nach dem Waschen schnell wieder und bleibt nach dem Cremen lange fettig. Unreine Haut ist eine Schwester der fettigen Haut: Die vielen Pickel und Mitesser sind ein Zeichen dafür, dass die Talgproduktion gestört ist.
- **Trockene Haut:** Sie ist manchmal rau und schuppig, es zeigen sich relativ früh Fältchen um Augen und Mund. Trockene Haut neigt zu Irritationen, spannt nach der Reinigung, und fetthaltige Cremes ziehen sehr schnell ein.

Wenn Sie unsicher sind, zu welchem Hauttyp Sie gehören, oder wenn Sie oft gereizte oder gerötete Haut haben, sollten Sie eine Kosmetikerin zu Rate ziehen, bevor Sie Ihre Pflegeprodukte auf einen bestimmten Hauttyp abstimmen.

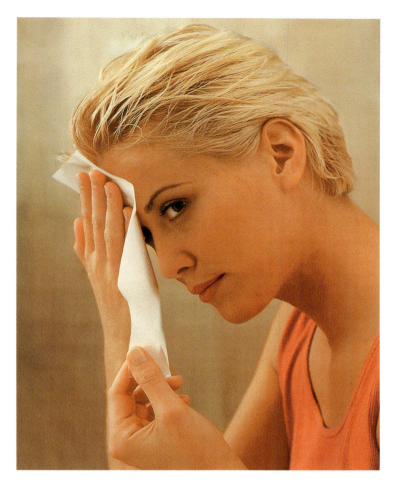

So einfach geht der Hauttest: Drücken Sie Seidenpapier auf das 30 Minuten zuvor gereinigte Gesicht. Bei Mischhaut gibt es leichte Fettabdrücke im Bereich Nase, Stirn und Kinn.

NATÜRLICHE SCHÖNHEITSPFLEGE

Das Gesicht
Individuelle Reinigung und Pflege

Gegen Falten
In der sensiblen T-Zone (Stirn-, Nasen- und Kinnbereich) sitzen die meisten Talg- und Schweißdrüsen. Auch die Hals-, Augen- und Mundpartien sind Problemzonen: Dort bilden sich, bedingt durch die Beweglichkeit der Haut, besonders schnell Falten. Diese Bereiche sollten Sie immer gut pflegen.

Das Gesicht ist schädlichen Einflüssen von außen besonders stark ausgesetzt: Schadstoffe in der Luft, aber auch Sonne, Wind und Regen reizen und belasten die Gesichtshaut ein Leben lang. Deshalb ist eine intensive Pflege umso wichtiger.

Mischhaut gezielt pflegen

Um bei der Pflege der Gesichtshaut die richtigen Produkte auswählen zu können, ist es notwendig, den individuellen Hauttyp zu kennen (siehe Seite 419). Die verschiedenen Hauttypen brauchen unterschiedliche Pflege.
Normale Haut oder Mischhaut ist am einfachsten zu behandeln. Am besten ist es, das Gesicht morgens nur mit warmem Wasser zu reinigen. Wenn die Haut ein wenig fettig ist oder Unreinheiten zeigt, kann man ein mildes Gesichtswasser auf Stirn, Nase und Kinn auftragen. Als Tagescreme eignet sich eine pflegende Creme mit reichlich Feuchtigkeit. Sie sollte auf den fettigen Partien sparsamer, dafür reichlicher um die Augen, auf Wangen und Hals verwendet werden. Anstelle der Feuchtigkeitscreme eignet sich zur Pflege auch ein hautfreundliches Öl, etwa Mandel- oder Sesamöl. Am Abend sollte das Gesicht gründlich mit einem Reinigungswasser oder -öl gereinigt, aber nicht eingecremt werden. Einmal pro Woche verwöhnt eine Maske das Gesicht. Dabei wird man der Mischhaut am besten gerecht, wenn man nacheinander zwei unterschiedliche Masken verwendet: eine Reinigungsmaske für fettige Haut für die Stirn-Nasen-Kinn-Partie und eine feuchtigkeitsspendende Maske für die Seitenbereiche des Gesichts.

Quark für fettige Haut

Fettige Haut sollte stets gründlich gereinigt werden, und zwar morgens und abends mit einem leicht alkoholhaltigen Gesichtswasser oder einem pH-neutralen Waschsyndet. Als Tages- und Nachtcreme eignet sich eine fettarme Feuchtigkeitscreme, die nur dünn aufgetragen wird. Wenn die Haut ganz besonders fettig ist – bei Frauen z. B. kurz vor dem Einsetzen der Menstruation –, sollten Sie das Gesicht vor dem Schlafengehen mit einer Maske reinigen und auf das Eincremen verzichten. Zweimal pro Woche regulieren entfettende Packungen mit

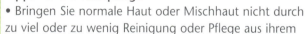

Tipps für die Hautpflege
- Bringen Sie normale Haut oder Mischhaut nicht durch zu viel oder zu wenig Reinigung oder Pflege aus ihrem natürlichen Gleichgewicht.
- Lassen Sie fettiger und unreiner Haut Zeit: Die Mittel zeigen nicht von heute auf morgen ihre Wirkung.
- Trockene Haut braucht sehr viel Feuchtigkeit.

GESICHT

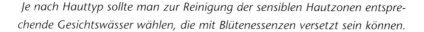

Je nach Hauttyp sollte man zur Reinigung der sensiblen Hautzonen entsprechende Gesichtswässer wählen, die mit Blütenessenzen versetzt sein können.

Quark, Gurken oder Heilerde die Haut zusätzlich. Auch Peelings, Dampfbäder und Kompressen sind als Extrapflege gut geeignet.

Viel Feuchtigkeit für trockene Haut

Trockene Haut verlangt intensive Pflege. Sie reagiert besonders empfindlich auf äußere Reize: Im Winter setzen ihr Kälte und trockene Heizungsluft zu, im Sommer intensive Sonneneinstrahlung. Reinigungs- und Pflegeprodukte müssen diesem Problem entgegenwirken. Etwas Fett und viel Feuchtigkeit sind die optimale Therapie, zu häufiges Waschen, alkalische Seifen und alkoholische Gesichtswässer hingegen Gift.

Nach der morgendlichen Reinigung mit lauwarmem Wasser tupft man die Haut mit einem alkoholfreien Gesichtswasser ab. Die Tagescreme sollte mit natürlichen Ölen und hautberuhigenden Kräutern angereichert sein. Abends wird die Haut mit einer sanften Reinigungsmilch gesäubert, die am besten bereits pflegende Substanzen enthält. Anschließend reinigt man die Haut und klärt sie mit einem milden Gesichtswasser. Eine reichhaltige Nachtcreme rundet die Pflege ab. Ein- bis zweimal pro Woche braucht trockene Haut eine pflegende Maske, z. B. aus Avocados, Oliven- oder Mandelöl.

Wenn die Haut altert

Mit dem Alter lässt die Fähigkeit der Haut nach, sich durch den natürlichen Zellteilungsprozess kontinuierlich zu erneuern, die Talg- und Schweißdrüsen arbeiten weniger intensiv, Mimikfalten graben sich tiefer ins Gesicht. Die Haut wird insgesamt trockener und faltiger, sie kann deutlich weniger Feuchtigkeit als in jungen Jahren speichern und ist nicht mehr so gut gegen schädliche Einflüsse gewappnet.

Der natürliche Alterungsprozess lässt sich selbstverständlich nicht aufhalten oder rückgängig machen – auch nicht mit den teuersten Kosmetikprodukten. Sie können jedoch etwas dafür tun, dass er nicht noch schneller voranschreitet: durch intensive Pflege mit Fett und Feuchtigkeit sowie einer vernünftigen Lebensweise mit ausgewogener Ernährung, viel

Dampfbad

Regelmäßige Saunabesuche sind gesund. Durch die heiße und trockene Luft verliert die Haut allerdings auch viel Feuchtigkeit. Bei trockener und reifer Haut sollte man deshalb ein römisch-irisches Dampfbad vorziehen.

Eine Avocadocrememaske lässt sich schnell und ohne großen Aufwand zubereiten.

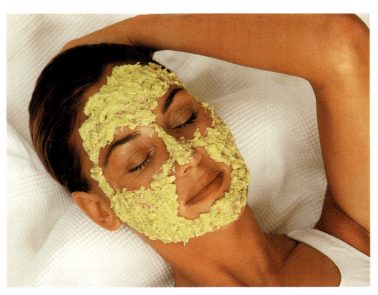

421

NATÜRLICHE SCHÖNHEITSPFLEGE

Extras für die reife Haut

• Ein Peeling – etwa zweimal im Monat – wirkt der stärkeren Verhornung der Haut entgegen (Rezept Seite 423).
• Gegen Pigmentflecken helfen roh geriebene Kartoffeln, die Sie als Maske auflegen und etwa 15 Minuten einziehen lassen.
• Um die Haut zu regenerieren, empfiehlt sich ein- bis zweimal pro Woche eine Gesichtsmaske (je nach Hauttyp, Rezepte siehe Seite 427ff.).

Hausmittel
Wenn Sie auf synthetische Antifaltencremes nicht verzichten wollen, informieren Sie sich eingehend über deren Wirkung. Oft können einfache Hausmittel ähnliches vollbringen wie so manch teures Produkt der Kosmetikindustrie.

Naturschwämme sind zwar etwas teuer, reinigen das Gesicht aber auf sanfte Weise und beseitigen wie bei einem Peeling abgestorbene Hautpartikel.

Bewegung an der frischen Luft und ausreichend Schlaf.

Für die Reinigung der reifen Haut ist eine Lotion besonders gut geeignet, da sie im Gegensatz zu vielen anderen Reinigungsprodukten Fett enthält. Die Lotion wird sanft einmassiert und mit lauwarmem Wasser abgespült. Die Tagescreme sollte besonders nährstoffreich sein und die Haut gut mit Fett und

Feuchtigkeit versorgen. Die Nachtcreme hat die Aufgabe, die Haut bei der Regeneration zu unterstützen.

Regelmäßige Masken, Peelings und Kompressen mit pflegenden und hautstraffenden Substanzen sind für die reife Haut besonders wichtig.

Reinigung – gründlich, aber sanft

Oberstes Gebot bei der Reinigung der Haut ist: nicht zu viel und nicht zu wenig. Die Reinigungsmittel sollten bereits pflegende Substanzen wie Öle und auf den Hauttyp abgestimmte Substanzen enthalten. Außer bei fettiger Haut sind Seifen zur Reinigung nicht angebracht. Peelings reinigen intensiv, tragen Hautschüppchen ab und wirken so der Verhornung der Haut entgegen.

Die Reinigungsmittel tragen Sie am besten mit einem Naturschwamm, einem Baumwollwaschlappen oder – vor allem bei dünnflüssigen Mitteln (auf alkoholischer Basis) – mit einem Wattepad auf. Waschen Sie die Reinigungsprodukte immer mit reichlich lauwarmem Wasser ab.

● *Kamillenöl für jeden Hauttyp*
Übergießen Sie 30 g Kamillenblüten mit 130 g Jojobaöl. Erhitzen Sie das Ganze im Wasserbad 1 Stunde lang (nicht kochen lassen). Erkalten lassen und durch ein Sieb abgießen. Einen Wattebausch darin tränken und das Gesicht damit reinigen.

● *Ölmischung für normale Haut und Mischhaut*
Je 10 ml Soja- und Rizinusöl, 20 ml Mandelöl, 30 ml Jojobaöl in eine Schüs-

GESICHT

sel geben, verrühren und in eine Flasche füllen. Die Ölmischung sanft (am besten mit Wattepad oder -bausch) auf Gesicht, Hals und Dekolleté auftragen und einmassieren.

- *Reinigungsmaske für fettige Haut*

1 Eigelb mit 1 TL Jojobaöl und 2 bis 4 Tropfen Zitronensaft zu einer geschmeidigen Paste verrühren. Von Hand oder mit einem Lappen auf Gesicht, Hals und Dekolleté verstreichen und 10 Minuten einziehen lassen.

- *Zitronenpeeling für fettige Haut*

2 TL fein geriebene Zitronenschale (ungespritzt), 2 TL Hafermehl und 6 TL Mandelkleie miteinander verrühren und etwas Wasser hinzufügen. Zu einem geschmeidigen Brei verarbeiten. Das Gesicht damit etwa 2 Minuten lang mit kleinen Kreisbewegungen reinigen.

- *Grüner-Tee-Lotion für trockene Haut*

Für diese Lotion benötigen Sie 10 g Lanolin, 3 ml Wollwachsalkohol (eine Emulsion aus Wollwachs und Alkohol), 30 ml Vaselineöl, 1 TL Tween 80 (eine ölige Flüssigkeit, die Cremes, Lotionen und Milch besonders sahnig werden lässt) und 100 ml grünen Tee.

Schmelzen Sie Lanolin, Wollwachsalkohol, Vaselineöl und Tween 80 im Wasserbad, und erhitzen Sie die Masse auf 70 °C. Überprüfen Sie die Temperatur mit einem Thermometer. Gleichzeitig wird in einem anderen Topf Wasser (für den Tee) auf ebenfalls 70 °C erhitzt. Setzen Sie dann den grünen Tee an: 2 TL auf 1 Tasse heißes Wasser, 5 Minuten ziehen lassen und abseihen.

Fügen Sie der Masse aus Lanolin, Wollwachsalkohol, Vaselineöl und Tween 80 100 ml Tee bei. Weiterrühren, bis die

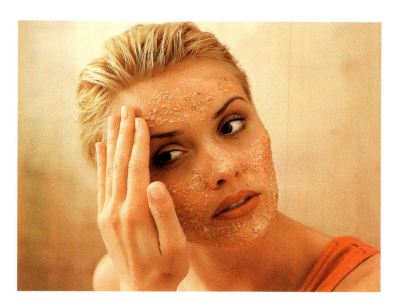

Lotion eine sahnige Konsistenz erhält. In eine dunkle Flasche abfüllen. Zur Anwendung die Reinigungslotion mit einem Baumwolltuch oder Wattepad auf Gesicht, Hals und Dekolleté verteilen und sanft einmassieren.

- *Aloe-vera-Lotion für trockene und reife Haut*

100 ml frische Vollmilch, 15 ml Aloe-vera-Saft und 2 bis 4 Tropfen Zitronensaft gründlich miteinander verrühren. Auf das Gesicht auftragen und sanft einmassieren.

- *Kleiepeeling für reife Haut*

5 EL Mandel- oder Weizenkleie mit wenig Wasser zu einem dicken Brei anrühren. Das Gesicht damit etwa 2 Minuten in kleinen Kreisbewegungen reinigen.

Erfrischende Gesichtswässer

Nach einer Grundreinigung mit Öl, Creme oder Lotion erfrischen und beruhigen Gesichtswässer die Haut. Außerdem beseitigen sie Hautschuppen und

Reinigungsmasken oder Peelingcremes sollten nicht zu häufig angewendet werden.

Gegen freie Radikale

Grüner Tee ist ein ausgezeichneter »Radikalefänger«. Freie Radikale zerstören die Zellen und sind somit die Ursache für Zellkrankheiten und den Alterungsprozess generell. Die Wirkstoffe des grünen Tees – egal ob innerlich oder äußerlich angewendet – schützen vor diesen Stoffen.

NATÜRLICHE SCHÖNHEITSPFLEGE

Die Ringelblume (Calendula) ist reich an Karotinoiden, die bei der körpereigenen Wundheilung eine wesentliche Rolle spielen. Leicht entzündete Hautpartien, Akne oder allergische Hautreaktionen heilen mit Calendula-Anwendungen schneller ab.

Ringelblumentinktur

Ringelblumentinktur können Sie kaufen oder selbst herstellen: 10 g Ringelblumenblüten mit 100 ml 50- bis 70-prozentigem Alkohol mischen und 14 Tage lichtgeschützt ziehen lassen. Abseihen und in eine dunkle Glasflasche abfüllen.

bereiten so die Haut optimal auf die folgende Pflege mit einer Creme oder Maske vor. Tränken Sie einen Wattebausch mit dem Gesichtswasser, und tupfen Sie damit Gesicht, Hals und Dekolleté ab.

● *Lavendelwasser für Mischhaut*
Morgens und abends etwas Lavendelhydrolat auf einen Wattebausch geben, und Gesicht, Hals und Dekolleté damit abtupfen. Lavendelhydrolat ist ein bei der Destillation von Lavendelöl anfallendes Wasser.

● *Lavendelwasser für fettige Haut*
50 ml Lavendelhydrolat, 2 bis 4 Tropfen Lavendelöl und 10 Tropfen Weingeist miteinander verrühren und Gesicht, Hals und Dekolleté mit dieser Mischung nachreinigen.

Grundprinzipien der Reinigung

• Behandeln Sie fettige Stellen oder Unreinheiten bei Mischhaut nicht mit entfettenden Substanzen. Sie zerstören den Säureschutzmantel der Haut.
• Malträtieren Sie fettige Haut nicht mit scharfen, grobkörnigen oder stark alkoholhaltigen Mitteln. Die Talgdrüsen reagieren darauf mit verstärkter Fettproduktion.
• Waschen Sie vor allem trockene Haut nicht mit kaltem Wasser. Es verschließt die Poren, und die Haut trocknet noch mehr aus.

● *Ringelblumengesichtswasser für trockene Haut*
50 ml Orangenblütenwasser, 50 ml Rosenwasser und 30 ml Ringelblumentinktur in einer Schüssel miteinander vermischen und in eine Glasflasche füllen.

● *Kräuterlotion für unreine Haut*
Für diese Lotion benötigen Sie 1 EL Kamillenblüten, 1 TL Queckenwurzeln, 1 EL Huflattichblätter, 1 EL Ringelblumenblüten (jeweils getrocknet), 30 ml 70-prozentigen Alkohol, 100 ml destilliertes Wasser und 30 ml Hamameliswasser. Die Kräuter mischen und mit Alkohol und Wasser übergießen. 48 Stunden stehenlassen. Die Mischung durch ein feines Sieb abseihen, die Kräuter sorgfältig ausdrücken. Den Auszug noch einmal durch einen Papierfilter abseihen. Am Schluss das Hamameliswasser zugeben. Das Ganze in eine dunkle Glasflasche geben und kräftig durchschütteln.
Tränken Sie einen Wattebausch mit der Kräuterlotion, und tupfen Sie damit morgens und abends Gesicht, Hals und Dekolleté vorsichtig ab.

Cremes – täglich gut gepflegt

Cremes wirken pflegend und schützend zugleich. Sie führen der Haut Feuchtigkeit und ihrem natürlichen Säureschutzmantel wertvolle Nährstoffe zu. Sie sollten aber den natürlichen Fett-Feuchtigkeits-Haushalt der Haut nicht stören.

GESICHT

Deshalb ist auch hier der goldene Mittelweg richtig: Eine Creme darf nicht zu fett sein. Das würde den Stoffwechsel, die Entgiftung und die Atmung der Haut behindern. Zu viel Feuchtigkeit hingegen trocknet die Haut auf Dauer aus.

> **TIPP**
>
> **Herstellung und Aufbewahrung von Cremes**
> • Erhitzen Sie ätherische Öle nie über 35 °C, sonst zerstören Sie wichtige Bestandteile. Aus dem gleichen Grund sollten Sie die Öle erst dann zur Fettmischung geben, wenn diese fast kalt und fest ist.
> • Je höher der Wasseranteil, desto verderblicher das Produkt; Kräuterzubereitungen sollten daher stets frisch aufgebrüht werden.
> • Füllen Sie die Creme sofort nach der Zubereitung in ein Cremedöschen aus dunklem Glas, und stellen Sie es in den Kühlschrank.

● *Tagescreme für normale Haut*
Für diese Tagescreme benötigen Sie 30 g Kakaobutter, 40 g Tegomulus, 80 g Sonnenblumenöl, je 15 Tropfen Aloe-vera- und Jojobaöl, 20 Tropfen Rosenöl und 10 Tropfen Nachtkerzenöl. Die Kakaobutter schmelzen. Tegomulus und Sonnenblumenöl in einem anderen Topf auf 60 °C erhitzen. Wenn die Mischung auf 40 °C abgekühlt ist, die Kakaobutter einrühren. Unter Rühren abkühlen lassen. Wenn die Creme fast kalt ist, Aloe-vera-, Jojoba-, Rosen- und Nachtkerzenöl einrühren.

● *Pfefferminzcreme für fettige Haut*
5 g Kakaobutter, 10 g Lanolin und 4 g Bienenwachs im Wasserbad schmelzen lassen, 10 ml Weizenkeim- und 20 ml Jojobaöl hinzugeben, und alles auf etwa 60 °C erwärmen. 40 ml Hamameliswasser ebenfalls auf 60 °C erhitzen und mit einem Handrührgerät auf kleinster Stufe in die Fettschmelze einrühren. Bevor die Mischung erkaltet, 3 Tropfen Pfefferminzöl hinzugeben.

● *Lavendelcreme für fettige und unreine Haut*
20 g Lavendelblüten mit 1 Tasse kochendem Wasser übergießen, 25 Minuten bedeckt ziehen lassen und durch ein Sieb abgießen. Während der Aufguss zieht, 45 g Lanolin im Wasserbad schmelzen, 15 g ungesalzene, frische Butter und 15 ml Jojobaöl unterrühren und unter ständigem Rühren erkalten lassen. Kurz bevor die Creme kalt und fest wird, 1 EL Bienenhonig und Lavendelblütenauszug einrühren.

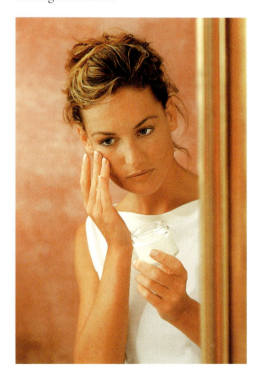

Gesichtcremes sollte man immer erst nach einer gründlichen Reinigung auftragen, damit die Haut die Nährstoffe auch aufnehmen kann.

NATÜRLICHE SCHÖNHEITSPFLEGE

• Bienenhonig-Kräuter-Creme für trockene und empfindliche Haut

10 g getrocknete Eibischwurzel und je 5 g getrocknete Schafgarbe, Kamillenblüten und Huflattichblätter in einem Mörser fein zerreiben, mit 1 Tasse Wasser übergießen und die Mischung zum Kochen bringen. 10 Minuten ziehen lassen und durch ein Sieb abseihen. Die Kräuter wegwerfen. In der Zwischenzeit 25 g Lanolin im Wasserbad schmelzen lassen, 15 ml Weizenkeim- und 25 ml Jojobaöl zugeben. Zuletzt 1 EL Bienenhonig in den Kräutersud geben und die Lanolin-Öl-Schmelze einrühren. Die fertige Mischung bis zum Erkalten rühren.

• Melissencreme für trockene Haut

3 g Bienenwachs, 3 g Kakaobutter, 5 g Lanolin und 10 ml Jojobaöl im Wasserbad schmelzen. Je 10 ml Weizenkeim- und süßes Mandelöl hinzugeben und alles auf 60 °C erwärmen. 40 g Rosenwasser in einem anderen Topf ebenfalls auf 60 °C erwärmen und mit einem Handrührgerät auf kleinster Stufe in die Fettschmelze einrühren. Abkühlen lassen und kurz vor dem Erkalten 4 Tropfen Melissenöl hinzugeben. Weiterrühren, bis die Creme kalt ist.

Nachtpflege

Tragen Sie besonders abends keine dicke Cremeschicht auf. Sonst ist die Haut am nächsten Tag unschön verquollen, weil sich der Schweiß darunter sammelt und nicht verdunsten kann. Dies begünstigt Faltenbildung.

• Spinatcreme für reife Haut

Gekochten Spinat durch ein feines Sieb pressen und den Saft auffangen. 50 g Bienenwachs und 10 ml Jojobaöl im Wasserbad erwärmen, 1 EL Spinatsaft und 1 EL Rosenwasser hinzugeben. Bis zum Erkalten rühren.

• Nachtcreme für reife Haut

50 g Lanolin, 10 ml Jojoba- und 35 ml süßes Mandelöl im Wasserbad erwärmen. Inzwischen 100 ml Rosenwasser in einem separaten Topf erwärmen. 2 vollreife Aprikosen schälen und entkernen, das Fruchtfleisch mit einer Gabel zerdrücken. Das erwärmte Rosenwasser der Fettschmelze zugeben und zum Schluss die Aprikosenpaste unterrühren.

Ölmischungen – sanfte Entspannung

Mischungen aus ätherischen Ölen eignen sich hervorragend zur Gesichtsmassage oder bei trockener und reifer Haut zur abendlichen Anwendung anstelle einer Nachtcreme. Die ätherischen Öle dürfen Sie nicht pur auftragen, sie müssen mit einem pflanzlichen Basisöl verbunden werden. Empfehlenswert sind dafür hochwertige Pflanzenöle wie süßes Mandel-, Jojoba- oder Weizenkeimöl.

Mischen Sie die angegebenen Zutaten in einer Schüssel, und füllen Sie sie in dunkle Glasfläschchen. Dann verschließen und kräftig schütteln. Vor der Anwendung sollten Sie die Mischung etwa 1/2 Stunde stehenlassen, damit sich die Öle miteinander verbinden können.

• Ölmischung für fettige Haut

15 Tropfen Zitronenöl, 12 Tropfen Zypressenöl oder 10 Tropfen Kampferöl, 10 Tropfen Lavendelöl, 50 ml Basisöl

---

Masken und Packungen richtig anwenden

• Bevor Sie eine Maske oder Packung auftragen, reinigen Sie Gesicht, Hals und Dekolleté gründlich.

• Rühren Sie die Paste stets kurz vor der Anwendung an.

• Sparen Sie die Augen- und Lippenpartie großzügig aus (Anwendungen für die Augenpartie siehe Seite 430f.).

• Reinigen Sie Ihr Gesicht nach der Anwendung mit viel warmem Wasser.

GESICHT

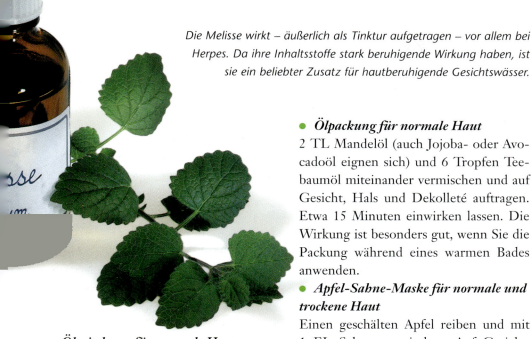

Die Melisse wirkt – äußerlich als Tinktur aufgetragen – vor allem bei Herpes. Da ihre Inhaltsstoffe stark beruhigende Wirkung haben, ist sie ein beliebter Zusatz für hautberuhigende Gesichtswässer.

Ätherische Öle

Gehen Sie vorsichtig mit ätherischen Ölen um: Wenn Schleimhäute damit in Berührung kommen, sofort mit reichlich Wasser abspülen. Menschen mit empfindlicher Haut sollten lieber ganz auf konzentrierte Aromaöle verzichten.

- *Ölmischung für normale Haut*

15 Tropfen Lavendelöl, 8 Tropfen Geranienöl, 4 Tropfen Rosenöl, 50 ml Basisöl

- *Ölmischung für trockene Haut*

15 Tropfen Fenchelöl, 5 Tropfen Lavendelöl, 5 Tropfen Rosenöl, 50 ml Basisöl

- *Ölmischung für reife Haut*

15 Tropfen Lavendelöl, 5 Tropfen Weihrauchöl, 4 Tropfen Neroliöl, 4 Tropfen Rosenöl, 50 ml Basisöl

- *Ölpackung für normale Haut*

2 TL Mandelöl (auch Jojoba- oder Avocadoöl eignen sich) und 6 Tropfen Teebaumöl miteinander vermischen und auf Gesicht, Hals und Dekolleté auftragen. Etwa 15 Minuten einwirken lassen. Die Wirkung ist besonders gut, wenn Sie die Packung während eines warmen Bades anwenden.

- *Apfel-Sahne-Maske für normale und trockene Haut*

Einen geschälten Apfel reiben und mit 1 EL Sahne vermischen. Auf Gesicht, Hals und Dekolleté auftragen und etwa 10 Minuten einwirken lassen.

- *Quarkmaske für fettige Haut*

4 EL Magerquark, 1 geschälte Orange und 10 ml Aloe-vera-zehnfach-Gel im Mixer gut durchmischen, dann dünn auf Gesicht, Hals und Dekolleté auftragen. Etwa 30 Minuten einwirken lassen.

Masken – Nahrung für die Haut

Masken und Packungen sind die klassischen Schönmacher für die Haut: Sie führen ihr pflegende und nährende Wirkstoffe zu und helfen ihr damit bei der Regeneration. Masken beruhigen, straffen die Haut und regen die Durchblutung an. Packungen, die anders als Masken im Zuge der Anwendung weich bleiben und nicht eintrocknen, wirken belebend und erfrischend und erweitern die Hautporen.

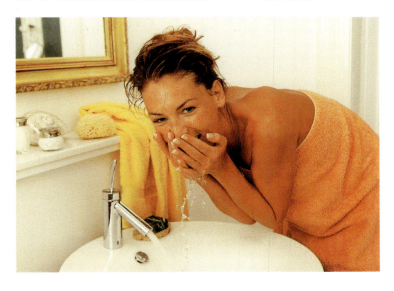

Eine einfache Maßnahme, müde Haut schnell zu erfrischen und ihr wieder zu einem rosigen Teint zu verhelfen, ist, sie mit kaltem Wasser zu benetzen.

NATÜRLICHE SCHÖNHEITSPFLEGE

Wer regelmäßig grünen Tee trinkt, sorgt für eine reine Haut. Das fernöstliche Getränk ist jedoch auch in Gesichtsmasken eine heilsame Zutat.

- *Ingwerpackung für fettige Haut*
1 Tasse Olivenöl leicht erwärmen und 1 EL gemahlenen oder geschroteten Ingwer darin verrühren. Ein Baumwolltuch mit der Paste tränken und etwa 20 Minuten lang auf das Gesicht legen.

- *Gurkenmaske für fettige Haut*
5 Gurkenscheiben (einer ungespritzten und geschälten Gurke) im Mixer pürieren, 2 TL Apfelessig und 4 TL Weizenkeimöl unterrühren. 1 Eigelb schaumig schlagen und mit den anderen Zutaten zu einer geschmeidigen Masse verrühren. Auf Gesicht, Hals und Dekolleté auftragen und 45 Minuten wirken lassen.

- *Heilerdemaske für unreine Haut*
So viel Kamillentee nach und nach zu 2 EL Heilerde geben, dass ein geschmeidiger Brei entsteht. Die Maske auf das Gesicht auftragen und trocknen lassen.

- *Quarkmaske für fettige Haut*
125 g Quark mit dem Saft von 1/2 Zitrone vermischen. Etwa 15 Minuten einwirken lassen.

- *Avocadomaske für trockene Haut*
Das Fruchtfleisch einer reifen Avocado mit einer Gabel fein zerdrücken und mit 1 TL flüssigem Honig vermischen. 1 TL Hamameliswasser und 1 TL Apfelessig hinzugeben. 1 Eigelb mit einer Gabel schaumig schlagen und unter die Masse heben. 3 EL Olivenöl unter ständigem Rühren – Tropfen für Tropfen – zu der Masse geben. Zum Schluss alles kurz aufquirlen. Großzügig auf Gesicht, Hals und Dekolleté auftragen. 20 bis 30 Minuten einwirken lassen.

- *Borretschmaske für trockene Haut*
1/2 Tasse Wasser kochend heiß auf 1 gehäuften TL gehackte Borretschblätter (frisch oder getrocknet) geben. Ziehen lassen, bis der Aufguss lauwarm ist. Durch einen Papierfilter abseihen und mit 1 Eigelb, 1 TL Mandelöl und 7 g frischer Hefe vermischen. Die Maske auf Gesicht, Hals und Dekolleté auftragen und etwa 15 Minuten einwirken lassen.

- *Karottenmaske für reife Haut*
1 Eigelb, 1 TL Olivenöl und 1 TL Karottensaft vermischen und auf Gesicht, Hals und Dekolleté auftragen. Etwa 30 Minuten einwirken lassen.

- *Weizenschrotpackung für trockene Haut*
100 g Weizenschrot mit so viel kaltgepresstem Olivenöl verrühren, dass eine

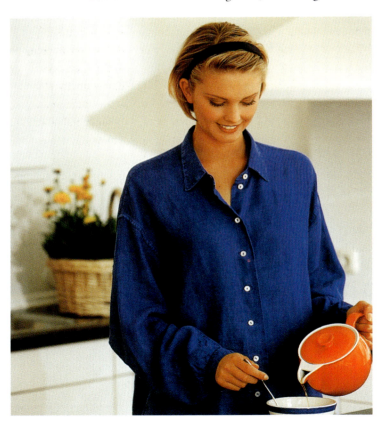

GESICHT

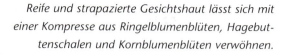

Reife und strapazierte Gesichtshaut lässt sich mit einer Kompresse aus Ringelblumenblüten, Hagebuttenschalen und Kornblumenblüten verwöhnen.

dicke Paste entsteht. Auf dem Gesicht verteilen und etwa 15 Minuten einwirken lassen.

- *Grüner-Tee-Maske für reife Haut*

1 Tasse Wasser aufkochen und 5 Minuten abkühlen lassen. Über 1 EL Blätter grünen Tee gießen, 5 Minuten ziehen lassen, abseihen und abkühlen lassen. Inzwischen 3 EL Weizenkeime und 1 EL Honig vermengen. Den Teeaufguss unter diesen Brei mischen und glattrühren. Die Maske auf Gesicht, Hals und Dekolleté verteilen. Etwa 20 Minuten einwirken lassen.

Kompressen und Gesichtsdampfbäder – die Extrapflege

Kompressen und Dampfbäder mit Kräutern oder ätherischen Ölen regen die Durchblutung an und erfrischen die Haut. Sie sollten am besten abends nach der Reinigung angewendet werden.
Für die Kompressen die Kräuter mit heißem, aber nicht mehr kochendem Wasser überbrühen, 10 Minuten ziehen lassen, abseihen. Ein Mull- oder Leinentuch mit dem lauwarmen Tee tränken, auswringen und auf das Gesicht legen. Etwa 10 Minuten einwirken lassen.

- *Kräuterkompresse für fettige Haut*

2 EL Schafgarbe (auch Lindenblüten oder Eukalyptus eignen sich), 1/2 l Wasser

- *Kräuterkompresse für trockene Haut*

2 EL Kamillenblüten (auch Lavendel- oder Lindenblüten sind geeignet), 1/2 l Wasser

- *Kräuterkompresse für reife Haut*

1 EL Kornblumenblüten, 1 EL Hagebuttenschalen, 1 EL Ringelblumenblüten, 1/2 l Wasser

Für die Gesichtsdampfbäder Öl oder Kräuter in heißes, aber nicht mehr kochendes Wasser geben. Über den Topf beugen, ein Handtuch über Topf und Kopf breiten und den warmen Dampf 5 bis 10 Minuten auf die Haut einwirken lassen. Die Dämpfe sollen nicht auf der Haut brennen! Danach das Gesicht mit kühlem Wasser waschen und mit einem sauberen Tuch trockentupfen.

- *Dampfbad für fettige Haut*

4 bis 6 Tropfen Kräuteröl, z. B. aus Kamille, Lindenblüten, Schafgarbe, Eukalyptus, Wacholder oder Rosmarin, 1 l Wasser

- *Dampfbad für trockene Haut*

2 EL Kamillenblüten (auch Lavendel- oder Lindenblüten sind geeignet), 1 l Wasser

Rosenwasser

Eine Wohltat für müde, fahle Haut ist Rosenwasser: Ein feuchtwarmes Baumwolltuch damit beträufeln, auf das Gesicht legen und 10 Minuten ruhen. Zwei- bis dreimal wiederholen.

429

NATÜRLICHE SCHÖNHEITSPFLEGE

Die Augen
So werden sie strahlend schön

Kurzzeitwirkung

Häufig sind in chemischen Antifaltencremes Kollagene enthalten, die lediglich eine oberflächliche und kurzzeitige Glättung bewirken. Auch die Wirkung der oft enthaltenen Liposome ist noch umstritten und deren Langzeitwirkung erst unzureichend erforscht.

Im Volksmund gelten die Augen als Spiegel der Seele. Wie attraktiv ein Gesicht wirkt – das hängt entscheidend von den Augen ab. Gleichzeitig wird kein Sinnesorgan derart gefordert wie das Auge. Auch die Haut um die Augen leidet oft unter besonders starker Beanspruchung.

Ein sensibler Bereich

Die Augenpartie gehört neben Hals und Händen zu den Problemzonen der Haut. Die Haut ist hier dünner, Unterhautfett- und Bindegewebe sind nur gering ausgebildet. Talg- und Schweißdrüsen, die der Haut Flüssigkeit und Fett spenden,

fehlen fast ganz. Deshalb sollte man dieser Zone mit einer speziellen Pflege besondere Aufmerksamkeit schenken.

Wenn Sie Cremes und Öle im Augenbereich benutzen, sollten Sie sehr behutsam vorgehen. Denn das feine Bindegewebe kann durch zu starkes Reiben und Massieren kleinste Einrisse bekommen, die man zwar nicht sieht, die später aber Schwellungen und Tränensäcke verursachen können.

Sanfte Hautpflege

Da die Haut hier sehr beweglich ist, bilden sich rund um die Augen häufig schon sehr früh Fältchen, in erster Linie die so genannten Mimikfalten. Aber auch schädliche Einflüsse von außen wie Sonneneinstrahlung und Zigarettenrauch sowie übermäßiger Alkoholkonsum beschleunigen die natürliche Hautalterung. Eine spezielle und regelmäßige Pflege der Augenpartie ist der beste Schutz gegen frühzeitige und verstärkte Fältchenbildung.

● *Mandel-Ringelblumen-Öl*

Über einem kochenden Wasserbad 1 TL Kakaobutter und 1 TL Lanolin schmelzen, 50 ml Mandelöl hinzugeben und alles auf 60 °C erwärmen. Den Topf vom Herd nehmen und mit einem Handmixer so lange rühren, bis die Mischung auf Handwärme abgekühlt ist. 10 ml

Sich mit hochwertigen Produkten zu verwöhnen, bringt Entspannung nach einem langen Arbeitstag und Schwung für einen frischen Start in den Tag.

430

AUGEN

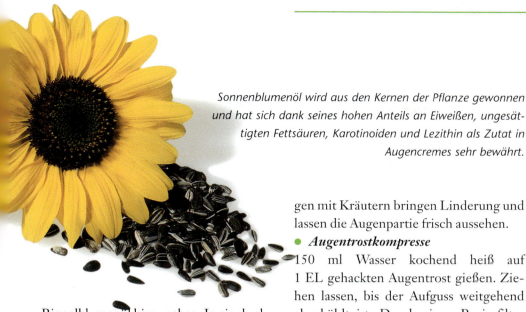

Sonnenblumenöl wird aus den Kernen der Pflanze gewonnen und hat sich dank seines hohen Anteils an Eiweißen, ungesättigten Fettsäuren, Karotinoiden und Lezithin als Zutat in Augencremes sehr bewährt.

Ringelblumenöl hinzugeben. In ein dunkles Fläschchen füllen. Das Öl morgens und abends hauchdünn um die Augenpartie verteilen.

• *Creme mit ätherischen Ölen*

40 g Tegomulus und 80 g Sonnenblumenöl gemeinsam erhitzen, bis sich beide Materialien gut vermischt haben. Auf 40 °C abkühlen lassen. In einem anderen Topf 30 g Kakaobutter schmelzen und diese in die Ölmischung einrühren. Wenn das Ganze fast abgekühlt ist, jeweils 4 Tropfen Kamillen- und Lavendelöl, 6 Tropfen Sandelholzöl und zuletzt 8 Tropfen Nachtkerzenöl zugeben. Verteilen Sie die Creme vorsichtig auf der Haut um die Augen herum. Achten Sie dabei darauf, dass keine Creme in die Augen gelangt, da sie Reizungen verursachen könnte.

Muntermacher für müde Augen

Autofahren, langes Arbeiten vor dem Computer, Fernsehen, zu wenig Schlaf – oft sind die Augen durch Überbeanspruchung müde oder gerötet, oder sie tränen. Manchmal schwellen sogar die Augenlider an. Kompressen und Packungen mit Kräutern bringen Linderung und lassen die Augenpartie frisch aussehen.

• *Augentrostkompresse*

150 ml Wasser kochend heiß auf 1 EL gehackten Augentrost gießen. Ziehen lassen, bis der Aufguss weitgehend abgekühlt ist. Durch einen Papierfilter abseihen. Zwei Baumwolläppchen damit tränken und etwa 15 Minuten lang auf die Augenlider legen.

• *Fenchelpackung*

1 rohe Kartoffel reiben und mit 1 Handvoll frischen, zerriebenen Fenchelblättern mischen. Die Masse auf zwei Baumwolläppchen streichen. Auf jedes Auge jeweils ein weiteres – trockenes – Baumwolläppchen legen. Die Augen dabei gut abdecken, damit nichts von der Paste in die Augen gelangt. Die Packung darauf geben. Etwa 15 Minuten lang einwirken lassen. Danach die Haut mit kaltem Wasser abtupfen und sanft abtrocknen, ohne zu reiben.

Augenglanz

Chemisch gesehen sorgt das Spurenelement Zink für den Glanz unserer Augen. Es wird in bestimmten Augenabschnitten gespeichert und ist Bestandteil lichtreflektierender Enzyme. Am wichtigsten aber ist ein fröhliches Gemüt, denn nichts bringt die Augen mehr zum Strahlen als Glück und Zufriedenheit.

Augenmassage – eine Wohltat

- Streichen Sie von der Schläfe aus sanft unten an den Augen entlang nach innen in Richtung Nase und dann über den oberen Lidbereich wieder nach außen.
- Wiederholen Sie dies mehrmals, und gehen Sie dabei jedesmal etwas weiter nach außen, bis zum Haaransatz.
- Trommeln Sie auf demselben Weg leicht mit Zeige- und Mittelfinger um die Augen herum; dadurch werden Schlackenansammlungen gelockert und können leichter abtransportiert werden.

NATÜRLICHE SCHÖNHEITSPFLEGE

Gesundes Haar
Glänzend und geschmeidig

Schuppen und Haarwässer

Haarwässer gegen Schuppen lindern zwar den Juckreiz, enthalten aber meistens Alkohol, der die Kopfhaut austrocknet. Eine gute Alternative sind Massageöle und milde Kräuteranwendungen als Spülung oder Packung.

Schönes Haar macht attraktiv, signalisiert Frische und Vitalität. Doch viele Menschen leiden unter Schuppen, fettigem oder sprödem Haar. Die Natur bietet mit Kräutern und Ölen eine Alternative zu den auf Dauer oft schädlichen synthetischen Waschsubstanzen.

Fettige oder trockene Haare

Wie bei der Gesichtshaut unterscheiden sich auch Kopfhaut und Haare je nach Veranlagung. Fast jeder zweite leidet unter einer Überproduktion der Talgdrüsen in der Kopfhaut. Die Folge: fettige Haare. Menschen mit fettiger Gesichtshaut haben meist auch fettiges Haar.

T I P P

Wie oft waschen?
• Gesundes Haar können Sie ohne weiteres täglich waschen und dabei zweimal shampoonieren.
• Schuppig-fettiges und fettiges Haar können Sie mit einem milden Shampoo täglich waschen und auch zweimal shampoonieren. Eine Kopfhautmassage während des Waschens ist hilfreich: Die Talgdrüsen entleeren sich und fetten nicht so stark nach.
• Trockene Haare sollten Sie nur alle drei bis vier Tage waschen und dabei nur einmal shampoonieren.

Schuppen hat jeder Mensch, sie sind eine ganz normale Folge der Hauterneuerung. Alte Haut wird abgestoßen, wenn sich unter ihr neue Haut gebildet hat. Zum Problem können Schuppen aus

zweierlei Gründen werden: Eine Talgüberproduktion führt dazu, dass der Talg die Schuppen verklumpt, die auf der Kopfhaut kleben. Das Haar ist dann im Ansatz fettig und ansonsten trocken. Eine Unterfunktion der Talgdrüsen hingegen lässt die Schuppen vom Kopf rieseln, weil die Kopfhaut zu trocken ist. Meist ist das Haar dann zudem stumpf und spröde.

Shampoos – für die milde Reinigung

Zur häufigen Haarwäsche eignet sich ein mildes Shampoo, das keine scharfen Tenside (waschaktive Substanzen) enthält, keine Farb- und Konservierungsstoffe und keine oder wenig Duftstoffe. Ein solches Mittel lässt sich als Basisshampoo durch Zugabe von pflanzlichen oder ätherischen Ölen auf den Haartyp abstimmen. Mit Hilfe von Seifenkraut (eine Pflanze, die beim Aufweichen in Wasser waschaktive Substanzen freisetzt) können Sie aber auch selbst ein mildes Shampoo herstellen. Wenn Sie auf Schaum verzichten, genügt eine Wäsche mit einer Mischung aus Öl und (z. B.) Kichererbsen- oder Mungbohnenmehl.

● *Ölshampoo für trockenes Haar*
Stellen Sie 2 EL Sesam-, Mandel- oder Sonnenblumenöl und 3 bis 4 EL Kichererbsen- oder Mungbohnenmehl bereit.

432

HAAR

Anders als bei einem fertigen Ei-Shampoo wissen Sie bei einem selbst hergestellten Shampoo aus Seifenkraut, Zitrone, Zitronenöl und Eigelb, dass nur natürliche Substanzen an Ihre Kopfhaut gelangen.

Vor der Haarwäsche etwas Öl in die Kopfhaut einmassieren. Dann das restliche Öl mit dem Mehl zu einer Paste verrühren. Evtl. mit etwas warmem Wasser verdünnen. Mit der Paste das Haar shampoonieren und gut nachspülen.

- *Teebaumölshampoo gegen Schuppen*

50 Tropfen Teebaumöl zu 100 ml Basisshampoo geben. Nach der Wäsche gut nachspülen.

- *Kürbiskernölshampoo für trockenes Haar*

Einen Klecks Basisshampoo in ein Schälchen geben und 2 bis 3 Tropfen Kürbiskernöl hineinrühren. Nach der Wäsche gut nachspülen.

- *Lavendelshampoo für alle Haartypen*

100 ml Basisshampoo mit 4 Tropfen Lavendelöl und 4 Tropfen Myrtenöl vermischen.

- *Zitronenshampoo gegen fettiges Haar*

5 TL Seifenkraut in 1/2 l kaltes Wasser legen und die Mischung langsam zum Kochen bringen. Dann 10 Minuten ziehen und auf Handwärme abkühlen lassen. Währenddessen 1 Zitrone auspressen. Anschließend 2 Eigelb, den Zitronensaft und 5 Tropfen Zitronenöl in die Seifenkrautmischung rühren. Das Haar mit dieser Mischung waschen.

Ölpackungen – Glanz und Festigkeit

Eine Ölpackung tut jedem Haartyp gut, pflegt aber besonders strapaziertes und trockenes Haar bzw. die Haarspitzen. Wertvolle Pflanzenöle – kombiniert mit Kräutern – pflegen und vitalisieren das Haar, regenerieren seine Struktur und schützen es vor schädlichen Umwelteinflüssen sowie den Auswirkungen einer Dauerwelle, von zu heißem Fönen oder regelmäßigem Färben.

- *Ölpackung für trockenes und strapaziertes Haar*

25 ml Kürbiskernöl und 25 ml Olivenöl miteinander verrühren und in das Haar einmassieren. Ein Handtuch um die

Ölpackungen

Bei langen Haaren tragen Sie das Öl mit einem Wattebausch Strähne für Strähne auf. Bei fettigem Haar können Sie die Ölpackung in die geschädigten Haarspitzen einmassieren und danach auswaschen.

Auch Männer schätzen zunehmend die sanfte Pflege der Naturkosmetik, beispielsweise Teebaumölshampoo gegen Schuppen.

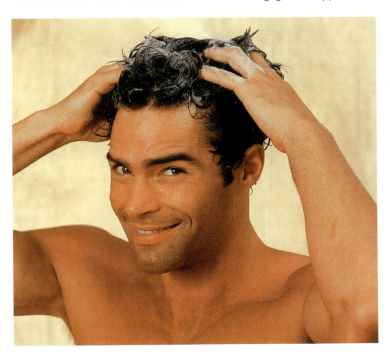

NATÜRLICHE SCHÖNHEITSPFLEGE

Packungen richtig anwenden

• Waschen Sie Ihre Haare nicht unmittelbar vor einer Packungsanwendung.

• Setzen Sie eine Plastikhaube auf, und wickeln Sie ein Handtuch darüber; die Wärme verstärkt die Wirkung.

• Geben Sie anschließend ein mildes Shampoo direkt auf die geölten Haare, ohne diese vorher auszuspülen. Das verhindert, dass ein öliger Film auf den Haaren zurückbleibt.

Für blondes Haar

Das Haar waschen, den Saft von 2 Zitronen in die Haare einreiben, 10 Minuten lang einwirken lassen und gründlich ausspülen. So werden die Haare auf natürliche Weise gebleicht. Nebenbei sorgt der Saft auch noch für eine gesunde Kopfhaut und seidigen Haarglanz.

Haare wickeln und die Packung mehrere Stunden, am besten sogar über Nacht, einwirken lassen.

● *Intensivölkur für besonders angegriffenes Haar*

40 ml Rizinus- und 20 ml Jojobaöl in eine große Glasflasche gießen und je 10 g getrocknete Brennnesselblätter, Rosmarinblätter und Thymianblätter hinzufügen: Alles kräftig schütteln, die Flasche verschließen und an einem kühlen Ort 2 Tage lang ruhen lassen. Die Kräuter durch ein Sieb abseihen und das Öl auf die Haare auftragen. 40 Minuten einwirken lassen.

● *Ölpackung für strukturgeschädigtes Haar (durch Färbung oder Dauerwelle)*

50 ml süßes Mandelöl in die Haare und insbesondere in die Haarspitzen einmassieren. Etwa 1 Stunde einwirken lassen.

● *Ölpackung als Sonnenschutz*

5 Tropfen Geraniumöl, 5 Tropfen Lavendelöl, 15 Tropfen Linaloeholzöl, 5 Tropfen Sandelholzöl und 50 ml Jojobaöl in einem Fläschchen vermischen und gut schütteln. Auf dem Haar verteilen und etwa 2 Stunden einwirken lassen.

● *Ölkur für gespaltene Haarspitzen*

40 g Weizenkeimöl, 10 g Jojobaöl, 6 Tropfen Ylang-Ylang-Öl, 6 Tropfen Geraniumöl und 3 Tropfen Jasminöl gut miteinander vermischen, in die Haarspitzen einmassieren und etwa 2 Stunden lang einwirken lassen.

● *Ölpackung gegen Schuppen*

Vermischen Sie 10 Tropfen Eukalyptusöl, 15 Tropfen Rosmarinöl und 50 ml Jojobaöl miteinander, und tragen Sie diese Mischung auf das Haar auf.

● *Ölpackung gegen fettiges Haar*

Vermischen Sie 12 Tropfen Bergamotteöl, 13 Tropfen Lavendelöl und 50 ml Jojobaöl miteinander, und tragen Sie die Mischung auf das Haar auf.

Spülungen – schnell, aber wirksam

Spülungen nach der Haarwäsche können besonders bei fettiger Haut und Schuppen Wunder wirken. Auch trockene Kopfhaut und Juckreiz können durch Spülungen mit Kräuteraufgüssen oder Apfelessig nachhaltig gelindert werden. Spülungen werden nach der Haarwäsche angewendet und danach nicht mehr ausgewaschen.

● *Essigspülung für Glanz und Kraft*

1 EL Apfelessig und 5 Tropfen Teebaumöl in einer Schüssel mit warmem Wasser verrühren. Die Haare gut damit durchspülen, dabei die Kopfhaut leicht massieren.

● *Zitronenspülung gegen fettiges Haar*

Etwas abgeriebene Zitronenschale (von 1 ungespritzten Zitrone) und 2 TL Lin-

HAAR

Zitronen gelangen aus den subtropischen Gebieten Europas, aus Südrussland, der Türkei, Israel, Indien, Kalifornien, Florida, Mexiko, Argentinien und Ecuador zu uns. Für kosmetische Anwendungen sollten Sie auf alle Fälle ungespritzte Früchte verwenden.

denblüten mit 1/2 l Wasser aufkochen. Zugedeckt etwa 10 Minuten ziehen lassen, dann durch einen Papierfilter abseihen. Den Saft von 8 Zitronen beifügen. In Fläschchen geben, verschließen und 2 Tage stehenlassen. Nach der Haarwäsche jeweils 1/8 der Flüssigkeit auf 1 l Spülwasser geben.

- *Brennnesselspülung gegen Juckreiz*

1/4 l Apfelessig erhitzen – aber keinesfalls kochen – und 1 Handvoll Brennnesselblätter damit übergießen. 15 Minuten ziehen lassen, dann durch einen Papierfilter abgießen. Die Haare mit der noch leicht warmen Kräutermischung durchspülen.

- *Kräuterspülung gegen Schuppen*

2 Tassen kochendheißes Wasser auf 1 TL Löwenzahnblüten (bei blondem Haar) bzw. 1 TL Brennnesselblätter oder Salbei (bei brünettem bis dunklem Haar) geben und ziehen lassen, bis der Aufguss fast abgekühlt ist. Durch einen Papierfilter abseihen. In eine Schüssel geben und die Haare damit spülen.

Massageöle – Wohltat für die Kopfhaut

Kopfmassagen mit Ölen fördern die Durchblutung der Kopfhaut und versorgen die Haarwurzeln intensiv mit Nährstoffen. Zu empfehlen sind:

- *Sesamöl bei Haarausfall und vorzeitigem Ergrauen der Haare*
- *Olivenöl oder Rizinusöl gegen Schuppen*
- *Klettenwurzelöl gegen trockene Kopfhaut und Juckreiz*

Zur Anwendung jeweils 1 EL des Öls in kreisenden Bewegungen in die Kopfhaut einmassieren. Etwa 1 Stunde einwirken lassen, wenn Sie wollen, auch über Nacht. Mit klarem Wasser ausspülen.

Spülungen bringen neuen Glanz in stumpfes Haar.

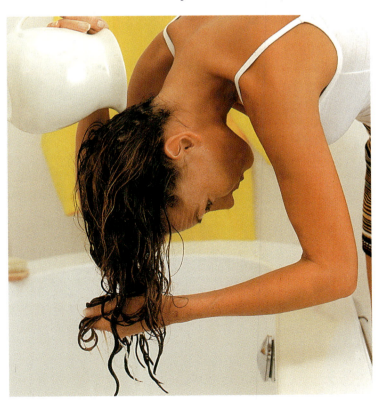

435

NATÜRLICHE SCHÖNHEITSPFLEGE

Körperpflege
Rundum schön und entspannt

Körper und Seele
Wahrscheinlich waren Reinigungszeremonien, speziell Bäder, ein Teil der sozialen Beziehungen zwischen den Menschen, noch bevor man sich über hygienische Fragen Gedanken machte. Nicht ohne Grund: Für die moderne Psychologie ist längst erwiesen, dass die Pflege des Körpers auch eine Pflege der Seele sein kann.

Glatte und samtweiche Haut an Armen und Beinen, am Rücken, am Bauch und am Po – mit pflegenden Substanzen aus der Natur kommt man nicht nur diesem Schönheitsideal etwas näher, sondern kann sich dabei auch noch wunderbar entspannen.

Körper und Seele

Den Säureschutzmantel unserer Haut gesund zu erhalten – das ist das oberste Gebot der Körperpflege (siehe auch Seite 416 ff.). Mit der Haut pfleglich umzugehen heißt aber auch, sich um sich selbst zu kümmern. Denn die Haut ist ein Spiegel unserer Lebensweise und unserer Lebenseinstellungen. Sie reagiert äußerst sensibel auf Einwirkungen von außen wie Kälte, Wärme oder intensive Sonnenbestrahlung.

Anhaltende psychische Belastungen können Hautkrankheiten wie Allergien oder Ekzeme verursachen. Grund dafür ist das komplizierte Wechselspiel zwischen der emotionalen Stimmung und der Hormonproduktion im Gehirn, die wiederum die Organfunktion – und damit das Erscheinungsbild unserer Haut – beeinflusst. Deshalb gilt: Die Haut ist immer so schön, wie Körper und Seele gesund und entspannt sind.

Erholung und Wohlbefinden

Der Mensch braucht Ruhephasen – nicht nur zur Erholung der Seele, sondern auch, damit die Haut sich regenerieren kann. Übermäßiger Stress wirkt sich auf körperliche Funktionen aus – das gilt für das Magengeschwür und den überhöhten Blutdruck, aber auch für die Gesundheit der Haut (siehe Kasten).

Der Schlaf ist die wichtigste Erholungsphase für den Körper. Ein ausgeglichener Schlaf-Wach-Rhythmus ist deshalb das beste Mittel zur Regeneration der Haut. Aber auch durch Entspannungstechniken wie autogenes Training, Yoga oder Qi Gong kann man zur Hautverjüngung beitragen.

Bäder – abtauchen und entspannen

Jeder weiß um die wohltuende Wirkung von Vollbädern. Durch das warme Wasser werden Sorgen und Stress buchstäblich fortgespült. Die Muskeln entspannen

So schadet Stress dem Aussehen

- Stress hemmt die Durchblutung, Entspannung fördert sie: Die Gefäße erweitern sich, mehr Blut und damit mehr Nährstoffe dringen ins Bindegewebe vor.
- Im Schlaf regenerieren sich die Zellen von Haut und Haarboden.
- Unter Stress und Anspannung sind oft die Gesichtsmuskeln verkrampft, was zu Faltenbildung führt.

KÖRPERPFLEGE

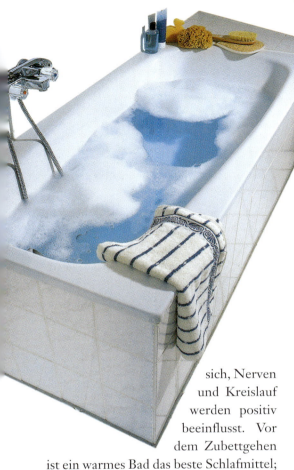

Ein Vollbad für die Schönheit hat auch eine wohltuende Wirkung auf unsere psychische Verfassung: Aggressionen werden abgebaut, Anspannungen lösen sich.

sich, Nerven und Kreislauf werden positiv beeinflusst. Vor dem Zubettgehen ist ein warmes Bad das beste Schlafmittel; Bäder mit ätherischen Ölen helfen, wenn eine Erkältung im Anzug ist. Aber ein Vollbad – mit entsprechenden Zusätzen und begrenzter Badedauer – ist auch eines der wirksamsten Schönheitsmittel für die Haut.

Bäder, denen pflanzliche Öle oder Milchprodukte zugesetzt werden, helfen nachhaltig gegen trockene Haut, da sie den ölig-feuchten Schutzfilm der Haut verstärken. Ein Eincremen nach dem Bad ist deshalb nicht notwendig. Bäder mit Kräuteraufgüssen sind eine einfache Intensivbehandlung fettiger oder unreiner Haut. Hinterher braucht die Haut eine feuchtigkeitsspendende Lotion. Um die wertvollen Bestandteile der Badezusätze nicht zu zerstören, sollte man nicht zu heiß baden.

● *Eukalyptus-Ölbad bei unreiner Haut*
Lassen Sie Wasser in die Wanne laufen, bis der Boden bedeckt ist, und geben Sie 5 Tropfen Eukalyptusöl mit etwas Sahne gemischt hinzu. Die Wanne dann mit der Duschbrause volllaufen lassen, damit sich das Öl gleichmäßig verteilt.

● *Kräuterbäder*
Bei fettiger Haut übergießen Sie 150 g getrocknete Kamillenblüten oder Schafgarbe mit 1 l kochendheißem Wasser. Wenn Sie unter Hautunreinheiten leiden, nehmen Sie statt der Kamille oder der Schafgarbe 150 g getrocknete Pfefferminzblätter oder Ackerschachtelhalm.

Meditation und Entspannungstechniken wie Yoga und autogenes Training helfen nicht nur der Seele: Die positive Wirkung von Ruhe und Gelassenheit auf viele körperliche Funktionen ist längst wissenschaftlich erwiesen.

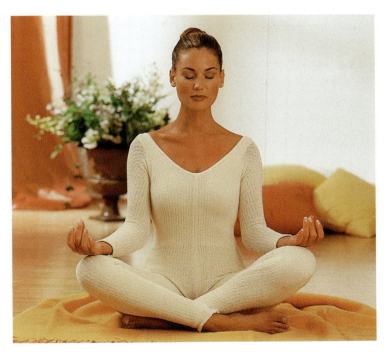

437

NATÜRLICHE SCHÖNHEITSPFLEGE

> **Richtig baden**
> - Nehmen Sie ein Vollbad nicht öfter als ein- bis zweimal pro Woche.
> - Essen Sie vorher nicht zu schwer, und baden Sie nicht heißer als bei 37 °C; beides würde den Kreislauf zu sehr belasten.
> - Die ideale Badezeit beträgt 15 bis 20 Minuten, längeres Baden belastet Haut und Kreislauf.
> - Eine kurze Ruhezeit danach tut dem Körper gut – oder gehen Sie gleich nach dem Baden ins Bett.

Apfelessig
Anwendungen mit Apfelessig sind bei Menschen mit rauer und rissiger Haut angebracht. Denn die oft winzigen Hautrisse öffnen krankheitserregenden Mikroben den Zugang zu den unteren Hautschichten, wo sie Entzündungen hervorrufen können.

Lassen Sie die Kräuter ziehen, bis der Aufguss fast erkaltet ist. Durch einen Papierfilter abseihen und dem Badewasser zugeben. Nach dem Bad mit warmem Wasser duschen.

● *Melassebad bei Hautunreinheiten*
500 g Melasse in das Badewasser einrühren. Nach dem Bad so kalt wie möglich duschen: erst die Füße, dann Beine und Arme, danach Bauch und Oberkörper, zum Schluss Gesicht und Kopf. Anschließend sofort ins Bett gehen. Das Bad wirkt extrem entspannend und nachhaltig beruhigend.

● *Malvenbad bei unreiner und entzündeter Haut*
50 g getrocknete Malvenblüten und -blätter mit 2 l kochendem Wasser übergießen. Ziehen lassen, bis der Aufguss fast erkaltet ist, dann durch einen Papierfilter abgießen. Den Aufguss dem Badewasser zugeben. Zur Förderung der Durchblutung nach dem Bad den Körper mit einem Luffahandschuh oder einer mittelweichen Massagebürste abbürsten.

● *Apfelessigbad gegen fettige Haut*
Geben Sie 1/4 l Apfelessig in das Badewasser. Nach dem Bad die Haut nicht abduschen, sondern den Apfelessig an der Haut trocknen lassen. Den Körper mit einer feuchtigkeitsspendenden, aber nicht rückfettenden Lotion eincremen. Durch Zugabe von 8 Tropfen Lavendelöl verstärken Sie die antiseptische Wirkung des Bades auf die Haut, im seelischen Bereich wirkt Lavendel ausgleichend und beruhigend. Das Öl vor der Zugabe zum Bad im Apfelessig auflösen.

● *Lavendelölbad*
Vermischen Sie 1 EL Apfelessig (gegen fettige Haut) bzw. 1/4 l Sahne (bei normaler, trockener oder Mischhaut) gut mit 8 Tropfen Lavendelöl. Die Mischung dem Badewasser zugeben und gut umrühren. Nach dem Sahne-Öl-Bad warm duschen. Die Apfelessigmischung nach dem Bad auf der Haut trocknen lassen.

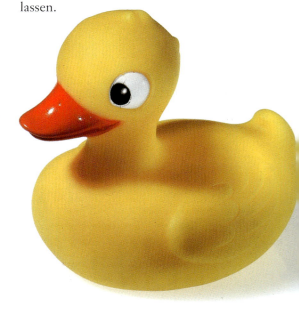

Ob mit oder ohne Badeente: Bäder sind für Kinder wie Erwachsene Schönheits- und Gesundheitspflege.

KÖRPERPFLEGE

- *Kleiebad für zarte, feinporige Haut*

100 g Weizenkleie in einem mit 3 l Wasser gefüllten Topf etwa 15 Minuten lang bei kleiner Hitze kochen lassen und anschließend abseihen. Den Sud auffangen und dem Badewasser zusetzen. Danach nicht duschen oder frottieren, sondern das Kleiewasser antrocknen lassen.

- *Buttermilchbad bei trockener und gereizter Haut*

2 l Buttermilch in die Badewanne geben und das Wasser einlaufen lassen. Währenddessen immer wieder gut umrühren. Die Haut nach dem Bad mit lauwarmem Wasser abduschen und leicht trockentupfen. Noch intensiver pflegt ein Buttermilchbad trockene Haut, wenn man den Körper vor dem Bad mit 2 EL Olivenöl einreibt. Oder Sie geben dem Badewasser 1 Tasse heißen Ringelblumentee zu – das beruhigt die Haut zusätzlich.

- *Öl-Milch-Bad bei trockener Haut*

1 Tasse Vollmilch und 1 EL Olivenöl in das einlaufende Badewasser geben und gut umrühren. Nach dem Bad warm duschen und leicht trockentupfen.

- *Ölbad für trockene Haut*

50 ml Mandel- oder Olivenöl in das warme Badewasser geben und gut umrühren. Nach dem Baden das Wasser mit den Handflächen vom Körper abstreifen. Den leichten Ölfilm, der auf der Haut verbleibt, sanft in die Haut einmassieren.

- *Nachtkerzenölbad gegen Falten*

1 Tasse Sahne (bzw. 2 Tassen Milch oder Buttermilch) leicht erwärmen. 2 EL Honig darin schmelzen. 20 Tropfen Nachtkerzenöl dazugeben und alle Zutaten gut miteinander verrühren. Dann dem Badewasser zugeben. Nach dem Bad warm duschen und leicht trockentupfen.

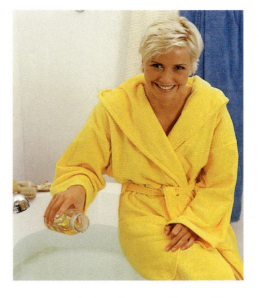

- *Bad mit Honig, Milch und Salz bei trockener und reifer Haut*

Warmes Wasser in die Badewanne laufen lassen und 100 g Meersalz hineinstreuen. In der Zwischenzeit 1 l Vollmilch zusammen mit 250 g Honig erwärmen. Rühren, bis sich der Honig aufgelöst hat. Die Honigmilch in das Badewasser geben und gut durchrühren, so dass sich alle Zutaten gut miteinander vermischen. Danach den Körper mit warmem Wasser kurz abspülen und sanft abtrocknen.

- *Melissen-Ringelblumen-Bad zur Hautberuhigung*

Je 3 EL getrocknete Melissenblätter und Ringelblumenblüten in getrennte Leinensäckchen füllen. Die Säckchen gut zubinden, in die Badewanne legen und das Wasser einlaufen lassen. Sobald Sie in die Wanne steigen, die Säckchen herausnehmen und kräftig ausdrücken. Nach dem Bad warm duschen.

Gerade bei trockener, empfindlicher oder reifer Haut wirken Bäder besonders wohltuend – vorausgesetzt, Sie verwenden die richtigen Zusätze.

Kräuterkunde

Ringelblumen haben eine äußerst entzündungshemmende und wundheilungsfördernde Wirkung auf die Haut. Melisse beruhigt nicht nur gereizte Haut, sondern wirkt krampflösend und entspannend auf den gesamten Organismus.

439

NATÜRLICHE SCHÖNHEITSPFLEGE

Mit Körperölen und Öllotionen gut gepflegt

Nach dem Baden abduschen?
Nach Bädern mit Milch, Buttermilch oder Sahne sollten Sie kurz warm duschen, damit keine Rückstände auf der Haut antrocknen. Ein Duschmittel ist nicht nötig, es schmälert nur den hautpflegenden Effekt des Milchbads. Nach Ölbädern sollten Sie nicht duschen, damit der ölige Film auf der Haut erhalten bleibt und einziehen kann.

Auch wenn es aufwändig erscheint, das Duschen und Eincremen oder Einölen jedesmal als genussreiche Prozedur zu gestalten – schon ein kurzes Verwöhnprogramm hilft der Haut, sich zu erholen. Wer täglich Lotionen benutzt, die zahlreiche synthetische Zusatzstoffe enthalten, macht die Haut von der Kosmetikzufuhr abhängig. Ihre Fähigkeit, sich zu regenerieren, verkümmert.

● *Körperöle mit ätherischen Ölen*
Für jeden Hauttyp: 20 Tropfen Rosenöl, 5 Tropfen Lavendelöl, 10 ml Mandelöl, 5 ml Weizenkeimöl, 40 ml Jojobaöl.
Für fettige Haut: 7 Tropfen Zedernöl, 7 Tropfen Zypressenöl, 5 Tropfen Weihrauchöl, 5 ml Weizenkeimöl, 50 ml Jojobaöl.
Für unreine Haut: jeweils 8 Tropfen Zitronenöl und Lavendelöl, jeweils 12 Tropfen Immortellenöl und Nachtkerzenöl, 50 g Jojobaöl, 50 g Weizenkeimöl.
Für trockene Haut: jeweils 8 Tropfen Honig- und Sandelholzöl, je 12 Tropfen Kamillen- und Nachtkerzenöl, 50 g Jojobaöl, 50 g Weizenkeimöl.

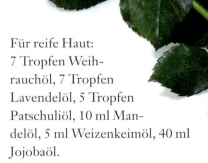

Für reife Haut:
7 Tropfen Weihrauchöl, 7 Tropfen Lavendelöl, 5 Tropfen Patschuliöl, 10 ml Mandelöl, 5 ml Weizenkeimöl, 40 ml Jojobaöl.
Für empfindliche Haut: 7 Tropfen Kamillenöl, 7 Tropfen Rosenöl, 5 Tropfen Geranienöl, 5 ml Weizenkeimöl, 50 ml Jojobaöl.
Alle Zutaten in einer dunklen Glasflasche vermischen, kräftig schütteln, verschließen und kurze Zeit stehenlassen, damit sich die Öle miteinander verbinden können.

● *Körperöl »For Men«*
1 Tropfen Vetiveröl, 20 Tropfen Zirbelkiefernöl, 20 Tropfen Limettenöl, 5 Tropfen Grapefruitöl, 100 ml Jojobaöl wie oben angegeben mischen. Diese Mischung zeichnet sich durch eine besonders herb-frische Duftnote aus.

● *Jojobalotion für normale und trockene Haut*
Schmelzen Sie 10 g Lanolin und 10 g Kakaobutter im Wasserbad, und geben Sie 20 ml Avocadoöl, 60 ml Jojobaöl dazu. Alles so lange erwärmen, bis eine klare Fettmischung entstanden ist. Vom Herd nehmen und umrühren. Bevor die Mischung erkaltet ist, kann man 3 Tropfen eines ätherischen Öls seiner Wahl (evtl. Rosen-, Jasmin- oder Lavendelöl) als Duftnote einrühren.

Pflege mit Körperölen

● Geben Sie ein wenig Öl in die Hände, und verreiben Sie es kurz, damit es sich erwärmt.
● Beginnen Sie an Hals, Nacken, Brustbein. Am Bauch verreiben Sie das Öl mit kreisenden Bewegungen. Dann kommen Arme, Hände, Beine und Füße an die Reihe, an denen Sie auf- und abstreichen.
● In der Regel zieht das Öl rasch ein. Wenn sich Ihre Haut doch zu ölig anfühlt, leicht mit einem Kosmetiktuch abtupfen.

KÖRPERPFLEGE

Die Gartenrose wurde von den Kreuzrittern nach Europa gebracht; sie galt damals als Allheilmittel. Heute verwendet man sie hauptsächlich als Duftspender. Viele kosmetische Produkte enthalten Rosenöl, da es die Oberhaut stärkt und die Poren schließt.

- *Olivenöl bei trockener Haut*

2 EL Olivenöl in die Haut einmassieren und einwirken lassen. Überschüssiges Öl mit Kosmetiktüchern abnehmen.

Massagen – die Extrapflege

Wer seinen Körper – am besten nach einem muskellockernden Vollbad – mit wohltuenden Ölen massiert, dessen Haut wird am nächsten Tag wunderbar weich und frisch aussehen. Entspannende Massagen kann man auch mit normalen Körperölen durchführen. Doch die folgenden Mischungen mit ätherischen und pflanzlichen Ölen sind besonders gut für diesen Zweck geeignet: Sie pflegen nicht nur die Haut, sie wirken zudem entweder anregend oder beruhigend. Die Öle werden in einer dunklen Glasflasche durch Schütteln miteinander vermischt.

- *Massageöl zur Entspannung*

10 Tropfen Sandelholzöl, 2 Tropfen Korianderöl, 5 Tropfen Kamillenöl, 2 Tropfen Rosenöl, 50 ml Jojobaöl

- *Massageöl für normale und trockene Haut*

1 EL Jojobaöl, 1 EL süßes Mandelöl, oder: 1 EL Jojobaöl, 1 EL Avocadoöl, 1 EL Sesamöl, 1 EL süßes Mandelöl

- *Anregendes Massageöl*

10 Tropfen Lavendelöl, 2 Tropfen Rosmarinöl, 50 ml Sesamöl

Jojoba- und Mandelöl sind eine sanfte und gut haltbare Mischung, von der Sie auch größere Mengen herstellen können. Avocado- und Sesamöl reichern das Massageöl mit wertvollen Hautnährstoffen an. Das Sesamöl besitzt zudem eine stoffwechselanregende und wärmende Wirkung. Diese Mischung nur in kleinen Mengen oder kurz vor der Massage zubereiten, da sie schnell ranzig wird.

Was hilft gegen Zellulite?

Die Kosmetikindustrie bietet immer wieder neue Mittel gegen Zellulite an: Gels, Cremes und Lotionen, die wahre Wunder wirken sollen. Auch Akupunktur,

Mit Trichter

Mischen Sie die Öle immer direkt in der Flasche. Hilfreich dafür ist ein Trichter, in den Sie zuerst das pflanzliche Trägeröl, dann die ätherischen Öle geben. So vermeiden Sie, dass die wertvollen Öle verlorengehen.

Eine traumhafte Entspannung: Lassen Sie sich öfter durch Massagen verwöhnen.

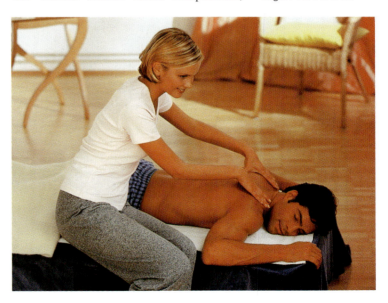

441

NATÜRLICHE SCHÖNHEITSPFLEGE

Entwässern

Wichtig bei Zellulite ist die Entwässerung. Trinken Sie viel grünen Tee, Teezubereitungen aus Brennnesseln, Birkenblättern, Schafgarbe und Schachtelhalm. Vor allen Dingen: Essen Sie salzarm, denn Kochsalz bindet Wasser.

Wärmebehandlung, Elektrostimulation und sogar operative Eingriffe sollen die Orangenhaut beseitigen. Der Erfolg der meisten Präparate und Verfahren ist jedoch mäßig und meist nur von kurzer Dauer.

Die Experten sind sich einig: Zellulite lässt sich durch äußerlich aufgetragene Wirkstoffe kaum beeinflussen. Stattdessen muss der Stoffwechsel mobilisiert und das Bindegewebe gefestigt werden. Viel Bewegung und Sportarten wie Radfahren, Wandern und Joggen sind dafür ideal. Eine gesunde Ernährung hält schlank und entschlackt.

Doch auch die Natur hält kein Wundermittel gegen Zellulite bereit. Regelmäßige Wechselbäder, Bürstenmassagen sowie Massagen und Packungen mit hautstraffenden und durchblutungsfördernden Substanzen können jedoch – wenn sie frühzeitig angewendet werden – vorbeugend wirken und eine gesunde und bewusste Lebensweise äußerst wirksam unterstützen.

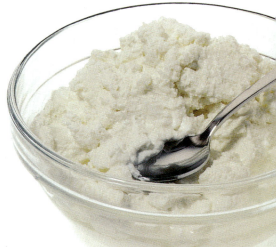

- *Arnikamassageöl*

50 ml Olivenöl anwärmen. 1 EL getrocknete Arnikablüten mit dem Öl übergießen und etwa 30 Minuten abgedunkelt stehen lassen. Währenddessen gelegentlich umrühren. Durch ein Sieb filtern, in eine dunkle Flasche füllen und im Kühlschrank aufbewahren. Regelmäßig Oberschenkel, Po, Bauch und Hüften damit massieren.

- *Wacholder-Jojoba-Öl*

6 Tropfen Orangenöl, 7 Tropfen Lavendelöl, 5 Tropfen Wacholderöl, 50 ml Jojobaöl vermischen und in eine dunkle Flasche füllen. Vor Gebrauch kräftig schütteln. Morgens und abends an Oberschenkel und Po einmassieren.

- *Efeu-Honig-Packung*

1 EL Efeuextrakt mit 2 EL Honig vermischen und auf Po und Oberschenkeln auftragen. Etwa 20 Minuten einwirken lassen, danach mit kaltem Wasser abwaschen.

- *Meersalz-Körperpeeling*

30 g Salz aus dem Toten Meer, 24 g Sojaöl und 60 Tropfen Zitronenöl direkt vor

Mit Bürstenmassagen vorbeugen

Um Zellulite gar nicht erst entstehen zu lassen, sollten Sie schon frühzeitig etwas dagegen unternehmen. Neben einer ausgewogenen Ernährung und viel Bewegung sind Bürstenmassagen zu empfehlen. So massieren Sie richtig:

- Massieren Sie, am rechten Fuß beginnend, das rechte Bein mit kreisenden Bewegungen bis hinauf zur Hüfte, dann das linke Bein.
- Auf die gleiche Weise behandeln Sie nun den rechten und den linken Arm. Achten Sie darauf, dass Sie immer von außen – also bei Hand oder Fuß beginnend – zum Herz hin bürsten.
- Nun kommen der Po und der Bauch an die Reihe. Danach wird der Rücken in kreisenden Bewegungen links und rechts von der Wirbelsäule massiert.
- Ideal für die Bürstenmassage: ein Luffahandschuh oder eine nicht zu harte Massagebürste.

KÖRPERPFLEGE

Quark ist ein vielseitig einsetzbares Schönheitsmittel zur innerlichen und äußerlichen Anwendung. Die klassische Anwendung ist die als Quarkauflage bei Sonnenbrand, leichteren Verbrennungen sowie zur Kühlung bei Entzündungen und Insektenstichen.

dem Gebrauch gut miteinander vermischen. Die Masse mit der Hand oder einem leicht rauen Massagehandschuh etwa 3 Minuten lang in kreisenden Bewegungen einmassieren. Mit kaltem Wasser abspülen.

Schnelle Hilfe bei Sonnenbrand

Jeder Sonnenbrand erhöht das Risiko, an Hautkrebs zu erkranken, und führt zu vorzeitiger Hautalterung und Faltenbildung. Obwohl sich heutzutage die meisten Menschen dieser Gefahr bewusst sind, passiert es immer wieder: Nach dem Sonnenbad ist die Haut gerötet und schmerzt. Die Langzeitwirkungen eines Sonnenbrands sind zwar nicht rückgängig zu machen, aber feuchtigkeitsspendende und hautberuhigende Substanzen können die akuten Beschwerden schnell lindern.

● *Heilöl mit ätherischen Ölen*
30 g Aloe-vera-Öl, 30 g Jojobaöl und je 15 Tropfen Lavendel- und Kamillenöl, 20 Tropfen Nachtkerzenöl gut miteinander vermischen und mehrmals täglich die betroffenen Hautstellen damit einreiben.

● *Johanniskraut-Ölauszug*
125 g frische und zerstoßene Johanniskrautblüten in einer durchsichtigen Glasflasche mit 500 ml Olivenöl übergießen. Die Mischung 6 Wochen lang gut verschlossen auf der Fensterbank stehen lassen. Täglich schütteln. Wenn die Flüssigkeit eine leuchtend rote Farbe hat, durch ein Leinentuch abgießen. Den Satz gut auspressen, wegwerfen und das Öl auf die betroffenen Hautstellen auftragen. Anschließend sollte – was generell nach einem Sonnenbrand gilt – intensive Sonneneinstrahlung vermieden werden, weil der im Johanniskraut enthaltene rote Farbstoff Hyperizin die Empfindlichkeit für Licht um ein Vielfaches erhöht.

● *Quarkauflage bei leichtem Sonnenbrand*
Den Quark fingerdick auf ein angefeuchtetes Leinentuch streichen, so dass die bestrichene Fläche so groß ist wie die zu behandelnde Hautstelle. Das Tuch mit dem Quark nach unten auf die betroffene Stelle auflegen. Etwa 15 Minuten einwirken lassen. Nach der Anwendung mit lauwarmem Wasser vorsichtig abwaschen.

Ätherische Öle kühl lagern
Wenn Sie die Öle gegen Sonnenbrand in den Urlaub mitnehmen, sollten Sie sie auch dort an einem kühlen Ort aufbewahren, um zu verhindern, dass sie vorzeitig ranzig werden und damit ihre Wirkstoffe verlieren.

Trotz Quarkauflage und Johanniskrautauszug – beim Sonnenbrand gilt: Vermeiden ist besser als heilen!

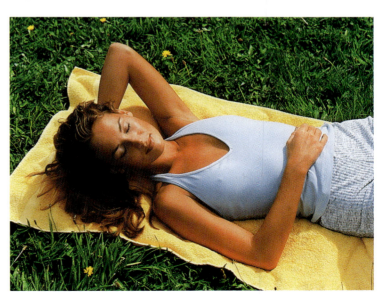

443

NATÜRLICHE SCHÖNHEITSPFLEGE

Hände und Nägel
Verwöhnprogramm mit Ölen

Hände und Nägel werden im Alltag stark beansprucht: Raue und faltige Hände, brüchige oder eingerissene Nägel sind die Folge. Bäder, Packungen oder Massagen mit pflanzlichen und ätherischen Ölen pflegen Hände und Nägel und verbessern ihre Widerstandsfähigkeit.

Gepflegte Hände

Mit schönen Händen fühlt man sich nicht nur selbst wohler. Gepflegte Hände wecken auch die Sympathie anderer Menschen. Doch häufiges Waschen und der Kontakt mit Spül-, Wasch- und Lösungsmitteln – vor allem im Haushalt – setzen den Händen zu: Die Haut wird rau und spröde und verliert so ihren natürlichen Säureschutzmantel.

Regelmäßige Handbäder und Packungen sind eine Wohltat, die strapazierte Hände brauchen, um sich zu regenerieren.

Statt Handcreme
Für die tägliche Pflege – z. B. nach dem Spülen – können Sie Ihre gekaufte Handcreme durch ein selbstgemachtes, natürliches Produkt ersetzen. Vermischen Sie 3 Tropfen Lavendelöl mit 1 TL Weizenkeimöl, und reiben Sie die Hände morgens und abends damit ein.

TIPP

So schützen Sie Ihre Hände
- Tragen Sie – so oft es geht – bei Arbeiten in Haushalt und Garten Schutzhandschuhe.
- Cremen Sie Ihre Hände regelmäßig ein – besonders abends.
- Extratipp: Vor dem Schlafengehen eine Packung auftragen, Schutzhandschuhe aus Plastik (bei weniger flüssigen Packungen sind Baumwollhandschuhe noch besser) anziehen und Packung über Nacht wirken lassen.

● *Bad mit ätherischen Ölen*
1 Tropfen Vetiveröl, 3 Tropfen Lavendelöl und 2 Tropfen Bergamotteöl mit 2 TL Jojobaöl verrühren und die Mischung in eine mit warmem Wasser gefüllte Schüssel geben. Die Hände etwa 20 Minuten lang darin baden, danach vorsichtig abtupfen und mit dem restlichen Jojobaöl einreiben. Überschüssiges Öl mit einem Kosmetiktuch abtupfen.

● *Handbad mit Olivenöl*
1 Tasse Olivenöl im Wasserbad erwärmen, ein paar Spritzer Zitronensaft hinzufügen und die Hände darin baden.

● *Jojoba-Reis-Packung*
1 EL Reismehl mit etwas Vollmilch zu einer geschmeidigen Paste verrühren. 1 EL Jojobaöl auf den Handrücken verteilen und darüber die Reis-Milch-Mischung auftragen. 10 Minuten lang einwirken lassen, danach mit lauwarmem Wasser abspülen.

● *Avocadopackung*
1/2 reife Avocado zerdrücken und mit 1 TL Olivenöl cremig rühren. 1 Spritzer Zitronensaft hinzufügen, die Masse auf die Handrücken auftragen und etwa 30 Minuten einwirken lassen. Danach mit lauwarmem Wasser abspülen.

● *Ölhandmassage*
2 EL Sesam- oder Mandelöl im Wasserbad auf Körpertemperatur erwärmen (an der Handgelenkinnenseite überprüfen)

444

HÄNDE UND NÄGEL

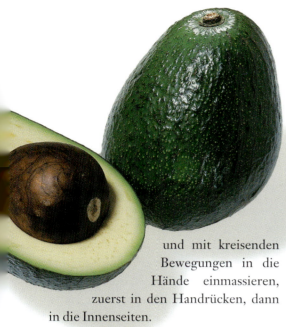

Hautcreme in praktischer Verpackung: Das Fruchtfleisch der Avocado pflegt strapazierte Hände.

und mit kreisenden Bewegungen in die Hände einmassieren, zuerst in den Handrücken, dann in die Innenseiten.

● *Fenchelbad*
2 Tassen kochendheißes Wasser auf 8 EL Fenchelsamen gießen. 15 Minuten ziehen lassen und durch einen Papierfilter abseihen. Die Hände nach jedem Waschen etwa 2 Minuten lang in den Kräuteraufguss tauchen.

Wenn die Nägel spröde werden

Auch trockene und leicht splitternde Nägel sind oft eine Folge von zuviel Kontakt mit scharfen Reinigungsmitteln. Veränderungen an den Nägeln können aber auch ein Indiz für ernährungsbedingte Mangelerscheinungen sein. Deshalb sollten Sie Ihre Nägel nicht nur mit Bädern und Ölen pflegen, sondern auch auf eine ausgewogene Ernährung achten (siehe Seite 448 ff.).

● *Nagelpflegeöl für feste Nägel*
80 ml Avocado- und 50 Tropfen Teebaumöl gut vermischen und in eine dunkle Flasche füllen. Vor jedem Gebrauch die Flasche gut schütteln. Nägel und Hände vorher reinigen (Nagellack entfernen) und gut abtrocknen. Die Ölmischung in die Fingernägel und Nagelbetten einmassieren. Etwa 5 Minuten einwirken lassen. Überschüssiges Öl mit einem Papiertuch abtupfen.

● *Nagelpflegebad*
50 ml Jojobaöl im Wasserbad auf etwa 40 °C erwärmen und je 4 Tropfen Lavendelöl, Sandelholzöl und Zypressenöl hinzufügen. Die Fingerspitzen etwa 10 Minuten lang in der Ölmischung baden.

● *Nagelöl für gesunde Nägel*
25 g Vaseline, 25 ml Rizinusöl, 1 Tropfen Bittermandelöl, 25 ml Avocadoöl, 50 ml Jojobaöl im Wasserbad schmelzen und die Mischung in eine Cremedose füllen. Mehrmals wöchentlich die vorher gereinigten Nägel mit der Ölmischung einreiben.

Da Sie bei der Maniküre immer auch die Nagelhaut in Mitleidenschaft ziehen, sollten Sie anschließend stets ein Handbad oder ein Nagelpflegeöl anwenden.

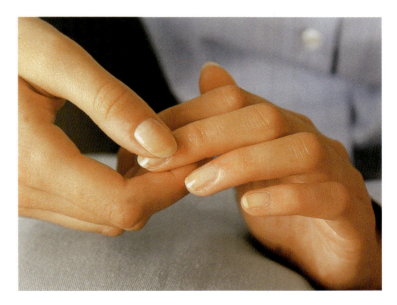

NATÜRLICHE SCHÖNHEITSPFLEGE

Füße und Beine
Gesundheit durch Pflege

Verletzungsgefahr!
Hornhaut an der Fußsohle sollten Sie nicht mit Scheren oder Hobeln entfernen. Da die Hornhaut wenig elastisch ist, kann sie sich kaum zusammenziehen, und auch kleinere Verletzungen können daher lang anhaltende Blutungen zur Folge haben. Vor allem Diabetiker, die häufig an Durchblutungs- und Gefühlsstörungen in den Füßen leiden, sollten ihre Fußpflege einer Fachkraft überlassen.

Füße und Beine wollen gepflegt sein, besonders wenn man sie im Sommer zeigen möchte. Mit Fußbädern und Massagen lassen sich unschöne Hornhaut sowie müde, geschwollene Füße und Beine erfolgreich behandeln. Das ist nicht nur gut für die Schönheit, sondern auch für die Gesundheit.

Füße brauchen Extrapflege

Langes Stehen und Sitzen im Beruf macht die Füße müde. Oft schmerzen sie nach einem langen Tag und schwellen sogar an. Auch die Mode tut den Füßen nicht unbedingt gut: Enge Schuhe und hohe Absätze verursachen unschöne Druckstellen, Hornhaut entsteht, und die Durchblutung verschlechtert sich.

Auch wenn die Füße beispielsweise bei Vollbädern mitgepflegt werden: Ihre besondere Beanspruchung verlangt eine spezielle Pflege. Bei den Füßen gilt: Pflege und gesundheitsfördernde Wirkung lassen sich nicht trennen. Fußbäder sorgen nicht nur für weiche und geschmeidige Haut, sondern bringen auch müde Beine wieder in Schwung und regen die Durchblutung an. Der Zusatz von ätherischen Ölen kann sogar Fußschweiß und Fußpilz vorbeugen. Regelmäßige Massagen mit pflanzlichen und ätherischen Ölen pflegen die Füße nicht nur, sondern beleben sie, fördern ihre Beweglichkeit, verhindern Schwellungen und stabilisieren den gesamten Kreislauf. Abends angewendet, fördern sie durch ihre entspannende Wirkung den gesunden Schlaf.

Massieren Sie Ihre Füße!

Eine Fußsohlenmassage wirkt auf den ganzen Körper, weil die Fußsohle Nervenenden und Blutgefäße verbindet:
- Stützen Sie den Fuß mit einer Hand.
- Kreisen Sie mit dem Daumen fest vom Fußballen bis zur Ferse.
- Auf der Oberseite massieren Sie von der Fußmitte nach außen.
- Noch entspannender ist es, wenn Sie sich massieren lassen.

Die Rundumpflege

Wer mag, kann seine Füße täglich baden oder massieren (achten Sie aber bei der Wahl Ihrer Pflege- und Reinigungsmittel darauf, dass diese bei häufiger Anwendung den Säureschutzmantel der Haut nicht angreifen). Die Rundumpflege der

TIPP

Öl für die Füße
Ihre Fußnägel können Sie – genau wie Ihre Fingernägel – mit einer der auf Seite 445 beschriebenen Ölmischungen pflegen, indem Sie sie vor dem Schlafengehen damit einstreichen, Wollsocken überziehen und zu Bett gehen.

FÜSSE UND BEINE

Der klassische Hornhauthobel aus Bimsstein: für die sanfte Entfernung von Hornhaut immer noch das Beste.

Füße – mindestens einmal pro Woche – sieht so aus: Zuerst ein erfrischendes Fußbad nehmen, dann überschüssige Hornhaut sanft mit Bimsstein entfernen. Anschließend gönnen Sie sich eine wohltuende Massage mit pflegendem Öl.

- *Basisfußbad*

1 Tasse Sahne oder 2 Tassen Milch bzw. Buttermilch, 2 EL Honig und 5 Tropfen Nachtkerzenöl miteinander vermischen. Dieses Basisfußbad kann je nach Bedarf mit ätherischen Ölen angereichert werden, die man zuerst gut in der Mischung auflöst. Dann alles in eine Schüssel mit warmem Wasser geben (höchstens 36 °C), und die Füße etwa 10 Minuten lang darin baden.

- *Fußbad bei müden Füßen*

Basisfußbad, 2 Tropfen Orangenöl, jeweils 3 Tropfen Rosmarinöl und Lavendelöl, Wasser

- *Fußbad bei geschwollenen Füßen*

Basisfußbad, jeweils 3 Tropfen Wacholder- und Lavendelöl, 2 Tropfen Pfefferminzöl, Wasser

- *Fußbad bei schmerzenden Füßen*

Basisfußbad, jeweils 3 Tropfen Muskatellersalbei- und Bergamotteöl, 2 Tropfen Wacholderöl, Wasser

- *Teebaumölbad gegen raue Haut*

10 Tropfen Teebaumöl in 1/4 l Sahne auflösen und die Mischung in eine Schüssel mit warmem Wasser geben. Die Füße etwa 10 Minuten lang darin baden.

- *Melassebad bei geschwollenen Beinen und geplatzten Äderchen*

Zwei Eimer Wasser bereitstellen: Einen Eimer mit möglichst heißem Wasser und einen Eimer mit möglichst kaltem Wasser füllen. Jeweils 3 bis 4 EL Melasse pro Eimer auflösen. Füße bis zu den Unterschenkeln 3 Minuten lang in das heiße Wasser stellen, dann 10 Sekunden lang in das kalte Wasser usw. Es sollten insgesamt 4 Temperaturwechsel durchlaufen werden. Melasse fördert nicht nur die Durchblutung der Füße und Beine, sondern pflegt die Haut nebenbei auch noch durch ihre wertvollen Bestandteile.

- *Massageöl bei schmerzenden und schwitzenden Füßen*

1/4 Tasse Sesam- oder Sonnenblumenöl im Wasserbad erwärmen und mit 5 Tropfen Melissenöl vermischen. Die Ölmischung gut in die Füße einarbeiten.

Fußdeodorant

Gegen Fußgeruch schützt eine Mischung aus jeweils 5 Tropfen Lavendel- und Teebaumöl, 8 Tropfen Nachtkerzenöl und 50 ml Jojobaöl. Mischen Sie die ätherischen Öle mit dem Pflanzenöl, und massieren Sie morgens Ihre Füße mit diesem Fußdeodorant, das den ganzen Tag wirkt.

Eine Wohltat für den ganzen Körper: die Fußreflexzonenmassage.

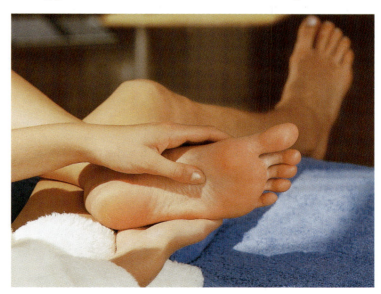

NATÜRLICHE SCHÖNHEITSPFLEGE

Schön von innen
Auf gesunde Ernährung achten

Täglich Salat
Pflanzliche Öle pflegen die Haut nicht nur von außen. Wenn Sie täglich Salat und Rohkost mit naturreinen und kaltgepressten Ölen anrichten, liefern Sie Ihrer Haut wertvolle Nährstoffe: ungesättigte Fettsäuren, Lezithin, vor allem Vitamin E, zahlreiche Mineralstoffe und Spurenelemente.

Glatte und geschmeidige Haut will nicht nur von außen gepflegt sein. Eine gesunde Lebensweise, vor allem aber eine abwechslungs- und nährstoffreiche Ernährung versorgt die Haut von innen und außen mit dem, was sie braucht.

Die Haut isst mit

Wahre Schönheit kommt von innen – dieses Sprichwort sollte man sich zu Herzen nehmen: Wenn der Körper nicht ausreichend mit Nährstoffen versorgt wird, wenn die Zufuhr wichtiger Energiebausteine, Vitamine, Mineralstoffe und Spurenelemente fehlt, leidet auch die Haut unter Mangelerscheinungen.

Sie wird blass und müde, verliert an Geschmeidigkeit und wird anfälliger für Störungen und Krankheiten. Pickel breiten sich aus, die Haut wird plötzlich trocken oder fettig. Das Übel beginnt bereits bei der Verdauung: Der übermäßige Verzehr von Schnellgerichten oder Süßigkeiten sabotiert die Nährstoffverwertung im Darm. Der gesamte Organismus leidet an einer Unterversorgung mit Nährstoffen.

Was die Haut braucht

Vitamine sind für die Haut unentbehrlich: Sie schützen sie, sorgen für ihre Widerstandsfähigkeit und helfen bei der Zellregeneration sowie bei der Bildung von Kollagen, das für ein straffes Bindegewebe wichtig ist. Vitamine fördern außerdem die gute Durchblutung der Haut. Mineralstoffe wie Kalzium oder Magnesium tragen zum Aufbau des Bindegewebes sowie der Nägel und Haare bei. Magnesium wirkt ausgleichend auf den Hormonhaushalt und damit positiv auf das Aussehen der Haut. Spurenelemente wie Selen, Eisen oder Zink erhalten speziell Haare und Nägel gesund.

Frisches Obst und Gemüse gehören täglich auf den Speiseplan, genauso wie frischer Salat. Die Mahlzeiten sollten außerdem vorwiegend aus Vollkorngetreide, Hülsenfrüchten, Milchprodukten, Geflügel und Fisch bestehen. Dafür sollten Sie den Fleischkonsum reduzieren und das Fleisch, das Sie essen, sorgfältig auswählen (siehe Kasten).

TIPP

Meiden Sie hautbelastende Nahrungsmittel
• Fleisch und Wurst mit hohem Fettgehalt, besonders auch Geräuchertes
• Fette und zuckerhaltige Saucen, z. B. Ketchup oder Mayonnaise
• Salz und stark salzhaltige Lebensmittel
• Zuckerhaltige Speisen und Getränke
• Lebensmittel mit vielen chemischen Zusätzen, Farb- und Aromastoffen
• Fast Food, z. B. Hamburger oder Pommes frites und Designerfood, z.B. Fertiggerichte
• Produkte aus raffiniertem Weißmehl, z. B. Weißbrot

448

SCHÖN VON INNEN

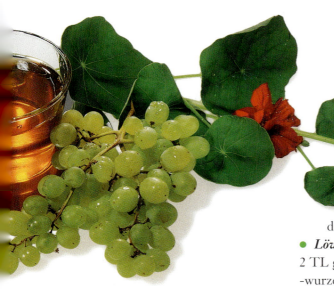

Gesunde Ernährung und ausreichende Flüssigkeitszufuhr sind die wichtigsten Voraussetzungen für einen schönen Teint.

Abnehmen – mit Vernunft

Wer mehr als fünf oder sieben Kilogramm Übergewicht hat und versucht, den überflüssigen Speck abzuhungern, tut seiner Haut keinen Gefallen: Ein Mangel an den für Haut, Haare und Nägel unentbehrlichen Stoffen Vitamin A und B, Eisen und Zink ist vorprogrammiert. Außerdem schwächt jeder Diättag das über der Hautfettschicht sitzende Kollagen, weil sich der Körper das Eiweiß, das er nicht über die Nahrung bekommt, auch aus dem Bindegewebe holt. Am Ende bleibt eine dünne Runzelhaut mit einer weitgehend unangetasteten Fettschicht zurück. Auf Dauer schlanker und zugleich schöner wird also nur, wer langsam sein Gewicht reduziert, seinen Körper weiterhin mit allen wichtigen Nährstoffen versorgt und mit viel Bewegung und sorgfältiger Hautpflege für eine höhere Elastizität des Bindegewebes sorgt.

Die Haut von innen reinigen

Bei unreiner und fettiger Haut können spezielle Pflegezubereitungen die gesunde Lebensweise unterstützen, besonders wenn man sie als Kur anwendet.

- *Löwenzahntee bei unreiner Haut*
2 TL getrocknete Löwenzahnblätter und -wurzeln mit 1 Tasse Wasser zum Kochen bringen und 10 Minuten ziehen lassen. Durch einen Papierfilter abseihen. Täglich 1 bis 2 Tassen trinken.

- *Hautreinigungstee*
20 g Stiefmütterchenkraut, 20 g Witwenblumenkraut, 20 g Klettenwurzeln und

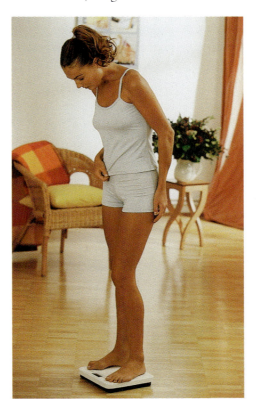

Heiltees
Löwenzahn und Stiefmütterchen helfen gegen unreine Haut. Sie fördern die Durchblutung des Bindegewebes und regen den gesamten Stoffwechsel an.

Kontrollieren Sie Ihr Körpergewicht regelmäßig, aber lassen Sie sich nicht durch ein paar hundert Gramm mehr oder weniger aus der Fassung bringen.

NATÜRLICHE SCHÖNHEITSPFLEGE

Mineralstoffe und Spurenelemente

- **Kalzium:** in Milchprodukten, Hartkäse, Nüssen, Vollkorngetreide
- **Magnesium:** in Cashewkernen, Mandeln, Sesam, Vollkorngetreide, Naturreis, Bananen, dunkelgrünem Gemüse
- **Selen:** in Meeresfrüchten, Seefisch, Naturreis, Eiern, Milch, Melasse
- **Eisen und Zink:** in Rindfleisch, Hirse, Spinat, Brokkoli, Nüssen und Erbsen

Ananassaft

Ananas enthalten besonders viel Bromelain, ein eiweißspaltendes Enzym, das Verkrustungen unter der Haut abbaut und so der Faltenbildung vorbeugt. Mit täglich 2 Gläsern naturreinem Ananassaft ohne Zucker fördern Sie Ihre Gesundheit – und Ihre Schönheit.

20 g Walnussblätter vermischen. 1 TL davon in 1 Tasse kaltes Wasser ansetzen, 15 bis 20 Minuten aufkochen lassen, abseihen und 1 TL Melasse hinzufügen. Täglich 2 bis 3 Tassen trinken.

- ### *Kräuterquark bei unreiner Haut*

40 g frische Brunnenkresse, 10 g frische Löwenzahn- und 10 g frische Brennnesselblätter fein schneiden und mit 1 EL Melasse in 250 g Quark einrühren. Essen Sie von dem Kräuterquark (z. B. als Brotaufstrich) etwa 3 Wochen lang (nicht während der Schwangerschaft).

- ### *Tomatensaftkur zum Aufbau neuer Hautgewebe*

1 l Tomatensaft mit 1 EL Olivenöl vermengen und 1 Stunde lang bei kleiner Hitze kochen lassen. Abkühlen lassen und 1 Woche lang täglich über den Tag verteilt in kleinen Schlucken trinken.

Schmackhaftes für jeden Tag

- ### *Apfelessigdrink bei Hautunreinheiten*

1 EL Apfelessig in 1 Glas Mineralwasser auflösen, je nach Bedarf mit Honig abschmecken. Jeweils vor den Hauptmahlzeiten trinken. Der Apfelessig regt die Produktion der Magensäure an, verbessert damit die Eiweißverwertung und beugt so Hautunreinheiten vor.

- ### *Kefir für jeden Hauttyp*

1 Glas Kefir zu den Hauptmahlzeiten trinken. Das verbessert die Verdauung und versorgt die Haut mit den wichtigen B-Vitaminen.

- ### *Ananas-Kefir-Mix*

1 Scheibe Ananas kleinschneiden, 1 kleinen Apfel entkernen und in kleine Würfel schneiden. 100 ml Kefir mit Zimt und Honig abschmecken und über die Früchte gießen.

- ### *Sommer-Vitaminstoß*

250 ml Dickmilch, 2 TL Honig, 1 kleiner Pfirsich, 4 Erdbeeren, 1/2 Banane, 2 EL Haferflocken und Zitronensaft nach Geschmack in einem Mixer vermischen.

- ### *Winter-Vitaminstoß*

3 große Grünkohlblätter waschen, 3 Äpfel schälen und entkernen. Blätter und Äpfel in den Entsafter geben. Mit Zitronensaft und Honig abschmecken.

Kräftiges und glänzendes Haar

Die Haare brauchen zu ihrem Aufbau und Wachstum vor allem Proteine, Eisen, Zink und Vitamin A. Einige Lebensmittel enthalten diese Wirkstoffe in idealer Kombination:

- **Sauerkraut:** Es enthält viel Vitamin C für die Blutgefäße am Haarbalg, außerdem zahlreiche B-Vitamine für den Erhalt der Haarfarbe. Sein hoher Gehalt an Pepsinen optimiert außerdem die Eiweißverwertung.
- **Erbsen:** Sie enthalten viel Eisen und Zink. Außerdem bestehen sie zu einem

SCHÖN VON INNEN

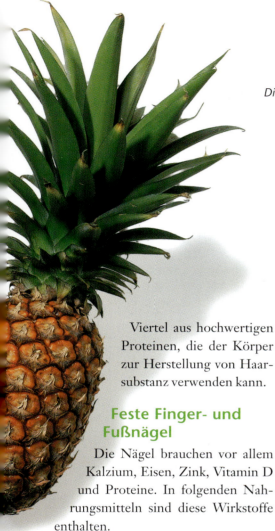

Die Ananas ist vor allem wegen ihres hohen Enzymgehalts als Schönheitsfrucht beliebt.

Viertel aus hochwertigen Proteinen, die der Körper zur Herstellung von Haarsubstanz verwenden kann.

Feste Finger- und Fußnägel

Die Nägel brauchen vor allem Kalzium, Eisen, Zink, Vitamin D und Proteine. In folgenden Nahrungsmitteln sind diese Wirkstoffe enthalten.

- **Hülsenfrüchte:** Einmal wöchentlich sollten Sie Hülsenfrüchte essen. Sie stärken die Nägel durch ihren hohen Protein-, Kalzium- und Biotingehalt.
- **Nüsse, Mandeln und Sesamsamen:** Sie enthalten ebenfalls viele Proteine und Mineralstoffe in ausgewogener Mischung.
- **Milchprodukte:** Besonders Quark, Joghurt und Kefir sorgen für feste und gleichmäßige Nägel.

Zellulite von innen behandeln

Der Entstehung von Orangenhaut können Sie mit ballaststoff- und vitaminreicher Ernährung, mit frischem Obst und Gemüse sowie Vollkornprodukten vorbeugen. Diese Art der Ernährung hilft gegen Zellulite und fördert den Abbau von Fettpolstern:

- Insgesamt ist eine Kombination aus Eiweiß (in Fisch, Geflügel, Hülsenfrüchten), Vitamin C (in Obst und Gemüse) und pflanzlichen Ölen die ideale Mischung, um Po, Bauch und Beine von überschüssigem Fett zu befreien.
- Salz und salzreiche Lebensmittel sollten Sie meiden. Salz bindet Wasser, und das wird dann ins Gewebe eingelagert.
- Regelmäßige Reis- oder Obsttage entschlacken den Körper.
- Vor jeder Mahlzeit ein kleines Glas kohlensäurehaltiges Mineralwasser mit einem Schuss Apfelessig kurbelt die Eiweißverdauung an und löst im Körper Prozesse aus, die die Fettverbrennung auf Hochtouren bringen.

Viel trinken

Es wurde festgestellt, dass Frauen mit Zellulite oft zu wenig Flüssigkeit zu sich nehmen. Trinken Sie mindestens 2 Liter am Tag, am besten Mineralwasser und Kräutertees! Auch das Ausschwemmen von Giftstoffen kräftigt das Bindegewebe.

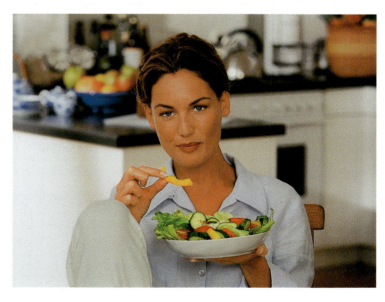

Reichlich Ballaststoffe und nicht allzu viele Kalorien enthält ein knackiger Salat.

Hausmittel für die Soforthilfe

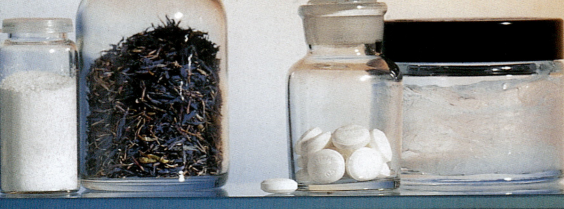
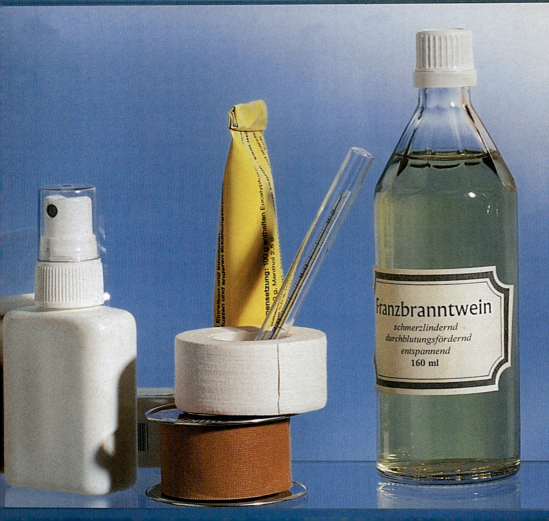

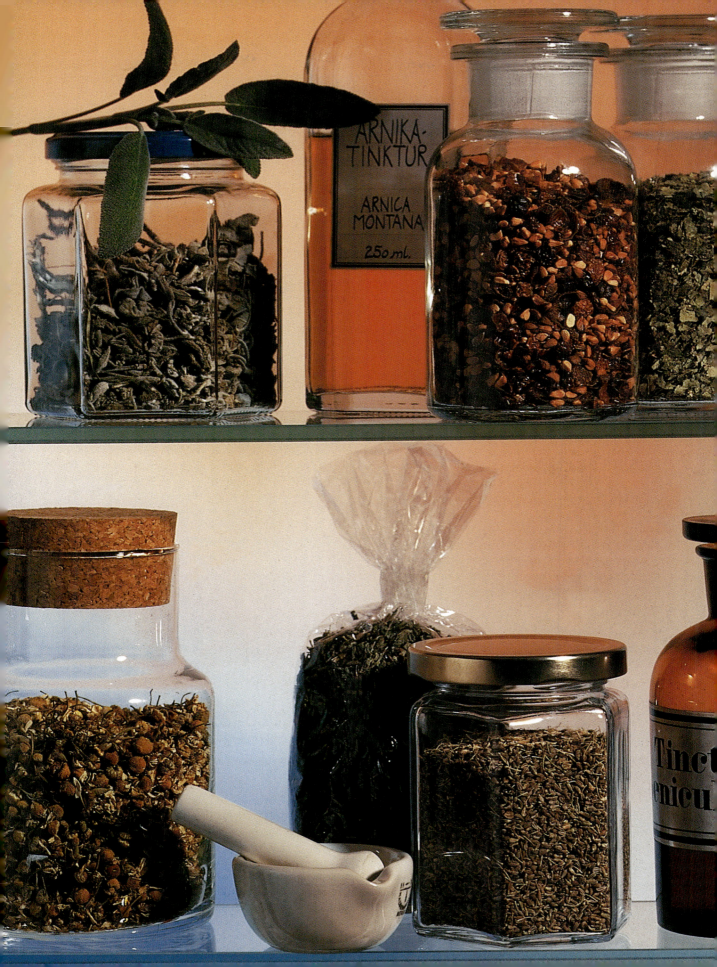

HAUSMITTEL FÜR DIE SOFORTHILFE

Soforthilfe von A bis Z
Was tun bei kleinen Unfällen und akuten Erkrankungen?

Allergischer Anfall

Ursachen und Symptome

Eine Allergie ist die äußerst heftige Reaktion des Organismus auf körperfremde Stoffe (Allergene). Hauptauslöser sind Gräser- und Blütenpollen (sie verursachen den Heuschnupfen), Nahrungsmittel, Medikamente (z. B. Penizillin), Schimmelpilze und Hausstaubmilben, Tierhaare sowie Chemikalien. Aber auch körperlicher und seelischer Stress können zu Allergien führen. Die typischen Symptome sind:
- Triefende Nase, Niesanfälle
- Juckende, tränende Augen
- Hautausschlag: Ekzem, Nesselsucht
- Asthmaanfall (siehe dazu auch »Asthmaanfall«, Seite 455)

Das können Sie tun

✚ Kaltes Wasser beruhigt die Nasenschleimhaut: Bringen Sie mit den hohlen Händen oder einer flachen Schüssel Wasser an die Nase, halten Sie ein Nasenloch zu, und saugen Sie mit dem anderen das Wasser ein. Auch eine kalte Dusche oder ein in eiskaltes Wasser getauchtes Stofftaschentuch, das Sie auf die Nase legen, tragen zum Abklingen der Allergiesymptome bei.

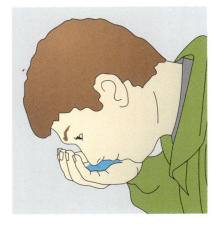

Saugen Sie kaltes Wasser durch die Nase ein, um die gereizten Nasenschleimhäute zum Abschwellen zu bringen.

✚ Eine Augenspülung mit klarem, kaltem Wasser lindert den Juckreiz der Bindehäute und schwemmt evtl. noch vorhandene Pollen aus den Augen. Beruhigend wirkt auch ein mit Rosenhydrolat getränkter Wattebausch, den Sie sich für etwa 10 Minuten auf die geschlossenen Augen legen sollten.

✚ Gegen den akuten allergischen Hautausschlag hilft Lavendel- oder Teebaumöl. Tragen Sie 1 bis 2 Tropfen unverdünnt auf die juckenden Hautpartien auf. Auch Salzwasserkompressen (ein Leinentuch mit einer Lösung aus 1 l Wasser und 2 bis 3 EL Salz tränken), lindern die Beschwerden.

✚ Sind größere Hautflächen betroffen, hilft ein lauwarmes Bad, dem Sie je 3 Tropfen Lavendel- und Kamillenöl zugegeben haben.

✚ Ein gekühltes Kirschkernsäckchen (erhältlich im Reformhaus) lindert ebenfalls den akuten Juckreiz. Kühlen Sie das Säckchen für etwa 30 Minuten im Tiefkühlfach. Anschließend legen Sie es für einige Minuten auf die betroffene Hautpartie: Es gibt lange Kälte ab, ohne die Haut zu reizen.

Angina pectoris

Ursachen und Symptome

Bei der Angina pectoris handelt es sich um eine Herzkrankheit, die aufgrund zu geringer Sauerstoffzufuhr im Herzmuskel auftritt. Sie wird durch Fett- oder Kalkablagerungen an den Gefäßwänden, Herzschwäche, dauerhaft erhöhte Pulsfrequenz oder Absinken des Sauerstoffgehalts im Blut (z. B. beim Rauchen) verursacht. Als Symptome treten auf:
- Beklemmungsgefühl in der Brust und im Hals
- Angst- und Panikgefühle
- Pochender, zum Hals, Rücken und in die Arme ausstrahlender Schmerz bei körperlicher Anstrengung

ALLERGISCHER ANFALL – BAUCHSCHMERZEN

Das können Sie tun

✚ Bei akutem Beklemmungsgefühl in der Brust hilft ein 15-minütiges heißes Fußbad. Waschen Sie Ihre Füße anschließend mit kühlem Wasser ab.

✚ Machen Sie heiße Armumschläge, sie lindern die Beschwerden.

✚ Legen Sie heiße, trockene Tücher oder ein Heizkissen auf die Herzgegend, das löst die Verkrampfung der Blutgefäße.

✚ Trinken Sie 1 Tasse Melissen-Weißdorn-Tee. Er wirkt beruhigend auf Puls und Gefäße.

> **Bei Brustenge Ruhe bewahren**
>
> Die Symptome der Angina pectoris gleichen sowohl denen eines Herzinfarkts als auch denen harmloserer Erkrankungen im Brust- und Schulterbereich. Die Angina pectoris ist aber eine ernst zu nehmende Erkrankung des Herzens; Hausmittel sind hier nur der erste Schritt bei der Behandlung und können einen Arztbesuch nicht ersetzen. Wichtig ist, dass Sie sich nicht aufregen, denn das würde die Beschwerden noch verstärken.

Asthmaanfall

Ursachen und Symptome

Bei jüngeren Menschen wird ein Asthmaanfall zu 90 Prozent durch eine Allergie ausgelöst, bei über 40-Jährigen liegt oft eine Lungenkrankheit, z. B. Lungenblähung, zugrunde. Da Atemwege und Allergien jedoch stark mit der Psyche zusammenhängen, treten Asthmaanfälle gehäuft bei seelischen Stresszuständen auf, außerdem meistens in den frühen Morgenstunden, wenn sich die Bronchien nach einer Verengung in der Nacht noch nicht geweitet haben. Die typischen Symptome sind:

- Stoßartige Atemzüge ohne entspanntes Ausatmen
- Druckgefühl im Brustraum
- Hustenkrämpfe
- Angstzustände und verminderte Ansprechbarkeit

Das können Sie tun

✚ Setzen Sie sich mit locker herunterhängenden Armen möglichst aufrecht auf einen Stuhl, und wölben Sie den Bauch leicht nach vorne, um das Zwerchfell als wichtigen Atemmuskel zu entlasten. Atmen Sie mit gespitzten Lippen aus.

✚ Trinken Sie mindestens 2 Tassen starken Kaffee: Das darin enthaltene Koffein entspannt die Atemwegsmuskulatur.

✚ Huflattich- und Lungenkrauttee sowie Tee aus Isländisch Moos wirken reizmildernd und schleimlösend. Trinken Sie bei einem leichten Anfall 1 Tasse einer dieser Teesorten.

✚ Machen Sie ein warmes Armbad. Tauchen Sie dazu beide Arme bis zur Mitte der Oberarme in 36 bis 38 °C warmes Wasser. Nach 5 bis 10 Minuten beenden Sie das Bad. Trocknen Sie anschließend die Arme gut ab.

Hinweis: Die genannten Maßnahmen können Sie unterstützend zu den vom Arzt verschriebenen Medikamenten bei leichten Asthmaanfällen anwenden, bei schweren Anfällen müssen Sie einen Arzt rufen.

Bauchschmerzen

Ursachen und Symptome

Schmerzen im Bauchraum werden in den meisten Fällen durch einen überanstrengten Magen-Darm-Trakt infolge zu fetten Essens oder zu viel Alkohols verursacht, seltener durch ernstere Erkrankungen wie Reizmagen, Blinddarm- oder Eierstockentzündung oder gar durch einen Darmverschluss. Als begleitende Symptome können auftreten:

- Blähungen
- Druck- und Völlegefühl
- Aufstoßen und Sodbrennen
- Übelkeit und Erbrechen

Das können Sie tun

✚ Um den akuten Schmerz zu lindern, sollten Sie sich eine Wärmflasche auf den Bauch legen. Vorsicht, bei Verdacht auf Blinddarmentzündung darf keine Wärme angewendet werden!

Bei Bauchschmerzen sind heiße Bauchwickel wohltuend. Siehe dazu Seite 163ff.

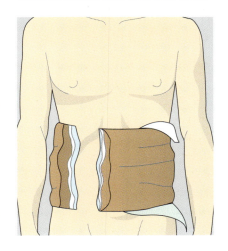

HAUSMITTEL FÜR DIE SOFORTHILFE

✚ Legen Sie sich im Bett auf die linke Seite, ziehen Sie die Beine etwas an, und massieren Sie sanft kreisend Ihren Bauch im Uhrzeigersinn. Die dadurch erzielte Wirkung ist krampflösend und schmerzlindernd.

✚ Trinken Sie über den Tag verteilt 1 l Buttermilch (nicht aus dem Kühlschrank!) in kleinen Schlucken. Das lindert die Bauchschmerzen.

✚ Bereiten Sie sich einen Tee aus Kamille, Minze oder Melisse zu. Diese Heilkräuter haben eine beruhigende Wirkung auf die Magenschleimhaut. Sie sollten auch nach dem Abklingen der Bauchschmerzen noch 14 Tage zu den Mahlzeiten getrunken werden.

✚ Bei Bauchschmerzen mit Blähungen helfen Kümmel- und Fencheltee, den Verdauungstrakt zu entblähen. Trinken Sie bei Bedarf 1 Tasse, nicht zu heiß.

✚ Geben Sie einige Tropfen ätherisches Öl von Basilikum und Sandelholz in eine Duftlampe – das beruhigt den Magen.

Bindehautentzündung, akute

Ursachen und Symptome

Die Bindehautentzündung ist die am häufigsten auftretende Augenkrankheit und beruht entweder auf einer Infektion mit Bakterien oder Viren, auf einer allergischen Reaktion oder auf einer Reizung durch einen Fremdkörper, Chlor im Badewasser, UV-Strahlen, Wind, Rauch, Sand- oder Staubkörner. Die Symptome sind:

Achtung Ansteckungsgefahr!

Während bei einer durch Allergien bedingten Bindehautentzündung keine Infektionsgefahr besteht, sind durch Bakterien und Viren verursachte Bindehautentzündungen ansteckend und müssen auf alle Fälle vom Augenarzt behandelt werden. Achten Sie auf Hygiene im Bad: separate Handtücher, Waschlappen und Seife! Berühren Sie die Augen nicht mit den Fingern, denn sonst übertragen Sie die Infektion auf das zweite Auge.

● Rötung, Schwellung, oft Juckreiz
● Fremdkörpergefühl im Auge
● Morgens verklebtes Augenlid (aufgrund schleimhaltiger oder eitriger Absonderungen)

Das können Sie tun

✚ Entfernen Sie mit einem in destilliertes Wasser getauchten Wattebausch vorsichtig die Flüssigkeitsabsonderungen und Verkrustungen (vom äußeren Lidrand zur Nasenwurzel hin).

✚ Augenkompressen mit Augentrost oder Salbei wirken entzündungshemmend. Dazu überbrühen Sie 1 EL Augentrost oder Salbei mit 1/4 l Wasser. Augentrost muss 1 bis 2 Minuten, Salbei 10 Minuten ziehen, dann abkühlen lassen. Tränken Sie eine Kompresse damit, und legen Sie diese auf das geschlossene Auge.

✚ Kochen Sie 2 gehackte Zwiebeln mit etwas Honig so lange in Milch, bis sie sich ganz aufgelöst haben. Mit der erkalteten Lösung waschen Sie vorsichtig das betroffene Auge aus.

Bisswunden

Ursachen und Symptome

Bisswunden können, abhängig von der Größe und der Art des Tieres, oberflächlich und glatt oder tief und gezackt sein, weil manche Tiere beim Zubeißen auch reißen. Da sich am Gebiß der Tiere viele Keime befinden, besteht grundsätzlich eine erhöhte Infektionsgefahr. Die Symptome sind:
● Rötung und Schwellung
● Juckreiz an der Bissstelle

Das können Sie tun

✚ Lassen Sie die Wunde ein wenig ausbluten. Dann verbinden Sie sie mit einer sterilen Wundkompresse, auf die Sie einige Tropfen reines Teebaumöl aufgetragen haben. Tragen Sie aber vorher keine Desinfektionsmittel, Salben, Flüssigkeiten oder Sprays auf; auch das Auswaschen der Bisswunde sollte unterbleiben. Wenn sich die Wunde entzündet (starke Rötung, erhebliche Schmerzen, Eiterbildung), müssen Sie umgehend einen Arzt aufsuchen.

Achtung, Tollwutgefahr!

Schon beim geringsten Verdacht, von einem tollwütigen Tier gebissen worden zu sein, muss die Wunde sofort verbunden und umgehend ein Arzt aufgesucht werden. Er wird dann entscheiden, ob eine Impfung gegen Tollwut nötig ist. Lassen Sie sich unbedingt gegen Tetanus (Wundstarrkrampf) impfen, sofern bei Ihnen kein Impfschutz besteht.

Blasen-entzündung

Ursachen und Symptome

Hauptverursacher einer Blasenentzündung, von der Frauen weit häufiger betroffen sind als Männer, sind Bakterien, die meist von außen in die Harnröhre gelangen und von dort zur Blase aufsteigen können. Die Bakterien finden auf den Schleimhäuten der Harnwege, die aufgrund kalter Füße oder einer Unterleibsunterkühlung geschwächt sind, einen idealen Nährboden. Aber auch seelische Stresszustände können einer Blasenentzündung Vorschub leisten. Typische Symptome sind:

● Ständiger Harndrang, wobei allerdings nur kleine Urinmengen entleert werden

● Brennende oder stechende Schmerzen beim und nach dem Wasserlassen

● Trüber, in schweren Fällen auch blutiger Urin

● Starker Geruch des Harns

Das können Sie tun

✚ Legen Sie sich eine Wärmflasche, ein Heizkissen oder ein im Backofen (15 Minuten bei 120 °C) erhitztes Kirschkernsäckchen zwischen die Beine. Das lindert meist rasch die Schmerzen.

✚ Füllen Sie eine Sitzwanne mit sehr warmem Wasser, und geben Sie einige Tropfen reines Teebaumöl hinein. Führen Sie das Sitzbad etwa 10 Minuten lang durch.

✚ Kochen Sie 3 EL Zinnkraut mit 1 l Wasser auf. 10 Minuten kochen lassen, dann abseihen und ins Badewasser geben. Bleiben Sie 10 bis 15 Minuten im Wasser, und legen Sie sich dann warm zugedeckt ins Bett.

✚ Sie können auch ein heißes Vollbad mit 6 Tropfen Wacholder- oder Kamillenöl als Zusatz nehmen. Die ätherischen Öle wirken harntreibend und antiseptisch.

✚ Trinken Sie soviel wie möglich, am besten stilles Mineralwasser und Kräutertees, z. B. Goldrute, Zinnkraut oder Birkenblätter. Übergießen Sie 2 TL des jeweiligen Krauts mit 1 Tasse kochendem Wasser, und seihen Sie nach 15 Minuten ab. Trinken Sie 2 bis 3 Tassen täglich, bis zum Verschwinden der Symptome.

✚ Trinken Sie zusätzlich Birnen-, Johannisbeer- oder Preiselbeersaft, das hemmt die Vermehrung der Bakterien im Urin.

Bluterguss

Ursachen und Symptome

Ein Bluterguss zeigt eine Blutung im oder unter dem Hautgewebe an und ist meist durch Prellungen verursacht, die besonders schmerzhaft sind, wenn Muskelgewebe gequetscht wurde. Als Symptome treten auf:

● Bläuliche Verfärbung der Haut, die mit der Zeit grünlich, dann gelb wird

● Schwellung

● Hohe Schmerzempfindlichkeit

Das können Sie tun

✚ Kühlen Sie die betroffene Körperstelle sofort, und verwenden Sie dazu Eiswürfel, die zur Schonung der Haut in ein dickes Handtuch eingepackt werden sollten. Bei Knochen- und Gelenkprellungen sollte 30 Minuten gekühlt werden, bei Quetschungen des Muskelgewebes 45 Minuten. Wenn keine Eiswürfel verfügbar sind, lindert fließendes kaltes Wasser, unter das der Körperteil mit dem blauen Fleck gehalten wird, die Schmerzen.

✚ Verreiben Sie zur Unterstützung des Heilungsprozesses nach dem Küh-

> ### Verletzte Gelenke hochlagern
>
> Ist der Bluterguss an Armen oder Beinen lokalisiert, sollten Sie den betroffenen Körperteil hochlagern und möglichst ruhig halten – dies gilt insbesondere, wenn Gelenke in Mitleidenschaft gezogen sind. So können ein weiteres Anschwellen und damit zunehmende Schmerzen verhindert werden.

len einige Tropfen reines Teebaumöl auf der verletzten Körperpartie.

✚ Zur Schmerzlinderung verdünnen Sie Arnikatinktur im Verhältnis 1:10 mit kaltem Wasser. Tränken Sie eine Mullkompresse mit der Lösung, und legen Sie sie auf den Bluterguss. Darüber kommen ein trockenes Tuch sowie ein Eisbeutel oder ein eiskaltes Kirschkernsäckchen. Nach dem Erwärmen erneuern Sie die Auflage.

✚ Verrühren Sie 1 EL essigsaure Tonerde in einem Glas Wasser. Tauchen Sie eine Mullbinde darin ein, legen Sie sie auf die betroffene Körperstelle, und umwickeln Sie sie mit einem luftdurchlässigen Verband.

✚ Streichen Sie einige EL eiskalten Quark 1/2 cm dick auf den Bluterguss.

HAUSMITTEL FÜR DIE SOFORTHILFE

Decken Sie den Quark mit einem Baumwolltuch ab. Nach dem Erwärmen erneuern Sie die Auflage. Der Quark wirkt gegen die Schwellung.

➕ Überbrühen Sie eine Mischung aus 30 g Beinwellwurzeln, 20 g Thymiankraut und 10 g Arnikablüten mit 1/2 l Wasser. 10 Minuten ziehen lassen. Legen Sie eine in den erkalteten Kräutersud getauchte Kompresse 10 Minuten auf den Bluterguss.

Durchfall

Ursachen und Symptome

Durchfall kann durch Bakterien und Viren, durch Nahrungsmittelvergiftungen und Allergien, durch Alkohol-, Nikotin- oder Abführmittelmissbrauch, aber auch durch Stress und Angst verursacht sein. Akuter Durchfall ist eine Abwehrreaktion des Organismus, um rasch Schadstoffe auszuscheiden. Die Symptome sind:

● Dünnflüssiger bis wässriger Stuhl
● Mehr als fünfmal am Tag Stuhlgang
● Zusätzlich häufig Blähungen, Bauchkrämpfe und Übelkeit

Das können Sie tun

➕ Setzen Sie 2 EL getrocknete Heidelbeeren mit 1/2 l kaltem Wasser an. Bringen Sie das Ganze zum Sieden, lassen Sie es noch 10 Minuten kochen, und seihen Sie dann ab. Trinken Sie mehrmals täglich 1 Tasse des Suds.

➕ Trinken Sie über den Tag verteilt mindestens 1 1/2 l Rotbuschtee (Rooibostee), er beruhigt die Darmschleimhäute und wirkt leicht antibiotisch. Übergießen Sie 1 gehäuften TL Rot-

Wann zum Arzt?

Wenn der Durchfall länger als drei Tage andauert, von Fieber und Gliederschmerzen begleitet wird, wenn sich Blut- oder Eiterbeimengungen im Stuhl zeigen und wenn es auch im Schlaf zu Darmentleerungen kommt, müssen Sie unbedingt zum Arzt. Tritt der Durchfall im Anschluss an einen Tropenaufenthalt auf, ist ebenfalls ein Arztbesuch dringend angeraten.

buschtee mit 1/4 l kochendem Wasser, und lassen Sie das Ganze 2 bis 3 Minuten zugedeckt ziehen. Danach abseihen und nicht zu heiß trinken. Den Rotbuschtee können Sie für zwei bis drei Aufgüsse verwenden.

➕ Auch die Wirkstoffe des Lapachotees beruhigen den gereizten Darm nachhaltig. Geben Sie 2 gestrichene EL Lapachorinde in 1 l kochendes Wasser. Kurz aufwallen lassen und dann bei niedriger Temperatur noch 5 Minuten lang kochen lassen. Anschließend muss der Tee noch 15 bis 20 Minuten zugedeckt ziehen. Seihen Sie ihn danach durch ein feines Sieb ab, und füllen Sie ihn in eine Thermoskanne. Trinken Sie den Tee über den Tag verteilt.

➕ Bei auftretenden Bauchkrämpfen legen Sie zur Linderung ein heißes Kirschkernsäckchen (im Backofen 15 Minuten bei 120 °C erwärmt) auf den Bauch. Hilfreich ist auch eine Wärmflasche oder ein mit Kamillenblüten gefülltes Leinensäckchen, das in siedendem Wasser erhitzt und dann ausgedrückt wurde.

Ekzem

Ursachen und Symptome

Ekzeme sind juckende Entzündungen der Haut, die durch Stoffwechselstörungen oder Allergien gegen bestimmte Substanzen oder Nahrungsmittel verursacht werden und in akuter oder chronischer Form die am häufigsten auftretende Hautkrankheit darstellen. Ekzeme sind bevorzugt an feuchtwarmen Körperstellen zu finden. Die typischen Symptome sind:

● Juckende, nässende oder trockene sowie gerötete Hautpartien
● Häufig blutig gekratzte und infizierte Hautstellen

Das können Sie tun

➕ Feuchtwarme Umschläge wirken beruhigend auf die gereizte Haut. Übergießen Sie 2 EL Kamille oder Ringelblumen mit 1/2 l kochendem Wasser. Seihen Sie nach 20 Minuten ab, tränken Sie ein Leinentuch in dem Kräutersud, und legen Sie es auf die betroffene Hautpartie. Erneuern Sie den Umschlag nach dem Abkühlen.

➕ Übergießen Sie 4 EL Borretschkraut mit 1/4 l kochendem Wasser, und lassen Sie es 10 Minuten zugedeckt ziehen. Seihen Sie ab, tauchen Sie ein Leinentuch in den Sud, und legen Sie das ausgewrungene Tuch auf die betroffene Hautstelle. Erneuern Sie den Umschlag mehrmals täglich. Wenn bei Ihnen keine Allergie gegen Korbblütler bekannt ist, können Sie anstelle des Borretschkrauts auch 5 EL Gänseblümchenblüten für den Aufguss verwenden.

DURCHFALL – FIEBER

✚ Akuten Juckreiz können Sie mit dem Auflegen eines Kirschkern-säckchens, das 15 Minuten im Tief-kühlfach gekühlt wurde, lindern.

✚ Ein bewährtes Heilmittel bei Ekzemen, dem Sie trotz gewisser Aversionen vertrauen sollten, ist der eigene, im Normalfall sterile Urin. Betupfen Sie das Ekzem mehrmals täglich mit frischem Mittelstrahlurin, und spülen Sie ihn nach ein paar Minuten mit lauwarmem Wasser ab.

Erbrechen

Ursachen und Symptome

Erbrechen kann körperliche und seelische Ursachen haben: z. B. übermäßiger Essens-, Alkohol- und Nikotingenuss, verdorbene Nahrungsmittel, Erkrankungen des Magens und der Gallenblase, Darmverschluss, Migräne, Regelblutung, Schwangerschaft, Stress- und Ekelgefühle u.v.m. Die Symptome sind:

● Übelkeit und ständiger Brechreiz
● Begleitend Schweißausbrüche und Kreislaufstörungen

Das können Sie tun

✚ Trinken Sie möglichst viel, um den Verlust von Flüssigkeit und Mineralien auszugleichen: zimmerwarme Mineralwasser-Fruchtsaft-Mischung (im Verhältnis 4 : 1) und Pfefferminztee, der 10 Minuten gezogen hat.

✚ Bei starkem Erbrechen hilft folgende Mischung, die verlorengegangenen Elektrolyte wieder zuzuführen. Verrühren Sie 10 TL (Trauben-)Zucker und 1 TL Kochsalz mit 1 Glas Oran-

gensaft, und füllen Sie die Flüssigkeit mit Wasser auf 1 l auf. Trinken Sie das Gemisch in kleinen Schlucken.

✚ Verrühren Sie 1 g Spargelpulver (aus der Apotheke) in 1 Tasse lauwarmem Wasser, und trinken Sie das Ganze in kleinen Schlucken. Das lindert den Brechreiz.

✚ Halbieren Sie 1 Apfel, und halten Sie sich die Schnittfläche unter die Nase. Atmen Sie tief ein und aus. Der frische Apfelgeruch lindert den Brechreiz.

✚ Geben Sie 1 Tropfen Pfefferminz- und 2 Tropfen Lavendelöl auf ein Papiertaschentuch, und atmen Sie den Duft langsam und tief ein. Diese Inhalation hilft bei Übelkeit.

✚ Eine warme Brühe oder ein Brei aus Haferschleim oder Grieß beruhigt die Magenschleimhaut.

✚ Bei nervösem Erbrechen hilft Baldriantee. Gießen Sie 1 TL Baldrian mit 1/4 l kochendem Wasser auf. Dann 10 Minuten ziehen lassen, abseihen.

✚ Geben Sie ein paar Tropfen Melissengeist auf 1 Stück Zucker, oder lösen Sie die Tropfen in 1 Glas Wasser auf. Melissengeist hilft bei akuter Übelkeit.

Fieber

Ursachen und Symptome

Fieber ist ein Abwehrmechanismus des Körpers zur Bekämpfung einer bestehenden Krankheit: Die Vermehrungsfähigkeit der häufigsten Krankheitserreger – Viren und Bakterien – ist bei einer Körpertemperatur von über 38,5 °C erheblich eingeschränkt. Als Symptome können auftreten:

● Deutlich erhöhte Körpertemperatur (über 38 °C)
● Schwitzen und gerötetes Gesicht
● Appetitmangel
● Müdigkeit und Schwächegefühl
● Im Extremfall Schüttelfrost

Das können Sie tun

✚ Kalte Wadenwickel sind ein altbewährtes Hausmittel zur Fiebersenkung: Tränken Sie ein großes Handtuch mit kaltem Wasser, dem Sie 1 Schuß Essig beigefügt haben. Wringen Sie das Tuch aus, und wickeln Sie es straff und faltenlos vom Knöchel bis unter das Knie. Darüber kommt noch ein trockenes Handtuch. Verfahren Sie genauso mit dem anderen Unterschenkel. Lassen Sie die Wickel etwa 10 bis 15 Minuten wirken, bis sie sich erwärmt haben. Anschließend waschen Sie die Beine des Patienten lauwarm ab und trocken sie gut ab. Gegebenenfalls können Sie die Wadenwickel wiederholen.

✚ Wenn der Patient sehr geschwächt ist oder stark schwitzt und nach einer Abkühlung verlangt, eignet sich eine kalte Waschung. Tauchen Sie dazu ein Leinentuch in kaltes Wasser, und wringen Sie es nur leicht aus. Waschen Sie damit Ober- und Unterkörper mit schnellen Bewegungen ab (das Tuch dabei immer wieder mit kaltem Wasser durchfeuchten). Anschließend nicht abtrocknen und ruhig im warmen Bett liegenbleiben. Die Waschung kann alle 30 Minuten wiederholt werden, wenn der Patient nicht friert.

✚ Holundertee wirkt schweißtreibend und unterstützt den Körper bei

459

HAUSMITTEL FÜR DIE SOFORTHILFE

> **Sauna: nicht bei Fieber!**
> Während bei einem gesunden Menschen ein Saunabesuch der Abhärtung und dem Schutz vor einer fiebrigen Erkrankung dient, ist es ein weit verbreiteter Irrglaube, Fieber in der Sauna im wahrsten Sinne des Wortes ausschwitzen zu können. Der fiebernde Körper wird durch den zusätzlichen Temperaturanstieg restlos überfordert und reagiert womöglich mit ernsthaften Herz- und Kreislaufproblemen auf diese Radikalkur!

seinem Abwehrkampf. Überbrühen Sie dazu 1 EL Holunderblüten mit 1 Tasse kochendem Wasser, lassen Sie sie einige Minuten ziehen, und seihen Sie sie dann ab. Trinken Sie 3 Tassen des Tees über den Tag verteilt. Bei Fieber über 39 °C trinken Sie den Tee nur noch lauwarm.

✚ Eine schonende Fiebersenkung erreichen Sie mit einem kühlen bis handwarmen Einlauf. Verwenden Sie dazu 100 bis 200 ml Leitungswasser für Kleinkinder, 300 ml für größere Kinder und Erwachsene. Das Wasser sollte etwa 5 Minuten lang im After verbleiben.

✚ Zu einer Schwitzkur am späten Nachmittag (dann ist die Schweißproduktion am höchsten) trinken Sie einen Schwitztee, möglichst heiß, und ruhen dann gut zugedeckt im Bett. Für den Schwitztee mischen Sie je 20 g Holunder- und Lindenblüten mit 10 g Mädesüßblüten. Übergießen Sie 1 TL dieser Mischung mit 1 Tasse kochendem Wasser, und seihen Sie nach 10 Minuten ab.

✚ Da der Körper bei Fieber einen sehr hohen Flüssigkeitsbedarf hat, sollten Sie kontinuierlich viel trinken, und zwar eine Mischung aus stillem Mineralwasser und Fruchtsaft (im Verhältnis 4:1) oder Kräutertee. Mischen Sie z. B. Linden-, Kamillenblüten und Thymian zu gleichen Teilen, und übergießen Sie 1 TL davon mit 1/4 l kochendem Wasser. Nach 5 Minuten abseihen und trinken.

Gehirnerschütterung
Ursachen und Symptome

Eine Gehirnerschütterung ist die Folge einer mehr oder weniger starken Gewalteinwirkung auf den Kopf, z. B. durch Sturz oder Schläge – beim Sport, in der Freizeit, im Haushalt oder im Verkehr. Auch wenn bei der Gehirnerschütterung eine vorübergehende Funktionsstörung der Nervenzellen vorliegt, bleiben nach einer fachgerechten ärztlichen Behandlung keine Schäden zurück. Bewusstlose müssen allerdings unbedingt im Krankenhaus therapiert werden. Die Symptome bei leichteren Fällen sind:
- Kopfschmerzen
- Schwindelgefühl
- Blasse Gesichtshaut
- Evtl. Übelkeit
- Konzentrationsschwäche

Bei ernsthafteren Fällen:
- Übelkeit und Erbrechen
- Bewusstlosigkeit
- Vorübergehender Gedächtnisverlust
- Sehstörungen

Das können Sie tun

✚ Nach einer leichten Gehirnerschütterung sollten Sie sich unbedingt Ruhe gönnen: Legen Sie sich ins Bett, schalten Sie alle Lärmquellen wie Radio, Telefon und Fernsehen ab, und dunkeln Sie den Raum ab. Halten Sie möglichst 2 Tage Bettruhe ein.

✚ Bei Kopfschmerzen legen Sie sich einen kalten Waschlappen oder ein gekühltes Kirschkernsäckchen auf den Kopf. Trinken Sie zusätzlich einen Tee aus Weidenrinde. Setzen Sie dazu 2 TL feingeschnittene Weidenrinde mit 1 Tasse kaltem Wasser an, erhitzen Sie es (nicht kochen!), und seihen Sie nach 5 bis 10 Minuten ab. Pro Tag können Sie maximal 4 Tassen des schmerzlindernden Tees trinken.

✚ Patienten mit schwerer Gehirnerschütterung, die bei Bewusstsein sind, müssen flach gelagert (Beine leicht erhöht) und gut zugedeckt werden, bevor ärztliche Hilfe geholt wird.

Bei Verdacht auf Gehirnerschütterung ist der Patient vorsichtig auf den Rücken zu legen; die Beine werden hochgelagert.

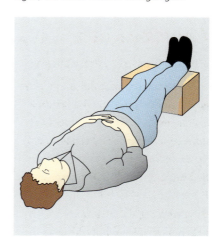

460

GEHIRNERSCHÜTTERUNG – GESCHWOLLENE BEINE

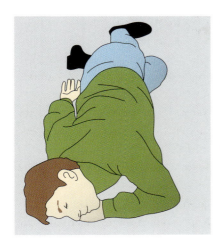

Üben Sie öfter, jemanden in die stabile Seitenlage zu legen, damit Sie für den Notfall gewappnet sind.

✚ Verletzte, die bewusstlos sind, müssen bis zum Eintreffen des Notarztes in die stabile Seitenlage gebracht werden: auf den Rücken legen, die rechte Hand unter das Gesäß schieben, das rechte Bein aufstellen, den Bewusstlosen auf die rechte Seite drehen, den unten liegenden Arm nach hinten anwinkeln, die obere Hand zur Stabilisierung unter das Gesicht legen und den Kopf leicht nach hinten biegen.

Gerstenkorn

Ursachen und Symptome

Ein Gerstenkorn wird durch eine eitrige bakterielle Infektion der Schweißdrüsen am Lidrand oder an der Lidinnenseite verursacht. Besonders häufig tritt es in der Pubertät und bei einer Schwächung des Immunsystems auf. Die Symptome sind:

- Schwellung des Augenlids
- Schmerzen beim Lidschluss
- Später Entzündung des Lidrands, Eiterbildung und Bindehautrötung
- Schließlich »reifes« Gerstenkorn, das sich meist nach einigen Tagen von alleine entleert

Das können Sie tun

✚ Heiße Leinsamenwickel oder Kartoffelbreipackungen – zwei- bis dreimal täglich für ca. 20 Minuten auf die geschlossenen Augen gelegt – beschleunigen den Reifungsprozess und wirken entzündungshemmend: Rühren Sie 2 EL geschroteten Leinsamen in 1 große Tasse kochendes Wasser ein. Wenn die Samen aufgequollen sind, tränken Sie einen Waschlappen oder ein Baumwolltuch mit der Flüssigkeit. Oder Sie kochen einige Kartoffeln sehr weich, zerstampfen sie zu Brei und streichen diesen noch warm auf ein Leinentuch.

✚ Kühle Quarkpackungen wirken den Schmerzen und der Schwellung entgegen: Vermengen Sie 3 EL Quark mit dem Saft von 1 Zitrone und 1 EL Milch, tragen Sie die Masse auf ein warmes Leinentuch auf, und legen Sie es zweimal täglich 20 Minuten lang auf das geschlossene Auge.

✚ Auflagen mit Fenchel- oder Veilchentee – zwei- bis dreimal am Tag für 20 Minuten auf das geschlossene Auge gelegt – wirken entzündungshemmend: Überbrühen Sie jeweils etwa 2 TL Fenchelfrüchte bzw. Veilchenblätter, -blüten und -wurzeln mit 1/4 l kochendem Wasser. Lassen Sie das Ganze 10 bis 15 Minuten zugedeckt ziehen, dann abseihen und ein Leinentuch mit dem Tee tränken.

> **Ausdrücklich verboten!**
> Wenn Sie bei einem Gerstenkorn die Lust verspüren, es wie einen Pickel auszudrücken, sollten Sie sich unbedingt zurückhalten, denn auf dem empfindlichen Augenlid wäre eine schwere Entzündung die Folge.

Geschwollene Beine

Ursachen und Symptome

Geschwollene Beine werden durch Wasser im Gewebe verursacht. In den meisten Fällen liegt dieser Wasseransammlung (Ödem) eine Venenerkrankung (z.B. Venenschwäche, Krampfadern) zugrunde. Staut sich das Blut in den Beinvenen z.B. durch nicht mehr schließende Venenklappen – sie sollen den Rückstrom des Blutes nach unten verhindern – oder erhöhten Druck auf die Venen (z. B. durch langes Stehen oder in der Schwangerschaft), wird Wasser in das umliegende Gewebe gepresst. Aber auch eine Herzschwäche oder Lymphabflussstörungen in den Unterschenkeln können zu geschwollenen Beinen führen. Typische Symptome sind:

- Geschwollene Knöchel
- Prall gespannte, schmerzende Unterschenkel
- Drückt man mit einem Finger fest auf die Haut, bleibt eine Delle zurück

Das können Sie tun

✚ Machen Sie einen kalten Guss: Führen Sie einen Wasserstrahl, an den Zehen beginnend, am Außenrist über

461

HAUSMITTEL FÜR DIE SOFORTHILFE

den Außenknöchel und den äußeren Unter- und Oberschenkel bis zur Leiste hinauf. Dann mit dem Strahl innen wieder nach unten gehen. Verfahren Sie am anderen Bein genauso.

✚ Verrühren Sie 250 g gekühlten Quark mit etwas Buttermilch zu einem streichfähigen Brei. Tragen Sie diesen dick auf die geschwollenen Beine auf, und wickeln Sie trockene Leinentücher darum. Der Quark entzieht dem Gewebe Wasser.

Wichtig bei geschwollenen Beinen

Legen Sie so oft wie möglich die Füße hoch, am besten über das Niveau, auf dem sich Ihr Herz befindet, damit das gestaute Blut leichter abfließen und das Gewebewasser abtransportiert werden kann.

✚ Für einen Zitronenölumschlag verrühren Sie 1/4 l lauwarmes Wasser mit 5 Tropfen Zitronenöl und 1 EL Sahne. Tränken Sie dünne Leinentücher mit der Lösung, und wickeln Sie sie für 15 Minuten um die Unterschenkel.

✚ Mischen Sie je 5 Tropfen Zypressen-, Lavendel- und Wacholderöl mit 50 ml Olivenöl. Massieren Sie damit möglichst sanft Füße und Beine von unten nach oben.

Hautblasen

Ursachen und Symptome

Hautblasen entstehen durch Reibung bei starken, sich wiederholenden Belastungen oder aufgrund unpassender Kleidung und Schuhe. Dabei werden die beiden oberen Hautschichten so lange gegeneinandergerieben, bis sie sich voneinander lösen und ein Hohlraum entsteht, der sich schnell mit Gewebewasser füllt. Die entstandene Blase stellt einen natürlichen Schutz der tiefer liegenden Hautschicht dar. Am häufigsten bilden sich Blasen am Fuß. Typische Symptome sind:

● Rötung der Haut

● Über das Hautniveau hinausreichende Wölbung, die mit klarer oder blutiger Flüssigkeit gefüllt ist

● Schmerzen, besonders wenn die Blase aufgeplatzt ist

Das können Sie tun

✚ Eine einfache kleine Blase schützen Sie am besten durch ein Pflaster, bis sie abgeheilt ist.

✚ Wenn die Hautblase Schmerzen verursacht und größer als ein Pfennigstück ist, sollte sie äußerst behutsam geöffnet werden. Dazu reinigen Sie die betroffene Körperstelle mit Alkohol und verwenden eine sterile Nadel. Mittels eines kleinen Stichs entleeren Sie den Inhalt der Blase. Die Blasenhaut dürfen Sie keinesfalls abziehen. Schützen Sie die Wunde tagsüber mit einem Pflaster, das nachts jedoch entfernt werden sollte, um Luft an die Blase zu lassen und so den Heilungsprozess zu fördern.

✚ Betupfen Sie eine aufgeriebene Blase vorsichtig mit einigen Tropfen Lavendelöl, das Sie auf ein Leinentuch gegeben haben.

✚ Damit sich eine offene Blase nicht entzündet, können Sie die Wunde mit 1 Tropfen Teebaum- oder Manukaöl vorsichtig betupfen. Wem das zu sehr brennt, der kann das Öl vorher auch mit etwas Wasser verdünnen.

Hämorrhoidalbeschwerden

Ursachen und Symptome

Jeder Mensch hat Hämorrhoiden. Sie sind ein durch Arterien versorgtes Gefäßpolster unter der Analschleimhaut, das für den Feinabschluss des Afters wichtig ist. Eine Drucksteigerung im Mastdarm bei Schwangerschaft, Übergewicht oder starkem Pressen beim Stuhlgang führt zu einem Blutstau in den Hämorrhoiden. Die geschwollenen Gefäße können einreißen, und es kommt zu Blutungen sowie zu Sekret- und Schleimabgang, die die Analhaut reizen. Die Symptome können sein:

● Hellrote Blutauflagerungen auf dem Stuhl

● Nässen und Juckreiz der Analregion

● Fremdkörpergefühl und ständiger Stuhldrang

● Schmerzen beim Sitzen

Das können Sie tun

✚ Bei Blutungen und starkem Juckreiz sollten Sie den After mit kaltem Wasser abduschen, und zwar so lange, wie Sie es aushalten. Danach fönen Sie den Po am besten mit kalter Luft trocken, tupfen ihn mit einem Handtuch ab – nicht reiben!

✚ Machen Sie, am besten nach dem Stuhlgang, ein lauwarmes Sitzbad mit Eichenrinde. Bringen Sie 1 Handvoll kleingeschnittene Eichenrinde mit

HAUTBLASEN – HITZSCHLAG

2 l kaltem Wasser zum Sieden. 10 Minuten kochen lassen und das Kochwasser abseihen. Anschließend den Sud mit soviel Wasser verdünnen, wie Sie für das Sitzbad benötigen. Die Wassertemperatur sollte etwa 35 °C betragen. Baden Sie etwa 10 Minuten.

✚ Zerreiben Sie 2 Handvoll getrocknete Schafgarbe mit zerlassener Butter, bis eine dickflüssige Masse entstanden ist. Führen Sie vorsichtig etwas von der Salbe in den After ein. Diese Anwendung kann täglich wiederholt werden.

✚ Ungewöhnlich, aber besonders hilfreich bei brennenden, juckenden Hämorrhoiden ist ein Kamillentampon. Überbrühen Sie 1 Kamillenteebeutel kurz mit kochendem Wasser, und drücken Sie ihn leicht aus. Danach rollen Sie ihn eng wie einen Tampon zusammen (evtl. zusammenbinden) und frieren ihn im Tiefkühlfach ein. Der gefrorene Teebeutel wird dann vorsichtig in den After eingeführt.

Hexenschuss, Ischiasschmerzen

Ursachen und Symptome

Schädigungen an der Wirbelsäule und den Bandscheiben können zu Hexenschuss und Ischiasschmerzen führen, wobei die Beschwerden beim Hexenschuss im unteren Lendenwirbelbereich lokalisiert sind, während beim »Ischias« die Schmerzen ins Gesäß und in die Beine ausstrahlen können. Folgende Symptome treten auf:

• Anfallartige stechende Kreuzschmerzen nach unvorsichtigen Bewegungen beim Bücken, Aufrichten, Drehen oder Heben
• Verschlimmerung der Beschwerden beim Niesen, Husten und Pressen
• Kalte und verspannte untere Rückenpartie aufgrund mangelnder Durchblutung
• Teilweise Bewegungsunfähigkeit
• Bei Ischiasbeschwerden evtl. Taubheitsgefühle an Beinen oder Füßen

Das können Sie tun

✚ Legen Sie eine Wärmflasche oder ein auf 120 °C erhitztes Kirschkernsäckchen auf den Rücken. Das entspannt die Muskulatur.

✚ Füllen Sie Heublumen oder Kamillenblüten in ein Leinensäckchen, erhitzen Sie es über Wasserdampf, und legen Sie es anschließend auf die schmerzende Lendenwirbelregion.

✚ Für eine heiße, schmerzlindernde Auflage mit ätherischen Ölen lösen Sie 12 Tropfen Lavendel, 8 Tropfen Kamille, je 6 Tropfen Majoran und Rosmarin in 1/4 l Sahne auf. Geben Sie 1 bis 2 EL der Mischung auf ein mit heißem Wasser getränktes Leinentuch, und legen Sie es auf die schmerzende Stelle. Decken Sie ein vorgewärmtes, trockenes Tuch darüber, und legen Sie ein auf 160 °C erwärmtes Kirschkernsäckchen darauf. Die ganze Ölmenge können Sie auch als Zusatz für ein heißes Vollbad verwenden.

✚ Für ein heißes Heublumenbad setzen Sie 500 g Heublumen in kaltem Wasser an, zum Kochen bringen und nach 30 Minuten abseihen. Geben Sie den Sud ins heiße Badewasser, und baden Sie nicht länger als 20 Minuten.

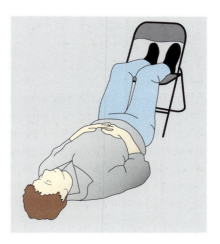

Durch das schwebende Gesäß bei der Psoashaltung werden der Ischiasnerv sowie die Bandscheiben entlastet.

✚ Geben Sie zur Durchblutungsförderung 6 bis 10 Tropfen Rosmarinöl als Zusatz in ein heißes Vollbad. Maximal 15 Minuten darin baden.

✚ Erleichterung im Liegen bringt die so genannte Psoashaltung: Stellen Sie einen Stuhl oder Hocker ins Bett. Legen Sie sich auf den Rücken, und beugen Sie Hüften und Knie jeweils im 90-Grad-Winkel, so dass die Unterschenkel auf dem Stuhl zu liegen kommen (siehe Abbildung oben). Das Gesäß sollte dabei etwas in der Luft schweben.

Hitzschlag

Ursachen und Symptome

Ein Hitzschlag tritt dann auf, wenn der Körper bei übermäßiger Überwärmung (z. B. Sonnenbad) keinen Schweiß mehr bildet und dadurch ein Wärmestau entsteht. Die typischen Symptome sind:

463

HAUSMITTEL FÜR DIE SOFORTHILFE

- Hochroter Kopf
- Heiße, trockene Haut
- Unbeteiligter Gesichtsausdruck
- Taumelnder Gang
- Sehr hohe Körpertemperatur
- Im Extremfall Bewusstlosigkeit; dann muss der Patient sofort in ein Krankenhaus

Das können Sie tun

✚ Befreien Sie die betroffene Person von allen beengenden Kleidungsstücken, und lagern Sie sie flach an einem schattigen, kühlen Ort.

✚ Fächeln Sie dem Patienten Luft zu, und bedecken Sie seinen Körper mit in kaltes Wasser getauchten Tüchern. Erneuern Sie diese sofort nach der Erwärmung.

✚ Wenn der Patient (wieder) bei vollem Bewusstsein ist, geben Sie ihm etwas zu trinken: am besten stilles Mineral- oder Leitungswasser, aber keine eiskalten Getränke!

Hustenreiz

Ursachen und Symptome

Quälender Hustenreiz ist meist die Folge einer Reizung oder Entzündung der Bronchialschleimhäute. Inhalierter Rauch, eingeatmete Chemikalien oder starker Smog führen zur Reizung. Eine akute Entzündung der Bronchien tritt häufig in Zusammenhang mit einer Erkältung oder einem grippalen Infekt auf, deren Erreger meistens Viren, seltener Bakterien sind. Raucher, Allergiker oder Menschen, die in stark schadstoffbelasteten Regionen leben, sind besonders infektionsgefährdet. Folgende Symptome können auftreten:

- Länger anhaltende Hustenattacken, die z.T. zum Erbrechen führen können
- Ständiges Kratzen und Kitzeln in Rachen und Bronchien
- Meist kein oder nur sehr geringer Auswurf

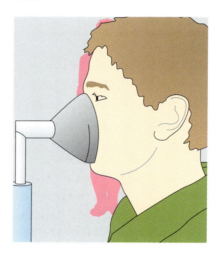

Preisgünstige und leicht zu handhabende Inhalationsgeräte erhalten Sie in jeder Apotheke.

Das können Sie tun

✚ Trinken Sie etwas kaltes Wasser, das lindert oft schon den Hustenreiz.

✚ Aufgrund des hohen Flüssigkeitsbedarfs des Körpers sollten Sie viel trinken, am besten eine zimmerwarme Mischung aus stillem Mineralwasser und Fruchtsaft im Verhältnis 4:1 oder Hustentees, die zudem krampflösend und schleimlösend wirken: Thymian- und Spitzwegerichkrauttee oder Eibischtee (er muss allerdings kalt angesetzt werden: 1 TL Eibischwurzeln mit 1/4 l kaltem Wasser übergießen, zugedeckt 4 Stunden ziehen lassen).

✚ Ein altbewährtes Hausmittel sind warme Brustwickel: Gekochte und zerdrückte Kartoffeln oder Zwiebeln auf ein Tuch streichen und auf die Brust legen.

✚ Ein ansteigendes Fußbad beruhigt die Bronchien: Übergießen Sie je 8 TL Thymian- und Schachtelhalmkraut mit 1 l heißem Wasser. 10 Minuten zugedeckt ziehen lassen, abseihen und in eine Fußbadewanne gießen. Bringen Sie mit kaltem Wasser die Temperatur auf etwa 33 °C, und stellen Sie die Füße in die Wanne. Nun erhöhen Sie die Temperatur mit heißem Wasser ganz langsam bis auf 42 °C. Anschließend trocknen Sie die Füße gut ab, ziehen warme Socken an und legen sich ins Bett.

✚ Inhalationen lindern den Hustenreiz. Übergießen Sie je 2 EL Kamillenblüten und Thymian bzw. 4 EL Fenchel mit 3 bis 4 l kochendem Wasser. Nach 10 Minuten geben Sie den Sud in eine Schüssel oder ein Inhalationsgerät. Atmen Sie zwischen 8 und 15 Minuten lang den Dampf tief ein. Halten Sie dabei vor dem Ausatmen die Luft einige Sekunden an, damit die zugesetzten Substanzen mit dem Wasserdampf tief in der Lunge ihre Wirkung entfalten können.

✚ Träufeln Sie einige Tropfen reines Teebaum- oder Manukaöl auf ein Papiertaschentuch, und atmen Sie die aufsteigenden Dämpfe tief ein.

✚ Huflattichtee kann Hustenanfälle lindern. Überbrühen Sie 1 TL Huflattichkraut mit 1/4 l kochendem Wasser, nach 10 Minuten abseihen. Trinken Sie den Tee in kleinen Schlucken.

Insektenstiche

Ursachen und Symptome

Während Mücken- und Moskitostiche zwar lästig, in der Regel aber harmlos sind, können Stiche von Bienen, Wespen und Hornissen dann gefährlich werden, wenn sie im Mundraum erfolgen oder Menschen gestochen werden, die auf das Insektengift allergisch reagieren. In diesem Fall muss umgehend der Notarzt gerufen werden. Als Symptome treten im allgemeinen auf:

- Rötung und Schwellung
- Juckreiz
- Quaddelbildung

Das können Sie tun

✚ Entfernen Sie gegebenenfalls den in der Haut steckenden Stachel mit einer Pinzette. Halten Sie dann die Einstichstelle unter fließendes kaltes Wasser, wodurch sie gereinigt wird und abschwillt.

✚ Bekämpfen Sie die Schwellung mit einem mit Eiswürfeln gefüllten oder mit klarem Schnaps getränkten Waschlappen, den Sie möglichst rasch 1/2 Stunde lang auf die Stichstelle legen.

✚ Halbieren Sie 1 rohe Zwiebel, und reiben Sie den Stich mit der frischen Schnittfläche ab.

✚ Träufeln Sie 1 bis 2 Tropfen reines Teebaum- oder Lavendelöl auf die Stichstelle, das wirkt entzündungshemmend und desinfizierend.

✚ Vermischen Sie 6 Tropfen Lavendel- und 4 Tropfen Teebaumöl mit 1 EL Essig, und geben Sie diese Mischung in 1 l kaltes Wasser. Trän-

ken Sie ein Baumwolltaschentuch mit der Lösung, und legen Sie es auf den Stich. Bei Erwärmung erneuern.

✚ Verrühren Sie 1 bis 2 Tropfen Zitronenöl mit 1 TL Honig, und verreiben Sie die Mischung auf der Haut rund um den Einstich. Das verhindert Entzündungen.

Juckreiz

Ursachen und Symptome

Die Ursachen für Juckreiz sind äußerst vielseitig: Hauterkrankungen wie allergische Ekzeme, Neurodermitis und Schuppenflechte sind nach Insektenstichen die häufigsten Verursacher. Aber auch Parasitenbefall, trockene Haut und Erkrankungen innerer Organe (z. B. Leber) sowie psychische Störungen können erheblichen Juckreiz mit sich bringen. Die Symptome sind:

- Lokal begrenztes oder generelles Kribbeln der Haut
- Rötung und Schwellung als Folge des Kratzens

Das können Sie tun

✚ Rühren Sie essigsaure Tonerde nach Packungsanweisung mit kaltem Wasser an, und tragen Sie den Brei auf die juckenden Hautpartien auf.

✚ Kaltes Wasser oder ein in der Tiefkühltruhe gekühltes Kirschkernsäckchen beruhigen die juckenden Hautpartien.

✚ Mischen Sie 3 Tropfen Teebaumöl mit 6 Tropfen Lavendelöl, und geben Sie die Mischung direkt auf die juckenden Hautstellen.

Kater

Ursachen und Symptome

Ein »Kater« nach exzessivem Alkohol- und Nikotingenuss wird durch Wasserverlust und durch das Absinken des Blutzuckerspiegels verursacht. Die typischen Symptome sind:

- Starke Kopfschmerzen
- Übelkeit und Erbrechen
- Erhöhte Licht- und Geräuschempfindlichkeit
- Reizung der Magenschleimhaut
- Kreislaufbeschwerden

Vorbeugen ist besser

Damit es erst gar nicht zu einem Kater kommt, sollten Sie vor dem Genuss von alkoholischen Getränken ausreichend gegessen haben. Trinken Sie dazu auch immer eine größere Menge Mineralwasser, da Alkohol dehydriert.

Das können Sie tun

✚ Bei einem leichteren Kater hilft ein auf die Stirn gelegtes kaltes Tuch. Nach dem Erwärmen erneuern.

✚ Am Tag nach der Party sollten Sie zum Ausgleich des Wasserverlustes möglichst viel trinken (natürlich keinen Alkohol!), am besten 2 bis 3 Liter Mineralwasser mit Obstsäften gemischt.

✚ Melissentee hat sich bei Katerbeschwerden zur Magenberuhigung sehr gut bewährt. Übergießen Sie 1 TL Melissenblätter mit 1 Tasse kochendem Wasser. Nach 10 Minuten abseihen und in kleinen Schlucken trinken.

465

HAUSMITTEL FÜR DIE SOFORTHILFE

✚ Essen Sie fruchtzuckerreiche Nahrungsmittel wie Honig und süße Früchte. Sie gleichen den Blutzuckerspiegel aus und fördern den Alkoholabbau.

Lippenherpes

Ursachen und Symptome

Lippenherpes wird durch Herpes-simplex-Viren hervorgerufen, die 90 Prozent der Bevölkerung bereits seit frühester Kindheit in sich tragen. Durch bestimmte Reize wie Menstruation, fiebrige Erkrankungen, starke UV-Strahlung, zahnärztliche Behandlung, aber auch körperliche und seelische Stresszustände wird das Immunsystem geschwächt, sodass die Viren auf den Lippen oder der Mundschleimhaut aktiv werden können. Die häufigsten Symptome sind:

● Zu Beginn Juckreiz, Spannungsgefühl und Kribbeln an der betroffenen Stelle

● Leichte Schwellung und »Erblühen« der Bläschen mit zunächst klarem, später trübem Inhalt

● Nach dem Aufplatzen der Bläschen Abtrocknung unter Bildung von bräunlichen Krusten, die nach einigen Tagen abfallen

Das können Sie tun

✚ Sobald sich die lästigen und unschönen Bläschen mit Jucken und Brennen ankündigen, betupfen Sie die jeweilige Hautstelle stündlich mit Zahnpaste oder Parfüm. So kann der Ausbruch der Bläschen manchmal noch verhindert werden.

✚ Die gleiche Wirkung erzielen Sie, indem Sie einen mit Eiswürfeln gefüllten Waschlappen mit kurzen Unterbrechungen – damit die Haut nicht zu sehr unterkühlt wird – auf die betroffene Hautstelle drücken.

✚ Überbrühen Sie einen Kamillenteebeutel mit kochendem Wasser, und drücken Sie Ihn anschließend etwas aus. Nach kurzer Abkühlzeit legen Sie den Teebeutel auf die Herpesbläschen. Das desinfiziert und hemmt die Entzündung.

✚ Lösen Sie 10 g Melissenblätter in 100 g 70-prozentigem Alkohol. Mit dieser Tinktur betupfen Sie mehrmals täglich die Bläschen. Das verhindert eine Ausbreitung des Herpes.

✚ Bei Herpesbläschen im Mundbereich lindert eine Gurgellösung die Beschwerden. Mischen Sie je 20 g Kamille und Salbei mit 10 g Blutwurz. 1 EL der Mischung überbrühen Sie mit 150 ml kochendem Wasser und lassen das Ganze 10 Minuten ziehen.

Muskelkater

Ursachen und Symptome

Ein Muskelkater tritt ein bis zwei Tage nach einer ungewohnten oder ungewöhnlich intensiven mechanischen Beanspruchung auf, wobei sich u. a. in den Muskelfasern Milchsäure ansammelt, die von den überanstrengten Muskeln nicht mehr richtig abgebaut werden kann. Ein Muskelkater dauert maximal drei Tage. (Sind danach die Beschwerden nicht verschwunden, handelt es sich möglicherweise um eine Muskelzerrung.)

Typische Symptome sind:

● Breitflächige, ziehende Schmerzen der betroffenen Muskelpartie

● Bei Bewegung des Muskels zuerst Verstärkung des Schmerzes, der nach längerer Bewegung jedoch nachlässt

---

Sauna für die Muskeln

Am besten gewöhnen Sie sich an, nach einer größeren sportlichen Anstrengung auf jeden Fall in die Sauna zu gehen. Die gleichmäßige Wärme entspannt die Muskulatur und hilft, einem Muskelkater vorzubeugen.

Das können Sie tun

✚ Mischen Sie 8 bis 10 Tropfen reines Teebaumöl mit 1 EL Oliven-, Mandel- oder Avocadoöl, und massieren Sie sanft die schmerzenden Muskelpartien mit dieser Ölmischung.

✚ Entspannen Sie in einem heißen Vollbad. Als Zusatz verwenden Sie 8 bis 10 Tropfen Teebaumöl, emulgiert mit 1 bis 2 EL Milch oder Sahne.

✚ Geben Sie 5 Tropfen Kamillen-, Lavendel-, Majoran- oder Wacholderöl in eine Duftlampe oder -schale. Der Wohlgeruch der Aromaöle wirkt über das vegetative Nervensystem schmerzlindernd und entspannend auf die Muskeln.

Nasenbluten

Ursachen und Symptome

In den meisten Fällen wird Nasenbluten durch kleine geplatzte Blutgefäße in der vorderen Nasenschleimhaut infolge von mechanischen Einwirkun-

LIPPENHERPES – SCHNITTWUNDEN

gen wie Schlägen, Tritten oder zu kräftigem Schneuzen verursacht und kann normalerweise rasch gestillt werden. Die Symptome sind:

- Plötzliche mehr oder weniger starke Blutung aus einem oder beiden Nasenlöchern
- Manchmal Kopfschmerzen

Das können Sie tun

✚ Putzen Sie sich vorsichtig die Nase, bevor Sie zur Blutstillung Watte in die Nasenlöcher stopfen und mit Daumen und Zeigefinger die Nasenflügel zusammendrücken. Der Kopf sollte dabei nicht in den Nacken gelegt werden, sondern nach vorne gebeugt sein, da sonst Blut in den Rachen und die Luftröhre gelangen kann.

✚ Hilfe durch Akupressur: Drücken Sie fest auf den Nasenpunkt – er liegt im Nacken (vgl. Abbildung) –, und massieren Sie ihn mit dem Zeigefinger in Kreisbewegungen, bis die Blutung gestoppt ist.

Massieren Sie den Nasen-Akupressurpunkt im Nacken am besten mit dem Zeigefinger.

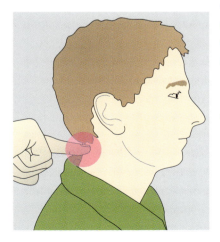

✚ Ein mit Eiswürfeln gefüllter Waschlappen stillt, auf die Nasenwurzel gedrückt, die Blutung. Verstärkt wird die Wirkung durch eine zusätzliche Eiskompresse im Nacken.

✚ Ungewöhnlich, aber effektiv ist ein zwischen Oberlippe und Vorderzähne gelegtes Stückchen Löschblatt – dadurch ziehen sich die geplatzten kleinen Blutgefäße im vorderen Nasenbereich zusammen, und das Nasenbluten hört auf.

Reisekrankheit

Ursachen und Symptome

Weil das Gehirn bei Flug- oder Seereisen von den Sinnesorganen gegensätzliche Reize empfängt (bei einem Flug z. B. signalisieren die Augen eher Stillstand, das Gleichgewichtsorgan im Ohr dagegen Turbulenzen), reagiert es mit der vermehrten Ausschüttung von Stresshormonen, die folgende typische Symptome hervorrufen:

- Anfangs Müdigkeit und ständiger Gähnreiz
- Appetitlosigkeit und flauer Magen
- Blasses Gesicht
- Kopfschmerzen
- Kreislaufprobleme und Schwindel
- Übelkeit und Erbrechen

Das können Sie tun

✚ Füllen Sie ein Fläschchen mit einem ätherischen Öl (z. B. Basilikum, Kamille, Melisse, Neroli, Pfefferminze oder Sandelholz), und nehmen Sie es mit auf die Reise. Atmen Sie in regelmäßigen Abständen die heilsamen Düfte zur Beruhigung des Magens ein.

✚ Kauen Sie ein Stückchen frische Ingwerwurzel gegen die Reiseübelkeit.

✚ Leichte Gymnastik verringert die Ausschüttung der Stresshormone.

> **Jetlag**
>
> Nach langen Flugreisen ist der Schlaf-Wach-Rhythmus des Körpers empfindlich gestört. Die Folgen sind Müdigkeit bzw. Schlaflosigkeit, leichte Reizbarkeit und Konzentrationsschwäche. Diese Beschwerden halten in der Regel drei bis vier Tage an. Überfordern Sie sich in dieser Zeit nicht. Ein Tipp: Wenn Sie Richtung Osten fliegen, können Sie den Körper schon zu Hause langsam umstellen, indem Sie täglich ein bis zwei Stunden früher zu Bett gehen. Bei Flügen Richtung Westen sollten Sie täglich ein bis zwei Stunden später schlafen gehen als sonst.

✚ Akupressur vor und halbstündlich während der Reise verbessert den Allgemeinzustand. Den Akupressurpunkt finden Sie so: Bei angezogener Hand treten zwei Sehnen deutlich hervor, darauf wandern Sie 2 Daumenbreit Richtung Unterarm. Massieren Sie diesen Punkt im Uhrzeigersinn etwa 1 Minute lang.

Schnittwunden

Ursachen und Symptome

Schnittwunden entstehen, wenn ein scharfkantiger Gegenstand in die Haut eindringt und glatte Wundränder hinterlässt. Dabei ist die Infektionsgefahr weniger gravierend, da potentielle Krankheitserreger mit dem Blut aus der Wunde gespült werden.

HAUSMITTEL FÜR DIE SOFORTHILFE

Achtung, Schockgefahr bei Blutungen!

Da bei einem Verletzten bereits der Verlust von einem Liter Blut – das entspricht 15 bis 20 Prozent der im Körper zirkulierenden Blutmenge – zum Schock führt und bei weiterem Blutverlust Lebensgefahr besteht, ist unbedingt Ruhe zu bewahren, um eine rasche Stillung der Blutung zu gewährleisten. Um einem drohenden Schock vorzubeugen, lagern Sie den Patienten auf dem Rücken. Halten Sie dabei seine Beine nach oben, oder legen Sie sie auf einen Stuhl oder einen anderen höheren Gegenstand.

Größere Schnittwunden sollten allerdings genäht werden, um eine hässliche Narbenbildung zu vermeiden. Symptomatisch sind:

- Abhängig von der Schnitttiefe eine mehr oder weniger klaffende Wunde
- Geringe bis starke Blutung
- Bei Verletzung einer Arterie spritzende oder pulsierende Blutung

Das können Sie tun

✚ Reinigen Sie die Wunde unter fließendem kaltem Wasser.

✚ Stillen Sie die Blutung, indem Sie eine sterile Kompresse auf die Wunde auflegen, dann einen Verband anlegen und leichten Druck darauf ausüben. Halten Sie anschließend den verletzten Körperteil für einige Minuten hoch bzw. lagern Sie ihn erhöht, bis die Blutung aufgehört hat.

✚ Handelt es sich um eine stärkere Blutung (z. B. bei Verletzung einer Arterie), müssen Sie einen Druckver-

band anlegen. Legen Sie eine sterile Kompresse auf die Wunde, und wickeln Sie darüber eine Mullbinde. Nun legen Sie ein noch geschlossenes Verbandpäckchen als Druckpolster direkt über den Wundbereich und umwickeln das Ganze erneut – nicht zu stramm – mit einer weiteren Mullbinde.

✚ Heilkräuterauflagen fördern die Wundheilung. Übergießen Sie 50 g getrockneten Ackerschachtelhalm mit 1 l kochendem Wasser. 10 Minuten kochen lassen, dann abseihen.
Oder: Übergießen Sie 2 TL Ehrenpreiskraut mit 1 Tasse heißem Wasser, und seihen Sie nach 5 Minuten ab. Mit dem jeweiligen Sud tränken Sie ein Leinentuch, das Sie – nachdem die Blutung gestoppt ist – auf die Wunde legen.

✚ Förderlich für die Wundheilung ist auch Ringelblumensalbe (aus der Apotheke). Tragen Sie mehrmals täglich etwas Salbe auf die Wundfläche auf.

✚ Auflagen mit Johanniskrautöl oder -tinktur tragen ebenfalls zu einer raschen Wundheilung bei. Geben Sie 5 Tropfen der Tinktur auf ein steriles Mulltuch, und legen Sie dieses auf die Wunde. Wickeln Sie wenn nötig einen Verband darüber. Sobald die Wunde verheilt ist, empfiehlt sich mehrmals täglich eine Einreibung mit 2 bis 3 Tropfen Johanniskrautöl, das auch der Narbenbildung vorbeugt.

✚ Teebaumöl wirkt antibiotisch und sollte bei Wunden mit Infektionsgefahr eingesetzt werden. Geben Sie dazu 3 Tropfen auf einen Wattebausch, und tupfen Sie die Wunde damit ab.

Schürfwunden

Ursachen und Symptome

Schürfwunden entstehen, wenn ein stumpfer Gegenstand oder eine unregelmäßig strukturierte Fläche (z. B. Asphalt-, Sand- oder Kiesboden) die Hautoberfläche aufreiben und dort feine Blutgefäße und Nerven verletzt werden. Als Symptome treten auf:

- Oberflächliche Verletzung der Haut mit meist unregelmäßiger Begrenzung
- Geringe Blutung, z.T. nur punktförmig, und Austritt von wäßrigem Wundsekret
- Häufig starke Verschmutzung der Wundfläche
- Meistens relativ starke Schmerzen

Das können Sie tun

✚ Eine sorgfältige Wundreinigung, bei der Sie versuchen sollten, sämtliche Schmutzpartikel zu beseitigen, ist sehr wichtig. Sie können die Wunde unter fließendes kaltes Wasser halten, aber auch eine dreiprozentige Wasserstoffperoxidlösung oder destilliertes Wasser mit einigen Tropfen unverdünntem Teebaumöl eignen sich zum Desinfizieren.

✚ Wie bei Schnittwunden unterstützen auch bei Schürfwunden Ackerschachtelhalm- und Ehrenpreisauflagen den Heilungsprozess (Zubereitung siehe unter »Schnittwunden«).

✚ Lassen Sie Luft an die Wunde, das lässt sie besser und schneller abheilen. Decken Sie die Wunde nur mit einem Pflaster oder einer Kompresse ab, solange sie nässt oder wenn die Gefahr des Aufreibens besteht. Schürfwunden

SCHÜRFWUNDEN – VERBRENNUNGEN

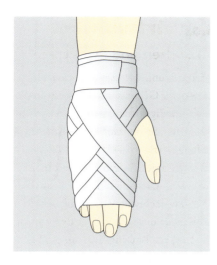

Der Kornährenverband wird von der Mitte des Handtellers aus straff angelegt.

an den Handinnenflächen müssen allerdings meistens mit einem Pflaster oder – bei großflächigen Verletzungen – mit einem Verband versorgt werden, damit die Wunde durch Bewegung nicht immer wieder aufreißt. Guten Halt bietet dabei der so genannte Kornährenverband, bei dem eine Binde dachziegelartig um die Hand gewickelt wird (siehe Abbildung oben).

Sonnenbrand

Ursachen und Symptome

Ein Sonnenbrand tritt nach zu langer Sonnenbestrahlung der Haut auf. Verantwortlich dafür sind vor allem die im Sonnenlicht enthaltenen ultravioletten Strahlen vom Typ UV-B. Abhängig vom Hauttyp ist die Verweildauer in der Sonne ohne Sonnenbrandgefahr unterschiedlich. Stark gefährdet sind Rothaarige mit sehr heller Haut. Die typischen Symptome sind:

- Rote, heiße, schmerzende Haut (Verbrennung ersten Grades)
- Schwellung und Blasenbildung (Verbrennung zweiten Grades)

Das können Sie tun

✚ Quark- oder Joghurtwickel kühlen die gereizten Hautstellen. Streichen Sie dazu Quark oder Joghurt dick auf ein Leinentuch, und legen Sie dieses mit der bestrichenen Seite direkt auf die verbrannten Hautpartien.

✚ Mischen Sie den frisch gepressten Saft von 3 Zitronen mit 1/2 l kaltem Wasser, und waschen Sie damit vorsichtig die betroffenen Hautstellen ab.

✚ Vermengen Sie 40 Tropfen Nachtkerzenöl mit 30 Tropfen Zitronenöl. Massieren Sie täglich mehrmals einige Tropfen dieser Ölmischung vorsichtig in die Haut ein.

Verbrennungen, Verbrühungen

Ursachen und Symptome

Verbrennungen sind durch starke Hitzeeinwirkung, Verbrühungen durch heiße Flüssigkeit oder heißen Dampf verursachte Entzündungen; sie können schwerwiegende, tiefe Hautschäden zur Folge haben. Man unterscheidet zwischen Verbrennungen ersten, zweiten und dritten Grades, wobei Verbrennungen ersten Grades selbst therapiert werden können. Verbrennungen zweiten Grades sowie alle großflächigen sollten ärztlich behandelt werden, und die dritten Grades erfordern einen Notarzt. Als typische Symptome treten auf:

- Gerötete, schmerzende Haut (Verbrennung ersten Grades)
- Blasenbildung, starke Schmerzen und evtl. Nässen der Haut (Verbrennung zweiten Grades)
- Weißlich graue bis schwarze Haut mit Verschorfung und z.T. ohne Schmerzen, da Nervenenden verkohlt sind (Verbrennung dritten Grades)

Das können Sie tun

✚ Die betroffene Körperpartie sollte zur Kühlung, Schmerzlinderung und Desinfektion mindestens 15 Minuten unter fließendes kaltes Wasser gehalten werden. Danach decken Sie die Wunde mit einer sterilen Mullkompresse ab. Öffnen Sie auf keinen Fall bestehende Brandblasen.

✚ Zur Wunddesinfektion und Schmerzlinderung können Sie auch Teebaumöl einsetzen: Umwickeln Sie die Brandwunde nach der Kühlung für 24 Stunden mit einem Mullverband, auf den Sie vorher 5 bis 8 Tropfen Teebaumöl geträufelt haben.

✚ Zur raschen Schmerzlinderung und Verbesserung der Wundheilung eignet sich Lavendelöl. Geben Sie vier- bis fünfmal täglich einige Tropfen des ätherischen Öls pur auf die verbrannte Hautstelle.

> **Finger weg davon!**
>
> Die Verwendung von landläufig empfohlenen Hausmitteln wie Mehl, Milch, Speisefett und -öl, Puder oder selbstgemachten Brandsalben verschlimmert die Brandwunden und muss deshalb unterlassen werden.

HAUSMITTEL FÜR DIE SOFORTHILFE

✚ Träufeln Sie nach 2 Tagen einige Tropfen Aloe-vera-Saft oder Aloe-vera-Lotion auf die Brandwunde. Das beschleunigt die Hautregeneration.

Verstauchungen
Ursachen und Symptome

Eine Verstauchung oder Zerrung liegt vor, wenn ein Gelenk z. B. durch einen Sturz oder durch Umknicken des Fußes übermäßig belastet wird und die Gelenkkapsel und/oder deren Bänder dabei überdehnt werden, wobei meist Blutgefäße einreißen. Die typischen Symptome sind:
- Vom Verletzungsgrad abhängige Schmerzstärke
- Mehr oder weniger starke Schwellung mit anschließendem Bluterguss
- Eingeschränkte Bewegungsfähigkeit und Belastbarkeit

Das können Sie tun

✚ Das verstauchte Gelenk muss sofort gekühlt werden. Halten Sie es dazu entweder mindestens 20 Minuten unter fließendes kaltes Wasser, oder packen Sie einen mit Eiswürfeln gefüllten Waschhandschuh für etwa 30 Minuten darauf. Das Gelenk sollte möglichst von Anfang an hochgelagert werden. Bandagieren Sie es nach der Kühlung zur Ruhigstellung.

✚ Streichen Sie ca. 1/2 cm dick Quark auf das verletzte Gelenk, und umwickeln Sie es mit einem Leinentuch. Der Quark kühlt und wirkt gegen die Schwellung.

✚ Massieren Sie vorsichtig das betroffene Gelenk mit Johanniskrautöl.

✚ Geben Sie 3 bis 5 Tropfen Lavendel- oder Kamillenöl in 1 l Wasser. Tränken Sie darin ein Leinentuch, wringen Sie es aus, und wickeln Sie es um das verletzte Gelenk.

✚ Verdünnen Sie 1 bis 2 EL Arnikatinktur mit 1/2 l kaltem Wasser. Tauchen Sie ein Leinentuch in die Flüssigkeit, wringen Sie es leicht aus, und legen Sie es auf die verletzte Körperpartie. Umwickeln Sie das Ganze noch mit einem trockenen Tuch.

Zeckenbiss
Ursachen und Symptome

Schildzecken sind besonders im Früh- und Spätsommer bei feuchtwarmer Witterung aktiv, vor allem im süddeutschen und österreichischen Raum. Die Schildzecke (insbesondere der Gemeine Holzbock) kann mit ihrem Speichel ernsthafte Krankheiten übertragen, darunter die virale Frühsommer-Meningoenzephalitis (FSME) sowie die bakterielle Lyme-Borreliose. Nicht jede Zecke ist jedoch Trägerin eines Krankheitserregers, sodass längst nicht bei allen Zeckenbissen die Gefahr einer Infektion besteht. Auch der Biss einer infektiösen Zecke bedeutet noch nicht, dass die Krankheit wirklich ausbricht. Folgende Symptome treten auf:
- Schmerzen im Bereich der Bissstelle, die meistens im behaarten Hautbereich (Achselhöhle, Leistengegend, Kopfhaut) liegt
- Rötung, Schwellung und Erwärmung der Bissstelle, möglicherweise erst nach Abfallen der Zecke

Das können Sie tun

✚ Die Zecke muss sofort zusammen mit dem Kopf entfernt werden, um das Infektionsrisiko zu minimieren. Dazu fassen Sie das Tier mit einer Pinzette oder einer speziellen Zeckenzange (in der Apotheke oder Kleintierhandlung erhältlich) am Kopf, und drehen es anschließend vorsichtig gegen den Uhrzeigersinn aus der Haut heraus. Im Zweifelsfall suchen Sie besser gleich einen Arzt auf.

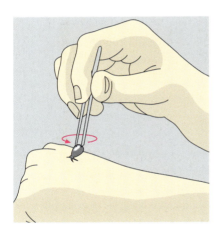

Vermeiden Sie ein Quetschen des Zeckenleibes, sonst gelangt noch mehr infektiöser Speichel in die Wunde.

✚ Haben Sie keine Zeckenzange oder Pinzette zur Hand, berühren Sie die Zecke mit einer glühenden Nadel oder einer brennenden Zigarette. Das Tier fällt daraufhin meist von selbst ab.

✚ Zur Desinfektion geben Sie ein paar Tropfen reines Teebaum- oder Manukaöl nach dem Entfernen der Zecke auf die Bissstelle.

✚ Stammt die Zecke aus einem FSME-Gebiet, sollten Sie wegen einer Impfung unbedingt zum Arzt gehen.

Die funktionelle Hausapotheke

Um bei akuten Erkrankungen und nach kleinen Unfällen im Haushalt, beim Sport und in der Freizeit für die Soforthilfe gerüstet zu sein, empfiehlt sich die Einrichtung einer Hausapotheke. Sie ist jedoch nur dann von Nutzen, wenn sie vernünftig ausgestattet und im Notfall problemlos zu erreichen ist.

Den individuellen Bedürfnissen anpassen

Neben einer Grundausstattung an Verbandsmaterial, Krankenpflegehilfsmitteln und Medikamenten sollte die Hausapotheke den speziellen Bedürfnissen angepasste Heilmittel enthalten, darunter natürliche Hausmittel, d.h. bestimmte ätherische Öle sowie verschiedene Heilkräutertinkturen und -tees. Auch die Ihnen oder Ihren Angehörigen vom Arzt verordneten Medikamente gehören in die Hausapotheke.

Der richtige Platz

In Bezug auf den geeigneten Standort einer Hausapotheke sind folgende Punkte zu beachten:

- Die Hausapotheke muss im Notfall problemlos zu erreichen sein.

- Für Kinder darf die Hausapotheke nicht zugänglich sein, deshalb muss sie nicht nur hoch hängen, sondern auch mit einem Schlüssel abgeschlossen sein. Bewahren Sie den abgezogenen Schlüssel jedoch so auf, dass Sie ihn im Bedarfsfall sofort finden.

- Der Platz muss kühl und trocken sein, um die Haltbarkeit der Medikamente in der Hausapotheke nicht herabzusetzen.

- Ein idealer Platz ist deshalb weniger das Badezimmer, schon gar nicht, wenn es kein Fenster hat, sondern der Flur, die Abstellkammer oder das Schlafzimmer.

Regelmäßige Kontrolle

Mindestens einmal jährlich empfiehlt es sich, zu überprüfen, ob die Hausapotheke noch vollständig und das Verfallsdatum der Medikamente und Hausmittel noch nicht abgelaufen ist. Unbrauchbare Arzneimittel sollten nicht in den Müll wandern, sondern bei einer Apotheke abgegeben werden. Heilkräuter sollten Sie immer mit einem Abfülldatum versehen, damit Sie sie beizeiten gegen neue Kräuter austauschen können.

Die Grundausstattung

Verbandsmaterial

- 1 Rolle Heftpflaster (2,5 cm x 5 m) und ein Pflastersortiment
- 1 wasserfestes Klebeband zum Fixieren von Verbänden
- 4 Mullbinden: 2 mit 6 cm Breite, 2 mit 8 cm Breite
- 6 sterile Verbandpäckchen: 2 große, 2 mittlere, 2 kleine
- 4 elastische Binden: 2 mit 8 cm Breite, 2 mit 10 cm Breite
- 6 sterile Wundkompressen (10 x 10 cm)
- 50 g Verbandwatte
- 2 Dreieckstücher für Armschlingen oder zur Fixierung von Schienen
- 2 Brandwundenverbandtücher (40 x 60 cm) und -päckchen
- 2 Verbandsklammern
- 1 stumpfe Verbandschere
- 12 Sicherheitsnadeln in unterschiedlichen Größen zur Fixierung von Binden und Schlingen

Krankenpflegehilfsmittel

- 1 Fieberthermometer
- 1 Mundspatel
- 1 Pinzette zum Entfernen von Splittern
- 1 Paar sterile Einmalhandschuhe
- 1 Desinfektionsmittel nach Wahl

Hausmittel

- 1 Fläschchen Arnikatinktur
- 1 Fläschchen Teebaumöl
- 70-prozentiger Alkohol
- 1 Packung Heilerde
- Getrocknete Heilkräuter (getrennt luftdicht verpackt): Augentrost, Baldrian, Eibisch, Hagebutten, Huflattich, Johanniskraut, Kamille, Lindenblüten, Löwenzahn, Melisse, Pfefferminze, Ringelblume, Salbei, Schafgarbe, Thymian, Weidenrinde
- 1 Glas getrocknete Heidelbeeren und Heidelbeerblätter
- Baumwoll- und Leinentücher in verschiedenen Größen
- 1 Kirschkernsäckchen

Glossar
Die wichtigsten Fachbegriffe

Adrenalin

Hormon, das im Nebennierenmark
gebildet wird und zusammen mit
Noradrenalin als natürlicher Boten-
stoff wirkt. Adrenalin regt die Rezeptoren des vegetativen Nervensystems
an und wirkt u. a. gefäßverengend und
blutdrucksteigernd. Bei Stress erhöht
sich die Ausschüttung des Hormons
stark, weshalb Adrenalin auch als
Stresshormon bezeichnet wird.

adstringierend

Zusammenziehende Wirkungsweise
bestimmter Substanzen auf die oberen
Gewebeschichten. Gerbstoffe wie z. B.
Tannin haben eine adstringierende
Wirkung.

Alkaloide

Meist alkalisch, also basisch reagieren-
de stickstoffhaltige Substanzen. Viele
Pflanzen, aber auch einige Tiere und
Mikroorganismen können Alkaloide
aus Aminosäuren bilden. Bisher sind
etwa 10 000 verschiedene Alkaloide
bekannt.

Allergene

Vom menschlichen Organismus als
fremd erkannte Substanzen, die allergische Reaktion an Haut und Schleimhaut auslösen können. Man unterscheidet zwischen mehreren Gruppen
von Allergenen. Besonders häufig reagieren Menschen auf so genannte Inha-
lationsallergene wie z. B. Pollen oder
Holzstaub etc., die hauptsächlich allergische Reaktionen der Atemwege, aber
auch von Haut und Darm auslösen.

Aminosäuren

Molekulare Bausteine der Eiweiße.
Verbindungen von mehreren Aminosäuren nennt man Peptide. Zwei
Aminosäuren bilden ein Dipeptid, drei
ein Tripeptid, bis zu zehn ein Oligo-
peptid, und bei mehr als zehn spricht
man von einem Polypeptid. Als Proteine werden Eiweißverbindungen
bezeichnet, die aus mehr als 100 Aminosäuren bestehen. Im menschlichen
Körper sind 25 unterschiedliche Aminosäuren bekannt, davon sind acht
beim Erwachsenen essentiell. Essentielle Aminosäuren wie z. B. Methionin,
Phenylalanin oder Tyrosin können
vom menschlichen Körper nicht selbst
produziert werden; sie müssen über die
Nahrung aufgenommen werden.

Antioxidantien

Von außen zugeführte, leicht oxidier-
bare Substanzen, die andere Stoffe vor
unerwünschten, zerstörerischen Oxi-
dationsprozessen schützen. Aufgrund
ihrer antioxidativen Wirkung können
Sie die Entstehung so genannter freier
Radikaler verhindern und somit Krankheiten vorbeugen. Antioxidantien sind
Vitamin C und E sowie Beta-Karotin
(Vorstufe von Vitamin A). Die Spurenelemente Selen, Zink, Mangan,
Eisen und Kupfer haben auch antioxidative Eigenschaften bzw. finden sich
in antioxidativ wirkenden Enzymen.

Aphthen

Entzündliche Mundgeschwüre, bei
denen sich ein weißlicher Belag an der
Mundschleimhaut bildet. Häufig ist
die Ursache bei immer wiederkehrenden Aphthen nicht zu finden. Evtl.
spielen hierbei Hormone, Nahrungsmittel oder Verletzungen eine Rolle.
Aber auch Herpesviren und andere
Keime können Auslöser sein.

Ätherische Öle

Leicht flüchtige Öle, die aus Pflanzen
gewonnen werden und in sehr konzentrierter Form deren Geschmacks- und
Duftstoffe enthalten. Ätherische Öle
wirken u. a. entzündungshemmend,
schleimlösend und desinfizierend. Sie
können mit der Nahrung über den

ADRENALIN – FERMENTATION

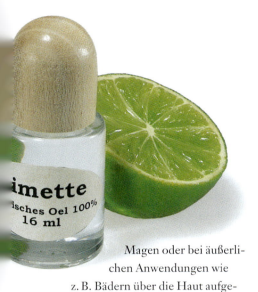

Ätherische Öle, die jeder kennt: Das starke Aroma von Zitrusfrüchten ist genauso auf ätherische Öle zurückzuführen wie der Duft von Blumen oder Gewürzen.

Magen oder bei äußerlichen Anwendungen wie z. B. Bädern über die Haut aufgenommen werden.

Bitterstoffe
Chemische Verbindungen in Pflanzen, die sich durch bitteren Geschmack auszeichnen. In vielen Heilpflanzen sind sie die Hauptwirksubstanz. Sie regen die Bildung von Verdauungssäften an, fördern die Aufnahme von Nahrungsstoffen aus Magen und Darm und helfen bei Verdauungsbeschwerden. Auch stärken sie das Immunsystem und helfen bei Erschöpfung und Abgeschlagenheit. Bitterstoffe sind wasserlöslich und lassen sich deshalb gut als Tee aufnehmen.

Candida
Gattungsbegriff für Sprosspilze. Von den zahlreichen Candida-Arten ist der weißliche ovale Candida albicans der häufigste Erreger von Pilzinfektionen.

Chlorophyll
Grüner Farbstoff der Pflanzen. Mit seiner Hilfe können Pflanzen Licht in chemische Energie umwandeln.

Cholesterin
Ein Nahrungsfett, das überwiegend in tierischen Nahrungsmitteln enthalten ist. Damit Cholesterin zu den Körperzellen transportiert werden kann, muss es zuerst in der Leber in Eiweißhüllen verpackt werden. Dabei wird zwischen einem »schlechten« Transporteiweiß, dem LDL (Low Density Lipoprotein), und einem »guten« Transporteiweiß, dem HDL (High Density Lipoprotein), unterschieden. HDL-Moleküle sind in der Lage, überschüssiges Cholesterin aus den Zellen aufzunehmen und zur Leber zu transportieren, wo es abgebaut wird. Sie verhindern so die Ablagerungen in den Gefäßen und vermindern das Arterioskleroserisiko.

Cineol
Häufigster Inhaltsstoff ätherischer Öle. Hauptbestandteil des Eukalyptusöls (70 Prozent).

Eisen
Chemisches Element, das im menschlichen Organismus vor allem in Enzymen und im Blut vorkommt. Eisen zählt zu den essentiellen Spurenelementen, d. h., es muss über die Nahrung aufgenommen werden. Besonders reich an Eisen sind Fleisch und Fisch, aber auch Getreide und Gemüse. Eisenmangel führt zu Müdigkeit, Erschöpfung, Konzentrationsstörungen und einer Schwächung des Immunsystems.

Enzyme
Eiweißkörper, die in lebenden Organismen chemische Reaktionen auslösen oder beschleunigen und damit als Katalysator wirken. Sämtliche Stoffwechselprozesse werden erst durch das Wirken von Enzymen ermöglicht. Jedes Enzym beeinflusst dabei nur einen ganz bestimmten Vorgang (Wirkungsspezifität) und die Reaktion nur eines speziellen Stoffes (Substratspezifität). Werden dabei Elektronen, Ionen oder Molekülgruppen freigesetzt oder benötigt, brauchen Enzyme ein so genanntes Koenzym, um diese Bestandteile aufnehmen bzw. abgeben zu können. Auch zur Neutralisierung von zellschädigenden Stoffwechselradikalen benötigt der Organismus verschiedene Enzyme; die wichtigsten hierfür sind Glutathionperoxidase, die Katalase und die Superoxiddismutase.

Essigsäure
Grundbestandteil des Essigs. Essigsäure ist vergorener Alkohol, kann aber auch künstlich aus Azetylen oder durch Holzverkohlung (Holzessig) hergestellt werden. Unverdünnt ist Essigsäure stark ätzend.

Fermentation
Verarbeitungsverfahren zur Aromaentwicklung in Lebens- und Genussmitteln mit Hilfe von Enzymen oder speziellen Mikroorganismen. Die Fermentation ist beispielsweise üblich bei

GLOSSAR

der Verarbeitung von Kaffee und Tabak bzw. von Teeblättern zu schwarzem Tee.

Fettsäuren

Bestandteil von Fetten. Man unterscheidet zwischen gesättigten Fettsäuren und einfach oder mehrfach ungesättigten Fettsäuren. Gesättigte Fettsäuren sind überwiegend in tierischen Fetten enthalten, einfach oder mehrfach ungesättigte Fettsäuren findet man vor allem in pflanzlichen Ölen. Fettsäuren, die der menschliche Organismus nicht selbst produzieren kann, nennt man essentielle Fettsäuren (z. B. Linolsäure). Sie müssen mit der Nahrung aufgenommen werden.

Flavonoide

Bezeichnung für eine Gruppe antioxidativ wirkender Pflanzenstoffe wie z. B. Biapigenin, Querzetin, Rutin. Flavonoide sind in den Randschichten

Gesunder Tee: Seine Blätter enthalten Flavonoide sowie Fluor.

verschiedener Obst- und Gemüsesorten enthalten. Sie helfen, eine Verengung der Blutgefäße zu verhindern, wirken blutdrucksenkend, verhindern die Bildung von Blutgerinnseln und beugen so einem Infarkt vor. Sie sind für die Steuerung des Immunsystems verantwortlich, entzündungshemmend und haben vermutlich eine krebshemmende Wirkung. Flavonoide sind u. a. enthalten in roten Weintrauben, in schwarzem und grünem Tee und in Blattsalaten.

Fluor

Chemisches Element, das in der Natur nur in Verbindungen mit anderen Elementen, wie beispielsweise Fluorwasserstoff, vorkommt. In der Nahrung ist Fluor hauptsächlich in Fisch und in Schwarzteeblättern enthalten, in unterschiedlicher Konzentration auch im Trinkwasser. Mangelerscheinungen sind bisher nicht bekannt. Wegen der positiven Wirkung von Fluor auf die Stabilität der Zähne eignet es sich zur Kariesprophylaxe. Deshalb werden viele Zahnpasten mit Fluor versetzt.

Freie Radikale

Atome oder Moleküle, die ein einzelnes (ungepaartes) Elektron besitzen und deshalb chemisch sehr instabil und reaktionsfreudig sind. Freie Radikale sind bestrebt, einen chemisch stabilen Zustand zu erreichen. Hierfür benötigen sie ein weiteres Elektron, das sie einer anderen chemischen Verbindung entreißen. Die hohe Aggressivität von freien Radikalen kann dazu führen, dass Zellen geschädigt oder sogar zerstört werden.

fungizid

Das Wachstum von Pilzen beeinflussende Wirkungsweise. Fungizid wirkende Mittel kommen bei von Pilzen verursachten Infektionskrankheiten zum Einsatz.

Gerbstoffe

Pflanzenstoffe mit entzündungshemmenden und reizmildernden Eigenschaften. Bei Verletzungen wirken Gerbstoffe zusammenziehend (adstringierend) auf die Gefäße. Sie führen somit zu einer Verdichtung der Hautoberfläche und tragen zur Steigerung der Widerstandsfähigkeit bei. Innerliche Anwendungen mit Gerbstoffen können bei hohen Dosierungen zu Magenreizungen führen.

Glukose

Traubenzucker, der wichtigste Einfachzucker im menschlichen Organismus. Glukose ist der in der Natur am meisten verbreitete Zucker. Er kommt in vielen Pflanzensäften und Früchten sowie im Honig vor und ist ein wichti-

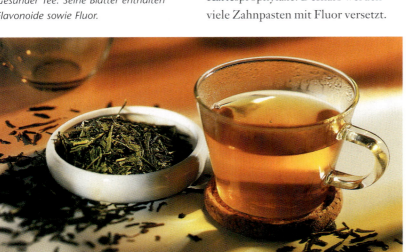

474

FETTSÄUREN – INSULIN

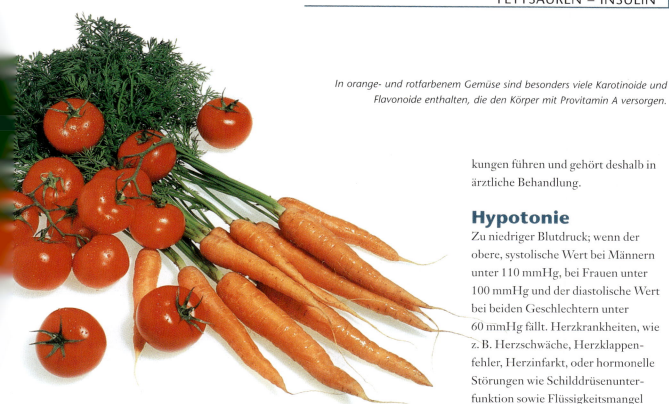

In orange- und rotfarbenem Gemüse sind besonders viele Karotinoide und Flavonoide enthalten, die den Körper mit Provitamin A versorgen.

ger Bestandteil für den Aufbau von so genannten Di- und Polysacchariden wie z. B. Stärke, Milchzucker, Zellulose und Glykogen. Für die Regulierung des Glukosespiegels im Blut sind die Hormone Insulin, Adrenalin und Glukagon verantwortlich.

Glykoside
Große Gruppe von wichtigen Pflanzenwirkstoffen, zu denen u. a. Bitterstoffe, Flavonoide und Saponine zählen. Glykoside können in einen zuckerhaltigen und einen nichtzuckerhaltigen Baustein gespalten werden. Dabei bestimmt der nichtzuckerhaltige Baustein weitgehend die Wirkung. Die schweißtreibende Wirkung der Lindenblüten ist z. B. auf Glykoside zurückzuführen. Bekannt sind auch die den Stoffwechsel stark anregenden Senfölglykoside in Meerrettich, Knoblauch, Zwiebeln und Senf.

Hormon
Körpereigener Wirkstoff, der gezielt auf ein Organ wirkt und dadurch auf ganz bestimmte Weise die Stoffwechselvorgänge im Körper beeinflusst. Für den Stoffwechsel wichtig sind beispielsweise die Hormone der Schilddrüse (Trijodthyronin und Tetrajodthyronin), der Bauchspeicheldrüse (Insulin und Glukagon) und der Nebennieren (Adrenalin und Noradrenalin).

Hypertonie
Bluthochdruck, wenn die Blutdruckwerte häufiger den Grenzbereich von 140/90 mmHg überschreiten. Hypertonie zählt zu den typischen Zivilisationskrankheiten. Ursachen sind ständiger Stress, Bewegungsmangel, falsche Ernährung, Übergewicht oder übermäßiger Alkoholkonsum. Hypertonie kann zu Herz- und Gefäßerkrankungen führen und gehört deshalb in ärztliche Behandlung.

Hypotonie
Zu niedriger Blutdruck; wenn der obere, systolische Wert bei Männern unter 110 mmHg, bei Frauen unter 100 mmHg und der diastolische Wert bei beiden Geschlechtern unter 60 mmHg fällt. Herzkrankheiten, wie z. B. Herzschwäche, Herzklappenfehler, Herzinfarkt, oder hormonelle Störungen wie Schilddrüsenunterfunktion sowie Flüssigkeitsmangel können für zu niedrigen Blutdruck verantwortlich sein. Häufige Beschwerden sind Antriebsschwäche, rasches Ermüden, Gedächtnis- und Konzentrationsstörungen, Schwindelgefühle, Kopfschmerzen und ein Kältegefühl in Händen und Füßen.

Insulin
Ein in der Bauchspeicheldrüse gebildetes Hormon mit blutzuckersenkenden Eigenschaften. Es ist für eine richtige Blutzuckerkonzentration verantwortlich. Die Produktion von Insulin richtet sich nach der Blutzuckerhöhe: Steigt der Blutzucker an, erhöht sich die Insulinproduktion, bei einem Abfall des Blutzuckerspiegels wird sie gedrosselt. Bei Diabetes mellitus, der so genannten Zuckerkrankheit, produziert der Körper kein oder zu wenig Insulin, sodass es evtl. von außen zugeführt werden muss.

GLOSSAR

Karotinoide

Gruppe von sehr intensiven roten oder gelben Pflanzenfarbstoffen. Man unterscheidet zwischen den sauerstofffreien Karotinen (in Tomaten und Karotten) und den sauerstoffhaltigen Xanthophyllen (in grünen blättrigen Gemüsearten). Karotinoide werden ausschließlich von Pflanzen gebildet und sind hauptsächlich in den Blättern enthalten, um die Zellen vor schädlicher Lichteinwirkung zu schützen. Karotinoide bilden die Vorstufe von Vitamin A, das so genannte Provitamin A, das erst im Körper zu Vitamin A umgewandelt wird. Eine Überdosierung von Vitamin A kann zu Schleimhautreizungen führen.

Kollagen

Eiweißverbindung, die für die Straffheit und Elastizität des Bindegewebes verantwortlich ist.

Mineralstoffe

Anorganische Bestandteile im pflanzlichen und tierischen Gewebe. Hierzu zählen u. a. Kalium, Kalzium, Natrium, Magnesium und Phosphor. Als Baustoffe für Gewebe, Zellen, Enzyme und Hormone sind Mineralstoffe unentbehrlich für den Organismus.

Niazin

Ein für den Stoffwechsel wichtiges B-Vitamin, das für die Stabilität des Cholesterinspiegels verantwortlich ist.

Noradrenalin

Hormon des Nebennierenmarks. Zusammen mit Adrenalin wirkt es als Reizübermittler des vegetativen Nervensystems. Aufgrund seiner euphorisierenden Wirkung wird es oft auch als Glückshormon bezeichnet.

Oxidation

Chemische Reaktion, bei der eine Substanz durch die Verbindung mit Sauerstoff ein Elektron abgibt. Dabei entstehen so genannte freie Radikale, aggressive Verbindungen, die Zellen schädigen. Stoffe, die die Oxidation von Zellen verhindern, nennt man Antioxidantien. Zu ihnen zählen die Vitamine C und E sowie Beta-Karotin.

Pektin

Pflanzlicher Wirkstoff, der in Wurzeln, Stämmen und Früchten (z. B. Äpfel, Bananen) zu finden ist. Besonders pektinhaltig sind Orangen- und Zitronenschalen (bis zu 30 Prozent). Pektine eignen sich vor allem bei Kindern zur Behandlung leichter Durchfallerkrankungen in Form von rohen, geriebenen Äpfeln oder Karotten.

Pflanzenstoffe, sekundäre

Pflanzliche Farb- und Abwehrstoffe, die im sekundären Stoffwechsel der Pflanzen gebildet werden (im primären Stoffwechsel entstehen Fette, Eiweiße und Kohlenhydrate). Sekundäre Pflanzenstoffe haben für den Menschen überwiegend gesundheitsfördernde, in einigen Fällen auch gesundheitsschädigende Wirkungen (z. B. Blausäure in nicht erhitzten Hülsenfrüchten, Solanin in den grünen Stellen von Kartoffeln). Sekundäre Pflanzenstoffe wirken im menschlichen Organismus blutzuckerregulierend (Phytin in Getreide), verdauungsfördernd (Polyphenole in Gewürzen), krebshemmend (Karotinoide in grünblättrigem Gemüse) und entzündungshemmend (Saponine in Hülsenfrüchten). Darüber hinaus wirken sie blutdrucksenkend, verhindern Blutverklumpungen (Sulfide in Knoblauch) und senken auf diese Weise das Infarktrisiko.

Achtung, viele Hülsenfrüchte enthalten Blausäure! Erst gekocht sind sie wirklich gesund.

KAROTINOIDE – WEINGEIST

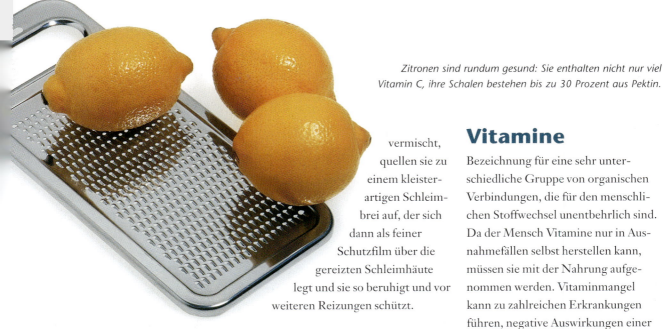

Zitronen sind rundum gesund: Sie enthalten nicht nur viel Vitamin C, ihre Schalen bestehen bis zu 30 Prozent aus Pektin.

Provitamin
Chemische Vorstufe eines Vitamins. Aus dem Provitamin Beta-Karotin kann der menschliche Organismus das Vitamin A herstellen.

Resorption
Die Aufnahme gelöster und in Bruchstücke zerlegter Nährstoffe aus Magen und Darm in die Blutbahn.

Saponine
Pflanzliche Wirkstoffe aus der Gruppe der Glykoside, die mit Wasser abgekocht Schaum bilden. Im Verdauungstrakt binden sie Nahrungscholesterin und verhindern, dass es ins Blut übertritt. Darüber hinaus regen sie den Stoffwechsel an und hemmen Entzündungen. In größeren Mengen führen sie zu Reizungen der Magen- und Darmschleimhaut.

Schleimstoffe
Kohlenhydrathaltige Stoffe, die in vielen Pflanzen vorkommen. Mit Wasser vermischt, quellen sie zu einem kleisterartigen Schleimbrei auf, der sich dann als feiner Schutzfilm über die gereizten Schleimhäute legt und sie so beruhigt und vor weiteren Reizungen schützt.

Senföle
Scharf schmeckende, hautreizende Stoffe. Sie verfügen über eine stark antibiotische Wirkung, ohne dabei die Darmflora in Mitleidenschaft zu ziehen. Brunnenkresse ist besonders reich an Senfölen.

Spurenelemente
Spurenelemente unterscheiden sich von Mineralstoffen lediglich dadurch, dass der Körper sie in nur sehr geringen Mengen braucht. Chrom, Mangan, Zink, Eisen, Jod, Kupfer, Kobalt, Molybdän und Selen zählen zu den Spurenelementen.

Sulfide
Schwefelverbindungen. Die in Nahrungsmitteln enthaltenen Sulfide regen das Immunsytem an und verhindern durch ihre antibiotische Wirkung die Ausbreitung von Krankheitserregern. Zu den sulfidhaltigen Lebensmitteln zählen u. a. Zwiebeln und Knoblauch.

Vitamine
Bezeichnung für eine sehr unterschiedliche Gruppe von organischen Verbindungen, die für den menschlichen Stoffwechsel unentbehrlich sind. Da der Mensch Vitamine nur in Ausnahmefällen selbst herstellen kann, müssen sie mit der Nahrung aufgenommen werden. Vitaminmangel kann zu zahlreichen Erkrankungen führen, negative Auswirkungen einer Überdosierung sind nur bei Vitamin A und Vitamin D bekannt. In den meisten Fällen werden überschüssige Vitamine vom Organismus schnell abgebaut oder ausgeschieden. Vitamine sind in den meisten Nahrungsmitteln enthalten, sodass es bei einer ausgewogenen Ernährung nicht zu Mangelerscheinungen kommen kann. Allerdings können durch zu langes oder unsachgemäßes Lagern oder falsche Zubereitung der Nahrungsmittel sauerstoff- oder hitzeempfindliche Vitamine zerstört werden.

Wasserstoffperoxid
Farblose Flüssigkeit, die in wässriger Lösung sauer reagiert. Wegen seiner starken Oxidationsfähigkeit wird es vor allem als Bleich- oder Desinfektionsmittel verwendet.

Weingeist
Auch unter dem Namen »Äthanol« bekannt. Der einfachste ungesättigte Alkohol.

477

REGISTER

Krankheiten und Beschwerden

Abszesse 23, 33, 115
Akne 23, 38, 127, 178, 191, 264ff.
Allergien 37, 39, 198ff., 399, 454
Allgemeine Schwäche 59
Anämie 29
Angina 53, 454
Ängste 49
Appetitlosigkeit 19, 25, 45, 53, 61, 63, 71, 79, 85, 95, 99, 129
Arteriosklerose 19, 85, 115
Arthrose 165, 338f.
Asthma 39, 67, 111, 131, 188, 455
Atemwegserkrankungen 27
Aufstoßen 19
Augenleiden 71, 204ff., 430f.
Ausfluss 69
Ausschlag 71, 101
Bakterielle Infektionen 23
Bauchschmerzen 161f., 454
Bettnässen 81
Bindehautentzündung 456
Bisswunden 456
Blähungen 37, 39, 45, 53, 61, 67, 79, 83, 87, 89, 99, 119, 129, 137, 161, 163, 170, 210f.
Blasenleiden 25, 29, 41, 59, 73, 93, 161, 165, 170, 175, 195, 212ff., 457
Blutarmut 27, 41
Blutergüsse 47, 81, 457
Blutdruck 16, 19, 27, 37, 85, 91, 117, 139, 186, 190, 216ff.
Bronchialkatarrh 123
Bronchitis 37, 45, 51, 53, 59, 77, 85, 91, 111, 125, 131, 133, 135, 139, 161, 165, 167, 180ff., 191, 274ff.
Candida-Infektionen 34
Cholesterin 222ff.
Chronische Erschöpfung 19
Darmerkrankungen 27, 29, 45, 55, 91, 113, 137, 187, 386, 402
Depressionen 81, 189f., 226ff.
Diabetes siehe Zuckerkrankheit
Durchblutungsstörungen 117, 170, 186, 230ff.
Durchfall 19, 25, 41, 53, 55, 63, 69, 71, 83, 91, 101, 107, 109, 113, 119, 125, 129, 234ff., 458
Ekzeme 37, 97, 115, 179, 238ff., 458
Entzündungen 23, 47, 55, 63, 65, 83, 101, 107, 109, 111, 115, 119, 125, 127, 133, 135
Erbrechen 61, 459
Erfrierungen 55
Erkältungskrankheiten 19, 25, 29, 34, 39, 53, 63, 75, 77, 83, 99, 124, 127, 137, 161, 166, 181f., 188, 190, 194, 242ff.
Erschöpfung 248ff.
Fieber 95, 150ff., 194, 252ff., 459

Furunkel 23, 33, 35, 47, 65, 115, 264ff.
Fußpilz 30, 34, 256f.
Galle 89, 97, 109, 111, 115, 117, 121, 123, 137, 258ff., 393
Gastritis 83, 170
Gehirnerschütterung 460f.
Gelenkbeschwerden 14, 37, 47, 51, 87, 135, 150, 155, 181
Gerstenkorn 77, 461
Geschwollene Beine 461
Geschwüre 23, 99, 101, 115
Gicht 19, 25, 73, 75, 97, 117, 135, 339f.
Grippale Infekte 95, 101, 119, 135, 137, 139, 194
Gutartige Prostatavergrößerung 57
Hals 14, 34, 139, 151, 166, 181f.
Hämorrhoiden 27, 33, 61, 107, 121, 195, 262f., 462
Harnsteine 19, 135
Harnwegsentzündung 57, 59, 61
Haut 14, 27, 29, 38, 65, 69, 71, 75, 77, 83, 103, 107, 113, 119, 127, 133, 135, 191, 264ff., 386, 399, 416ff., 462
Heiserkeit 101, 191, 242ff.
Herpes 33, 103
Herz 19, 21, 41, 49, 85, 89, 103, 105, 188, 268ff., 393
Heuschnupfen 25, 38
Hexenschuss 151, 155, 170, 180, 272f., 463
Hitzschlag 463f.
Hühneraugen 123, 256f.
Husten 34, 45, 59, 63, 65, 67, 71, 75, 77, 83, 91, 95, 101, 111, 123, 125, 127, 131, 133, 139, 161, 166f., 180ff., 191, 242ff., 274ff., 464
Immunschwäche 19, 21, 25, 29, 37, 41, 59, 190, 280ff.
Impotenz 45
Insektenstiche 14, 77, 119, 125, 139, 181, 465
Ischiasbeschwerden 155, 161, 169f., 180, 284ff., 463
Juckreiz 465
Karies 19, 23
Kater 465
Kehlkopfentzündung 53
Keuchhusten 67, 85, 111, 125, 133, 139, 167, 290
Kinderkrankheiten 286ff.
Knochenbruch 51
Koliken 89
Konzentrationsschwäche 37, 49, 75, 81, 105, 294f.
Kopfschmerzen 91, 103, 113, 117, 166, 175, 181, 187, 189f., 296ff.
Krampfadern 187, 189, 302ff.
Krämpfe 87
Krätze 127
Krebs 16, 19

Kreislaufbeschwerden 19, 85, 103, 107, 117, 129, 186, 188, 190, 393
Leberbeschwerden 71, 89, 97, 108, 111, 117, 163, 166, 386, 393
Lippenherpes 466
Lunge 167, 386, 388f.
Magen-Darm-Beschwerden 25, 27, 37, 45, 49, 65, 77, 79, 85, 87, 89, 93, 101, 103, 107, 109, 111, 119, 121, 123, 129, 131, 163, 170, 179, 306ff.
Magenbeschwerden 29, 61, 63, 65, 71, 83, 89, 91, 113, 129, 137, 170, 172
Magersucht 129
Mandel- und Rachenentzündungen 131, 167, 310f.
Masern 291
Menstruationsbeschwerden 25, 49, 55, 57, 67, 69, 83, 93, 113, 121, 137, 161, 163, 169, 172, 188, 190, 195, 312ff.
Migräne 93, 175, 189, 296
Milchschorf 33
Müdigkeit 14
Mundgeruch 45, 89
Mundschleimhautentzündung 316f.
Muskeln 14, 33, 35, 47, 81, 170, 180, 318f., 466
Nagelbettentzündungen 35
Nasenbluten 189, 466f.
Nebenhöhleninfektionen 23, 33, 37, 79, 131, 175, 188, 320f.
Nerven 47, 93, 99, 133
Nervosität 21, 27, 49, 61, 67, 75, 79, 91, 95, 103, 189, 194, 322ff.
Neurodermitis 29, 39, 199
Nierenleiden 25, 73, 97, 117, 121, 161, 163, 170, 175, 195, 386, 388f.
Ohrenbeschwerden 139, 170, 182, 188, 191, 326ff.
Osteoporose 41, 127, 332ff.
Parodontose 23, 97, 377
Pilzerkrankungen 23, 33
Prellungen 47, 81, 151
Prostatabeschwerden 195
Quetschungen 115
Rachitis 127
Reisekrankheit 336f., 467
Reizmagen 19
Rheumatische Beschwerden 25, 27, 29, 33, 35, 39, 41, 57, 63, 73, 75, 87, 91, 97, 117, 135, 170, 179, 338ff., 393
Rückenschmerzen 161, 166, 169f., 172, 344ff.
Schlafstörungen 37, 41, 49, 61, 81, 85, 91, 103, 161, 163, 189f., 289, 350f.
Schnittwunden 467f.
Schnupfen 63, 95, 99, 131, 139, 191, 242ff.

Schuppen 57
Schuppenflechte 29, 238ff.
Schürfwunden 468f.
Schwächezustände 21
Sodbrennen 93, 352ff.
Sonnenbrand 469
Stoffwechselstörungen 27, 57, 59, 73, 393
Übelkeit 79, 356f.
Übersäuerung 21, 57ff., 388f.
Venenleiden 51, 77, 151, 393
Verbrennungen 55, 57, 81, 115, 121, 180, 469
Verdauungsbeschwerden 14, 21, 71, 117, 135, 139, 163, 172, 393
Verrenkungen 115
Verstauchungen 47, 51, 81, 115, 151, 470
Verstopfung 133, 170, 366ff.
Virusinfektionen 23
Völlegefühl 87, 89, 99
Warzen 33, 123
Wechseljahrebeschwerden 27, 69, 190, 370ff.
Wetterfühligkeit 374f.
Windpocken 292f.
Wunden 21, 37, 41, 51, 65, 71, 81, 83, 99, 101, 115, 121, 133, 139, 180
Zahnbeschwerden 14, 23, 29, 35, 47, 97, 99, 107, 119, 181, 288, 376ff.
Zeckenbiss 470
Zellulite 382f., 417, 441, 451
Zuckerkrankheit 16, 18, 19

Naturheilmittel und Anwendungen

Abführen 362f.
Abschwellende Gurgellösung 244
Abwehrsteigernde Teemischung 283
Ackerschachtelhalm-Nasenspülung 200
Aloe vera 276, 368, 423,
Anistee 45
Anis-Kümmelrezepturen 45
Anregendes Kräuterfußbad 232
Ansteigendes Armbad 188, 201, 217
Ansteigendes Bad 239
Ansteigendes Fußbad 188, 220, 278, 340
Antizellulite-Tee 383
Apfelessigrezepturen 15, 438, 450
Apfel-Sahne-Maske 427
Apfel- und Tamarindenmus 368
Armbad 201, 231, 248, 297
Arnikarezepturen 47, 232, 311, 316, 341, 442
Aromabad 323, 372, 374
Aromaöle 289, 341, 372, 375
Aromatherapie 227, 283, 287, 295, 314, 322, 337, 341, 351

REGISTER

Aromatische Stärkung 245
Artischockensaftkur 260
Atemtherapie 326f., 381
Ätherische Ölinhalation 250
Auflage 71, 77
Augenspülung 67
Augentrostrezepturen 204f., 208, 431
Autogenes Training 229, 241, 324
Avocadomaske 428
Avocadopackung 444
Ayurveda-Entgiftungskur 202
Ayurveda-Heilpaste 201
Ayurvedische Mundspülung 378
Ayurvedisches Teerezept bei Hitzewallungen 372
Bach-Blütentherapie 288, 372
Backpulver gegen Juckreiz 256
Bäder 192ff.
Badezusatz bei Schuppenflechte 121
Bad mit ätherischen Ölen 444
Baldrianrezepturen 49, 219, 227f., 260, 300, 314, 324
Bärentraubenblättertee 214
Bärlauchmilch 218
Basenpulver 364f.
Basilikumöleinreibung 210
Basisfußbad 447
Bauchkompresse 176
Bauchmassage 368
Beinwelldrink 294
Beinwelltee 295
Belebende Nadelbaumbäder 319
Beruhigende Duftlampe 323
Beruhigende Teemischung 289
Bibernelle-Petersilienwurzel-Tee bei Appetitlosigkeit 53
Bibernelletee 53
Bindegewebstee 383
Birkenblättertee 209, 343
Bienenhonig-Kräuter-Creme 426
Birnenhonig 298
Bittersüß-Brennnessel-Eichenrinden-Tee 239
Blasen- und Nierentee 73
Blutdrucksenkende Teemischung 219
Blutreinigungstee 57, 69, 97, 127, 225, 267, 335
Blutwurztee 55, 237
Blutwurztinktur 55
Bohnenblätter-Liebstöckel-Tee 214
Boldoblättertee 261
Borretschmaske 428
Brennnesselrezepturen 57, 266, 335, 342, 365, 435
Brombeerblättertee 237, 321
Brunnenkresserezepturen 59, 254
Buchweizenkrauttee 233, 305
Buttermilch 287, 354
Buttermilchbad 439
Chinarindentee 255
Dampfbad 77, 429

Dampfkompresse 172f.
Darmsanierung 390f.
Dillrezepturen 61
Dinkelbrühe 236
Durchblutungsfördernde Mischung 232, 328
Durchfalldiät 236
Edelkastanienbrei nach Hildegard von Bingen 259
Efeublättertee 224
Efeu-Honig-Packung 442
Ehrenpreis-Gurgellösung bei Rachenentzündung 63
Ehrenpreisrezepturen 63, 317
Eibischrezepturen 65, 246, 267, 279, 308
Eichenrindenrezepturen 55, 194, 207, 237f., 240, 256, 263, 316
Einschlafbad 351
Eiswickel 156
Engelsüß 342
Engelwurztee 250
Entgiften 362, 386f.
Entgiftungstee 396
Entsäuern 388f.
Entspannungsbad 244, 276, 313, 345
Entspannungstraining 300, 375
Entzündungslindernde Teemischung 65
Enzianschnaps 354
Enziantee 251, 355
Erdbeerblättertee zur Stärkung des Immunsystems 255
Erdrauchkrauttee 261
Erkältungsbad mit Teebaumöl 244
Essigrezepturen 15, 228, 243, 270, 311, 434
Eukalyptusrezepturen 181, 276, 279, 437
Fenchelrezepturen 67, 204, 209, 211, 228, 278, 287, 309, 431, 445
Fichtennadelbad 193, 244
Fiebersenkende kühle Waschungen 154
Fiebersenkender Bauchwickel 154
Fiebersenkender Wadenwickel 151ff.
Flohsamen 202
Frauenmantelrezepturen 69, 265, 315, 372
Frühjahrskur mit Brennnesselblättertee 57
Frühlingstee mit frischen Kräutern 396
Funktionelle Entspannung 347f.
Fußbad 189, 213, 220, 285, 447
F.-X.-Mayr-Kur 363, 400f.
Gallensaftanregende Mischung 260
Gallensafttreibende Mischung 260
Gänseblümchenrezepturen 71, 343
Gänsefingerkrauttee 211, 237
Gefäßtraining 231
Gelée royale 371

Gesichtswasser 35, 95
Gesundheitsdrink zur Stärkung des Immunsystems 23
Ginkgoblätter 328
Ginseng 250, 372
Goldrutenkrauttee 215, 317
Grüner-Tee-Lotion für trockene Haut 423
Grüner-Tee-Maske 429
Gurgellösung 23, 53, 107, 109, 131
Gurkenmaske 428
Gute-Nacht-Tee 48
Haferschleimsuppe 353, 357
Hagebuttenrezepturen 246, 280f., 283, 331
Handbad mit Olivenöl 444
Halswickel mit Lapachotee 244
Hamamelissalbe 263
Hand- oder Fußwickel mit Arnika 159
Harntreibender Tee 215, 383
Hauhecheltee 73
Hauswurzkompresse 257
Hautreinigungstee 449
Heidelbeerrezepturen 237, 266, 307, 309
Heilende Farbfelder 229
Heilerde 236, 306, 341, 353
Heilerde-Apfelessig-Wickel 156f.
Heilerdemaske 266, 428
Heiltee bei Durchfall 89
Heiltee bei grippalen Infekten 101
Heiltee gegen Stimmungsschwankungen bei PMS 69
Heiße Heublumenwickel 169
Heiße Leinsamenkompresse 208
Heißer Brustwickel mit Zitronen 167
Heißer Kamillenbauchwickel 163
Heißer Kartoffelbrustwickel 165
Heißer Zwiebeltee 246
Herbsttee 396
Herzgespannkrauttee 219
Herzwein 218, 270
Holunderrezepturen 75, 214, 229, 246, 253f., 283f., 294, 321, 330, 369
Honigauflage 21
Hopfenrezepturen 206, 229, 301, 351
Huflattichauflage 209
Huflattichtee 77, 246
Indischer Blasentee 214
Ingwerrezepturen 79, 176, 357, 428
Inhalationen 191, 278
Isländisch-Moos-Tee 265, 276
Joghurtmaske 265

Johanniskrautrezepturen 49, 81, 221, 228, 249, 273, 301, 307, 351, 443
Jojobalotion 440
Jojoba-Reis-Packung 444
Kalmus 357
Kaltabreibung 254
Kaltauszug 71, 129, 397
Kältepackungen 240
Kalter Armguss 186f., 294
Kalter Beinguss 187
Kalter Halswickel 310
Kalter Wadenwickel 254
Kalte Waschungen 282
Kalte Wickel 150ff.
Kalt-warme Wechselduschen 223
Kamillenrezepturen 83, 194, 203, 208, 245f., 263, 266, 275, 289, 309, 311, 315, 317, 331, 354, 380, 422
Karlsbader Salz 368
Karottenmaske 428
Kartoffelrezepturen 166f., 209, 273, 276, 285, 307
Keuchhustentee 111
Kirschkernsäckchen 232
Klassische Herzteemischung 271
Klassische Schwitzkur 253
Kleiebad 439
Kleiepeeling für reife Haut 423
Kneippgüsse 186ff., 231, 304, 382
Kneippsche Anwendungen 270, 282
Knieguss 298
Knoblauchrezepturen 85, 218, 224, 270, 276
Kohlsaftkur 307
Kompressen 172ff.
Königskerzenauflage 207
Koriandertee 87
Kornblumenauflage 204
Körperöl 440
Kräftigende Teemischung 63
Krampflösende Dampfinhalationen 202
Krampflösende Mischung 214, 291
Krampflösender Hustentee 277
Kräuterbäder 346, 437
Kräuterkissen 228
Kräuterkompresse 429
Kräuterkur zur Vorbeugung gegen Herzinfarkt 218
Kräuterlotion für unreine Haut 424
Kräuterquark 450
Kräuterschnaps 111
Kräuterspülung 320, 435
Kräutertees 394ff.
Kräuterumschlag 208
Kühle Quarkpackung 209
Kühlung mit Gurkenscheiben 204
Kümmelrezepturen 89, 210, 287, 315

REGISTER

Kürbiskernölshampoo 433
Kurkumatee 261
Lapachorezepturen 30, 31
Lavendelrezepturen 91, 179f., 193, 211, 257, 266, 295, 413, 424f., 433f.
Leinsamen 306
Lichttherapie 229, 335
Liebstöckeltee 92
Lindenblütenrezepturen 95, 254, 331, 365
Löwenzahnkur 259
Löwenzahntee 97, 261, 449
Lungenkrauttee 203
Mädesüßtee 331, 380
Maissud 218
Majoransalbe 99, 287
Majorantee 99
Malvenrezepturen 101, 246, 308, 438
Mandel-Ringelblumen-Öl 430
Massageöl 323, 441, 447
Meerrettichrezepturen 298, 321, 391
Meersalz-Körperpeeling 442
Melassebad 438, 447
Melisserezepturen 103, 181, 210, 250, 272, 309, 324, 354, 426, 439
Melissengeist 103, 354
Milchabkochung 119
Milch-Öl-Bad 201
Mistelrezepturen 105, 195, 217, 219, 225, 295
Molkepackung zur Hautberuhigung 201
Molketrinkkur 224, 392f.
Mönchspfeffer 371
Moorbad 318
Moorpackungen 340
Mundspülung 378f.
Nachtcreme für reife Haut 426
Nachtkerzenöl 371
Nachtkerzenölbad 439
Nackenkompresse mit Meerrettich 175
Nackenwickel 299
Nagelöl 445
Nagelpflegebad 445
Nagelpflegeöl 445
Nasenspülung 245
Natriumbikarbonat 364
Nelkenöl 379, 413
Nelkenöl-Propolis-Auflage 23
Nelkenwurztee zur Kräftigung 107
Odermennigtee 109
Odermennigtinktur 109
Ölbäder 192f., 439
Ölhandmassage 444
Öl-Milch-Bad 439
Ölmischung für fettige Haut 426
Ölmischung für die Haut 422
Ölpackung für normale Haut 427

Ölshampoo 432
Oreganotee 111
Petersilientee 205, 224
Pfefferminzrezepturen 113, 224, 251, 260, 298, 337, 354, 413, 425
Preiselbeerblättertee 214
Progressive Muskelrelaxation 347
Propolis 336, 371, 374
Quarkrezepturen 253, 311, 427f., 443
Queckenwurzeltee 214
Qi Gong 206, 269, 300
Reinigungsmaske für fettige Haut 423
Retterspitz-Umschläge 383
Retterspitz-Wickel 157f.
Rettich mit Honig 21
Rettichsaftkur 260
Rhabarbertee 369
Rheumahemd nach Kneipp 340
Rheumamischung 343
Riechfläschchenmischung 337, 375
Ringelblumenrezepturen 115, 225, 236, 239, 263, 304, 330, 380, 410, 424
Rizinusöl 368, 391
Rosenbäder 265
Rosenöl 410
Rosmarinrezepturen 117, 194, 221, 233, 373
Rosskastaniensamentee 233, 304
Roterlentee 203
Rückenmassage mit Aromaölen 346
Rückenpackung mit Fango 168f.
Salbeirezepturen 119, 207, 241, 288, 311, 372, 379, 380
Salztropfen 245
Salzwasserrezepturen 154, 201, 240, 321
Sanfter Abführtee 396
Sarsaparillawurzel 241
Sauerkraut 367, 391
Sauerkrautkur 201
Senfmehlfußbad 200
Senfwickel 201
Schachtelhalmtee 215
Schafgarbentee 121, 260, 315, 365
Schenkelguss nach Kneipp 249
Schlangenkraut 371
Schleimlösender Hustentee 276
Schleimlösende Teemischung 53
Schleimsuppen 236
Schlüsselblumenauflage 228
Schmerzlindernde Teemischung 300
Schöllkrauttee bei Gallenblasen-beschwerden 123
Schroth-Kur 398f.
Schulterkompresse 173f.
Schwarzkümmelrezepturen 38f.
Schwitzkur 243, 330, 340, 364
Senffußbad 299

Senfölhaltige Pflanzen 278
Senfwickel 321
Sennestee 369
Silberweidenkaltauszug 299
Silberweidentee 299, 374
Sirup bei Heuschnupfen 38
Sonnenhut 247, 282
Spannungslösende Kräutermischung 251
Spargel 270, 353
Spinatcreme für reife Haut 426
Spirulina 372
Spitzwegerichrezepturen 125, 208, 279
Stabilisierende Teemischung 228
Stärkender Gemüsesirup 243
Steinkleetee 373
Stein- und Honigklee 305
Stiefmütterchenrezepturen 193, 127, 193, 255, 266, 319
Stimmungsaufhellende Duftlampen-mischung 227
Stoffwechselaktivierende Mischung 247
Stoffwechselmischung 225
Süßholzwurzeltee 308
Tagescreme für normale Haut 425
Tai Chi Chuan 273
Tannensalbe 270
Tausendgüldenkrauttee 251, 355
Tausendgüldenkrautwein 129
Tee aus Faulbaumrinde 368
Teebaumölrezepturen 201, 241, 245, 256, 279, 292, 378, 413, 433, 447
Teefasten 235
Teemischung bei allergischem Asthma 203
Teemischung bei Appetitlosigkeit 87
Teemischung bei Arterienverkalkung 105
Teemischung bei Bettnässen 121
Teemischung bei Blähungen 67, 211
Teemischung bei Blasenentzündung und Nierengrieß 73, 93
Teemischung bei Bronchitis 133
Teemischung bei chronischem Husten 45, 133
Teemischung bei Darmbeschwerden 111
Teemischung bei Durchfall 109
Teemischung bei Erkältung 137
Teemischung bei Gallenblasen-entzündung 109
Teemischung bei Gallenleiden 137
Teemischung bei Gallensteinen 123
Teemischung bei Gicht und anderen rheumatischen Erkrankungen 73
Teemischung bei Harnwegs-infektionen 61
Teemischung bei Hautunreinheiten 69

Teemischung bei Kreislauf-beschwerden 93, 107
Teemischung bei Magen-Darm-beschwerden 87, 123
Teemischung bei Menstruations-beschwerden 55
Teemischung bei nervösen Beschwerden 271, 372
Teemischung bei Nervosität 61, 324
Teemischung bei schwachem Magen 131
Teemischung bei Talgfluss 127
Teemischung gegen Bettnässen bei Kindern 63
Teemischung mit Schafgarbe 354
Teemischung zur Blutbildung 129
Teemischung zur Steigerung der Abwehrkräfte 137
Tee mit Buchweizenkraut 328
Tee zur Stärkung des Darms 397
Tee zur Stärkung der Leber 397
Tee zur Stärkung der Lunge 397
Tee zur Stärkung der Nieren 397
Teufelskrallenwurzel 334
Thymianrezepturen 131, 244, 255
Tomatensaftkur 450
Trockenbürsten 227
Überwärmungsbad 194
Umschläge 47, 65, 121, 123, 125, 285
Veilchenrezepturen 133, 204, 291
Verdauungstee 391
Wacholderrezepturen 135, 299, 442
Wadenwickel mit Spitzwegerich 304
Wärmebehandlung 285
Warme Johanniskrautkompresse 180f.
Warme Kompressen 267
Warmer Nackenguss 188
Wasserdosttee 255
Wassertreibende Teemischung 135
Wassertreten 189, 298
Wechselduschen 190f., 330, 345, 364
Wechselfußbäder 351
Weidenrindentee 246, 254
Weinrautentee 205
Weißdornrezepturen 206, 219, 233, 271
Weizenmehlschleim 236
Weizenpackung 284
Weizenschrotpackung 428
Wermutrezepturen 51, 137, 237
Yoga 325
Ysoptee 271
Zinnkraut zur Stärkung des Binde-gewebes 305
Zitronenrezepturen 232, 244, 256, 298, 423, 433f.
Zwiebelrezepturen 21, 139, 181f., 184, 207, 254, 257, 284, 299, 329